不妊・不育診療指針

The Perfect Guide for Infertility

編著
柴原浩章
兵庫医科大学産科婦人科学講座主任教授

中外医学社

執筆者（執筆順）

平川隆史　群馬大学大学院医学系研究科産科婦人科講師
峯岸　敬　群馬大学大学院医学系研究科産科婦人科
島田昌之　広島大学大学院生物圏科学研究科准教授
綾部琢哉　帝京大学医学部産婦人科学講座主任教授
堤　　治　順和会山王病院院長
堤　　亮　帝京大学医学部附属溝口病院産婦人科
長谷川昭子　兵庫医科大学産科婦人科学講師/兵庫医科大学病院生殖医療センター
今川和彦　東京大学大学院農学生命科学研究科・獣医繁殖育種学准教授
草間和哉　東京大学大学院農学生命科学研究科・獣医繁殖育種学
柴原浩章　兵庫医科大学産科婦人科学主任教授/兵庫医科大学病院生殖医療センター長
久慈直昭　東京医科大学病院産科・婦人科教授
伊東宏絵　東京医科大学病院産科・婦人科講師
井坂恵一　東京医科大学病院産科・婦人科主任教授
齊藤和毅　国立成育医療研究センター周産期・母性診療センター不妊診療科
齊藤英和　国立成育医療研究センター周産期・母性診療センター副センター長
澤井英明　兵庫医科大学産科婦人科学教授
平山史朗　東京 HART クリニック
松本豊美　兵庫医科大学病院看護部看護師長
遠藤　克　前 日本大学生物資源科学部教授/日本卵子学会理事長
石原　理　埼玉医科大学産科婦人科学教授
家永　登　専修大学法学部教授
沖　利通　鹿児島大学病院女性診療センター講師
藤間芳郎　藤間産婦人科医院院長
田原隆三　たはらレディースクリニック院長
堀内　功　自治医科大学附属さいたま医療センター産婦人科講師
高橋俊文　山形大学大学院医学系研究科産科婦人科学講師
松崎利也　徳島大学大学院医歯薬学研究部産科婦人科学准教授
浅田義正　浅田レディースクリニック理事長
高橋敬一　高橋ウイメンズクリニック院長
小林眞一郎　Koba レディースクリニック院長
橘　直之　自治医科大学産科婦人科学
和田　龍　恵愛レディースクリニック
西井　修　帝京大学医学部附属溝口病院産科婦人科教授
加藤　徹　兵庫医科大学産科婦人科学
大野晶子　聖隷沼津病院産婦人科
島田和彦　中央クリニック
繁田　実　府中のぞみクリニック所長
髙見澤聡　国際医療福祉大学病院教授・リプロダクションセンター副センター長

末岡　浩　慶應義塾大学医学部産婦人科学准教授
平田貴美子　滋賀医科大学産科学婦人科学
村上　節　滋賀医科大学産科学婦人科学教授
鈴木達也　自治医科大学産科婦人科学/自治医科大学附属病院生殖医学センター准教授
柳　由紀　兵庫医科大学産科婦人科学
原田竜也　亀田 IVF クリニック幕張院長
清野仁美　兵庫医科大学精神科神経科学
山田　恒　兵庫医科大学精神科神経科学
吉村知穂　兵庫医科大学精神科神経科学
松永寿人　兵庫医科大学精神科神経科学主任教授
苛原　稔　徳島大学大学院医歯薬学研究部産科婦人科学教授
高村将司　東京大学大学院医学系研究科産婦人科学
甲賀かをり　東京大学大学院医学系研究科産婦人科学准教授
白川　学　兵庫医科大学脳神経外科学
吉村紳一　兵庫医科大学脳神経外科学主任教授
田中宏幸　兵庫医科大学産科婦人科学准教授
藤原　浩　金沢大学医薬保健研究域医学系産科婦人科学教授
戸澤晃子　聖マリアンナ医科大学産婦人科学講師
鈴木　直　聖マリアンナ医科大学産婦人科学教授
上紺屋憲彦　兵庫医科大学放射線科教授
生水真紀夫　千葉大学大学院医学研究院生殖医学教授
河村和弘　聖マリアンナ医科大学産婦人科学准教授・生殖医療センター長
遠藤俊明　札幌医科大学産婦人科准教授
齋藤　豪　札幌医科大学産婦人科教授
大須賀穣　東京大学大学院医学系研究科産婦人科学教授
原田　省　鳥取大学医学部医学科生殖機能医学教授
都築たまみ　高知大学医学部産科婦人科学
前田長正　高知大学医学部産科婦人科学教授
今野　良　自治医科大学附属さいたま医療センター産婦人科教授
野中宏亮　国際医療福祉大学病院産婦人科副部長
大和田倫孝　国際医療福祉大学病院産婦人科部長
本原剛志　熊本大学大学院生命科学研究部産科婦人科学
片渕秀隆　熊本大学大学院生命科学研究部産科婦人科学教授
大場　隆　熊本大学大学院生命科学研究部産科婦人科学准教授
楠木　泉　京都府立医科大学大学院女性生涯医科学講師
北脇　城　京都府立医科大学大学院女性生涯医科学教授
熊澤由紀代　秋田大学大学院医学系研究科医学専攻産婦人科学
寺田幸弘　秋田大学大学院医学系研究科医学専攻産婦人科学教授

京野廣一	京野アートクリニック/京野アートクリニック高輪理事長
岡本真実子	大分大学医学部産科婦人科学
楢原久司	大分大学医学部産科婦人科学教授
千石一雄	旭川医科大学産婦人科教授
宮本敏伸	旭川医科大学産婦人科講師
塩谷雅英	英ウィメンズクリニック理事長
杉野法広	山口大学大学院医学系研究科産科婦人科学教授
後山尚久	大阪医科大学健康科学クリニック所長・ 寄付講座（未病科学・健康生成医学）教授
笠井 剛	山梨大学医学部産婦人科学准教授
武信尚史	Koba レディースクリニック
柳田 薫	国際医療福祉大学病院リプロダクションセンター教授
室井美樹	国際医療福祉大学病院リプロダクションセンター
高井 泰	埼玉医科大学総合医療センター産婦人科教授
藤原敏博	山王病院リプロダクション・婦人科内視鏡治療センター センター長
平池 修	東京大学大学院医学系研究科産科婦人科学講師
伴野千尋	豊橋市民病院総合生殖医療センター
安藤寿夫	豊橋市民病院総合生殖医療センターセンター長
片桐由起子	東邦大学医療センター大森病院産婦人科准教授・リプロダクションセンター
福田雄介	東邦大学医療センター大森病院産婦人科・リプロダクションセンター
吉田仁秋	仙台 ART クリニック理事長・院長
高矢千夏	三慧会 IVF なんばクリニック
森本義晴	三慧会 HORAC グランフロント大阪クリニック理事長・院長
田中 温	セントマザー産婦人科医院院長
永吉 基	セントマザー産婦人科医院
照井克生	埼玉医科大学総合医療センター産科麻酔科教授
後藤 栄	後藤レディースクリニック院長
熊谷 仁	秋田大学大学院医学系研究科医学専攻産婦人科学准教授
梶原 健	埼玉医科大学産科婦人科准教授
原田佳世子	兵庫医科大学産科婦人科学講師
桑田知之	自治医科大学総合周産期母子医療センター准教授
平久進也	神戸大学大学院医学研究科外科系講座産科婦人科学
蝦名康彦	神戸大学大学院医学研究科外科系講座産科婦人科学准教授
山田秀人	神戸大学大学院医学研究科外科系講座産科婦人科学教授
宇津宮隆史	セントルカ産婦人科院長
下川侑樹乃	セントルカ産婦人科培養室
鍋田基生	つばきウイメンズクリニック院長
藤井俊策	エフ．クリニック院長

小口隆明　エフ．クリニック
高橋尚人　東京大学医学部附属病院総合周産期母子医療センター准教授
高寺明弘　愛仁会千船病院小児科医長
吉井勝彦　愛仁会千船病院小児科部長
北村誠司　荻窪病院虹クリニック院長
青野展也　京野アートクリニック高輪培養部部長
中村仁美　大阪大学大学院医学系研究科産科学婦人科学
八尾竜馬　扶桑薬品工業（株）研究開発センター主任研究員
朝山雄太　扶桑薬品工業（株）研究開発センター研究員
児島輝仁　兵庫医科大学産科婦人科学
吉澤　緑　宇都宮大学農学部生物資源科学科動物育種繁殖学教授
福井えみ子　宇都宮大学農学部生物資源科学科動物育種繁殖学准教授
堀真由子　春木レディースクリニック培養士
福永憲隆　浅田レディースクリニック培養研究部部長
山縣一夫　近畿大学生物理工学部遺伝子工学科准教授
角田啓道　自治医科大学附属病院臨床検査部主任臨床検査技師
泊　博幸　アイブイエフ詠田クリニック培養部部長
詠田由美　アイブイエフ詠田クリニック院長
北坂浩也　浅田レディースクリニック
大月純子　永井クリニック体外培養室長（旧）/
英ウィメンズクリニック研究開発部主任（現）
永井　泰　永井クリニック院長
桑山正成　リプロライフ代表
黒田優佳子　黒田インターナショナル・メディカル・リプロダクション
兼子　智　東京歯科大学市川総合病院産婦人科
緒方洋美　英ウィメンズクリニック培養部門部長
圓成寺真見　国際医療福祉大学病院リプロダクションセンター
吉田　淳　木場公園クリニック院長
菅沼亮太　福島県立医科大学医学部産科婦人科学講師
甲斐義輝　ミオ・ファティリティ・クリニックファティリティリサーチセンター
見尾保幸　ミオ・ファティリティ・クリニック院長
湯本啓太郎　ミオ・ファティリティ・クリニック
矢野浩史　矢野産婦人科院長
吉村友邦　浅田レディースクリニック
向田哲規　広島 HART クリニック院長
鹿嶋見奈　兵庫医科大学産科婦人科学
竹内一浩　竹内レディースクリニック理事長
川田ゆかり　IntroMed, Inc.　International Fertility Center（IFC）社長

木村文則　滋賀医科大学産科学婦人科学講座准教授
伊藤直樹　NTT 東日本札幌病院外科診療部長
年森清隆　千葉大学未来医療教育研究センター特任教授
伊藤千鶴　千葉大学大学院生殖生物医学・組織学講師
黒川真輔　自治医科大学腎泌尿器外科学講座泌尿器学部門講師
森田辰男　自治医科大学腎泌尿器外科学講座泌尿器学部門教授
飯島将司　金沢大学大学院医学系研究科泌尿器科学
並木幹夫　金沢大学大学院医学系研究科泌尿器科学教授
江夏徳寿　神戸大学大学院医学研究科腎泌尿器科学
藤澤正人　神戸大学大学院医学研究科腎泌尿器科学
近藤宣幸　協和会協立病院泌尿器科部長
吉池美紀　聖マリアンナ医科大学腎泌尿器外科
岩本晃明　国際医療福祉病院リプロダクションセンター男性不妊部門
今本　敬　千葉大学大学院医学研究院泌尿器科学講師
市川智彦　千葉大学大学院医学研究院泌尿器科学教授
大橋正和　荻窪病院泌尿器科部長
岡田　弘　獨協医科大学越谷病院泌尿器科主任教授・リプロダクションセンター長
鈴木啓介　獨協医科大学越谷病院泌尿器科・リプロダクションセンター
慎　武　獨協医科大学越谷病院泌尿器科・リプロダクションセンター
辻村　晃　順天堂大学医学部附属浦安病院泌尿器科先任准教授
高　栄哲　昭和伊南総合病院泌尿器科
増田　裕　暇生会脳神経外科病院泌尿器科部長
谷口久哲　関西医科大学腎泌尿器外科学
松田公志　関西医科大学腎泌尿器外科学
白石晃司　山口大学大学院医学系研究科泌尿器科学分野講師
石川智基　リプロダクションクリニック大阪 CEO
永尾光一　東邦大学医療センター大森病院リプロダクションセンター教授
齋藤　滋　富山大学大学院医学薬学研究部産科婦人科学教授
杉浦真弓　名古屋市立大学大学院医学研究科産科婦人科学教授
高桑好一　新潟大学医歯学総合病院総合周産期母子医療センター教授
能仲太郎　新潟大学医歯学総合病院総合周産期母子医療センター
尾崎康彦　名古屋市立大学病院産科婦人科・病院教授
矢野　哲　国際医療研究センター診療科長
大石　元　国際医療研究センター産婦人科医長
弓削彰利　大分大学医学部産科婦人科学
丸山哲夫　慶応義塾大学医学部産婦人科学准教授

巻頭言

このたび「不妊・不育診療指針」を上梓する運びとなりました.

このテキストは，不妊症ならびに不育症の診療現場で現在用いられている用語を可能な限り網羅し，それらを詳細に解説するような内容になることを目標として企画し，各項目の執筆は目下第一線でご活躍中の方々にご担当いただきました．この場をお借りしまして，ご快諾下さいました執筆陣の皆様方に，改めまして厚く御礼を申し上げます.

生殖医療の歴史を振り返りますと，ノーベル賞に輝かれたエドワード博士らが 1978 年に世界で初めて体外受精に成功されたのが，既に 40 年近くも昔の出来事になりました．生殖医療関連の技術は瞬く間に世界中に普及し，かつ日進月歩で進歩し，人類の発展にも大きく貢献してきました.

私自身，医学部 5 年生のポリクリ時代を過ごしていた 1983 年に，東北大学のグループが我が国で初めて体外受精児の誕生に成功されたニュースを知り,「試験管ベビー」という言葉に非常に興味を覚えて産婦人科医になることを決意しました．その後の不妊治療の目覚ましい進歩が，現在の我が国における深刻な少子化対策への一助となっていることを思いますと，改めて最先端の知識やより高度な技術の習得に，日々一層の努力を惜しんではならないと考えています.

本書が今後も不妊・不育診療の担当医師のみならず，看護師，胚培養士，カウンセラーなど，チーム医療に携わられる皆様方の座右の銘となれば幸いです.

平成 28 年 10 月

柴 原 浩 章

目　次

2．各論　(2) 診断

②ART 外来

2．診断

3．治療

I 女性不妊症

1 女性内分泌

A 視床下部-下垂体-卵巣系

妊娠は卵胞発育，排卵，着床といった一連の生理現象が適切に行われ，初めて達成される．それを制御しているのが視床下部-下垂体-卵巣系と呼ばれる内分泌軸であり，その機能は次のように要約される．視床下部はゴナドトロピン放出ホルモン（gonadotropin releasing hormone：GnRH）を律動的に分泌し，それによって下垂体からゴナドトロピン（FSH, LH）が分泌され，これらが卵巣における卵胞発育とエストロゲン分泌を調節する．一方卵巣はインヒビンとエストロゲンを分泌し，上位中枢におけるFSH分泌を抑制的に調節する（ネガティブフィードバック）．主席卵胞の成熟に伴い，大量のエストロゲンと少量のプロゲステロンによるLHの放出的調整（ポジティブ・フィードバック）が働き，LHサージを引き起こす．このLHサージにより卵巣では排卵，引き続いて黄体が形成され，妊娠が成立しなければ黄体退行へと進み，プロゲステロン・エストロゲンの消退により子宮では月経が開始される．

視床下部-下垂体-卵巣系の制御は極めて細緻であり，この系に何らかの障害が生じると，容易に排卵障害となり，不妊症が惹起される．本稿では視床下部-下垂体-卵巣系の制御，不妊症との関連に関して概説する．

(1) 視床下部

視床下部は視床下部-下垂体-卵巣系の最上位に位置し，GnRHを分泌することで下位の標的臓器の機能を制御している(図1)．GnRHは10個のアミノ酸からなるポリペプチドであり，視床下部のGnRHニューロンから分泌され，下垂体のLHとFSHの分泌を促進する．GnRHの律動的分泌は性成熟期においてのみ観察される現象であり，その維持が正常な月経周期を形成するのに重要と考えられている．卵巣から分泌されるエストロゲンがこの分泌機構を制御していることは以前から知られていたが，GnRHニューロンにはエストロゲン受容体発現が認められず，その上位に未知の制御機構が存在することが予想されていた．

JCOPY 498-06080

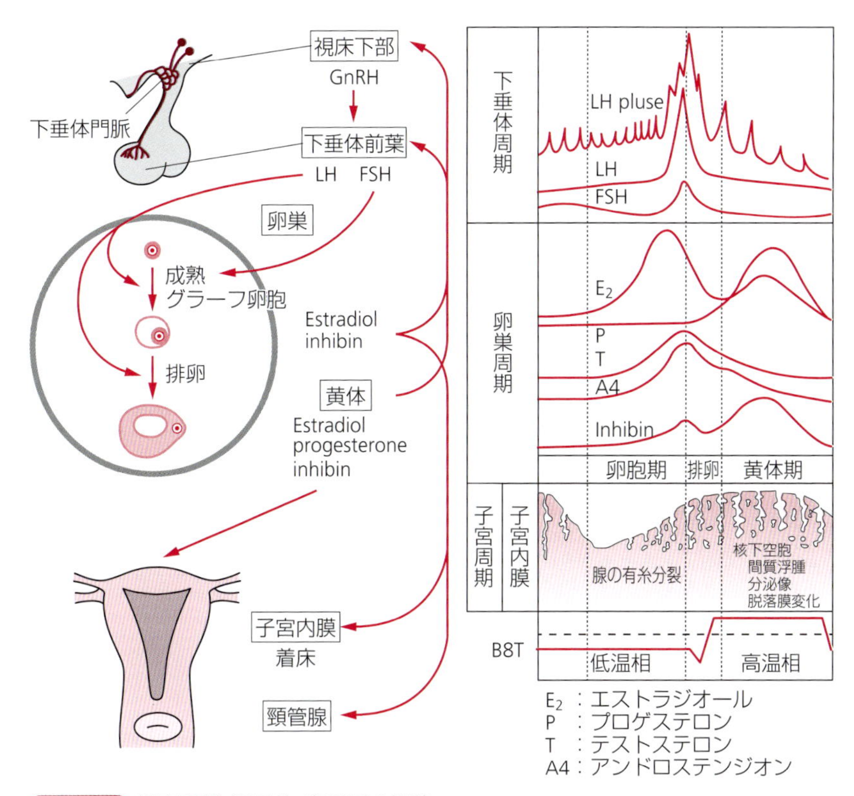

図1 視床下部-下垂体-卵巣系の概略

近年GnRHニューロンに発現するGタンパク共役型受容体であるGPR54と，その内因性リガンドであるキスペプチンが発見され，生殖機能を司る最上位の制御機構としてGnRHの律動的分泌やLHサージを制御していることが判明した．齧歯目の前腹側室周囲核に存在するキスペプチンニューロンでは，エストロゲンはキスペプチンの発現を増強するが，弓状核のキスペプチンニューロンでは逆に抑制する．そのため前腹側室神経核はエストロゲンによる視床下部-下垂体-卵巣系のポジティブフィードバックの中枢で，LHサージを正に制御していると考えられており，弓状核のキスペプチンニューロンはGnRH pulse generatorと捉えられている（図2）．ヒトでの制御が同様であるかは今のところ解明されていないが[1)]，キスペプチン-GPR54経路の機能解析が進むことにより，思春期発来の機序解明や難治性不妊症の治療に新たな展開がもたらされる可能性がある．

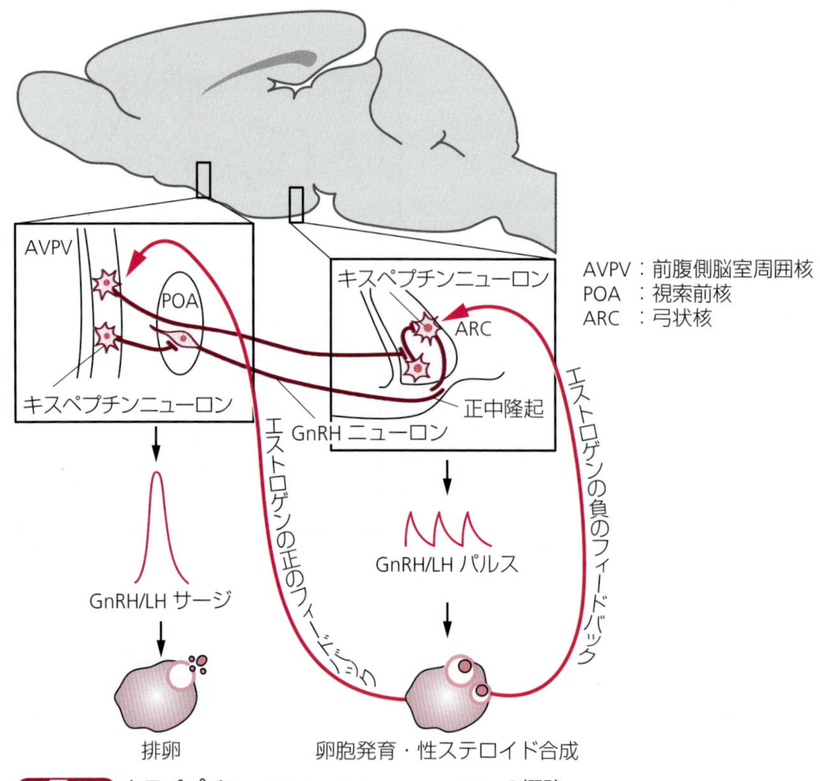

図2 キスペプチン-GPR54-GnRH ニューロンの概略

最近になり高 PRL 血症による視床下部障害がキスペプチンと関連することが報告された．GnRH ニューロンには PRL 受容体はほとんど発現していないが，キスペプチンニューロンには発現しており，高濃度の PRL が視床下部のキスペプチンの発現を低下させ，GnRH 分泌とゴナドトロピン分泌の脈動的分泌が低下することが示された[2)]．動物実験では高 PRL による排卵障害がキスペプチン投与により回復することも明らかにされている[3)]．現在ヒトへの臨床応用の可能性に関して，研究が進められている．

(2) 下垂体

下垂体前葉のゴナドトロフから分泌されるゴナドトロピンには FSH と LH があり，GnRH の律動的分泌に合わせ，FSH/LH も律動的に分泌される．FSH の生理作用は主に卵巣における卵胞発育，エストロゲン産生であり，LH は排卵，プロゲステロン分泌に作用する．ゴナドトロピン分泌は卵巣の性ステロイドやアクチビン，インヒビンといった因子によっても制御されている．月経周期での循環血中濃度変化は図1の通りである．FSHにより増加したエストラジオールはLHおよびFSHの合成を刺激するが，分泌は抑制する．エストラジオールのレベルは通常排卵期が始まるときにピークを迎え，プロゲステロンのレベルも上昇し始める．多量のエストラジオールがポジティブ・フィードバック機構によってゴナドトロピン産生細胞からのLH分泌を惹起し，下垂体に貯蔵されていたLHは通常36〜48時間にわたって大量に放出される．これがLHサージであり，排卵が惹起される．

下垂体に作用する薬剤としてはGnRH agonist/antagonistが臨床応用されている．GnRH agonistは下垂体におけるGnRH受容体をdown regulateし，受容体数を減少させる．下垂体のGnRHに対する反応性は完全に抑制され，同時にゴナドトロピン産生分泌は低下し，性ステロイドも放出されなくなる．結果的に低ゴナドトロピン性性腺機能低下症の状態をつくり出すことになる．GnRH antagonistはGnRH受容体以下のシグナル伝達を遮断するため，flare up現象がなく，強力かつ即時にゴナドトロピン分泌を抑制する．

(3) 卵巣

卵巣では月経周期毎に卵胞発育，排卵，黄体形成が生じる．これらは下垂体からのゴナドトロピンにより内分泌的に制御される一方，局所因子による制御を受けている．下垂体からのFSHは，顆粒膜細胞に発現するFSH受容体に結合し，顆粒膜細胞を増殖させることで卵胞発育に導く．またアロマターゼを誘導することでエストロゲンの分泌を促進すると同時に，LH受容体の発現を誘導する．顆粒膜細胞におけるエストロゲンの増加は局所のLH受容体の発現を増強させ，LHサージによるリガンド情報を細胞内に伝達し排卵を誘導する一方，プロゲステロンを分泌させる．

原始卵胞から胞状卵胞発育までは，TGF-βファミリー，エストロゲン，アンドロゲン，インスリン，IGF-1などがオートクライン/パラクライン作用により非ゴナドトロピン依存性卵胞発育調節を行っている．アクチビンを含むいくつかの成長因子は未熟な卵胞の顆粒膜細胞におけるFSH受容体を誘導し，その結果二次卵胞以降の卵胞発育はゴナドトロピン依存性となる．一方，このFSH受容体にFSHが作用すると，アクチビン産生は低下して，インヒビンの産生が上昇する．インヒビンは下垂体からのFSH合成・分泌を抑制するため，卵巣局所での

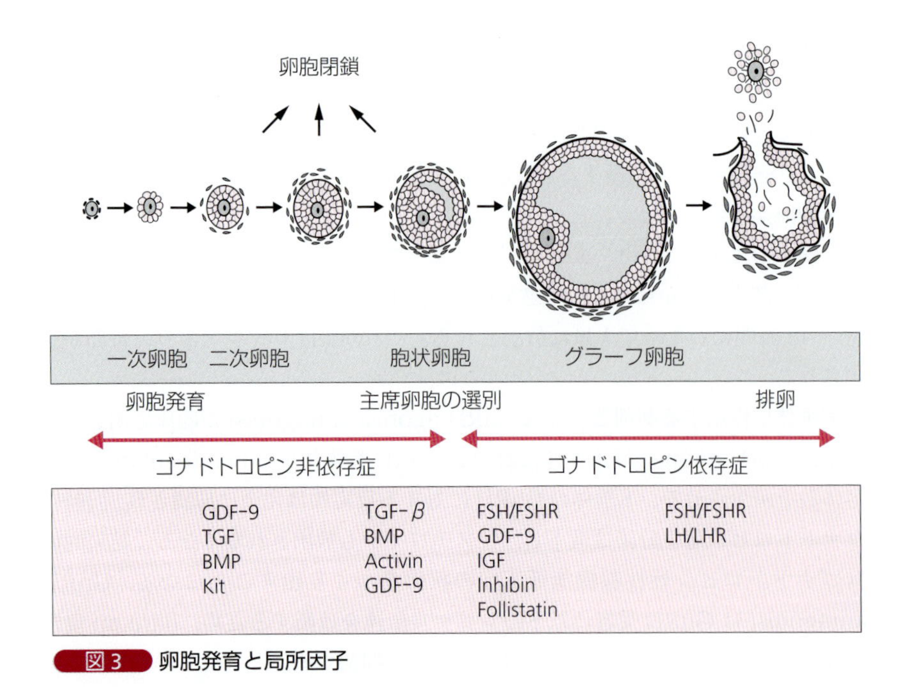

図3 卵胞発育と局所因子

FSH 濃度は低下する．FSH，アクチビンは協同的に卵巣でのフォリスタチン産生を促進するので，アクチビンの局所作用は FSH の作用により急激に抑制されることになる．その他 IGF，BMP，GDF，IL-6 など多岐にわたる局所因子が卵胞発育，排卵現象に関与することが報告されており，卵巣における生殖内分泌の動態はいっそう複雑なものであることがわかってきた（図3）．

排卵誘発に用いる FSH 製剤は顆粒膜細胞に発現するゴナドトロピン受容体に結合し，卵胞発育を誘導する．従来使用されていたヒト閉経期性腺刺激ホルモン（hMG：human menopausal gonadotrophin）製剤は閉経後の女性の尿から製造され，製造コストが安価であるが，感染症・不純物混入のリスク，ロット間の格差，供給不足の問題などがあり，現在はリコンビナント製剤が主流となりつつある．hMG 製剤は FSH 活性と少ない LH 活性を有し，リコンビナント製剤は FSH 活性のみを持つ．hMG 製剤の排卵誘発作用は強力であるが，リコンビナント製剤と比較し多胎妊娠や OHSS のリスクが高く注意が必要である．

ヒト絨毛性ゴナドトロピン（hCG：human chorionic gonadotrophin）は LH 受容体に強い親和性をもって結合する．生殖補助医療において LH 活性を持つ薬剤は，ヒト妊婦の尿から精製できるhCG製剤が使用されてきた．海外ではリコンビナントLHが製品化されたが，hCG製剤と比較し臨床的優位性は示されておらず[4)]，今のところ臨床現場には普及していない．

☞文献

1) Pinilla L, Aguilar E, Dieguez C, et al. Kisspeptins and Reproduction：Physiological Roles and Regulatory Mechanisms. Physiol Rev. 2012；92：1235-316.
2) Sonigo C, Bouilly J, Carré N, et al. Hyperprolactinemia-induced ovarian acyclicity is reversed by kisspeptin administration. J Clin Invest. 2012；122：3791-5.
3) Liu X, Brown RS, Herbison AE, et al. Lactational anovulation in mice results from a selective loss of kisspeptin input to GnRH neurons. Endocrinology. 2014；155：193-203.
4) Youssef MA, Al-Inany HG, Aboulghar M, et al. Recombinant versus urinary human chorionic gonadotrophin for final oocyte maturation triggering in IVF and ICSI cycles. Cochrane Database Syst Rev. 2011 Apr 13；(4)：CD003719.

〈平川隆史　峯岸 敬〉

B 卵成熟の調節機構〜卵胞内局所因子に着眼して〜

卵巣の卵胞内にある卵（哺乳類の卵は，減数分裂を完了して半数体となることはないので，厳密にいうと配偶子である卵子は存在しない）は，卵胞の発達に合わせてその直径を増大していく．ヒトやブタ，ウシなどの中・大型家畜では，卵の直径が110 μm以上となると，受精可能な第二減数分裂中期にまで進行する能力を獲得している．しかし，これは体外成熟培養に供した場合であり，直径15 mm以上まで発達した卵胞にLHサージが作用してはじめて卵成熟が誘導され，受精および発生能を持つ成熟卵が排卵される．本稿では，FSHにより誘導される卵胞発達とLHにより誘起される排卵機構について，卵胞内局所の内分泌環境と卵の変化を関連づけて概説する．

(1) FSHにより誘導される排卵前卵胞への卵胞発達

卵巣は，皮質と髄質からなり，皮質に多数の原始卵胞が存在する．この原始卵胞は，ある一定の割合で卵胞活性化し，卵分泌因子（GDF9やBMP15）の作用により顆粒膜細胞が活発に増殖して重層化し，基底膜が形成され，卵と顆粒膜細胞の境界には透明帯が出現した二次卵胞となる．この二次卵胞までの卵胞発達は，卵分泌因子に強く依存するが，二次卵胞以降では顆粒膜細胞に卵胞刺激ホルモン（FSH）受容体が，基底膜を構成する内莢膜細胞には黄体化ホルモン（LH）受容体がそれぞれ発現し，両性腺刺激ホルモンの作用により卵胞発達が誘導される．

脳下垂体から分泌されるFSHが作用した顆粒膜細胞において，セカンドメッセンジャー（細胞外からの刺激を細胞内部へと伝達する因子）であるcAMPが産生される．cAMPはタンパク質リン酸化酵素であるPKAの酵素活性を上昇させ，その基質となる転写因子がリン酸化されることで，様々な遺伝子発現が誘導される．その中には，エストロゲン合成に必須なアロマターゼをコードする*Cyp19a1*，顆粒膜細胞の増殖を司るCyclin D2をコードする*Ccnd2*，分泌因子であるWNT4などがある．Boerboom博士らのグループは，胞状卵胞の顆粒膜細胞特異的に*Wnt4*が欠損する遺伝子改変マウスを作製し，その表現系解析を行った[1)]．その結果，胞状卵胞は形成されるがエストロゲンが低値であり，LH受容体発現誘導も不十分で，低妊孕性を示した．一方，WNT4により活性化される転写因子β-Cattenin を顆粒膜細胞で過剰発現させた遺伝子改変マウスは，エストロゲン合成が亢進され，LH受容体発現も高値となる[2)]．さらに，体外培養系を用いた分子生物的研究においても，LH受容体をコードする*Lhcgr*遺伝子のプロモーター活性は，β-Catteninにより直接的に制御されることが示されている．

(2) 排卵前卵胞への発達における顆粒膜細胞のエピジェネティック制御

上述したとおり，FSHは直ちにLH受容体形成を促す能力を持つが，卵胞内ではFSH刺激直後には顆粒膜細胞にLH受容体は形成されず，マウスにおいても48時間，ヒトや中・大家畜では1週間以上後にLH受容体発現は最大値となる．

この体内におけるタイムラグは，どのような仕組みで引き起こされるのであろうか？　我々は，その答えを導くヒントとして，卵胞内における活性型ビタミンA（レチノイン酸）が，このFSHによる遅延的LH受容体発現誘導に関与することを見いだした[3)](Kawai, et al. unpublished data)．レチノイン酸は，食物から摂取されるレチノール（不活性型ビタミンA）がアルコール脱水素酵素（ADH）とアセトアルデヒド脱水素酵素（ALDH）により変換され，レチノイン酸となる．この両酵素がFSH刺激により顆粒膜細胞で発現し，レチノイン酸が合成されることを明らかとした．さらに，レチノール不含給餌やADH抑制剤投与により，

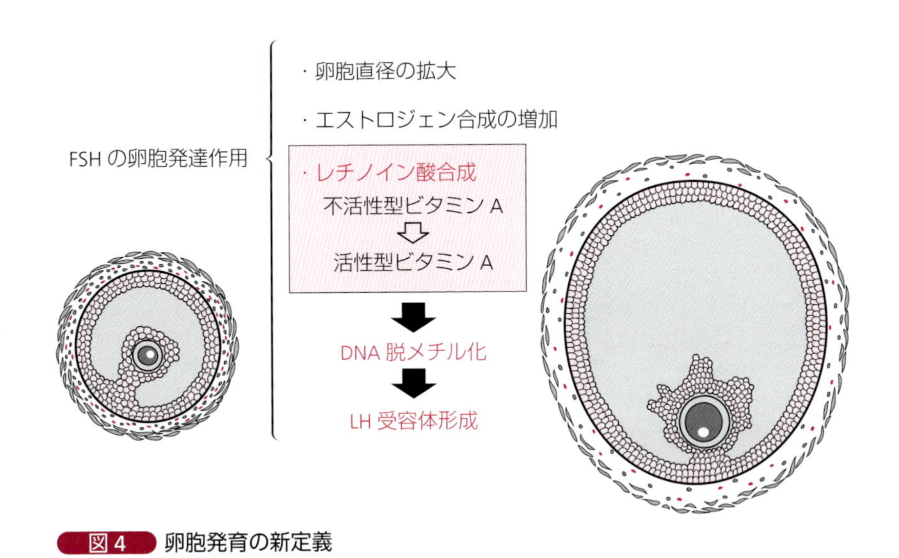

図 4 卵胞発育の新定義

卵胞発達は起こるが，LH 受容体発現が誘導されないことを見いだした．このレチノイン酸による LH 受容体発現には，*Lhcgr* 遺伝子プロモーター領域の脱メチル化誘導という，遺伝子発現のエピジェネティック制御が働いていることも示した．つまり，FSH は 2 つの役割：① エストロゲンや WNT4 による遺伝子発現の直接的誘導と②遺伝子発現のエピジェネティック制御，を介して，LH 受容体が高発現する排卵前卵胞を形成させることが明らかとなった（図 4）．

これらの結果は，「卵胞直径が充分に拡張している」，かつ「エストロゲンが高値を示している」=「排卵刺激を感受する卵胞が形成された」，とならないことを意味している．GnRH や hCG を投与しても，成熟卵が得られない症例など，卵胞のエピジェネティック異常を疑う必要があろう．

(3) LH により引き起こされる排卵の仕組み

脳下垂体が一過的に放出する LH（LH サージ）が顆粒膜細胞を刺激することで，膨化した卵丘細胞層に包まれた第二減数分裂中期の卵（成熟卵）が卵管へと排卵される．しかし，前述したとおり LH 受容体は顆粒膜細胞に発現しているため，LH により顆粒膜細胞が発現・分泌し，卵丘細胞を刺激する局所因子が必要であると考えられた．そこで，筆者らは，マウス顆粒膜細胞のマイクロアレイ解析を行った結果，EGF 受容体に作用する（リガンドとなる）EGF like factor

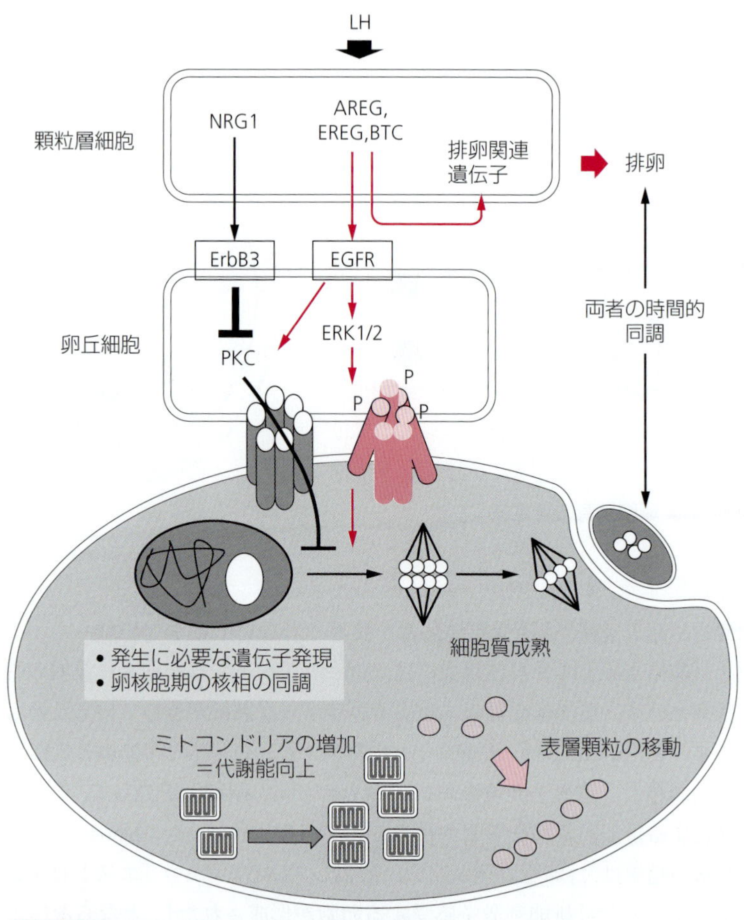

図5 NRG1とEGF like facotrの発現バランスに起因する卵減数分裂進行速度の調節

(amphiregulin, epiregulin, β-cellulin）がLH刺激2時間以内に発現し，機能することを見いだした[4]（図5）．これらの因子は，hCG刺激後のヒト卵胞液中にも検出され，卵丘細胞・卵複合体の体外成熟培養において卵成熟を促進することも報告されている．

EGF like factorが卵丘細胞のEGF受容体に作用すると，タンパク質リン酸化酵素であるERK1/2とPKCが活性化される．前者は，C/EBPやAP-1などの転写因子を介してヒアルロン酸合成を促進するだけでなく，卵丘細胞間や卵丘細胞・卵間のギャップジャンクションによる物質輸送を遮断する働きも有している．一方PKCは，転写因子CREBやSp1を介して，ヒアルロン酸の蓄積やホルモン分泌に必須なSNAP25などの発現を誘導する．さらにおもしろいことに，PKCはERK1/2とは別の機構でギャップジャンクションの物質輸送を遮断する．卵丘細胞から卵へは，ギャップジャンクションを介してcGMPが輸送され，cGMPの作用で卵の減数分裂が停止した状態を維持しているので，排卵刺激後にEGF like factor-EGF受容体-ERK1/2（PKC）系によりギャップジャンクションが遮断されると，cGMPの流入が止まり，卵は減数分裂を再開する．

著者らは，このギャップジャンクションが遮断される時間と卵の減数分裂の関係，その遮断と減数分裂再開が起こる時間の違いが卵の受精や発生能に及ぼす影響を検討した[5]．その結果，ERK1/2とPKC活性が共に高値である変異マウス（*Nrg1*遺伝子欠損マウス）は，ギャップジャンクションの遮断が早期に起こり，減数分裂再開が野生型マウスのそれと比較して2時間早く，その成熟卵は受精能力を保つことができないことが示された（図5）．マウスにおいて，わずか2時間の減数分裂進行速度差が卵の受精能に大きく影響したことは，時間換算するとヒトでも5時間程度の差で，成熟卵の受精・発生能が大きく異なることを示唆している．したがって，経腟採卵で採取した卵の極体放出時間はhCG（GnRH）刺激後のEGF like factorやNRG1の発現バランスに起因している可能性があること，それを考慮して媒精やICSIの試行時間を決定する必要がある．

また，NRG1は卵丘細胞では発現しないことから，卵の体外成熟培養（IVM）は，NRG1のない環境（*Nrg1*遺伝子欠損マウスの排卵卵胞内と同じ環境）で卵を成熟させている．一般的にIVMでは，卵成熟が早期に起こり，成熟率に差はないが受精，発生能は低いことが知られている．したがって，IVMでは培養液中にNRG1を添加し，卵の減数分裂進行速度を遅延させる必要があると示唆される．

まとめ

このように，最近のマウスを用いた基礎研究からFSHやLHがどのようにして卵胞を発達させ，LH受容体の発現する排卵前卵胞を形成し，排卵に至るかが解明されてきた．その中で，エコーや血中濃度のモニタリングではわからない卵胞内の局所因子の重要性が示されてきたことから，これらの機能を把握する方法を考案することで，低反応性や卵成熟不全の解明と治療につながると考えている．

☞文献

1) Boyer A, Lapointe E, Zheng X, et al. WNT4 is required for normal ovarian follicle development and female fertility. FASEB J. 2010；24(8)：3010-25.
2) Fan HY, O'Connor A, Shitanaka M, et al., Beta-catenin (CTNNB1) promotes preovulatory follicular development but represses LH-mediated ovulation and luteinization. Mol Endocrinol. 2010；24(8)：1529-42.
3) Kawai T, Mihara T, Kawashima I, et al. Endogenous acetaldehyde toxicity during antral follicular development in the mouse ovary. Reprod Toxicol. 2012；33(3)：322-30.
4) Shimada M, Hernandez-Gonzalez I, Gonzalez-Robayna I, et al. Paracrine and autocrine regulation of epidermal growth factor-like factors in cumulus oocyte complexes and granulosa cells：key roles for prostaglandin synthase 2 and progesterone receptor. Mol Endocrinol. 2006；20(6)：1352-65.
5) Kawashima I, Umehara T, Noma N, et al. Targeted disruption of Nrg1 in granulosa cells alters the temporal progression of oocyte maturation. Mol Endocrinol. 2014；28(5)：706-21.

〈島田昌之〉

C 基礎体温の測定と排卵の予測

はじめに，本稿は2014年に刊行された生殖医療の必修知識（日本生殖医学会編）に記載した内容をもとに，著者自身が個人的印象を交えて，若干の改変を加えたものであることをお断りしておく．

(1) 概説

基礎体温とは，筋肉運動，食事，精神作用などのない，心身ともに安静な状態で測定した体温のことで，早朝覚醒時に，できるだけ動き始める前に，主として口腔内で測定する．正常月経周期の卵胞期には低温相を，黄体期には高温相を示す．両相の温度差は0.3℃以上であることが多いが，2相性のパターンを示すということが本質的なことであって，絶対値を意識する必要はない．

(2) 基礎体温の原理

卵胞期には低温相を示し，排卵後に黄体からプロゲステロンが分泌されると，視床下部の体温中枢がプロゲステロンにより刺激され高温相になる，と考えられている．排卵時にすでにプロゲステロンが分泌され始め，その時期から体温上昇が認められる場合もある．体温が上昇するために必要なプロゲステロンレベルは3～5 ng/mL 以上といわれているが，それ以上ではプロゲステロンレベルと体温とが相関するわけではなく，プロゲステロンレベルが例えば8 ng/mL でも 20 ng/mL でも，その個人の高温期の体温としては同じである．また，高温相の途中で体温が日によって低下する周期があるが，その時に一致してプロゲステロンレベルが低下しているという根拠はない．むしろ，以下に述べる環境温度等の方が影響は大きい．

高温相になる機序は上記のように考えられているが，卵胞期が低温相と呼ばれるのは高温相からの対比によるものであり，積極的に体温を低下させる機序の有無については不明である．月経周期の各時期における末梢循環血流を超音波ドプラ法で計測したり，手指を冷却した後からの回復温度を測定したりした報告[1)]はあり，エストロゲンが末梢血管を拡張させるため低温相を示すと推測することも可能であろうが，証明はされていない．

(3) 基礎体温に影響する因子

睡眠時間や睡眠環境，前日の生活環境や食事状況・アルコール摂取の有無，四季の変化や空調設備による環境温度の変化，など，様々な因子が影響する[2)]．電気毛布を使用して基礎体温が上昇することには，しばしば気づかされる．

(4) 基礎体温の臨床応用

① 排卵日の予測

排卵とは卵胞壁が破裂して卵子が卵胞外に出ることであり，この現象が体温に直接影響することは知られていない．排卵周辺期にポジトロン・エミッション・トモグラフィー（PET）を撮影すると，成熟卵胞や子宮内膜にブドウ糖の集積がみられ何らかの活動性が推測されるが，基礎体温に影響するほどの変化であるかどうかは不明である．現時点ではあくまでも，卵胞に形成された黄体が産生するプロゲステロンが体温上昇に関与すると考えられている．したがって，基礎体温ではあくまでも，排卵現象そのものではなくプロゲステロン産生開始時期を推測しているに過ぎない．

また，排卵をどのようにして確認するか，により排卵日の評価も一定しない．超音波断層法により卵胞の縮小ないし消失が確認された時を排卵日とする，というのが，おそらく，現在最も正確な排卵の確認方法であろう．

シャープな黄体化ホルモン（luteinizing hormone：LH）サージが起こり，それに続いて排卵が起きるとされているが，それは正常周期でのことであり，実際には卵胞発育速度との関係などによりLHサージの振幅や持続期間は様々である[3,4]．このため，黄体化の時期やプロゲステロンの分泌動態も様々になり，排卵との関係も一定しないことになる．

排卵と基礎体温との関連を述べた報告は多く，体温陥落日，低温相最終日，高温相初日，などがあげられているが，判断が困難である理由は上記の通りである．超音波検査上の排卵日と基礎体温との関連を見た報告でも，排卵日との一致率は体温陥落日28.4%，低温相最終日62.5%であったという[5]．したがって，現在では，排卵日を予測する目的で基礎体温を利用する機会は少ない．

② 排卵したことの確認

基礎体温での排卵日の予測は難しいが，排卵したことの確認や，後から振り返って排卵日を推測するのには有用である．ミュラー管形成異常（Mayer Rokitansky Küster Hauser症候群）の患者や子宮全摘術後の患者が，自分の卵巣が機能しているかどうか知りたいという希望がある場合など，基礎体温は体調を確認する上でも有用である．

黄体化未破裂卵胞症候群では卵胞が破裂（真の排卵）しないまま黄体化し，基礎体温は2相性を示す．

基礎体温が低温1相性を示す場合のほとんどは無排卵であり，そのまま周期的な子宮出血がきていれば無排卵周期症を考える．黄体期の乳房緊満感や眠気，浮腫などの症状を伴う女性ではこれらの症状の有無により排卵の有無を自覚できるかもしれないが，そうでない限り，基礎体温をつけなければ排卵の有無はわかり難い．多嚢胞性卵巣症候群などでは無排卵の結果，プロゲステロン分泌を伴わないエストロゲン単独分泌が続けば子宮内膜癌のリスクが高まる，と判断できることになるので，基礎体温測定が臨床的に有意義である．

③ 黄体機能不全

黄体機能不全の定義にもよるが，プロゲステロンレベルが低いだけの場合は基礎体温には反映されない．黄体期間が短縮する場合は高温相期間の短縮として診断に反映される．

④ 機能性子宮出血

機能性子宮出血の原因を基礎体温との関連で考察してみる．卵胞発育が遅くエストロゲン分泌の立ち上がりが悪い周期では前周期の子宮内膜が剥離した後の修復と今周期の内膜増殖が遅れるため月経が遷延するが，基礎体温には反映され難

JCOPY 498-06080

い．月経が終わった後も卵胞発育が遅延すれば長い低温相の後半に出血をきたし，排卵後のプロゲステロン分泌により高温相に至れば自然に止血する．そのまま排卵しなければ低温相のままで無排卵周期と呼ばれる．プロゲステロンレベルの早期低下による月経前の出血は黄体機能不全と考えるが，高温相の短縮として反映され，出血量によっては単に月経周期の短縮とみなされることも少なくない．年齢が高い女性ではしばしば卵胞が小さいままで排卵して低温相が短縮し，さらに黄体形成も不良になるため黄体期間も短縮し，全体として月経周期が短縮する．卵胞刺激ホルモン（follicle stimulating hormone：FSH）の上昇により前周期から既に卵胞発育が促進され始めていることもあり，その結果排卵が早くなることもあるが，この場合低温相は短縮しても卵胞径は正常な大きさにまで発育し，黄体形成も十分であれば高温期も短縮しない．

☞文献

1） Bartelink ML, Wollersheim H, Theeuwes A, et al. Changes in skin blood flow during the menstrual cycle: the influence of the menstrual cycle on the peripheral circulation in healthy female volunteers. Clin Sci. 1990; 78: 527-32.
2） Kawamura M, Ezawa M, Onodera T, et al. Frequency of rate of body temperature chart at mid cycle in pregnant women and the subsequent effect on pregnancy. Clin Exp Obstet Gynecol. 2008; 35: 45-7.
3） Ayabe T, Tsutsumi O, Momoeda M, et al. Impaired follicular growth and abnormal luteinizing hormone surge in luteal phase defect. Fertil Steril. 1994; 61: 652-56.
4） Direito A, Bailly S, Mariani A, et al. Relationships between the luteinizing hormone surge and other characteristics of the menstrual cycle in normally ovulating women. Fertil Steril. 2013; 99: 279-85.
5） 千石一雄，石川睦男，浅川竹仁．基礎体温法による排卵および排卵日診断における正確性に関する検討．日不妊会誌．1985; 30: 219-23.

〈綾部琢哉〉

2 女性生殖器の発生

性分化のカスケードと生殖器の発生

受精の瞬間に性染色体のXYないしXXの組み合わせにより性は決定される．それに基づき性染色体上の性決定因子の働きで男女の性腺が誘導され，胎児期の性腺ホルモンの作用で男女の内性器，外性器が形成される．このプロセスは性分化のカスケードと呼ばれ，生殖器発生を知る上で必須の知識である（図1）[1]．

1 性染色体から性決定因子へ

ヒトの性・生殖器はXとYの性染色体により規定される．さらに性決定のプロセス上重要な精巣（睾丸）決定因子（testis determining factor：TDF）がY染色体上にあると推論され，1990年にSinclairらによりTDFとしてsex determining region Y（SRY）遺伝子の塩基配列が明らかにされた[2]．SRYはDNA結合蛋白であり，いわゆる転写因子として働く．ヒトにおいても，point mutationなどによりアミノ酸が入れ替わることによりDNA結合能が消失しXY個体でも生殖器は女性化することが知られている．SRYが交差によりX染色体に存在する場合，その個体はXXでありながら，男性生殖器をもつ．

2 性腺の分化

生殖器が発生分化する過程において未分化性腺の発育分化のプロセスがキーポイントになる．言い換えれば，性決定因子SRYがTDFとして働き未分化な性腺が精巣に分化発生するステップは男女の生殖器分化のカスケードにおいて重要な位置を占める．胎児期に精巣が存在し，機能することにより，その後の生殖器の発育分化に決定的役割を果たす．

女性では遺伝子型はXXで，SRYを欠き精巣が誘導されず，未分化性腺は卵巣へと誘導される（図1）．女性の場合は男性とは対照的に受動的であり，卵巣決定因子のようなものは同定されていない．あるいは，未分化性腺は卵巣に分化すべく運命づけられているが，TDFの存在により男性化のカスケードが作動した特別な場合に精巣が分化すると考えることもできる．

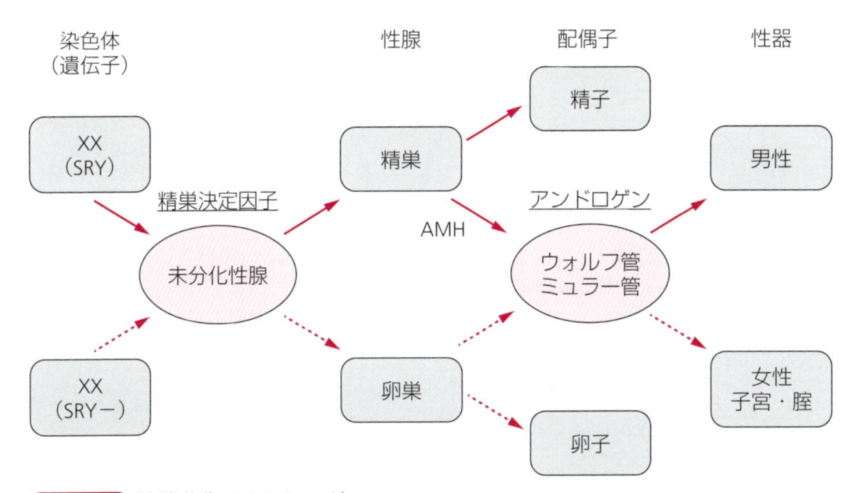

図1 性腺分化のカスケード

生殖器の発育・分化は精巣決定因子（SRY）の有無により，XY 個体では未分化性腺は精巣に分化し，精巣の働きでウオルフ管の発育とミュラー管の退化が促され（AMH）男性型への分化が実線で示すようにカスケード状に進む．XX 個体では破線で示すように，性腺は卵巣に分化し，ミュラー管が発育しウォルフ管は退化し女性型へ分化する．始原生殖細胞は精巣では精子，卵巣では卵子への分化を辿る．XY 女性では性腺が卵巣型をとり性器も女性型に分化する．精巣女性化症候群では精巣があるが，女性型に分化する．ミュラー管の発育障害により Rokitansky 症候群が生じる．

3 内性器・外性器の性

性腺の性に引き続く生殖器発育分化のプロセスは内性器および外性器の分化である．ここではウォルフ管とミュラー管の発達および退化が重要なポイントである．ウォルフ管は中腎管由来の性管の原基で，男子では発育して精巣上体，精管，精嚢へ分化するが，女子では痕跡的状態にとどまる（図 2）[3]．一方ミュラー管は性管の原基で，女子では発育して子宮，卵管および腟上端へ分化するが，男子では痕跡的状態にとどまる．尿生殖洞はミュラー管下端部と接し洞腟腔を形成した後，腟管を形成する．このプロセスは精巣から分泌されるミュラー管抑制因子（anti-Müllerian hormone：AMH）とアンドロゲンにより制御される．すなわち，男子では精巣のセルトリ細胞からは AMH が分泌されミュラー管の退縮を起こす．それと前後してアンドロゲンはライディヒ細胞から分泌されウォルフ管に作用し，男性内性器が分化する．クロアーカより外性器前立腺が分化する．またアンドロゲンの脳に対する作用により中枢は男性型となり周期性を失う．テスト

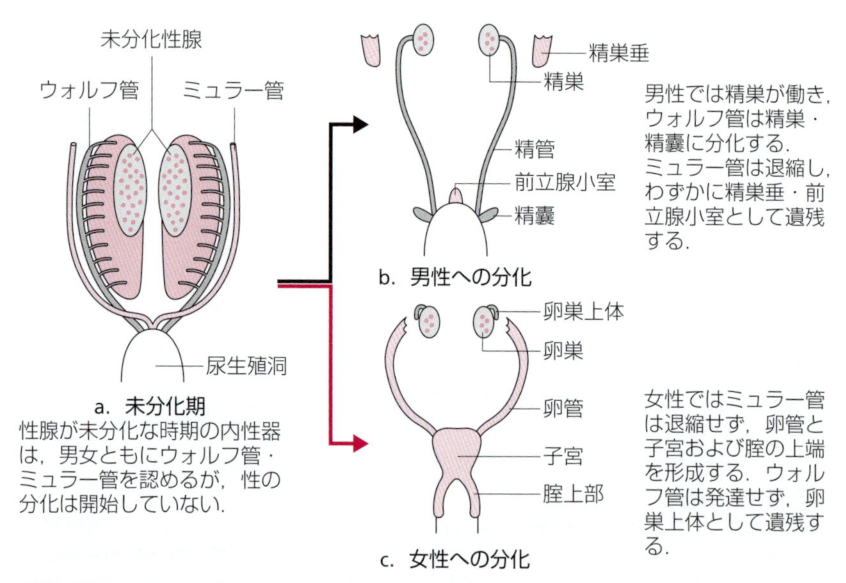

図 2 性腺の分化（堤　治，他編．母性看護学 1．医学書院；2014．p.114 図 3-16「性腺の分化」）

ステロンの分泌は 12 週頃にピークとなり 20 週前後以降低下するとされている．精巣からのアンドロゲンと AMH の作用により外性器の性が決定される．

これに対して女性では男性と対照的に胎児期に精巣からのアンドロゲンと AMH の働きを受けないことが，女性への分化を決定付ける（図 1）．ミュラー管は退縮せず子宮等女性内性器が分化誘導される（図 2）[3]．またウォルフ管はアンドロゲン作用を受けず退縮する．またクロアーカより外性器が分化する．中枢も周期性をもった女性型となる．

男子における陰茎，陰嚢，女子における陰核，大陰唇は相同器官であるが，アンドロゲンの作用により前者が分化し，アンドロゲン作用を欠く場合は後者に分化が進む．精巣女性化症候群ではアンドロゲン作用を欠くことにより外性器は女性型になり，先天性副腎性器症候群では外性器の男性化が起こることを想起されたい[4]．

4 生殖器分化に関与する遺伝子とその相互作用

性や生殖器の分化に関与する遺伝子として SRY や AMH 以外にも SOX-9 や

DAX-1，WT-1，Ad4BP/SF-1，Wnt-4 などが挙げられる[1)]．

SRY は先に述べたように HMG box をもつ転写因子で性分化カスケードの下流にある AMH との関連が注目されている．AMH は精巣のセルトリ細胞から分泌されミュラー管を退縮させる．胎生期における SRY と AMH の発現時期が近いことなどから SRY が AMH のプロモーター領域に結合する転写因子として働くのではないかと考えられている．また AMH は女性では胎児期にはその発現をみないが，思春期以降 AMH は血中で検出され閉経で低下する．その産生源は顆粒膜細胞で卵巣予備能の評価にも用いられている[5)]．

さらに興味深いことに，生殖器発生過程で発現するいくつかの遺伝子の転写制御において，複数の転写因子が相互に作用していることが明らかになっている．最も解析が進んでいる遺伝子の一つが AMH で，その遺伝子のプロモーター領域には Ad4BP/SF-1，SOX-9，GATA-4 の結合配列が存在し，実際にこれらの転写因子が転写調節を行っている．すなわちミュラー管阻害因子遺伝子の転写は Ad4BP/SF-1 と WT-1 が協調的に作用することで活性化され，DAX-1 がこの活性を抑制している．また SOX-9 は認識配列に結合すると共に Ad4BP/SF-1 と相互作用することで転写を活性化する．これらの解析が進めば生殖器の分化のみならず，関連する疾患の理解が深まることが期待される．

☞文献

1） 堤　治．性分化のメカニズム．In：日本生殖医学会，編．生殖医療の必修知識．2014．p.1-8．
2） Sinclair AH, et al. A gene from the human sex-determining region encodes a protein with homology to a conserved DNA-binding motif. Nature. 1990；346：240-4.
3） 堤　治，他編．母性看護学 1．東京：医学書院；2014．p.114．
4） 堤　治，他．性分化疾患．現代生殖医療のメインストリーム．東京：金原出版；2014．p.120-7．
5） Peluso C, et al. AMH：An ovarian reserve biomarker in assisted reproduction. Clin Chim Acta. 2014；437：175-82.

〈堤 治　堤 亮〉

3 受精・胚発生

受精は雌性・雄性配偶子の融合であり，両前核の合体がその本質である．生殖医療では精子の卵丘への進入，透明帯貫通，卵子細胞膜との融合，精子頭部の膨潤，前核形成も含め受精と呼んでいる．生殖医療の発展に伴い，従来見ることすら困難であったヒトの配偶子や胚が，規則に基づけば研究対象として扱えるようになった．動物実験から類推していた事象を直接ヒトで明らかにできる環境が整いつつある．本稿では，動物実験で明らかにされてきた事実を踏まえ，ヒトの生殖細胞の形成過程，受精における細胞間相互作用および胚の細胞学的な側面を解説する．

1 卵子と精子の成り立ち

卵巣内の生殖細胞（卵母細胞）は胎児期にすでに増殖が終了し生涯その数が増えることはない．そして排卵直前まで，第 1 減数分裂前期で停止している．両親から由来した遺伝子の組換えも終了している．図 1 に示すように，生殖期の卵巣は様々な発育段階の卵胞を含むが，発達した胞状卵胞内の卵母細胞は，巨大な核（卵核胞 germinal vesicle：GV）をもち，GV 期卵母細胞と呼ばれる．性腺刺激ホルモンの刺激を受けると停止していた第 1 減数分裂を再開し，第 1 極体を放出して第 2 減数分裂中期に移行する．ここで細胞周期は再び停止し精子進入を待つ．精子進入後，卵細胞内では第 2 減数分裂が再開し，第 2 極体を放出して半数体となると同時に，雌雄両前核を持つ接合子となる．その後図 1 の経過をたどり，胚盤胞となり透明帯より脱出する．2 細胞期胚までの発生に必要な細胞内因子は，RNA も含め卵巣内の卵母細胞により合成・蓄積されている．

一方雄性生殖細胞の発生は，雄性個体の性成熟後，精巣内の精原細胞の増殖が起点となる．その後，増殖を停止し精母細胞となって減数分裂を開始する（図 2）．第 1，2 の減数分裂が完了すると半数体の精子細胞となり，雌性生殖器官を通過するという目的に特化した形態に分化する．遺伝物質である DNA と核タンパクはその頭部に凝縮される．精母細胞は，卵母細胞のように胎児期にその発生が完了しているのではなく，性腺刺激ホルモンの刺激により，精原細胞が増殖し

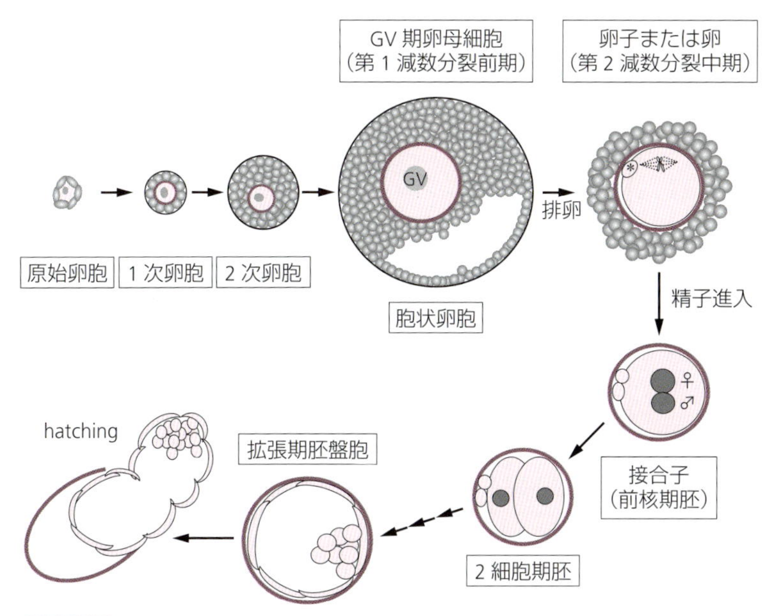

図 1 卵子形成

生殖期の卵巣は，原始卵胞から胞状卵胞まで様々な発育段階の卵胞を含む．卵胞発育の過程で，卵母細胞もその容積を増す．2 次卵胞以降の卵母細胞は特徴的な大きな核（卵核胞 germinal vesicle：GV）を有する．性腺刺激ホルモンの刺激を受けると，停止していた第 1 減数分裂を再開する．第 1 減数分裂が完了すると第 1 極体（*）が放出され第 2 減数分裂中期に移行する．ここで細胞周期は再び停止し精子進入後に再開する．この時期の受精可能な排卵前後の生殖細胞は，卵子または卵と呼ばれる．精子の進入によって第 2 減数分裂が再開すると，第 2 極体が放出され半数体となると同時に，接合子となる．前核期胚と呼ばれることもある．前核は融合して新しい生命の遺伝情報を確立する．2 細胞期胚から拡張期胚盤胞に発育し，透明帯から脱出（hatching）する．

て供給される．減数分裂開始から精子形態形成までの過程を精子形成（spermatogenesis），減数分裂後の形態形成の過程のみを精子形態形成（spermiogenesis）と区別して表現することもある．完成した精子は最終的に精巣上体を通過する間に成熟し，運動性を獲得する．卵子も精子も DNA を次世代に引き継ぐという点からは同等だが，それぞれの成り立ちと受精における役割は大きく異なる．

2 受精能獲得（capacitation）

conventional IVF または regular IVF といわれる一般の生殖医療において，

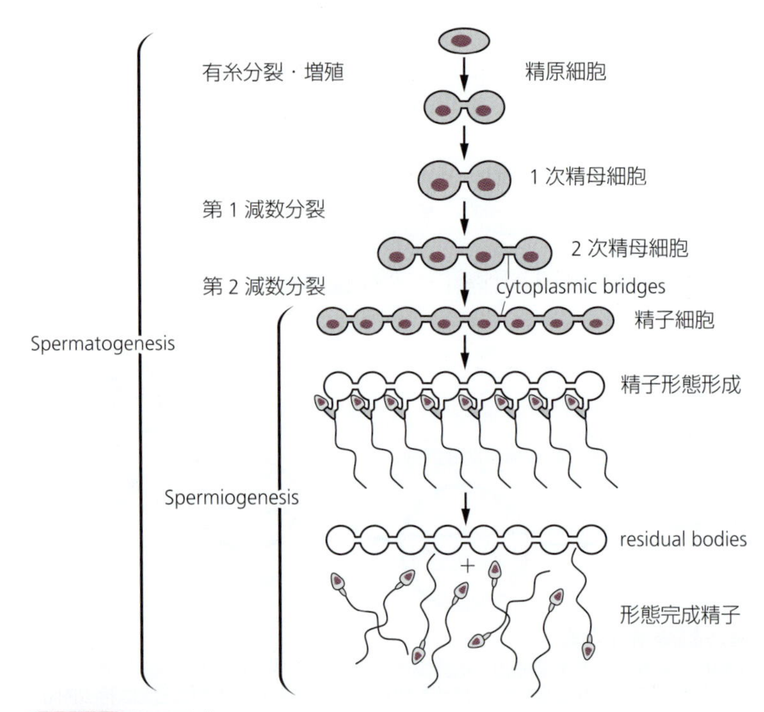

図 2 精子形成

雄性生殖細胞は性成熟後に形成される．性腺刺激ホルモンの刺激を受けると精原細胞が増殖して，減数分裂可能な精母細胞となる．第 1 減数分裂を開始した細胞を 1 次精母細胞，第 2 減数分裂を開始した細胞を 2 次精母細胞，第 2 減数分裂を終了した細胞を精子細胞という．精子細胞の核は半数体である．精子細胞は cytoplasmic bridges により繋がっている．精子の形態が完成すると residual bodies を分離して精細管内に遊離される．減数分裂開始から精子形態形成までの過程を spermatogenesis，減数分裂後の形態形成の過程のみを spermiogenesis と区別して表現することもある．卵子形成と比べると精子形成は，はるかに長期間持続する．

採卵された卵丘に精子を導入することを媒精という．通常，媒精の前に精子の前培養を行うが，その理由は，精子は射出後，直ちに受精することができず，capacitation というプロセスを経る必要があるからである[1]．しかし必要以上に長時間の前培養は，精子を酸化させ DNA の断片化を起こすので 3 時間以内とした方がよい．capacitation による形態的な変化は見られないが，生化学的変化として，細胞膜における脂質組成の変化がある．すなわちコレステロールとリン脂質の比率が低下し，膜が不安定性になる．また，運動形式の変化として，hyperactivationがある．これは緩やかな波型運動していた精子が，振幅の大きな鞭打ち運動にその形態を変える現象である．これらは次に述べる精子先体反応，あるいは膜融合を伴う受精に向けての準備と考えられる．

3 先体反応（acrosome reaction）

先体反応は，精子が透明帯を通過する際に必要な先体酵素，膜結合型タンパク分解酵素であるproacrosinを表出するために，透明帯タンパクによって誘導される反応と考えられてきた．しかし，精子先体反応は透明帯に接することなく自発的に起こる場合がある．また，動物実験では，proacrosinを発現しないマウスでも妊孕性は低下せず，さらに透明帯を通過するときにすでに先体を喪失している精子でも透明帯の貫通が可能であることがマウスやウサギで観察され，proacrosinの重要性は最近疑問視されている[2)]．しかし，卵細胞膜と精子膜の融合のときには，精子は先体反応を完了している，という事実に変更はない．生殖補助医療においてICSIで使われる精子は先体反応を起こしていないが，精子尾部を傷つけることにより，先体反応を代替できる．ただしICSIでは先体がそのまま卵子に持ち込まれるので何らかの影響がある可能性を否定できない．生理的な受精のしくみと医療技術との差異を認識していることが大切である．

4 多精子受精

異常な受精として，受精卵子に前核が3個以上存在することがある．第2極体放出不全のこともあるが，多精子受精が疑われることもある．通常，精子が卵子細胞膜と融合すると，卵母細胞の細胞膜直下に存在する表層顆粒が崩壊し，多精子受精を防御することが知られている．そのメカニズムは，表層顆粒に含まれる酵素類が卵子の外に放出され，透明帯に変化が生じ，余剰の精子が進入しないように働いていると考えられる．この現象は透明帯反応または顆粒層反応と呼ばれる．自然の受精では，顆粒崩壊は細胞膜全体にドミノ式に波及するが，ICSIでは卵子膜の破壊が一部に限られるので，顆粒崩壊が限定的になる可能性がある．しかしICSIではもともと一つの精子を注入するので多精子受精は発生せず，問題はないかもしれない．しかし，その後の胚発生の過程や胚の凍結・融解において，残った顆粒から徐々に放出される物質が透明帯を硬化させhatchingを傷害する可能性は否定できない．assisted hatchingはこのような状態の透明帯から，胚の脱出をアシストする手技である．

5 卵子活性化

精子が卵子に取り込まれると，細胞質内にカルシウムの律動的な反復パルス（Ca^{2+}oscillation）が起こるが，これは精子由来のPLCζ（ゼータ）という物質が引き金となる[3)]．様々な細胞活動にCa^{2+}が寄与していることは広く知られており，受精卵子や初期胚の細胞活動にも深く関係している．活性化が不十分と思われる受精卵子，特に加齢卵子にはこれを活性化する処理が施される場合がある．卵子活性化で誘導される反応は多岐にわたるので，詳細はこれからの研究分野である．

6 胚発生

正常な活性化が行われた受精卵子は胚発生へと進む．胚発生では，卵割，compaction，胚盤胞形成，hatchingなど特徴的な形態変化が起こる．第1卵割期は雌雄の遺伝子が混じり合い，新しい生命の遺伝的背景が確立される過程である．3回の均等の後，8細胞期以降に細胞は互いに接着する．これをcompactionという．その後，内腔が発生し内部細胞塊と栄養膜細胞から成る胚盤胞へと分化する．最近，タイムラプスにより，これまで観察できなかったヒト胚の短時間の変化や，動物で報告されていた現象が観察可能になった[4)]．それぞれの発生段階に要する時間も正確に調べられ，異常な形態がどのような過程を経て発生するのかが詳細に観察できるようになった．このようなデータが妊娠の成功や産児の誕生にどのようにかかわるかが今後の課題と考えられる．

おわりに

生殖医療において，胚の発育を決定するのは卵子の質と培養環境である．採卵された卵子の質に手を加えることはできないが，培養環境をできる限り良好に保つことは可能である．また，顕微鏡下の観察で遺伝子発現やインプリンティング異常を発見することはできないが，培養ではこれらの異常が発生する可能性があることを念頭に，細心の注意を払った胚の扱いを心がけたい．

☞文献

1) Austin RC. The "capacitation" of the mammalian sperm. Nature. 1952; 170: 326.
2) Jin M, Fujiwara E, Kakiuchi Y, et al. Most fertilizing mouse spermatozoa begin their acrosome reaction before contact with the zona pellucida during in vitro fertilization. Proc Natl Acad Sci U S A. 2011; 108: 4892-6.
3) Saunders CM, Larman MG, Parrington J. PLC zeta: a sperm-specific trigger of Ca (2+) oscillations in eggs and embryo development. Development. 2002; 129: 3533-44.
4) 岩田京子，他．Time-lapse cinematographyによるヒト胚の形態学的評価．In: 日本卵子学会，編．生命の誕生に向けて．東京：近代出版；2011．p.62-7.

〈長谷川昭子〉

4 着床

近年，卵子の老化と妊娠率の低下や不妊との関係について話題にされ，盛んに研究されるようになってきた．卵子の老化の防止や適切な排卵が妊娠率の改善に重要な要因であることはいうまでもない．加齢などによる妊娠率の低下は卵子の老化，排卵，受精や初期胚の発達不全などだけによるものであろうか？ 妊娠の成立には子宮内での優良受精卵・初期胚の存在，あるいは体外培養での「優良胚」の作出が絶対条件である．しかしながら，優良胚を子宮内に胚移植しても，その優良胚を受け入れて育む子宮側，それも「妊娠のための子宮内環境の構築」なくして妊娠の成立はありえない[1)]．

1 着床ってなんだ？

「着床」そのものは胚子が子宮内膜へ埋没することを意味する．着床過程は，卵管から子宮腔に到着した胚盤胞が ① 透明帯からの脱出と子宮腔内の遊走，② 着床地点への到達と子宮内膜側での脱落膜の形成，③ 子宮内膜上皮細胞への接着の開始，④ 子宮内膜への浸潤，そして ⑤ 胎子・母体胎盤の形成までを含む「子宮内での新しい生命の生存（妊娠）が保証される」一連のプロセスを指している（図1）．

ウシ人工授精（AI）での受精率は 90～95%と高い．ところが，妊娠 30 日での妊娠率は 40～55%であることから，40～50%の受精卵が着床期に消失したことになる．一方，ウシ体外受精・胚移植（ART）では受精率 100%，胚盤胞率も 100%のものがレシピエント牛に移植される．ところが，妊娠 30 日目では妊娠率 45～60%と AI よりは多少の高値を示すが，それでも 40～55%の胚盤胞は着床期で消失したことになる．ヒトを含む哺乳動物種では，初期胚・胚盤胞が子宮内膜との着床過程を経なければ，妊娠の成立はありえない（図 2）．

2 着床のための子宮内環境の構築―新知見をベースに―

子宮はエストロジェンやプロジェステロンなどの影響により，子宮内膜の肥厚や脱落膜の形成だけではなく，様々な因子を子宮乳成分として子宮腔内に分泌す

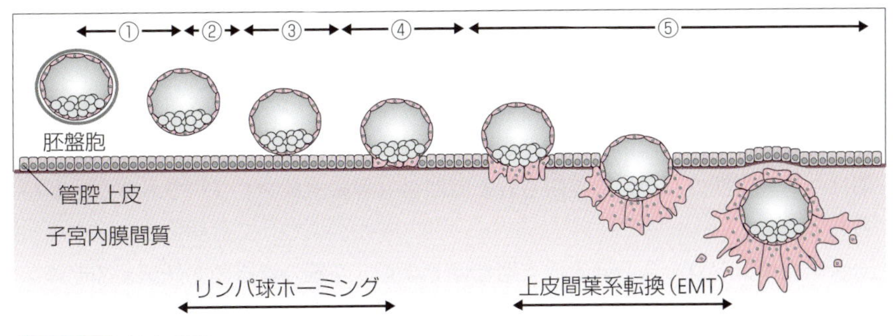

図1 着床過程

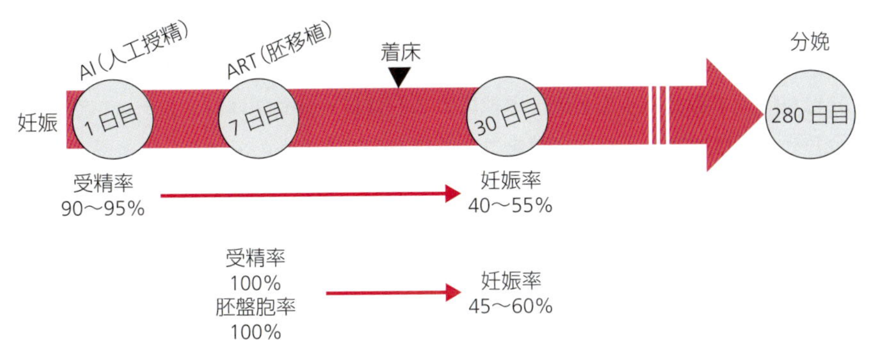

図2 もし低い妊娠率が排卵や受精だけの問題ならば（ウシを例にして）

る．一方，トロホブラスト細胞も子宮内膜上皮細胞に接着を開始する以前（図1：①透明帯からの脱出と子宮腔内遊走，②着床地点への到達と脱落膜の形成）から，子宮乳の中で様々なサイトカインやホルモンなど（胚性シグナル）を分泌しながら子宮内膜（母親）とのコミュニケーションを図る．これに対して子宮内膜はプロジェステロン反応性因子を分泌し，胚子の子宮内膜への接着と浸潤，その後の胎盤形成のための「子宮内環境」を整える．もし，胚子が適当な時期にシグナルを送ることができない，あるいは母体がシグナルを受け取ることができない場合には，黄体の機能停止や退行を招き，妊娠は中断し月経周期が回帰してしまう．ヒト胚性シグナルとしてはもちろん，絨毛性ゴナドトロピン（CGA と CGB の2量体）がよく知られている．

(1) 母親（子宮内膜）の胚盤胞の許容

ヒトの子宮内では脱落膜が排卵周期にともなって自律的に形成される．しかし，子宮内膜上皮細胞が胚子の接着を許容する（胚子の受容）時期，すなわち黄体の機能維持や着床による刺激が脱落膜を母体側胎盤として維持・増殖できる時期は，月経周期のなかのごく限られた時間帯（着床ウインドウ）であることが知られている．

着床ウインドウを含む妊娠成立期だけでなく，妊娠の維持にプロジェステロンは必須なホルモンである．興味深いことに，着床ウインドウ期にはプロジェステロン作用を仲介するプロジェステロン・レセプター（PGR）だけではなく，エストロジェン・レセプター（ESR1）の発現さえも胚子や子宮内膜上皮および腺上皮細胞から消失する．ところが，子宮内膜間質細胞と子宮平滑筋では高い PGR 発現が維持されている[2)]．このプロジェステロン作用が必須な時期にレセプター発現が消失するということは，単純にエストロジェンやプロジェステロン濃度を合わせるだけでは，子宮内環境をコントロールできるものではないことを示唆している．

胚盤胞のトロホブラスト細胞は，着床ウインドウ期に子宮内膜上皮細胞に接着を開始することができる．これらの細胞間の接着には様々な細胞外基質や接着因子が関与しているが，適切な in vitro での証明法が確立されていないなどの理由により，いまだに明らかになっているとは言い難い．霊長類の胚子では，トロホブラスト細胞はその食作用により子宮内膜上皮細胞を取り込むとともに基底膜を通過して粘膜固有層に浸潤し，毛細血管の内膜細胞を通して直接母体の血液に接するようになる．

(2) トロホブラスト細胞の子宮内膜上皮細胞への接着と子宮内膜への浸潤機構

近年，胚と子宮内膜の接着にリンパ球ホーミングの機構が使われていることが明らかになってきた（図 1）．リンパ球ホーミングとは，血液中のリンパ球が血管から炎症部位に遊走する機構であり，リンパ球の減速，血管内皮細胞への接着と浸潤が関わっている．

リンパ球の減速に関与する細胞外基質セレクチンはヒト胚盤胞のみならず，他の動物種にも存在している．このセレクチンの働きにより，接着因子トロフィニン（trophinin）が発現する[3)]．トロフィニンは胚トロホブラスト細胞上だけではなく，子宮内膜上皮細胞にも発現し，それらが協調し胚と子宮内膜上皮細胞のタイトな接着構造を形成する．

上皮間葉系転換（epithelial-mesenchymal transition：EMT）は癌細胞転移のメカニズムとして知られるほか，原腸形成をはじめとする発生時の様々な形態形成過程でもみられる現象である．通常，生体における上皮細胞同士の頂上面は接着性をもたないが，子宮内の胚盤胞において上皮細胞様の形質をもつトロホブラスト細胞と子宮内膜上皮細胞の頂上面同士による上皮細胞同士の接着が起こり得る（図 1）．

実際，ウシ胚トロホブラスト細胞では上皮細胞マーカーのサイトケラチンと間葉系細胞マーカーのビメンチンを共発現しており，形態的には上皮であるはずのトロホブラスト細胞が間葉系細胞でもあることを示していた[4)]．また，機能としてトロホブラスト細胞は上皮細胞に見られるE-カドヘリンではなく，間葉系細胞に特徴的なN-カドヘリンを発現（E-カドヘリンからN-カドヘリンへの発現転換：カドヘリン・スイッチング）していた．このことは，ウシ・胚トロホブラスト細胞は着床期に上皮細胞でありながら間葉系細胞に特徴的な遺伝子発現をしていたことになる．EMT は種々の成長因子により誘導されることが報告されているが，着床期の子宮内容物（トロホブラスト細胞分泌因子と子宮腺分泌因子）に存在するサイトカインや成長因子などがトロホブラスト細胞の EMT を誘導する可能性も示唆された．またヒトでは，EMT は胚子の子宮内膜への浸潤にも関与している．これらの結果から，子宮は子宮乳によるトロホブラスト細胞へのエネルギーなどの供給だけではなく，トロホブラスト細胞の接着や浸潤を許容する子宮内環境が整備されなければ妊娠の成立はありえないことを示している．

3 妊娠率の向上のために

妊娠率を上げるためには優良受精卵・初期胚の作出を前提条件としながらも，子宮側が胚子の様々なシグナルに呼応し「環境の整った子宮腔（子宮内環境）」を構築することが絶対条件となる．すなわち，月経周期・黄体期の子宮内環境を自律的に獲得するときに初めて，子宮内膜が胚子の着床を許容することができる．以上のことから考えると，自然妊娠でもヒト ART でも妊娠率を向上させるためには，優良受精卵の作出だけではなく，様々なホルモン処置によって亢進したホルモン動態および子宮内環境をいかに通常の自律的な環境にする・戻すかが重要である．これよって，着床率ひいては妊娠率の向上が期待できる．

☞文献

1) Imakawa K, Yasuda J, Kobayashi T, et al. Changes in gene expression associated with conceptus implantation to the maternal endometrium. J Mamm Ova Res. 2013; 30: 2-10.
2) Bazer FW, Wu G, Spencer TE, et al. Novel pathways for implantation and establishment and maintenance of pregnancy in mammals. Mol Hum Reprod. 2010; 16: 135-52.
3) Fukuda MN, Sugihara K. Trophinin in cell adhesion and signal transduction. Front Biosci. 2012; 4: 342-50.
4) Yamakoshi S, Bai R, Chaen T, et al. Expression of mesenchymal-related genes by the bovine trophectoderm following conceptus attachment to the endometrial epithelium. Reproduction. 2012; 143: 377-87.

〈今川和彦　草間和哉〉

5 不妊症と問診

不妊外来ではカップルの情報をできる限り蒐集するため，初診時の丁寧な問診はたいへん重要である．もちろん最初からプライバシーに深く入り込みすぎず，再診時に意思疎通が図りやすい雰囲気になってから，例えば最近の性生活について，ご本人あるいは配偶者に過去に離婚歴があればその間の妊娠等について，その他にも流産・死産や児の形態異常などについて，追加して詳しく聞き取ることが有用な場合もある．

不妊外来における問診のポイントとして，表 1 に示すように産婦人科外来での一般的な質問の他，表 2 に示すように不妊原因を想定しながらの質問も行う．

1 一般的な質問事項

年齢

一般に加齢とともに，妊孕性は低下する．一方，最近では閉経後の女性が海外等で卵子提供を受け，夫精子との体外受精卵を自らの子宮に移植し，分娩に望むケースが増加しているが，周産期管理上のリスクが指摘されている．

健康状態（合併症や既往歴の有無）

妊娠・分娩が女性の肉体に及ぼす負担は大きい．既往歴については，治療の時期や内容を確認し，現状ではどの程度改善しているかを確認する．定期的な経過観察を指導されているにも関わらず，自己判断で通院を中断しているケースもあり注意が必要である．その疾患の現時点での病状を，改めて主治医に確認するべきか判断する．

現在治療中の疾患を有する場合，主治医から妊娠を許可されているか必ず確認する．

常用薬については，もし妊娠中の内服や注射などが禁である場合，主治医に投薬の変更が可能か確認が必要である．

喘息の既往がないかも確認しておく．

アレルギー

一般的な薬のアレルギー以外に，もし過去に受けたことがあれば麻酔薬や造影

表1 産婦人科外来で一般的な問診

年齢
健康状態：合併症の有無，既往歴の有無，常用薬，アレルギー，家族歴
不妊状況：結婚後年数，避妊期間，不妊期間（結婚前から避妊していないケースもあるので注意）
既往妊娠がある場合：自然妊娠か不妊治療後か，それらの妊娠転帰
不妊治療歴
婦人科受診歴：なぜ受診したか
基礎体温記載

表2 不妊原因を想定しながらの問診

内分泌因子	基礎体温記載の有無，月経周期 無月経・無排卵 　PCOS，不正性器出血，多毛，にきび 　高プロラクチン血症，乳汁漏出，視野異常，頭痛 　嗅覚障害 　分娩既往があれば出血量 　甲状腺疾患，頸部腫大
卵管因子	クラミジア感染症 骨盤内手術既往 子宮内膜症，月経困難症，性交痛
子宮因子	月経随伴症状，婦人科受診結果（USG，smear）
頸管因子	排卵期 CM や下腹部痛の自覚
男性因子	勃起や射精の状態

剤等のアレルギーを確認する．その他，アルコールやポビドンヨードなどの消毒剤も確認しておく．

家族歴

遺伝性疾患の有無，不育症の有無，異常児の有無などを参考に，不妊治療の開始前に遺伝カウンセリングの対象とするか確認する．

不妊症の状況

結婚後の実年数と，避妊期間や単身赴任などの時期等から，実際の不妊期間を計算する．なお結婚前から避妊をしていないケースもあり，聞き洩らさないようにする．

妊娠歴

一般に化学的妊娠（chemical pregnancy）の既往は妊娠歴には含まない．

妊娠の既往がある場合，結婚前の妊娠では現在の夫との間の妊娠かを確認す

る．なお結婚後でも，非配偶者間の生殖医療による妊娠は時にありえる．

過去の妊娠について，自然妊娠か不妊治療後の妊娠かを確認し，各々の妊娠転帰を確認する．妊娠経過や分娩・産褥の異常があれば，妊娠後に産科医への申し送りを具体的かつ正確に行う．

婦人科受診歴

過去に婦人科受診歴がある場合，どのような症状で受診したか，どのような診断および治療であったか等を詳細に質問する．また子宮がん検診の受診歴と，その結果も確認しておく．

2 不妊原因を想定しながらの問診

不妊治療歴

過去に不妊外来を受診した経験があるカップルの場合，通院の時期，受けた検査の結果，治療経過，妊娠が成立した周期の治療内容などを詳細に質問する．

内分泌因子

既に受診までに基礎体温を記載していれば，一相性か二相性か，月経周期，月経日数，経血量の変化，月経痛があれば薬の服用回数や効果なども質問する．

無月経や無排卵の場合には，体重減少性無月経，高プロラクチン血症，PCOSなど比較的頻度の高い疾患の存在を想定し問診を進める．すなわち体重の変化，乳汁漏出の有無，頭痛や視野障害の有無，多毛やにきびが気にならないかを確認する．

甲状腺機能異常も重要であり，甲状腺疾患の既往，やせ，前頸部腫瘤の有無などを質問する．分娩既往がある女性には，Sheehan症候群を想定し分娩時大量出血の有無を確認する．嗅覚障害を伴う排卵障害であるKallman症候群も鑑別する．

卵管因子

卵管閉塞や卵管周囲癒着をきたす疾患として，性感染症や子宮内膜症が重要である．性感染症の中では，クラミジア感染と淋菌感染が卵管性不妊症の発症と関連が深い．過去にこれらの感染症の既往がないか，治療の際にパートナーと一緒に治療を受けたかなどを確認する．

子宮内膜症を疑う場合には，月経困難症の程度，性交痛がないかなどを問診する．

骨盤内手術の既往の有無も質問する．

子宮因子

子宮筋腫の中で，粘膜下筋腫が存在する場合は不妊症と関連することがあり，過多月経の有無や，貧血を指摘されたことがないか質問する．子宮内膜ポリープが存在する場合，不正性器出血を訴えることがある．

婦人科受診の経験があれば，がん健診や経腟超音波検査を受けたことがあるか，その結果はどうであったかを確認する．

頸管因子

排卵周期のある女性の中には，排卵期に増加する頸管粘液（cervical mucus: CM）の流出による透明な帯下の増加や，排卵痛とも呼ぶ下腹部痛を自覚する者が存在する．CM は精子の子宮頸管内通過に必要で，通過中に精子は受精能を獲得することが従来から指摘されている．タイミング指導を行う上で，経腟超音波所見以外に，これらの自覚症状はたいへん参考になる．

男性因子

性交渉に際し，夫に勃起障害や射精での問題がないかを質問する．精液所見の異常以外に，これらの性機能障害についても，泌尿器科に紹介する．

〈柴原浩章〉

6 一般不妊外来の流れと治療の step up

不妊症とは，なんらかの医学的治療をしなければ妊娠が成立しない疾患群である．しかし臨床に用いる場合には，この定義では医学的治療が必要かどうか判断できないことが多いため，ある一定期間男女が性行為により妊娠を試みて妊娠しない場合，不妊症であると定義している．WHO は，不妊症と診断されるこの期間を 1 年としている[1]．

不妊症診療では体外受精・顕微授精（以下この 2 つをまとめて ART とする）の時代に即した不妊の分類を考慮し，とくに女性の年齢が高い場合 ART 治療への移行のタイミングを遅らせて，配偶子の妊孕性消失という絶対不妊に移行することのないよう注意する．

1 不妊症の病因

ART という「受精を人為的に起こすことができる」有効な治療法が普及した現在，不妊症は ART 治療の有効性から，体内における受精障害，配偶子・受精卵の異常，子宮・母胎側の異常，の 3 つに分類できる（表 1）．ただし，複数の病態が重複している場合もある．

(1) 体内における受精障害

両側卵管閉鎖，あるいは重度精子減少症など，体内に配偶子が存在する，あるいは産生可能であるが，なんらかの原因により女性体内において精子と卵子の受精が起こらないことによって妊娠が成立しない病態である．射精障害・性交障害や，排卵障害もこれに含まれる．この病態単独で，後述（2）や（3）の病態がない場合，ART を用いることにより速やかに妊娠は成立する．一方，ART 以外の方法では治療可能な症例と，治療できない症例がある．

(2) 配偶子の妊孕性消失

精子・卵子のいずれか，あるいは両方に妊娠できない原因があるため，妊娠が成立しない病態である．無精子症・卵巣不全がこれに含まれるが，臨床的に最も多いのは，加齢によりすべての卵子が個体を発生させる能力を消失することである．排卵卵子が個体発生能をもっている女性（以下，妊孕性を持っている女性）

表1 不妊症の原因（体外受精普及以降）

不妊症の病因	具体的な疾患 （括弧内は２つ以上の病因となりうるもの）	予後
体内での受精障害	卵管閉鎖，精子減少症， Pickup 障害 （子宮筋腫，子宮内膜症など）	体外受精で挙児可能
配偶子（・受精卵）の妊孕性消失	卵巣不全 高度精子無力症 遺伝子異常による不妊？	現在の医療技術では（体外受精を用いても）挙児不可能
女性側因子による着床障害	子宮内膜ポリープ・（子宮筋腫） 子宮内膜増殖不全 Asherman 症候群	外科的処置で挙児可能な場合と，挙児不能な場合がある．他の２つの病因に比べ頻度は少ない．

の割合は，35 歳くらいまでは一定であるが，これ以降減少し始め，45 歳でほとんどの女性が妊孕性を失う．男性では妊孕性を失う年齢は女性ほど明確ではなく，また一般に女性よりその年齢は高い．なお卵巣子宮内膜症がある場合，妊孕性消失は早くなる傾向があると考えられている．

一旦妊孕性を消失すると，男性・女性とも現在の不妊治療では妊孕性を回復することは不可能で，治療不能となる．

(3) 子宮・母体側の異常

子宮筋腫，子宮内膜異常などによって着床がさまたげられ，妊娠可能な受精卵が子宮内に存在しても妊娠が成立しない病態をいう．

2 不妊診療の流れと治療の step up

(1) スクリーニング検査の意義

不妊診療では，まず明らかな「体内での受精障害」の原因や，「配偶子の妊孕性消失」があるかどうかを確認する．前者については，子宮卵管造影（両側卵管閉鎖，卵管留症），精液検査（精液性状の悪化），また排卵障害のある場合には卵巣機能検査などが代表的検査であり，後者は精液検査（無精子症），無月経に合併するFSH 値上昇などがある．いずれもいわゆるスクリーニング検査で，ほとんど診断可能である．この結果，明らかな病因がある場合はそれに対応する治療へと進む．

(2) 治療の進め方

明らかに治療不可能な「体内での受精障害」や，「配偶子の妊孕性消失」以外の場合は，治療可能な「体内での受精障害」であることを期待し，その患者の体内での受精障害に有効と考えられる一般的治療を開始することになる（人工授精，排卵誘発剤投与など）．この治療が有効であれば，概ね 2～3 周期のうちには妊娠することが多い．治療不可能な「体内での受精障害」であると判断されれば，速やかに ART 治療に移行する．

治療のポイントとして，35 歳を超えた女性患者には加齢による「配偶子妊孕性消失」の危険性と，ART 以外の治療で妊娠成立できる確率を勘案する．たとえ ART 以外の治療で妊娠できる可能性があっても，その確率が少なければ ART へ移行し，逆に ART 以外の治療を長期間行うことにより「配偶子の妊孕性消失」へ移行してしまうことのないよう，年齢により ART 移行までの診断・治療期間を注意する[2]．

(3) 配偶子の妊孕性消失

診断は，受精が確実に起こったにもかかわらず発生が正常に起こらない場合に確定する．具体的には ① ART を施行してえられた受精卵が拡張胚盤胞に達しない，② 拡張胚盤胞に達した受精卵を複数回移植しても妊娠が成立しない，③ 月経初期血中 FSH 値 20 以上，④ 年齢 45 歳以上，などの場合に強く疑われる．

この病態は，現在治療法が存在しない．診断確定のために必要な ART 失敗数は，3～4 回（採卵）と考えられる．この病態で挙児をどうしても望むなら，状況に応じて提供精子・卵子を用いた治療が考えられ，それ以外の選択肢として養子・挙児断念などが考えられる．

(4) 子宮・母体側の異常

この診断は，子宮内腔の極端な変形を伴う子宮筋腫，子宮内膜増殖不全（排卵期に至っても内膜の厚さが 5 mm 以下）の場合にこの病態を疑う．子宮筋腫では筋腫核出術を行う．子宮内膜増殖不全は有効な治療法が明らかでない．

☞文献

1) Zegers-Hochschild FGD, Adamson GD, de Mouzon J, et al. The International Committee for Monitoring Assisted Reproductive Technology (ICMART) and the World Health Organization (WHO) Revised Glossary on ART Terminology, 2009. Hum Reprod. 2009; 24(11): 2683-7.

2) Ray A, Shah A, Gudi A, et al. Unexplained infertility: an update and review of practice. Reprod Biomed Online. 2012; 24(6): 591-602. doi: 10.1016/j.rbmo.2012.02.021. Epub 2012 Mar 7. Review.

〈久慈直昭　伊東宏絵　井坂恵一〉

7 生殖補助医療（ART）の現状

生殖補助医療（assisted reproductive technology：ART）は近年急速に発展し，世界中で多くの不妊カップルに施行されるようになった．この背景には，ライフスタイルの変化，女性の社会進出や社会環境の変化による晩婚化・初産年齢の上昇に伴う難治性不妊症の増加がある．また治療技術の発展のみならず，治療施設の増加に伴う治療へのアクセシビリティの向上も広く普及した要因である．

生殖補助医療は広く不妊カップルに適用されている一方で，その長期予後などの安全性に関しては未だ十分な検討が必要な状態である．日本産科婦人科学会はARTオンラインデータ登録を行い，毎年その治療データを集積・解析している．本稿ではARTオンラインデータ登録につき概説するとともに，データから浮かび上がる日本のART治療の現状（治療施設・治療周期）を解説し，今後の課題につき検討する．

1 日本産科婦人科学会ARTオンライン登録の概要

日本産科婦人科学会は1983年に「体外受精・胚移植に関する見解」を，1986年に「体外受精・胚移植の臨床実施の登録報告制について」を掲載し，会員に対し体外受精・胚移植および生殖医学登録に関する見解を公表した．また2006年には「生殖補助医療実施医療機関の登録と報告に関する見解」として改訂し，各施設に治療を実施した症例の経過，妊娠・出産を含む転機の把握と報告を再告知した．

これら集積されたデータは「生殖医学の登録に関する委員会報告」として臨床実施成績が報告され，2007年の治療からは全登録施設における個々の治療が周期ごとにデータ登録・集積されている．

2 ART治療の変化

我が国では体外受精が1983年に開始され，続いて1988年に凍結・融解胚を用いた治療が開始された．その後顕微授精による治療が1993年より始まり，2002年以降に凍結融解胚を用いた治療が急増している．2012年の治療周期数は

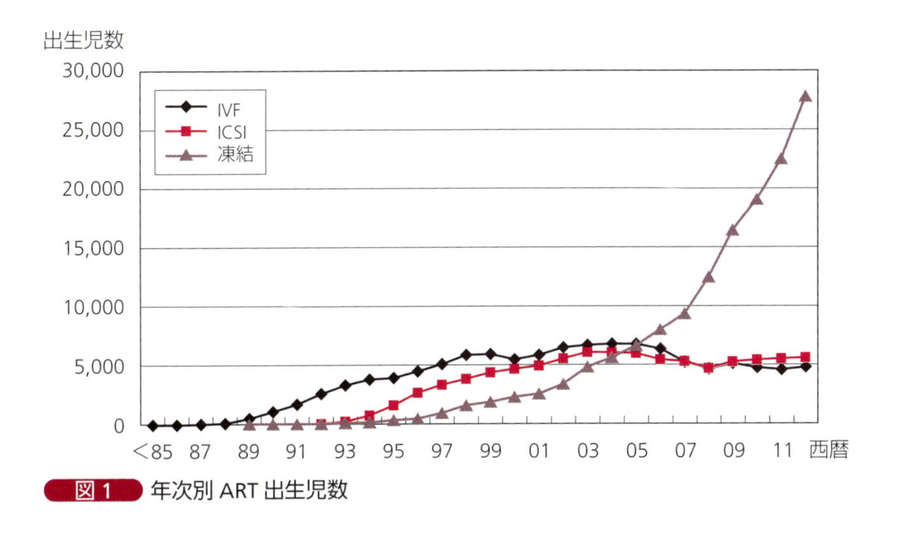

図1 年次別 ART 出生児数

それぞれ体外受精で新鮮胚を用いた治療が 82,108 件，顕微授精で新鮮胚を用いた治療が 125,229 件，凍結胚を用いた治療が 119,089 件で ART 治療周期総数は 326,426 件となった．これに伴い生殖補助医療による出生児も年々増加し，2012 年の治療では 37,953 人の児が出生した[1]．2013 年の出生児数が推計 1,031,000 人であるから，出生児の 3.68％すなわち 27 人に 1 人が生殖補助医療で出生している．その内訳は，体外受精，顕微授精による出生数がほぼ横ばいなのに対し，凍結胚を用いた治療で出生した児は急速に増加し 27,715 人であった（図 1）．この急速な増加は，2008 年に日本産科婦人科学会が多胎予防のために移植胚数を原則 1 個に制限したことも影響していると考えられ，同年以降 ART での多胎妊娠率の減少が確認されている．

ART の施行数は年々増加しており，特に高齢患者においてその傾向が著しい（図 2）．年齢の中央値は過去 6 年間に 37 から 38 歳へと漸増しており，40 歳以上の患者の割合を年次別に比較すると年数％ずつ確実に増加している．一方で年齢別の生産率は過去 5 年間で大きな変化は認められない（図 3）．いずれも 20 歳から 32 歳まではほぼ一定であり，32 歳から 35 歳までは緩やかに低下し，35 歳以降急速に低下している．40 歳には周期あたり 7～8％程度となり，おおむね 45 歳でほぼ 1％を割る．ART は高齢に伴う難治性不妊患者において予期せぬ受精障害や卵管の機能的異常などの改善を期待して施行されることが多い．しかし本

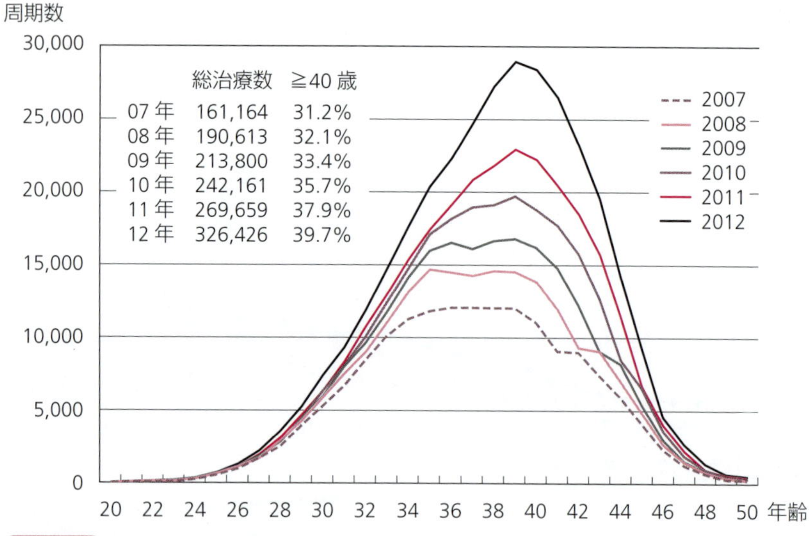

図2 ART 治療総周期数の推移

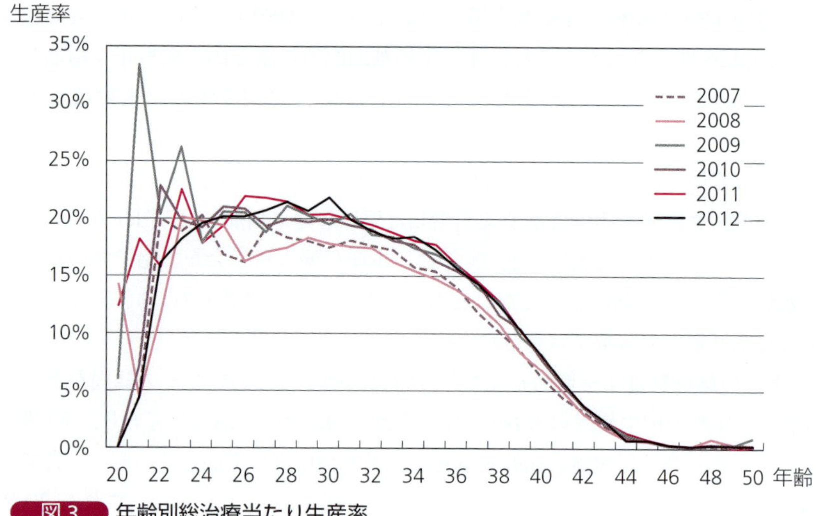

図3 年齢別総治療当たり生産率

データからは現状では年齢因子そのものに対する改善は乏しいことが伺える．

3 ART 施設の変化

過去数年日本の ART 登録施設数は 600 前後で推移しており，2012 年は 589 施設が登録している．このうち年 1～50 周度の治療を施行した施設の占める割合が 127 施設（22.9%：*ART 実施施設数 555 施設に対する割合）である一方，年間 1001 周期以上の治療を行う施設が 78 施設（14.1%*）であり，このうち 3001 周期以上の施設が 18 施設（3.2%*）であった．また凍結融解胚を用いた治療を行った施設総数は 517 施設（93.2%*），ICSI を行った施設総数は 460 施設（82.9%*）でいずれも年々増加しており，これら技術の普及が確認された[1]．

おわりに・今後の課題

ART オンライン登録データから ART を施行する患者が年々増加していることが確認され，その傾向は特に 40 歳以上の患者で顕著であった．一方で年齢に対する妊娠成績は，この数年間でほぼ変わらないことが明らかとなった．各施設の ART 治療数は年 100 周期未満から 1000 周期以上まで広く分布し，いずれの施設においても概ね平均的な妊娠率が得られている．また凍結融解胚を用いた治療の普及などからも，ART がより安全に広く施行されるようになったと評価できるが，その治療成績および安全性の確認に関してまだまだ検討の余地が残されている．引き続き生殖補助医療により出生した児の予後を評価すると共に，現状の ART 成績を踏まえた適切な妊娠の指導が求められる．

☞文献

1）日本産科婦人科学会平成 25 年度倫理委員会・登録・調査小委員会報告（2012 年分の体外受精・胚移植等の臨床実施成績および 2013 年 7 月における登録施設名）．日産婦誌．2013；66：2445-81.

〈齊藤和毅　齊藤英和〉

8 調節卵巣刺激法の変遷 ～COHからiCOSへ～

1 概説

生殖補助医療（assisted reproductive technology：ART）において，採卵に向け排卵誘発剤であるゴナドトロピン（gonadotropin：Gn）製剤を用いて発育卵胞数を至適範囲内になるよう調節を図りながら，複数の卵胞発育を促す内分泌療法を調節卵巣刺激法（controlled ovarian stimulation：COS）と呼ぶ．

これまでにGnRH analog（類似薬）製剤やrecombinant FSH製剤などの新しいホルモン剤の開発により安全性や有効性は向上し，あるいは合併症であるOHSSの発症予防の観点から，COSは図1に示すように変遷してきている．

（1）GnRH analog製剤の開発前

IVFが臨床応用された1978年当初，自然周期を原則として採卵が行われた．やがてクエン酸クロミフェンやGnなど一般不妊治療でも用いる排卵誘発法をIVFに応用し，複数の採卵数の確保に努め治療効果の向上を目指した．しかしながらこれらの方法では，採卵予定前に内因性LHサージ（premature LH surge）の出現のため自然排卵に至り，採卵キャンセルとなる可能性があった．

（2）GnRH analog製剤の開発以降

① COH→COS→MOSへの流れ

採卵予定前のpremature LH surgeの出現を予防し，採卵キャンセルとなる可能性を回避する目的で，GnRH analog製剤の開発が進められた．その結果，1988年頃からCOSはGnRH agonist（作動薬）を併用するGn療法に移行した[1)]．

この当時は現在と比べART治療そのものが未完成の時代であり，妊娠率の向上が至上主義であった．当時のCOSはCOH（controlled ovarian hyper-stimulation）とも呼ばれたように，GnRH agonistの登場によりpremature LH surgeの出現を抑制できるようになったことから，より多くの採卵数を確保するため，1日投与量や投与日数においてより多量のGn製剤が投与された．したがってGn療法に対する反応性が良好な女性では，採卵数が20個～30個以上にのぼ

JCOPY 498-06080

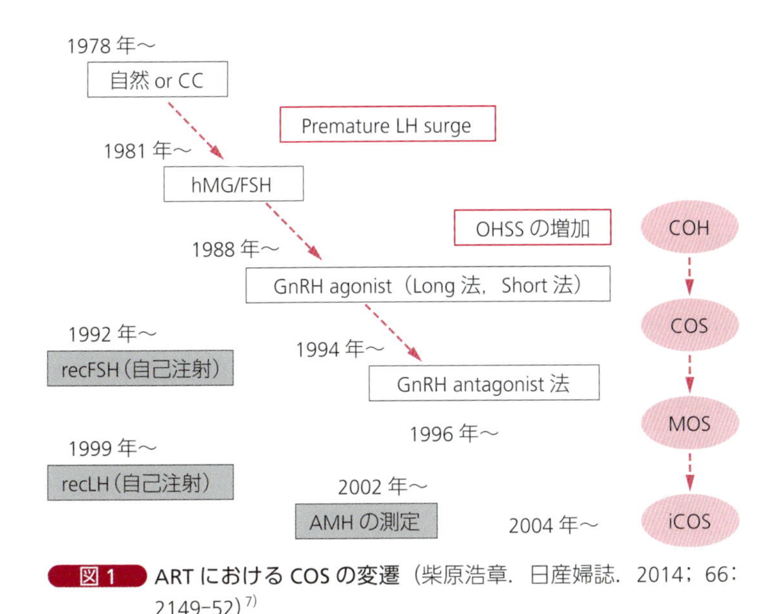

図1 **ARTにおけるCOSの変遷**（柴原浩章．日産婦誌．2014；66：2149-52）[7)]

ることも珍しくなく，卵巣過剰刺激症候群（ovarian hyperstimulation syndrome：OHSS）の発生率の上昇という新たな問題点が浮上した．

次いで1994年にはGnRH antagonist（拮抗薬）が発売された．GnRH antagonist併用によるGn療法では，GnRH antagonistを開始するまでは内因性Gnによる自然の卵巣刺激作用も合わせて期待できることから，Gn製剤の総投与量を減量できる．この当時から卵巣刺激の概念はCOHを脱却し，1996年にはEdwardsは卵巣刺激法をmilder stimulationに見直すべきと提唱し，MOS（mild ovarian stimulation）という概念に移行した[2)]．MOSは一般に35歳未満かつ高AMH値の女性に対し，OHSS発症予防のため選択する．経口の排卵誘発剤単独でも複数の採卵が可能な症例が存在し，またGnRH antagonist法はMOSに応用されている．

② iCOSの時代へ

2002年頃から信頼性の高い卵巣予備能検査として抗ミューラー管ホルモン（anti-Müllerian hormone：AMH）の測定が普及した．現在はこのAMH値を指標としてCOSの個別化をはかるindividualized COS（iCOS）が主流である[3)]．iCOSは適切な採卵数となる患者数を増加させ，「低反応による胚移植キャンセル」と「過剰反応による OHSS 発症」という両極に位置するリスクを可能な限り減少させることが目的である．これによりクライアントに対して，治療費の削減や，辛い治療からの脱落（drop out）などの問題を防ぐことが期待できる．

③ Recombinant FSH 製剤の役割

FSH 製剤に関しては，尿由来製剤から遺伝子組換え技術を応用した recombinant 製剤への移行が進んだ．recFSH の特徴は，従来の製剤と比し安定性（ロット差，供給面）と安全性（不純物がない）の向上にある．1992 年に IVF の卵巣刺激に recFSH を用いた初の妊娠報告[4)]以来，世界市場において recFSH の使用量は著しく増加した．本邦でも 2008 年より recFSH の自己注射が可能となり，コンプライアンスが向上した．

LH 製剤や hCG 製剤に関しても，欧米では順次 recombinant 製剤に移行し臨床応用されているが，本邦では未発売である．

2 注意

ART の適応となる女性には，若年者から 40 歳以上の高年齢女性に至るまで，あるいは早発卵巣不全（pre-mature ovarian insufficiency：POI）の女性から PCOS の女性に至るまで，卵巣予備能（ovarian reserve）には大きな個人差が存在する．したがって一方では卵巣過剰刺激症候群（ovarian hyperstimulation syndrome：OHSS）の発症予防に配慮し，他方では低卵巣予備能の女性に対し，一定の採卵数を確保するため COS を工夫する必要がある．

3 適応

ART における主要な COS の投与法を解説する．

(1) GnRH agonist 併用 Gn 投与法

GnRH agonist の IVF プログラムにおける使用法はいくつかあるが，採卵を実施する前周期の黄体期中期より GnRH agonist の点鼻投与を開始する方法を Long protocol（以下 Long 法）と呼ぶ（図 2）．この投与法は他と比して調節性に優れ，臨床の現場で一般に頻用される．すなわち Long 法では Gn の投与開始は，月経開始 3 日目以降いつからでも可能である．一方，採卵周期の月経開始直後から GnRH agonist を開始する方法を Short protocol（以下 Short 法）と呼ぶ（図 3）．GnRH agonist による flare up 現象を卵巣刺激の開始時期に利用できることから，ovarian reserve が低い症例に対して反応性の改善を期待して試

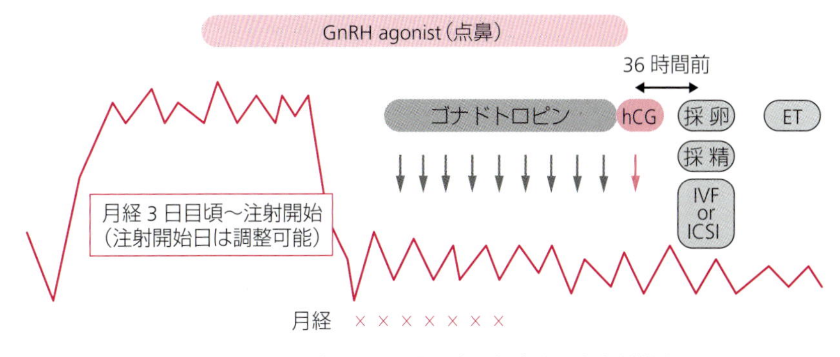

図 2 GnRH agonist（Long protocol）

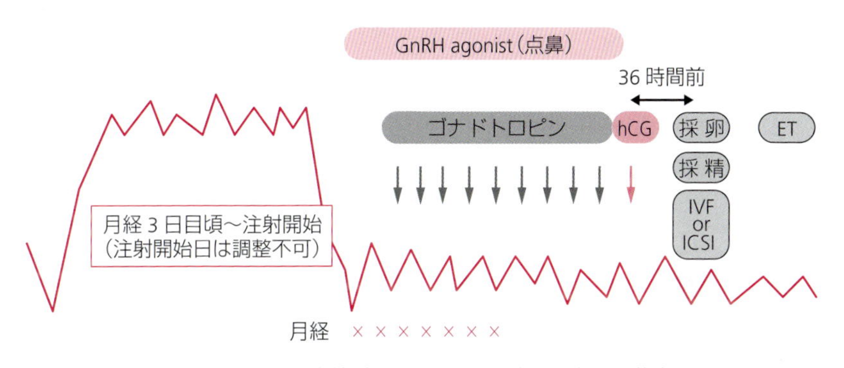

図 3 GnRH agonist（Short protocol）

みられる．

両法ともに GnRH agonist の脱感作作用により下垂体機能がやがて抑制され，外因性に投与する Gn で卵胞発育を調整できる．さらに卵胞発育や卵成熟に有害な premature LH surge を予防し，予定していた採卵をキャンセルする可能性は理論上なくなる．

その他 Ultra-long 法と呼ぶ投与法は，例えば子宮内膜症の治療として投与してきた GnRH agonist を継続したまま，Gn 製剤の投与を開始して採卵する方法である．

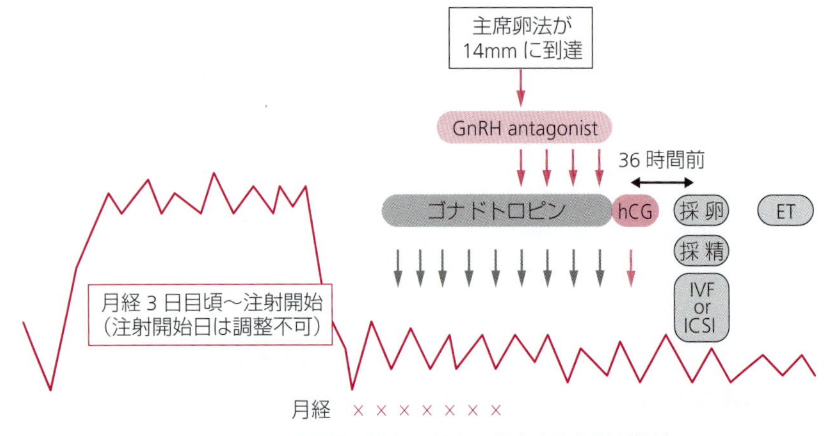

図 4 GnRH antagonist protocol（Multiple-dose fixed 法）

(2) GnRH antagonist 併用 Gn 投与法

GnRH antagonist は投与直後から内因性 Gn 分泌を抑制する特徴がある．このように即効性のある GnRH antagonist は，高卵巣予備能が予想される若年者や，OHSS のハイリスク女性に用いる．

投与法には連日法（multiple-dose）と単回法（single-dose）がある．連日投与法のうち multiple-dose fixed 法の実際を図 4 に示す．月経開始 3 日目より Gn 製剤による卵巣刺激を開始し，主席卵胞が 14 mm に到達した時点で，酢酸セトロレリクスまたはガニレリクス 0.25 mg の投与を開始する．経腟超音波による卵胞径や血中 E_2値の測定結果を指標とし，Gn 製剤と GnRH antagonist の連日投与を hCG 投与まで継続する．

一方 GnRH antagonist の単回投与法では，同様に主席卵胞が 14 mm に到達した時点で酢酸セトロレリクス 3 mg を投与する．ただし卵胞発育モニタリングの結果，酢酸セトロレリクス投与後 5 日以内に十分な卵胞発育に至らない場合，hCG 投与当日まで酢酸セトロレリクスまたはガニレリクス 0.25 mg を連日追加投与する．

なお GnRH antagonist を併用する COS では，卵子の最終成熟を促す目的で hCG にかわり GnRH agonist を投与することが可能である．両者の有用性を検討したコクランレビュー[5]によると，11 件のランダム化試験を分析した結果，生

表1 GnRH agonist 併用法と GnRH antagonist 併用法の比較

	GnRH agonist	GnRH antagonist
Gn 分泌抑制効果の特徴	一過性の flare up	速効性（数時間以内）
下垂体機能回復までの時間	長い	短い
LH サージ	抑制	抑制
hMG 投与日数	長い	短い
hMG 投与量	多い	少ない
採取卵子数	多い	少ない
黄体補充	必須	必要
卵巣刺激費用	高い	安い
生産率	同等	
OHSS 発症率	高い	低い

産率，on going 妊娠率ともに hCG 投与の方が有意に有効であり，このうち生産率は GnRH agonist 投与群で 12～22%，hCG 投与群で 30%であった．一方中等症～重症 OHSS の発生率は，GnRH agonist 投与群で 0～2.6%，hCG 投与群で 3%と，GnRH agonist 投与群で有意に低率であった．以上より有効性の点で GnRH agonist のルーチンでの投与は推奨しない．ただし OHSS のハイリスク女性に対しては，十分な説明のもと例外的に取り扱いうると結論している．

(3) GnRH analog 製剤別の IVF 治療成績の比較

IVF における COS において，選択する GnRH analog 製剤によりどのような臨床的特徴があるかを検討したコクランレビューがある[6)]．Long 法による GnRH agonist 併用法と GnRH antagonist 併用法を比較し，本レビューの基準を満たした 45 件（n=7511）のランダム化試験を分析した結果，両者の間に生産率，on going 妊娠率に有意差を認めなかった．一方 OHSS の発症頻度は GnRH antagonist の併用群で有意に低かった．

IVF の卵巣刺激における GnRH agonist 併用法と GnRH antagonist 併用法の比較を表 1 に示す．GnRH analog 製剤を使用する目的である LH surge の抑制作用は，両者間に本質的な差はない．しかしながら GnRH antagonist 周期では Gn 使用開始当初から GnRH antagonist を投与するまでの間の内因性 Gn の効果が期待できることから，Gn 投与量および日数が少なくすむ．そのため採取卵子数は少なく，OHSS 発症抑制効果に通じるものと推定できる．

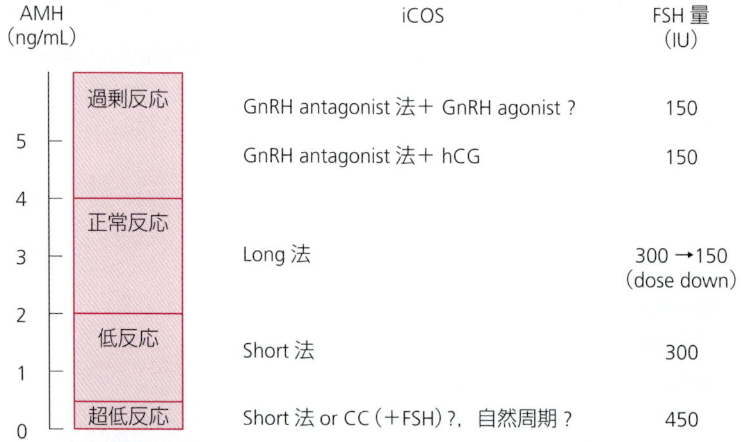

AMH (ng/mL)		iCOS	FSH 量 (IU)
5〜	過剰反応	GnRH antagonist 法＋ GnRH agonist ?	150
4〜5	過剰反応	GnRH antagonist 法＋ hCG	150
2〜4	正常反応	Long 法	300 →150 (dose down)
0.5〜2	低反応	Short 法	300
0〜0.5	超低反応	Short 法 or CC (＋FSH) ?，自然周期 ?	450

図 5 血清 AMH 値による初回 COS の個別化 (柴原浩章．日産婦誌．2014；66：2149-52)[7] (兵庫医科大学病院生殖医療センター)

(4) 本邦において用いられる COS

日本産科婦人科学会の HP では，本邦における 2007～2011 年の COS の現状が公開されている．それによると用いられた刺激法は，GnRH analog 併用法では GnRH agonist は 32%，GnRH antagonist は 18%で，両者で 50%を占めていた．残りの 50%は GnRH analog 非併用で，CC-FSH が 19%，CC が 18%，FSH が 3%，自然周期は 10%であった．一方，妊娠周期で最も多かったのは GnRH agonist が 51%，次いで GnRH antagonist が 21%で，両者で 72%を占めていた．以上より本法では通常の卵巣予備能を有する場合には GnRH analog 併用法が用いられ，期待通りの成功率が得られているが，高年齢・卵巣予備能低下などの女性には GnRH analog を併用したとしても十分な採卵数は確保できないため，GnRH analog 非併用で刺激が行われていることを反映する結果ではないかと推察できる．

4 コツ

われわれも初回の採卵に際し，個々の年齢や背景因子を考慮しながら，主として AMH 値を指標とする iCOS を実施している[7]．

図 5 に示すように，AMH 値が 2～4 ng/mL を正常反応と位置づけ Long 法を選択する．FSH 投与量は最初の 3 日間は 300 IU，その後は 150 IU に減量する．

AMH 値が 4 ng/mL 以上は若年者や PCOS 女性が多く含まれ，FSH 製剤に対する過剰反応に注意し，GnRH antagonist 法を選択する．FSH 投与量は 150 IU で固定している．この場合，主席卵胞径が 17～18 mm 以上で hCG 投与への切換えを基本としているが，先述のように OHSS の発症を回避すべき際には，hCG にかわり GnRH agonist を考慮する．

一方 AMH 値が 0.5～2 ng/mL は低反応が予想され，Short 法を選択する．FSH 投与量は 300 IU で固定している．AMH 値が 0.5 ng/mL 以下は超低反応が予測され，Short 法で FSH 投与量を 450 IU で固定している．それでも反応不良であれば，次回の採卵では CC（＋低用量の FSH）あるいは自然周期を考慮する．

☞文献

1） 柴原浩章．調節卵巣刺激法．日産婦誌．2010；62：N141-4.

2） Edwards RG, et al. Time to revolutionize ovarian stimulation. Hum Reprod. 1996；11：917-9.

3） La Marca A, Sunkara SK. Individualization of controlled ovarian stimulation in IVF using ovarian reserve markers：from theory to practice. Hum Reprod Update. 2014；20：124-40.

4） Devroey P, van Steirteghem A, Mannaerts B, et al. Successful in vitro fertilization and embryo transfer after treatment with recombinant human FSH. Lancet. 1992；339：1170-1.

5） Youssef MA, Van der Veen F, Al-lnany HG, et al. Gonadotropin-releasing hormone agonist versus HCG for oocyte triggering in antagonist assisted reproductive technology cycles. Cochrane Database Syst Rev. 2011；(1)：CD008046.

6） Al-Inany HG, Youssef MA, Aboulghar M, et al. Gonadotrophin-releasing hormone antagonists for assisted reproductive technology. Cochrane Database Syst Rev. 2011；(5)：CD001750.

7） 柴原浩章．調節卵巣刺激法．日産婦誌．2014；66：2149-52.

〈柴原浩章〉

9 生殖医療と遺伝カウンセリング

1 生殖遺伝カウンセリングとは

遺伝カウンセリングはクライアント（患者のみならず家族も含めた対象者）のニーズに応じて遺伝学的情報やそれに関連した情報を提供し，クライアントがその状況を理解し，自ら意志決定ができるように援助する医療行為である．不妊治療において，カップルが遺伝カウンセリングの対象となるのは主に生殖補助技術（assisted reproductive technology：ART）を用いた不妊治療（生殖補助医療）の領域である．人工授精までの一般不妊治療の段階では直接的に受精現象を取り扱うことがないのに対して，ART の段階に至ると直接的に受精現象を取り扱うため，さまざまな遺伝学的情報の提供を必要とすることになる．たとえばクライアント自身に遺伝学的に特別な原因があって，本来は妊娠困難なケースでも ART によって妊娠可能になったり，クライアント自身には特別な遺伝学的要因がなくても，ICSI や胚培養など自然妊娠とは異なる妊娠過程が遺伝的に未解明な問題を引き起こしたりする可能性がある．もちろん ART は標準的な不妊治療として広く臨床応用されており，不妊治療の成績を大きく向上させており，その高い治療効果は明らかである．また安全性にも大きな問題はないとされているが，各種報告をみるといくつかの課題が浮かび上がってくる[1)]．こうした点に対応するのが生殖遺伝カウンセリングである．

2 不妊や習慣流産の原因としてカップルのいずれかが染色体異常保因者であるケース

不妊治療を行っている患者の染色体異常の頻度は，その病態によって異なり，原因不明不妊症で conventional IVF や ICSI を行っても，良好胚を得られないようなケースではカップルの染色体検査を考慮する．また習慣流産については，① 流産組織の染色体検査で，染色体の構造異常が認められた場合，② 連続しているかどうかにかかわらず 3 回以上の流産既往がある場合，にはカップルの染色体検査は不可欠である．

染色体検査を行う場合は，できるだけカップル２人とも同時に実施する方がその後の方針を明確にする上で望ましい．しかし，その場合には染色体異常がみつかった場合に，それが２人のどちらであるかを明らかにして欲しくないというカップルもあるので，検査を実施する際と結果に異常があって説明する際には，十分な遺伝カウンセリングを行って，必ずカップルにその意向を確認してから告知する．

3 ART 妊娠で出生した児の一般的な先天異常のリスク

新生児の先天異常の一般頻度は，約 2.5～3%（1 人/33～40 人）で，これらの児は何らかの医療的対応を必要とする形態的先天異常を認めるとされる．不妊治療自体が新生児異常を増加させる明確なデータはないが，不妊治療妊娠では結果的に新生児異常率が上昇すると思われる．自然妊娠と ART 妊娠を比較すると後者で軽度増加するという程度の報告が多い．ART 妊娠では不妊女性に特有の不利な条件がいくつかあり，たとえば不妊治療群では高年齢に片寄る傾向があったり，不妊原因としてカップルのいずれかが染色体構造異常の保因者という場合があったり，高度男性不妊症では精子に染色体異常を生じる可能性が上昇したりという点である．つまり不妊治療が原因ではないが結果的に不妊治療を受けたカップルから出生する児の先天異常率は上昇するということになる．また ART 妊娠では通常の体外受精 conventional IVF（cIVF）妊娠と ICSI 妊娠とでは有意に差はないと思われる．

4 ART 妊娠の出生児と悪性腫瘍発症や生活習慣病について

遺伝カウンセリングの基本的なスタンスとしては，これまでの報告では ART と小児期の悪性腫瘍のリスクとは明確な関連は示されていないとして良いと思われる．しかし体外受精児が誕生してまだ 30 年程度であり，悪性腫瘍が多くなったり生活習慣病を発症したりするのは成人期以降で特に中高年期であり，これらの時期の発症についてはまだデータがないことは留意すべきである．

5 ゲノム刷り込み現象（インプリンティング）の異常による疾患発症について

ゲノム刷り込み現象とは父親由来の遺伝子と母親由来の遺伝子の発現が異なる現象である．通常の遺伝子は父親または母親由来の染色体のどちらにあっても発

表1 ゲノム刷り込み現象が関連する疾患とARTとの関連

疾患名	ARTとの関連性
Prader-Willi 症候群	関連するという報告はない
Beckwith-Wiedemann 症候群	増加の報告が多い
Angelmann 症候群	増加の報告はあるが，否定的報告も多い
網膜芽細胞腫	増加の報告はあるが，否定的報告も多い
Silver-Russell 症候群	1症例報告のみ，増減は不明

現の制御は等しく受けるのが基本であるが，一部の遺伝子は父親または母親由来のどちらかのみが発現する．この場合に発現しない方の遺伝子は刷り込みを受けていると表現する．本来発現するべき父親または母親由来の遺伝子が何らかの原因（遺伝子変異や欠失）により正常に発現しなかった場合や，本来は父親と母親から1本ずつ由来すべき染色体が，2本ともいずれか不活化遺伝子を持つ方のみに由来する変異を起こした場合（片親性ダイソミー）には，遺伝子が不活性化されてしまい，疾患につながることがある．このゲノム刷り込み遺伝子が関係する疾患としてPrader-Willi症候群やAngelmann症候群，Beckwith-Wiedemann症候群，Silver-Russell症候群，網膜芽細胞腫などが知られている（表1）．ART治療群ではBeckwith-Wiedemann症候群の児の出生頻度が増加しているとする報告が多いが，大規模な追跡調査（コホート調査）と理論的な裏づけとなる基礎的研究が不可欠である．

6 顕微授精と染色体異常妊娠との関連性について

細胞質内精子注入法（ICSI）による顕微授精妊娠は，1992年に初めて報告されて以来，胎児異常とくに染色体異常妊娠との関連についての情報が蓄積されてきた．ICSI妊娠での染色体異常の頻度は重症乏精子症を適応とした場合に自然妊娠より増加することが報告されている（表2）[2-4]．

これらの染色体異常率はいずれも文献報告による一般頻度の3～5倍程度に増加している．しかし，このうち常染色体の数的異常（21トリソミーなど）はICSI妊娠の妊婦の年齢が比較的高齢であることから，年齢を考慮すると異常率の増加は説明できる．しかし性染色体異常と構造異常の頻度は年齢の影響はほとんどないとされており，高齢妊娠では説明できず，ICSI妊娠で染色体の構造異常と性染色体異常は増加していると考えざるをえない．ただし，これはICSIの手技に問

表2 ICSI 妊娠による染色体異常妊娠の頻度について

染色体異常	Bonduelle ら[2] 2002年 報告対象 1586例		Jozwiak ら[3] 2004年 報告対象 1,136例		Gjerris ら[4] 2008年 報告対象 556例		一般頻度
	N	%	N	%	N	%	%
突然変異	25	(1.58)	14	(1.2)	16	(2.9)	(0.45)
性染色体異常	10	(0.63)	7	(0.62)	1	(0.2)	(0.19)
常染色体異常	15	(0.95)	7	(0.62)	15	(2.7)	(0.26)
数的異常	8	(0.50)	3	(0.26)	10	(1.8)	(0.14)
構造異常	7	(0.44)	4	(0.35)	5	(0.9)	(0.11)
親からの遺伝	22	(1.39)	3	(0.26)	8	(1.4)	(0.47)
均衡型構造異常	21	(1.32)	3	(0.26)	8	(1.4)	(0.45)
不均衡型構造異常	1	(0.06)	0	(0)	0	(0)	(0.023)
合計	47	(2.96)	17	(1.5)	24	(4.3)	(0.92)

題があるのではなくて，もともとの精子での染色体異常の増加がICSIで性染色体異常と構造異常が増加する原因と考えられる．男性因子を適応としてICSIを実施した場合に，ICSI実施対象者にはこうした点を事前に説明しておくことが必要と考える．

7 重度乏精子症におけるY染色体微小欠失と次世代への伝播の問題

重度乏精子症や非閉塞性無精子症の男性の約3～15%にY染色体長腕に位置するAzoospermia factors (AZF) 遺伝子の微小欠失が検出される．重度乏精子症のカップルでは，自然妊娠では妊娠不可能であったとしても，精巣生検などでICSIであればわずかでも精子が回収できれば妊娠が可能である．ただし，精子が回収できて妊娠できた場合に児が男児であれば，Y染色体を受け継ぐので，微小欠失も受け継ぐことになり，その男児が成人になった際にも乏精子症となる可能性が高い．ICSIによる造精機能障害の次世代への伝達の可能性についてはARTを行う前に遺伝カウンセリングを行う必要がある．

まとめ

遺伝カウンセリングは，不妊治療を受けるカップルにとってARTの遺伝的リスクや未解明の点を理解するという点がもちろん重要である．しかし実際にはART を提供する医療者側にとっても，一定の確率で生まれる先天異常や染色体異常のリスクをあらかじめ理解してもらっておくということは，実際にそうしたことが起こった場合のトラブルを未然に防ぐという意味でも大きな意味を持つ．これまで遺伝カウンセリングは生殖医療専門医や臨床遺伝専門医などの医師によることが多かったが，近年は遺伝カウンセリングの専門職である認定遺伝カウンセラーが ART 施設でも活躍を始めており，充実した生殖遺伝カウンセリングが医師の負担を軽減する形でなされている．

☞文献

1) 澤井英明．生殖遺伝カウンセリング．In：柴原浩章，編．図説よくわかる臨床不妊症学【不妊症治療 up to date】．東京：中外医学社；2012．p.97-106.
2) Bonduelle M, Van Assche E, Joris H, et al. Prenatal testing in ICSI pregnancies: incidence of chromosomal anomalies in 1586 karyotypes and relation to sperm parameters. Hum Reprod. 2002; 17: 2600-14.
3) Jozwiak EA, Ulug U, Mesut A, et al. Prenatal karyotypes of fetuses conceived by intracytoplasmic sperm injection. Fertil Steril. 2004; 82: 628-33.
4) Gjerris AC, Loft A, Pinborg A, et al. Prenatal testing among women pregnant after assisted reproductive techniques in Denmark 1995-2000: a national cohort study. Hum Reprod. 2008; 23: 1545-52.

〈澤井英明〉

10 生殖医療と心理カウンセリング

“生殖医療に心理カウンセリングは必要か？”と問われれば，筆者は“必要ではないが，有用である”と答えるだろう．必要でないという意味は，心理カウンセリングがなくても生殖医療そのものは成立しうることに加え，直接的に妊娠率の向上に貢献するというエビデンスも確立されていないことによる．しかしながら，心理カウンセリングという営みは，現在の生殖医療が抱える構造的な問題への一つの処方箋となると筆者は考えており，その意味で，患者に，また医療者にとっても有用である．本稿では，医療者からは見えにくい心理カウンセリングという営為を医療者が理解する一助となることを期待する．

1 心理カウンセリングとは

“カウンセリング”という語は，現在では心理学や精神医学の領域を超えて日常的に用いられている．しかしながら，家族や友人間で行われる一般的な相談や，あるいは具体的な問題に対し専門家がアドバイスする（例：医療相談，法律相談）相談関係と心理カウンセリングにおける相談関係の違いは正しく理解されているとはいえない．さらに，わが国においては心理カウンセリングの国家資格が存在しないため（2014年現在），その専門性についての認識は諸外国に比して非常に低い．

心理カウンセリングについて現在のわが国における代表的な専門資格である臨床心理士を例に説明すると，「『臨床心理士』とは，臨床心理学にもとづく知識や技術を用いて，人間の“こころ”の問題にアプローチする“心の専門家”」である．また，対人援助職としての医師と比較して，「お医者さんの場合，人（医師）は人（患者）にかかわり，病んだ状況をもとの元気な姿に戻すことによって，その専門性を人（患者）にもたらす，病気を治す専門家です．〈中略〉臨床心理士は，人（クライエント）にかかわり，人（クライエント）に影響を与える専門家です．しかし，医師と異なることは，あくまでもクライエント自身の固有な，いわばクライエントの数だけある，多種多様な価値観を尊重しつつ，その人の自己実現をお手伝いしようとする専門家なのです」とされている．つまり，心理カウンセリングは，疾患や問題に対して，“医学モデル”から治癒・回復を目指すのではなく，それを抱えた人自身がその人なりに上手に対処できるようになることを援助しようとする，“成長モデル”を基本としてかかわろうとする援助体系であるといえよう．

生殖医療において“カウンセリング”といえば，現在でも医療情報を正確に伝えることによる治療選択の援助と考える人も多いだろう．しかしそれは本来，適切な生殖医療の前提として当然行われるべき要素であり，心理カウンセリング以前の支援として捉える必要がある．問題は，適切に情報が提供されたとしても患者の背景や思いはそれぞれ異なり，それだけで自分らしい選択が可能となるわけではないことなのである．心理カウンセリングではそれらの医療情報が患者にどのように捉えられているかを問題にする．適切に提供された情報をどのように意味づけるかは患者の価値観や人生観により異なり，客観的に「正しい」選択などというものはない．たとえば妊娠可能性がかなり高いことが想定されても治療を中断・終結することもあるだろうし，可能性がないことが医師から伝えられても，患者にとっては治療を続ける意味が存在することもあるだろう．心理カウンセリングにおける主体的な意思決定の援助とは，医学的妥当性を理解しつつも，患者が見ている世界をその内側から理解し，患者が納得・満足できるような意思決定ができるよう支えることなのである．

2 生殖医療で心理カウンセリングが有用な理由

それでは，生殖医療における心理カウンセラーの援助についてもう少し具体的にみてみよう．不妊患者は「子どもができなくてつらい」状況で医療を受診する．医療者は，妊娠・挙児を達成することによりこの状態を解決しようとする．しかしながら，心理カウンセリングでは妊娠・出産を直接的な目的とはしない（できない）．そこで，「子どもができなくてつらい」という訴えに対して，まずそのつらさや苦しさの意味を患者の話を聴くことで理解しようとする．子どもができないことがその人にとってどのようにつらいのか，子どもができることで何が得られると期待しているのかといった，“子どもを産み育てること”についてのその人の物語を理解する．患者は面接室という安全な場で自身の“生殖の物語”を語り，専門的技術を持った心理カウンセラーが共感的に傾聴し受けとめることで，孤独感が軽減され，支えられた感覚を持つことができ，それにより自身の不妊体験に対する洞察を深めながら，現実の状況に自分なりによりよい対処をしていく力が

JCOPY 498-06080

養われていく．生殖医療という圧倒的な医療状況の渦の中で自らの身体，こころ，そして人生のコントロールを失ってしまいやすい患者にとって，聴いてくれる相手がいる状況で自分について語ることができることそのものにまず大きな意義がある．そして心理カウンセリングの過程を通して，患者が自分にとっての子どもを産み育てることの意味を見出していくようになる．それはいいかえると，自分の不妊問題や生殖医療そのものを相対化し，自分らしい不妊との付き合い方を身につけることができるようになるということである．生殖医療は妊娠・出産を目的とするため，そのことが成功・幸せであるという一元的な価値観が支配しやすいシステムである．その中では,「成功するまで頑張ること」のみが正しい患者のあり方となり，治療に積極的でないことや，子どもをあきらめることは「よくないこと」あるいは「失敗」という否定的な捉え方に患者が陥りがちである．不妊や生殖医療を相対化する視点を獲得することは，患者が不妊体験を自分の人生上の問題として引き受け，真の意味での主体的な意思決定を可能にすると考えられる．すなわち，心理カウンセラーが目指すのは，生殖医療の成否に関わらず，患者が自分の人生を前向きに生きていくことの援助といえよう．

おわりに

「患者は妊娠さえすれば満足する」と考える医療者はいまだに多いが，心理カウンセリングでは,「望んでいた妊娠をしたけれども幸せでない」,「妊娠はできなかったけれども自分なりに満足している」と語られることも少なくない．また，慌ただしい生殖医療の現場では，治療に疲れてしまったり疑問を持ったり休みたい患者の居場所はない．妊娠・出産を目的とした生殖医療では排除され，見過ごされるこれらの患者の語りを受け止めることができるのは心理カウンセリングの価値であろう．

また，心理カウンセリングに対する誤解として，何でも患者の言うことを「うんうん」と受け入れ，ただ話を聞くことであるというものがある．そんなことをしても何の役にも立たないと思われることも多い．しかし，心理カウンセリングにおいて「ただ話を聴く」ということ，すなわち患者に共感し傾聴するということは，決して患者を甘やかすものではなく，心理カウンセラーが患者の姿を歪みや曇りなく映しだす鏡となるということなのである．心理カウンセリングを通して普段は見ないようにしている自分の姿と患者は向き合うのは，ある意味で非常に厳しくつらいことでもある．生殖医療における心理カウンセリングでも，患者は生殖医療の限界や自身の妊孕性の問題と向き合わなければならなくなることが多い．そのときに，心理カウンセラーの支えがあることは，厳しい状況を患者が正しく受け止め，それでも自分に価値を見出して生きていくことを前向きに考えていくことにつながるのである．

☞文献

1) 日本臨床心理士資格認定協会．臨床心理士とは．ホームページ http://fjcbcp.or.jp/rinshou/about-2/

〈平山史朗〉

11 生殖医療とナーシング

不妊症と看護の役割

近年晩婚化の影響で，不妊治療目的に受診される方が増加している現状である．不妊治療を受けるカップルは身体的問題だけではなく，社会的問題，経済的問題，心理的問題など様々な要因が複雑に混在し，「心の病気」へと繋がることがある．看護の役割は不妊カップルに対して，疾患の理解を図る教育，治療上における日常生活指導，心理的支援を行い不妊カップル自身の自己決定を促し，その自己決定を尊重した治療ができるように支援することにある．

当施設内においては，医師（産婦人科・泌尿器科・各診療科），看護師（助産師・看護師不妊カウンセラー・不妊症看護認定看護師・生殖医療コーディネーター・がん専門看護師），胚培養士，遺伝カウンセラー，コメディカルなどの不妊医療チームが協働して質の高い医療を提供できるように調整的役割を担うことも看護の重要な役割である．

看護の実際

不妊カップルへの看護は対象者の治療時期，内容などによって多様な経過をたどるため，その時期における身体的・社会的背景を十分理解する必要がある．本稿では当大学病院での特徴である，1初診時の看護　2がん患者における妊孕性温存への看護　3不妊治療後妊産婦の看護について紹介する．

1 初診時の看護

(1) 看護のポイント（初診時の情報収集）

- 問診はプライバシーに配慮し，話しやすい環境を作る．（カップル別に行うことが望ましい）
- 外来担当看護師は，自己紹介し今後の問題解決は一緒に行うことを伝え信頼関係を構築．
- 初診時診察終了後，（可能であれば全例）カップルの目的が達成できたか，理解度を確認し今後の検査・治療について情報提供を行う．

表1 **不妊治療助成金対象範囲の改訂**（平成26年4月1日〜厚生労働省）

不妊治療の経済的負担の軽減を図るため，高額な医療費がかかる，配偶者間の体外受精・顕微授精に要する費用の一部を助成する制度．
●平成26年度4月1日以降，新たに助成金を利用される方のうち，初めて助成を受ける際の治療開始時の妻の年齢が40歳未満の場合，年間助成回数と通算助成期間の制限は廃止され，通算助成回数は6回までとなる．
●平成28年4月1日から，対象範囲，助成回数が変ります． ・妻の年齢が43歳以上の場合，助成対象外となります． ・初めて助成を受ける際の治療開始時の妻の年齢が40歳以上43歳未満の場合，通算3回までとなります． ・年間助成回数と通算助成期間について見直します．
【対象者】 法律上婚姻をしている夫婦で，体外受精・顕微授精以外の治療法によっては妊娠の見込みが少ないと診断された者．
【助成金限度額】 1回15万円．（凍結胚移植及び採卵したが卵が得られない等のために中止したものについては，1回7.5万円）
【所得制限】 730万円（夫婦合算の所得額）

- カップル（夫婦）で情報収集・検査・治療説明時を行う時は，妊娠歴や人工中絶，検査データなどの情報に十分注意する（夫に伝えていない情報もあり事前に確認）．
- 検査・治療の方向性は，カップルで十分話し合い二人で決めていくことの大切さを伝える．
- 検査内容・スケジュールの説明を行うと共に，検査で判明することわからないこともあることを伝える．
- 利用可能な不妊相談，社会資源，不妊治療助成金などを紹介する（表1）．

① 身体的面

年齢，月経歴，既往歴，内服薬，避妊歴，妊娠分娩歴（妊娠・分娩・流産・人工妊娠中絶），家族歴，アレルギー，不妊治療歴（タイミング療法・人工授精・体外受精・顕微授精），他施設での検査内容と結果，夫の既往歴（泌尿器科疾患）

② 社会的面

カップルの職業（パート，常勤），結婚歴，家族構成，受診に可能な曜日時間帯，ライフスタイル，連絡方法

③ 心理面

夫婦の治療希望，治療に対する思い，検査治療の知識，カップルの関係性，初診時に問診票を記載し，医師が身体的問診を行い，以後看護師が社会面・心理

表2 不妊にかかわる悩みとは

1．外圧に苦しむ人々 ・周囲の無理解と干渉 ・社会通念（子どもを持つことが当たり前の社会） ・「言えない」という悩み 治療について家族（両親・姉妹）や社会（職場）に告げることができない 性に関する問題を含む，カップルの疾患
2．不妊治療に対する悩みと苛立ち ・先に見えない要素が大きい治療，努力がそのまま結果に結びつかない苛立ち
3．欲求：子どもを産みたい，夫（妻）に子どもを抱かせてあげたい， 子どもを抱きたい ・社会通念にかかわらず，単純に「産みたい」という欲求

面・経済面などの情報収集を行う．

(2) 不妊症患者の心理

妊娠を望みながらも叶わないことは，不妊に悩むカップルにとって大きな不安があることを初診時より理解しておく必要がある．大日向[1)]は不妊にかかわる悩みを，外圧に苦しむ，不妊治療に対する悩みと苛立ち，子どもを産みたい，夫に子どもを抱かせてあげたいなどの悩みがあると挙げている（表2）．

不妊患者の悩みは，不妊原因の身体的問題だけではなく，夫婦は子どもを持つことが当たり前と言われる社会通念，仕事と治療の両立への苦悩，自費負担による経済的負担，年齢的限界があることへの不安，家族背景による様々な問題があげられる．初診時より話しやすい環境作りに心がけ，不妊カップルが不安や悩みを表出できるように環境を作り上げていくことが必要となる．

2 悪性疾患妊孕性温存への看護

(1) 生殖看護の役割

悪性新生物で死亡した人は2012年厚生労働省人口動態調査によると，360,963例（男性215,110例，女性145,853例）で死因の第1位となっている．女性の罹患数では，乳がん，大腸がん，胃がんが上位を占め，乳がんにおいては20代から発症し，30代後半から急増する傾向にある．当院はがんセンターを開設しているため，がんと診断され今後手術・抗がん剤治療・放射線治療などを選択しなければならない患者が多く受診している．そのなかでも，生殖年齢にある若年がん患者は生殖に対する強い不安がある．がんと診断されたカップルに治療を開始する前に，生殖医療に関する適切な情報を提供し妊孕性温存に関する理解を深めていく支援が不妊症看護に求められている．

(2) がん患者の心理的支援

特に若年がんを発症した患者においては，疾患を受け止めるまで時間が必要で様々な思いがめぐり混乱している現状にある．「がんは進行しているのか」「転移していないのか」「どんな治療をするのか」「仕事はできるのか」「職場復帰できるのか」「費用はどのくらいかかるのか」「もう子どもを産めないのか」．また，思春期の子どもを持つ保護者においても「将来結婚・妊娠することは叶わないのか」などの不安がある．この時期に気持ちを整理し適切な情報提供を行うことで，治療方針を受けとめていける関わりが大切である．当院では，がんセンターにがん看護専門看護師・がん化学療法認定看護師が配置されているため，不妊症看護認定看護師と連携を図り治療前の時間的余裕がない状況下でも，迅速に妊孕性温存についての適切な情報提供と意思確認への支援を行っている．また，治療内容・時期によって妊孕性温存の適応にならない患者に対しても性と生殖に関する心理的支援も継続的に行えるように支援することが大切である．

(3) 乳がんの妊孕性温存に対しての情報提供と具体的な流れ

① 疾患の理解と，治療方針について

臨床的病期，治療開始時期，手術の術式（乳房温存・乳房切除術・センチネルリンパ節生検），抗がん剤治療（化学療法・ホルモン療法・分子標的療法）とその副作用，放射線の予定量などについて医師から説明を行っている．その後，妊孕性温存への希望がある場合や若年者に対して，がん専門看護師・不妊症認定看護師より疾患の理解度と妊孕性温存への思いへの確認と心理的支援を行う．

② 卵巣機能低下について

抗がん剤投与，放射線治療が必要である場合や，手術や長期治療が予測され加齢による卵巣機能の低下が予測される場合などの患者に対して，生殖医療専門医・不妊症看護認定看護師などと連携を図り妊孕性温存に対して支援していく．

③ 妊孕性温存への説明について

妊孕性温存には婚姻関係であるか，パートナーがいるかいないかなどで選択する方法が異なることを伝える．受精卵凍結・卵子凍結・卵巣組織凍結などの温存方法を，生殖医療専門医が選択する．その際がん治療側からの情報として，治療開始日・卵巣刺激の薬剤を使用することが可能か等連携を図っていくことが重要である．また，卵巣刺激周期のスケジュール，身体的負担，採卵方法，受精卵培

養，胚凍結，胚の凍結保存などの説明は，急な治療選択を求められるためパンフレット等を使用し視覚的にわかりやすく説明する必要がある．また，倫理的配慮も重要であり不妊カップルに対して行うことが求められている．

④ 生殖補助医療の現状について

妊孕性温存を実施した場合でも，卵胞が発育しない採卵ができない，受精しない等期待できない結果があること，治療後必ず妊娠するものではないことを情報提供する必要がある（年齢別妊娠率・流産率・染色体異常・治療費・保存料金等）．

⑤ 継続的な精神的支援について

妊孕性温存実施時は，がん患者に対して情報提供を行うとともに意思確認を行い患者の気持ちに寄り添った関わりが求められることは言うまでもないが，長期な治療経過をたどるがん患者に対しては，継続的な看護支援が求められている．生殖医療に関する不安などを相談できる窓口を伝えていく必要がある．

また，他の施設で温存を行う場合紹介先との情報交換や，温存後も継続的な支援が不可欠であり体制を整えていくことも重要である．

3 不妊治療後妊娠の看護

不妊治療によって妊娠した妊産婦は，様々な不妊体験を経て妊娠することから，妊娠・出産に対して不安が大きく，「流産するかもしれない」「何があるかわからない，素直に喜べない」などの言葉が多く聞かれる．そのため治療後妊娠の妊産婦に対しては，不妊治療の経過，カップルの思い，家族背景などを理解した上で個別的に対応していく必要がある．また，近年高年齢妊娠，卵子提供後妊婦の妊産婦が分娩を希望し訪れるケースが増えている．特に他施設での治療後妊産婦に対しては，不妊専門医・産科医師・小児科医師・助産師・看護師などと協働しコミュニケーションを図りながら各妊娠期に応じた周産期管理・看護支援を行っていくことが必要である．

(1) 妊娠期

妊娠初期は，流産・異所性妊娠（子宮外妊娠）・胎児奇形などとともに，予定日まで妊娠継続することができるのか，無事に出産できるのかと様々な不安が重なってくる．不妊治療中は，妊娠することが目標となり，その目標を果たすことができ無気力におそわれることがあるように感じる．看護者として，不安な気持ちを表出できるように関わり，治療に努力してきた経過を傾聴していくことが大切である．そして妊娠を共に喜ぶことも大切である．

妊娠中の過ごし方としては，出産準備を行い出産・育児をイメージできるように支援していく必要がある．施設内の，母親教室・両親教室・マタニティヨガなどの参加を勧め他の妊婦との交流する機会を持ってもらうことや，母乳育児に関する指導を行い出産への準備を行っていくことも大切である．

(2) 分娩期

不妊治療後妊娠では出産時年齢が高くなり，早産・出血，妊娠高血圧症候群・前置胎盤・常位胎盤早期剝離などの，リスクが高くなることを十分説明する必要がある．分娩時に緊急の帝王切開になり思い通りの出産ができず，「育児に自信が持てない」，「出産を喜べなかった」などの声を産後聞くことがある．思い通りの出産にならなかった現実を受け止め，育児への意欲を持てる関わりが求められている．

(3) 産褥期（育児）

産褥期は自己の身体的状況を受け止め焦らずに，授乳や育児を行うよう説明し指導していくことが大切である．特に高年齢で出産した褥婦は 20 代の褥婦と比べ，「授乳や沐浴がうまくできない」「体がついていかない」などと，育児に対して自信が持てない発言を聞くことがある．そして，不妊治療後妊娠では家族が高齢であり育児サポートを受ける体制が不足しているケースが多く，妊娠中から父親やサポートできる方とともに，育児指導・社会資源の提供と，マタニティブルー・産後うつなどの知識を伝え育児環境を整えていく支援が求められている．

☞文献

1) 大日向雅美．不妊と向き合う人の心理．In：久保春海，編．不妊カウンセリングマニュアル．東京：メジカルビュー社；2001．p.16–23.
2) 「乳癌患者における妊孕性保持支援のために治療選択および患者支援プログラム・関係ガイドの開発」班．乳がん患者の妊娠出産と生殖医療に関する診療の手引き．東京：金原出版；2014．p.5–10，17–8，85–6.
3) 上澤悦子．がん・生殖医療の現状と展望．産科と婦人科．2014；81（10）：1219–24.
4) 不妊に対する理解と支援のための普及事業 事業委員会．不妊相談のためのマニュアル．東京：家庭保健生活指導センター；2006．p.113–9.

〈松本豊美〉

12 生殖補助医療胚培養士の資格制度

女性の社会参画が進む中で，晩婚化，晩産化は先進諸国の共通の課題となっている．世界で不妊に悩む夫婦はWHOの推計によると18,600万組に達しているとしている．このような状況のなかわが国では対策が遅れ，深刻な事態に陥っていることが指摘されている．

生殖補助医療が急速に進展したのは1978年のSteptoe & Edwardsによる体外受精児誕生の報告以降であり，すでに38年が経過したことになる．この間わが国の生殖補助医療は法的整備を含む不妊に関する種々の問題を国民全体で論議しなかった日本社会の姿勢，そして年齢という不妊をもたらす因子についても充分な知識に乏しく，真の意味で選択することなく出産が遅れ厳しい治療を続ける日本女性の現状が指摘されている[1]．

わが国の生殖補助医療に関しては，体外受精児誕生後からARTの急激な進展が見られ不妊治療の臨床面においても産婦人科医以外の技術者である胚培養士の存在が不可欠なものとなってきた．わが国にはこれまで胚培養士の養成機関はなく多種多様な分野の人々が携わっており，胚の培養知識ならびに技術面での修練不足が不妊症の治療成績に大きな影響を及ぼしてきたことが指摘されている．また，日本産科婦人科学会のART登録施設の推移を見ると，当初28施設（昭和61年）であった施設が急激に増加し，最も多かったのは648施設（平成18年）であったが最近では580施設程度（582施設；平成28年）で推移している[2]．

これらのことから，日本卵子学会では平成14年4月から生殖補助医療に携わる胚培養士の質的向上を目指して，胚培養士の資格認定制度を発足させた経緯がある．資格認定制度発足に関しては文献2，3を参照頂きたい．平成28年4月には第15回目の資格認定講習会ならびに審査会が実施され，これまでの受講者総数は1,706名，受験者総数は1,680名であり資格認定者総数は1,444名に達しており，資格認定審査合格率は85.95%である．なお，平成19年からは管理胚培養士資格認定制度も発足させこれまでに管理胚培養士に認定された者は22名である[3]．管理胚培養士には，ARTの質的向上に寄与することが期待されている．

1 生殖補助医療胚培養士の現状

これまでに日本卵子学会で行った生殖補助医療胚培養士の認定講習会ならびに資格審査会受験者（1550 名）を分析すると表 1 に示す通りである.

これまでの受講者を分析すると，農学系（動物，バイオ，生命科学等）が全体の 38.90%を占めており最も多くなっている．次いで医療技術専門学校関連が 17.74%，医療技術短期大学関連が 12.13%，理学系（生物理工，生命科学等）が 7.68%，医学部系（保健科学，生命科学等）6.71%，衛生学系（保健衛生，医療科学等）3.87%，医学系（医科学）3.16%，保健学系（保健科学，生命科学等）3.36%，工学系（生命工学等）2.06%，その他 2.84%となっている．なお，このうち臨床検査系が 33.74%を占めている．特に最近受験者の増加が顕著なのは，医学部に設置された保健科学，生命科学，理工学部の生命科学系の出身者の割合が多くなっている（表 1).

生殖補助医療胚培養士の受験者（1,521 名）を分析すると図 1 に示すごとく，性別では男性 22.16%に対して女性が 77.84%と多くなっており，年齢別では 20～24 歳が 26.4%，25～29 歳が 44.2%，30～34 歳が 14.6%，35～39 歳が 6.3%，40～44 歳で 4.1%，45～49 歳が 2.8%，50 歳以上が 1.6%であり，25～29 歳が最も多くなっている．なお，この分布は受験時のものであり生殖補助医療胚培養士の活躍が活発化（5 年ごとの更新割合を精査）している現状では，活動

表 1 生殖補助医療胚培養士認定講習会資格審査会受講・受験者の内訳（第 1～14 回）

	受講・受験者	(%)
農学系（動物，バイオ，生命科学等）	603	38.90
医療技術専門学校関連（臨床検査等）	275	17.74
医療技術短期大学関連（臨床検査等）	188	12.13
理学系（生物理工，生命科学等）	119	7.68
医学部系（保健科学，生命科学等）	104	6.71
衛生学系（保健衛生，医療科学等）	60	3.87
医学系（医科学）	49	3.16
保健学系（保健科学，生命科学等）	52	3.36
工学系（生命工学等）	32	2.06
環境保健学系（環境生命科学等）	24	1.55
薬学系	16	1.03
その他（看護，教育，栄養等）	28	1.81
総　計	1550	100.00

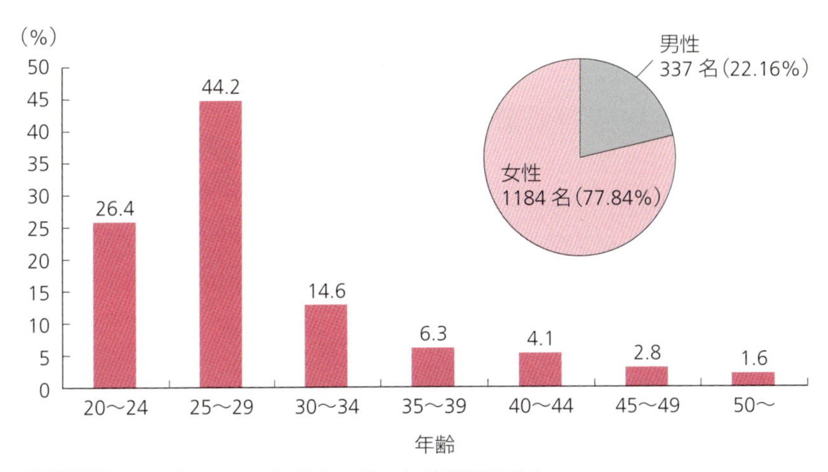

図 1 生殖補助医療胚培養士の性・年齢階級別分布

中の胚培養士の平均年齢は上昇しているものと考えられる．胚培養士の活動地域を見ると日本産科婦人科学会の登録地域と密接な関係にあり，最も多いのが関東地域であり全体の 36.6%（施設割合 32.7%）を占めており次いで近畿地域の 25.0%（施設割合 16.2%），東海地域の 11.4%（施設割合 13.4%），九州地域の 9.1%（施設割合 8.1%），中国地域の 6.4%（施設割合 5.8%），東北地域の 4.9%（施設割合 6.2%），北陸甲信越の 2.7%（施設割合 8.4%），四国地域の 2.4%（施設割合 4.0%），北海道地域の 1.4%（施設割合 4.5%）となっている．これらのことから，近畿地域においては 1 施設当たりの胚培養士数が多いことが見て取れ，また，胚培養士の数が少ないのが東海地域，北陸甲信越地域，北海道地域であることが明らかである（図 2）．また，生殖補助医療胚培養士の勤務施設別分析では，クリニック・医院が最も多く 71.2%，病院が 19.1%，大学病院勤務が 9.7%であった．なお，1 施設当たりの胚培養士数は，施設の大きさによって異なるが 1〜50 名程度の胚培養士が在籍しており，施設間に大きな差が認められる．

胚培養士の最終学歴別に分析すると，4 年制大学の卒業者が最も多く全体の 48.6%を占め次いで 3 年制の専門学校卒業者が 17.6%，大学院修了者（博士前期・後期課程，医学科卒を含む）20.8%，短期大学卒業者が 13.0%となっている．特に学位の取得状況を検討すると表 2 に示すように受験者 1,521 名中 316 名（20.8%）が修士・博士の学位を取得している．特に顕著なことは大学院の改革により社会人への解放が周知されるようになってから大学院修了者の受験者が多

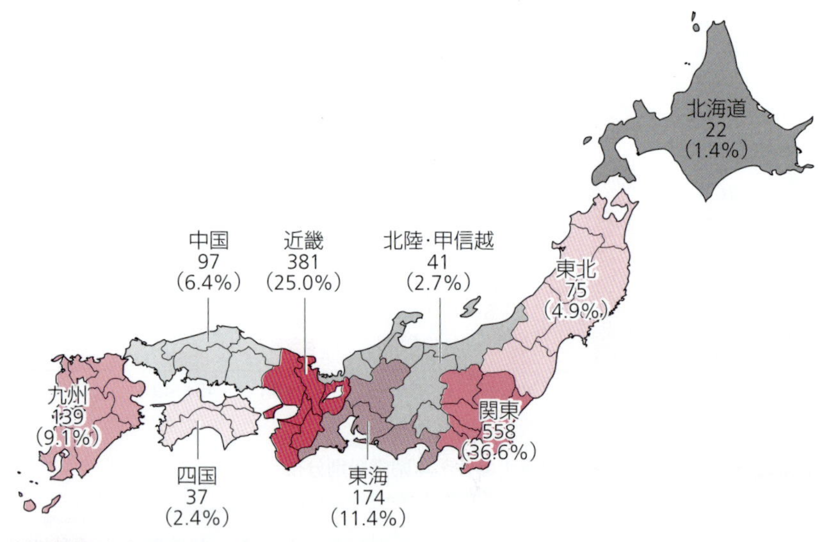

図2 生殖補助医療胚培養士の勤務地域の分布

表2 生殖補助医療胚培養士の最終学歴の推移

	院修了（医科）	四大卒	短大卒	専門卒
第1回	7/142（4.9%）	77/142（54.2%）	15/142（10.6%）	43/142（30.3%）
第2回	15/95（15.8%）	33/95（34.7%）	19/95（20.0%）	28/95（29.5%）
第3回	19/99（19.2%）	33/99（33.3%）	26/99（26.3%）	21/99（21.2%）
第4回	14/73（19.2%）	30/73（41.1%）	11/73（15.1%）	18/73（24.7%）
第5回	14/80（16.3%）	40/80（50.0%）	12/80（15.0%）	14/80（17.5%）
第6回	25/125（20.0%）	53/125（42.4%）	25/125（20.0%）	22/125（17.6%）
第7回	19/99（19.2%）	49/99（49.5%）	14/99（14.1%）	17/99（17.2%）
第8回	28/123（22.8%）	54/123（43.9%）	22/123（17.9%）	19/123（15.5%）
第9回	15/105（14.3%）	55/105（52.4%）	12/105（11.4%）	23/105（15.9%）
第10回	15/90（16.7%）	46/90（51.1%）	12/90（13.3%）	17/90（18.9%）
第11回	29/110（26.4%）	59/110（53.6%）	11/110（10.0%）	11/110（10.0%）
第12回	30/108（27.8%）	54/108（50.0%）	7/108（6.5%）	17/108（15.7%）
第13回	47/132（35.6%）	71/132（53.8%）	5/132（3.8%）	9/132（6.9%）
第14回	39/140（27.9%）	85/140（60.7%）	7/140（5.0%）	9/140（6.4%）
総　計	316/1521（20,8%）	739/1521（48.6%）	198/1521（13.0%）	268/1521（17.6%）

表 3 生殖補助医療胚培養士認定試験不合格者の分析

最終学歴別不合格率	不合格率（第 1 回～第 14 回）	201/1,521 名（13.22%）
大学院修了（医学科を含む）	35/316	11.1%
四大卒業	98/739	13.3%
短大卒業	28/198	14.1%
専門学校卒業	40/268	14.9%
実務経験年別不合格率		
1～2 年未満	118/685	17.2%
2～3 年未満	57/446	12.8%
3～4 年未満	19/212	8.9%
4 年以上	10/178	5.6%

くなり，第 11 回以降の認定試験では顕著であり第 14 回の認定試験では受験者の 27.9%が大学院修了者（医学科を含む）であった．この背景には生殖補助医療が単に技術だけで解決できるものではなく，患者の背景等を考慮して進めなければ実績が上がらないことから，ART 施設側からの要望が強くあったものと考えられる．この状況が継続されれば日本の ART 成績が上昇に向かう一要因とも考えられる（表 2）．

生殖補助医療胚培養士の認定試験で残念ながら不合格となった者（201 名）を最終学歴別および経験年齢別に検討すると表 3 に示す通りである．学歴別では，大学院修了者（医学科を含む）35/316（11.1%），四大卒業者は 98/739（13.3%），短期大学卒業者は 28/198（14.1%），専門学校卒業者は 40/268（14.9%）であり，最終学歴による大きな差は認められなかったが，修了者と他との間に差が生じつつある．また，実務経験別では，1～2 年未満が 118/685（17.2%），2～3 年未満が 57/446（12.8%），3～4 年未満が 19/212（8.9%），4 年以上が 10/178（5.6%）であり，実務経験による差が明らかであった．このことは ART 施設による資格認定試験に対する対応も同一ではなく，受験者自身も正確に評価できていないことを意味している．少なくとも 3 年以上の実務経験を積むことによって不合格者を減少させることができるものと考えられ，胚培養士の資質の向上に結びつくものと考えられる（表 3）．

認定胚培養士の出身校別の培養士数および大学院修了者数を示すと表 4 の通りである．

北里大学獣医畜産学部，衛生学部が 123 名（16 名），日本大学の生物資源科学

部（農獣医）が 113 名（10 名），近畿大学生物理工学部，農学部が 103 名（28 名），東京農業大学応用生物学部，農学部，生物産業学部，短期大学部が 60 名（11 名），麻布大学獣医学部，環境保健学部が 54 名（4 名），藤田保健衛生大学医療科学部が 48 名（2 名）の順となっている．また，大学院修了者では近畿大学大学院が最も多く 28 名，次いで鹿児島大学大学院が 19 名，北里大学大学院が 16 名，岡山大学大学院が 15 名，神戸大学大学院が 14 名，国際医療福祉大学大学院が 12 名となっている（表 4）．

表 4　認定生殖補助医療胚培養士の出身校別内訳

（　）大学院修了者数

出身校	人数
北里大学・獣医畜産・衛生学部	123 名（16）
日本大学・生物資源科学（農獣医）学部	113 名（10）
近畿大学・生物理工・農学部	103 名（28）
東京農業大学・応用生物・農学・生物生産学部・短期大学部	60 名（11）
麻布大学・獣医・環境保健学部	54 名（4）
藤田保健衛生大学・医療科学部	48 名（2）
鹿児島大学・農学部	28 名（19）
岡山大学・農学・保健科学学部	27 名（15）
神戸常盤短期大学部	23 名
県立広島大学・生物資源科学部	23 名（12）
鳥取大学・医学系・生命科学・保健学・農学部	22 名（10）
名古屋大学・医療技術短期大学部	21 名
北里大学・保健衛生専門学校（北里衛生科学）	19 名
杏林大学・保健学部	18 名
京都保健衛生専門学校	18 名
岩手大学・農学部	14 名（8）
東邦大学・理学部	14 名（6）
岐阜医療科学大学（国際医学総合学院）	13 名
国際医療福祉大学	12 名（12）
国立大阪南病院・臨床検査学校	12 名
銀杏学園短期大学	12 名

2 生殖補助医療胚培養士の展望

日本産科婦人科学会の報告では，ART 関連で誕生した新生児は累積で 30 万人を超え，ART 実施施設数，採卵件数ともに世界一となり ART 大国となっている．なお，現在 1,444 名が認定されているが全国には 2,000～2500 名の胚培養士が ART 業務にかかわっているものと推測されている．このような状況のなかで ART の成績を左右する胚培養に関連する知識と技術のさらなる向上が望まれるところである．現状では，多くの施設が患者に対してルーチンワークとして対応している施設が多いのが現状であり，患者個々の状態に対応している施設が少ないのが現状である．今後これらの点を改善する必要が示唆される．

過去 5 年にわたり ART 施設の学会発表(日本生殖医学会，日本受精着床学会，日本卵子学会における ART 関連演題）を調査した結果（未発表），日本産科婦人科学会に登録されている施設全体では 22.8％の施設で学会発表が認められるが，これを大学の施設と個人の ART 施設を比較するとその差は明らかであり，大学の施設では 56.6％に発表が認められるのに対し ART 施設では 18.5％に認められるにすぎず，また，1 施設当たりの発表数では大学で 1.40 演題であるのに対し ART 施設では 0.57 演題と明らかな差が認められる．個人の ART 施設で研究体制を整えることは経済的負担も多く，また，指導者の確保も簡単ではないが，胚培養士を含め医師等において胚培養に関する知識・技術の向上を図るために努力を要することが望まれる（未発表）[4]．このことがわが国の ART 全体を向上させる要因になるものと考えられ，また，公的資格認定制度への発展が望まれる状況にあり，早急な対応が望まれるところである．

☞文献

1) NHK 取材班．生みたいのに生めない　卵子老化の衝撃．東京：文藝春秋；2013.
2) 遠藤　克，柳田　薫，香山浩二，他．わが国における生殖補助医療胚培養士の現状．J Mamm Ova Res. 2006；23：176-83.
3) 柳田　薫，新村末雄，柴原浩章，他．わが国における生殖補助医療胚培養士の現状 2012．J Mamm Ova Res. 2013；30：59-65.
4) 遠藤　克．わが国の ART 関連施設における関連学会への学会報告の状況（未発表）.

〈遠藤 克〉

13 生殖医療・生殖医学と倫理

生殖医療においてヒト配偶子（卵子と精子）や胚を直接扱うことが日常的になり，その取り扱いおよび関連研究についての倫理的問題が注目されるようになった．現在まで，わが国では，生殖医療や生殖医学に関連する包括的法整備はなされていないが，「ヒトに関するクローン技術等の規制に関する法律」（いわゆる「クローン規制法」）が2000年に施行され，その他，政府・省庁によるガイドラインが，次第に整備されてきた．本稿では，わが国における配偶子・胚を扱う研究と第三者の関与する生殖医療についての倫理的課題を述べる．

1 ヒト生殖細胞および胚を取り扱う研究

生殖医療を規制する法律がないと同様，ヒト卵子と精子を用いる研究を直接規制する法令は，わが国に存在しない．しかし，ヒト胚（受精卵）研究については，「クローン規制法」に加え，政府省庁の関連ガイドライン，さらには学会ガイドラインによる規制がある．

日本産科婦人科学会（以下，日産婦）は，臨床・研究遂行上倫理的に注意すべき事項に関する会告を公表し，会員による遵守を求めている[1]．2013年6月に改訂された「ヒト精子・卵子・受精卵を取り扱う研究に関する見解」は，その目的として「本領域における科学的に重要な研究を積極的に推進するために，研究材料提供者の安全と権利・利益を守るとともに，本会会員の関わる研究の倫理的枠組みを明確にすること」と述べている．そして，「法令及び政府・省庁の各種ガイドラインの最新版を遵守しなければならない」としている．すなわち，これら研究を行う場合，適切な倫理的審査を十分行うだけでなく，登録申請手続き，記録保存，報告などについて適切な対応をする必要がある．

受精卵（胚）を用いる研究では，前述の「クローン規制法」と併せ，2009年に改正された「クローン規制法」の施行規則および「特定胚の取り扱いに関する指針」を，遵守しなければならない．そもそも，1998年にクローン羊ドリーが生まれた後，「クローン人間の産生阻止」を目的とした立法や各種研究への資金援助停止が各国で行われたことを直接的動機として，わが国でも「クローン規制法」

が制定された．この法律は胚研究や胚作成を禁止しているわけではなく，もっぱら「クローンやキメラ個体が生まれること」を阻止することが目的である．すなわち，わが国では，ヒト胚を「生命の保護」の観点から捉える視点は，キリスト教圏諸国などと比較すると，かなり乏しい[2)]．

ところが2001年に出された「特定胚の取扱いに関する指針」は，いわゆる特定胚[(注1)]作成について，ヒト胚が「ヒトの生命の萌芽」であることを理由に原則として禁止した．ただし，ヒト胚研究に関連して，同時期に注目されてきたES細胞の樹立に，ヒト胚を滅失することが不可欠なため，「ヒトES細胞の樹立及び使用に関する指針」(いわゆる「ES指針」) が，2001年9月に告示され，研究への道が開かれた．日産婦の会告もこれに呼応して改訂された．また，総合科学技術会議が，2004年に決定した「ヒト胚の取扱いに関する基本的考え方」において，ヒトクローン胚の作成・利用について研究目的を限定して容認し，さらにヒト受精胚の作成・利用を生殖補助医療研究目的で容認したことを受けて，2011年に「ヒト胚の作成を行う生殖補助医療研究に関する倫理指針」が施行された．「子が生まれること」につながらず，より倫理的課題が大きい (それがため容認する国が少ない) とも考えられる研究目的のヒト胚作成が，わが国政府・省庁指針で認められていることは，特記すべきだろう．

(注1) 人クローン胚，ヒト動物交雑胚，ヒト性集合胚，ヒト性融合胚，ヒト分割胚，ヒト胚核移植胚，ヒト集合胚，動物性融合胚，動物性集合胚があり，詳細は以下を参照．
http://www.lifescience.mext.go.jp/files/pdf/n625_00.pdf

2 ヒトES細胞の樹立と使用

「ES指針」は，研究の進展とiPS細胞の開発を受けて改正され，最新指針は2010年5月の改正版である．前述のように，ES細胞の樹立にヒト胚の滅失を必須とするため，各国でその樹立について厳しい倫理審査や制限が課せられた．わが国では樹立について法規制されていないが，「ES指針」により同様の厳しい規制が行われた．一方，諸外国と異なるのは，ES細胞の使用について，同様の厳しい規制が行われたことである．この厳しい規制には批判も多く，本改正でようやく緩和された．また，ヒトES細胞やiPS細胞，ヒト組織幹細胞から生殖細胞を作成することが容認されたが，作成された生殖細胞を用いたヒト胚作成は当面禁止となり，今後の検討課題とされた．これについては，前述の「ヒト胚の作成を行う生殖補助医療研究に関する倫理指針」との不整合がある．

ES細胞やiPS細胞など幹細胞の臨床応用については，2006年に施行された「ヒト幹細胞を用いる臨床研究に関する指針」（ヒト幹指針）により，臨床研究が規制された．2013年7月の時点で84件の研究がヒト幹指針への適合性が承認され実施されていたが，いずれもES細胞でなく組織幹細胞由来の細胞治療であった．一方，幹細胞治療の名の下に私費で行われる細胞治療の一部に危険性の高いものがあるため，「再生医療等の安全性の確保等に関する法律」が2013年に制定され，2014年11月から施行された．これに伴い，ヒト幹指針は廃止された．しかし，ES細胞やiPS細胞の臨床応用には，まだ基礎研究と慎重な検討が必要な段階にある．

3 配偶子・胚の提供

法制審議会生殖補助医療関連親子法制部会は，第三者配偶子により出生した子の民法上の親子関係を規定するべく，2003年7月に，「精子・卵子・胚の提供等による生殖補助医療により出生した子の親子関係に関する民法の特例に関する要項中間試案」を公表した．しかし，2014年11月現在，我が国には生殖医療を規制する法律も，第三者の関与を考慮した親子関係を規定する法律も存在しないという，国際的にきわめて例外的な状況にある[3)]．また，日産婦による「体外受精・胚移植に関する見解」[1)]は，「被実施者は，挙児を強く希望する夫婦で，心身ともに妊娠・分娩・育児に耐え得る状態にあるものとする」と述べるが，配偶子・胚の提供について，何も述べていない．多くの先進諸国において，提供配偶子を用いる生殖医療が広く施行される一方，我が国で提供配偶子を必要とするカップルが国外渡航をするという状況は看過できるものでない．日本生殖医学会は，2009年3月に，現在の状況を打開するための倫理委員会報告「第三者配偶子を用いる生殖医療についての提言」を公表した[4)]が，国会における立法化は実現していない．

提供配偶子を用いる治療により出生した子の立場は，非配偶者間人工授精による場合を含め，今日も不安定なままである．分娩した女性を子の母とすることなどを法的に定義すると親子法整備ともに，子の出自を知る権利（配偶子提供者を知る権利）を含む包括的な論議を国会の喫緊の課題とすべきである．

4 代理懐胎

2003年4月の厚生科学審議会生殖補助医療部会報告は,「代理懐胎(代理母・借り腹)は禁止する」とした.また,日産婦は2003年4月の「代理懐胎に関する見解」で,第三者女性に胚移植することによる妊娠・分娩を明確に禁止している.代理懐胎には医学的リスクをはじめ妊娠する女性への負担が大きく,多くの国で法的に禁止されている.しかし,2006年11月日本学術会議は,法務大臣と厚生労働大臣の依頼を受けて,生殖補助医療の在り方検討委員会における検討を開始し,2008年4月「代理懐胎を中心とする生殖補助医療の課題」を報告した.そこでは,「代理懐胎については,法律〔例えば,生殖補助医療法(仮称)〕による規制が必要であり,それに基づき原則禁止とすることが望ましい」としつつも,「厳重な管理の下での代理懐胎の試行的実施(臨床試験)は考慮されてよい」と述べ,揺らぎがある.

また,提供配偶子による出生子の親子関係と法的整合性をとるためには,代理懐胎による出生児は代理母の子となるべきで,依頼者とは養子手続きが必須となる.ただし,これも親子法整備が前提となる.

☞文献

1) http://www.jsog.or.jp/ethic/index.html
2) 辰井聡子.ヒト胚・幹細胞研究の規制—クローン,ヒト胚,ES細胞.In:青木清,他編.医科学研究の自由と規制.東京:上智大学出版;2011.p.54-74.
3) 石原 理.医療現場からみた生殖医療技術の現実と課題.In:甲斐克則,編.生殖医療と医事法.東京:信山社;2014.p.35-56.
4) http://www.jsrm.or.jp/guideline-statem/guideline_2009_01.html
5) http://www.scj.go.jp/ja/info/kohyo/pdf/kohyo-20-t56-1.pdf

〈石原 理〉

14 生殖医療と法律

不妊治療その他の生殖医療における個々の診療行為（診断・検査・治療等）が適法とされる要件は，一般的な診療行為と同じく，① 行為する医療者が当該診療行為を行う資格（医師免許等）を有すること，② 当該診療行為が当該患者に対して医学的適応があること，③ 当該診療行為が診療時点における医療水準に適った方法で行われること（注意義務違反＝過失のないこと），④ 当該診療行為の内容，予想される効果や副作用，代替治療法の有無等について患者に十分説明したうえで患者の承諾を得ること，である．

とくに生殖補助医療のうち，不妊の原因疾患それ自体を治療するものではなく，人為的に妊娠・出産させることを目的とする診療行為の場合には，上記の要件に加えて，⑤ 他の方法では妊娠・挙児が不可能であるという医学的適応が要件に加わるうえ，⑥ 第三者から精子・卵子・胚の提供を受けたり，第三者に妊娠・出産を依頼したりするなど不妊カップル以外の第三者が関与する生殖補助医療の場合には，さらに依頼者は法律上の婚姻夫婦であることなどの社会的適応が要件に加わる．以下では，生殖医療における医療者の注意義務（＝医療水準）と，第三者の関与する生殖補助医療の社会的適応を中心に説明する．

1 生殖医療における注意義務（医療水準）

医師らの医療者が患者に対して個々の診療行為を行う場合に，法的に要求される注意義務を尽くしていなかった場合には，医療過誤として過失責任を問われる．患者の生命・健康にかかわる医療者には，危険防止のために実験上必要とされる最善の注意義務を尽くすことが要求されるが（最高裁昭和 38 年 2 月 16 日判決，輸血梅毒感染事件），注意義務違反の基準は，「診療当時におけるいわゆる臨床医学の実践における医療水準」に適っていたか否かである（最高裁昭和 57 年 3 月 30 日判決，未熟児網膜症・高山事件）．同判決は，未熟児に対する眼底検査・光凝固法等の実施は，厚生省研究班報告書が医学雑誌等に公表された昭和 50 年 8 月頃に全国的に医療水準になったとして，それ以前に生まれて未熟児網膜症に罹患した患者に対する医師の過失責任を否定した．しかし，その後最高裁は判

JCOPY 498-06080

例を変更し，医療水準は全国一律に決まるものではなく，当該医療機関の性格，その所在する地域の医療環境の特性など諸般の事情を考慮すべきであるとした．そして，新規の治療法に関する知見が類似の医療機関に相当程度普及しており，当該医療機関においても右知見を有することを期待することが相当と認められる場合には，当該医療機関にとっての医療水準になるとして，上記研究班報告書が公表される以前に生まれて未熟児網膜症に罹患した患者に対しても，医師の過失責任が発生する場合があるとした（最高裁平成7年6月9日判決，未熟児網膜症・姫路事件）．

生殖医療に従事する医療者に要求される注意義務も上記の医療水準が基準になる．生殖医療の臨床においてすでに確立している医学的な知見が注意義務の基準になることは当然であるが，診療に関する新規の知見についても，類似の医療機関に相当程度普及している場合には当該医療機関にとって医療水準となり，これに適った診療行為を行わなかった医療者は過失責任を問われる．

なお，医師らの医療者が診療行為を行う際には，患者に対して十分説明する義務があるが，たとえ未確立の療法であっても，当該療法が少なからぬ医療機関ですでに実施されており，積極的に評価する医師もある療法については，患者が当該療法の適応である可能性があり，かつ患者が当該療法に強い関心を有している場合には，たとえ医師が当該療法に対して消極的だとしても，医師の知っている範囲で，当該療法の得失や当該療法の実施医療機関の所在などを説明する義務がある（最高裁平成13年11月27日判決，乳房温存療法説明義務違反事件）．生殖医療の臨床においても，諸種の生殖補助医療や遺伝子検査など，当該医師らの個人的評価にかかわらず説明義務を負う場面は少なくないだろう．

2 生殖補助医療の適法化要件

(1) 生殖補助医療の法規制

不妊の夫婦（事実婚・非婚カップルを含む）に対する不妊治療として，夫婦（カップル）に由来する精子・卵子を受精させ，妻の子宮に戻す生殖補助医療―人工授精（AIH），体外受精（受精卵・胚凍結，顕微授精等も含む）など―は，生まれてくる子の親子法上の地位に問題は生じない．分娩した妻が母となり，法律婚であれば嫡出推定により夫が父となり（民法772条），事実婚（内縁）夫婦の場合は認知により精子の由来者である内縁の夫が父となる（同779，787条）．したがって，夫婦の生殖可能年齢内に限られる等の社会的適応要件は加わるが，一般的な診療行為の適法化要件を満たしていれば適法となり，その範囲内であれば具体的な実施方法は医師らによる自主的な規制と臨床判断に委ねられる．

(2) 第三者が関与する生殖補助医療

提供精子を用いた人工授精（AID），提供精子・卵子・胚を用いた体外受精，第三者による代理懐胎など，第三者が関与する生殖補助医療の場合は，生まれてくる子の親子法上の地位および出自を知る権利の保障が問題になる．生まれる子の法的地位は公序・公益にかかわる事項であり，医師らの自主規制に委ねることはできないから，法による規制が必要である．そもそも生殖補助医療に際して，不妊の夫婦以外の第三者の精子・卵子・胚を用いたり，第三者の子宮を用いたりすることが許されるか否かは，医師らが医学的な知見によって判断できる医学的適応の問題ではなく，社会的な合意によって決定されるべき社会的適応の問題である．議論を経たうえでの立法は社会的合意形成の過程といえよう．

日本産科婦人科学会会告は，体外受精の対象者を婚姻している夫婦に限定し，夫婦由来の精子・卵子による受精卵を妻に戻すことのみを認めるが，人工授精については学会への登録，報告等を条件に，第三者の精子を用いたAIDを認めている．代理懐胎は禁止されている．しかし，第三者から提供された精子・卵子・胚を用いた体外受精や，代理懐胎を国内で実施することを求める意見が医学界内外から出され，海外渡航する不妊患者が増加していることなどから，公的な議論が始まった．2003年に，厚生科学審議会生殖補助医療部会が，提供された精子・卵子・余剰胚による体外受精を許容するとともに，代理懐胎を禁止する報告書を発表した．同年，法制審議会の部会が，① 卵子・胚提供により出生した子は，分娩した女性を母とする，② 精子・胚提供により出生した子は，同医療に同意した夫を父とする，③ 精子提供者は原則として生まれた子を認知できないとする試案を発表した．さらに，日本学術会議は，① 代理懐胎を原則禁止するが，② 公的機関の管理のもとで試行的に実施（臨床試験）することを認め，③ 代理懐胎の場合にも分娩した女性を母とする，④ 依頼者夫婦と出生子との親子関係は養子縁組または特別養子縁組による，⑤ 出生子の出自を知る権利は今後の検討課題とすること，などを回答した（2008年）．

(3) 生殖補助医療をめぐる裁判例

第三者の関与した生殖補助医療の実施の可否，生まれた子の法的地位に関する立法は現時点では実現していない．そのため，これらの問題の一部は判例によって規律されている．最高裁平成19年3月23日決定は代理懐胎によって生まれた子の母は子を分娩した代理母であるとした．最高裁平成25年12月10日決定は，性別変更特別法により性別変更した夫婦間で妻がAIDによって出産した子は，夫の嫡出子と推定されるとして，血縁よりも嫡出推定の効力を優先する態度を示した．最高裁平成18年9月4日判決は，亡夫の死亡後に亡夫の凍結精子を用いた体外受精によって妻が生んだ子が亡夫（亡父）に対して死後認知の請求をすることを認めなかった．死後懐胎に対する否定的態度の結果と思われる．

むすび

最近になり，インターネット上で精子売買や斡旋を行う業者，海外で卵子を有償提供する日本人女性，タイで代理母を依頼する日本人男性，夫の父の精子による体外受精を行う医師，AIDの実施を批判し出自を知る権利を求めるAIDによる出生子など，生殖医療にかかわる報道が相次いでいる．これらの問題は，法的な強制手段をもたない医師らの自主規制によって対処することは不可能であり，上記の判決の中で裁判官も述べているように，出生子の法的地位を含めて早急な立法による対応が求められる．

〈家永 登〉

1 画像診断

近年，侵襲性の高い腹腔鏡・子宮卵管造影・子宮鏡検査の一部が，超音波検査で代用可能になった．内膜血流など新しい指標の導入で，超音波検査の重要性はますます高まっている．本稿では，不妊・不育診療における超音波検査の実際を述べる．

1 経腟超音波検査（経直腸でも可能）

リアルタイムスキャナーで，周波数は，経腹で3.5 MHz以上，経腟では5 MHz以上の機器が不妊検査に適している[1)]．

検査前に，経腹では膀胱充満，経腟では排尿し膀胱を空にすると骨盤内臓器を観察しやすい．超音波プローブからの距離に比例して画像は粗くなる．プローブ先端を検査対象臓器へ極力近づけ，画像を鮮明化させる．

2 ルーチン検査

卵巣は卵胞発育・排卵・黄体を，子宮内膜は厚さと内膜像を観察し，腫瘍の有無も含め記録する．腫瘍の種類で，診断に適した時期（卵胞期や黄体期）が異なるので注意する．

(1) 子宮付属器

① 卵巣をまず同定する（図1）

3方向で大きさを計測し，卵胞径・黄体・異常所見を記録する．卵巣が見えない場合は，卵巣自体が小さい，筋腫・腸管などの組織が視野を遮る，ダグラス窩から遠い場所への卵巣変位を考える．プローブを押し込むか，恥骨結合上から用手的に卵巣を下方へ誘導し，卵巣とプローブ先端の距離を縮めてみる（図2）．どうしても見えない時は，膀胱充満の上，経腹超音波を行う．

② 卵管は通常見えない

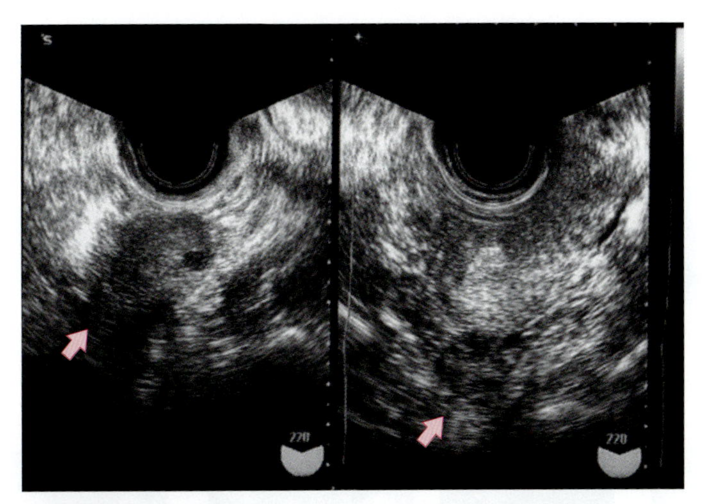

図 1 卵巣が見える位置

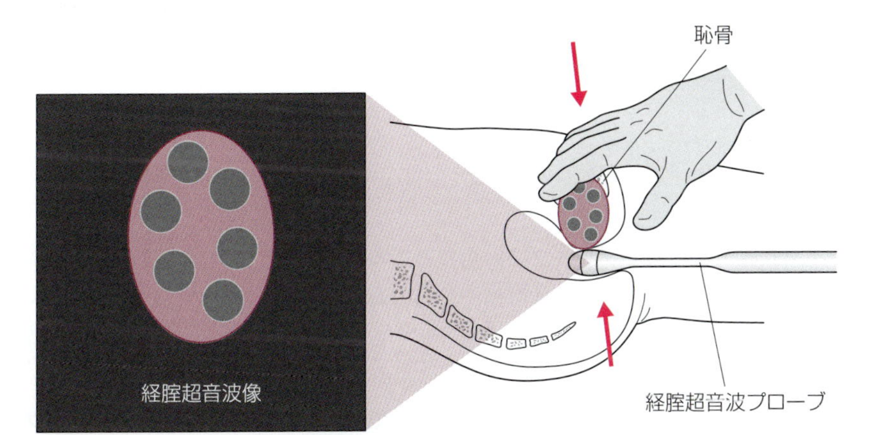

図 2 経腟超音波下双合診

経腟超音波プローブ先端と恥骨上から誘導した指の間に卵巣を挟む.

(2) 子宮

① 大きさ

子宮の大きさは，矢状断で底部～外子宮口までの長さと前後壁の厚み（最大前後径），冠状断で体部の最大横径を計測する．正常サイズは，7×3×4 cm(長さ×

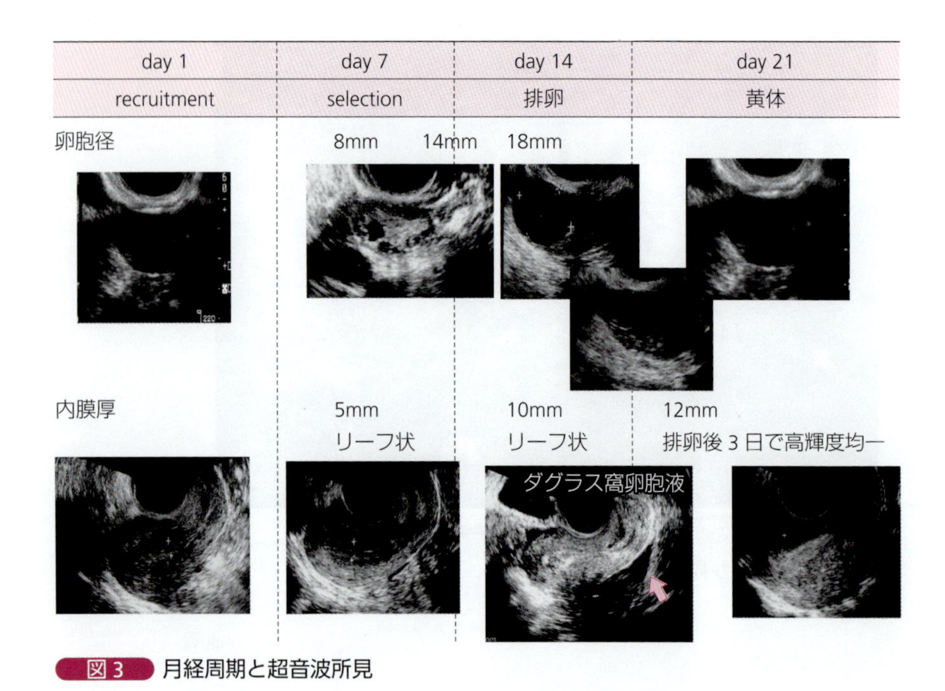

図 3　月経周期と超音波所見

前後×左右）で，経産婦になると 10×5×6 cm 程度までは正常である[2]．

② **内膜**

子宮長軸方向に対しプローブを直角にあてると，内膜をきれいに描出できる．内膜厚，輝度，子宮内腔の液体貯溜や腫瘍の有無をチェックする．内膜厚は，矢状断で内膜の最も厚い部分の前後径を計測する（図 3）．

③ **子宮筋層**

子宮筋腫，筋層内嚢胞，腺筋症（境界不明瞭で不規則な高輝度像）をチェックする．

(3) ダグラス窩

腫瘍とダグラス窩貯留液の有無を観察する．

JCOPY 498-06080

3 月経周期に伴う超音波所見の変動（図 3）

各時期の所見を臓器別に述べる．

(1) 卵胞期

① 正常所見

a．卵巣

月経周期 7 日目では，4～5 個の胞状卵胞（直径 2～9 mm の小卵胞）が存在し，直径 10 mm 以上の嚢胞はない．ある場合は，前周期の黄体嚢胞遺残や腫瘍の可能性があり，発育卵胞と区別する．

卵巣の容積は，縦径×横径×前後径×0.523 で算出する．正常値は 4.1～5.7 cm^3で，最低でも 3 cm^3以上（平均直径 1.8 cm）はある[3]．

b．子宮

月経周期 7 日目の子宮内膜は 5 mm 未満と薄い．

② 異常所見

a．卵巣

多嚢胞性卵巣では胞状卵胞を 10 個以上認め，卵巣辺縁の皮質下に円周状に並ぶ（ネックレスサイン）．卵胞期初期の卵巣容積が 3 cm^3または平均直径 18 mm 未満，胞状卵胞数が 4 個未満は，卵巣予備能低下を示唆する．

b．子宮

内膜厚が 5 mm 以上の時は，子宮内病変を疑う．内膜ポリープ（均一高輝度，辺縁整）・筋腫（低輝度，辺縁整）・子宮体癌（不均一で辺縁不整な高輝度像）を鑑別する（図 4）．

(2) 排卵期

a．卵巣

矢状断面で卵胞の 2 方向の最大直径を計測し，その平均を卵胞径とする．月経周期の 10～12 日目では，少なくとも 1 個の首席卵胞（卵胞径 12～18 mm）がある．卵胞径は 1 日 2 mm ずつ大きくなり，LH サージが出現する 14 日目頃には 20 mm に達する．LH サージ翌日には，卵胞は破裂・縮小し，卵胞液はダグラス窩へ移動し低輝度領域を形成する．この領域は，LH サージ 2 日後に消失する（図 3）．

子宮内膜ポリープ

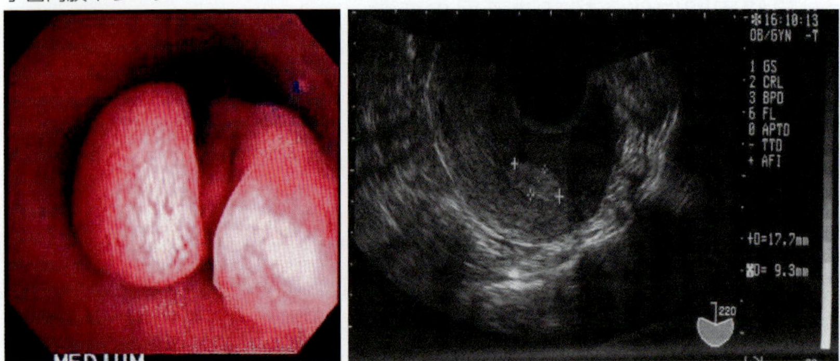

子宮筋腫

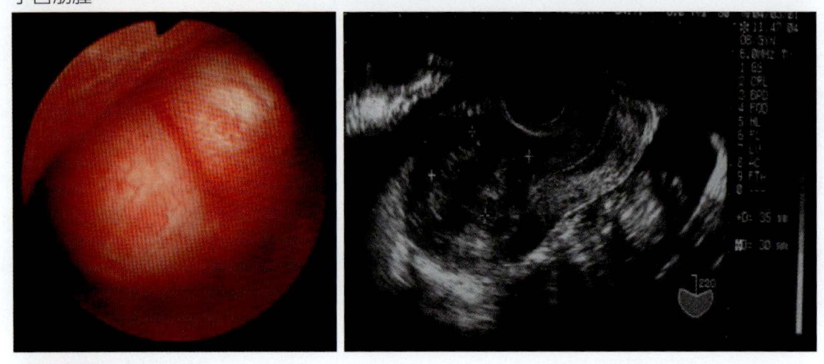

図4 異常所見

b. 子宮

排卵の3日前から，頸管粘液増加によりecho free spaceが頸管内に出現し，リーフ状の低輝度内膜は肥厚し7mm以上になる．

(3) 黄体期

① 正常所見

a. 卵巣

黄体は高輝度リング・嚢胞・血性嚢胞と多彩な像を示す（図5）．黄体のプロゲステロン産生は活発化し，黄体周囲の血流が増える．

b. 子宮

プロゲステロン分泌増加に伴い，内膜は分泌像へ変化する．LHサージ翌日から内膜の基底部から高輝度化が始まり，LHサージ3日後には内膜全層が高輝度

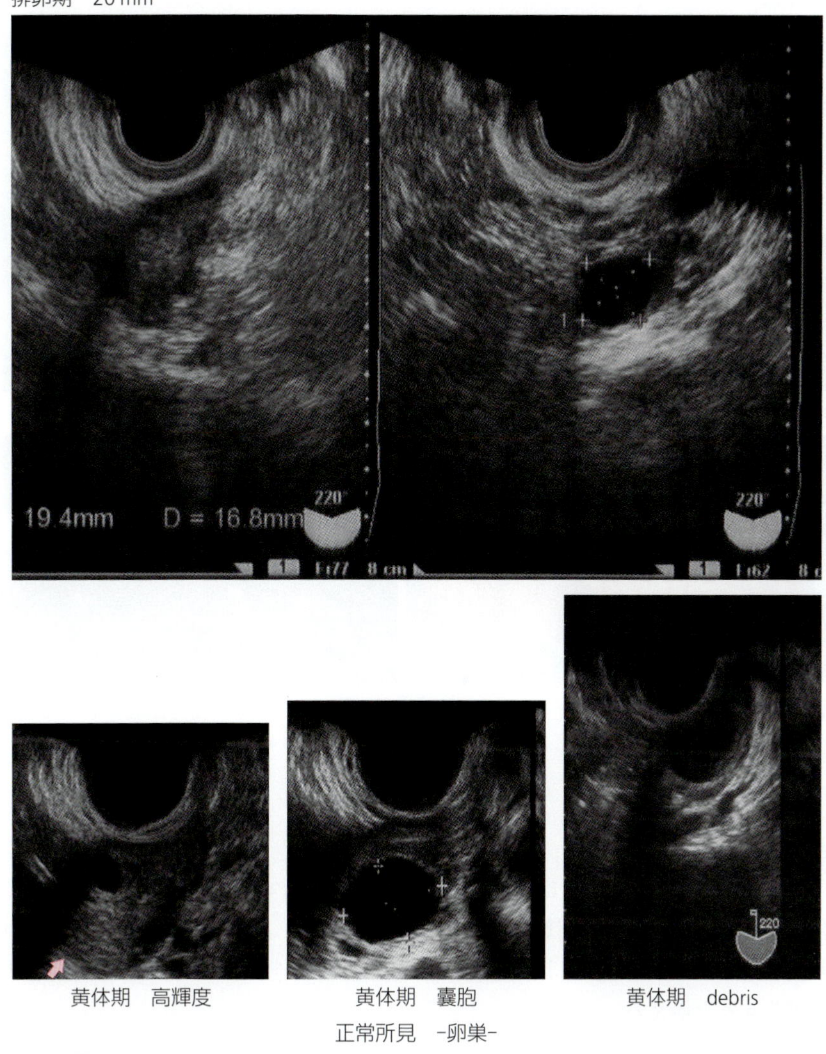

図5 黄体の所見

になる．内膜厚は 10 mm 以上になり，排卵期に比較して数 mm 厚くなる．

卵管水腫

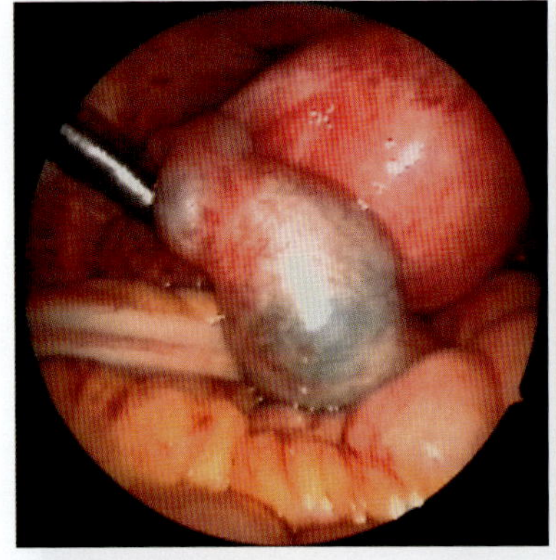

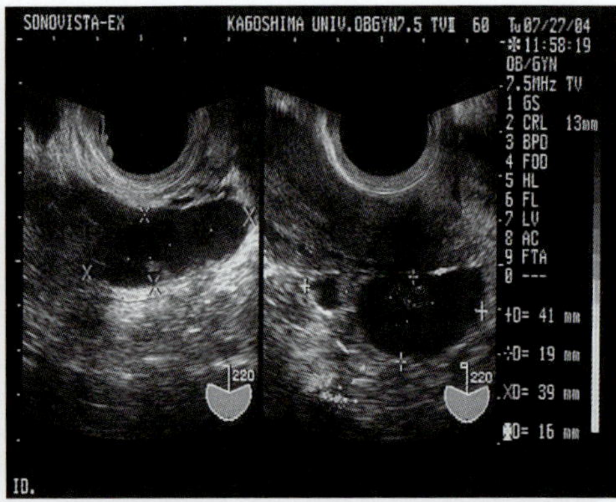

子宮腺筋症（全周性）

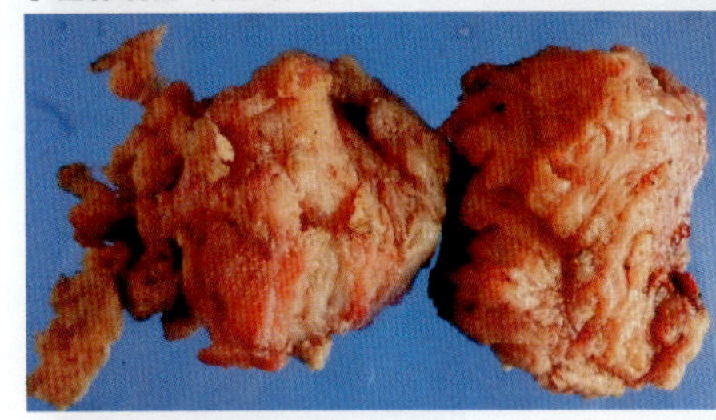

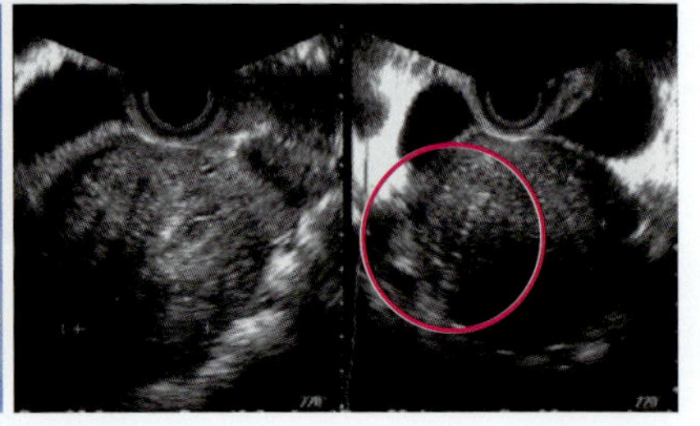

図 6　異常所見

② 異常所見

a. 卵管

卵管水腫は，螺旋状または棍棒状の低輝度領域を示す（図 6）．卵管水腫は，黄体期中期に最大となり，月経開始とともに縮小する．よく問診すると，排卵後から褐色帯下が始まり（黄体期に卵管内容液が増え，子宮内へ逆流），月経開始と共に消失すると訴える．

b. 子宮

内膜厚が 7 mm 以下の場合着床障害となる．クロミフェンの副作用や頸管・内膜癒着を疑う．内膜厚が 20 mm 以上の場合は，体癌やポリープなどの器質的疾患を疑う．内膜ポリープと分泌期内膜の輝度は共に高く，この時期には鑑別できない．卵胞期に必ず再検し，器質的疾患を除外する．低輝度の筋層・筋腫と分泌期内膜の境界は明瞭で，粘膜下筋腫や子宮奇形は逆に診断しやすい．

JCOPY 498-06080

4 3D 超音波検査

3 次元形態の捕捉以外にも，観察対象となる組織の断面積・体積を瞬時に数値化できる．子宮奇形の診断や卵胞計測時間の短縮に有用である．

5 ドップラー法

(1) 2D ドップラー

従来，血流量の直接測定はできず，PI（pulsatility index＝PSV−拡張器終末の血流速度/PSV），RI（resistance index），PSV（peak systolic velosity：収縮期の血流速度のピーク値）を血流の指標としてきた．

a. 卵巣

首席卵胞周囲の PSV が 5～10 cm/秒で，間質では 6～12 cm/秒である[4]．健常な黄体内での PSV は高いが[5]，未破裂黄体では低い[6]．

b. 子宮

子宮動脈の PI 値が 3.0～3.3 以上になると，妊娠率が 50％から 20％へと低下するため，PI 値 3 未満が妊孕性を反映する指標とされてきた[7,8]．

(2) 3D ドップラー

内膜厚や子宮動脈 PI 値より黄体期 4～6 日目の内膜血流が，妊娠を予測する優れた指標[9]と報告され，内膜血流に関心が集まった．3D ドップラーは，単位体積当たりの組織を通過する血液細胞の量を定量化させ，臓器の血流分布をリアルタイムに記録できる．パラメータとして，VI〔vascularization index：血管分布(密度）を反映〕，FI（flow index：組織を通過する血液細胞の量），VFI（vascularization flow index：単位体積あたりの組織を通過する血液細胞量を反映）がある．

子宮血流量自体が少ない症例では，内膜血流動態を正確に判定できなかった[10]．しかし，最新の 3D カラードップラーでは小血管や低速の血流検出も可能になり，以下に述べるような報告が次々となされた．

a. 卵巣

- 過排卵誘発（controlled ovarian hyperstimulation：COH）

  COH 高反応群（血清エストラジオール：E_2＞3000 pg/mL　卵胞数＞15 個以上）では，卵胞期の VI，FI，VFI が，対照群に比較して高く[11]，低反応群（血清 E_2＜600 pg/mL　卵胞数＜3 個以下）では低い[12]．刺激前の卵胞血流から，

COH に対する卵巣の反応性を推測できる．

• 早発卵巣不全と卵巣血流

卵巣内の血流の欠如は，FSH の上昇・卵巣容積の減少よりも先行する．血中 E_2 低下とともに血流は急激に低下し[13]，ホルモン補充開始後約 3 か月で血流は再上昇する[14]．

b. 子宮

子宮動脈は，筋層を貫き子宮内膜の基底膜までを栄養する放射状動脈（内膜下血流）と基底膜を穿通し内膜まで栄養する螺旋動脈（内膜血流）に分枝する．それぞれの動脈の RI や PI 値は妊孕性と相関しないが，3D カラードップラーで内膜血流が少ないと着床率が低下する[9]報告は多い．

IVF による妊娠・非妊娠群の比較では，内膜の厚さ・容積・血流において両群間差異はない[15]．一方で，刺激前の内膜下 FI 低値が妊娠を反映する最も強い指標である[16]．妊娠群では，胚移植時は内膜下 FI が高値，hCG 投与日では内膜下 VFI 高値[17]を示すなど，定説はない．hCG 投与すると両群ともに内膜と内膜下の容積が減少し，生児獲得群の内膜血流は流産群に比較して多く，内膜血流減少と流産との関連性を示唆する報告[18]もある．

おわりに

超音波検査は，不妊のルーチン検査として必須で，対費用効果の面でも優れている．子宮内膜のゲノム解析・子宮腔内洗浄液内のサイトカイン分析など，着床能の新しい評価法はリアルタイムに診断できない．リアルタイム解析が可能な 3D カラードップラーによる内膜血流解析は，不妊や流産を含めた着床障害治療に道を開くかもしれない．

☞参考文献

1） J AIUM Practice Guideline for the Performance of a Focused Reproductive Endocrinology and Infertility. Scan Ultrasound Med. 2012; 31: 1865-74.
2） Piiroinen O. Studies in diagnostic ultrasound. Size of non-pregnant uterus in women of child-bearing age and uterine growth and foetal development in the first half of normal pregnancy. Acta Obstet Gynecol Scand Suppl. 1975; 46: 1-60.
3） Granberg S, Wikland M. Comparison between endovaginal and transabdominal transducers for measuring ovarian volume. J Ultrasound Med. 1987; 6: 649-53.

4) Ekerhovd E, Fried G, Granberg S. An ultrasound-based approach to the assessment of infertility, including the evaluation of tubal patency. Best Pract Res Clin Obstet Gynaecol. 2004; 18: 13-28.
5) Bourne TH, Hagström H, Hahlin M, et al. Ultrasound studies of vascular and morphological changes in the human corpus luteum during the menstrual cycle. Fertil Steril. 1996; 65: 753-8.
6) Zaidi J, Jurkovic D, Campbell S, et al. Luteinized unruptured follicle: morphology, endocrine function and blood flow changes during menstrual cycle. Hum Reprod. 1995; 10: 44-9.
7) Steer CV, Campbell S, Tan SL, et al. The use of transvaginal color flow imaging after in vitro fertilization to identify optimum uterine conditions before embryo transfer. Fertil Steril. 1992; 57: 372-6.
8) Steer CV, Tan SL, Dillon D, et al. Vaginal color Doppler assessment of uterine artery impedance correlates with immunohistochemical markers of endometrial receptivity for the implantation of an embryo. Fertil Steril. 1995; 63: 101-8.
9) Jinno M, Ozaki T, Iwashita M, et al. Measurement of endometrial tissue blood flow: a novel way to assess uterine receptivity for implantation. Fertil Steril. 2001; 76: 1168-74.
10) Ng EHY, Chan CCW, Tang OS, et al. Relationship between uterine blood flow and endometrial and subendometrial blood flow during stimulated and natural cycles. Fertil Steril. 2006; 85: 721-7.
11) Pan HA, Wu MH, Cheng YC, et al. Quantification of ovarian Doppler signal in hyperresponders during in vitro fertilization treatment using three-dimensional power Doppler ultrasonography. Ultrasound Med Biol. 2003; 29: 921-7.
12) Pan HA, Wu MH, Cheng YC, et al. Quantification of ovarian stromal Doppler signals in poor responders undergoing in vitro fertilization with threedimensional power Doppler ultrasonography. Am J Obstet Gynecol. 2004; 190: 338-44.
13) Pan HA, Cheng YC, Li CH, et al. Ovarian stroma flow intensity decreases by age: a three-dimensional power Doppler ultrasonographic study. Ultrasound Med Biol. 2002; 28: 425-30.
14) Pan HA, Li CH, Cheng YC, et al. Quantification of ovarian stromal Doppler signals in postmenopausal women receiving hormone replacement therapy. Menopause. 2003; 10: 366-72.
15) Jarvela IY, Sladkevicius P, Kelly S, et al. Evaluation of endometrial receptivity during in-vitro fertilization using three-dimensional power Doppler ultrasound. Ultrasound Obstet Gynecol. 2005; 26: 765-9.
16) Schild RL, Holthanus S, Alquen JD, et al. Quantitative assessment of subendometrial blood flow by three-dimensional-ultrasound is an important predictive factor of implantation in an in-vitro fertilization programme.

Hum Reprod. 2000; 15: 89-94.

17) Wu HM, Chiang CH, Huang HY, et al. Detection of the subendometrial vascularization flow index by three-dimensional ultrasound may be useful for predicting the pregnancy rate for patients undergoing in vitro fertilization-embryo transfer. Fertil Steril. 2003; 79: 507-11.

18) Ng EH, Chan CC, Tang OS, et al. Endometrial and subendometrial vascularity is higher in pregnant patients with livebirth following ART than in those who suffer a miscarriage. Hum Reprod. 2007; 22: 1134-41.

〈沖 利通〉

JCOPY 498-06080

2 血液検査

A 内分泌検査：月経期・排卵期・黄体期

女性の内分泌環境は幼児期から，思春期，性成熟期，更年期，老年期と大きく変化していく．また性成熟期では月経周期内でも大きく変化するため，正常月経周期における視床下部-下垂体-卵巣-子宮系などのメカニズムを十分に理解しないといけない．

排卵に関与する下垂体ホルモンは卵胞刺激ホルモン（FSH），黄体化ホルモン（LH）であり，FSH, LH は視床下部からのゴナドトロピン放出ホルモン（GnRH）の調節下で下垂体前葉において産生分泌される．この FSH，LH の作用で卵巣においてエストロゲンやプロゲステロン（P_4）などのステロイドホルモンが産生され，標的組織（子宮内膜など）に作用する[1]．またこれらの調節には局所調節因子である各種の成長因子やサイトカインの働きも関与していることも理解しておいたほうがよい[2]．

正常月経周期における基礎体温表，各種血中ホルモン動態と子宮内膜の変化を示す[3]（図1）．

FSH の作用で卵胞が発育し血中エストラジオール（E_2）のピークがみられる．これにより LH サージが起こり排卵が起こる．またエストロゲンは頸管粘液量を増加させ，また子宮内膜を厚くさせ着床に有利に働く．さらに P_4 の作用により基礎体温が上昇する．これらを総合的に理解するには血中ホルモン値の測定は不可欠である．本稿では視床下部-下垂体-卵巣系に関する血中ホルモンを中心に概説する．

(1) ホルモン基礎値の測定時期と測定上の注意点

ホルモン基礎値の測定時期と項目を示す（図2）．血中ホルモン濃度は性周期による変動だけでなく日内変動も存在し，ストレスや食事などによっても影響を受けるので，採血時間や採血条件に注意が必要である．また，測定法により基礎値が異なるので各自施設の測定法と基礎値を確認しておくことが重要である．

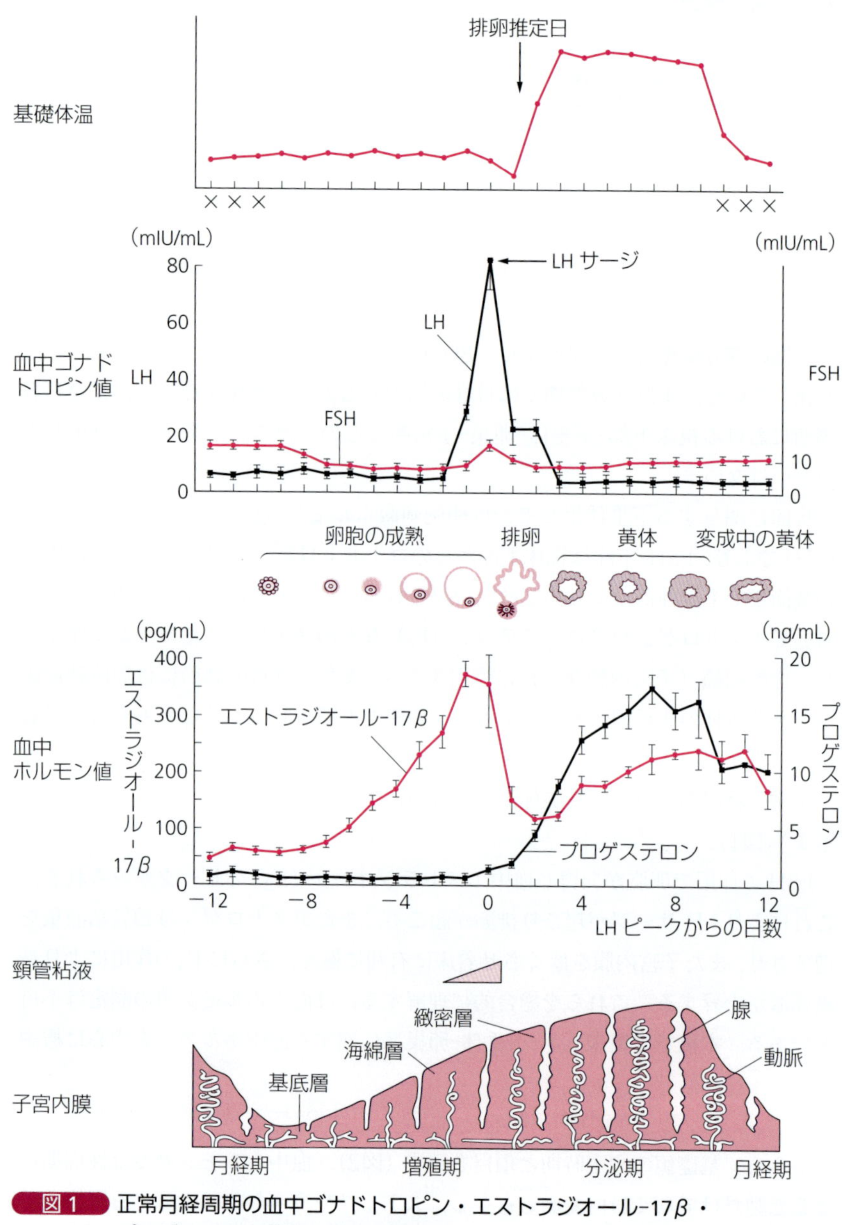

図1 正常月経周期の血中ゴナドトロピン・エストラジオール-17β・プロゲステロン動態と子宮内膜の変化

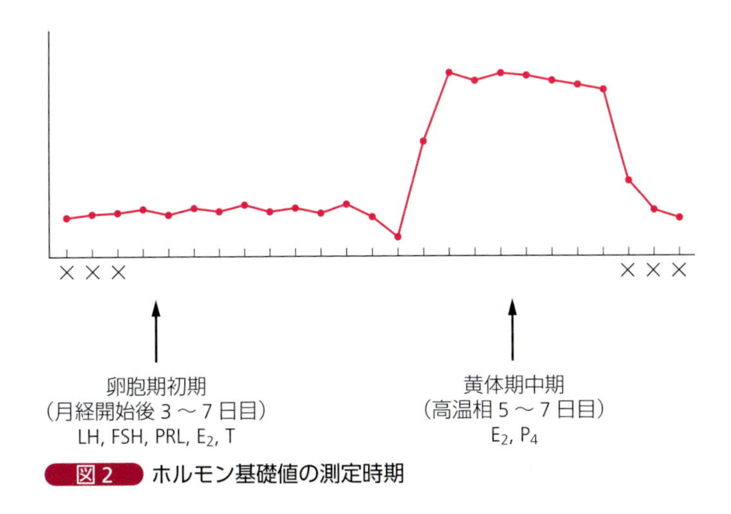

図 2 ホルモン基礎値の測定時期

月経のある患者では月経開始後 3~7 日目に FSH, LH, プロラクチン（PRL）, E_2, テストステロン（T）を測定し，卵巣の予備能や高 PRL 血症さらに多嚢胞性卵巣症候群（PCOS）などの診断を行う．無月経や稀発月経の患者では性ステロイドホルモン剤により消退出血を起こさせた後に測定することもあるが，本来の値より低い結果が得られる可能性があるので基礎体温表と超音波検査で卵胞発育の状態を調べ，LH サージの起きる排卵期や黄体期でないことを確認してから採血し，その後に消退出血を起こすことが望ましい．

黄体期中期，基礎体温が上昇してから 5~7 日目に E_2と P_4を測定し黄体機能を評価する．

(2) ホルモン基礎値の評価

性成熟期女性のホルモンの基準値の 1 例を示す[4)]（表1）．ただし，検査法の違いなどから種々の報告があるので，あくまでも参考値として各施設で基準値を設定したほうがよい．

①黄体化ホルモン（LH）

血清 LH 基礎値の測定は視床下部・下垂体の障害や PCOS の診断に有用である．卵胞の発育とともに卵胞内で E_2の産生が急激に増加し positive feedback 機構により LH サージが引き起こされる．排卵は LH サージの開始の 32~40 時間後，LH サージのピークから 12~16 時間後に起きる[5)]ので，LH サージを同定すれば排卵時期を予測できる．

表 1 性成熟期女性の各種ホルモンの基準値（星 和彦．臨床エビデンス婦人学．メジカルビュー社；2003．p. 186−95[4]より一部改変）

	エストラジオール (pg/mL)	プロゲステロン (ng/mL)	LH (mIU/mL)	FSH (mIU/mL)	プロラクチン (ng/mL)	テストステロン (ng/mL)
卵胞期	20～40	0.1～0.5	5～20	5～15	<15	0.2～0.6
排卵期	150～400	0.1～0.5	40～100	40～100	<15	0.2～0.6
黄体期	100～300	5.0～20.0	5～20	5～20	<15	0.2～0.6

②卵胞刺激ホルモン（FSH）

血清 FSH 基礎値の測定は，視床下部・下垂体の障害や卵巣予備能の検査に有用である．加齢や早発卵巣機能不全などの卵巣機能低下では 30 mIU/mL 以上になる．臨床的には 15 mIU/mL を超えた場合は卵巣機能の低下が示唆され，注意を要すると考えている．

③プロラクチン（PRL）

血清 PRL 値は食事，運動，睡眠，ストレス，乳房刺激，内診による疼痛刺激などにより分泌が亢進し，また排卵期にやや上昇する．薬剤性高 PRL 血症の場合もあり，問診で向精神薬，降圧薬，胃腸薬などの服用確認が必要である．高 PRL 血症は，昼間安静時の血中 PRL 値が基準値（WHO の標準品 1st IRP−PRL を用いた IRMA 法で 15 ng/mL）以上のものとされている．特に 50 ng/mL 以上の場合は下垂体プロラクチノーマを疑い，CT や MRI で精査する必要がある．高 PRL 血症では乳漏症，排卵障害，黄体機能不全，初期流産との関連が示唆されている．

④エストラジオール（E_2）

血清E_2値の測定は，卵巣機能や黄体機能不全の診断に有用である．基礎値が80 pg/mL を示すような場合は卵巣機能の低下を意味する．これはインヒビン B の低下によるものとされている[6]．

⑤プロゲステロン（P_4）

黄体期中期の血清 P_4 値が 10 ng/mL 未満の場合，黄体機能不全と考えられる．ただし基礎体温が上昇しても血清 P_4 値が低めの場合，黄体化非破裂卵胞（LUF）の可能性もあるので注意が必要である．臨床的には 15 ng/mL 未満の場合，黄体ホルモンの投与などを行っている．

⑥テストステロン（T）

血清 T 値の測定は，高アンドロゲン血症，特に PCOS の診断に有用である．

JCOPY 498-06080

T 値は排卵期にやや上昇するため，卵胞期初期である月経周期 3~7 日目に測定する．

PCOS では他のアンドロゲンであるアンドロステンジオ（A）や主に副腎で産生されるデヒドロエピアンドロステロンサルフェート（DHEAS）が高値を示す症例もある．ただし A の測定は保険収載されていない．

☞文献

1） 田原隆三，他．排卵障害の治療　視床下部－下垂体障害．産科と婦人科．1997：64：171-84.
2） 藤間芳郎，他．卵巣におけるホルモン合成と分泌．産婦人科医の世界．1998：'98 冬季増刊号：25-34.
3） 田原隆三．女性内分泌．In：柴原浩章，他編．図説よくわかる臨床不妊症学【一般不妊治療編】．2 版．東京：中外医学社；2012．p.2-16.
4） 星　和彦．不妊症の検査と診断．In：佐藤和雄，他編．臨床エビデンス婦人学．東京：メジカルビュー社；2003．p.186-95.
5） World Health Organization. Task Force on Methods for the Determination of the Fertile Period. Special Programme of Research Training in Human Reproduction：Tempral relationships between ovulation and defined changes in the concentration of plasma estradiol-β, luteinizing hormone, follicle-stimulating hormone, and progesterone. Am J Obstet Gynecol. 1980：138：338.
6） Smotrich DB, et al. Prognostic value of day 3 estradiol on in vitro fertilization out come. Fertil Steril. 1995：64 1136-40.

〈藤間芳郎　田原隆三〉

B 負荷試験：LH-RH test　TRH test

(1) LH-RH test

目的

LH-RH test は gonadotropin releasing hormone（GnRH）負荷試験とも呼ばれる．GnRH は末梢血中ではその濃度が非常に低く直接的な血中濃度測定を行うことは極めて困難である．そのため外因性に GnRH を投与しその反応性を評価することによって間脳-下垂体-卵巣系のホルモン動態を推測することを目的として本検査は行われる[1]．

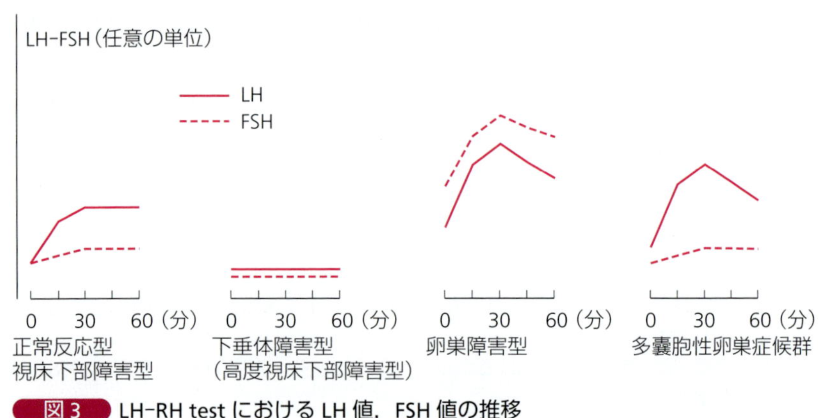

図3 LH-RH test における LH 値, FSH 値の推移

対象

主に無月経や排卵障害の症例が検査の対象となる.

排卵障害症例では低ゴナドトロピン性の特発性間脳性無月経, 体重減少性無月経, 汎下垂体機能低下症 (Sheehan 症候群など), 正ゴナドトロピン性の多嚢胞卵巣症候群, 高ゴナドトロピン性の原発性無月経 (Turner 症候群など), 早発卵巣不全などの症例が対象となる. その他無月経の症例ではないが思春期早発症に用いられることもある.

方法

Gn-RH 100 μg (LH-RH 注 0.1 mg「タナベ」TM田辺三菱製薬) を静脈注射し, 投与前, 15, 30, 60, 120 分後に採血し血清 LH, FSH を測定する. また簡便に行う場合には投与前と 30, 60 分の 3 回の採血でも一定水準の判断はできる. 正常女性の卵胞期初期の反応型を標準とする. 月経を有する症例においては卵胞期初期に行う. 無月経の症例に対してはゲスターゲンやエストロゲンの投与を行う前に検査する. これは投薬による LH, FSH 分泌への影響の発生を回避するためである. すでに種々のホルモン投与が行われている時は 3 週間以上の休薬期間を置く.

判定方法

正常女性では GnRH 負荷後のほぼ 30~60 分で最大反応を示す. LH の反応は FSH よりも早くかつ大きい. 正常女性の基礎値は LH 2.0~6.8 mIU/mL, FSH 4.3~12.9 mIU/mL とされ LH-RH test のピーク値は LH 17.6~32.3 mIU/

JCOPY 498-06080

mL，FSH 9.3～24.9 mIU/mL とされる[2]．増加率としては LH 5～10 倍，FSH 2.0～2.5 倍である．

無月経や無排卵の症例は反応様式により，視床下部障害型，下垂体障害型，卵巣障害型，多嚢胞性卵巣型に分けられる．

視床下部障害型では LH，FSH の基礎値が低く負荷後の反応は良好である．

下垂体障害型では視床下部障害型と同様に LH，FSH の基礎値は低いが負荷後の反応は不良である点が異なる．ただし高度な視床下部障害型（重症の体重減少性無月経で視床下部性が長期化した例など）では下垂体障害型を呈することがある．下垂体障害型と高度な視床下部障害型との鑑別を行うために ACTH, PRL, TSH, GH などの他の下垂体ホルモンの測定値を参考にすることも重要である[1,3]．

卵巣障害型では LH，FSH の基礎値は高く負荷後の反応も過剰反応を示す．閉経期女性に代表される高ゴナドトロピンの状態であり FSH は高値である．

多嚢胞性卵巣症候群（polycystic ovary syndrome：PCOS）型では FSH の基礎値は正常であるが LH の基礎値は高く，両者とも反応は良好であるが負荷後の LH はやや過剰で高値が遅延する反応を示す．

(2) TRH test (thyrotropin releasing hormone (TRH) - stimulation test)

目的と方法

TRH test すなわち甲状腺刺激ホルモン放出ホルモン（TRH）負荷試験は TRH に対する下垂体のプロラクチン（PRL）の分泌刺激試験を目的として用いられている．

血中 PRL の値は測定条件や時刻による影響を受けやすく単回測定ではその正確な評価は困難なため TRH 負荷試験は PRL 分泌異常を検索する上で有用な検査であると位置づけられている．卵胞期初期に TRH 500 μg（TRH 注 0.5 mg「タナベ」™田辺三菱製薬）を静脈注射し投与前，15，30，60 分後に採血し血清 PRL 値の測定を行う．なお GnRH テストと同時に行う場合もある．

対象

基礎値が基準値内であっても夜間に PRL 分泌の亢進する症例が存在するがこのような症例は潜在性高 PRL 血症（occult hyperprolactinemia：OHP）と呼ばれており TRH 負荷試験により過剰反応を示す．OHP は明らかな高 PRL 血症とは別に一部の排卵障害や黄体機能不全の病態に関与すると言われている[4]．

判定方法

血中 PRL の基準値は IRMA（免疫放射定量：RIA ラジオイムノアッセイの一

つ）法では 15 ng/mL 以下とされ FEIA（蛍光酵素免疫測定）法では 2.7～28.8 ng/mL，ECLIA（電気化学発光免疫測定）法では 4.3～32.4 ng/mL とされている．OHP の明確な診断基準は存在しないが負荷後の 15 分値で 100 ng/mL 以上 30 分値で 70 ng/mL (IRMA 法) 以上の症例を OHP と診断することが多い[3,4]．15～30 分後のピーク値と基礎値の比 (peak/basal ratio) が健常者において 3～5 であることからそれ以上の値を有するものを過剰反応症例とすることもある[5]．基礎値が高値であるが TRH 負荷試験による増加反応が乏しい場合は下垂体腺腫であるプロラクチノーマが存在する可能性を考える[3]．

☞文献

1) 小川修一，荒木重雄．婦人科における検査法─有用性と再評価 不妊 GnRH テストはどんな症例に必要か．臨床婦人科産科．1997；51：932-4.
2) 升田博隆，丸山哲夫，内田 浩，他．【検査値をどう読むか 産婦人科診療へのアプローチ】 生殖・内分泌 GnRH 負荷試験．産科と婦人科．2004；71：110-4.
3) 平池 修，矢野 哲．生殖医療ガイドブック 2010．日本生殖医学会，編．東京：金原出版；2010．p.109-11.
4) 石原 理，斉藤正博，木下勝之．生殖内分泌・不妊・不育 ホルモン負荷テスト．産科と婦人科．1997；64：122-3.
5) Hale DE, Cody JD, Schaub RL, et al. Prolactin (PRL) Response to Thyrotropin Releasing Hormone (TRH) in Children with 18q− Syndrome+432. Pediatr Res. 1998 43：76.

〈堀内 功〉

C 甲状腺機能検査

(1) 不妊症および不育症女性に対する甲状腺機能検査の意義

甲状腺機能異常症が不妊症または不育症に合併する頻度は，それぞれ約 6%と報告されている[1]．甲状腺機能異常症は，甲状腺機能亢進症と甲状腺機能低下症に分類される．近年，明らかな甲状腺機能異常症の他に，潜在性甲状腺機能低下症と不妊症および不育症との関連が明らかになり注目されている．この病態は，甲状腺ホルモンが測定基準値内であるが甲状腺刺激ホルモン（thyroid stimulating hormone：TSH）のみが基準値を上回っており，軽度の甲状腺ホルモンの不足の状態である．不妊女性における潜在性甲状腺機能低下症の頻度は約 10%と報告されている[2]．一方，潜在性甲状腺機能低下症の流死産などの胎児喪失率は

6.1%であり，対照の3.6%と比べ有意に高率であるとの報告がある[3]．妊娠時における甲状腺疾患管理の国際ガイドラインでは，甲状腺機能低下症に対して，妊娠前にTSH値を適正な値（TSH<2.5 μU/mL）にコントロールするべきであるとしている[4]．以上の理由から，不妊症および不育症女性に対して，甲状腺機能検査をスクリーニング検査として行うことは，治療上の観点からも妥当と考えられる．

(2) 甲状腺機能検査と抗甲状腺自己抗体

以下に示す甲状腺機能検査と抗甲状腺自己抗体の検査により甲状腺機能異常をスクリーニングする．

① 甲状腺機能検査

a. TSH（thyroid stimulating hormone，甲状腺刺激ホルモン）

TSHは視床下部の甲状腺刺激ホルモン放出ホルモンにより，下垂体前葉から分泌され，甲状腺ホルモン（T3およびT4）により抑制される（視床下部－下垂体－甲状腺系のネガティブフィードバック機構）．甲状腺ホルモンの整数的な変化に対してTSHは指数関数的に変動し，甲状腺機能検査で最も鋭敏な指標である．TSH値はヨードを含んだ造影剤により影響を受けるので，子宮卵管造影検査後は測定値の解釈には注意を要する．TSH値の基準値は0.3～4.0 μU/mL（測定法により若干異なる）である．原発性甲状腺機能低下症では明らかに基準値を超えるが，TSHが基準値内でも2.5 μU/mL以上の場合は潜在性甲状腺ホルモン低下症を念頭に置く．

b. FT4（free thyoxine，遊離サイロキシン）

T4は大部分がサイロキシン結合タンパクまたはアルブミンと結合し，血中のFT4は総T4の約0.02%である．T4は前駆ホルモンと考えられ，末梢で活性型のT3に転換されてその主な生理作用を発揮する．総T4が結合タンパクの増減により影響を受けるのに対して，それらの影響を受けないFT4がよりよい指標となる．FT4の基準値は0.97～1.79 ng/dL（EIA）である．

c. FT3（free triiodothyronine，遊離トリヨードサイロニン）

T3は甲状腺からも分泌（全体の20%）されるが，その大部分は脱ヨウ素酵素により末梢でT4から転換される（全体の80%）．T3はT4と同様に結合タンパクと結合し，血中のFT3は総T3の約0.4%である．FT3の基準値は2.47～4.34 pg/mL（EIA）である．

② 抗甲状腺自己抗体

a. 抗 TSH 受容体抗体 (TRAb, TSAb)

抗 TSH 受容体抗体には，① TRAb と② TSAb がある．① TRAb は TSH 受容体への TSH の結合を阻害する活性として測定される．② TSAb は甲状腺刺激抗体と呼ばれ，患者の IgG 分画を培養甲状腺細胞に添加して，産生される cAMP を測定する生物学的検定方法である．TRAb は未治療の Basedow 病ではほぼ 100％で陽性となるが，同じ甲状腺中毒をきたす無痛性甲状腺炎や亜急性甲状腺炎では TRAb は陰性であり鑑別に有用である．

b. 抗甲状腺ペルオキシダーゼ抗体 (TPOAb)

TPOAb は甲状腺ホルモン合成酵素である甲状腺ペルオキシダーゼ (TPO) に対する抗体である．TPOAb は Basedow 病，慢性甲状腺炎 (橋本病) で陽性となる．

c. 抗サイログロブリン抗体 (TgAb)

TgAb は甲状腺に特異的なタンパクであるサイログロブリン (Tg) に対する自己抗体である．TgAb は Basedow 病，慢性甲状腺炎 (橋本病) で陽性となる．

☞文献

1) 網野信行，玉井秀一．生殖医療における甲状腺機能異常．産婦人科治療．2011；102：277-84.
2) Poppe K, Velkeniers B, Glinoer D. Thyroid disease and female reproduction. Clin Endocrinol (Oxf). 2007；66：309-21.
3) Negro R, Schwartz A, Gismondi R, et al. Increased pregnancy loss rate in thyroid antibody-negative women with TSH levels between 2.5 and 5.0 in the first trimester of pregnancy. J Clin Endocrinol Metab. 2010；95：E44-8.
4) Abalovich M, Amino N, Barbour LA, et al. Management of thyroid dysfunction during pregnancy and postpartum：an Endocrine Society Clinical Practice Guideline. J Clin Endocrinol Metab. 2007；92：S1-47.

〈髙橋俊文〉

D インスリン抵抗性

(1) インスリン抵抗性の基礎知識

インスリン抵抗性 (IR) とはインスリンの血糖降下作用が減弱している状態をいい，肥満が深く関与する．IR が存在すると代償性の高インスリン血症が生じ，その上にインスリン分泌が不足すると2型糖尿病が発症する．また，IRでは脂質異常症，高血圧症も起き，長期的には虚血性心疾患などの動脈硬化性病変を引き起こす．多嚢胞性卵巣症候群や肥満患者に見られる排卵障害にも関与している．

(2) インスリン抵抗性の評価法

IRの精密な評価法として，高インスリン正常血糖クランプ法（グルコースクランプ法）などがある．簡便な評価法としては，空腹時インスリン，HOMA-IR (homeostasis model assessment as a clinical index of insulin resistance)[1]などがあり，この内，HOMA-IRが頻用される．

(3) HOMA-IR法

① 検査の概要

HOMA-IR法は空腹時の血糖（FPG）とインスリン値（IRI）の積を正常者の平均値の405で除したものである．

算出式：HOMA-IR＝FPG（mg/dL）×IRI（μU/mL)/405

1が正常者の平均で，1.6以下を正常，2.5以上をインスリン抵抗性ありとする(日本糖尿病学会，編．糖尿病治療ガイド)[2]．

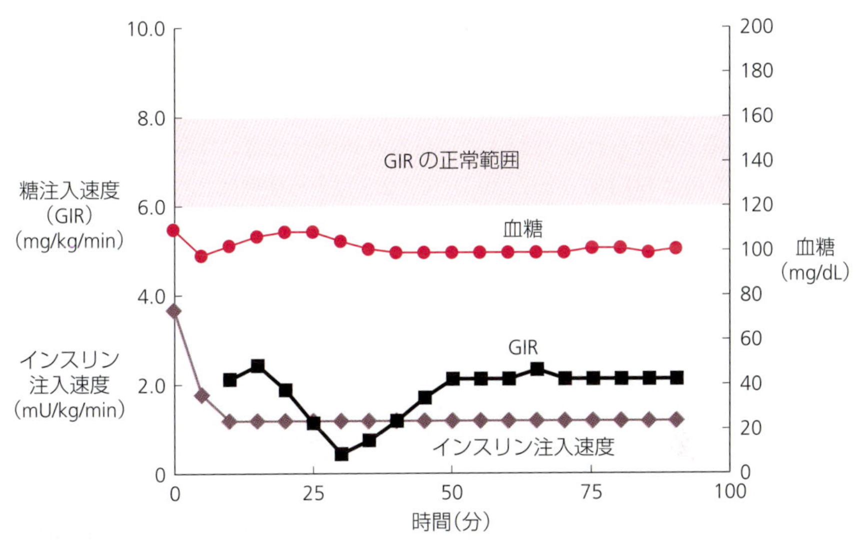

図4 肥満PCOS患者に対するグルコースクランプ法

肥満PCOS（BMI 31），恒常状態となった時のGIRは2.05で，インスリン抵抗性ありと判定．

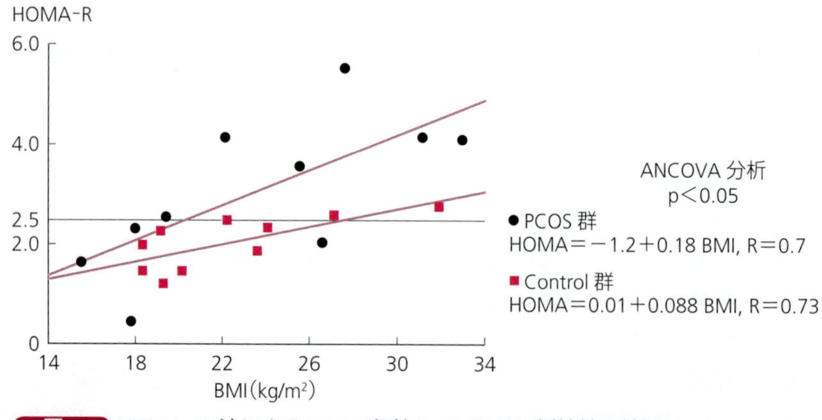

図 5 HOMA-IR 法による PCOS 患者のインスリン抵抗性の検討

② 注意点

空腹時血糖（FPG）が 140 mg/mL 以下の場合にはグルコースクランプとよく相関する[6)]が，糖尿病の患者では正確さを欠く．

③ 婦人科患者での適応

月経不順を有する肥満患者や PCOS 患者．

④ 検査成績

PCOS 患者は正常者よりも HOMA-IR 値が高く，インスリン抵抗性が病態に関与していると考えられる（図 5）[3,4)]．日本の PCOS 患者のうち，HOMA-IR が 1.6 以下の症例は 50.1％（197/393）で，2.5 以上の症例は 32.8％（129/393）である[5)]．

☞文献

1） Matthews DR, Hosker JP, Rudenski AS, et al. Homeostasis model assessment: insulin resistance and β-cell function from fasting plasma glucose and insulin concentrations in man. Diabetologia. 1985; 28: 412-9.
2） 日本糖尿病学会，編．糖尿病に関する指標．糖尿病治療ガイド 2006-2007．東京：文光堂；2006．p.9-11.
3） Carmina E, Lobo RA. Use of fasting blood to assess the prevalence of insulin resistance in women with polycystic ovary syndrome. Fertil Steril. 2004; 82: 661-5.
4） 松崎利也．インスリン抵抗性．生殖医療ガイドブック．In：日本生殖医学会，編．

東京：金原出版；2010．p.134-6.
5) 水沼英樹，苛原　稔，小辻文和，他．本邦における多嚢胞性卵巣症候群の新しい診断基準の設定に関する小委員会（平成17年度〜平成18年度）検討結果報告．日産婦誌．2007；59：868-86.
6) Bonora E, Targher G, Alberiche M, et al. Homeostasis model assessment closely mirrors the glucose clamp technique in the assessment of insulin sensitivity：studies in subjects with various degrees of glucose tolerance and insulin sensitivity. Diabetes Care. 2000；23：57-63.

〈松崎利也〉

E 卵巣予備能：AFC・AMH

(1) 卵巣予備能（ovarian reserve）とは

卵巣予備能という言葉は正式に定義されていない．卵巣には，女性ホルモンを産生する内分泌臓器の働きと，胎児期からの原始卵胞を長期にわたり休眠状態で保存し，しかも思春期以降少量ずつ受精可能な状態へ卵子を成熟させ排卵させるという高度な原始卵胞制御機構がある．早発卵巣不全では早期に原始卵胞が枯渇する．卵巣におけるホルモン産生と原始卵胞発育は密接に関連する．したがって，卵巣予備能を狭義に残存原始卵胞ととらえ簡明にしたい．原始卵胞は，胎児期に一度だけ500〜700万個まで増えるが，生まれた時には既に200万個まで減少し，生殖期には10〜30万個となり，そこから1か月約1000個ずつ恒常的に確実に減少していく．

(2) 卵巣予備能の評価

従来，卵巣予備能の評価には，年齢，FSH基礎値，インヒビンB値，AMH値，胞状卵胞数（antral follicle count：AFC），両側卵巣体積，clomiphene citrate challenge test（CCCT），gonadotropin releasing hormone agonist stimulation test（GAST）などが用いられてきた[1]．年齢は平均的なことしか言えず，FSH基礎値は前周期ホルモン環境の影響を大きく受け不安定で，しかもほとんど治療不可能になってからしか変化しない．インヒビンB値，両側卵巣体積，CCCT，GASTはあまり臨床の現場では実施されていない．

(3) 胞状卵胞数（AFC）

胞状卵胞数は，通常月経周期3日目頃に経腟超音波断層法を用いて，両側卵巣にある直径約2 mmから9〜10 mmの胞状卵胞の数をカウントする検査である．

小さな卵胞と他の構造との識別やカウントが難しく，超音波検査施行者の技量や熟練により所見は変化するため，卵巣予備能判定としては不安定に思われるが，現在AMH (anti-Müllerian hormone) と並んで信頼できる検査の一つとなっている[2].

(4) アンチミューラリアンホルモン：抗ミュラー管ホルモン (AMH)

AMHは胎生期の男児の精巣に早期に発現し，男児の生殖器を形成する．女児の卵巣においても妊娠32週頃に発現し，前胞状卵胞と小胞状卵胞の顆粒膜細胞から分泌され，卵胞発育に従ってその分泌は減少する．AMHは卵巣に残存する原始卵胞数と相関し，月経周期にあまり左右されない卵巣予備能のマーカーとして普及してきた．その作用は原始卵胞から一次卵胞への卵胞発育に関与し，成熟卵胞の発育にも影響していると報告されている[3]．AMHは19番染色体上の遺伝子にコードされ，TGF (transforming growth factor)-βスーパーファミリーに属す2つの72 kDaモノマーが結合した糖蛋白ダイマーである．

(5) AMHの測定

AMHはELISA法により測定キット (AMH GenⅡ ELISA KIT®：MBL社) で測定されている．変動係数 (CV) が大きく不安定なため2検体測定し，測定値の評価には注意を要する．AMH値に平均値・中央値はあるが統計的に正規分布を示さない[4]．特に30代では年齢とAMH測定値は相関しない (図6)．すなわち，標準値・正常値がないことが特徴であり，卵巣年齢という説明根拠はない．

(6) AMHの変化

受胎から閉経までの期間に認められた非発育卵胞数の予測値と血中AMHレベルが報告されている (図7)[5]．非発育卵胞数とAMHが相関するのは成人になってからであり，最初から個人差があることが推察される．多嚢胞性卵巣症候群の患者ではAMHは高値を示す．

(7) AMHの臨床応用

AMHが0であっても妊娠・出産例はあり，自然妊娠出産している人も多い．測定感度の問題から，AMH 0は原始卵胞が全くないことを意味しているわけではない．AMHはそのメカニズムから調節卵巣刺激で採取できる卵子の数と非常によく相関し，卵巣過剰刺激症候群の予防には極めて有効な判断材料になる．また，悪性腫瘍の化学療法や放射線療法においても，AMHは妊孕性温存のための定量的評価の中心になると思われる．

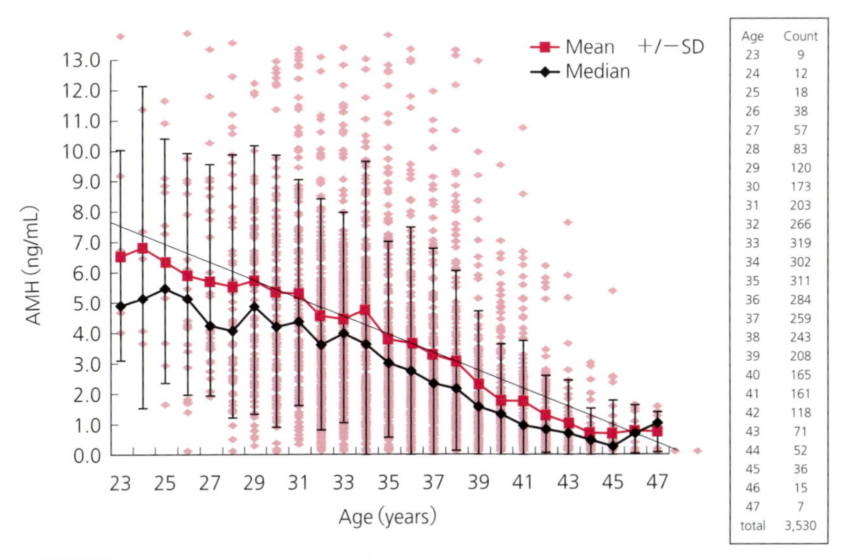

Age	Count
23	9
24	12
25	18
26	38
27	57
28	83
29	120
30	173
31	203
32	266
33	319
34	302
35	311
36	284
37	259
38	243
39	208
40	165
41	161
42	118
43	71
44	52
45	36
46	15
47	7
total	3,530

図 6 年齢と AMH 値（浅田レディースクリニック）

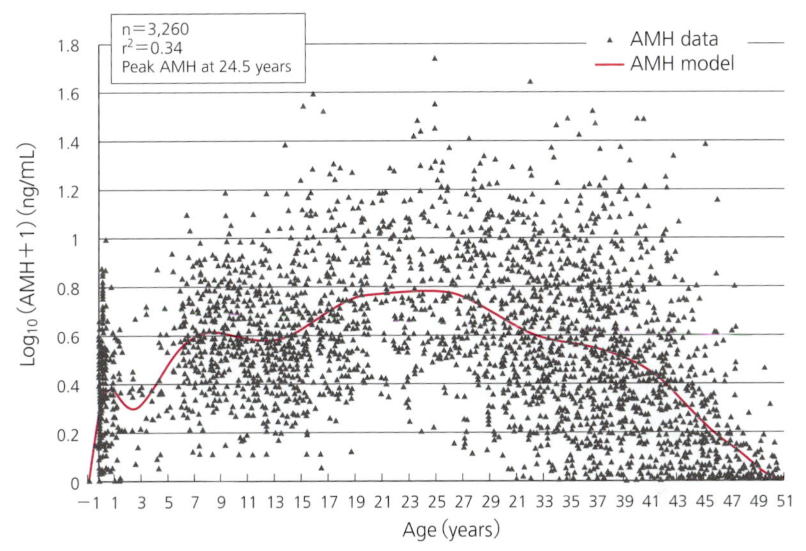

図 7 受胎から閉経までの血中 AMH のレベル（Kelsey TW, et al. PLoS ONE. 2011; 6: 1-5）[5]

おわりに

AMH はあくまで卵巣に残っている卵子の在庫の目安であり，卵子の質，妊孕性の予想には使えない．AMH の特性をよく理解し，卵巣予備能を考慮した不妊治療方針の決定が有用である．産婦人科医は月経不順の患者を診たら，AMH を測定し早発卵巣不全患者の早期発見に活かすことを願う．また，30 歳になったら既婚未婚にかかわらず AMH を測定し，女性の人生設計に取り入れるよう啓蒙する必要がある．

☞文献

1) La Marca A, Sighinolfi G, Radi D, et al. Anti-Mullerian hormone (AMH) as a predictive marker in assisted reproductive technology (ART). Hum Reprod Update. 2010; 16(2): 113-30.
2) Scheffer GJ, Broekmans FJ, Dorland M, et al. Antral follicle counts by transvaginal ultrasonography are related to age in women with proven natural fertility. Fertil Steril. 1999; 72(5): 845-51.
3) La Marca A, Broekmans FJ, Volpe A, et al. Anti-Mullerian hormone (AMH): what do we still need to know? Hum Reprod. 2009; 24(9): 2264-75.
4) Seifer D, Baker VL, Leader B, et al. Age-specific serum anti-Mullerian hormone values for 17,120 women presenting to fertility centers within the United States. Fertil Steril. 2011; 95(2): 747-50.
5) Kelsey TW, Wright P, Nelson SM, et al. A Validated Model of Serum Anti-Müllerian Hormone from Conception to Menopause. PLoS ONE. 2011; 6 (7): 1-5.

〈浅田義正〉

F クラミジア感染症

性器クラミジアの病原菌はクラミジア・トラコマチス (Ct) 感染である．女性では感染者の 80% が無症状か軽度の症状とされ，致死的ではなく自覚症状も乏しいために，結果として日本でも世界でも最も多い性感染症となっている．

Ct 感染は，感染の後遺症である卵管癒着などによる卵管性不妊や子宮外妊娠などがむしろ重要で，不妊症の大きな原因の一つである．女性の卵管因子の頻度は不妊原因の約 40% とされ，その卵管因子の約 70% は Ct 感染[1]が原因であるとされる．女性の不妊症における最も多い原因は Ct 感染である，とも言えるのである．

したがって，不妊治療においてCt感染の検査は必須項目である．また，Ct感染を治療せずに卵管造影検査（HSG）や人工授精，体外受精などを行うと，骨盤腹膜炎などの感染の拡大・重症化を招く可能性もあり，初診時などの初期に行うべき検査でもある．

Ct感染による不妊原因は，主に卵管遠位部の炎症と癒着であり，典型的には卵管水腫を起こす．しかし，最近では，クラミジア抗体と卵管内の癒着の有無の関連も報告されており，卵管内腔への影響も指摘されている．

子宮卵管造影検査（HSG）で，遠位部の癒着が疑われる場合には，腹腔鏡や体外受精の適応となる．一方，卵管間質部の閉塞を認める場合には，卵管鏡下卵管形成術の適応になる．ただし，卵管鏡下卵管形成術でも，クラミジアの抗体が高い場合には，卵管遠位部の癒着の可能性も高くなるので，成功率は低くなると推測される．

当クリニックでのCt感染の検査手順と考え方を示す．

不妊治療におけるクラミジア・トラコマチス（Ct）検査手順（図8）

注1）Ct抗体検査

抗体検査では，通常IgG抗体とIgA抗体が同時に測定され，感染既往の判断

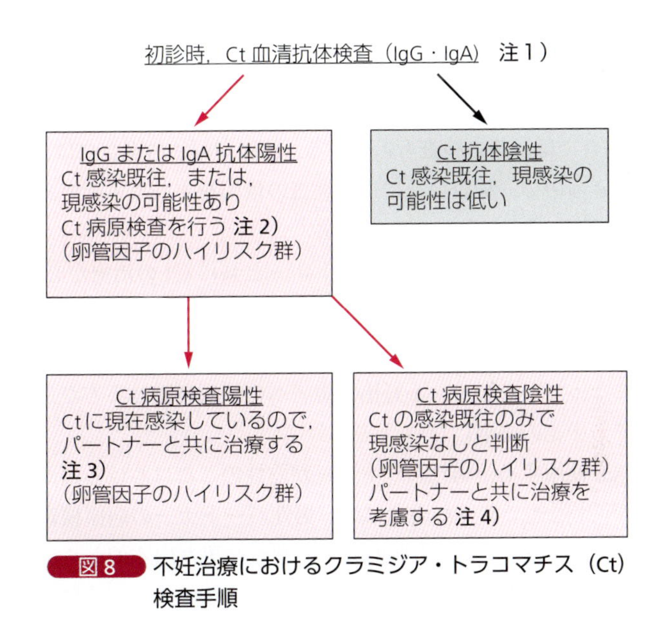

図8 不妊治療におけるクラミジア・トラコマチス（Ct）検査手順

に用いられる．以前は，IgA 抗体が活動性感染の指標と考えられた時期もあったが，活動性感染の定義も不明確だった．IgA 抗体の有無で Ct の現感染を判断することは不可能[2)]であり，また IgG 抗体/IgA 抗体を治療の判定に使用することも困難である．

しかし，一般的に Ct 抗体が陽性であれば，抗体価の上昇に伴い現感染の可能性も高くなるので，Ct の病原検査は必要である．

Ct 抗体が陽性の場合には，子宮卵管造影検査（HSG）や腹腔鏡で正常であっても，自然妊娠率の低下が報告[3)]されており，HSG が正常であっても一般不妊医療での妊娠予後が低下すると考えられる．

実際には，卵管障害とは IgG 抗体が関連[4)]し，IgA 抗体の関連は少ない．

抗体価の測定は，卵管因子の判定にも有効で，Ct 抗体検査が高値（IgG>3.55）の場合には，癒着も重症となる傾向がある[4)]とされる．

IgG 抗体や IgA 抗体が 2 未満の弱陽性では，かなり過去の感染既往，または早期に治療された感染者と解釈もできるが，一方で，肺炎クラミジアとの交差反応もあるので，性器クラミジアの感染既往を断定することは避ける．

IgA の単独陽性も様々な解釈がされてきたが，偽陽性も少なくない[2)]と考えられる．実際の不妊治療では念のために病原検査をすれば十分である．

注 2）Ct 病原検査

Ct の病原検査は，現在の Ct 感染の有無を調べるが，核酸増幅法が主流で，PCR 法，SDA 法，TMA 法などが用いられる[5)]．

Ct 陽性の場合には淋菌の検査も追加する．核酸増幅法の場合には，淋菌も同じ検体で検査できるので，検査会社に追加検査の依頼をすれば可能である．

注 3）Ct の治療とパートナーへの対処法

病原検査が陽性である場合には，パートナーと共に Ct の治療が必要である．

不妊症患者に対する治療は，主にアジスロマイシン 1 g 1 回，またはクラリスロマイシン 1 日 200 mg，7 日間が推奨される．ニューキノロン系は，妊娠中の使用は禁忌になっているので，不妊治療患者への使用は避ける方が良いが，使用中に妊娠しても中絶の必要はない．

男性は初尿を使用する．男性パートナーが陰性のことはしばしばあるが，女性パートナーが Ct 陽性であった場合には，男性パートナーの病原検査が陰性で症状がなくても Ct 感染していると判断して，検査結果が出る前から治療を開始してよい．当クリニックでは，説明をしてパートナーの検査と同時に薬剤を投与している．日本性感染症学会のガイドライン（2011）[5]でもパートナーの検査前に治療を開始することの妥当性を示している．

注 4）推定治療の妥当性

女性の Ct 感染はその範囲が腹腔内に及ぶため，子宮頸管の病原検査のみで Ct 感染を否定することには限界がある．したがって，腹痛，卵管水腫，クラミジア抗体が強陽性，過去に治療歴がない場合には，念のための抗生剤の投与は日本性感染症学会のガイドライン[5]でも言及されている．

☞文献

1） Brunham RC, Maclean IW, Binns B, et al. Chlamydia trachomatis: its role in tubal infertility. J Infect Dis. 1985; 152: 1275-82.
2） 高橋敬一，塩田恭子，東海久子，他．クラミジア抗体検査の特徴と限界に関する臨床的検討．日産婦誌．1994; 46: 925-8.
3） Coppus SF, Land JA, Opmeer BC, et al. Chlamydia trachomatis IgG seropositivity is associated with lower natural conception rates in ovulatory subfertile women without visible tubal pathology. Hum Reprod. 2011; 26: 3061-7.
4） Shibahara H, Takamizawa S, Hirano Y, et al. Relationships between Chlamydia trachomatis antibody titers and tubal pathology assessed using transvaginal hydrolaparoscopy in infertile women. Am J Reprod Immunol. 2003; 50: 7-12.
5） 日本性感染症学会．性感染症　診断・治療ガイドライン-2011 年度版．2011.

〈高橋敬一〉

G 精子不動化抗体

抗精子抗体の存在が，不妊症を引き起こすことが知られている．免疫性不妊症の存在である．精子の表面上には，精子膜抗原，精漿付着抗原など多数の抗原が付着しており，それら多数の抗原に対して抗体が産生されることは珍しくない．過去には，これらの抗精子抗体を検出する方法が様々に考案されている．イムノビーズテスト，MAR テスト，ELISA 法（酵素免疫測定法）などが挙げられるが，これらの測定法は単に精子に結合する抗体の有無をスクリーニングしているだけであり，その抗体の生物活性の有無は調べていないのである．

以前，抗精子抗体を保有している女性患者が，ART も施行していないのに自然妊娠するという現象から，免疫性不妊症に対して懐疑的な声が聞かれることもあったが，それは上記の検出方法において抗精子抗体の存在を確認しただけで，実はその抗体の生物活性の有無に注目していなかったからであると考えられる．単に精子に結合するだけで何の生物活性ももたない抗体をチェックしても臨床的には意味がなく，精子に結合したうえでさらに精子不動化や受精阻害を引き起こす抗体こそが不妊症の原因となるのである．

以上のことから，臨床的に不妊症の原因検索として抗精子抗体をチェックするのであれば，後述する精子不動化試験（sperm immobilization test：SIT）が最適である．1968 年に Isojima は免疫反応に特異的である補体を用いた精子不動化試験を考案した[1]．その後，兵庫医科大学産婦人科で何度も繰り返し検討された結果，原因不明不妊女性患者の約 15%において精子不動化抗体が検出されている．血中に精子不動化抗体が存在する場合，頸管粘液内や腹水中や卵胞液中にも精子不動化抗体が検出され，そのため女性性器管内における精子の通過障害や受精阻害が引き起こされ，ひいては不妊症につながっている．実際に，精子不動化抗体陽性患者の PCT（post-coital test）の結果は不良であり[2]，また不動化抗体陽性患者の血清を IVF-ET 用の培養液に添加した場合，アルブミン添加培養液に比べ，受精率も良好胚獲得率も低値であった[3]．

(1) 精子不動化抗体検出法

① 精子不動化試験（sperm immobilization test：SIT）

a. 血清の準備

被検患者およびコントロールとして，精子不動化抗体陰性の女性から末梢血を 2 mL 採取し，遠心分離により得られた血清を 56℃ 30 分で非動化を行い，分注後－20℃で保存する．

b. 精子の準備

精液所見が正常で，抗精子抗体が付着していない男性射出精液を swim-up し，運動性良好な精子を回収後，精子濃度を 40×10^6/mL に調整する．

c. 補体の準備

“標準モルモット補体”として，凍結乾燥したもの（Low-Tox guinea pig Complement；Cedarlane, Ontario, Canada）を用意する．各ロットは使用前に力価（CH50 が 200 以上）および精子に対する毒性がないかチェックする必要がある．

JCOPY 498-06080

d. アッセイ法

被検血清 10 μL，精子浮遊液 1 μL，補体 2 μL を Terasaki plate（Greiner, Frickenhausen, Germany）上において 32℃で反応させ，1，2 および 3 時間後に顕微鏡下で精子運動率を測定する．

活性を有する補体の存在下での精子運動率を T%，不活化した補体の存在下での精子運動率を C%とし，その比（C/T）を SIV 値として算出する．

② 定量的精子不動化試験

SIT が陽性（SIV≧2.0）の場合，血清中に精子不動化抗体が存在すると判断するが，SIV の値をもって抗体価の高低を判断できるものではない．SIT は単に定性試験である．抗体価の測定は以下に述べる定量的精子不動化試験によって行われる．

a. 血清の希釈

SIT 陽性被検血清を抗体陰性の標準血清で順次倍数希釈する．

b. アッセイ法

各希釈血清 10 μL，精子浮遊液 1 μL および補体 2 μL を SIT と同様に Terasaki plate 上において 32℃で反応させ，1，2 および 3 時間後に顕微鏡下で精子運動率を測定する．

c. SI_{50} の算出

図 9 に示すように，血清を順次希釈し，精子の運動性が 50%まで回復する時点における血清の希釈倍数値を SI_{50} 値とする．なお，測定ごとに検出条件を一定にするため，SI_{50} 値が既知である血清を測定ごとに陽性コントロールとして被検血清の SI_{50} 値を補正する必要がある．

前述したように，精子不動化試験にはモルモット補体が必要であることから，一般的な病院や診療所においてこの検査を実施することは困難である．現在では，大手の臨床検査会社に外注することで検査は可能である．大事な点は，検査項目のチェックの際に抗精子抗体（<u>不動化法</u>）と記載することである．今後，SIT が陽性であれば自動的に定量的精子不動化試験も実施し，SI_{50} 値を算出してくれるように臨床検査会社に依頼しているところである．

(2) 精子不動化抗体陽性患者に対する治療法

① 抗体価の変動

SIT 陽性患者の抗体価を頻繁に測定すると，抗体価は一定でなく変動することが明らかとなった．また，抗体価の高いものは常に高いレベルで変動し，低いも

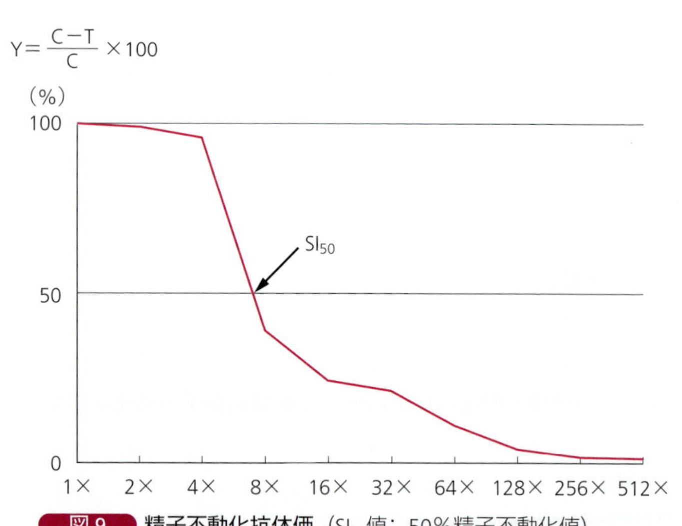

図9 精子不動化抗体価 (SI_{50}値: 50%精子不動化値)
SIT陽性血清を抗体陰性の血清で順次倍希釈し, SIT同様に反応させる. 精子の運動性が50%回復する時点における希釈倍率をSI_{50}値とする.

のは常に低いレベルで変動していた(図10). SI_{50}値が常に10以上を示すグループをgroup A, SI_{50}値が10の前後で変動するグループをgroup B, 常にSI_{50}値が10未満のグループをgroup Cとした. group Cの患者では, ある時期にSITが陰性化していることもあり, この時期には自然妊娠することもあり得る. 実際に, group Cの患者でfollow-up期間内に自然妊娠した患者も存在していた.

② 治療方針

前述した抗体価の高低によるgroup A, B, Cに対してAIHおよびIVF-ETの治療成績を分析した[4)]結果, group B, Cに対してはAIHを数回試みてみる価値はあると考えられた. ただし, 通常のAIHを行うよりは反復AIHを行うほうが妊娠率は良好であった. 反復AIHとは, 排卵日に一致して, 夫の精子を1回だけでなく, 3時間以上の間隔をあけて2回子宮内に注入するAIHのことである. 1回目に注入した精子および精漿成分により, 子宮あるいは卵管内に分泌されている抗体を吸収・中和させ, その後2回目に注入した精子が受精に結びつくことを期待して行う方法である. ただし, group Aのような高抗体価群に対して反復AIHを含むAIHを行ったとしても妊娠は期待できるものではなく, 最初からIVF-ETを施行すべきと考えられる. group B, Cに対しても数回のAIHが

JCOPY 498-06080

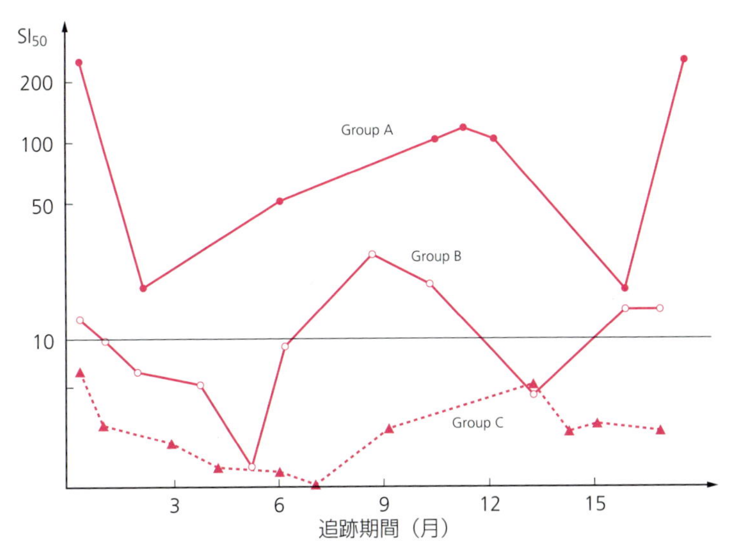

図 10 **精子不動化抗体価の変動**

Group A：SI_{50}値が常に 10 以上
Group B：SI_{50}値が 10 前後
Group C：SI_{50}値が常に 10 未満

不成功の場合は IVF-ET に step-up する．

③ 精子不動化抗体陽性患者に対する IVF-ET

SIT 陽性患者に対して IVF-ET を施行する際に注意すべきことは，採卵の時に得られた卵子，卵丘細胞を十分に培養液で洗浄することである．SIT 陽性患者の卵胞液中には血中と同程度の抗体が存在しており，洗浄が不十分の場合，抗体の受精阻害作用により受精率が低下することがある．十分な洗浄を行えば，conventional IVF で受精率は他の適応による IVF と同等になり，あえて ICSI を必要とすることはない．当クリニックにおける SIT 陽性患者に対する IVF-ET の治療成績を示す．

30 症例（初回採卵時の平均年齢 33.1 歳），59 周期において採卵を行った．男性因子も有する症例が 17 周期あったので，42 周期において IVF，17 周期において ICSI を行った．受精率は IVF で 72.5%，ICSI で 69.3% であり，IVF と ICSI 間に有意差はなく IVF において他の適応による IVF と受精率に差はなかった（表 1）．新鮮胚移植を 60 周期，凍結融解胚移植を 43 周期行った結果，各々

表1 SIT 陽性症例における IVF，ICSI の成績

	IVF	ICSI
採卵周期数（周期）	42	17
成熟卵子数（個）	309	150
平均採卵個数（個）	7.36	8.82
受精卵数（個）	224	104
受精率（%）	72.5	69.3

18 周期，22 周期で妊娠が成立し，妊娠率は 30.0%，51.2%であり，全体では 38.8%であった．妊娠 40 周期中，流産は 7 周期（17.5%）であり，残り 33 周期で分娩に至った．うち 10 周期は同一患者の分娩（第 2 子あるいは第 3 子）であったので，30 症例中 23 症例で延べ 33 分娩に至っている．症例あたりの生産率は 23/30（76.7%）となり，SIT 陽性患者に対する ART の有効性が示された．

以上のことから，免疫性不妊症の発生頻度は少ないものの，精子不動化抗体の検索は，患者の来院早期にルーティン検査として行われるべきであると考えられる．SIT 陽性の場合は，抗体価によっては AIH による妊娠も期待できるが，最近の患者の高齢化を考えれば，早めに IVF への step-up をすすめてもよいと思われる．前述したとおり，SIT 陽性患者の IVF による生産率は高いことから，より早期の対応こそが免疫性不妊症患者に挙児をもたらすことにつながると考えられる．

☞文献

1） Isojima S, Li TS, Ashitaka Y. Immunologic analysis of sperm-immobilizing factor found in sera of women with unexplained sterility. Am J Obstet Gynecol. 1968; 101: 677-83.
2） Shibahara H, Shiraishi Y, Hirano Y, et al. Relationship between level of serum sperm immobilizing antibody and its inhibitory effect on sperm migration through cervical mucus in immunologically infertile women. Am J Reprod Immunol. 2007; 57: 142-6.
3） Taneichi A, Shibahara H, Hirano Y, et al. Sperm immobilizing antibodies in the sera of infertile women cause low fertilization rates and poor embryo quality in vitro. Am J Reprod Immunol. 2002; 47: 46-51.
4） Kobayashi S, Bessho T, Shigeta M, et al. Correlation between quantitative antibody titers of sperm immobilizing antibodies and pregnancy rates by treatments. Fertil Steril. 1990; 54: 1107-13.

5) Shibahara H, Hirano Y, Shiraishi Y, et al. Effects of in vivo exposure to eggs with sperm-immobilizing antibodies in follicular fluid on subsequent fertilization and embryo development in vitro. Reprod Med Biol. 2006; 5: 137-43.

〈小林眞一郎〉

3 子宮頸管の検査

子宮頸管粘液は排卵期以外では粘稠度が高く粘液栓を形成し，子宮内への細菌感染を防御している．卵胞の発育に伴うエストロゲン分泌の増加により排卵期に頸管粘液の増量，粘稠性の低下が起こり，精子が遡上しやすくなり排卵された卵と受精が可能となる．

頸管粘液は膣内に射精された精子が最初に通過する関門であり，運動性の異常な精子の遡上をブロックするだけでなく，精子のリザーバーとして働き子宮内に持続的に精子が供給されることとなり，受精確率の向上に寄与している．したがって頸管粘液に量，性状に異常が起これば不妊症となる．頸管因子での不妊は不妊原因の 5%とされている．

1 不妊原因となりうる子宮頸管の異常（表 1）

頸管粘液分泌の減少，粘液の性状不良は不妊の原因となりうる．特発性，先天的な子宮頸管の狭窄の他，細菌やクラミジア感染による子宮頸管炎は頸管粘液の異常の原因となる．医原性のものとして，子宮頸部円錐切除術，放射線療法後では頸管腺の減少から頸管粘液分泌量が減少しうる．また排卵誘発剤であるクエン酸クロミフェンは抗エストロゲン作用により卵胞発育を促す一方で頸管粘液の減少をきたすことがある．

2 検査

(1) 頸管粘液検査（cervical mucus test：CMT）

聴取による月経周期，基礎体温，超音波検査から予測した排卵日に行う．子宮

表 1 不妊原因となりうる子宮頸管の異常

特発性
子宮頸管狭窄
子宮頸管炎
子宮頸部円錐切除術後，放射線療法後
薬剤性（クエン酸クロミフェン）

表2 頸管粘液スコア（WHO laboratory manual for the examination of human semen and sperm-cervical mucus interaction. 5th ed. World Health Organization; 2010）[1]

Score	0	1	2	3
量（mL/L）	0	0.1	0.2	≧0.3
粘稠性	硬い	中等度	柔らかい	水様
結晶形成	結晶形成なし	不規則な結晶	1～2分枝のシダ状結晶	3分枝以上のシダ状結晶
牽糸性（cm）	<1	1～4	5～8	≧9
細胞濃度（/HPF）	>20	11～20	1～10	0

10以上が正常

腟部周囲の分泌物をふき取った後，ツベルクリン注射器を頸管に挿入して粘液を吸引する．液量を確認してから，スライドガラス上に広げ粘稠性を確認した後，粘液をわずかに吸引して牽引し牽糸長を評価する．そのまま粘液をスライドグラス上で薄く広げてドライヤーまたは自然乾燥して，顕微鏡で結晶形成を評価する．頸管粘液の評価はWHO laboratory manual[1]に記載されているスコアリング（表2）で行い，10未満は頸管粘液不良と判断する．pH 6.5未満では精子の運動が障害され，pH 8を超えるアルカリ環境下では精子の生存に影響する．そのため同manualではpH測定についても推奨されているが，検査が煩雑となるため必ずしも行う必要はない．

(2) Huhnerテスト（性交後試験，post-coital test：PCT）

頸管粘液と精子の相互作用を調べる検査であり，CMTと同時に行うことが可能である．

精液検査を実施できない一次施設または夫が精液検査に非協力的な場合の，男性因子の一次検査としての意義がある．現在，外注検査で月経周期を問わず血液検査で抗精子抗体を検出できるようになっており，クリニックレベルでも免疫因子の精査が可能となっているが，その最初のスクリーニングとしても有用である．

しかしながら検査前の事前の性交渉と検査日の受診が必要であり，カップルによっては医療者による日時の指定自体が負担となりうる．一方，タイミング療法が適切になされたことの評価，性交障害のスクリーニングともなりうる．

方法

検査は排卵予想日の2日前～当日に予定し，2～7日間禁欲した後，受診の9～24時間前にcoitusを指示する．その際潤滑ゼリーは使用せず，coitus後の入浴は避ける（シャワーは可）．CMT と同様にして頸管粘液を採取し，PCT を行う際は量，性状，粘稠性，牽糸長を評価した後，結晶形成評価のために検体を 2 つに分けてスライドグラス上に展開する．PCT のための検体には乾燥を防ぐためにカバーガラスをかぶせて評価を行う．

評価

高倍率視野（high power field：HPF）での前進運動精子数が 1 個以上あれば PCT 陽性であり，頸管因子による不妊症はないと判断できる．前進運動精子 10 個/HPF 以上であれば PCT 正常である．精子数が正常であっても不動であったり前進せずその場で震える状態（shaking 現象）であれば抗精子抗体による不妊症が疑われる．PCT 陰性すなわち精子が存在しない場合，不適切な検査時期，無精子症の他，性交障害や腟内射精障害を疑って PCT の再検，精査を行う必要がある．

(3) Miller–Kurzrok テスト（MKT）

不妊女性の頸管粘液と健常ドナー精子または不妊男性の精液と健常ドナー女性の頸管粘液の適合性を評価する in vitro の検査である．しかし，健常ドナーの確保が困難でありかつ倫理上の配慮を要すること，本検査の評価に時間を要すること，近年血中の抗精子抗体測定が外注検査で比較的簡便に行えるようになっていることから実施していない施設もある．

方法

スライドガラス上に頸管粘液と精液を乗せ，カバーガラスを載せてこれらを密着させる．37℃，30 分間反応させて，頸管粘液への精子の進入を HPF で検鏡する．

評価

進入している精子の 90％が前進運動していれば検査正常，精子が頸管粘液に進入しているが精子と頸管粘液の境界面から 500 μm（精子約 10 個分）まで到達しない場合は検査不良，頸管粘液内に到達後すぐに不動となったり shaking 状態となる，または精子が頸管粘液に進入しない場合は異常と判断する．夫婦とドナー男女との検査から夫婦の不妊原因を推察できる．

3 治療

(1) エストロゲン補充

エストロゲンの投与により頸管粘液の分泌を促進できるが，エストロゲンによ

JCOPY 498-06080

表3 MKTによる不妊原因の推定

		精子	
		夫	ドナー
頸管粘液	妻	正常→性交障害 不良・異常→他ドナーとの試験が必要	正常→男性因子 不良→頸管因子または男性免疫因子
	ドナー	正常→頸管因子または女性免疫因子 不良・異常→男性因子または男性免疫因子	正常→ドナーとして適格 不良・異常→ドナーとして不適格

るネガティブフィードバックが増強してFSH分泌が抑制されるため，卵胞発育が不良となることがある．

(2) FSH周期への変更またはCC周期でのFSHの追加投与

内因性のFSH分泌が悪いために発育卵胞の顆粒膜細胞の発達が悪くエストロゲン分泌が不良であると，排卵期の頸管粘液も排卵期に適した状態に至らない可能性がある．そのためFSH周期として，卵胞の顆粒膜細胞の発達を刺激したり発育卵胞数を増やすことで，エストロゲン分泌総量を増やして頸管粘液を改善できる．

クエン酸クロミフェンもエストロゲン受容体の阻害作用により同様にエストロゲン分泌を促進できるが，頸管腺ではこの阻害作用のために排卵期の頸管粘液の分泌が逆に不良となることがある．クエン酸クロミフェンはFSH製剤と比べて安価で侵襲が低いため使いやすいが注意が必要である．クエン酸クロミフェン周期では，内服終了後からFSH製剤を追加投与することでエストロゲン分泌量を増加させ，頸管腺への抗エストロゲン作用を解除して頸管粘液を改善できる可能性がある．

(3) 人工授精へのステップアップ

人工授精では子宮腔内に精子を直接注入するため，頸管粘液の影響を克服でき有効な治療手段となりえる．

4 臨床的意義

人工授精，ARTの技術が進歩し実施できる施設も増えているが，治療による身体的・経済的負担から自然な妊娠を望む患者も少なくない．頸管因子の検査は簡便，安価であり，PCTは検査自体がタイミング療法を兼ねており患者からの理解も比較的得られやすく，不妊治療において頸管因子の検査はいまだ重要な検査と位置づけられる．

☞文献

1） WHO laboratory manual for the examination of human semen and sperm-cervical mucus interaction. 5th ed. Geneva：World Health Organization；2010.
2） 柴原浩章．産婦人科検査法 内分泌・不妊検査法 精液検査/精子—頸管粘液適合試験．日産婦誌．2007；59(4)：N32-9.

〈橘 直之〉

4 子宮内腔の検査

A ソノヒステログラフィー

経腟超音波診断法は産婦人科領域において周産期や婦人科腫瘍だけでなく，不妊症や不育症の検査を行う上でも，大きな役割を果たしている．ただし，子宮内腔の形態異常の診断にはそれだけでは難しい．ソノヒステログラフィー（SHG：超音波子宮腔造影法，超音波下卵管通水法）とは，経腟超音波検査で子宮内腔の状態を描出するために少量の液体を注入し，その造影効果により診断を容易にする検査法である．

SHG は子宮内腔へのポリープや子宮粘膜下筋腫の評価を行うために有効で，内腔への突出の程度，あるいは基底部の確認には非常に優れた検査である．治療方針を決定する上で，重要な情報を提供してくれる．

(1) 方法

腟鏡をかけ十分に腟内を消毒し，子宮内腔に長摂子を用いて，8～10 Fr のヒスキャス® を留置する．先端のバルーンを約 1 mL の生理食塩水で膨隆させ固定する．腟鏡をはずし，経腟超音波プローベを腟内に挿入する．スタイレットを抜去し，生理食塩水 5～20 mL をゆっくり注入しながら，子宮内腔病変を観察する．検査が終了したら，子宮内腔の生理食塩水を吸引し，ついでバルーンの生理食塩水を吸引してヒスキャス® を抜去する．検査後に抗生剤を処方している施設が多い．

(2) 注意点

実施時期は月経終了直後が望ましい．遅くとも排卵前までの時期に行う．

細菌性腟炎やクラミジアなどの感染がないことを確認してから行う．

子宮頸部から子宮体下部の評価については十分ではない．

(3) 診断

子宮内膜ポリープの SHG 画像を図 1，2 に，後日同症例に伴った子宮鏡の画像を図 3 に示す．本症例に対してはポリープ切除のために TCR（trans-cervical

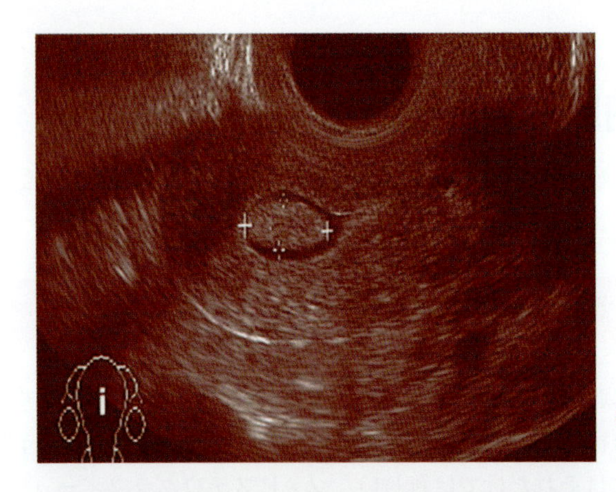

図 1
SHG 画像矢状断

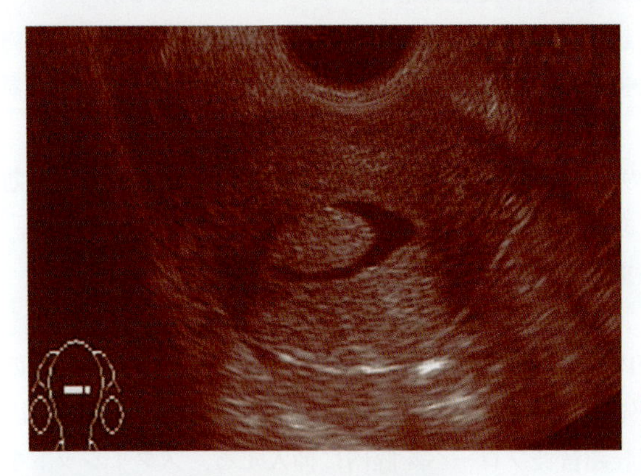

図 2
SHG 画像冠状断

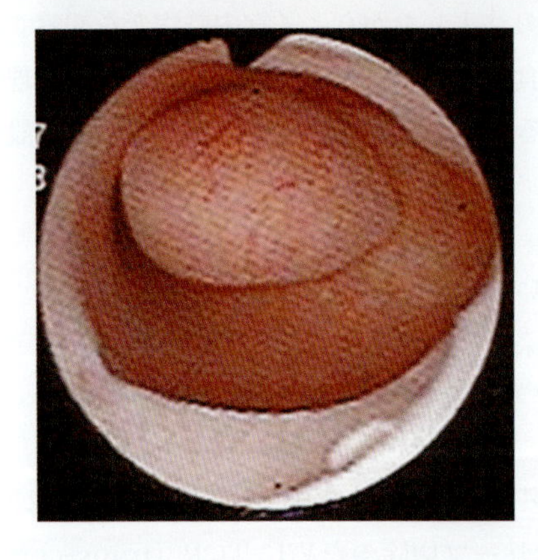

図 3
子宮鏡画像

resectoscopy）を施行した.

おわりに

SHG は通常の超音波検査では評価が困難な子宮内腔の評価を行うには非常に優れ，さらに特別な診断器具も必要なく，通常の外来診療中に行える非常に有用な検査法である．また放射線被曝がなく，侵襲性もほとんどない．最近では 3 次元超音波と併用することでさらに詳細に検査を行う可能性が広がり，より確実で詳細で高度な画像診断としての位置が確立されている.

〈和田 龍〉

B 子宮鏡検査

子宮鏡検査（hysteroscopy）は，経頸管的に子宮鏡を子宮内腔に挿入し，子宮内腔を子宮拡張用媒体で灌流しながら観察する検査法である．不妊症や不育症における粘膜下子宮筋腫，子宮内膜ポリープ，子宮奇形や子宮腔内癒着症の診断に有用である．細径の検査用ファイバースコープは，麻酔や頸管拡張の必要がないため外来検査として可能である．また，処置用チャンネルが着いた処置用ファイバースコープを使用することにより，生検も同時に施行可能である.

(1) 器具

子宮鏡検査スコープ（ビデオカメラシステム，ライトガイドケーブルを含む）(図 4）と，光源装置，テレビモニター，画像記憶装置などが必要である．子宮鏡には，軟性鏡（ファイバースコープ）と硬性鏡がある．硬性鏡は，解像度は良いが操作性が悪いため，高度の屈曲した頸管では検査が困難で痛みも強い．そのため子宮鏡検査にはファイバースコープが多く用いられている．ファイバースコープはスコープ先端部を操作レバーで動かすことができるので操作性が良い．痛みも軽いので麻酔は不要で，頸管拡張の必要がない．ファイバースコープの解像度は硬性鏡に比べやや劣る．また，経年変化や粗暴の操作によりイメージファイバーが断裂する．このため使用頻度が多くなると，画像に黒点が生じることがある．この点，最近の電子内視鏡（図 5）は，イメージファイバーを使用せず，超小型 CCD をスコープの先端に内蔵しているため，黒点を生じることがなく，ファイバースコープと同様に操作性に優れ，硬性鏡と同等の高精細画像が得られ

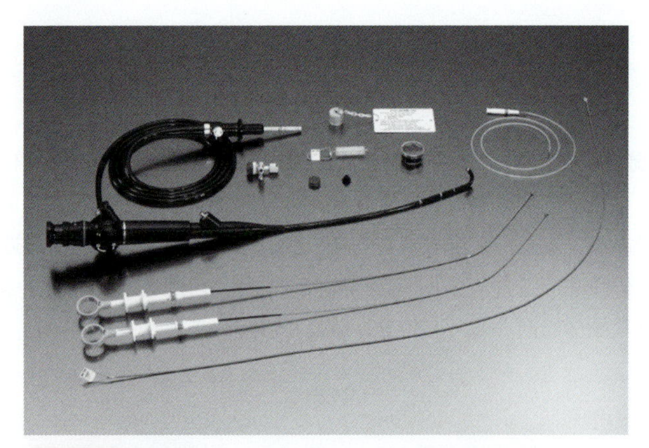

図4 処置用ファイバースコープと鉗子類

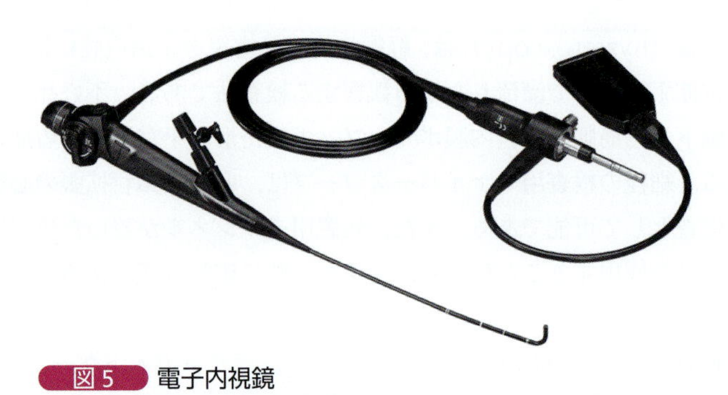

図5 電子内視鏡

る．

(2) 子宮拡張用媒体（灌流液）

子宮腔内は生理的状態では空間がないので，子宮腔内を拡張させるために子宮拡張用媒体を使用する．子宮拡張用媒体にはCO_2と液体があるが，わが国では液体が主流である．液体を重力で自然落下させる場合とポンプを用いて強制的に灌流させる場合がある．一般には，生理食塩水や5%あるいは10%ブドウ糖液の点滴用バッグを，患者の体から約75 cm上方から落下することにより子宮内腔を拡張し，灌流しながら観察する．

用いられる媒体の種類と特徴は以下である．

① 生理食塩水：観察用に適している．
② 5％あるいは 10％ブドウ糖液：良好な視野が得やすく，最も多く用いられている．
③ 二酸化炭素：観察用に使用し，子宮鏡下手術用には禁忌．流量は 40 mL/min 程度が適当である．
④ デキストラン 70：血液の拡散が少なく良好な視野が得やすい．ただし，致命的なアナフィラキシーショックを起こすことがまれにある．
⑤ グリシン，ソルビトール：大量に静脈内に入ると電解質異常，代謝異常をきたすことがある．

(3) 施行時期

月経直後あるいは増殖期初期に行う．排卵期前後や分泌期は，子宮内膜が肥厚しているので，子宮内膜ポリープなどを見落とすことがあり，出血しやすく検査時期には適さない．

(4) 適応

子宮粘膜下筋腫（図 6），子宮内膜ポリープ（図 7），子宮腔癒着症（図 8），子宮奇形，子宮内膜肥厚・萎縮，子宮内容物遺残などの診断，子宮腔内に異常が予想される症例が適応になる．また，処置用ファイバースコープを使用して，左右の卵管子宮口からカテーテルを挿入し，インジゴカルミン希釈液を注入することにより，卵管の疎通性検査（選択的卵管通色素検査）も可能である．

(5) 手技

① Traditional technique

a. 体位

内診台上の砕石位で行う．患者の横にモニターと経腟超音波装置を置く．

b. 麻酔

無麻酔で可能であるが，未産婦などで痛みが予想される例や子宮腟部を牽引する必要がある場合は，検査の 30 分前に鎮痛剤（ジクロフェナクナトリウム坐剤やインドメタシン坐剤など）を使用する．場合によってはキシロカインなどでの傍頸管ブロックや静脈麻酔をすることもある．

c. 頸管拡張

細径の検査用ファイバースコープを使用する場合は，頸管拡張は不要である．処置用ファイバースコープを使用する場合は，子宮鏡の直径に応じヘガールで頸管拡張を行う．

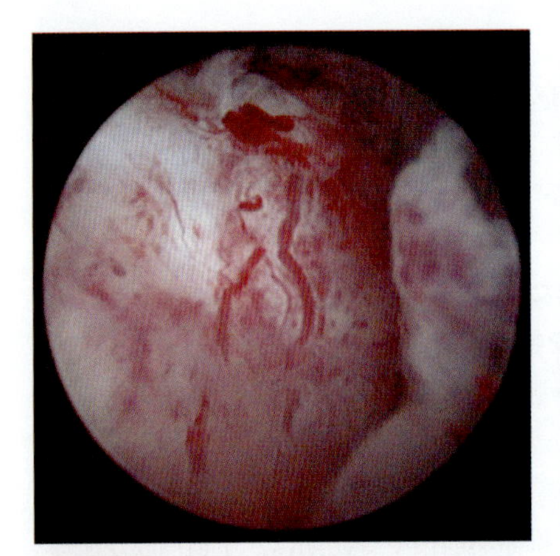

図6 粘膜下子宮筋腫

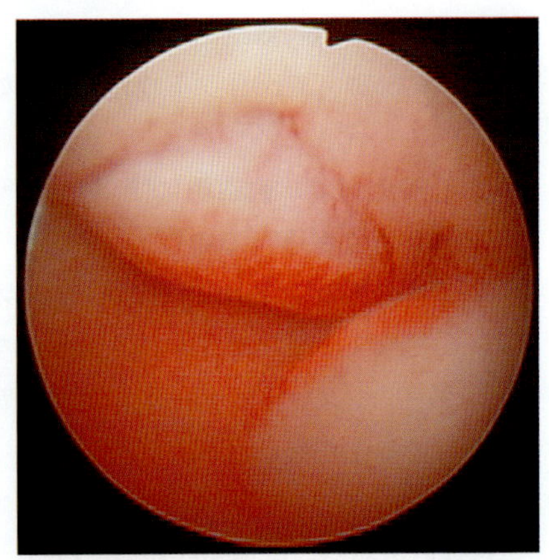

図7 子宮内膜ポリープ

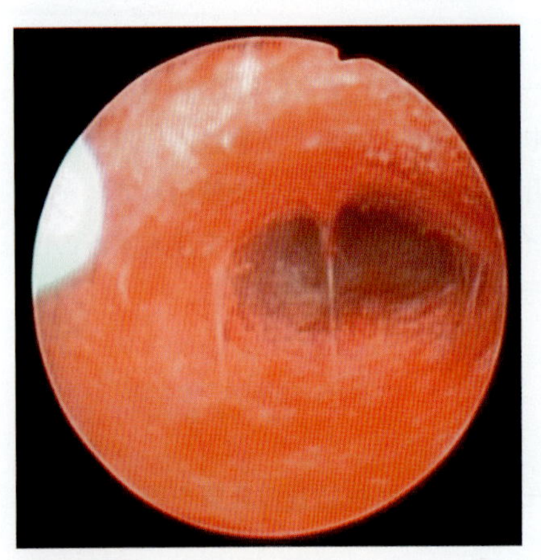

図8 子宮腔内癒着症

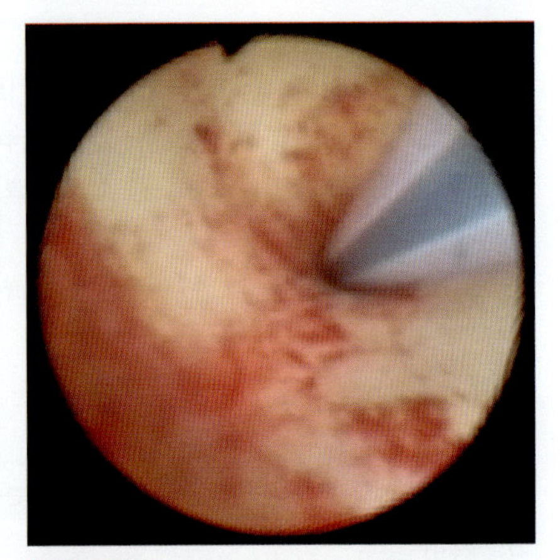

図9 選択的卵管通色素検査

d. 挿入

外子宮口から内腔の方向を子宮鏡で確認しながら挿入する．このとき，モニター上で子宮頸管が常に中心にくるように，操作レバーで方向をコントロールしながら挿入することが重要である．

e. 観察

まず内子宮口付近より子宮内腔全体の状態を観察した後に卵管子宮口，内膜の状態，病変部の状態などを観察する．灌流液の種類や圧により見え方が異なる．必要に応じ生検などを行う．

f. 選択的卵管通色素検査

ファイバースコープの処置用チャネルから挿入したカテーテルを卵管子宮口に付着し，インジゴカルミン希釈液を注入する．疎通性のある場合は，容易に注入できる（図9）．閉塞していれば痛みを訴えるとともに，インジゴカルミン希釈液が逆流し，子宮腔内がインジゴブルーに着色される．

g. 抜去

子宮内膜や頸管の損傷を避けるため，観察しながらゆっくりと抜去する．

h. ソノヒステログラフィー

子宮鏡終了直後の子宮内腔に灌流液が残存した状態で，経腟超音波検査を行う．子宮内腔病変の突出度が判断でき，子宮鏡下手術の判断に有用である．

② No-touch technique（Vaginoscopic approach）

細径の子宮鏡を使用しても痛みのために検査ができない場合がある．そのような場合に，腟鏡で子宮腟部を展開することなく，子宮鏡を直接腟内に挿入したのち，外子宮口から子宮内に挿入することにより，子宮内を観察する方法である．

(6) 禁忌

骨盤内の急性炎症や妊娠継続を希望する妊婦，子宮穿孔の危険があるときは禁忌である．また，大量出血があり検査操作が出血を助長させるおそれがあるときも禁忌となる．

☞文献

1） 日本産科婦人科学会，日本産婦人科医会．産婦人科診療ガイドライン–婦人科外来編 2014．2014．p.73–4.

2） Cicinelli E, Parisi C, Galantino P, et al. Reliability, feasibility, and safety of minihysteroscopy with a vaginoscopic approach: experience with 6,000 cases. Fertil Steril. 2003; 80: 199–202.

〈西井 修〉

C 子宮卵管造影検査

子宮卵管造影法（hysterosalpingography：HSG）は，古くから卵管性不妊症の診断の第一選択として用いられているが，同時に子宮筋腫や子宮内膜ポリープなどの占拠性病変や，子宮内腔癒着や子宮中隔などの子宮奇形の診断にも適している．HSG で子宮内腔病変が疑われた場合，子宮鏡や MRI または，腹腔鏡検査を施行し診断を確定する．

(1) 診断

子宮内腔は，即座に描出されるため，造影剤注入直後は子宮内腔の変形や陰影欠損，辺縁不整がないかを注意深く読影する．単角子宮（図 10），双角子宮（図 11），子宮粘膜下筋腫（図 12），Asherman 症候群（図 13）の典型例を示す．

(2) 注意点

子宮内腔癒着等がある場合は，造影直後に疼痛を訴えることが多く，そのような場合は即座に検査を中止する．中止後も疼痛が強い場合，鎮痛薬を使用できるよう準備しておく．

(3) コツ

- ヒスキャス® を挿入し造影を行うが，子宮内腔に留置するバルーンを膨らませすぎると内腔病変の読影がしにくくなるため，1～1.5 cc 程度となるべく少量にする．

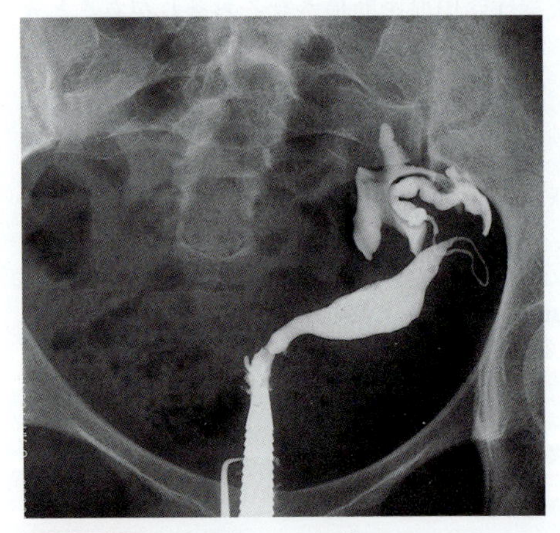

図 10 単角子宮の HSG 像

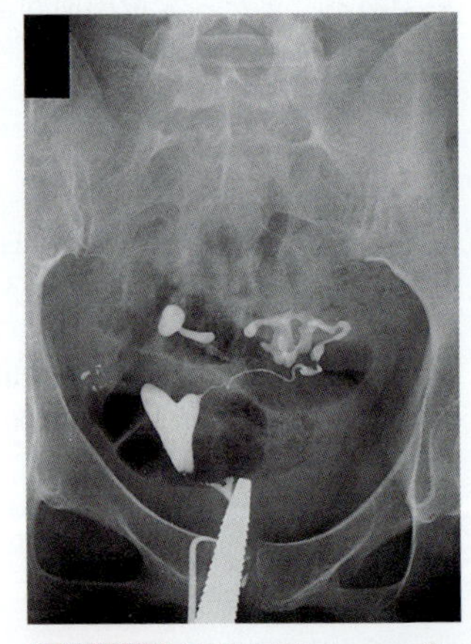

図 11 双角子宮の HSG 像

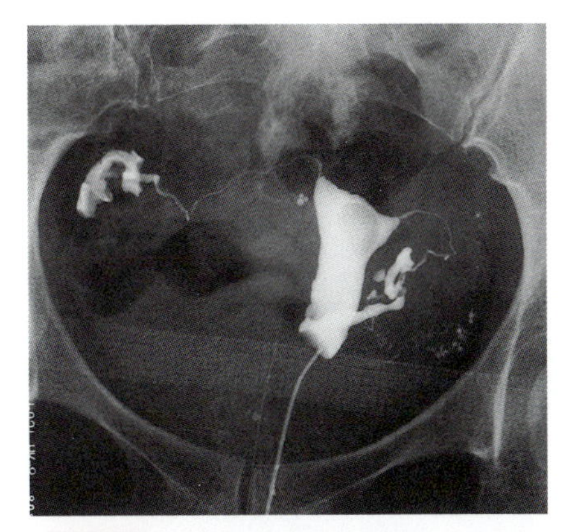

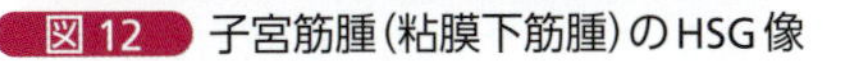

図12 子宮筋腫（粘膜下筋腫）のHSG像

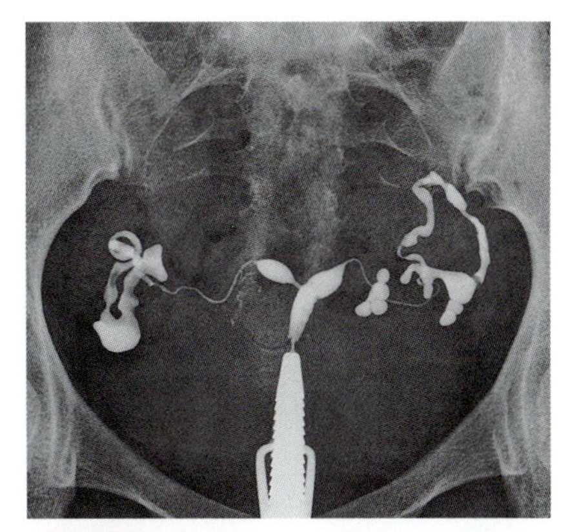

図13 Asherman 症候群の HSG 像

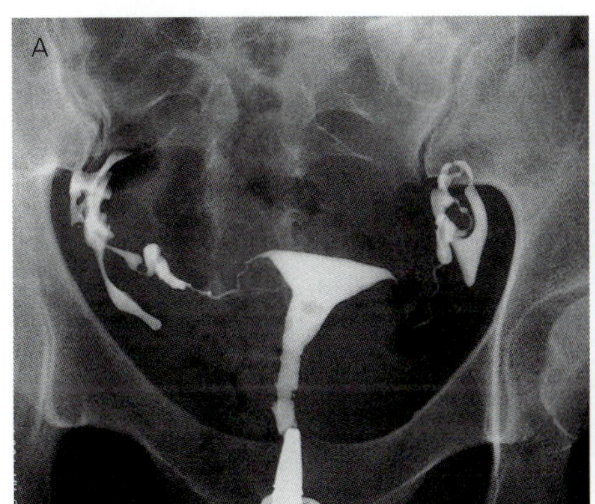

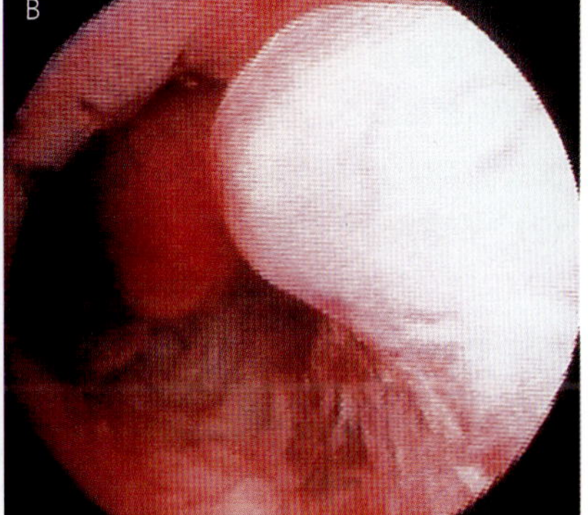

図14 A：子宮内膜ポリープの HSG 像，B：子宮鏡像

- 造影剤注入の際に，air が混ざると子宮内腔の評価の妨げとなるため，造影剤の注入時には注意する．

※手技や，造影剤の選択等の重複する点に関しては，子宮卵管造影検査（卵管の検査）の項にゆずる．

〈加藤 徹　大野晶子〉

D MRI

MRI (magnetic resonance imaging)[1,2]は子宮筋層と子宮内膜の識別能に優れており，子宮筋腫や子宮腺筋症，子宮内膜ポリープ，先天性子宮奇形など不妊症，不育症の原因となりうる子宮形態異常の診断に有用である．妊孕性を考えた手術が必要な不妊女性の治療方針の決定に超音波検査，子宮卵管造影検査，子宮鏡検査などとともに有力な手段となりうる．

(1) 正常子宮

MRI の T1 強調像では子宮全体が均一な中等度信号を示し，層構造を認識できない．T2 強調像で子宮体部は内腔側より，高信号を示す内膜，低信号の junctional zone (JZ)，中等度信号の外層筋層の 3 層構造を示す．JZ は再内側筋層の一部であるが，外層筋層と異なり低信号を示す理由はまだ完全に解明されていない．子宮頸部は T2 強調像で内腔より，淡い高信号を示す頸管上皮，低信号の頸管間質を認める．なお，上記の所見は性成熟期女性に特有なもので，小児や閉経後女性では子宮内膜や JZ は同定しにくい．

(2) 子宮筋腫 (図 15，16，17)

MRI は子宮筋腫の位置，大きさ，数の正確な診断が可能である．典型的な子宮筋腫は T1 強調像で子宮筋層と等～低信号，T2 強調像で子宮筋層よりも低信号を呈する境界明瞭な腫瘤として描出される．筋層内筋腫は子宮筋層に取り囲まれるようにある．粘膜下筋腫は子宮内膜直下にあり，子宮内腔の変形や内腔への突出が見られる．漿膜下筋腫は漿膜側にあり，子宮筋腫辺縁には子宮筋層が鋭角をなして連続する (beak sign)．筋腫への栄養血管は signal void として描出される (bridging vascular sign)．ガドリニウム造影では子宮筋層と同等か，それ以上の造影を受けるものが多い．実際の子宮筋腫は，様々な変性や浮腫などをきたしており，これらの信号変化が加わり多様な像を呈する (表 1：T2 強調像で低信号を示す筋腫のポイント，表 2：T2 強調像で高信号を示す筋腫のポイント，参照)．筋腫は高頻度に変性し信号変化をきたすことが多いが，「T2 強調像で境界明瞭な低信号腫瘤」を基本として認識することが重要である．

子宮筋腫の鑑別疾患として，子宮平滑筋肉腫がある．しかし，現在 MRI で両者を鑑別できる正確な画像クライテリアは存在しない．MRI で出血・壊死，浸潤性増殖の所見があれば子宮平滑筋肉腫を疑うが，子宮筋腫でも多彩な変化を呈す

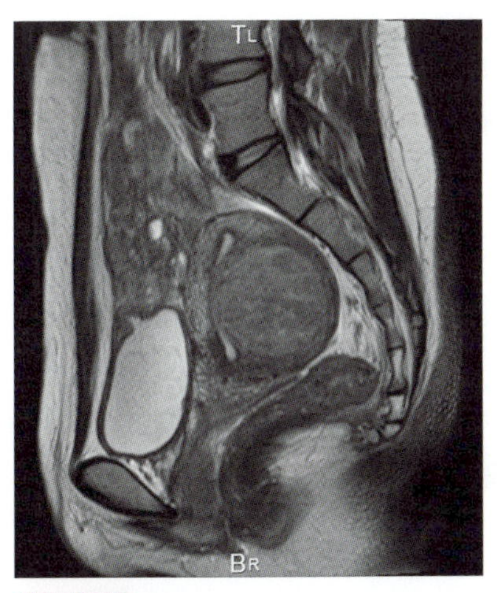

図 15

T2 強調矢状断像で子宮後壁に全体的に高信号腫瘤を認める．浮腫変性を伴っている子宮筋腫と考える．筋腫は内膜と接しており，内膜は腹側に圧排されている．

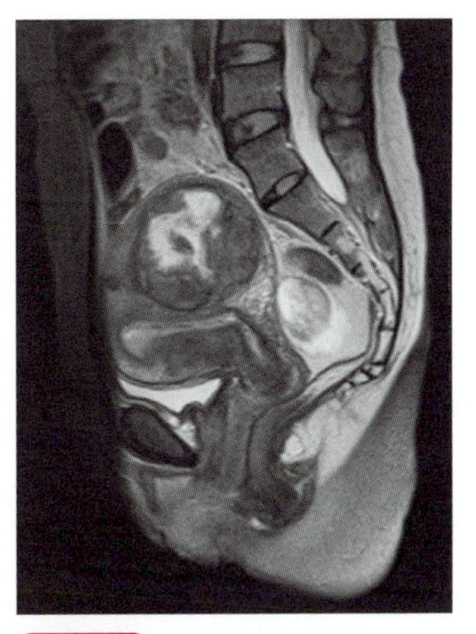

図 16

T2 強調矢状断像で子宮後壁筋層内に境界明瞭な低信号の腫瘤を認める．腫瘤内に高信号の部分が存在し，浮腫や粘液性変性を伴う子宮筋腫が考えられる．

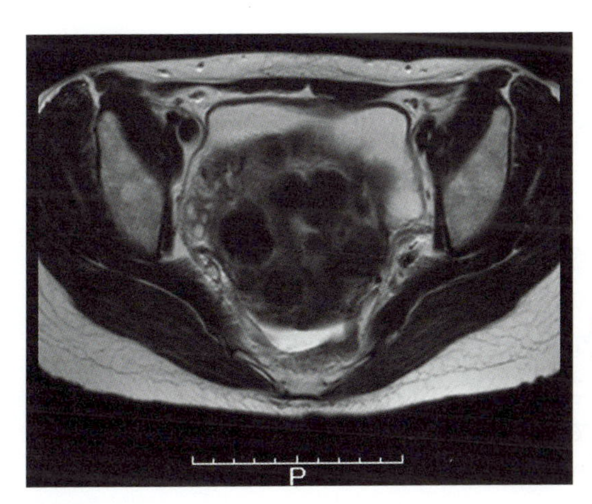

図 17

T2 強調横断像で子宮全体に低信号の多発腫瘤を認める．一部は子宮内腔への突出を認める．粘膜下筋腫を伴った多発子宮筋腫を考える．

表1 T2強調像で低信号を示す筋腫のポイント(今岡いずみ, 婦人科MRIアトラス. 学研メディカル秀潤社; 2004. p. 66)

	T1強調像	造影T1強調像
変性の少ない状態	等信号	軽〜中等度
ヒアリン変性	等信号	(−)
石灰化	無信号	(−)

表2 T2強調像で高信号を示す筋腫のポイント(今岡いずみ, 婦人科MRIアトラス. 学研メディカル秀潤社; 2004. p. 69より一部改変)

	T1強調像	造影T1強調像
浮腫	等信号	中等度〜高度
粘液性変性	低〜等信号	(−)〜軽度
嚢胞変性	低〜等信号	(−)
赤色変性	辺縁高信号	(−)
Cellular leiomyoma	等信号	高度
Lipoleiomyoma	高信号	脂肪以外の部分に中等度

ることがあり, これらの鑑別は容易でない. 子宮平滑筋肉腫の非変性部分は一般的に強い増強効果を示すが, 強い増強効果を示す子宮筋腫は日常的に存在するために, この所見のみでは鑑別できない. 臨床的には急速に増大し, 腫瘍内に出血壊死を認め, LDHの上昇を伴うなどの所見があれば子宮平滑筋肉腫を疑う.

(3) 子宮腺筋症 (図18)

子宮腺筋症では子宮筋層内の異所性内膜組織周囲に平滑筋増生をきたしている. したがって, 子宮腺筋症病変はMRIのT2強調像でJZと信号が類似した境界不明瞭な子宮筋層内低信号病変として描出される. 病変はJZと連続し,「JZ肥厚」「JZ不明瞭」と表現されることも多い. 子宮内膜直下の浸潤性増殖は, 内膜-筋層境界不整としてみられることがある. 異所性内膜組織はT2強調像で数mm大の点状高信号として散在して認められる. 稀に子宮腺筋症内に出血を繰り返しcystic adenomyosisと呼ばれる嚢胞状の形態を示すことがある. 臨床上問題となるのは子宮筋腫との鑑別である. どちらもT2強調像では低信号を示す子宮筋層内病変であるが, 境界明瞭=核出可能=子宮筋腫, 境界不明瞭=核出不可能=子宮腺筋症が鑑別の基準となる.

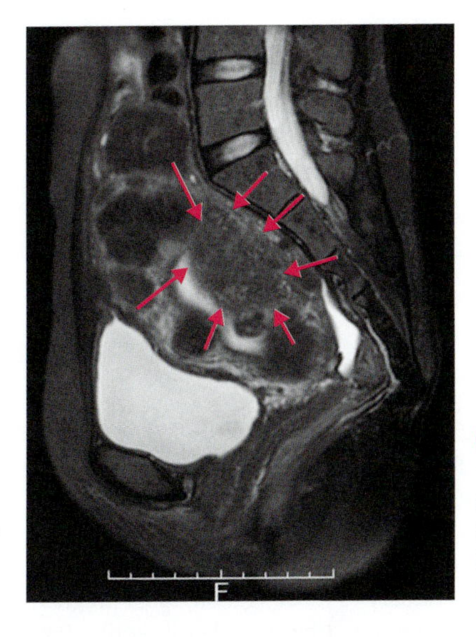

図 18
T2 強調矢状断像（脂肪抑制併用）で子宮体部後壁に境界不鮮明な低信号域（➡）があり，内部に点状の高信号が認められる．子宮腺筋症と考える．また，多数の子宮筋腫も認められる．

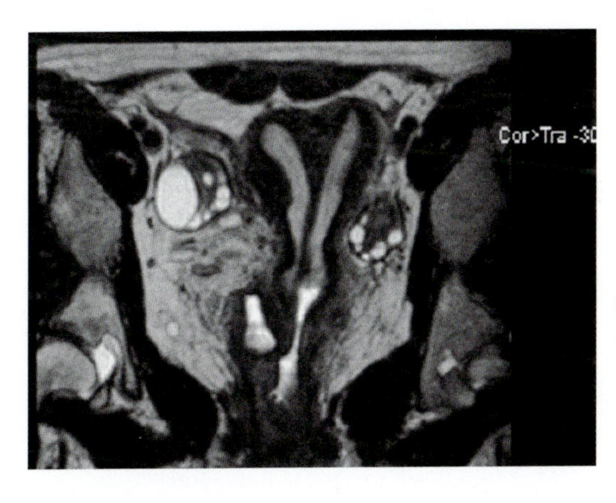

図 19
T2 強調横断像で子宮底部輪郭はハート型に凹み，2 つの子宮角は左右に広がっている．頸部は 2 つある．筋性中隔が存在し，双頸双角子宮と考える．

(4) 子宮奇形

子宮奇形の分類はアメリカ不妊学会のミュラー管奇形の分類[3)]がよく用いられている．子宮奇形を診断するのに，子宮内腔と外形の評価ができる MRI は非常に有用である．特に双角子宮と中隔子宮の鑑別に有用である．双角子宮は T2 強調像で各々の内腔が JZ と高信号の子宮筋層により囲まれて認められるが，子宮中隔は線維性結合織で形成されるため，内腔を分離する低信号帯として描出されるにすぎない（図 19）.

(5) 子宮内膜ポリープ

典型像は T2 強調像で腫瘤中央に低信号を示す線維性間質が見られ，高信号を示す小囊胞構造を伴う．囊胞部分は増強効果を欠くがそれ以外の部分は子宮筋層に近い増強効果を呈する．子宮内膜ポリープや粘膜下筋腫は強い増強効果を示すことが多い.

☞文献

1) 今岡いずみ，田中優美子.『画像診断』別冊 KEY BOOK シリーズ　婦人科 MRI アトラス. 東京：学研メディカル秀潤社；2004. p.14-136.
2) 日本産科婦人科学会，婦人科疾患の MRI 診断. In：産婦人科研修の必修知識 2011. 2011. p.84-92.
3) The American Fertility Society classifications of adnexal adhesions, distal tubal occlusion, tubal occlusion secondary to tubal ligation, tubal pregnancies, müllerian anomalies and intrauterine adhesions. Fertil Steril. 1988; 49: 944-55.

〈島田和彦〉

5 卵管の検査

A 子宮卵管造影検査

子宮卵管造影法（hysterosalpingography：HSG）は，古くから卵管性不妊症の診断の第一選択として用いられる．卵管閉塞や狭窄などの卵管通過性や，卵管留水腫，あるいは拡散像により卵管周囲癒着の診断を行える．一方で卵管閉塞や卵管周囲癒着の診断精度には限界があるため，HSGでそれらが疑われた症例は，二次的に腹腔鏡検査を施行すべきである．腹腔鏡をゴールドスタンダードとすると，従来のメタアナリシスによるHSGの感度と特異度は，それぞれ65%と83%である[1]．最近のメタアナリシスによると，いずれかの卵管に関してpelvic inflammatory diseaseやクラミジア抗体陽性などのリスク因子がない場合の感度は38%であり，リスク因子を有する場合の感度は61%であった．両側卵管に関しては，リスク因子がない場合の感度は13%であり，リスク因子がある場合の感度は47%であった[2]．施設により，可能であれば卵管鏡検査も有用である．

(1) 造影剤

HSGに用いる造影剤には，油性造影剤と水溶性造影剤の2種類がある．表1に示すそれぞれの特徴に応じて使用する．油性造影剤として「リピオドール® 480注10 mL」，水溶性造影剤として「イソビスト® 注300」が使用されている．我々は検査時間や体外排泄が速く，卵管内の異物肉芽腫や塞栓の可能性が低い水溶性造影剤を用いている．水溶性造影剤の方が高浸透圧のため，腹膜刺激症状が強いことが知られているが，油性造影剤と水溶性造影剤による差異はない[3]．治療効果として，HSG後の高い妊娠率と生産率を認め

表1 油性・水溶性造影剤の比較

造影剤	油性	水溶性
造影能	良	やや不良
吸収排泄	遅い	速い
組織刺激性	弱い	強い
検査時間	遅い	速い
診断	容易	困難
粘調性	高い	低い
価格	安い	高い

るが，油性造影剤と水溶性造影剤による検査後の妊娠率と生産率に有意な差を認めていない[4)]．

(2) 方法

検査時期としては，妊娠を否定するため月経終了後から排卵前までが適している．子宮腔内にヒスキャス® を留置し，X 線透視下にまず造影剤を注入前の骨盤写真を撮影する．続いて透視下に造影剤を注入する．この際ヒスキャスを軽く牽引しながら，腟内への逆流がないことを確認し徐々に行う．子宮内腔が造影剤で充満した時，卵管より造影剤が腹腔内に流出した直後，そして拡散した時点でそれぞれ撮影する．子宮と卵管の位置関係上，卵管が見えにくい場合，患者の体位を変換するなどして的確に診断する．水溶性造影剤の場合，腹腔内の拡散像をみるために数分後，油性造影剤の場合は翌日に撮影し，卵管周囲の残存像や造影剤の拡散を診断する．

(3) 診断

まず子宮内腔の変形や陰影欠損，辺縁不整がないかを読影する．続いて卵管の走行異常を読影する．特に卵管周囲の癒着が疑われる場合は注意深く読影する．造影剤の注入量や抵抗の程度や疼痛の有無，通過性の左右での差異などは施術者にしかわからないため，実施中の診断を詳細に記載する．その後，撮影写真による診断を行う．読影のカンファレンスなどを開くなど，できる限り複数の医師で読影することが望ましい．HSG で子宮形態，両側卵管通過性が正常と診断した症例を図 1 に，子宮形態は正常だが，両側卵管采での閉塞と診断した症例を図 2 に示す．

(4) 注意点

- ヨード過敏症の既往歴や重篤な甲状腺疾患のある患者には禁忌である．
- 腟炎やクラミジアなどの骨盤内感染症を事前に検索し，検査前に治療をするのが望ましい．
- 透視下に造影剤の脈管内への流入が見られた場合は，無理をせず速やかに中止する（特に油性）．

(5) コツ

- ヒスキャス® を使用する場合，留置の際のバルーンは生理食塩水を 1～1.5 mL となるべく少量で膨らませ，疼痛刺激を避ける．子宮頸管ポリープなどの頸管内病変の評価はできない．
- 卵管の攣縮による機能性閉塞を防ぐため，検査前にブスコパン® を投与したり，

JCOPY 498-06080

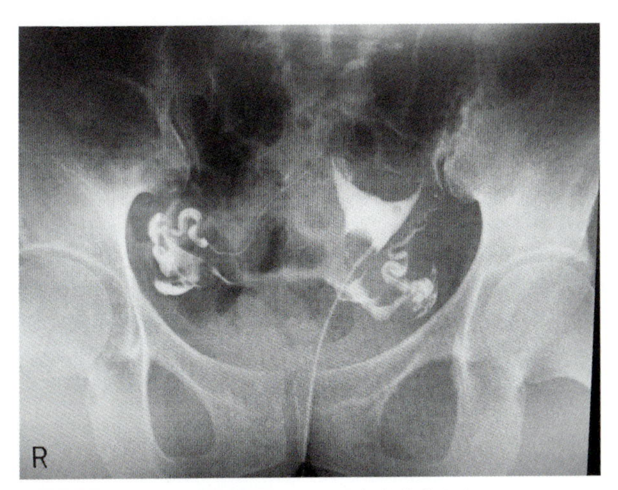

図1 両側卵管通過性あり．子宮内病変なし．

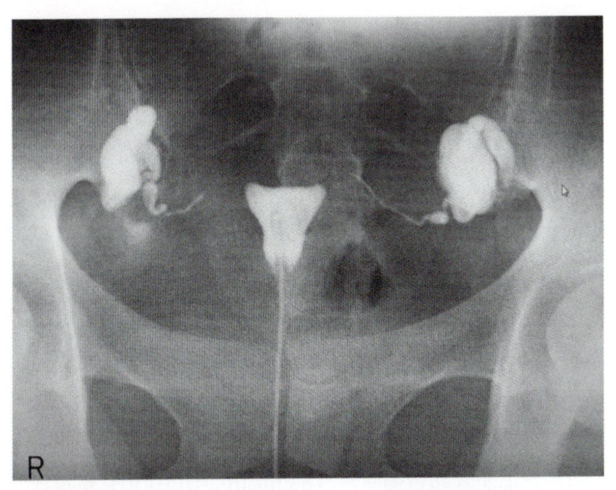

図2 クラミジア感染既往あり．両側卵管采閉塞あり．

造影剤をあらかじめ体温程度に温めておく工夫も必要．

- 油性造影剤を使用した場合は特に，子宮卵管角部で造影が途絶する場合は，後日に水溶性造影剤に変えて再検査を行うことも考慮すべきである．oil embolism の可能性があり，再検査で通過性が確認できる場合がある．

☞文献

1) Swart P, Mol BW, van der Veen F, et al. The accuracy of hysterosalpingography in the diagnosis of tubal pathology: a meta-analysis. Fertil Steril. 1995; 64; 486-91.
2) Broeze KA, Opmeer BC, Van Geloven N, et al. Are patient characteristics associated with the accuracy of hysterosalpingography in diagnosing tubal pathology? An individual patient data meta-analysis. Hum Reprod Update. 2011; 17; 293-300.
3) Lindequist S, Justesen P, Larsen C, et al. Diagnostic quality and complications of hysterosalpingography: oil versus water-soluble contrast media a randomized prospective study. Radiology. 1991; 179; 69-74.
4) Johnson N, Vanderkerchove P, Lilford R, et al. Tubal flushing for subfertility. Cochrane Database Syst Rev. 2010; 11; CD003718.

〈加藤 徹 大野晶子〉

B ルビンテスト（卵管通気検査）

(1) ルビンテストの歴史

1914年IC Rubin（1883~1958）はウィーンのErnst Wertheimのもとで子宮卵管造影検査（Hysterosalpigography—この言葉はRubinにより最初に記載された）の開発を試みていた．Rubinは造影剤としていくつかの物質を試みたが，いずれも強い腹膜刺激作用のために使用できず，子宮卵管造影検査の開発を中断した．研究の過程で，腹腔内への酸素の注入は安全であることを知ったRubinは酸素を経子宮的に注入しPneumoperitoneum状態を見ることで卵管の疎通性を判定する方法を考案した．1919年に非手術的な卵管疎通性確認法として最初の臨床応用し，その後に症例を追加して1920年に報告した[1]．彼のアイデアは瞬く間に広まり，酸素に代えて二酸化炭素を用いたり，注入圧を描記するなど，改良を加えた描記式卵管通気法（Kymoinsafflation）がルビンテストの名で一般化した．わが国でも1958年には千代田医理科器械（現在のアトムメディカル）からアトムM-10卵管通気通水装置が発売され，この検査法は簡便な卵管検査法として普及した．この検査法の詳細についてはすでに成書に詳しく紹介されている[2]．

(2) ルビンテストの評価と現状

1961年WJ Sweeney Ⅲは摘出子宮などを用いた詳細な研究の結果からルビ

ンテストの評価は慎重に行わなければならないと指摘した[3]．それは閉塞型を示しても実際に卵管の疎通性がある場合や，反対に卵管が閉塞していても正常型の結果になる場合があることから，卵管機能の評価における信頼性は必ずしも高くないからである．ART治療が行われていない1970年代の飯塚らの多数例の報告でも閉塞型での妊娠率は22.3%もあり，ルビンテストの結果による妊娠予後判定は慎重に行う必要性が示されている[2]．

1990年代には卵管の検査としてはHSGが主流となり，ルビンテストはほとんど実施されなくなった．2000年のThe ESHRE Capri Workshop Groupの報告においては，もはや卵管検査として評価する対象には含まれず，2011年のCME Reviewでは不妊症の評価としては推奨されない検査として位置づけられている[4,5]．日本で普及したアトムM-10卵管通気通水装置は，既に製造を終了し新しい機器の購入はできなくなり（一部の臨床家には愛好されているが……），もはやルビンテストは歴史の中に刻まれることになってしまった．

☞文献

1) Rubin IC. The nonoperative determination of patency of fallopian tubes by means of intra-uterine inflation with oxygen and the production of an artificial penumoperitoneum. JAMA. 1920; 75: 661-7.
2) 飯塚理八，己斐秀豊，小林俊文．不妊症学．東京：金原出版；1974．p.67-77.
3) Sweeney WJ. Pitfalls in present-day methods of evaluating tubal function. Fertil Steril. 1962; 13: 113-23.
4) Crosignani PG, Rubin BL. Optimal use of infertility diagnostic tests and treatments. The ESHRE Capri Workshop Group. Hum Reprod. 2000; 15: 723-32.
5) Pavone ME, Hirshfeld-Cytron JE, Kazer RR. The progressive simplification of the infertility evaluation. Obstet Gynecol Surv. 2011; 66: 31-41.

〈繁田 実〉

C 超音波造影剤による卵管通過性検査

超音波造影剤：レボビスト®注射用（Levovist®：バイエル薬品）は，ガラクトース（99.9%）とパルミチン酸（0.1%）からなる微粒子集合体であり，注射用水で溶解すると微粒子間の空隙内の空気が放出され，パルミチン酸の界面活性作用により安定化された平均径1.3 μm（0.5～8 μmが99%以上）の微小気泡

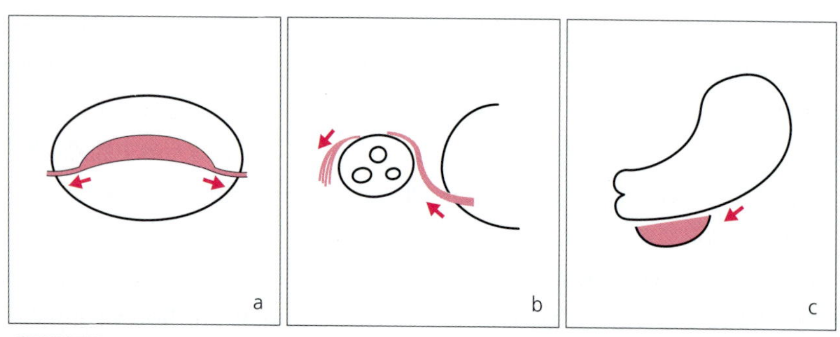

図3 レボビスト検査方法

(microbubble) が発生する．この微小気泡は，超音波の照射に強い反射波を生じてエコーシグナルの増強効果を発現し，ハイエコー像を呈する．本検査はレボビスト溶解液を子宮腔内に注入，卵管内を通過する微小気泡を経腟超音波下に観察して通過性を評価する．

なお，レボビストは1999年に販売開始，2006年に薬価収載されたが，2011年12月以降メーカー都合により出荷停止となり，現在（2016年10月）も製造中止のまま流通していない．メーカーは再販予定としているが，日程は未定である．

(1) 検査方法

キットにはレボビストのバイアル，溶解用注射用水，ミニスパイク（懸濁液調整器具）が同包してあり，説明書に従いレボビストを溶解，注射器に懸濁液を吸引する．

子宮腔内にバルーンカテーテルを留置・固定した後，レボビストを2～3 mL注入，経腟超音波下に子宮縦断面にて子宮腔内への充満を確認する．

プローブを90°回転させ，子宮横断面で左右卵管角部を観察し，子宮内腔から卵管間質部への流出を確認する（図3a）．

レボビストをさらに注入し，卵管間質部から子宮外への流れを追いながらプローブを操作し，左右個々に卵管通過性を確認する（図3b）．

ここでの観察が困難な際は，卵巣縦断面を出して卵巣外縁を探索すると卵巣を取り巻くように卵管内を流れ，さらに膨大部から腹腔内に放散するように流出するレボビスト像が観察される（図3b，4）．カラードップラーを併用すればよりわかりやすい（図4）．

卵管の通過性があれば腹腔内，ダグラス窩への注入液の貯留（通常の腹水とは

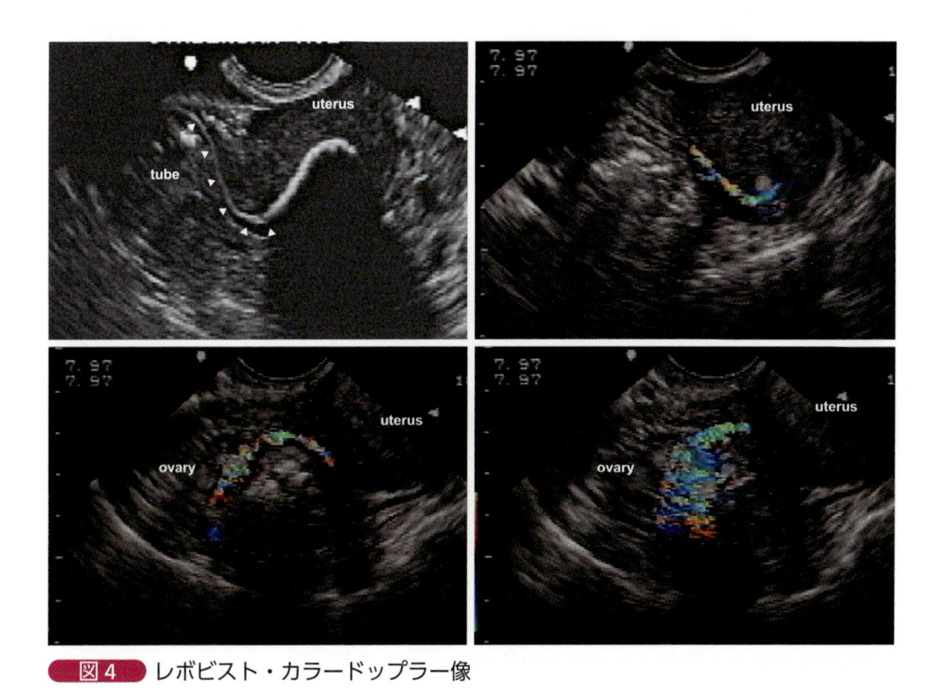

図 4 レボビスト・カラードップラー像

異なるハイエコー像）が観察される（図 3c）.

検査時の疼痛には，レボビスト注入を一時中断または注入速度を緩めることで対応できる．ただし両側卵管閉塞時は，注入に抵抗があり患者も強く疼痛を訴えるので，その場合は中止する．

(2) メリット〔子宮卵管造影検査（hysterosalpingography：HSG）との比較〕

① 被曝がない（患者のみならず検査施行者も）.

② 既存の外来診察室，内診台，超音波検査装置が使用できる（X 線透視装置がない施設でも検査可能）.

③ 造影剤・ヨードアレルギー，甲状腺疾患の患者にも施行可能.

(3) デメリット

① 手技が困難，習熟を要する（3 次元構造の卵管を 2 次元画像で同定・描出）.

② 静止画像での診断，記録は困難（動画が必要なことも．X 線フィルムのような簡単かつ一目でわかる画像記録の作製困難．閉塞部位の同定も困難）.

③ 高コスト(レボビスト薬価: 11,153円/瓶).
④ 超音波診断装置の性能に負うところも大きい(解像度やカラードップラーの有無).

☞文献

1) 髙見澤聡, 他. 超音波造影剤とソノヒステログラフィー併用による子宮・卵管性不妊症の診断. 産婦実際. 2011; 50: 1363-8.

〈髙見澤聡〉

D 卵管鏡検査

内視鏡およびカテーテル治療法の発展は, 低侵襲治療法の発展を促し, 卵管不妊に対して病態の検索と治療選択の拡大をもたらした. これまで困難とされてきた卵管病変のうち, 卵管内腔の病変に対して, 病態を把握し, 治療に導くことが可能となった. これまで卵管病態への直接的治療のアプローチを可能にし, 体外受精以外の新たな卵管不妊治療の選択肢を広げることとなった.

(1) 卵管病態と検査法

卵管は妊娠成立のための機能をもち, この障害は直接妊孕性に影響をきたす. この病態を理解するために卵管の機能には, ① 精子の通過路, ② 卵子の pick up, ③ 受精環境, ④ 初期胚の成育環境, ⑤ 胚の輸送機能, がある. 卵管の外側の機能は卵子の採取能および卵管の蠕動運動による胚の輸送機能であり, ほかの多くの機能は卵管内腔側の機能である.

一般的には, 子宮卵管造影法 (HSG) や腹腔鏡下色素通水法などで診断を行い, その治療アプローチを決定する. しかし, これらの方法では, 病変部位よりも遠位側の病態を把握することは困難であり, 多発性病変や病変部位の把握も困難である.

これに対して, 卵管周囲病変および卵管留水症は腹腔鏡下手術の選択が有効であり, 卵管内腔病変については, 卵管鏡が用いられる. この中で腹腔鏡下で卵管采および膨大部の内腔を観察する卵管鏡 (tuboscope) があるが, 卵管全域の内腔観察は困難である. これに対して卵管内腔に挿入するフレキシブルな卵管鏡と, 卵管内腔へ安全に導入するためのバルーンカテーテルを組み合わせた卵管カテーテルシステムを用いた, 卵管鏡下卵管形成術 (falloposcopic tuboplasty:

1. 経腟的に卵管子宮口にカテーテル先端を固定し，手許で内筒を前方へ押し込むことでバルーンが前進する

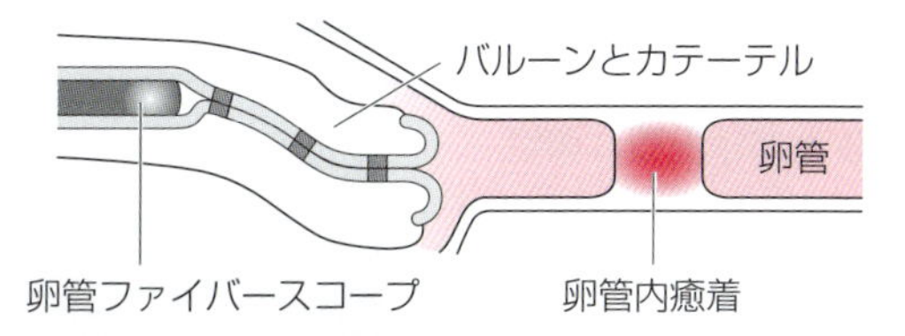

2. バルーンは卵管内の癒着を剥離する

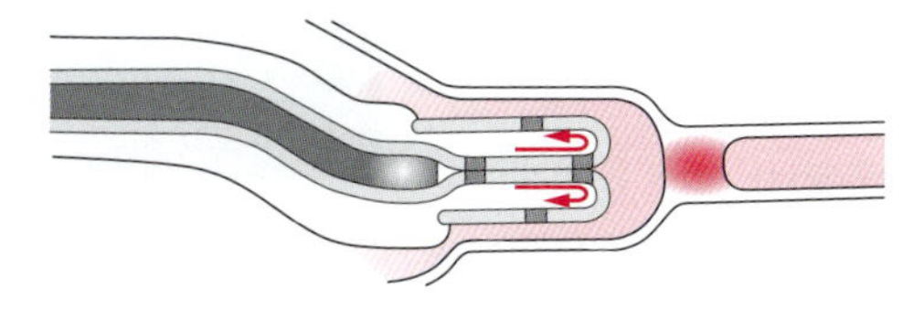

3. カテーテルを後退させる際に連続的にスコープによる卵管内腔の観察を行う

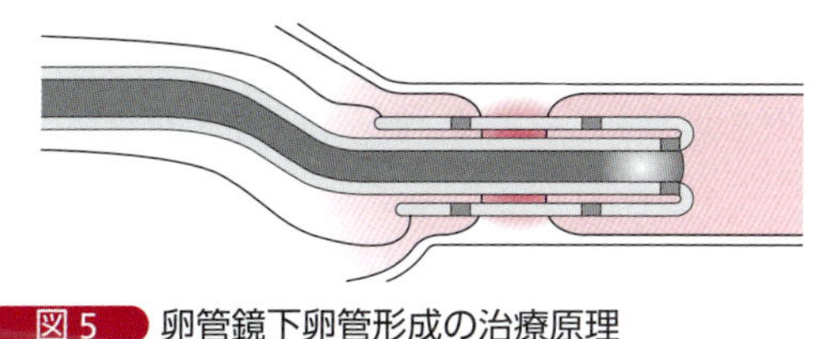

図5 **卵管鏡下卵管形成の治療原理**

FT）は，卵管内腔の観察と同時に治療が可能[1,2]である（図5）.

(2) FTシステム

FTシステムは微細な卵管ファイバースコープ(falloposcope)のユニットと，ファイバースコープを保護して卵管形成を行う円筒状の加圧式バルーンカテーテルユニットから構成されている．前者を構成する装置は，モニター，記録用ビデオ装着，内視鏡用ビデオカメラ，光源，そして灌流用ポンプからなり，後者のカテーテルユニットは，内筒・外筒と円筒状のバルーン構造をしており，その外径は1.25 mmで，その内側に外径0.6 mmの微細な卵管ファイバースコープを挿入する．バルーンカテーテルに拡張器を接続して，バルーン内圧を6～9気圧に加圧し，内筒を前方に押し込むことにより，先端よりバルーンカテーテルが卵管内を最大10 cmまで前進して，卵管形成を内方から行うと同時に，卵管鏡によって卵管内腔全域の観察を行う[3].

(3) 卵管内腔病態

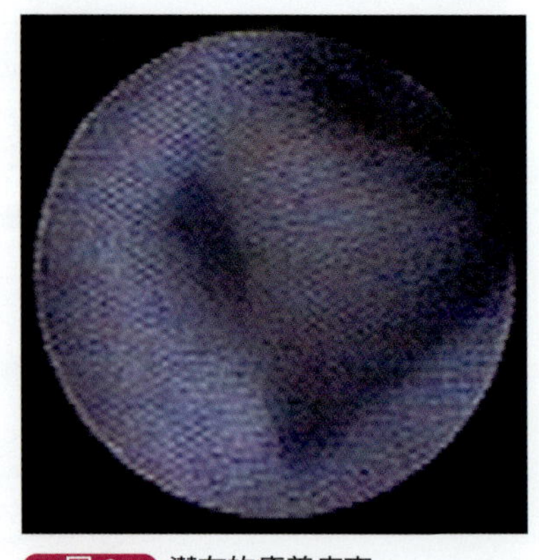

図6 潜在的癒着病変

卵管内腔の所見は，卵管の各部位によって異なり，間質部，峡部は円筒状の内腔を示すが，膨大部は内腔に卵管ひだ構造を有している．正常所見としての各部の卵管内腔像，血管像のほか，異常所見として卵管内腔癒着，完全閉塞，卵管留水症などを把握することができる．

卵管内腔の癒着病変は，カテーテル治療によって開口した後，卵管内腔面の再上皮化によって改善する．治療後の所見については，間質部および峡部の内腔面は改善度が高い．その一方で，膨大部のひだ構造は再生されることは難しいため，卵管ひだの非薄化や消失の所見の観察や，その範囲を診断することは，妊孕性の予後を判断するために有用である．

術前のHSGなどの検査で閉鎖を診断された位置より遠位側の情報は，治療前には得られていないが，FTはそれより遠位側の複数病変や留水症の存在を確認できる．また，HSGなどの検査で卵管通過性が確認されていても，潜在的な狭窄をきたす癒着病変の存在も明らかになる（図6）．卵管内腔病変は多発性，両側性であることが多い．

(4) 卵管通過障害の治療効果

FT治療全体の卵管通過性回復成績は，術中に通過性回復は97%に及ぶ．再閉塞は約10%に存在するが，再度，FTによる治療が可能である．FT治療後の妊娠成績に関して，2年以上経過した治療症例を集積すると，FT成功例のうち約30%が自然妊娠など卵管を介しての妊娠に至ってる．

妊娠例における術前のHSG上の病変部位は，ともに間質部である場合が最も多く，ともに峡部である場合がそれに次いでいる．間質部病変を少なくともどちらかの卵管に有している例を合計すると，75%以上におよび，近位部の卵管病変の頻度が高い．

結語

卵管に対する新たな技術革新によって，治療指針に大きな変化をもたらした．それによって，患者の治療選択の幅を広げ，不妊治療の効果向上と効率化を導くことになる．

☞文献

1） 末岡　浩，小林俊文，野澤志朗，他．卵管鏡下卵管形成（FT）システムの臨床評価．基礎と臨床．1994；28：3001-13.

2） Sueoka, K, Asada H, Tsuchiya S, et al. Falloposcopic tuboplasty for bilateral tubal occlusion. A novel infertility treatment as an alternative for in-vitro fertilization? Hum Reprod. 1998；13：71-4.

3） 末岡　浩，小林俊文，浅田弘法，他．新構造の卵管鏡システムを用いた卵管鏡下卵管形成術形成法の操作技術と適応についての考察．日不妊学会雑誌．1995；40：238-43.

〈末岡 浩〉

E 腹腔鏡検査（経腹法）

腹腔鏡検査は，不妊原因の原因究明に役立ち最終診断を行うとともに，異常所見を認めた場合にはただちに治療が行うことができる有効な手段である．産婦人科内視鏡手術ガイドラインにおいても，腹腔鏡検査で原因不明不妊症例の骨盤内を観察することによる診断的意義は存在するとされている[1)]．

原因不明不妊症例に対して腹腔鏡検査を施行した場合，約 80％に異常所見が確認される．そのうち，卵巣卵管周囲癒着が約 10～30％に，子宮内膜症病変が約 60％に認められる[2,3)]．

子宮卵管造影検査（HSG）による卵管閉塞の診断と腹腔鏡検査による診断には約 30％の不一致がある．卵管通過性の感度は 65％，特異度は 83％であるという報告もあり，HSG のみで診断することは限界がある[4)]．HSG によって近位部閉塞と診断された場合に腹腔鏡で疎通性を認める疑陽性と，HSG によって癒着所見が認められない場合に腹腔鏡で付属器の周囲に膜状癒着が認められる偽陰性が比較的多く，HSG で近位部閉塞と診断されたうち腹腔鏡で約 40％の症例に卵管疎通性が認められたとの報告や[5)]，HSG で癒着所見が認められない場合に腹腔鏡で約 10～30％に癒着が認められるとの報告がある[2,6)]．

原発性不妊，および続発性不妊の間で異常所見を認める確率に有意差はなく，続発性不妊の場合でも腹腔鏡検査は施行する意義はあると考えられる[6]．腹腔鏡後の自然妊娠率は約 40～60％という報告が多いが，36 歳以降になると妊娠率はそれよりも低下していくために，35 歳までの症例の場合に腹腔鏡検査を勧める報告もある[3]．

適応

原因不明不妊症例，HSG で卵管に閉塞や癒着が疑われる症例，クラミジア感染や子宮内膜症により卵巣卵管周囲癒着が疑われる症例が適応となる．

方法

手術室で全身麻酔下に砕石位で行い，直径 5～10 mm の腹腔鏡を使用する．腹腔内へのアプローチは，第 1 トロッカーは先端にスコープを挿入し，侵入の過程をモニターで確認しながら穿刺する direct 法を用いて行い，4 孔式（ダイヤモンド法）にて手術を行うことが多い．

(1) 腹腔内の観察

子宮，両側付属器周囲，膀胱子宮窩，ダグラス窩，骨盤腹膜を入念に観察する．また，クラミジア感染症の場合，肝臓表面に癒着を伴うこともあるため（Fits-Hugh-Curtis 症候群），上腹部の観察も行う．

(2) 癒着剝離術

卵巣や卵管周囲に癒着があれば（図 7），モノポーラーやバイポーラー，鋏鉗子にて剝離する．卵巣卵管周囲癒着はクラミジアなどの上行性感染によるものと子宮内膜症によるものがある．クラミジアなどの感染症による場合は，限局的な膜状の癒着を伴う病変が多く，程度が軽いために，比較的剝離しやすいことが多い．血清中のクラミジア抗体が陽性の症例の約 50％に癒着があり，その癒着の程度は抗体価と相関を認めるという報告がある[7]．一方，子宮内膜症による癒着は広汎に強固な癒着を形成していることが多く，剝離と止血，洗浄を頻回に繰り返しながら癒着を剝離していく．軽症の子宮内膜症の場合，子宮内膜症病変を焼灼，または摘出することによって術後の妊娠率が上昇すると言われているが[8]，それは卵管の癒着を認めない場合に限るという報告もある[9]．

(3) 通色素検査・大量通水

経腟的に，子宮内にマニピュレーター，もしくは 8 Fr 小児用尿道バルーンを挿入し，インジゴカルミン希釈液を注入して卵管通色素検査を行い，両側卵管の通過性を確認する．片側の通過が確認できない時は，対側卵管を軽く把持し再検す

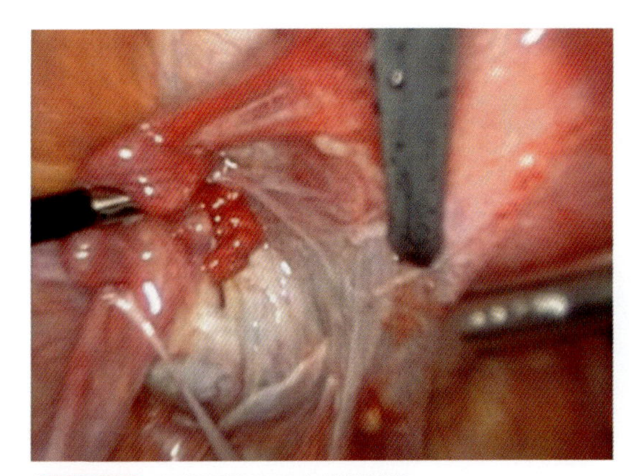

図 7 卵巣卵管周囲癒着剝離術

る．通過性があれば，経腟的に大量の生理食塩水（約 500 mL）で子宮，卵管を通水する．経腹的にも大量の生理食塩水（約 2000 mL）で腹腔内の洗浄を行う．大量通水により卵管疎通性および腹腔内の環境が改善され，妊孕性改善につながると考えられる．産婦人科内視鏡手術ガイドラインでは，原因不明不妊の場合，腹腔鏡検査の治療的意義については明確ではないとされているが[1]，腹腔鏡検査で明らかな癒着や子宮内膜症病変など不妊原因となりうる所見がなかった場合でも大量通水を行うことによって約 60％が妊娠したとの報告がある[10]．

(4) 子宮内膜症 病巣除去術

子宮内膜症性腹膜病変があれば，電気メスやレーザーにて焼灼，もしくは摘出を行う．微小から軽症の子宮内膜症病変を除去した場合，腹腔鏡検査のみと比較して，術後の妊娠率が有意に改善すると言われている[8]．

(5) 卵管形成術 卵管開口術

卵巣卵管周囲癒着が卵管采に限局し，卵管の疎通性を認めれば卵管形成術が必要となる．卵管采周囲の膜状癒着や部分癒着に対し癒着を剝離し，再癒着を防ぐために卵管采をメリーランド鉗子にて拡張した後，卵管采を反転させ，卵管漿膜と 5-0 バイクリル吸収糸で翻転固定する（図 8-1～8-3）．

卵管采が完全に閉塞し，卵管水腫が形成されていれば，卵管開口術を行う（図 9-1，9-2）．卵管開口部と思われる箇所に十字切開を加え卵管を開口し，5-0 バイクリル吸収糸で卵管采を翻転させ卵管漿膜と縫合して固定する．

術後の妊娠率は，卵管病変の程度に依存する[11]．卵管水腫の大きさ，卵管粘膜

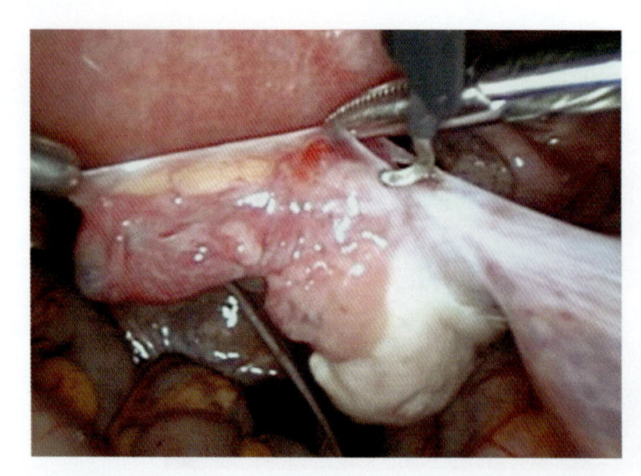

図 8-1 卵管形成術

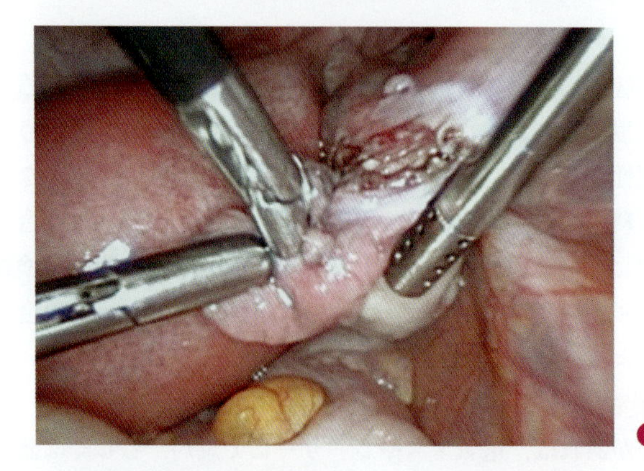

図 8-2 卵管形成術

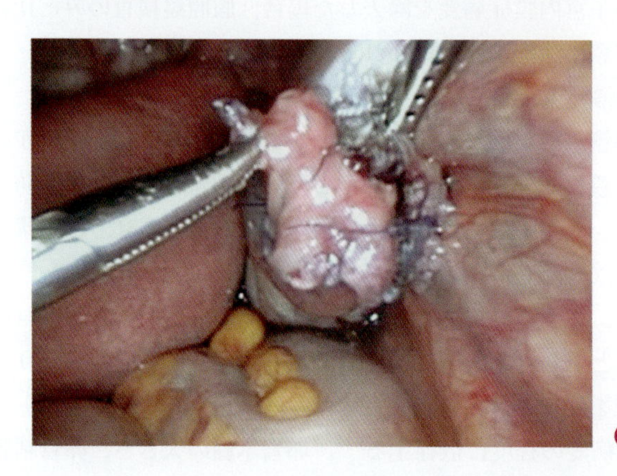

図 8-3 卵管形成術

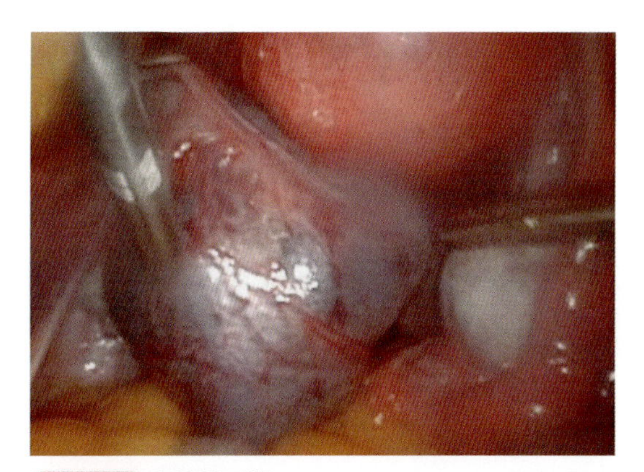

図 9-1 卵管開口術

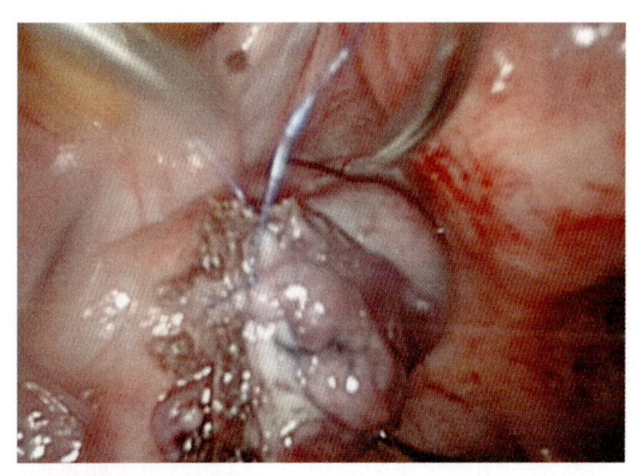

図 9-2 卵管開口術

の損傷程度，卵管壁肥厚の程度などが妊娠率に関係する．卵管采の癒着の場合，卵管粘膜は正常に保たれていることが多く，卵管形成術後の妊娠率は 26～74% と比較的高いが[12-16]，卵管水腫に対する卵管開口術後の妊娠率は 11～29% と低い[13-15]．一方，卵管形成術，卵管開口術後では異所性妊娠率も高く 4～23% という報告がある[12-15]．

(6) 卵管切除術　卵管切断術

高度の卵管水腫の場合は，体外受精に移行しても，卵管内貯留液による胚毒性，子宮内膜の着床能の低下などにより妊娠率は低下する．体外受精胚移植の前に卵

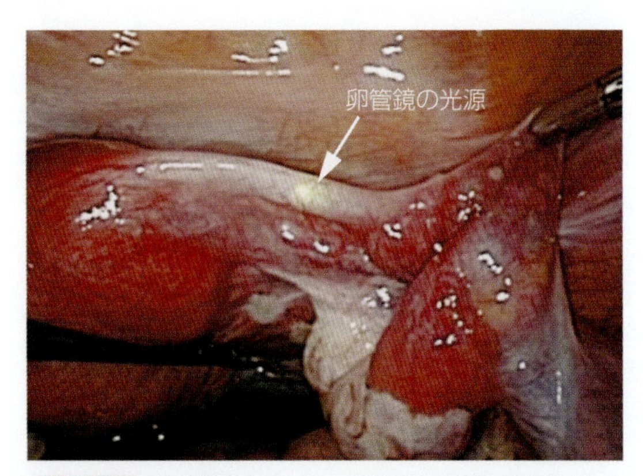

図 10 腹腔鏡併用による卵管鏡下卵管形成術

管切除術，もしくは卵管切断術を施行した方が妊娠率は約 2 倍高くなる[16)]．一方，卵管を切除する際に卵管の一部を遺残させないようにすれば，異所性妊娠率の増加を認めることもない．高度卵管水腫に対して，卵管開口術を行うか，卵管切除術，もしくは切断術を行うかは，卵管水腫の大きさ，卵管粘膜の性状，卵管壁肥厚，卵管周囲癒着の程度など，卵管が修復不可能な損傷を受けていないかを腹腔内の所見を見てから判断することもあり，術前に説明しておく必要がある．なお，卵管切除術と切断術の違いによって体外受精胚移植での妊娠率には差がないと考えられる[17)]．

(7) 腹腔鏡併用による卵管鏡下卵管形成術

卵管間質部から峡部の閉塞を認める場合には卵管鏡下卵管形成術が有効である．卵管穿孔が起こるリスクがあることから腹腔鏡併用による卵管鏡下卵管形成術が勧められる(図 10)．腹腔鏡下に卵管を観察しながら，経腟的に卵管鏡カテーテルを挿入し，卵管が強度に屈曲している場合は卵管を伸ばすようにしてカテーテルを誘導する．卵管鏡下卵管形成術の再疎通率は約 90%，術後 1 年間の妊娠率は約 30% と報告されている[18)]．

その後の治療方針

術中の骨盤内所見や卵管の状態からその後の不妊治療について方針を決定する．左右卵管ともに通過性があり，卵巣卵管周囲癒着がないか軽度で癒着剝離ができ，骨盤内がほぼ正常と判断した場合には術後 6～12 か月は自然妊娠を目指す．腹腔鏡術後の妊娠率は 40～60% であり，そのうち約 80% が術後 12 か月以内に妊娠する．累積妊娠率は6～12か月までは上昇するが，それ以降はプラトーになるという報告が多い[3,19]．卵管の通過性が確認できない場合や，癒着が高度で充分な剝離が困難な場合，卵管水腫のために卵管の機能が著しく低下していると判断した場合，卵管切除術，切断術を施行した場合には体外受精に移行することになる．

当院で，原因不明不妊症例に対し，腹腔鏡検査を行った後にタイミング指導あるいは人工授精で術後6か月以上経過観察をした後，妊娠しない場合に体外受精に移行した群と，腹腔鏡検査を施行せずに体外受精に移行した群の妊娠率を3年間にわたり比較検討した[20]．腹腔鏡検査の内容としては，子宮内膜症病巣除去術，癒着剝離術，大量通水などを行っている．腹腔鏡検査施行群の術後の自然妊娠率は31.4%，妊娠成立しない症例に術後6カ月以上して体外受精に移行した場合には術後3年間で76.5%の妊娠成立を認めた．一方，腹腔鏡検査を施行せずに体外受精に移行した群での3年間の妊娠率は82.9%であり，最終的な妊娠率では有意差を認めなかった．腹腔鏡を施行することで自然妊娠をする機会が得られるという利点があることから，自然妊娠を希望される場合には腹腔鏡検査は有効な手段であると考えられる．

☞文献

1) 日本産科婦人科内視鏡学会，編．産婦人科内視鏡手術ガイドライン2013年版．2版．東京：金原出版；2013．p.33.
2) Tsuji I, Ami K, Miyazaki A, et al. Benefit of diagnostic laparoscopy for patients with unexplained infertility and normal hysterosalpingography findings. Tohoku J Exp Med. 2009；219：39-42.
3) Nakagawa K, Ohgi S, Horikawa T, et al. Laparoscopy should be strongly considered for women with unexplained infertility. J Obstet Gynaecol Res. 2007；33：665-70.
4) Swart P, Mol BW, van der Veen F, et al. The accuracy of hysterosalpingography in the diagnosis of tubal pathology：a meta-analysis. Fertil Steril. 1995；64：486-91.
5) Schankath AC, Fasching N, Urech-Ruh C, et al. Hysterosalpingography in the workup of female infertility；indications, technique and diagnostic findings. Insights Imaging. 2012；3：475-83.
6) Gocmen A, Atak T. Diagnostic laparoscopy findings in unexplained infertility cases. Clin Exp Obstet Gynecol. 2012；39：452-3.
7) Sonmez S, Sonmez E, Yasar L, et al. Can screening Chlamydia trachomatis by serological tests predict tubal damage in infertile patients? New Microbiol.

2008；31：75-9.
8) Duffy JMN, Arambage K, Correa FJS, et al. Laparoscopic surgery for endometriosis. Cochrane Database Syst Rev. 2014；4：CD001398.
9) Maruyama M, Osuga Y, Momoeda M, et al. Pregnancy rates after laparoscopic treatment. Differences related to tubal status and presence of endometriosis. J Reprod Med. 2000；45：89-93.
10) 神田義明，石川雅彦，近藤芳仁，他．機能性不妊症に対する腹腔鏡の有用性に関する検討．日産婦神奈川会誌．2004；40：119-22.
11) Dubuisson JB, Chapron C, Morice P, et al. Laparoscopic salpingostomy：fertility results according to the tubal mucosal appearance. Hum Reprod. 1994；9：334-9.
12) Audebert AJ, Pouly JL, Von Theobald P. Laparoscopic fimbrioplasty：an evaluation of 35 cases. Hum Reprod. 1998；13：1496-9.
13) Kasia JM, Raiga J, Doh AS, et al. Laparoscopic fimbrioplasty and neosalpingostomy. Experience of the Yaounde General Hospital, Cameroon（report of 194 cases）. Eur J Obstet Gynecol Reprod Biol. 1997；73：71-7.
14) Dubuisson JB, Bouquet de Joliniere J, Aubriot FX, et al. Terminal tuboplasties by laparoscopy：65 consecutive cases. Fertil Steril. 1990；54：401-3.
15) Taylor RC, Berkowitz J, McComb PF. Role of laparoscopic salpingostomy in the treatment of hydrosalpinx. Fertil Steril. 2001；75：594-600.
16) Johnson N, van Voorst S, Sowter MC, et al. Surgical treatment for tubal disease in women due to undergo in vitro fertilization. Cochrane Database Syst Rev. 2010；20：CD002125.
17) Kontoravdis A, Makrakis E, Pantos K, et al. Proximal tubal occlusion and salpingectomy result in similar improvement in in vitro fertilization outcome in patients with hydrosalpinx. Fertil Steril. 2006；86：1642-9.
18) Tanaka Y, Tajima H. Falloposcopic tuboplasty as an option for tubal infertility：an alternative to in vitro fertilization. Fertil Steril. 2011；95：441-3.
19) Younas K, Majoko F, Sheard K, et al. Select and treat at laparoscopy and dye test improves the spontaneous pregnancy. Hum Fertile. 2014；17：56-9.
20) Shimizu Y, Yamaguchi W, Takashima A, et al. Long-term cumulative pregnancy rate in women with unexplained infertility after laparoscopic surgery followed by in vitro fertilization or in vitro fertilization alone. J Obstet Gynaecol Res. 2011；37：412-5.

〈平田貴美子　村上 節〉

F 腹腔鏡検査（経腟法）

腹腔鏡検査は卵管・腹膜性不妊症の診断法として重要な役割を果たしてきた．しかしながら，経腹的腹腔鏡は全身麻酔を含む全身管理が必要であること，また腸管損傷や血管損傷等の合併症のリスクが存在することから，検査として行うには侵襲性が大きすぎるのではないかという指摘があった．

このような現状に対し，卵管・腹膜因子の検査をできる限り侵襲を少なくし，しかも直視下に行うことを可能にする方法として，1998 年に Gordts ら[1]により経腟的アプローチによる低侵襲の経腟的腹腔鏡 transvaginal hydrolaparoscopy（THL）〔transvaginal endoscopy（TVE）や transvaginal laparoscopy（TVL）等の略称もある〕が開発され，多くの国に普及するに至った．その後の展開により，現在手術的 THL までその応用が進んでいる．

(1) 特徴

骨盤腔内に生理食塩水を注入し骨盤低位にすると，腸管が上腹部側に浮遊して子宮後面・付属器および骨盤腹膜を観察できる．その結果，癒着性病変の診断，卵管通過性の確認が容易になる．発生部位によっては子宮内膜症の診断も可能であるが，ダグラス窩のスコープ刺入部周辺，および膀胱子宮窩に存在する子宮内膜症を確認することは，現状では不可能である．

THL の特徴を従来からの経腹的腹腔鏡と比較して表 2 に示す[2]．

(2) 適応

当科での適応を表 3 に示す[2]．

表 2　THL と経腟的腹腔鏡（経腹法）の特徴の比較

	THL	経腹法
① 腹部切開	不要	小切開を複数
② 麻酔法	局所	全身
③ 侵襲性	小	診断目的には大
④ 入院日数	外来でも可	短期入院
⑤ 腹腔鏡下手術	難	可能
⑥ 観察	液相（より鮮明）	気相

しかしながらこれらの適応に該当しても，表 4 に示す症例に対しては THL の適応外とし，経腹的腹腔鏡を選択している．

(3) 手技

THL の機器を図 11 に，手順を図 12 に示す[2-5]．まず砕石位をとり，外陰部と腟内を充分に消毒した後，子宮腔内に通色素検査用のヒスキャス（住友ベークライト，東京）を留置する．頸管鉗子で後唇を把持，挙上し，後腟円蓋の中心部（刺入部）に浸潤麻酔を行う．次いでトロカールシースにディレーションシースとパンクチャーニードルを挿入した状態で，まず後腟円蓋からパンクチャーニードル

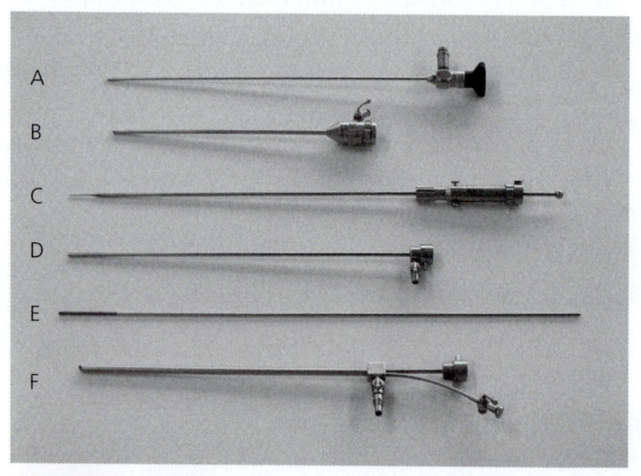

図 11 THL 機器

A：HOPKINS テレスコープ（Telescope），B：トロカールシース（Trocar Sheath），C：パンクチャーニードル（Puncture Needle）とディレーションシース（Dilation Sheath），D：検査用外管（Diagnostic Sheath），E：エクスチェンジマンドリン（Guide Mandrin），F：手術用外管（Operating Sheath）

表 3 診断的 THL の適応

① HSG による異常所見：卵管通過障害，卵管周囲癒着の疑い
② 血中クラミジア抗体陽性
③ 原因不明不妊症
④ その他：初期子宮内膜症

表 4 THL の適応外症例

① 子宮後屈
② 骨盤内腫瘤性病変の存在
③ 骨盤内手術既往
④ 急性炎症の存在

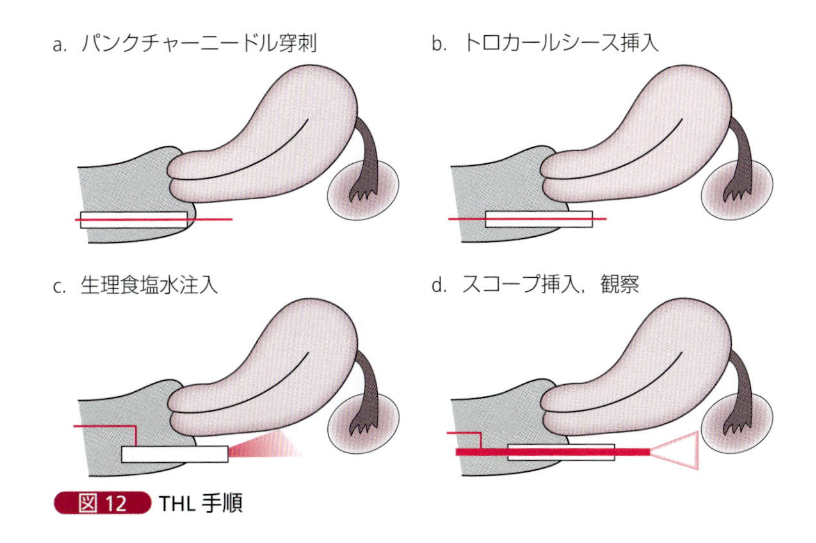

図12 THL 手順

をダグラス窩に穿刺する（図 12a）．次にディレーションシースをパンクチャーニードルに沿って充分に進め，トロカールシースを挿入する（図 12b）．ここでパンクチャーニードルとディレーションシースを抜去しトロカールシースより温生理食塩水を注入する（図 12c）．100 mL 程度注入した後，検査用外管にテレスコープを接続した状態でトロカールシースに挿入する．光源と CCD カメラに接続し，温生理食塩水を注入しながら骨盤腔を観察する（図 12d）．インジゴカルミン希釈液を子宮腔内に留置したヒスキャスから注入，卵管采からの色素流出を確認する．症例によっては卵管采から卵管膨大部まで容易にスコープが挿入でき，卵管腔内の状況も観察できる．この操作を両側に行う．観察終了後，生理食塩水を回収する．

(4) THL 所見

① **正常所見**（図 13～16）

② **クラミジア感染症**（図 17）

クラミジア感染既往のある患者では，高率に腹腔内癒着を認める．膜様癒着を特徴とし，付属器周囲に半透明，レースのカーテン状の癒着がみられる．

③ **子宮内膜症**（図 18）

子宮内膜症の初期病変も観察可能である．卵管・卵巣周囲の微細病変や，検査前には診断しえなかった内膜症病変の発見がみられる．

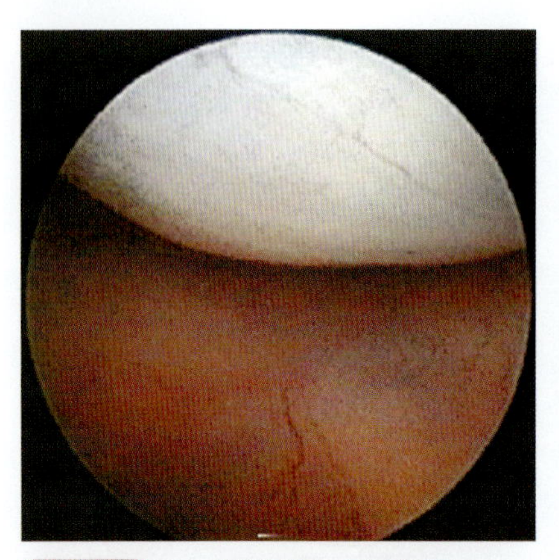

図 13 THL 正常所見：子宮後面
上方に子宮後面，下方に後腹膜をみる．

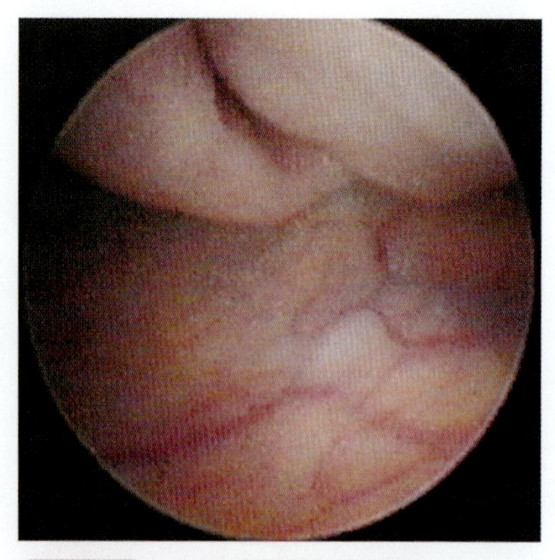

図 14 THL 正常所見：後腹膜
上方に小腸をみる．後腹膜の血管走行が確認できる．

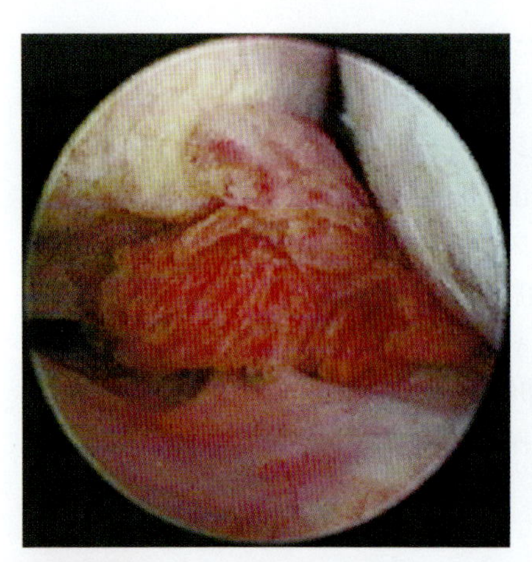

図 15 THL 正常所見：付属器
中央に右卵管采，左上方に右卵巣，右に子宮がみられる．

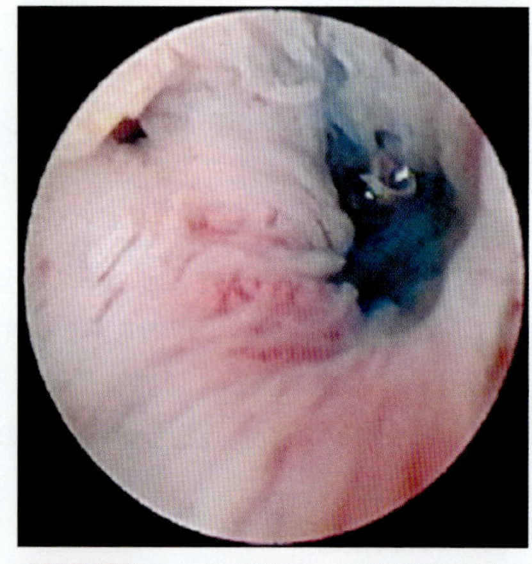

図 16 THL 正常所見：卵管采開口部
細かい襞や毛細血管を確認できる．インジゴカルミンの流出をみる．

JCOPY 498-06080

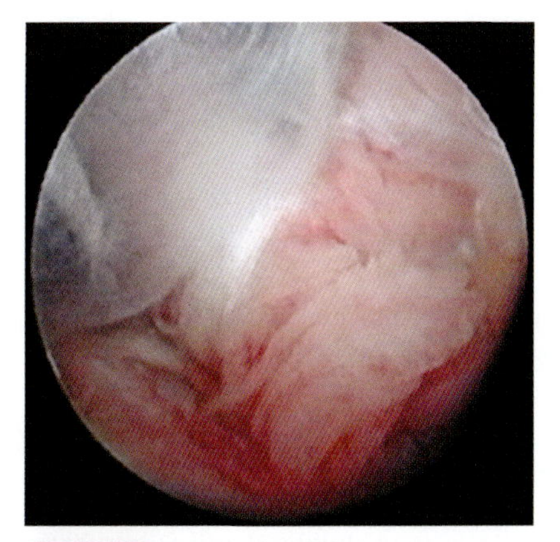

図 17 クラミジア感染

卵管采周囲に取り巻く膜様癒着をみる.

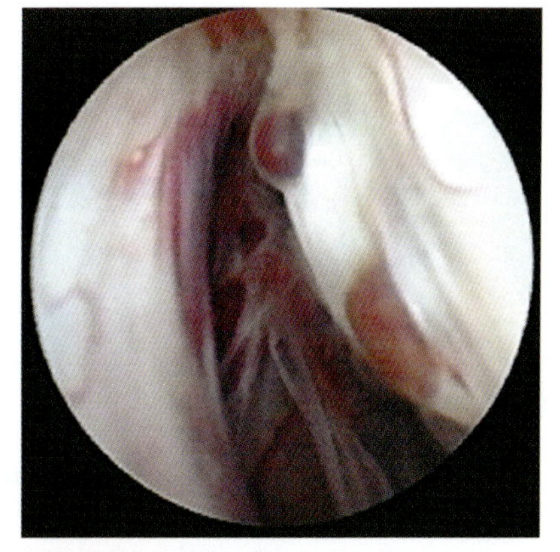

図 18 子宮内膜症

卵巣表面の blue berry spot. 卵巣と骨盤壁の間に索状癒着がみられる.

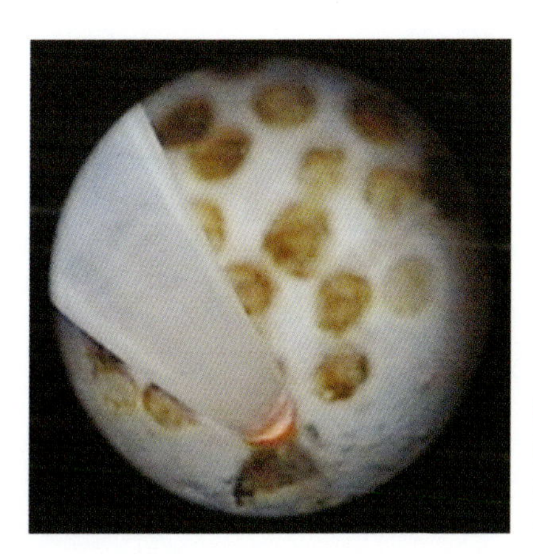

図 19

PCOS に対する THL 下 ovarian drilling

Nd：YAG レーザーを用い，卵巣表面に drilling を施行.

(5) 手術的 THL

周辺機器の応用により，付属器領域の簡単な癒着剝離や多嚢胞性卵巣症候群 polycystic ovary syndrome（PCOS）に対する卵巣焼灼術が可能となっている[4,5]（図 19）.

☞文献

1) Gordts S, Campo R, Rombauts L, et al. Transvaginal hydrolaparoscopy as an outpatient procedure for infertility investigation. Hum Reprod. 1998; 13: 99-103.
2) 柴原浩章, 高見澤 聡, 藤原寛行, 他. 経腟的腹腔鏡 (THL) クリニカルポイント. In: 佐藤郁夫, 監修, 柴原浩章, 編. 産婦人科の実際, 52巻別冊. 東京: 金原出版; 2003. p.1-93.
3) Suzuki T, Shibahara H, Hirano Y, et al. Feasibility and clinical significance of endoluminal assessment by transvaginal salpingoscopy under transvaginal hydrolaparoscopy in infertile women. J Minim Invasive Gynecol. 2005; 12: 420-5.
4) Shibahara H, Hirano Y, Kikuchi K, et al. Postoperative endocrine alterations and clinical outcome of infertile women with polycystic ovary syndrome after transvaginal hydrolaparoscopic ovarian drilling. Fertil Steril. 2006; 85: 244-6.
5) Shibahara H, Suzuki T, Suzuki M. Diagnostic and Therapeutic Transvaginal Hydrolaparoscopy. In: Darwish A, editor. Advanced Gynecologic Endoscopy. Rijeka: InTech; 2011. p.139-46.

〈鈴木達也〉

JCOPY 498-06080

6 診断的検査

A クッパーマン方式

視床下部-下垂体-卵巣系は子宮内膜の増殖に影響し，卵胞期にはエストロゲンの作用により増殖期に，排卵後はエストロゲン・プロゲステロン両者の作用により分泌期となる．月経とは妊娠が不成立の場合に，両ホルモンの血中からの消退により，子宮内膜が剝離する結果，25～38日の周期性をもって出血が繰り返される現象である．

これまであった月経が3か月以上停止した状態を続発性無月経という．

クッパーマン方式とは，無月経・無排卵症診断のための内分泌学的負荷試験であり

① ゲスターゲン試験

② エストロゲン・ゲスターゲン試験

③ GnRH負荷試験

を，先行する試験結果に応じて順次行い，視床下部障害，下垂体障害，卵巣障害，子宮内膜障害などの障害部位の鑑別診断を行う方法である[1]．また，ゲスターゲン試験により内因性エストロゲンの分泌が保たれているか否かに応じて無月経の重症度を第1度無月経，第2度無月経とに分類する．

【鑑別診断】

問診で年齢，月経歴，最終月経，無月経の期間，妊娠・分娩歴（大量出血の有無など），産褥経過（授乳の状況など），体重の変動，スポーツ歴，学校や職場の環境，既往歴，合併症の有無，薬剤の治療歴，家族歴などを聴取する．全身所見では，身長，体重，肥満，痩せ，多毛，無毛，乳汁分泌の有無，甲状腺腫の有無，などを把握する．

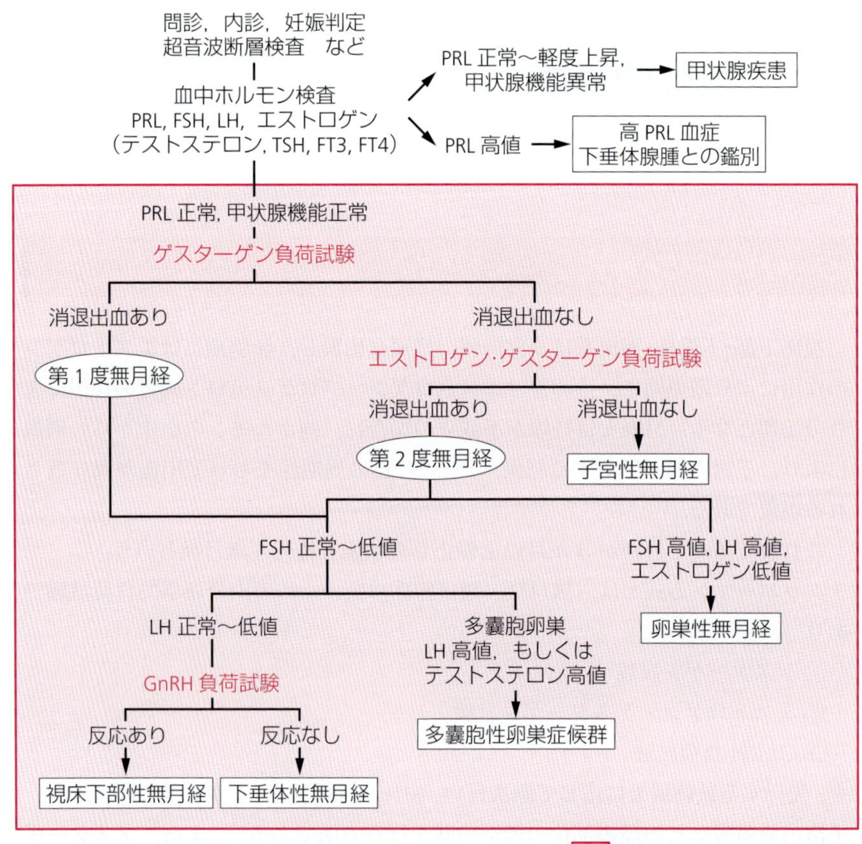

図 1 続発性無月経の診断手順

（小池浩司，他．新女性医学体系 13 排卵障害．中山書店；2000．p.135-52[3]より一部改変）

続発性無月経の診断手順[2]（図 1）

1）問診および内診

問診で年齢，月経歴，妊娠・分娩歴，産褥経過，体重の変動，スポーツ歴，精神的ストレスの有無，既往歴，合併症の有無，薬剤の治療歴などを把握する．全身所見では身長，体重，多毛や脱毛の有無，甲状腺腫の有無などを把握する．内診では，外性器，内性器の異常も有無を診察する．また必要に応じて妊娠反応を行う．

2）画像診断

経腟超音波により子宮および卵巣を観察する．子宮に関しては，全体的に萎縮していれば長期間低エストロゲン状態であったと推定できる．また，子宮内膜の増殖を認めれば少なくとも一定量のエストロゲンが分泌していると推定できる．子宮内膜の欠損を認めた場合はAsherman症候群を疑う．

卵巣に関しては，卵巣の大きさ，胞状卵胞発育の有無およびその数，卵巣腫瘍の有無を観察する．卵巣内の卵母細胞が枯渇している場合には卵巣が萎縮し，胞状卵胞の欠如を伴う卵巣性無月経を疑う．胞状卵胞の観察により，小卵胞のみであれば卵胞刺激ホルモンの分泌異常，すなわち中枢性障害を疑う．胞状卵胞が多く卵巣が腫大していれば多嚢胞性卵巣症候群（PCOS）を疑う．

3）内分泌学的検査

初診時に血中のFSH，LH，PRL，エストロゲンを測定する．

月経周期の3～5日目に測定するのが原則であるが，続発性無月経の場合は超音波検査により主席卵胞が1 cm未満であった場合は卵胞からのエストロゲン分泌量は多くないため，その時に採血した値を基礎値として代用できる．プロゲステロン投与による消退出血後，消退出血がなければエストロゲン・プロゲステロン投与による消退出血後に基礎値としての採血を行ってもよいが，投与終了後まもなくは黄体化ホルモンの分泌が抑制されるために，PCOSがマスクされる可能性があるので注意する．なお，カウフマン療法後のLH，FSHの基礎値は低下するので，診断にはホルモン療法前が適している．

PCOSや甲状腺機能異常も想定するならばテストステロン，TSH，FT3，FT4の測定が有用な場合もある．

(1) PRL

高PRL血症は無月経の約20％の原因を占め[3]，月経異常や不妊治療では重要な疾患である．高PRL血症はLHの分泌能を低下させ排卵障害の原因となる．頻度は下垂体腺腫よるものが最も多く，次いで機能性，薬剤性，甲状腺機能低下症が原因となる．一般に血清PRL正常値は測定法により異なり，各検査法による正常値はEIA法2.7～28.8 ng/mL，IRMA法1.4～14.6 ng/mL，CLIA法4.3～32.4 ng/mLである．

なお，PCOSに高PRL血症が合併しやすく[4]，後述するように画像診断およびLH，FSH，テストステロン値も考慮する．

(2) 甲状腺機能

甲状腺機能異常も想定するならばTSH, FT3, FT4の測定を行う．高PRL血症は無月経の原因として頻度が高いが，TSH濃度とPRL濃度の上昇を同時に認めた場合は，甲状腺機能低下症の治療を先行する[5]．甲状腺機能低下症に対して甲状腺ホルモンの補充を行うとTSHとPRLがしばしば同時に正常化するからである．

血中PRL値が正常であれば，クッパーマン方式による内分泌学的負荷試験を順次行っていく．

①ゲスターゲン試験

ゲスターゲン試験を利用し無月経の重症度を分類することができる．プロゲステロン製剤の投与により消退出血があれば，卵胞発育に伴う内因性のエストロゲンの分泌とそれに反応した子宮内膜の存在を確認できたことになり，これを第1度無月経，認めない場合を第2度無月経，および子宮性無月経とに分類する．

具体的処方例としてはジドロゲステロン（デュファストン®）5 mg 2T×7日間もしくはカプロン酸ヒドロキシプロゲステロン125 mg（プロゲデポー®）1回を筋肉注射する．

第1度無月経と診断し，かつ画像上多嚢胞卵巣を認め，LH値が高値かつFSH値が正常もしくはテストステロンが高値であればPCOSと診断する[6]．LH, FSH値が低値から正常であればGnRH負荷試験を行い，反応のパターンにより視床下部性無月経と下垂体性無月経とを鑑別できる．

②エストロゲン・ゲスターゲン試験

ゲスターゲン試験で消退出血がなければエストロゲン・ゲスターゲン試験を行う．具体的処方例としてはノルゲストレル0.5 mg・エチニルエストラジオール0.05 mg（プラノバール®配合錠）を1T 1×10日分，もしくはカプロン酸ヒドロキシプロゲステロン50 mg・プロピオン酸エストラジオール1 mg（EPホルモンデポー®）1Aを筋肉注射する．

消退出血を認めたならば，内因性のエストロゲンが欠如し，かつ子宮内膜の増殖能が健全であったことを示す．これを第2度無月経と呼ぶ．通常血中エストロゲン値が50 pg/mL以下であると第2度無月経に至る[7]．第2度無月経で高ゴナドトロピン・低エストロゲンであれば卵巣性無月経と診断する．LH，FSHが低値～正常であればGnRH負荷試験を行う．なお，両者の投与に反応しない場合は，ホルモンに反応する機能性子宮内膜を欠くものと判断でき，子宮性無月経と診断する．

③ GnRH負荷試験

FSHが正常，または低値の場合で中枢性障害を疑う場合に，より明確に障害部位を診断することができる．具体的にはLH-RH 100 μgを静注し，投与前，投与後15分，30分，60分，120分で採血を行い血中LH，FSHを測定する．正常ではFSHよりLHのほうが反応が早くかつ大きい．

LH，FSHの反応性分泌増加を認めれば視床下部性，認めなければ下垂体性と診断する．

☞文献

1） 日本産科婦人科学会，編．産科婦人科用語集・用語解説集．2013.
2） 日本産科婦人科学会，編．産婦人科診療ガイドライン　婦人科外来編2014．2014.
3） 小池浩司，井上正樹．高プロラクチン血症．In：竹谷雄二，編．新女性医学体系13　排卵障害．東京：中山書店；2000．p.135–52.
4） Bracero N, Zacur HA. Polycystic ovary syndrome and hyperprolactinemia. Obstet Gynecol Clin North Am. 2001；28：77–84.
5） Current evaluation of amenorrhea：Practice Committee of American Society for Reproductive Medicine. Fertil Steril. 2008；90 Suppl 3：S219–25.
6） 日本産科婦人科学会生殖・内分泌委員会報告．日産婦会誌．2007；59：868–86.
7） 竹谷雄二．月経異常．In：竹谷雄二，編．新女性医学体系4　女性の症候群．東京：中山書店；1998：p.15–37.

〈柳 由紀〉

1 視床下部性排卵障害

A ストレス性無月経

ストレス性無月経とは，様々なストレスにより誘発される視床下部性の続発性無月経とされ，その外的要因が排除されることにより可逆的に回復する機能障害と考えられる[1)].

視床下部性無月経の診断には一般的なホルモン検査が行われているが，本疾患に特異的な検査はなく病歴に基づいた除外診断ということになる[2)]．そのため診断には，初経・月経周期・無月経期間や状態といった月経に関する病歴や，内分泌疾患・糖尿病などの代謝疾患や全身疾患についての病歴の聴取は必要不可欠である．その中でストレス性無月経の診断には，無月経に至った原因ストレスを同定していく必要がある．日本産科婦人科学会生殖内分泌委員会の調査によると，あくまでも 18 歳以下の思春期女性を対象としたものではあるが，環境ストレスは減食に次いで無月経の原因の約 1 割を占めている[3)].

(1) ストレスとは

ストレスとは生理学者であるハンス・セリエによって提唱された概念であり，様々な外的刺激に対して生体のホメオスタシスを維持するための適応反応と考えられている．ストレスを引き起こす外部環境からの刺激をストレッサーとしているが，その種類は多岐にわたっており，温度・気圧・光・音・放射線などの物理的ストレス，酸素・浸透圧・pH・有害物質などの化学的ストレス，炎症・感染などの生物的ストレスや死亡・病気・借金・転勤・人間関係・戦争・災害などの心理的ストレスなどが挙げられる[4)].

今日，ストレスの種類によってそれぞれに特異的な応答が存在することも明らかにされているが，非特異的応答がストレス反応の最も重要なものである．

(2) 病態生理

ストレス反応の中心的役割を担うのは，ノルアドレナリン作動性の交感神経系の興奮と副腎皮質刺激ホルモン放出ホルモン (corticotropin-releasing

JCOPY 498-06080

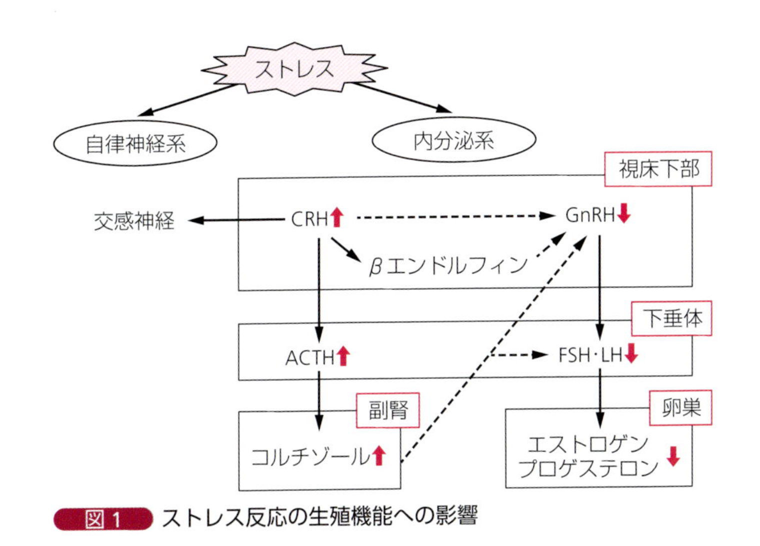

図 1 ストレス反応の生殖機能への影響

hormone：CRH）による HPA axis 系の活性化とされている（図 1）．特に CRH は，内分泌系のみならず直接的に自律神経系にも作用するとされており，ストレス反応の key になると考えられる[5]．

ストレスによる生殖機能低下のメカニズムとしては，CRH の放出により直接またはβエンドルフィンを介して GnRH パルスを減少させ，その結果ゴナドトロピンの低下から無月経が生じると考えられている（図 1）．その他にも NPY・オレキシン・ガラニンなどの神経ペプチドやインターロイキンをはじめとする免疫系の関与なども考えられているが[4]，これらは動物実験により得られた知見であり，ヒトでのメカニズムについては未だ研究段階である．

(3) 治療法

本疾患の治療方法としては，曝露されたストレスを取り除くことが重要であり，このような機能障害の外的要因が排除されることにより，可逆的に回復するとされている．ただ時間的な制約などから挙児希望を有する女性に対しては，GnRH パルス療法やゴナドトロピンによる治療が一般的となる[5]．

その他の治療方法としては，βエンドルフィンによる GnRH 分泌抑制作用を拮抗するため，オピオイド受容体拮抗剤であるナロキソンによる治療報告も見られる[5]．同様に非ペプチドの CRH 拮抗剤も開発されており，将来的に治療法として確立される可能性もある．

☞文献

1) ESHRE Capri Workshop Group. Nutrition and reproduction in women. Hum Reprod Update. 2006; 12: 193–207.
2) Genazzani AD, Ricchieri F, Jasonni VM, et al. Diagnostic and therapeutic approach to hypothalamic amenorrhea. Ann NY Acad Sci. 2006; 1092: 103–13.
3) 生殖・内分泌委員回報告. 18歳以下の続発性無月経に関するアンケート調査. 日産婦誌. 1999; 51: 755–61.
4) 小池浩司. ストレスと性機能. Hormone frontier of gynecology. 2007; 14: 64–8.
5) Ferin M. Stress and the reproductive cycle. J Clin Endocrinol Metab. 1999; 84: 1768–74.

〈原田竜也〉

B ダイエット性無月経

ダイエット性無月経とは，ダイエットによって生じる視床下部性無月経と考えられる．その原因として主なものは体重減少によるものであるが，ダイエットに伴うストレスや痩せるための過度の運動もその原因として考慮する必要がある．視床下部性無月経の原因としてはストレス・体重減少・運動とされているが，ダイエットにはその要素が強く認められる．本稿ではその主原因と考えられる体重減少性無月経について述べる．

(1) 体重減少性無月経

体重減少性無月経とは，急激な体重減少が誘引となって起きる視床下部性無月経であり，患者の多くは第2度無月経を呈する．本疾患の頻度は続発性無月経の11.3～13.2%とされているが[1)]，その多くは10～20代の若年女性である．18歳以下の思春期女性に限ると本疾患の割合はさらに多く，日本産科婦人科学会生殖内分泌委員会の調査報告では，減食が原因と考えられる無月経が約半数(43.6%)に上るとされている．

前項でも述べているが，本疾患に特異的な検査はなく病歴に基づいた除外診断が必要である．特に体重減少をきたす内分泌疾患・糖尿病などといった代謝疾患や全身疾患については，病歴の聴取のみならず鑑別診断が必要である．

また，神経性食欲不振症は体重減少性無月経を呈する疾患であるが，心身症の一つであり生命に危険が及ぶこともあるため鑑別は重要である．

(2) 病態生理

体重減少により身体が飢餓状態となると，甲状腺機能低下やインスリン分泌量の低下によりエネルギー消費を抑制するように生体防御反応が働く．妊娠には，胎児発育やその後の授乳のためエネルギー消費が増大し，良好な栄養環境が必要である．そのため飢餓状態においての妊娠は個体自体の生命が脅かされることになり，それを防ぐため無排卵から無月経になると考えられている．

その詳細なメカニズムについてすべてが解明されているわけではないが，現在以下のようなことが考えられている．代謝シグナルは，ラットにおいては後脳のケモレセプターにより感知されることが知られており，レプチンやインスリン/グルコースなどが考えられている．脳で感知されたシグナルはノルエピネフリンニューロンやニューロペプチドＹニューロンにより伝達され，視床下部からのGnRH分泌に影響するとされている[2]．その他にもオレキシンやグレリンなどの関与も示唆されている．

また，レプチンは肥満の原因遺伝子として同定された物質で脂肪組織から分泌され摂食とエネルギー消費の調節を行う一方で，視床下部に作用しGnRHのパルス状分泌を促進する[3]．そのため体重減少によりこの分泌が低下すると，GnRHパルス状分泌の低下から無月経になると考えられ，本疾患の重要な因子とされている．

(3) 体重減少と不妊

体重減少性無月経の患者の妊孕能について，その長期的予後については問題ないとされている[1,2]．また体重増加が得られ身体機能が回復している場合には，妊娠中の合併症や児の予後について，一般女性と比較して差はない．しかしながら，体重が正常範囲に戻ったとしても，そのうち約３割の患者には無月経が持続することがあるので，排卵誘発を含め適切な治療が必要である．

一方不妊治療においては，GnRHパルス療法を行った患者の成績に体重や体重減少の影響はなく，BMIが低下している患者に対して行ったARTの成績においても，正常範囲にある患者と比較して生児獲得率に差はなかったとされている[2]．

(4) 治療法

治療の基本原則は体重増加であるが，体重が回復してもすぐには月経が発来せず年単位の時間経過が必要なこともある．そのため挙児希望を有する女性に対しては，GnRHパルス療法やゴナドトロピンによる治療が一般的となる[4]．ただしBMIが低い場合には，早産率の上昇や出生体重の減少といった周産期リスクが増大することから，妊娠後の十分な管理が必要である．

その他の治療方法としては，前出のレプチンが考えられている．レプチンの投与によりLHパルス頻度が増加し排卵が回復したとの報告があり[5]，将来的に治療法として確立される可能性がある．

☞文献

1） 堂地 勉，永田行博，中村元一，他．体重減少性無月経の長期的予後に関する検討．不妊学会雑誌．1998；33：323-9．
2） ESHRE Capri Workshop Group. Nutrition and reproduction in women. Hum Reprod Update. 2006；12：193-207.
3） WH Yu, Kimura M, Walczewska A, et al. Role of leptin in hypothalamic-pituitary function. Proc Natl Acad Sci U S A. 1997；97：1023-8.
4） Gordon CM. Functinal hypothalamic amenorrhea. N Engl J Med. 2010；363：365-71.
5） CK Welt, Chan JL, Bullen J, et al. Recombinant human leptin in women with hypothalamic amenorrhea. N Engl J Med. 2004；351：987-97.

〈原田竜也〉

C 神経性やせ症/神経性無食欲症

神経性やせ症/神経性無食欲症（anorexia nervosa：AN）は，① 持続性のカロリー摂取制限，② 体重増加または肥満になることへの強い恐怖または体重増加を阻害する行動の持続，③ 体重および体型に関する自己認識の障害，がみられることを特徴とする疾患である．低体重により視床下部の機能不全を生じ，無月経，無排卵をきたすことが多い．AN患者の無月経・無排卵に対してはANに対する精神科治療を優先し，体重増加とともに月経・排卵が再開することを目指す．しかし，ANの長期予後研究では体重と月経の回復に数年を要することが知られており，体重へのこだわりなどの心理面の回復には，身体の回復の後，さらに数年を要するといわれる．近年，ANは思春期の中高生のみならず，成人期の女性にみられることも多く，ANの回復途上に結婚し，挙児を希望するケースも増えている．自ずと不妊診療の現場に，無月経・無排卵を主訴としてAN患者が訪れることも少なくないといえる．本稿ではANの診断基準と注意点，身体的所見，不妊診療における留意点について述べる．

表1 DSM-5 における AN の診断基準
(高橋三郎，他監訳．DSM-5 精神疾患の診断・統計マニュアル．日本精神神経学会，監修．医学書院；2014)

A．必要量と比べてカロリー摂取を制限し，年齢，性別，成長曲線，身体的健康状態に対する有意に低い体重に至る．有意に低い体重とは，正常の下限を下回る体重で，子どもまたは青年の場合は，期待される最低体重を下回ると定義される．
B．有意に低い体重であるにもかかわらず，体重増加または肥満になることに対する強い恐怖，または体重増加を妨げる持続した行動がある．
C．自分の体重または体型の体験の仕方における障害，自己評価に対する体重や体形の不相応な影響，または現在の低体重の深刻さに対する認識の持続的欠如．

いずれかを特定せよ：
- 摂食制限型：過去３か月間，過食または排出行動（つまり，自己誘発性嘔吐，または緩下剤・利尿薬，または浣腸の乱用）の反復的なエピソードがないこと．
- 過食/排出型：過去３か月間，過食または排出行動（つまり，自己誘発性嘔吐，または緩下剤・利尿薬，浣腸の乱用）の反復的エピソードがあること．

該当すれば特定せよ：
- 部分寛解：かつて神経性やせ症の診断基準をすべて満たしたことがあり，現在は基準A（低体重）については一定期間満たしていないが，基準B（体重増加または肥満になることへの強い恐怖，または体重増加を回避する行動）と基準C（体重および体型に関する自己認識の障害）のいずれかは満たしている．
- 完全寛解：かつて神経性やせ症の診断基準をすべて満たしていたが，現在は一定期間診断基準を満たしていない．

現在の重症度を特定せよ：
重症度の最低限の値は，成人の場合，現在の体格指数（BMI：Body Mass Index）（下記参照）に，子どもおよび青年の場合，BMI パーセント値に基づいている．下に示した各範囲は世界保健機構の成人のやせの分類による．子どもと青年については，それぞれに対応した BMI パーセント値を使用すべきである．重症度は，臨床症状，能力低下の程度，および管理の必要性によっては上がることもある．
軽度　：BMI≧17 kg/m²
中等度：BMI 16～16.99 kg/m²
高度　：BMI 15～15.99 kg/m²
極度　：BMI＜15 kg/m²

(1) 診断基準と注意点

2013 年に米国精神医学会が発刊した精神障害の診断基準である DSM-5 (American Psychiatric Association: Diagnostic Statistical Manual of Mental Disorders (5th ed). APA, Washington DC, 2013) における，AN の診断基準を表 1 に示す．有意に低い体重であるにもかかわらず，体重増加または肥満になることへの恐怖が強く，その恐怖はたとえ体重が減少しても緩和されることはないといわれる．その一方，一部の AN 患者では，患者自身が体重増加への恐怖を認識していない場合や認識していても否認していることがしばしば認められる．成人期の患者でも，初診時に痩せ願望や肥満恐怖を素直に認めることは多くなく，病歴や客観的データから体重増加への恐怖の存在や，体重増加を防ごうとする行動の存在を臨床医が推論する必要がある．当初は摂食障害ではないと判断していても，経過観察中に，低体重の弊害が続いていても体重を増加させることができず，体重増加時にはその後食事を減らすなどの肥満恐怖に基づく行動を認めて診断することもある．

AN 患者の自らの体重および体型に対する認識は歪んでおり（ボディーイメージの障害），低体重であっても「太りすぎている」と感じている．AN 患者にとって体重減少は満足感・達成感をもたらし，体重増加は受けいれ難い自己管理の失敗とみなされる．しばしば，深刻な低栄養状態になっても，自らの病態についての洞察が得られない，あるいは否認していることが多い．AN 患者の思考は常に体重や摂取カロリー，食べ物に関することに支配される．エネルギー消費のために過剰に運動するだけでなく，勉強，仕事，家事など生活全般において過活動傾向がみられることも多い．一方，低体重が持続すると，抑うつ気分，引きこもり，焦燥感，不眠，性的興味の喪失などうつ症状を合併することもある．

無月経は，DSM-Ⅳでは診断基準に含まれており，必須項目であったが，DSM-5 より診断基準には含まれなくなった．

(2) 有病率，発症時期，経過

若年女性における 12 か月有病率は約 0.4％である．通常，青年期，成人早期に発症するが，近年は思春期以前の早発例や 40 歳以後の晩発例も散見される．これまでの長期予後研究では回復の基準や評価方法が統一されていないことから結論に幅があるが，おおよそ 5 年以上の経過で半数以上が AN 回復あるいは改善するも，10～20％は慢性化するといわれている．一部の AN 患者では体重が回復したにもかかわらず，数年間，無月経が持続することがある．

(3) 身体的所見

AN による低栄養状態および排出行動（自己誘発性嘔吐・緩下剤・利尿薬，浣腸の乱用）は様々な主要臓器に影響を及ぼし，時には生命に危機をもたらす．無月経，無排卵，骨粗鬆症，貧血（脱水により検査値は見かけ上正常化していることもある），便秘，低血圧，徐脈，浮腫，低体温，電解質異常（低カリウム血症，低ナトリウム血症），肝機能障害，高コレステロール血症，甲状腺機能低下症（low T3 症候群）などを認める．

(4) 不妊診療における留意点

妊娠可能な状態になるには，まず月経が回復することが必要である．AN 患者の月経回復には体重増加が必須である．丸山らの報告によると月経回復時の平均 BMI は 19.4 であり[1)]，Golden らは，標準体重の約 90%まで体重が回復すると，その 86%が 6 か月以内に月経が回復することを報告している[2)]．

無月経に対する治療については，標準体重の 70%以下では，貧血の助長や体力の消耗を考慮して，一般に消退出血を起こす治療は行わず，挙児希望例については，体重が標準体重の 80%以上になってから排卵誘発を行うのが好ましいとされている[3)]．

我々の施設では，基本的には標準体重の 80%以上が半年以上続いても無月経が継続すれば，婦人科で精査をうけていただき，薬物療法を考慮してもらうことにしている．

AN 患者にとって妊娠，出産が AN からの回復を促す好機となる場合がある一方，妊娠を希望する背景に，パートナーや家族からの期待に応えたいという完全主義的思考や，同胞に対する競争心など様々な心理的問題が存在していることがある．妊娠成立後は体重増加や体型変化により肥満恐怖が再燃したり，育児期には授乳や子どもの食事をめぐって「どれだけ子どもに与えるのが適切なのかわからない」といった混乱が生じることもある．挙児希望する AN 患者の心理社会的背景に留意し，妊娠成立後に予想される心身の変化にも対応できるよう精神科・心療内科医療との連携していくことが望ましいと考える．

☞文献

1) 丸山　史，内海　厚，吉沢正彦，他．摂食障害患者と無月経；BMI を指標とした予後調査より．思春期学．2000；18：177-81．
2) Golden NH, Jacobson MS, Schebendach J, et al. Resumption of menses in anorexia nervosa. Arch Pediatr Adolesc Med. 1997；151（1）：16-21.
3) 青野敏博．摂食障害と無月経．日医師会誌．1996；116：1073-6.

〈清野仁美　山田 恒　吉村知穂　松永寿人〉

D 高プロラクチン血症性無月経

乳汁漏出性無月経のうち約90%に血中プロラクチン(PRL)の上昇を伴うが,これを高PRL血症性無月経,または高PRL血症性排卵障害と呼ぶ.視床下部-下垂体-卵巣系が抑制される結果,月経異常,黄体機能不全の原因となり,挙児を希望する女性では不妊症の一因となる.

(1) 頻度

高PRL血症の頻度は一般人の0.4%,卵巣機能異常を呈する婦人の9~17%である.

(2) 病態

高PRL血症性無月経の女性では,血中のLH値およびFSH値は正常範囲内であり,ゴナドトロピンの基礎分泌は保たれている.しかしながら視床下部におけるドパミン代謝の亢進や,βエンドルフィン活性の上昇を介し,視床下部からのGnRHの分泌不全をきたす.これによりLHの律動的分泌の頻度および振動が減少あるいは欠如し,エストロゲンによるLH分泌に対するpositive feedback機構が障害される.このような中枢性の異常により卵胞発育が障害され,月経異常をきたすと推定されている.

(3) 診断上の留意点

月経異常や乳汁漏出を認める場合は,血中PRL値を測定する.測定法により正常値が異なることと,生理的変動に留意して測定時期を考慮することが重要である.

PRL値は月経周期による変動があり,排卵期と黄体期中期で上昇する.また日内変動があり,睡眠時に上昇する.食事やストレスでも上昇する.したがって測定時期としては,月経7日以内で,起床後数時間後の午前10~11時頃に採血することが推奨される.

各種のPRL測定法による正常値は,EIA法では2.7~28.8 ng/mL,IRMA法では1.4~14.6 ng/mL,CLIA法では4.3~32.4 ng/mLであり,各々の基準値を超える場合,高PRL血症と診断する.

その他に留意すべき点として,Hook effectとMacroprolactinが知られている.前者はPRL値が非常に高い場合,結合する抗体が競合するため,結果的にPRLは低値を示すことがある.この場合は測定に際し,検体を希釈する必要があ

表2 高プロラクチン血症の原因

生理的因子 睡眠 運動 食事・飲水 精神的ストレス 月経周期（排卵期と黄体期） 妊娠 授乳 乳房刺激 **視床下部機能障害** 機能性 Chiari-Frommel 症候群 Argonz-del Castillo 症候群 **視床下部・下垂体茎の器質性障害** 視床下部腫瘍 頭蓋咽頭腫 胚芽腫 下垂体茎離断 炎症・肉芽 下垂体炎 サルコイドーシス	**下垂体障害** 下垂体 PRL 産生腫瘍 アクロメガリーに伴うもの empty sella 症候群 **薬剤因子** **神経原性** 胸壁疾患 ヘルペス 胸部手術後 脊髄疾患 **その他** 甲状腺機能低下症 慢性腎不全 肝硬変 副腎皮質不全

（日本産科婦人科学会．産婦人科研修の必修知識 2011．2011．p. 428）

る．一方 Macroprolactin とは PRL-IgG の複合体の集合で，免疫活性はあるが，PRL 値は高く表示されても生物活性はほとんどない．約 10%の検体に認めるとされているが，通常の検査では検出できないことから，臨床症状の有無を参考に測定意義を解釈する必要がある．

(4) 原因

高 PRL 血症の原因は多彩である（表 2）．外来診療において，月経異常の女性に対する問診はたいへん重要であり，精神科や内科での薬剤服用の有無，甲状腺疾患の既往や症状の有無，頭痛や視野狭窄の有無等を尋ねることで，高 PRL 血症の存在を推定できる．高 PRL 血症を認め，薬剤服用中ではない場合，TSH，Free T3，Free T4 などの甲状腺機能検査を行う．なお PRL 値が 100 ng/mL を超える場合は，prolactinoma の可能性を考えて MRI を施行し，場合により内分泌内科医や脳神経外科医に紹介する．ただし画像診断を行うべき PRL 値には一定の見解がなく，50 ng/mL 以上で MRI 検査を勧める記載もある．

間脳下垂体機能障害調査研究班による高 PRL 血症の原因疾患別頻度を表 3 に示す．Prolactinoma が 34.3%と最多であり，ついで Chiari-Frommel 症候群

表 3 高プロラクチン血症の原因疾患とその頻度

原因疾患	頻度(%)
プロラクチノーマ	34.3
機能性	30.6
(Chiari-Frommel 症候群	12.8)
(Argonz-del Castillo 症候群	17.8)
薬剤服用に伴うもの	8.6
原発性甲状腺機能低下症	5.2
アクロメガリーに伴うもの	4.0
間脳腫瘍	2.6
その他	14.7
合計	100

(日本産科婦人科学会. 産婦人科研修の必修知識 2011. 2011. p.428)

表 4 高プロラクチン血症の原因となる薬剤

ドパミン生成抑制剤	
レセルピン	
α-メチルドパ	
オピアト	
抗ドパミン作動性薬	
フェノサイアジン系	ベンズアミド系
クロルプロマジン	スルピリド
チオリダジン	メトクロプラミド
ペルフェナジン	H_2受容体拮抗薬系
ブチロフェノン系	シメチジン
ハロペリドール	
三環系抗うつ剤	
イミプラミン	
下垂体直接作用	
エストロゲン	
経口避妊薬	

(日本産科婦人科学会. 産婦人科研修の必修知識 2011. 2011. p.428)

や Argonz-del-Castillo 症候群などの視床下部機能障害が 30.6%を占める. 両症候群とも視床下部機能障害により PRL 放出抑制因子 (PIF) の産生が障害され PRL 上昇をきたす.

薬剤性高 PRL 血症は 8.6%に認めるが, 原因となる薬剤を表 4 に示す, 精神科や消化器科で処方するドパミン受容体拮抗薬が多い. スルピリドは中枢神経薬以

JCOPY 498-06080

外に抗潰瘍薬としても処方される．その他には血圧降下剤であるレセルピンやメチルドーパはドパミン合成阻害薬である．高PRL血症の原因となる薬剤の中止や減量，または変更に関しては，当該薬剤の処方医と相談する．甲状腺機能低下症は5.2%に認めるが，甲状腺ホルモン剤の補充により卵巣機能は回復する．

〈柴原浩章　苛原 稔〉

E ゴナドトロピン単独欠損症

ゴナドトロピン単独欠損症とは，下垂体前葉ホルモンのうち，ゴナドトロピン，すなわち黄体形成ホルモン（luteinizing hormone，以下LH）と卵胞刺激ホルモン（follicle stimulating hormone，以下FSH）の分泌が抑制され，性機能不全を呈する疾患である．LHまたはFSHの単独欠損例の報告もあるが極めて稀である．本疾患は特発性低ゴナドトロピン性性機能低下症（idiopathic hypogonadotropic hypogonadism）と同義であり，種々の原因で起こる続発性の病態は含まない．

本症の50～60%は嗅覚異常を合併し，Kallmann症候群と呼ばれる[1]．肥満，糖代謝異常，知能障害，筋低緊張を伴うPrader-Willi症候群や，網膜色素変性，肥満，多指症，知能障害を伴うLaurence-Moon-Biedl症候群など種々の先天異常を伴う症例もある．罹患率は男性で1/4000～10000とされ，女性の罹患率は男性の1/2～1/5程度とされる[2]．

(1) 病態

ゴナドトロピン分泌障害により，思春期発育が欠如する．機序としては，GnRH分泌の欠如もしくはGnRH受容体の変異が推測されている．視床下部，下垂体に解剖学的な異常は認めない．また他の下垂体ホルモンの分泌は正常である．

(2) 原因

ゴナドトロピン単独欠損症は，臨床的にも遺伝子的にも不均一な疾患である．2/3以上が散発性発症とされるが，X連鎖遺伝，常染色体優性遺伝，常染色体劣性遺伝の家族性発症も報告されている．

現在までに病態に関係する多くの遺伝子が同定されており，以下のように大きく2群に分類される[3]．

① GnRH 神経の遊走に関係する遺伝子：KAL1，FGFR1/FGF8，PROK2/PROKR2，NELF，CHD7，HS6ST1，WDR11，SEMA3A など．嗅覚異常を呈する（FGFR1，FGF8，PROKR2，CHD7，WDR11 は，稀に嗅覚異常を認めないことがある）．
② GnRH の分泌と作用に干渉する遺伝子：KISS1/KISS1R，TAC3/TACR3，GNRH1/GNRHR など．嗅覚異常を認めない．

近年これらの遺伝子研究に関しては大きな進歩が見られているが，分子生物学的病因が解明されている患者は約 30％に過ぎない[4)]．

(3) 臨床経過

ここでは女性に限定して記載する．新生児期には診断に至るような特異的な特徴は見られない．小児期では，嗅覚異常や，口唇口蓋裂や合指症などの骨格異常を伴う場合にのみ診断に至ることがある．思春期では性成熟や思春期に認める急成長の欠落，原発性無月経から診断に至る．臨床経過は症例によって様々で，思春期発育をある程度認めるも途中で停止する患者や，思春期発育は正常だが成人期に低ゴナドトロピン症を発症し，不妊症や性機能障害を呈する患者もいる．

(4) 診察所見

二次性徴が全くなく，乳房発育や腋毛の欠如を伴う．副腎によるアンドロゲン分泌は正常であるため，恥毛は存在しうる．

(5) 検査

臨床経過や身体所見を根拠に本症を疑う時は，下記検査を行う（括弧内は本症の所見）．

① 血清中エストラジオール値（20 pg/mL 未満）
② 血清中 LH，FSH 値（5 IU/L 未満のことが多い）
③ 他の脳下垂体前葉ホルモン値（正常）
④ 頭部 MRI 検査．嗅覚系の小さな異常を同定できるように嗅球の部分は 1 mm 間隔での撮像が望ましい（視床下部や脳下垂体に解剖学的異常を認めない）．

(6) 鑑別診断

上記検査結果を呈する症例のうち，本症と鑑別を要する疾患は，思春期遅発症である．片側腎の形成不全，合指症などの骨格異常，嗅覚異常など特徴的な合併疾患を認めない患者では，家族歴や遺伝子検査歴がない場合，少なくとも 18 歳に至るまでは本疾患の確定診断は困難である．思春期発育が緩徐，思春期遅発症の家族歴がある，恥毛発育を認めないなどの場合，思春期遅発症の可能性が高い．

また思春期後に本疾患を発症した場合には，続発性疾患の除外が必要である．視床下部や脳下垂体の腫瘍，機能性のゴナドトロピン欠乏（高度肥満，神経性無食欲症，慢性全身疾患や低栄養など），ヘモクロマトーシス，頭部外傷，麻薬などの薬剤性などが主な原因疾患である[5)]．

☞文献

1) Mitchell AL, Dwyer A, Pitteloud N, et al. Genetic basis and variable phenotypic expression of Kallmann syndrome: towards a unifying theory. Trends Endocrinol Metab. 2011; 22: 249-58.
2) Silveira LF, Latronico AC. Approach to the patient with hypogonadotropic hypogonadism. J Clin Endocrinol Metab. 2013; 98(5): 1781-8.
3) Semple RK, Topaloglu AK. The recent genetics of hypogonadotrophic hypogonadism- novel insights and new questions. Clin Endocrinol (Oxf). 2010; 72(4): 427-35.
4) Silveira LF, Trarbach EB, Latronico AC. Genetics basis for GnRH-dependent pubertal disorders in humans. Mol Cell Endocrinol. 2010; 324: 30-8.
5) Nachtigall LB, Boepple PA, Pralong FP, et al. Adult-onset idiopathic hypogonadotropic hypogonadism—a treatable form of male infertility. N Engl J Med. 1997; 336: 410.

〈高村将司　甲賀かをり〉

F Kallmann 症候群

Kallmann 症候群（Kallmann syndrome: KS）は低ゴナドトロピン性性腺機能低下症と嗅覚障害を特徴とする先天性疾患である．

頻度は出生男子の 1 万人に 1 人，出生女子の 5 万人に 1 人とされており，日常診療で遭遇することは稀であるが，特徴的な症候を呈するため，不妊内分泌領域において重要な疾患である．

(1) 病因

胎生期の嗅原基に出現する GnRH 分泌細胞と嗅神経細胞は，軸索を形成しながらそれぞれ主に視床下部，嗅球に遊走するが，これらの細胞の発生数の減少や遊走障害が起こることで GnRH の分泌低下と嗅覚障害をきたすと考えられている．

家族性 KS の調査からこれまで 6 つの責任遺伝子が報告されているが，多くが

表5 Kallmann 症候群の分類

責任遺伝子	遺伝子座	遺伝形式	頻度	特徴的随伴症状
KAL1	Xp22.3	X染色体劣性	約5~10%	片側腎無形成, 鏡像不随意運動
FGFR1	8q11.2	常染色体優性	約10%	口唇・口蓋裂, 歯牙欠損, 合指症
FGF8	10q24	常染色体優性	2%未満	口唇・口蓋裂, 歯牙欠損, 合指症, 色盲・視神経萎縮
CHD7	8q12.1	常染色体優性	約5%	CHARGE症候群*
PROK2	3p21.1	常染色体劣性	約5~10%	てんかん, 睡眠障害
PROKR2	20p13	常染色体劣性		

*CHARGE症候群: coloboma (眼球脈絡膜網膜虹彩の欠裂), heart defect (心疾患), choanal atresia (後鼻孔閉鎖), retarded growth and development (成長障害および精神発達障害) genital hypoplasia (性器低形成), ear anomalies and deafness (耳介奇形および難聴) を呈する症候群

孤発性であり, その他の病因の関与が示唆されている.

(2) 臨床徴候

KSではIQは境界域から正常が多く体格も普通であることも多いため, 女性KS患者は低ゴナドトロピン性性腺機能低下症に伴う原発性無月経, 二次性徴の遅延, 不妊を主訴に婦人科に来院して疾患が明らかとなることが多い. 嗅覚障害については自覚がない場合もある. エストロゲンが欠乏するため骨量減少, 骨粗鬆症をきたし, 骨折しやすい.

一部では正中頭蓋奇形 (口唇裂, 口蓋裂, 不完全癒合), 歯牙欠損, 色盲や視神経萎縮からくる視力障害, 上肢の鏡像不随意運動, 感音性難聴, 心疾患, てんかん, 対麻痺といった随伴症状を認めることがあるが, これは責任遺伝子により異なる (表5).

(3) 診断・検査

① 低ゴナドトロピン性性腺機能低下症

KSの二次性徴の遅延の程度は様々でありTanner分類を用いて身体評価を行う. KSの内分泌異常はGnRH単独欠損であり, 血中ゴナドトロピン基礎値および血中エストラジオール値は低値を示す. 障害部位が視床下部であるためGnRH負荷試験では正常反応を呈するが, 下垂体の反応が低下している場合がありGnRH負荷試験で無または低反応を示す. この場合は下垂体の反応性を回復するために負荷試験前にGnRHプライミング (GnRH 100 μg/day 5日間) を行う

JCOPY 498-06080

ことで障害部位の鑑別が可能となる．

② 嗅覚障害

典型的 KS は嗅覚障害を認めるが，その障害の程度には幅があり，正常例も報告されている．また本人の自覚がない場合もあるため嗅覚検査は行うべきである．

基準嗅力検査（T ＆ T オルファクトメトリー），静脈性嗅覚検査（アリナミンテスト）などの嗅覚検査の他，視床下部下垂体の異常の除外，嗅球形成不全の評価のため MRI が有用である．

③ 随伴症状

表 5 に示したように KS の責任遺伝子により特徴的な随伴症状がある．臨床症状，家族歴から家族性 KS の診断の助けとなるため，これらの聴取も重要である．また KAL1 では随伴症状としての片側腎無形成を合併することがあり，画像検査を考慮する一助となる．

(4) 治療

① 2 次性徴遅延，原発性無月経

GnRH 欠損に伴う低エストロゲン状態が原因であるため，ホルモン補充を行う．2 次性徴の遅延に対しては，まずエストロゲン単独投与により 2 次性徴を誘導する．約半年のエストロゲン療法により 2 次性徴が発来した後は，子宮内膜増殖症の発症防止のためプロゲステロンを追加し，通常の周期投与によるホルモン補充療法に移行する．

低エストロゲン状態に伴う骨量減少，骨粗鬆症に対してもホルモン補充療法は有効であるが，エストロゲン投与により骨端線閉鎖が起こるため，投与開始時期を慎重に検討する必要がある．

② 不妊

KS における不妊の原因は GnRH 欠損に伴うゴナドトロピン分泌不全である．GnRH またはゴナドトロピン投与により排卵を誘導でき，妊娠は可能である．

正常女性では，GnRH はパルス状に分泌されるため，これを再現するためにポンプによる GnRH の律動的投与を行うことで排卵誘発を目指すことが可能であるが，ポンプを常時装着しなければならないこと，専用のポンプの入手が困難であること，不妊治療における投与は保険適応外であることなどからほとんど行われていない．

一方ゴナドトロピン療法は保険適応があり，多くの不妊治療施設で施行可能である．ただし KS では FSH，LH ともに基礎分泌が低下しているため，排卵誘発時にはFSHだけでなくLHの補充も必要となる．したがってLHを含有しないrecombinant FSHよりはhMG製剤が適している．

KSでは前述したような遺伝子変異が次世代に伝達し，子がKSを発症する可能性がある．したがって不妊治療前に遺伝カウンセラーおよび小児科と連携し，十分な遺伝カウンセリングを行い，リスクを十分に理解したうえで治療に臨むべきである．着床前診断（preimplantation genetic diagnosis：PGD）は日本国内では臨床研究と位置づけられており，対象疾患が重篤な遺伝疾患に限られているため，KSについてのPGDは認められていないことも説明しておく必要がある．

☞文献

1) Blazej M, et al. Kallmann syndrome in women：from genes to diagnosis and treatment. Gynecol Endocrinol. 2013；29(4)：296-300.
2) 丸山哲夫．Kallman症候群．産科と婦人科．2010；11：1289-93.
3) Layman LC. Clinical genetic testing for Kallmann syndrome. J Clin Endocrinol Metab. 2013；98(5)：1860-2.

〈橘 直之〉

2 下垂体性排卵障害

A 下垂体腫瘍

下垂体は様々なホルモンを分泌する器官である．下垂体ホルモンであるプロラクチンやゴナドトロピンが妊娠に大きく関与しており，下垂体に異常をきたすと，それらのホルモン分泌障害が生じるため，不妊症，不育症を発症する．

(1) 機序

下垂体腫瘍が不妊症を起こす機序としてはホルモン過剰とホルモン不足によるものである．ホルモン過剰はプロラクチン過剰による不妊症であり，ホルモン不足はゴナドトロピンと甲状腺ホルモン低下による不妊症である．

プロラクチン過剰の原因は 2 つある．1 つ目はプロラクチン産生性下垂体腺腫である．通常，無月経が初発症状となるため微小腺腫であることが多い．良性腫瘍といえども，腫瘍からプロラクチンが産生されているため，血中のプロラクチン値は 100 ng/dL を超えることが通常である．また，プロラクチン産生腫瘍は腫瘍の大きさと血中プロラクチン値が正の相関を示すため，血中プロラクチン値が 200 ng/dL を超えるとプロラクチン産生性腫瘍を強く疑う．確定診断は下垂体 MRI（図 1）およびホルモン負荷試験（表 1）を行う．プロラクチン産生腫瘍の診断に TRH 負荷試験が用いられていたが，最近では成長ホルモン分泌ペプチド（GHRP-2）負荷試験で診断されている．TRH 負荷試験，GHRP-2 負荷試験においてプロラクチン産生性腫瘍は高値無反応で診断される．2 つ目はプロラクチン分泌抑制因子の障害である．プロラクチンは視床下部よりプロラクチン分泌抑制因子によって分泌をコントロールされている．したがって，視床下部や下垂体茎を強く圧迫するトルコ鞍部腫瘍ではプロラクチン分泌抑制因子（PIF）が低下し高プロラクチン血症を呈する．この場合，プロラクチンを分泌するのは正常下垂体であるため，血中プロラクチン値が 100 ng/dL を超えることはほとんどない．確定診断は下垂体 MRI（図 1）とホルモン負荷検査（表 1）で行う．プロラクチン分泌抑制因子の障害では TRH 負荷試験，GHRP2 負荷試験では軽度高

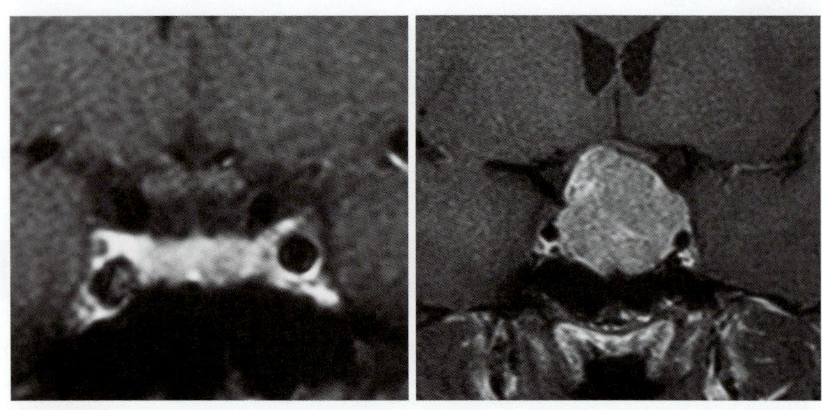

図 1 マイクロアデノーマ（左），マクロアデノーマ（右）

表 1 プロラクチノーマとプロラクチン分泌抑制因子障害との鑑別

	プロラクチノーマ	PIF 障害
PRL 値	100 ng/dL を超えることが多い	100 ng/dL を超えないことが多い
TRH 負荷	高値無反応	高値反応有り
GHRP2 負荷	高値無反応	高値反応有り（TRH より鋭敏）

値で反応有りを呈する．また，プロラクチン産生性腫瘍は女性側の不妊症と考えられることが多いが，男性側でも性欲低下が起こり不妊症の原因の一つとなることを知っておく必要がある．

ホルモン不足の原因はトルコ鞍部腫瘍が下垂体茎および視床下部を圧迫することにより下垂体機能の低下，その中でもゴナドトロピン，甲状腺ホルモンの低下をきたすことにより不妊症を発症する．トルコ鞍部腫瘍で一番頻度の高い下垂体腺腫は良性腫瘍であるため巨大下垂体腺腫となっても，下垂体腺腫内に出血もしくは梗塞をきたす“下垂体卒中”を発症しなければ，下垂体機能低下をきたすことは稀である．逆に小さいトルコ鞍部腫瘍で下垂体機能低下症をきたしているのであれば，頭蓋咽頭腫や胚細胞腫など，治療の必要な腫瘍を考えるため，早期に専門医への紹介が必要である．また，そのような疾患の既往も重要である．手術，放射線治療などにより下垂体機能低下症を呈している可能性があるからである．

(2) 治療

高プロラクチン血症に対してはプロラクチン産生性下垂体腺腫でもプロラクチ

JCOPY 498-06080

ン分泌抑制因子障害でもドパミン作動薬であるブロモクリプチンやカベルゴリンが第一選択である．特にプロラクチン産生腫瘍に対しては腫瘍縮小効果も認めるため有効である．しかしながら，ドパミン作動薬は嘔吐や起立性低血圧などの副作用を認めることや，熟練の下垂体外科医が手術をすれば高い治癒率が得られるため，外科的治療も選択肢の一つである．PIF 障害では腫瘍摘出により改善することがあるため，外科的処置を考慮する．ゴナドトロピンや甲状腺機能低下症に関してはホルモン補充が必要であるが，原疾患の治療が必要な症例もあるため専門医にコンサルトすることが重要である．

〈白川 学　吉村紳一〉

B Sheehan 症候群

Sheehan 症候群は，1937 年 Sheehan により初めて報告された，分娩時の大出血ないし出血性ショック後に，下垂体前葉の急性壊死，梗塞により下垂体機能低下症をきたした病態である[1]．周産期における管理法の進歩により，その頻度は減少してきている．文献では，ある程度の下垂体機能の低下は回復することが示されているが，一方でダメージが重篤な症例は回復が困難であると報告されている[2]．

(1) 病態

妊娠中に増大した下垂体は酸素消費量が増加し，必要血液循環量も増加する．このため，分娩時の大出血による下垂体門脈系の圧低下の影響を受けやすく，出血性ショックにより，下垂体の血管が攣縮し，急性の壊死，梗塞を呈すると考えられる．さらにその後の DIC も一因であるという報告もある．

本症候群は，日本における成人下垂体機能低下症の原因の 6.6％を占める[3]．

(2) 症状

症状としては，下垂体機能低下症を示す．下垂体前葉のホルモンの分泌低下から汎下垂体機能低下症を示すものまでさまざまな症状を呈する．

分娩時の大出血や出血性ショックのエピソードの後，産褥の乳汁分泌障害や乳腺の萎縮，倦怠感，低血圧，腋毛や恥毛の脱毛，無月経などで気づかれることがある[4]．

産後月経が再開しないことなどで発見される．

欠乏するホルモンの種類により表 2 のような症状が出現する．

表 2 下垂体ホルモンの欠乏による症状（加藤 讓. 厚生労働科学研究費補助金難治性疾患克服研究事業間脳下垂体機能障害に関する調査研究班平成 13 年度総括・分担研究報告書. 2002）[3]

欠乏する 下垂体ホルモン	欠乏する 末梢ホルモン	
ACTH	副腎皮質ホルモン	続発性副腎不全（倦怠感, 低血圧, 食欲不振, 低血糖や低ナトリウム血症による意識障害など）
TSH	甲状腺ホルモン	続発性甲状腺機能低下症（倦怠感, 耐寒性の低下, 皮膚乾燥, 脱毛, 徐脈, 低体温, 発語障害, 集中力・記憶力低下, 進行すると粘液水腫や意識障害など）
GH	IGF-I	成人: 体脂肪増加, 筋肉量・骨塩量低下, 気力・活動性低下など
LH, FSH	女性ホルモン	成人女性: 稀発ないし無月経, 不妊など
プロラクチン	なし	授乳中の乳汁分泌低下

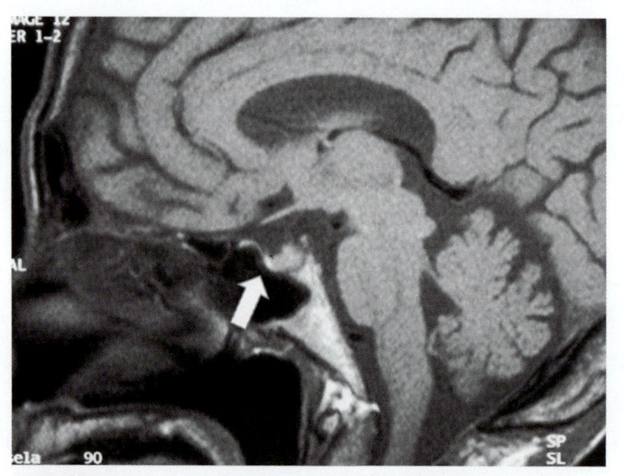

図 2 Sheehan 症候群（自験例）の MRI T1 強調画像
下垂体前葉は, やや萎縮している（白矢印）.

(3) 診断

問診により, 分娩時における大出血や出血性ショックの既往を聴取する. 下垂体機能低下症の症状, 所見を把握し, ホルモンの基礎値, ホルモン負荷試験を行い, 下垂体機能を評価する. 画像診断としては, CT や MRI などにより, 正常のトルコ鞍に empty sella を認める.

☞文献

1) Sheehan HL. Postpartum necrosis of the anterior pituitary. J Pathol Bacteriol. 1937；45：189–214.
2) Klose M, Juul M, Struck J, et al. Acute and long term pituitary insufficiency in traumatic brain injury：a prospective single–centre study. Clin Endocrinol. 2007；67：598–606.
3) 加藤　譲．厚生労働科学研究費補助金難治性疾患克服研究事業間脳下垂体機能障害に関する調査研究班平成 13 年度総括・分担研究報告書．2002.
4) 日本生殖医学会，編．生殖医療ガイドブック 2010．2010．p.55.
5) 肥塚直美．Sheehan 症候群．日本内科学会雑誌．2008；37：54–7.

〈田中宏幸〉

3 黄体機能不全

1 黄体の形成

哺乳類は新たにプロゲステロンを用いて子宮を胚着床に適した環境に分化・維持するように進化してきた．ゆえに黄体からのプロゲステロン産生は哺乳類における種の保存の根幹に関わる重要な現象とされるが，その機能調節機構は各種属間によって著しく異なっている．排卵後のヒト卵胞では基底膜が崩壊し，血管内皮細胞が卵胞中心の卵胞腔の方向へ侵入して黄体の形成が進行する．黄体形成は1日単位で組織像が変化するが，その過程はプログラムに沿って制御されており，血管新生を伴う組織再構築のモデルとして生理学的観点からも注目されている．

ヒト黄体では排卵後4～5日かけて顆粒膜細胞から大黄体細胞が，一方で内莢膜細胞から小黄体細胞がそれぞれ分化する．プロゲステロンは主として大黄体細胞から分泌されるが，その黄体化の過程で，ステロイドホルモンの合成に必要な細胞内小器官，特に滑面小胞体が増加し細胞質が大きくなり，細胞は類円形に肥大化する．同時に顆粒膜細胞/大黄体細胞の周囲に血管内皮が侵入し，微細血管が新生され排卵後5～6日後には広範囲にわたる血管網が形成される．血管網が完成される前の顆粒膜細胞/大黄体細胞の周辺には赤血球を含めた血液が存在しているが，それらは凝固することなく還流し，顆粒膜細胞で産生されたプロゲステロンを全身の循環系に供給している．これらの過程における黄体内の循環動態がどのような機序で制御されているのかは未だ定かではない．

ヒト顆粒膜細胞の黄体化は内因性に分泌されるLHおよび不妊症の治療で外因性に投与されるhCGのLH/hCG受容体を介した作用によって維持・促進されることが広く知られている．しかしながら，先に述べたように黄体細胞の機能調節機構は種による差が大きく，例えばマウスなどの齧歯類では黄体機能の維持にはプロラクチンが主役となっている．ヒト黄体化顆粒膜細胞はプロゲステロンのもととなるコレステロールを血中のLDLから補給しているが，LHはそのLDL受容体発現を増加させコレステロールの取り込みを促進する．プロゲステロン産生の鍵となる酵素としてはcholesterol side-chain cleavage cytochrome P450

(P450scc), 3β-hydroxysteroid dehydrogenase/Δ4, Δ5-isomerase (3β-HSD) が挙げられ, LH 刺激によりこれらの酵素発現が増強されて顆粒膜黄体細胞は取り込んだコレステロールからのプロゲステロン合成を促進する. 一方で, aromatase (P450arom) 酵素も顆粒膜細胞由来の大黄体細胞に存在しており, 黄体期のエストロゲン産生は大黄体細胞で行われていると考えられている.

2 黄体退縮機構

胚の着床が起こらなかった場合, 黄体は退縮に陥って急速な細胞変性が進行し, 排卵後約 14 日間で内分泌器官としての機能を終えてプロゲステロンの産生が終了する. その結果, 子宮内膜は離脱して月経が発来し, 次周期の卵胞発育が開始される. このように妊娠に至らなかった場合の黄体退縮は次の周期に速やかに移行するためにも不可欠な事象である. 黄体の機能は視床下部から分泌される LH の制御を受けていると考えられており, 黄体期における LH 分泌は卵胞期と同じくパルス状に分泌されるが, その間隔は排卵直後から長くなり, 黄体中期から後期にかけては 4~8 時間に延長される. この LH パルスの変化が黄体退縮機構と関連あると推察されているが, その機構の詳細は不明なままである. 現在, 黄体組織への血流制御や免疫系による黄体細胞の障害, さらにはアポトーシスなどが黄体退縮の誘導機構として提言されている. 黄体退縮後の変性した黄体細胞や血管組織はさらに器質的な変性過程を経て結合組織のみからなる白体へと移行する.

3 妊娠黄体への移行

胚が子宮内膜に着床すると胚由来の絨毛組織から hCG ホルモンが分泌され, これが血流を介して卵巣に運ばれ LH と共通の LH/hCG 受容体を通して黄体を刺激し, プロゲステロン分泌が持続される. 産生されたプロゲステロンは子宮内膜に作用して胚の着床に有利な分化を維持する. またプロゲステロンは子宮筋層に対しても作用し, その収縮を抑制して胚の着床維持に働く. この過程で月経周期黄体は退縮に至らず, さらに肥大して妊娠黄体へと移行する. このように妊娠黄体の維持は哺乳類にとって胚着床の維持に不可欠な現象であるが, その維持機構は種によって大きく異なっている. ヒトの場合, 妊娠黄体のプロゲステロン分泌能は少なくとも妊娠 7~9 週までは継続されるが, それ以降は主なプロゲステロンの産生部位は黄体から胎盤の絨毛へと移行する (luteal-placental shift).

妊娠黄体の延命にはhCG以外の因子も関与していると考えられているがその詳細は不明である．例えばヒト月経周期黄体を連続的にhCGで刺激しても黄体機能の延長には限界があることが知られている．また妊娠黄体そのものは妊娠末期まで存在するが，その生理学的意義は不明のままである．

4 黄体機能不全と診断

上記のように黄体機能が推移する中で，不妊症の原因の一つとして黄体機能不全という概念が挙げられている．黄体機能不全とは，日本産科婦人科学会の用語集によると，「黄体からのエストロゲンとプロゲステロンの分泌不全により，子宮内膜の分化が完全に起こらないもの」と定義されており，一般的には①基礎体温の高温相が10日未満，②黄体中期のプロゲステロン濃度が10 ng/mL未満，または③子宮内膜日付診の異常，がその診断基準として挙げられている．しかしながら診断方法は統一されていないのが現状である．

基礎体温についてはプロゲステロンの血中濃度が3 ng/mL以上で0.3～0.4℃の体温上昇を誘導するとされ，低温相から高温相への移行に4日以上かかる症例や高温相の持続期間が短い場合（12日未満と10日未満とする報告が混在している）が黄体機能不全と診断されるが臨床的意義は必ずしも確立されていない．

黄体中期のプロゲステロン値は先に述べたLHのパルスに伴うスパークが存在するため，2～3回測定するのが望ましいとされている．一方で黄体中期のエストロゲン値は一般に100～200 pg/mLが正常値とされているが，その評価法も一定していない．

また子宮内膜の機能評価としても確立されたものはなく，Noyesらが報告した子宮内膜日付診で2日以上のずれがあれば異常とする方法が用いられているが，臨床的意義に乏しいとする考えや生検した場所によるバラツキもあり，スクリーニング検査として必ずしも一定の評価を得ていない．

最近では黄体期の子宮内膜機能の評価として，子宮内膜の厚さ，子宮への血流量，あるいは子宮筋の蠕動収縮パターンなどのパラメーターが検討されつつあり，より正確な診断基準の作成が期待されている．

〈藤原 浩〉

JCOPY 498-06080

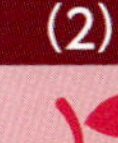

4 卵巣性排卵障害

A 抗がん剤と性腺障害

抗がん剤治療は，その進歩に伴ってがん患者の生命予後改善に寄与してきたが，若年がん患者においてはがんを克服した後に性腺毒性による妊孕性低下や消失など，がんサバイバーのQOLを低下させる場合がある．本稿では生殖年齢の若年がん患者における抗がん剤の性腺機能障害に関して概説する．

(1) 女性性腺への抗がん剤の影響

女性の生殖細胞は出生前に分裂し，出生時に卵母細胞の状態で停止している．出生時には約100万個の卵母細胞が存在するが，思春期には30万個程度に減少し，その後もアポトーシスや排卵によって徐々に失われ閉経期には1000個にまで減少する．

卵巣に対する抗がん剤の影響は直接的障害と視床下部-下垂体系の障害により発生する間接的障害がある．いずれにおいてもエストロゲン分泌の低下により月経不順，続発性無月経などの症状を引き起こすことがある．また，月経がある場合でも抗がん剤による卵母細胞の減少により妊娠の可能性が減少し，早発閉経のリスクも上昇する．若年がん患者は抗がん剤により妊孕性が失われるだけでなく，早期に閉経が発来することによって，若年で動脈硬化や骨粗鬆症等の発症リスクが高まることになる[1]．

(2) 女性性腺障害と薬剤別の影響

抗がん剤の中ではシクロホスファミドなどのアルキル化剤の卵巣毒性はよく知られており，シクロホスファミドやシスプラチンなどは無月経の頻度が投与回数や期間よりも総投与量に関連すると報告されている[2]．シスプラチンも600 mg/m^2以上の投与で不可逆性の卵巣機能不全を起こし，アルキル化剤のプロカルバジンは多剤併用で不可逆性の卵巣機能不全になり得る．これ以外の薬剤で永久的に卵巣機能不全に至ることはないと考えられている（表1）[1-3]．しかし，卵母細胞の数は個体差が非常に大きいことから，また年齢によっても永久的な卵巣機能

表 1 化学療法および放射線療法の性腺毒性によるリスク分類（女性）

	治療プロトコール	患者および投与量などの因子	使用対象疾患
High Risk (>70%)	アルキル化剤[#]＋全身放射線照射		白血病への造血幹細胞移植の前処置，リンパ腫，骨髄腫，ユーイング肉腫，神経芽細胞腫，絨毛癌
	アルキル化剤[#]＋骨盤放射線照射		肉腫，卵巣に対して
	シクロホスファミド総量	5 g/m^2（>40 歳），7.5 g/m^2（<20 歳）	乳癌，非ホジキンリンパ腫，造血幹細胞移植の前処置
	プロカルバジンを含むレジメン	MOPP：>3 サイクル，BEACOPP：>6 サイクル	ホジキンリンパ腫
	テモゾラミド or BCNU を含むレジメン＋全脳放射線照射		脳腫瘍
	全腹部あるいは骨盤放射線照射	>6 Gy（成人女性），>10 Gy（初経発来後）>15 Gy（初経発来前）	ウィルムス腫瘍，神経芽細胞腫，肉腫，ホジキンリンパ腫，卵巣に対して
	全身放射線照射		造血幹細胞移植
	全脳放射線照射	>40 Gy	脳腫瘍
Intermediate Risk (30～70%)	シクロホスファミド総量	5 g/m^2（30～40 歳）	乳癌など
	モノクローナル抗体（ベバシツマブ*）		大腸癌，非小細胞肺癌，頭頸部癌，乳癌
	乳癌に対する AC 療法	×4 コース＋パクリタキセル or ドセタキセル（<40 歳）	乳癌
	FOLFOX4（フルオロウラシル・フォリン酸・オキサリプラチン）		大腸癌
	シスプラチンを含むレジメン		子宮頸癌
	腹部あるいは骨盤放射線照射	10～15 Gy（初経発来前），5～10 Gy（初経発来後）	ウィルムス腫瘍，神経芽細胞腫，脊髄腫瘍，脳腫瘍，ALL や非ホジキンリンパ腫再発
Lower Risk (<30%)	アルキル化剤以外の薬剤を含むレジメン	ABVD，CHOP，COP，白血病に対する多剤療法	ホジキン病，非ホジキンリンパ腫，白血病
	シクロホスファミドを含む乳癌に対するレジメン	CMF，CEF，CAF（<30 歳）	乳癌
	アントラサイクリン系＋シタラビン		AML
Very low/no Risk	ビンクリスチンを用いた多剤療法		白血病，リンパ腫，乳癌，肺癌
	放射性ヨウ素		甲状腺癌
Unknown	モノクローナル抗体（ベバシツマブ*，セツキシマブ，トラスツマブ）		大腸癌，非小細胞肺癌，頭頸部癌，乳癌
	チロシンキナーゼ阻害剤（エルロニチブ，イマニチブ）		非小細胞肺癌，膵臓癌，CML，GIST

[#]アルキル化剤：ブスルファン，カルムスチン，シクロホスファミド，イフォスファミド，ロムスチン，メルファラン，プロカルバジン
*ベバシツマブは中等度の卵巣不全のリスクを持つが，妊孕性に関する最終的な結論は未だ不明ある．

不全に陥る可能性もある．ホジキン病に対する MOPP（ナイトロゲンマスタード，ビンクリスチン，プロカルバジン，プレドニゾロン），CHOP（シクロホスファミド，ドキソルビシン，ビンクリスチン，プレドニゾロン）療法は高齢女性と一部の若年女性に対して卵巣機能不全を起こす可能性があるが，薬剤の減量により卵巣機能を維持できる．シクロホスファミドを含むレジメンは特に乳がんの場合，総投与量 3 g/m^{2}以上は卵巣機能不全となる[3)]．これは年齢依存性があるため総投与量のみの要因ではない可能性もある[3)]．

(3) 男性性腺への抗がん剤の影響

精巣では精上皮が精細管を形成し，その間質のライディッヒ細胞がテストステロンを分泌する．精細管は精子形成幹細胞，精原細胞，精細胞，精子の各段階の生殖細胞とその分化を補助するセルトリ細胞を含んでいる．抗がん剤は精巣の毛細血管網を透過して生殖細胞に影響する．分裂が盛んな精原細胞は抗がん剤の影響を受けやすく抗がん剤治療後，継時的に精子数は減少するが，分裂最終段階の精子は影響を受けにくいため，精子数は治療開始後 2 か月以降に減少する．ただし遺伝子レベルでの変異の可能性は不明である．一方，テストステロンを産生するライディッヒ細胞は化学療法の影響を受けにくいため，テストステロン値や勃起・射精機能は保たれ，二次性徴に影響がない．

(4) 男性性腺障害と薬剤別の影響

卵巣と同様にダカルバジンを除くアルキル化剤とシスプラチンが高度の精巣機能障害を起こしやすく，卵巣と同様に投与回数や期間ではなく，総投与量によって重篤な無精子症や遷延性無精子症が報告されている（表 2）[1-4)]．代謝拮抗薬はアルキル化剤と比べて造精機能に対する影響は少ないとされている．またシクロホスファミドは単剤投与でも長期化する無精子症をきたすが，その他の薬剤は多剤併用時に影響することが多くプロカルバジンとシスプラチンは高用量使用時には高率に不妊となる[1)]．ホジキン病に対する MOPP 療法や精巣腫瘍に対するシスプラチン併用療法は精子形成まで 2～3 年かかるとされている[5)]．白金製剤でもカルボプラチンはシスプラチンに比較して生殖機能への毒性は少ない．ブスルファンはシクロホスファミドに相加的に影響する．ニトロウレア化合物のカルムスチン，ロムスチンは遷延する無精子症をきたす可能性がある[3)]．

おわりに

これまでは，悪性腫瘍の完治や生存期間の延長が優先され，抗がん剤治療によ

表 2 化学療法および放射線療法の性腺毒性によるリスク分類（男性）

	治療プロトコール	患者および投与量などの因子	使用対象疾患
High Risk （治療後，一般的に無精子症が遷延，持続する）	アルキル化剤#＋全身放射線照射		白血病への造血幹細胞移植の前処置，リンパ腫，骨髄腫，ユーイング肉腫，神経芽細胞腫
	アルキル化剤#＋骨盤 or 精巣放射線照射		肉腫，精巣に対して
	シクロホスファミド総量	$>7.5\ g/m^2$	造血幹細胞移植の前処置など
	プロカルバジンを含むレジメン	MOPP：>3 サイクル， BEACOPP：>6 サイクル	ホジキンリンパ腫
	テモゾラミド or BCNU を含むレジメン＋全脳放射線照射		脳腫瘍
	精巣放射線照射	>2.5 Gy（成人男性） >6 Gy（小児）	ALL，肉腫，胚細胞腫瘍 非ホジキンリンパ腫，精巣に対して
	全身放射線照射		造血幹細胞移植
	全脳放射線照射	>40 Gy	脳腫瘍
Intermediate Risk （治療後，無精子症が遷延，持続することがあるが，一般的ではない）	シスプラチンを含むレジメン BEP シスプラチン総量 カルボプラチン総量	 2～4 サイクル $>400\ mg/m^2$ $>2\ g/m^2$	精巣腫瘍
	散乱による精巣への放射線照射	1～6 Gy	ウィルムス腫瘍，神経芽細胞腫
Lower Risk （一時的な造精能低下）	アルキル化剤以外の薬剤を含むレジメン	ABVD，CHOP，COP，白血病に対する多剤療法	ホジキン病，非ホジキンリンパ腫，白血病
	精巣に対する放射線照射	<0.2～0.7 Gy	精巣腫瘍
	アントラサイクリン系＋シタラビン		AML
Very Low/No Risk （影響なし）	ビンクリスチンを用いた多剤療法		白血病，リンパ腫，肺癌
	放射性ヨウ素		甲状腺癌
	散乱による精巣への放射線照射	<0.2 Gy	あらゆる悪性腫瘍
Unknown	モノクローナル抗体（ベバシツマブ，セツキシマブ）		大腸癌，非小細胞肺癌，頭頸部癌
	チロシンキナーゼ阻害剤（エルロチニブ，イマチニブ）		非小細胞肺癌，膵臓癌，CML，GIST

#アルキル化剤：ブスルファン，カルムスチン，シクロホスファミド，イフォスファミド，ロムスチン，メルファラン，プロカルバジン

る性腺障害の影響に関する懸念は第1優先事項とはならなかった．一方近年の医学の進歩によって（がん医療と生殖医療），一部のがん患者の長期生存が可能となったことから，何よりも原疾患の治療を優先するべきであるが若年がん患者の性腺機能温存に配慮した治療が求められるようになってきた．抗がん剤治療前に未受精卵，受精卵の凍結保存，精子凍結保存が行われるようになってきており，また研究段階ではあるが卵巣組織凍結の技術も構築されつつある．がん医療と生殖医療との連携，がん生殖医療が求められている．

☞文献

1) Browne H, Norian JM, Feinberg EC, et al. Gonadal Dysfunction. In：DeVita VT, et al, editors. Cancer Principles & Practice of Oncology. 8th ed. Philadelphia：Lippincott Williams & Wilkins；2008. p.2692.
2) Lee SJ, Schover LR, Partridge AH, et al. American Society of Clinical Oncology recommendations on fertility preservation in cancer patients. J Clin Oncol. 2006；24(18)：2917-31.
3) Loren AW, Mangu PB, Beck LN, et al. Fertility preservation for patients with cancer：American Society of Clinical Oncology clinical practice guideline update. J Clin Oncol. 2013；31(19)：2500-10.
4) Wallace WH, Anderson RA, Irvine DS, et al. Fertility preservation for young patients with cancer：who is at risk and what can be offered? Lancet Oncol. 2005；6(4)：209-18.
5) Petersen PM, Giwercman A, Skakkebaek NE, et al. Gonadal function in men with testicular cancer. Semin Oncol. 1998；25(2)：224-33.

〈戸澤晃子　鈴木 直〉

B 放射線による性腺障害

生殖腺組織は生殖細胞の分化と生産が行われる場所であり，放射線感受性の高い器官である．精巣では多量の精子形成が行われ，精細管では細胞が分裂過程にある．一方，卵巣では卵子の生産よりも卵子の機能維持や保護のために組織が分化しており，両者の感受性は異なる．生殖腺における放射線の影響は，被曝により生殖細胞の分裂や分化の進行が停止し，生殖細胞の生産が中止されるため細胞の枯渇が起こる．この細胞の枯渇は被曝線量に依存して一時的不妊や永久的不妊を惹き起こす（表3）．女性でも男性でも，この永久不妊を生じるような被曝線量は，事故などにより生殖腺に大量の放射線を被曝する事態がない限り，放射線作

表3 生殖腺被曝線量と不妊

性別	症状	急性被曝	慢性被曝
男性	一時的不妊	0.15 Gy	0.4 Gy/年
	永久不妊	3.5～6 Gy	2.0 Gy/年
女性	一時的不妊	0.65～1.5 Gy	—
	永久不妊	2.5～6 Gy	0.2 Gy/年

(国際放射線防護委員会. ICRP Publ. 60)[1)]

表4 X線検査による生殖腺の被曝線量

検査	睾丸	卵巣
腹部 CT	0.0007 Gy	0.008 Gy
骨盤 CT	0.0017 Gy	0.023 Gy
上部消化管造影	0.00004 Gy	0.00045 Gy
注腸造影	0.0034 Gy	0.016 Gy

(国際放射線防護委員会. ICRP Publ. 34, 60)[1,2)]

業者でもまず受ける可能性はない. 医療被曝については, 診断用放射線や核医学診断用放射性同位元素の利用の際に患者が被曝する線量では不妊を起こすほどには至らない (表4). これに対して, 大線量照射により腫瘍制御を目的とする放射線治療では, 照射条件により患者の生殖腺に被曝する合計線量が不妊を引き起こす境界値 (しきい線量) を超えて投与される可能性があり注意が必要である.

(1) 放射線の卵巣への作用

卵子は卵巣内で濾胞に包まれており, 濾胞のサイズによって放射線感受性も異なる. 精巣と異なり, 卵巣の生殖細胞は早期に形成され常に分裂しているわけでない.

卵巣に中等度の線量を被曝すると, 大サイズの成熟濾胞からは排卵が起こり受胎は可能であるが, 中サイズの濾胞は感受性が高いため影響を強く受け, 卵子の成熟は停止してしまう. この一時的な不妊状態はもっとも抵抗性の高い未成熟濾胞が成熟するまで続く. 未成熟濾胞の感受性は低いが, さらに大線量によって卵子の成熟が阻止されたり, 細胞が死ぬと永久的な不妊となる.

卵巣に不妊を起こす被曝線量は, ヒトでは0.65 Gyを一時不妊, 2.5 Gyを永久不妊のしきい値 (境界値) と考えられている (表1).

(2) 放射線治療による性腺障害

放射線治療で卵巣機能に影響を及ぼす可能性があるのは，以下の 2 つの場合である．

① 卵巣への直接もしくは卵巣周囲組織への放射線治療

過去あるいは今後の放射線治療として，腹部（傍大動脈を含む）・骨盤（腸骨・鼠径部を含む）・脊髄のような部位に治療を受ける女性には，照射領域に卵巣が含まれる可能性があり，卵巣機能不全のリスクを考慮すべきである．また，特殊な例であるが，骨髄移植の前処置として化学療法と併用して行われる全身照射（total body irradiation：TBI）では卵巣はもちろん，後述する脳も照射範囲となり，大容量の化学療法を相まって卵巣機能不全のリスクを考慮すべきである．

② 脳への 10～20 Gy 以上の放射線治療

脳への放射線治療で，30 Gy 以上の照射が行われた場合には，脳下垂体に損傷を与える可能性があり，卵胞刺激ホルモン（FSH）と黄体形成ホルモン（LH）の分泌に異常をきたすことが考えられ，結果，二次的な卵巣機能不全を引き起こす．

(3) 過去に放射線治療を受けた患者，今後，放射線治療を受ける患者への対応

先に述べたように，大線量照射により腫瘍制御を目的とする放射線治療では，照射により直接的ないしは間接的に卵巣機能が影響されることが予想される．影響は照射された放射線の量，すなわち照射線量，さらに照射された時の患者の年齢によって変わる．よって，過去に放射線治療を受けた患者については，必ず放射線治療医に治療の内容を確認することが必要である．

ここで特記すべきは，近年の三次元放射線治療では投与された放射線が体の中でどのような分布を示すのかを三次元治療計画によってシミュレーションされている（図 1）．

卵巣そのものが病巣である場合には卵巣に最大線量が照射されるが，病変が他部位にあり，その病巣の放射線治療時に止むなく卵巣が照射領域に入ってしまう場合は，三次元放射線治療計画にて卵巣の被曝線量・被曝体積を最小限に設定することが可能である．さらに，放射線治療開始前に卵巣を照射領域外に移動させる卵巣移動固定術があるが，ここで注意すべきは卵巣が移動固定する場所の線量分布を，術前に放射線治療医と三次元治療計画により確認することが必ず必要である．

最近の放射線治療の進歩は凄まじいものがあり，IMRT（強度変調放射線治

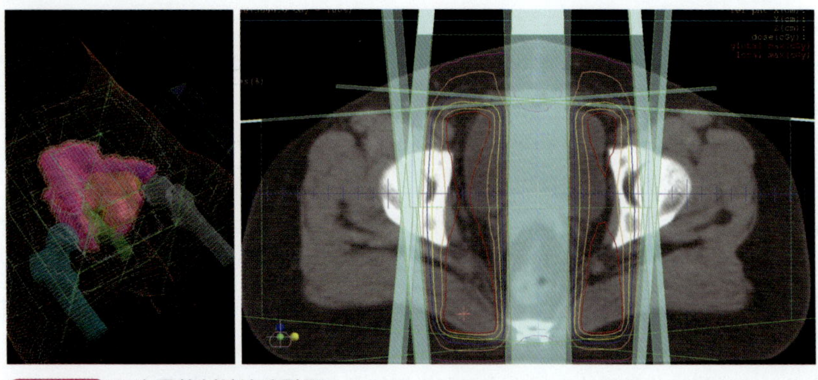

図 1 三次元放射線治療計画

療), IGRT (画像誘導放射線治療) などの高精度放射線治療では, 卵巣のような高感受性の正常組織を守りつつ, 病巣には高線量を集中して照射可能となったことを最後に付け加えておく.

☞文献

1) ICRP Publication 60 国際放射線防護委員会の1990年勧告. 日本アイソトープ協会; 1991.
2) ICRP Publication 34 X線診断における患者の防護. 日本アイソトープ協会; 1983.

〈上紺屋憲彦〉

C Turner 症候群

Turner 症候群の女性においても, 胎齢 18 週頃までは正常核型個体と同数の卵子と卵胞が卵巣内に存在する. その後, 卵子数は漸減し, 卵胞が枯渇して卵巣性無月経となる. しかし, 10 歳代でも 40%, 20 歳代でも 10%の患者で卵胞が残存していることが明らかになっている. 染色体モザイクまたは X 染色体構造異常による Turner 症候群の患者では, 典型的な核型である X 染色体モノソミーに比べ卵子が存在する可能性が高い.

早期の卵子喪失には, 還元分裂時に染色体が pair を形成できないことが関与していると考えられている.

以前には Turner 症候群の患者のほとんどすべてが，原発性無月経と 2 次性徴の欠如を呈すると考えられていた．しかし，最近では 40～50%の患者に不完全ではあるものの 2 次性徴の発来が観察されること，10%の患者に初経と思われる性器出血が認められることが明らかになっている．初経のあった症例においても，卵子の喪失が急速に進行して，早期に卵巣性無月経（早発卵巣不全）に至る．初経がほんの少量の性器出血である症例や，2～3 回の性器出血を経て極めて早期に閉経する症例も少なくない．一方で，月経周期が長く認められる症例や，無月経後にも卵巣に卵胞が存在している症例がある．最近の調査では，Turner 症候群の 2～10%に自然妊娠が成立することが明らかとなっている．このように Turner 症候群の一部が妊孕能を有することが明らかになった．これには診断精度が向上して非典型例も正しく診断できるようになったことが一因である．

(1) カウンセリング

妊孕に関して，適切なカウンセリングが必要である．後述するように，卵子凍結や卵巣凍結などの妊孕性温存処置は 10 歳代から対象となること，Turner 症候群では卵子の喪失が急速に進行することなどから，思春期あるいはそれより以前にカウンセリングを行う必要がある．しかし，妊孕を当面の問題とはとらえ難い若年者への説明には慎重な対応が望まれる．患者の年齢や両親の希望なども考慮して，カウンセリングの時期や内容を個別に検討する．10 歳代の患者での検討で生検標本での卵胞遺残の所見は暦年齢に直接関連しなかったことから，妊孕能温存に関するカウンセリングは，少なくとも 10 歳代前半まで待って良いとの考えもある[1)]．

成人もしくは思春期後期の患者で月経がある場合には，早期に閉経（premature ovarian insufficiency: POI）となる可能性が高いこと，現時点で挙児希望があれば早期の妊娠を目指すことが望ましいこと，妊孕能の温存には卵子卵巣凍結というオプションがあることなどを説明する．また，無月経ですでに POI と考えられる女性では，提供配偶子による妊娠のオプションが考えられるもののわが国ではほとんど行われていないことを伝える．ただし，無月経であっても卵巣に未だ卵胞が存在している症例もあり，卵巣生検による方法以外に卵胞の有無を確実に診断できる方法がない点に注意して説明する．

さらに，Turner 症候群の女性が妊娠した場合，ハイリスク妊娠となることを説明しておくことも大切である．母体死亡率が 2%に達するとの推定もあることから，妊娠前の十分なカウンセリングと自己決定がなされる必要がある[2)]．妊娠高血圧症の発症頻度（～30%）が高く，胚移植は1胚移植として多胎妊娠を避けることが望ましい．さらに，大動脈解離をきたして致死的となる例があることが知られており，妊娠前にMRIなどによる評価を受けておくべきである．甲状腺機能低下症もTurner症候群の患者にしばしばみられる疾患の一つで，妊娠前にTSH，free T4などでスクリーニングしておく必要がある．流産率も同年齢女性に比し高い．自然妊娠における胎児先天異常率も34%と高く，そのうちの2/3をTurner症候群とダウン症が占める[2)]．

(2) 不妊治療

① FSHによる卵巣刺激周期による体外受精

POIが疑われたTurner症候群の患者に，過排卵刺激を併用した体外受精を行い妊娠に成功した症例が報告されている[3)]．成功率は高くはないが，残存卵胞の有無の検索を兼ねて施行してみる価値はあると思われる．

AMH>1 ng/mL，FSH正常，2次性徴の発現などの所見は，卵胞の存在を示唆するが，確実に予測できるわけではない．

② 卵子・卵巣凍結による妊孕能温存

POIに至る前に，調節過排卵周期による採卵あるいは卵巣組織生検により卵子・卵巣組織を採取し凍結保存し，妊孕を希望した時点で体外受精や卵巣移植などを実施する[4,5)]．卵子保存の場合，小児や思春期では経腟採卵が困難，解凍後の受精率が低い，回収される卵子が少ないなどの問題がある．したがって，卵子と卵巣組織の凍結保存が併施されることもある．

凍結保存には，わが国ではおもにガラス化法が用いられる．凍結卵子はICSIにより受精させた後に胚移植に供する．凍結卵巣組織は，解凍後に自家移植を行い必要に応じて体外受精が併用される．流産を防止するためにも，胚移植前には適切なホルモン補充療法を実施して，子宮の成長や内膜の発育を促しておくことが推奨される[6)]．

卵子や卵巣組織の凍結保存は，抗がん剤投与患者の妊孕性温存を目途として開発された技術であり，わが国ではまだ研究段階にある．将来的には，体外での卵胞の活性化（in vitro activation）や卵胞の体外培養などの手技も適用となる可能性がある．今後，倫理面のほか完全性や治療成績の評価などの面からの検討も必要である．

③ 卵子提供

卵子提供による妊娠は，最も確実で海外では実績のある治療法となっている．

提供卵子による体外受精の妊娠率は，35～45%と高い．

提供卵子では，患者自身の卵子による妊娠に比べて流産率が低くなる可能性（オッズ比 0.43）がある．

☞文献

1） Karnis MF. Fertility, pregnancy, and medical management of Turner syndrome in the reproductive years. Fertil Steril. 2012; 98(4): 787-91.
2） Tarani L, Lampariello S, Raguso G, et al. Pregnancy in patients with Turner's syndrome: six new cases and review of literature. Gynecol Endocrinol. 1998; 12(2): 83-7.
3） Manno M, Tomei F, Cervi M, et al. Homologous in vitro fertilization in Turner syndrome: insights from a case report. Fertil Steril. 2009; 91(4): 1294. e1-4.
4） Borgstrom B, Hreinsson J, Rasmussen C, et al. Fertility preservation in girls with turner syndrome: prognostic signs of the presence of ovarian follicles. J Clin Endocrinol Metab. 2009; 94(1): 74-80.
5） Oktay K, Bedoschi G. Oocyte cryopreservation for fertility preservation in postpubertal female children at risk for premature ovarian failure due to accelerated follicle loss in turner syndrome or cancer treatments. J Pediatr Adolesc Gynecol. 2014; 27(6): 342-6.
6） Foudila T, Soderstrom-Anttila V, Hovatta O. Turner's syndrome and pregnancies after oocyte donation. Hum Reprod. 1999; 14(2): 532-5.

〈生水真紀夫〉

D 早発卵巣不全（POI）

(1) 卵胞発育の基礎

卵巣内の原始卵胞は卵巣内の局所因子ならびに下垂体由来のゴナドトロピン(FSH，LH）の作用により発育し，一次卵胞，前胞状卵胞，胞状卵胞を経て，最終的に排卵前卵胞となり LH サージ後に排卵に至る．原始卵胞数は胎生期にピークに達し約 700 万個となるが，出生後は増加することなく加齢と共に減少する．月経が発来する頃には数十万個の原始卵胞が卵巣内に存在しているが，全て第一減数分裂前期の休止期にあり，休眠状態で保存されている．月経が発来すると，最大 1,000 個/周期の原始卵胞が活性化され，発育を開始する．しかし，残存している原始卵胞数が約 1,000 個以下になると，周期的な卵胞の活性化が起こらなくなり，卵胞のリクルートが停止して発育卵胞が消失する．その結果，卵胞の顆粒膜細胞より産生されるエストロゲンが欠乏して子宮内膜が増殖せず，同時に排卵も起こらなくなり，黄体由来のプロゲステロン分泌も欠如して閉経となる．

(2) 疾患概念

早発卵巣不全（primary ovarian insufficiency：POI）は，40 歳以下の女性が高ゴナドトロピン性無月経を呈する疾患で，一般女性の 1%に認められる．卵巣内に発育卵胞を認めず，排卵障害となり不妊を呈する．また，低エストロゲン血症に起因する種々の更年期症状を呈する．

POI の原因は不明のものも多いが，Turner 症候群などの X 染色体異常，遺伝子異常（FMR1，FOXL2 など），自己免疫疾患，卵巣手術や化学・放射線療法による医原性などにより，卵巣内の残存卵胞が激減し，閉経レベルに到達することに起因する．

POI では，自らの卵子で妊娠することは非常に困難であるが，まれに偶発的な卵胞発育が起こり，自然妊娠することもある．実際，358 人の若年 POI 患者（平均 POI 診断時年齢：26.6±7.9 歳）において，13 年間の観察期間で自然妊娠率は 4.4%であった[1]．一方，比較対照試験では 1.5%と報告されている[2]．この成績の違いは，POI の国際的な診断基準が未だ確立されておらず，諸家において POI の定義が一致していないためと考えられる．

(3) 診断

① 40 歳未満の続発性無月経，② 高ゴナドトロピン血症，③ 低エストロゲン血症を示すものとされるが，前述のように確立された診断基準はない．基本的に POI では，卵巣内の卵胞が激減し，完全に卵胞が枯渇するか，または，わずかな卵胞が残存している．しかし，上記の ①～③ の基準を満たすが，卵巣内に多数の残存卵胞を認める症例があり，resistant ovary syndrome（ROS）と呼ばれている[3]．ROS では，内因性・外因性の FSH 刺激に対し卵胞が反応せず，卵胞がある一定の発育段階で発育を停止するのが特徴である．

(4) 治療

挙児を希望しない場合は，骨粗鬆症の予防や低エストロゲンによる更年期症状の治療のため，エストロゲン・プロゲステロン補充療法を行う．本書では，挙児希望のある POI 患者に対する不妊治療について解説する．

① ホルモン療法

POI では，血中 FSH，LH 濃度は高値となる．これは卵巣内の卵胞が FSH，

LH に反応しない結果を反映している．これまで，何らかの方法でこの高 FSH，LH 血症を正常化することで，卵胞の FSH，LH に対する反応性が回復する（FSH，LH 受容体の脱感作）と考えられてきた．実際，エストロゲン補充によるネガティブフィードバック機構を利用した FSH，LH の down regulation は顆粒膜細胞のゴナドトロピンへの感受性を増加させると考えられている．このような背景の中，POI における卵巣刺激法としては，エストロゲン投与下に，クロミフェン，クロミフェン＋hMG，GnRH agonist＋hMG で卵胞発育誘導の成功例が示されている．

現在，我々は以下のようなプロトコールを用いて POI の卵巣刺激を行っている．カウフマン療法を行い，血中 FSH 値を 30～60 日間にわたり 10 mIU/mL 以下に抑制し卵胞の脱感作を行う．次に，エストロゲン補充下に GnRH agonist（ブセレリン 600～900 μg/日）と hMG または rFSH 150～300 IU/日を連日投与し卵胞発育を誘発する．エストロゲン値の上昇と卵胞発育をモニターしながら最大 4～5 週間の投与を行う．卵胞が育った場合には hCG を 10,000 IU/日投与し採卵を行い，体外受精により受精させ胚を初期胚で凍結保存する．POI では採卵できる卵子は限られており，胚盤胞培養による胚の選別は必要ないと考えている．卵胞発育が得られなかった場合は，プロゲステロン製剤による消退出血を誘導し，再度同様の方法で卵巣刺激を行う．それでも卵胞発育が得られない場合は，FSH，LH 受容体の脱感作を考慮して，カウフマン療法により，血中 FSH 値を 30～60 日間にわたり 10 mIU/mL 以下に維持する．その後，卵巣刺激を開始する．POI の子宮内膜環境は採卵周期では着床に適した環境にない可能性が高く，胚は全例凍結保存としている．後日，エストロゲン剤とプロゲステロン剤を用いたホルモン補充周期で子宮内膜環境を最適化した上で解凍胚移植を行う．

② 卵胞活性化療法（in vitro activation：IVA）

卵巣内は多数の休眠原始卵胞が存在し，そのうち一部の選択されたものが月経周期毎に活性化し発育を開始する．最近，これまで不明であった原始卵胞の活性化の分子基盤に Phosphoinositide 3-kinase（PI3K）-Akt-Forkhead box O3（Foxo3）シグナル経路が重要な役割を果たすことが明らかとなった．我々は基礎研究により，薬剤を用いて PI3K-Akt シグナルを活性化させ，ヒト休眠原始卵胞を人為的に活性化させることに成功し，in vitro activation（IVA）と命名した[4,5]．この方法では，卵巣を小断片化することで，顆粒膜細胞の Hippo シグナルを抑制し，CCN 成長因子が産生されて卵胞発育を促進する効果も期待でき

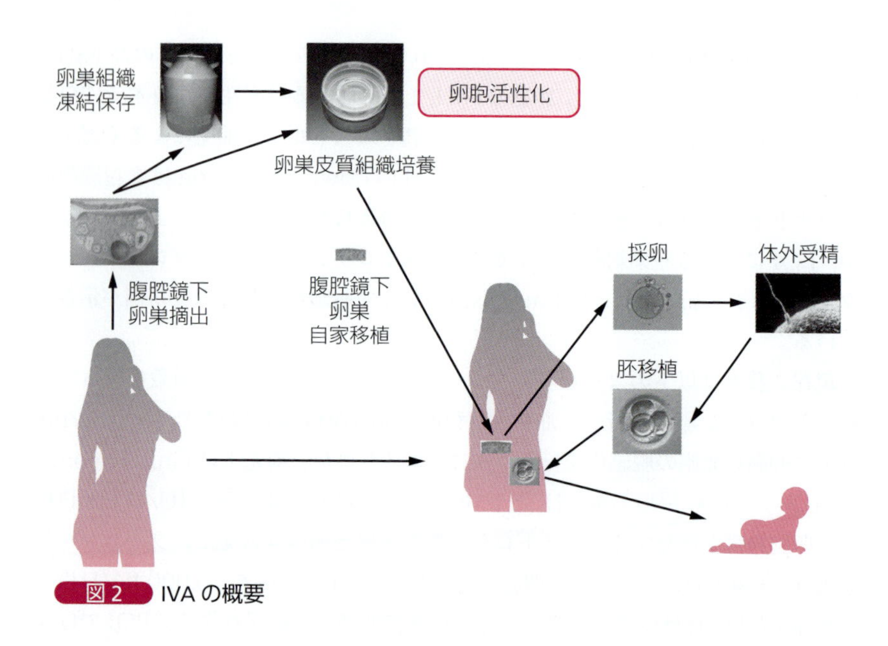

図2 IVA の概要

る[5]．

これまでの種々のホルモン療法，卵巣刺激は卵胞の活性化には無効であり，偶発的に活性化し発育を開始した卵胞が存在する場合においてのみ，ホルモン療法，卵巣刺激によって卵胞を発育させ卵子を得ることが期待できる．そこで，我々はIVAの安全性を動物実験にて十分確認した後，この技術を倫理委員会の承認の下に臨床応用してPOI患者の残存している卵胞を活性化させ，その後にホルモン療法，卵巣刺激を施行することで，高率に卵子を得る方法を開発した（図2）[5]．はじめに，腹腔鏡下に卵巣を摘出する．摘出した卵巣から髄質を除去し，卵胞が局在している皮質部分のみとする．卵巣組織の一部を固定して組織学的検索を行い，残存卵胞の有無を確認する．必要に応じて卵巣を凍結保存する．その後，卵巣皮質を 1～2 mm 大の小断片に細切することで Hippo シグナルを抑制し，PTEN抑制剤およびPI3K活性化剤を用いて48時間培養を行うことでPI3K-Akt シグナルを活性化する．培養終了後に卵巣組織を十分に洗浄し，腹腔鏡下に卵巣移植を行う．我々は，血流が豊富で経腟超音波により観察しやすく採卵手技が容易である卵管漿膜下を選択している．卵巣移植後は，ホルモン検査（LH, FSH, E_2）および経腟超音波検査を行い，卵胞発育をモニターする．この際に

JCOPY 498-06080

は，上記のホルモン療法，卵巣刺激を行う．卵胞が発育した際には，通常の体外受精と同様の方法で採卵が可能である．成熟卵子が得られた場合は，媒精または顕微授精により受精させ，胚を一旦凍結保存する．消退出血を発来させた後にホルモン補充周期下に解凍胚移植を行う．

③ 卵子提供

提供卵子を用いて夫の精子で体外受精を行い，POI 患者の子宮に胚移植を行うことで妊娠が可能である．特に卵子の質の老化を認めない若年女性からの提供卵子を用いた体外受精では，高い妊娠率が期待できる．現状として，海外に渡り治療を受けているPOI患者は少なからず存在する．本邦における施行は生殖医学会が 2009 年 3 月に発表した「第三者配偶子を用いる生殖医療についての提言」を参照されたい．

☞文献

1) Bidet M, Bachelot A, Bissauge E, et al. Resumption of ovarian function and pregnancies in 358 patients with premature ovarian failure. J Clin Endocrinol Metab. 2011; 96(12): 3864–72.
2) van Kasteren YM, Schoemaker J. Premature ovarian failure: a systematic review on therapeutic interventions to restore ovarian function and achieve pregnancy. Hum Reprod Update. 1999; 5(5): 483–92.
3) Dewhurst CJ, de Koos EB, Ferreira HP. The resistant ovary syndrome. Br J Obstet Gynaecol. 1975; 82(4): 341–5.
4) Li J, Kawamura K, Cheng Y, et al. Activation of dormant ovarian follicles to generate mature eggs. Proc Natl Acad Sci U S A. 2010; 107: 10280–4.
5) Kawamura K, Cheng Y, Suzuki N, et al. Hippo signaling disruption and Akt stimulation of ovarian follicles for infertility treatment. Proc Natl Acad Sci U S A. 2013; 110: 17474–9.

〈河村和弘〉

5 PCOSの診断

多嚢胞性卵巣症候群（polycystic ovary syndrome：PCOS）は月経異常や不妊などを呈する疾患として大切であることはもちろん，インスリン抵抗性の合併頻度が高くメタボリック症候群との関係が強く示唆される点でも留意を要し，妊娠糖尿病，2型糖尿病をはじめ，子宮体がんなどの注意も必要である．この意味でも，PCOSを漏れなく診断し，適切な治療を実施することは，Women's Healthの観点からも極めて重要である．その罹患率は欧米では生殖年齢婦人の5～8%[1]，日本では大規模な統計調査の報告はないものの3%程度と推計されており，決して少なくない．本稿では，PCOSのetiology，診断基準，診断の実際について概説する．

1 PCOSを診断する際の病態の理解

(1) PCOSの基幹徴候の理解

PCOSの病態の中で基幹徴候は高アンドロゲン，排卵障害，多嚢胞で，その中で病態に関わる中心的な徴候は高アンドロゲンで，残る2つの基幹徴候はアンドロゲン過剰による二次的徴候として説明可能である[2]（図1）．正常排卵過程における卵巣形態変化は，主卵胞が直径2～9 mmの胞状卵胞コホート（選択可能卵胞群）の中から選ばれるが，この選択過程でアンドロゲンが決定的に重要な役割を果たしていることが近年明らかとなってきた．卵胞に対してアンドロゲンは主卵胞選択時期を境として全く正反対の発育と閉鎖の2面的に働く．生理的には主卵胞選択以後は次席卵胞以下の卵胞閉鎖を促進するが，PCOSにおいてはアンドロゲンの2面作用が不明瞭となっている[3]，また従来の報告とは違ってアポトーシス抑制による抗閉鎖作用[4]の報告もある．このようにPCOSでは主卵胞の選択がうまくいかないため，選択された卵胞の成熟が進行しない．また末梢転換によってエストロゲンが生成されても，LHサージを誘発できるほど鋭い上昇ではないので当然排卵障害をもたらすと考えられる．一旦排卵障害が起こると，閉鎖過程が一方的に進行し，莢膜細胞増殖症hyperthecosisと呼ばれる部位を伴った閉鎖卵胞から活発なアンドロゲン産生が行われるために，3つの基幹徴候の間に

JCOPY 498-06080

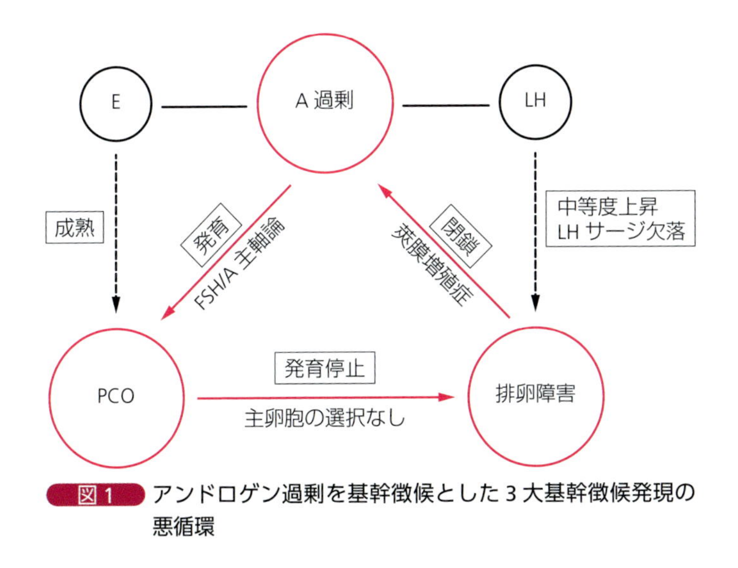

図1 アンドロゲン過剰を基幹徴候とした3大基幹徴候発現の悪循環

悪循環が成立してPCOSの病態がますます進行すると考えられる（図1）.

(2) 診断基準の歴史と利用法

PCOSの概念のはじまりは，1935年にSteinとLeventhalが，月経異常，多毛，肥満，両側卵巣腫大などの特徴的な症状を有した7症例を報告したのが最初とされている．組織学的には卵巣の白膜の肥厚を伴った多嚢胞性変化を伴っていた．これらの症例は卵巣の楔状切除により全例の排卵が回復したと報告した[5]．ただこの症例全てが，表現型の一致した症例ではなかった．その後，この症候群は時代とともにその意味する内容が変化してきている．それは診断基準の変遷へと繋がっている．

欧米の診断基準として1990年のNational Institutes of Health（NIH）のNational Institutes of Child Health and Human Development（NICHD）NIH/NICHDのクライテリアは，「排卵障害」と「高アンドロゲン血症（総テストステロン高値または遊離テストステロン高値）または臨床的高アンドロゲン状態（多毛，ニキビ，男性型脱毛など）」の両方が揃ったものをPCOSとした．結局これは高アンドロゲンによる排卵障害症例を診断することを目的としたものということになる．その後，2003年には欧州ヒト生殖学会（ESHRE）と米国生殖学会（ASRM）が合同でロッテルダムで作成した（The Rotterdam ESHRE/ASRM-sponsored PCOS consensus workshop group）Rotterdamのクライ

表1 Revised diagnostic criteria of polycystic ovary syndrome

1990 Criteria (both 1 and 2) 1. Chronic anovulation and 2. Clinical and/or biochemical signs hyperandrogenism and exclusion of other etiologies
Revised 2003 criteria (2 out of 3) 1. Oligo- or anovulation 2. Clinical and/or biochemical signs of hyperandrogenism 3. Polycystic ovaries and exclusion of other etiologies(congenital adrenal hyperplasia, androgen-secreting tumors, Cushing's syndrome)

Note: Thorough documentation of applied diagnostic criteria should be done (and described in research papers) for future evaluation.

(2003 Rotterdam PCOS consensus. Fertil Steril. 2004)

テリアが発表されて今日に至っている[6]. Rotterdamの基準では, NIH/NICHDの基準の他に新たに「① 排卵障害がない」が, 臨床的, 生化学的高アンドロゲン状態があり, 多嚢胞がある症例「② 臨床的, 生化学的高アンドロゲン状態がない」が, 多嚢胞と排卵障害がある症例の2つのタイプの症例が新たにPCOSに加わったことになる (表1).

本邦では日本産科婦人科学会生殖内分泌委員会は, 1993年に診断基準を作成した[7]. この中では1990年のNIH/NICHDの診断基準に含まれている臨床的, 生化学的高アンドロゲン状態 (hyperandrogenism) は, 日本では頻度が低いため参考項目とされた. また, 必須項目にはLHの基礎分泌高値が入っているが, これは欧米の基準には入っていない. LH高値はPCOSの特徴の一つであるが, 肥満するとLHが低下することが知られており, 肥満の多い欧米の婦人にはそぐわないことも理由の一つと思われる. この1993年の基準は, 日本人に適した診断基準として, 長年にわたって臨床上診断・治療に大きく貢献してきた. ただ, 一方, 欧米の基準ではPCOSと診断される「肥満があるためLHが高くなくないが, 高アンドロゲン状態の症例」は, 日本では診断基準から長い間除外されてしまっていたことになる.

近年PCOSがインスリン抵抗性を合併する頻度が高いことが判明し, そのスクリーニングに役立つ診断基準作成が目的の一つされ, メタボリック症候群への配慮が必要になった. 加えて国際基準との整合性をとる必要性も出てきた. そのため2007年の診断基準が制定された. この診断基準では, 1) 月経異常, 2) 多嚢

JCOPY 498-06080

表2 多囊胞性卵巣症候群の診断基準（日産婦生殖内分泌委員会報告．日産婦誌．2007: 59: 868-86）[8]

以下の1～3の全てを満たす場合を多囊胞性卵巣症候群とする
1．月経異常
2．多囊胞卵巣
3．血中男性ホルモン高値
　または
LH基礎値高値かつFSH基礎値正常

注1）月経異常は，無月経，希発月経，無排卵周期症のいずれかとする．
注2）多囊胞卵巣は，超音波断層検査で両側卵巣に多数の小卵胞がみられ，少なくとも一方の卵巣で2-9 mmの小卵胞が10個以上存在するものとする．
注3）内分泌検査は，排卵誘発薬や女性ホルモン薬を投与していない時期に，1 cm以上の卵胞が存在しないことを確認の上で行う．また，月経または消退出血から10日目までの時期は高LHの検出率が低いことに留意する．
注4）男性ホルモン高値は，テストステロン，遊離テストステロンまたはアンドロステンジオンのいずれかを用い，各測定系の正常範囲上限を超えるものとする．
注5）LH高値の判定は，スパック-Sによる測定の場合はLH≧7 mIU/mL（正常女性の平均値＋1×標準偏差）かつLH≧FSHとし，肥満例（BMI≧25）ではLH≧FSHのみでも可とする．
その他の測定系による場合は，スパック-Sとの相関を考慮して判定する．
注6）クッシング症候群，副腎酵素異常，体重減少性無月経の回復期など，本症候群と類似の病態を除外する．

胞卵巣，3）血中男性ホルモン高値またはLH基礎値高値かつFSH基礎値正常の全てを満たす場合を多囊胞性卵巣症候群とするとなっている[8]（表2）．

2007年のPCOSの診断基準で特筆すべきはアンドロゲンによる診断で漏れた症例を高LHでPCOS症例を拾い上げることが可能となったことである．以上のように2007年の基準は，実臨床での使いやすさを重視し，日本人に適した診断基準でありながら国際的にも通用する基準となっている．

(3) PCOSの診断の実際

一般的にPCOSを疑わせるような症例は，月経不順あるいは不妊症を主訴に受診することが多い．診断の基本は問診で，一般的な月経歴のほか，2型糖尿病の家族歴を確認することが大事である．糖尿病の家族歴があり，月経不順があればPCOSを疑いながら診療を進めるのが良い．日本人では肥満タイプのPCOSはPCOS全体の1/3～1/4程度であるが，BMIのチェックが重要で，肥満傾向があればPCOSの可能性が高い．日本人では，多毛を合併する頻度は低いが，多毛があればPCOSの可能性が高まる．また，ニキビの存在も診断の助けになることがある．このように排卵障害の部位別診断で，経腟超音波診断が有用なのはPCOS

だけである．PCOSを疑う眼で見れば卵巣の多嚢胞（2～9 mm径の小卵胞が片方の卵巣に10個以上）に容易に気づくはずである．その際，子宮内膜にも注意し，内膜厚が異常に厚ければ，子宮体がんを疑うことも忘れてはいけない．ホルモン採血は，消退性出血の後に測定するのが基本であるが，長期の無月経のような場合には，直径が1.0 cm以上の卵胞がなければ，消退性出血がなくても随時ホルモン検査でよい．その場合，LH，FSH，プロラクチン，エストラジオールの測定のほか，PCOSを疑った場合は，テストステロン，遊離テストステロンの測定が必要である．診断基準の高アンドロゲンには，保険収載されていないアンドロステンジオン高値症例が，我々の調査では少なくとも20%にのぼる．検査料は患者の自己負担となるため，必ずしも全員に測定できるわけではない．アンドロステンジオン高値は，テストステロン高値，遊離テストステロン高値，LH≧FSHのどれかと合併することが多く，他のどれとも合併しないアンドロステンジオン単独高値は，PCOSと診断される症例の約5%であった[9]．この5%を見逃す可能性は否定できないので，これを懸念する場合には，自費で検査をするしかない．また診断の「注5」に書かれているがLH，FSHで注意が必要なのは，肥満症例では，LHが低めに出るので，LHが高値ではなくてもLH≧FSHだけで診断可能とされている．診断基準にはないが，インスリン抵抗性のチェックを行うことが望ましい．これは，例えばクロミフェン無効症例の場合，インスリン抵抗の合併症例には，クロミフェンにインスリン抵抗性改善薬を併用することが有効なことがあるからである．この場合もちろん空腹時での血糖，インスリン値でなければならない．インスリン抵抗性の指標として簡便なのはHOMA値＝血糖（mg/dL）×インスリン値（μU/mL）÷405が2.5，2.0，1.73以上のいずれかをインスリン抵抗性ありとしているが，どの数値を採用するかは施設毎で決めることになる．なお，婦人科診察で偶然卵巣に多嚢胞を発見しても，月経異常がない場合には，PCOSではない場合もある．その後月経不順を呈することもあるので経過観察が必要である．

PCOSはそれを疑う眼でみれば，診断は容易である．PCOSと診断しなくてもクロミフェン投与が有効なことが多いので，実臨床ではそれほど困らないが，妊娠すると妊娠後妊娠糖尿病を罹患しやすいのでので，フォローの意味では，きちっと診断しておくべきである．

以上PCOSの病態，診断基準の変遷，診断の実際について概説したが，臨床上，遭遇することが非常に多い疾患単位なので，診断する際に参考にしていただきたい.

☞文献

1) Knochenhauer ES, Key TJ, Kahsar-Miller M, et al. Prevalence of the polycystic ovary syndrome in unselected black and white women of the southeastern United States: a prospective study. J Clin Endocrinol Metab. 1988: 83: 3078-82.
2) 遠藤俊明, 斉藤 豪, 森 崇英. PCOSの発生病理に関するアンドロゲン暴露説. In: 森 崇英, 編. 卵子学. 京都: 京大出版会; 2011. p.996-1012.
3) 森 崇英. 卵胞発育におけるアンドロゲンの意義-FSH/アンドロゲン主軸論. Hormone Frontier in Gynecology. 2011: 16: 76-86.
4) Orisaka M, Orisaka S, Jiang JY, et al. Growth differentiation factor 9 is anti-apoptotic during follicular development from preantral to early antral stage. Mol Endocrinol. 2006: 20: 2456-68.
5) Stein I, Leventhal M. Amenorrhea associated with bilateral polycystic ovaries. Am J Obstet Gynecol. 1935: 29: 181-91.
6) Rotterdam ESHRE/ASRM-sponsored PCOS Consensus Workshop Group. 2004 Revised 2003 consensus on diagnostic criteria and long-term health risks related to polycystic ovary syndrome (PCOS). Hum Reprod. 2004: 19: 41-7.
7) 日産婦生殖内分泌委員会報告（杉本 修, 青野敏博, 他). 本邦における多嚢胞性卵巣症候群の診断の基準設定に関する小委員会（平成2年～平成4年度）検討結果報告. 日産婦誌. 1993; 45: 1359-67.
8) 日産婦生殖内分泌委員会報告（水沼英樹, 苛原 稔, 久具宏司, 他). 本邦における多嚢胞性卵巣症候群の診断の基準設定に関する小委員会（平成17年～平成18年度）検討結果報告. 日産婦誌. 2007: 59: 868-86.
9) 清水亜由美, 遠藤俊明, 馬場 剛, 他. アンドロステンジオンを測定出来ない場合に, PCOSを診断できないリスクについて. 日本生殖医学会雑誌. 2012: 57: 405（会議録).

〈遠藤俊明　齋藤 豪〉

6 不妊症と婦人科合併症（治療法も含む）

A 子宮筋腫

(1) 疾患概略

子宮筋腫は平滑筋成分から発生する良性腫瘍で30歳以上の女性に多く存在する．エストロゲン依存性の疾患であるが，発育にはプロゲステロンも関与する．発症原因は不詳で，遺伝的素因，環境因子，卵巣ホルモン，成長因子など多様な要因が関与することが示唆されている．子宮筋腫を形成する細胞は胎生期から存在し，思春期以降のホルモンの刺激により増大するという説がある．子宮筋腫における遺伝子変異としてはMED12，HMGA2などが知られているが，これらの遺伝子変異の意義についてはいまだ不明である．さらに，多発性の筋腫において，個々の筋腫の発生が異なっている可能性もあり，子宮筋腫の病因・病態については謎が多い．一般に症状は，子宮筋腫の大きさ，位置によって大きく左右され，過多月経，不正出血，腹部腫瘤感，排尿障害，下腹痛，不妊症などを生じる．診断は比較的容易で内診，超音波で概ね診断可能でMRIにより詳細な情報が得られる．ただし，まれに子宮肉腫との鑑別が困難な場合もある．粘膜下筋腫では子宮鏡検査/ヒステロファイバースコープ検査が有効である．

(2) 子宮筋腫と不妊症の関係

不妊症患者の5～10%に存在する．粘膜下筋腫および子宮内腔を変形させる筋層内子宮筋腫が不妊原因となることは広く認められている．漿膜下筋腫は一般に不妊原因とならない．内腔を変形させない子宮筋腫については，メタアナリシスにより4 cm以上のものは妊孕性を障害する可能性が指摘されている[1]．不妊を惹起する機序としては，卵管の伸展などによる卵の輸送障害や子宮内膜の異常（表1）などが示唆されている[2]．我々は子宮内腔の変形を伴わない子宮筋腫による不妊症発症の機序として子宮筋層の蠕動様運動の異常を想定し，着床期にシネMRI（動画のMRI）で子宮筋層の蠕動様運動を記録して調べた．その結果，運動回数が正常のものと，増加しているものの2群に分かれた．正常群に比較して，

表 1 子宮筋腫による子宮内膜の異常

組織構築上の異常
子宮内膜の黄体期変化の遅延 子宮内膜の増殖障害 子宮内膜の血流不全 T 細胞過剰，NK 細胞不足 子宮筋層蠕動運動の亢進
分子レベルでの異常
MMP，TNFα，IFNγ，TGF-β1 の増加 BMP2 に対する反応低下による脱落膜化不全 胚受容関連因子（HOXA10）の発現低下 接着関連因子（E カドヘリン，βカテニン）の発現異常 血管新生関連因子（bFGF システム）の調節不全

増加群では妊孕性が低下していた[3]．そこで，数か月間の不妊治療で妊娠しなかった症例に対し子宮筋腫核出術を施行したところ，増加群では術後に運動回数の低下と妊孕性の回復が認められた[4]．よって，子宮筋腫のなかでは子宮筋層の運動に影響を与える群があり，このような子宮筋腫に対しては手術療法が有効なことが示唆される．また，子宮筋腫核出後には子宮内膜症の炎症状態が改善する症例が多く，このことも妊孕性の改善に寄与しているのかもしれない[5]．

(3) 子宮筋腫合併不妊の治療方針（図 1）

正確な診断のため MRI で筋腫の位置，個数を確認する．漿膜下筋腫および小さな筋層内筋腫は一般に不妊症と関係はなく，不妊症を適応とした治療の対象とはならない．粘膜下筋腫で 3 cm 未満，かつ，内腔への突出度が 2/3 より大きいものには子宮鏡下子宮筋腫核出術を行う．大きな粘膜下筋腫で内腔への突出度が少ないものには開腹もしくは腹腔鏡下子宮筋腫核出術を原則とする．それ以外の粘膜下筋腫は症例ごとに対応する．筋層内筋腫では開腹もしくは腹腔鏡下子宮筋腫核出術を行う．手術の侵襲ならびに術後癒着の観点からは腹腔鏡下子宮筋腫核出術が望ましい．術前にリュープリンなどの GnRH agonist を 4 か月程度使用すると筋腫が縮小して手術操作を容易にする．ただし，その間は妊娠ができないので症例を選択して使用する．手術に際しては，妊孕性に考慮して手技を工夫する．愛護的な操作，術後癒着防止剤の使用などが必要である．手術時の子宮筋層の創傷がどの程度の期間で完全に治癒するかについてのエビデンスはないが，妊娠時の子宮破裂などの予防を考慮して，術後に 3〜6 か月間程度は避妊期間を置くことが望ましい．分娩方針としては，手術時の傷が子宮筋層全層に及ぶものは帝王

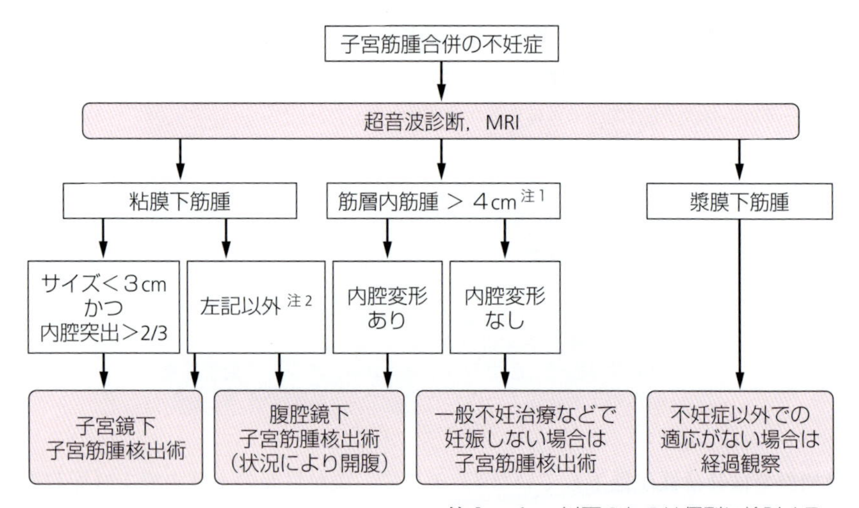

図1 子宮筋腫合併不妊における子宮筋腫の取扱い

切開とする．それ以外は経腟分娩を試みる場合もある．腹腔鏡下手術では開腹手術に比べて縫合が不十分になる懸念もあるが，腹腔鏡下手術に習熟した術者が施行すれば術後の経腟分娩を試みることに問題ないことが報告されている[6]．

(4) 年齢が高い症例に対する対策

30 歳後半以降になると年齢とともに急速に妊孕性が低下する．子宮筋腫の手術を行うと，術前の処置と術後の避妊期間を合わせて半年間以上の期間不妊治療ができない可能性がある．また，可能性は少ないが手術による卵巣血流障害など不測の事態を招く可能性もある．このため，体外受精を先行させて胚の凍結保存を行っておき，十分な胚が確保できた段階で手術を行う 2 ステップ法（図 2）も考慮する．

(5) 超多発筋腫に対する対策

一見妊娠を断念しなければならないような超多発筋腫においても丹念な手術と体外受精を組み合わせることにより妊娠できることがある．画期的な治療法はないが，あきらめないで手を尽くすことが必要である．必要に応じて高次医療機関で治療を行う．

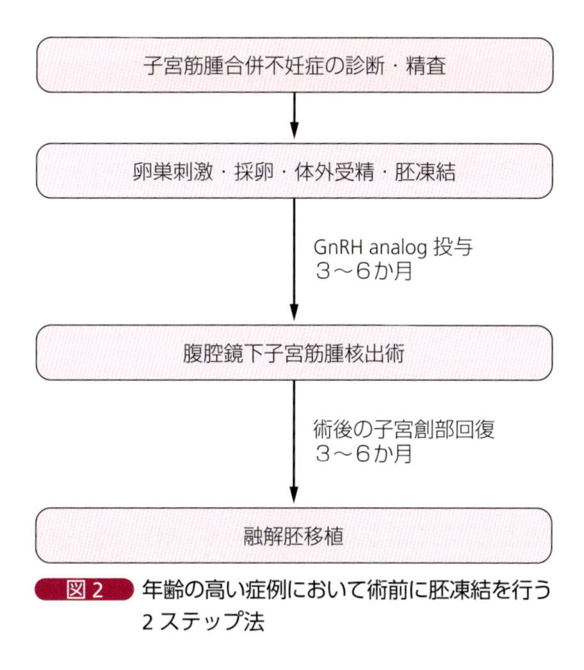

図2 年齢の高い症例において術前に胚凍結を行う2ステップ法

☞文献

1) Sunkara SK, Khairy M, El-Toukhy T, et al. The effect of intramural fibroids without uterine cavity involvement on the outcome of IVF treatment: a systematic review and meta-analysis. Hum Reprod. 2010; 25(2): 418-29.
2) Makker A, Goel MM. Uterine leiomyomas: effects on architectural, cellular, and molecular determinants of endometrial receptivity. Reprod Sci. 2013; 20(6): 631-8.
3) Yoshino O, Hayashi T, Osuga Y, et al. Decreased pregnancy rate is linked to abnormal uterine peristalsis caused by intramural fibroids. Hum Reprod. 2010; 25(10): 2475-9.
4) Yoshino O, Nishii O, Osuga Y, et al. Myomectomy decreases abnormal uterine peristalsis and increases pregnancy rate. J Minim Invasive Gynecol. 2012; 19(1): 63-7.
5) Yoshino O, Hori M, Osuga Y, et al. Myomectomy reduces endometrial T2 relaxation times. Fertil Steril. 2011; 95(8): 2781-3.
6) Kumakiri J, Takeuchi H, Kitade M, et al. Pregnancy and delivery after laparoscopic myomectomy. J Minim Invasive Gynecol. 2005; 12(3): 241-6.

〈大須賀穣〉

B 子宮内膜症

子宮内膜症は生殖年齢女性のおよそ10%に発生し，月経痛と不妊を主症状とする疾患である．近年，女性の晩婚化や少子化に伴い本症は増加傾向にあり，社会的関心も高まっている．子宮内膜症患者のおよそ半数は不妊を合併するといわれているが，本症による不妊の発生機序は未だ明らかでない．

本稿では，現在までに得られている子宮内膜症と不妊症に関する最新の知見について解説する．

(1) 不妊発生機序

子宮内膜症患者のおよそ50%に不妊が合併する．一方，原因不明不妊症患者には，高率に内膜症が診断される．内膜症による癒着が卵巣や卵管を巻き込んでいる重症例で不妊となることは容易に理解されるが，軽症子宮内膜症がどのような機序で妊孕能低下を引き起こすかは明らかではない．現在考えられている子宮内膜症の不妊発生機序を表2にまとめた[1)]．

① 骨盤内臓器の解剖学的異常

子宮内膜症が進行し，卵巣チョコレート嚢胞や内膜症病変による癒着が骨盤内臓器の解剖学的位置異常を招き，卵管の可動性を制限することや卵管通過性を障害することで不妊となる．

② 腹腔内環境の異常

子宮内膜症患者の腹腔には貯留液（腹水）量が増加している．腹水の妊孕能低下への影響については，排卵された cumulus-oocyte complex の卵管への取り込みを妨害すること，精子機能の障害や受精卵の発育を阻害することが推測される．腹腔内のマクロファージの精子貪食能とマクロファージが産生するプロスタグランジンやサイトカインが不妊症発生に関与するとされている．

子宮内膜症患者では腹水中，血清中および卵胞液中のIL-6濃度が高い．腹水中濃度のIL-6がマウス初期胚発生を抑制すること，ヒト精子運動能を低下させること，顆粒膜細胞のエストロゲン産生を抑制することなどが示されている．内膜症患者の腹水中や血液

表2 子宮内膜症合併不妊の発生機序

① 骨盤内臓器の解剖学的異常
② 腹腔内環境の異常
③ 免疫異常
④ 内分泌異常と排卵障害
⑤ 着床障害
⑥ 卵子および受精卵の質低下
⑦ 卵管輸送能の異常

中に増加したサイトカインが妊孕能低下に関与する可能性が示唆される．

③ 免疫異常

子宮内膜症においては，polyclonal な B 細胞の賦活化，遺伝による家族発生例の存在，SLE などの自己免疫疾患との合併率が高いことなどから，本症を自己免疫疾患の一型とする意見もある．抗子宮内膜抗体は着床を障害し，不妊原因となるものと考えられているが，その詳細な機序は明らかではない．

④ 内分泌異常と排卵障害

子宮内膜症患者では，高プロラクチン血症や黄体化未破裂卵胞（luteinized unruptured follicle：LUF）により排卵障害が起こることが推測されている．子宮内膜症に高プロラクチン血症が合併する頻度は高くないとするものと，内膜症のおよそ 30％に存在するとの報告もある．LUF は術後癒着の存在する症例にも高率に認められ，卵巣周囲癒着による機械的な卵胞破裂の障害がその一因と考えられる．

子宮内膜症患者や原因不明不妊症では，LH サージ時の血中エストロゲン値が低く，卵胞経も小さく，黄体期のプロゲステロン値も低いことが報告されている．内膜症患者においては卵胞顆粒膜細胞のステロイド合成能が低下しているとの報告もあることから，卵胞発育異常が内膜症患者の妊孕能低下に関与する可能性がある．

⑤ 着床障害

子宮内膜症が子宮内膜に影響を及ぼして着床障害をもたらすことが提唱されている．最近の成績では，子宮内膜症患者の正所性内膜では，子宮内膜症のない患者の内膜に比較して，プロラクチンなどの脱落膜化マーカーの発現が低下していること，この低下には腹腔貯留液中に増加している TNFα が関与していることが示されている．臨床的なエビデンスは示されていないが，子宮内膜機能の低下も不妊の一因となる可能性がある[2)]．

⑥ 卵子および受精卵の質低下

子宮内膜症患者では，卵胞液中のサイトカインやホルモン濃度に異常があることが指摘されている．これが卵子および受精後の受精卵発育に影響することが示唆されている．

⑦ 卵管輸送能の異常

放射性同位元素を用いたシンチグラフィーによって，子宮から卵管における輸送能に異常がある可能性が指摘されている．

(2) 子宮内膜症合併不妊と手術療法

腹腔鏡下手術は，子宮内膜症合併不妊に対して，確定診断と治療を同時にできるという意味からも第一選択とされてきた．Duffy らは，3 つの RCT（無作為化比較試験）によるメタアナリシスを行い，Ⅰ～Ⅱ期の子宮内膜症患者に対して治療的腹腔鏡下手術（病変焼灼および癒着剝離）を行うと，診断的腹腔鏡下手術（腹腔内観察および洗浄）と比較して生児獲得あるいは継続妊娠率が有意に高まることを示した（オッズ比 1.94）[3]．しかしながら，その効果は決して大きいものではない．したがって，不妊症例に対する診断的腹腔鏡検査は，軽症内膜症を診断・治療する目的では積極的に勧められない．

一方，ⅢからⅣ期の子宮内膜症患者において，腹腔鏡下手術が妊娠に及ぼす影響を検討した RCT は存在しない．Ⅲ期以上の患者では，ほとんどが卵巣チョコレート囊胞（以下チョコレート囊胞）を合併している．そこで，チョコレート囊胞に対して腹腔鏡下手術を行った場合の非対照試験における術後妊娠率が検討され，30～67％と報告されている[4]．平均の妊娠率が算出されており，およそ 50％であった．しかしこれらの非対照研究では，drop-out 例が考慮されていない，片側および両側の区別がない，ART による治療の割合がわからない，対照がないので手術の効果が明らかでないなどの問題点がある．これらのことから，実際の妊娠率は 25％程度と推測されている．

チョコレート囊胞に対して手術療法を行う場合は妊孕性改善，卵巣予備能低下，および再発を考慮して術式を選択すべきである．Hart らのメタアナリシスによると，囊胞摘出は囊胞壁凝固と比較して術後の自然妊娠率が 5.21 倍と高く（オッズ比 5.21，95％ CI 2.04-13.29）月経痛および病巣の再発が少ない[5]．この報告は術後の自然妊娠について検討したものであり，ART 実施前にどちらの術式を選択するべきかを示唆するものではない．

Demirol らは 3～6 cm のチョコレート囊胞を有する子宮内膜症患者に対して IVF/ICSI の前に囊胞摘出を行った場合，無治療と比較して受精率，着床率，および妊娠率に有意差はなく，卵巣刺激日数の延長，FSH 総投与量の増加，および成熟卵子数の減少が認められることを示した[6]．すなわち，3～6 cm のチョコレート囊胞に対して囊胞摘出を行っても ART の成績は向上せず卵巣予備能が低下するということになる．一方で，囊胞摘出術によって採卵時の合併症の減少，破裂の予防，病理診断ができるなどの利点もある．

JCOPY 498-06080

表3　子宮内膜症不妊の手術療法に関するガイドライン

	ESHRE 2014	ASRM 2014
Ⅰ～Ⅱ期	推奨A 診断的腹腔鏡よりよい	推奨 効果少ない
Ⅲ～Ⅳ期	推奨B 自然妊娠のためには待機よりよい	推奨 可能性あり
術後薬物療法	推奨しないA 術前も推奨しないGPP	推奨しない
IVF前の手術	Ⅰ/Ⅱ期 考慮してもよいC 3 cm以上のチョコレート嚢胞を手術しても妊娠率は変わらないA 疼痛や採卵に障害あるときGPP	チョコレート嚢胞手術が妊娠率を上げる証拠がない
再発症例	なし	推奨しない

A: Meta-analysis or multiple RTs (of high quality), B: Meta-analysis or multiple RTs (of moderate quality), C: Single randomized trial, large non-randomised trial (s) or case control/cohort studies (of moderate quality), GPP (Good practice point) Based on experts' opinion

(3) 子宮内膜症合併不妊と薬物療法

子宮内膜症の治療薬は，いずれも子宮内膜症による疼痛に対して有効であるが，不妊治療における有用性は認められていない．しかしながら，ART実施前に行われる薬物療法については有用性が認められている．

IVF/ICSIを実施する前に3～6か月間GnRH agonistを投与すると妊娠率が改善する（オッズ比4.28，95% CI 1.08-78.22）という3つのRCTからなるメタアナリシスにより，薬物療法が子宮内膜症患者におけるARTの成績を向上させることが示されている[7]．

(4) 欧米のガイドライン

子宮内膜症合併不妊の取り扱い，特に手術療法に関して，ESHREとASRMのガイドラインをまとめた（表3）[1,7]．

進行期Ⅰ～Ⅱ期では手術療法が推奨されているが，その効果は限定的である．Ⅲ～Ⅳ期では手術療法は有効である可能性はあるが，エビデンスが少ないことが指摘されている．IVF実施前の手術療法については，3 cm以上のチョコレート嚢胞を手術しても妊娠率は変わらないことが示されている．したがってESHREでは，疼痛がある場合や採卵に支障をきたす場合に限って手術を考慮するべきとしている．ASRMでは，再発子宮内膜症に対する手術療法は推奨されていない．

最近の臨床エビデンスから，妊孕能温存やART妊娠率への影響を勘案すると，卵巣チョコレート囊胞に対する腹腔鏡手術の効果が限定的であることが判明した．患者説明にあたっては，ガイドラインを十分に活用して治療の選択肢を提示することと，35歳以上の患者には治療時機を逸しないことを第一に考えるべきであろう．

☞文献

1) Practice Committee of the American Society for Reproductive Medicine: Endometrisois and infertility: a committee opinion. Fertil Steril. 2012; 98: 591-8.
2) Minici F, Tiberi F, Tropea A, et al. Endometrium and human infertility: a new investigation into the role of eutopic endometrium. Hum Reprod. 2008; 23: 530-7.
3) Duffy JM, Arambage K, Correa FJ, et al. Laparoscopic surgery for endometriosis. Cochrane Database Syst Rev. 2014; (4): CD011031.
4) Vercellini P, Somigliana E, Viganò P, et al. Surgery for endometriosis-associated infertility: a pragmatic approach. Hum Reprod. 2009; 24(2): 254-69.
5) Hart RJ, Hickey M, Maouris P, et al. Excisonal surgery versus ablative surgery for ovarian endometrioma. Cochrane Database Syst Rev. 2008; (2): CD004992.
6) Demirol A, Guven S, Baykal C, et al. Effect of endometrioma cystectomy of IVF outcome: a prospective randomized study. Reprod Biomed Online. 2006; 12(5): 639-43.
7) Dunselman GA, Vermeulen N, Becker C, et al. ESHRE guideline: management of women with endometriosis. Hum Reprod. 2014; 29, 400-12.

〈原田 省〉

C 子宮腺筋症

子宮腺筋症は，子宮筋層内に異所性子宮内膜組織が増殖する疾患である．好発年齢は35～50歳で，経産婦に多く，強い月経痛や過多月経をきたす．無症状でも偶発的に摘出子宮で腺筋症病巣を組織学的に認めることもあるため，発症頻度は性成熟期女性の5～70%と診断法により大きく異なる．子宮腺筋症の発症機序は，未だ明らかとなっていない．

子宮腺筋症と不妊の関連について，一定の見解は得られていない．子宮腺筋症は，子宮内膜症や子宮筋腫を合併することが多く，子宮腺筋症単独で妊孕性をどの程度低下させるかを評価することは困難である．子宮腺筋症では，子宮収縮障害による着床障害，子宮内膜基底層およびその直下の筋層の微細な局所収縮の異常による精子の輸送能の障害などが起こるといわれており，それらにより妊孕能を低下させる可能性がある．

現在の日本では，晩婚化・晩産化の影響や，診断技術の向上により，不妊診療において子宮腺筋症と診断される症例が増加傾向にある．

(1) 診断

月経痛や過多月経などの症状や，子宮の腫大といった臨床的特徴は，他の疾患でも認めるため，子宮腺筋症の診断には画像検査が必須である．

超音波検査（図 3）では，非対称性の子宮筋層の肥厚を認め，辺縁不明瞭な腫瘤像を呈する．エコー輝度は，高輝度から低輝度まで様々で，腫瘤のなかに高輝度と低輝度が混在することが多い．ただし，超音波検査では子宮筋腫との鑑別が困難であり，MRI が必要である．

MRI（図 4）では，T2 強調像で junctional zone と連続する辺縁不明瞭な腫瘤として描出され，腫瘤内部に点状の高信号部分を認める．T1 強調像でも，腫瘤内部に点状の高信号領域を示すことがあり，これは出血を反映している．

画像検査による子宮腺筋症の診断精度は，Champaneria らが行った systematic review によれば，超音波検査で感度 72%（95%CI: 65-79%），特異度 81%（95%CI: 77-85%），MRI では感度 77%（95%CI: 67-85%），特異度 89%（95%CI: 84-92%）であった[1]．

補助診断として，腫瘍マーカーの CA125 が高値を示すことが多いが，子宮腺筋症に特異的ではない．

(2) 治療

子宮腺筋症の根治療法は子宮摘出であるが，妊孕性を温存する場合には，薬物療法もしくは子宮腺筋症核出術が行われる．いずれも，病巣は縮小し症状が軽減するが一時的であり，治療後高率に再燃する．

薬物療法としては，低用量エストロゲン・プロゲステロン（LEP）製剤やジエノゲスト，GnRH agonist，黄体ホルモン放出子宮内避妊システム（IUS）などが用いられる．これらのうち，妊孕性改善効果が報告されているのは，GnRH agonist 療法である[2]．

手術療法としては，限局性の子宮腺筋症に対する子宮腺筋症核出術が，開腹もしくは腹腔鏡下に行われる．開腹術のメリットは，触覚で子宮腺筋症病巣と正常

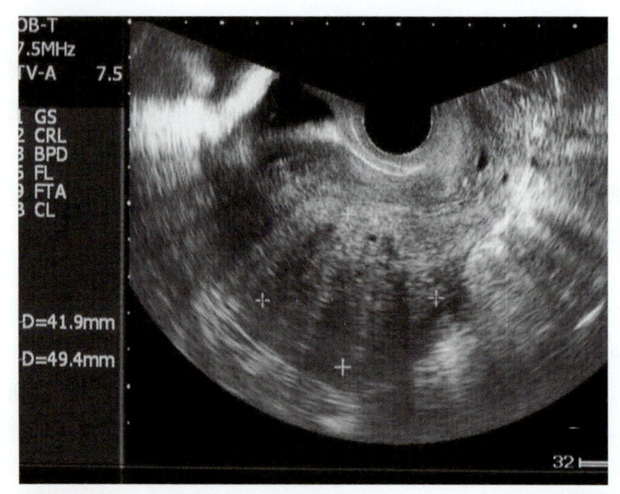

図 3 子宮腺筋症の超音波所見

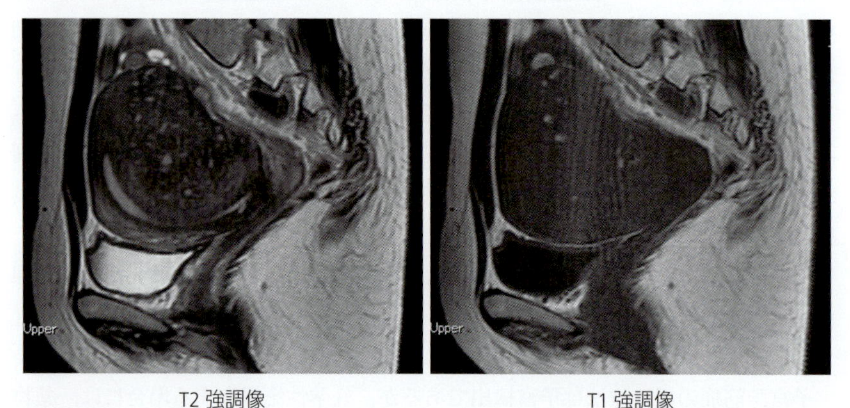

図 4 子宮腺筋症の MRI 所見

筋層との区別できること，内膜の修復や筋層の縫合など細かい手術操作が可能なことである．腹腔鏡下手術は，術後癒着や低侵襲という点で開腹術に勝るが，手術難度は高くなる．

子宮切開・修復方法には，楔状切除，フラップ法，横 H 字切開法など様々な方法が試みられている．病巣切除には，コールドナイフ，モノポーラ，高周波切除器が用いられる．各方法における術後妊娠率を表 4[3-7]に示す．妊娠・分娩時の子

表4 術後妊娠率

	長田 (2012)[3]	西田ら (2013)[4]	北出 (2011)[5]	藤下ら (2011)[6]	本田ら (2009)[7]
症例数（例）	104	976	55	51	51
アプローチ法	開腹	開腹	腹腔鏡	開腹・腹腔鏡	開腹
術式	3重 フラップ法	Classical Type I Type II	楔状切除術, ダブル フラップ法	横H字 切開法	病巣縮小術
病巣切除に用いる機器	コールド メス	高周波 切除器	モノポーラ	サージトロン 高周波切除器	コールドメス 剪刃
術後妊娠率（挙児希望症例を対象）	60.5% (23/38)	22.3% (72/323)	45.0% (9/20)	39.3% (11/28)	43.1% (22/51)

宮破裂を回避するため，術後3～6か月の避妊期間を要し，分娩方法は原則帝王切開とする．なお，子宮腺筋症核出術は保険収載されていないが，高周波切除器を用いた子宮腺筋症核出術は先進医療として認められている．

不妊を合併する子宮腺筋症症例に対する確立した治療指針はないが，月経困難症などの症状が著しい症例では，いずれかの治療方法を選択せざる得ない．

近年，MRガイド下収束超音波による治療後の妊娠例が報告されている[8]．今後，症例が蓄積され安全性が確認されれば，子宮腺筋症に対する妊孕性温存治療のひとつの選択肢となる可能性がある．

(3) 妊娠予後

子宮腺筋症合併妊娠では，早産，前期破水の頻度が高いという報告や[9]，胎盤位置異常や常位胎盤早期剝離をきたした症例報告が複数あり，妊娠におけるリスクを考慮する必要がある．

子宮腺筋症核出術後の妊娠においても，流早産や子宮破裂の報告がある．森松らは[10]，子宮破裂の頻度は，子宮手術の既往がない場合は0.005%であるが，既往帝切後で0.27～0.7%，子宮筋腫核出術後は0.24～5.3%，子宮腺筋症核出術後は6.0%と，子宮腺筋症核出術後では子宮破裂のリスクが高いとしている．

おわりに

子宮腺筋症を合併する不妊患者に対する一定の治療方針はなく，他の不妊原因を十分に検索した上で，個々の症例ごとに治療を決定する必要がある．

☞文献

1) Champaneria R, Abedin P, Daniels J, et al. Ultrasound scan and magnetic resonance imaging for the diagnosis of adenomyosis: systematic review comparing test accuracy. Acta Obstet Gynecol Scand. 2010; 89: 1374-84.
2) Hirata J, Moghissi KS, Ginsburg KA. Pregnancy after medical therapy of adenomyosis with gonadotropin-releasing hormone agonist. Fertil Steril. 1993; 59: 441-3.
3) 長田尚夫. 子宮筋3重フラップ法による子宮腺筋症摘出術. In: 櫻木範明, 編. OGS Now No. 12. 東京: メジカルビュー社; 2012. p.126-41.
4) 西田正人, 市川良太, 新井ゆう子, 他. 子宮腺筋症核出術—その術式と予後—. 日本エンドメトリオーシス学会誌. 2013; 34: 71-6.
5) 北出真理. Laparoscopic adenomyomectomyにおける術式の選択と治療効果—当科における子宮腺筋症の治療指針から—. In: 子宮腺筋症・子宮内膜症における最新の動向. 大阪: 日本臨牀社; 2011. p.46-56.
6) 藤下　晃, 松本亜由美, 下村友子, 他. 子宮腺筋症に対する妊孕性温存手術（横H字状切開法）. In: 子宮腺筋症・子宮内膜症における最新の動向. 大阪: 日本臨牀社; 2011. p.57-62.
7) 本田律夫, 片渕秀隆. 子宮腺筋症に対する手術療法と妊孕性. 産科と婦人科. 2009; 76: 1554-8.
8) Rabinovici J, Inber Y, Eylon SC, et al. Pregnancy and live birth after focused ultrasound surgery for symptomatic focal adenomyosis: a case report. Hum Reprod. 2006; 21: 1255-9.
9) Juang CM, Chou P, Yen MS, et al. Adenomyosis and risk of preterm delivery. BJOG. 2007; 114: 224-7.
10) 森松友佳子, 松原茂樹, 大口昭英, 他. 子宮腺筋症核出術後の妊娠—子宮破裂のliterature reviewと産科管理について—. 産科と婦人科. 2007; 31: 1047-53.

〈都築たまみ　前田長正〉

D 子宮頸癌および前駆病変

最近の晩婚化, 晩産化に伴って, 不妊症外来を訪れる挙児希望女性が子宮頸癌あるいはその前駆病変CIN (cervical intraepithelial neoplasia) を合併していることが増えている. CIN3および初産の平均年齢はほぼ同じで, およそ35歳である[1]. したがって, 腫瘍と生殖という別の領域の問題であるが, 一人の女性に対する診療としては包括的に対処する必要がある. 別の領域に跨るゆえに, 双方を同一の土俵で関連を論じた文献は少なく, 未解決の課題といえる. 本稿では, 不妊症診療という観点から, 進行子宮頸癌には触れずに, 子宮頸癌の前駆病変を中心に概説する.

(1) 子宮頸癌前駆病変の病理学的理解[1)]

CIN という用語の背景には，軽度異形成の発生から浸潤癌に至る連続的経過には中間の上皮内病変を経由して進行するという考え方があった．このターミノロジーの意義は，推定された病変はその大きさと位置に基づいて治療されるべきということにある．CIN 1(軽度異形成)において腫瘍性基底様細胞は上皮の下 1/3 を占め，CIN 2（中等度異形成）においては腫瘍性基底様細胞および核分裂像が上皮の下 2/3 を占め，CIN 3 においては腫瘍性基底様細胞および核分裂像が上皮の全層を通して見られる．CIN 3 は高度異形成と上皮内癌を含み，子宮全摘術ではなく，外来管理と妊孕性を温存する保存的治療が強調されるようになった[2)]．その後，新 FIGO 分類では 0 期が削除され，上皮内癌というクライテリアは癌の臨床進行期分類から消えつつある[1)]．

ほとんどの子宮頸癌の発生にとって，HPV 感染は必要条件である．子宮頸癌の約 3/4 が扁平上皮癌で，残りが腺癌である．HPV 16 型および 18 型は扁平上皮癌の約 68％および腺癌の 83％を占めている．HPV 感染は，炎症をきたさず無症候性であるが，一部に前駆病変としての組織学的変化が生じることがある．扁平上皮系では CIN に，腺系では AIS（adenocarcinoma *in situ*（AIS）：上皮内腺癌）に分類される．無治療での自然消失率や癌への進行は，CIN 1，CIN 2 および CIN 3 で異なる．CIN 1 は大抵の場合が自然に消失し，癌に進行することは 1％程度にすぎない．CIN 2 および 3 の無治療で癌へ進行する確率はこれよりも高く，8％，23％である[3)]．悪性度の高い病変であるほど，HPV 16 型および 18 型の検出率が高い[4)]．

分子生物学的なデータが蓄積するにつれて，子宮頸部病変は HPV 感染関連の因果関係に基づけば，3 つのカテゴリーに分けるより，2 つのカテゴリーに分ける方がよいことが明白になり，子宮頸部病理の WHO 分類（2014）では High-grade squamous intraepithelial lesion(高度病変)と，Low-grade squamous intraepithelial lesion（軽度病変）に分類された[5)]．軽度異形成，扁平コンジローマ，CIN 1 に相当するものを HPV 感染病態と捉え，Low-grade squamous intraepithelial lesion（軽度病変）とし，腫瘍性性格をもち異型がある細胞を含む CIN 2 および CIN 3 は癌の前駆病変で治療が必要なものであり，これを High-grade squamous intraepithelial lesion と捉えている．すでに，細胞診報告様式で用いられているベセスダシステムはこの考え方を先行したものである．

上皮内腺癌は，正常頸管腺領域から細胞異型ならびに核分裂像の増加，gland-in-gland パターンなどをもって性格づけられる．子宮頸部腺癌の前駆病変である．子宮頸部腺癌と上皮内腺癌にはハイリスク HPV が高頻度に存在し，扁平上皮癌に比較して，HPV 18 の関与が高い[6]．また，腺異形成（glandular dysplasia）には，ハイリスク HPV は関与せず，腺癌の前駆病変としては扱われない[6]．

一般に，High-grade squamous intraepithelial lesion ならびに AIS が治療の対象となる．

(2) 子宮頸癌前駆病変の不妊治療に及ぼす影響

子宮頸癌前駆病変（以下，便宜的に CIN）の治療とその後の不妊治療および妊娠初期の問題を記す．

①子宮頸癌前駆病変治療と妊孕能

大規模なメタアナリシスおよびシステマテックレビューによれば，fertility に関してその前に行われたコールドナイフおよび LEEP による治療後の妊娠の転帰や妊娠までの期間に差がなく，CIN 治療による妊娠への直接の影響はないとされてきた[7]．2014 年の同じ著者らによる大規模な文献的検討でもその結論は変わらず，CIN への治療はその後の妊娠率に影響を与えないという結論である[8]．全妊娠率に関する CIN 治療群と非治療群での比較では，むしろ，妊娠率は治療群（43%）ほうが非治療群（38%）よりやや高かった．ただし，集積された論文の内容にばらつきが大きく，一元的に理解するには無理があると結論づけられている．挙児希望者の妊娠率および妊娠までに 12 か月以上の時間を要した率に関しては，CIN 治療群と非治療群に差はなかった．一方，流早産率に関しては，妊娠全期間および妊娠初期では差がないものの，妊娠中期では明らかにその率は CIN 治療群で高く，非治療群の 2.6 倍であった．早産に関しては，切除部位のサイズが大きいことと関係がある．また，異所性妊娠は，CIN 治療群が非治療群に比して，1.89 倍高くなった[8]．

米国から報告された別の症例対象研究では，CIN 治療が妊孕性および妊娠までの期間を 12 カ月以上に延長するかについて検討した．この研究では，CIN 治療群，コルポスコピー（CIN があったために検査を要した）群，CIN 治療もコルポのいずれも非実施（異常なし）群の 3 者を比較している．CIN 治療群（16.4%）は，コルポスコピー群（8.6%）および非実施群（8.4%）に比較して，妊娠までに 12 か月以上を要した割合が多かった．非実施群に比較して，CIN 治療群では妊娠までに 2.09 倍の期間を要した．コルポスコピー群と非実施群には差がな

JCOPY 498-06080

かった[9]．

CINに対する治療の結果，頸管狭窄や分泌液の減少に関連する事項が若干懸念されるが，明確に検討されたものはない．LEEP，CO_2レーザー蒸散，ablative techniqueなどのCIN治療は，その後のIVFになる可能性を高めることはないと報告されている[10]．一般にIVFによる妊娠では，早産リスクが高まる．また，CIN治療でも早産リスクは高まる傾向にある．したがって，CIN治療後のIVF妊娠での早産リスクは，CIN治療もIVFも行っていない女性に比べて，早産リスクは3.43倍に増加する（表5）．ただし，これは母体の年齢が高いことおよび妊娠回数に依存する．つまり，適切なCIN治療を行った比較的若い女性に対しては，IVFなどの不妊治療や早産に関する過度の不安を与えないことが望まれる．また，CINは消退する病変が多いことから決して治療を早まる必要がないことを認識すべきである．

最近のART妊娠双胎児の早産に関して，報告がある．ART妊娠単胎児に比べて，双胎児では，前期破水が4.52倍，早産は8.32倍多かった（表6）．さらに，円錐切除後の双胎では単胎に比べて，早産が15.29倍となり，円錐切除術がART妊娠双胎の早産リスクを2倍にすることがわかった．CIN治療の既往を持つ際のARTでは，早産リスクを下げるために双胎を防ぐことが重要である[11]．

また，IVF患者の子宮頸部におけるHPV感染の有無を調べたところ，IVF妊娠率に有意に差がみられ，HPV陽性女性では23.5%，HPV陰性女性では57.0%であり，HPV感染群で妊娠率が低くかった[12]．HPV感染は卵巣刺激には影響を与えておらず，免疫学的にHPV感染を排除できないことと子宮内着床の関連が推察されている．さらに，最近ではHPVが精子に感染し精子機能に影響することが示唆されている．

なお，別のメタアナリシスではCINに対する治療の有無にかかわらず，CINがあることで早産のリスクが2.0倍に増加することが示されている[13]．その理由は明らかにされていないが，社会経済的な疫学因子が関与していることが想像される．

これらを考慮すると，HPV感染あるいはCINの存在自体が早産リスクに関連しており，生殖医療の観点からもHPV感染を防ぐことが有用であることになる．HPV感染予防のためのワクチンは不妊症治療の現場でも妊娠率向上と早産予防のために推奨されるといえよう．

表5 Preterm delivery rates by cervical treatment and IVF (singleton deliveries only)

	Any cervical treatment (n=691)		No cervical treatment (n=37107)		Total (n=37798)
	IVF	No IVF	IVF	No IVF	
All preterm, n (%)	16 (15.5)	675 (8.3)*	800 (8.2)*	36307(4.5)**	37798 (4.6)
Total deliveries, n	103	8158	9746	799888	817895
Risk for preterm delivery, RR(95% CI)	1.89 (1.20-2.98)		1.00		
		1.82 (1.69-1.96)		1.00	
	1.88 (1.19-2.96)	1.00			
	3.43 (2.18-5.37)			1.00	
Total, %	15.5	8.2	8.2	4.6	4.6
Adjusted for age, % RR (95% CI)	11.4 1.37 (0.80-2.37)	8.2 1.00	7.9 0.95 (0.86-1.06)	4.5 0.55 (0.51-0.59)	4.6
Adjusted for parity, % RR (95% CI)	11.8 1.43 (0.84-2.44)	8.2 1.00	8.2 1.00 (0.90-1.10)	4.5 0.55 (0.51-0.59)	4.6
Adjusted for age and parity, % RR (95% CI)	6.7 0.81 (0.39-1.67)	8.3 1.00	7.9 0.95 (0.86-1.05)	4.6 0.55 (0.51-0.59)	4.6

*P<0.01; **P<0.001 compared with women with any cervical treatment and IVF; RR (95% CI), risk ratio (95% confidence interval).

表 6 Adjusted risks of PTB（<37 completed gestational weeks）, VPTB（<32 completed gestational weeks）and PPROM for ART twins versus ART singletons

	ART singletons	ART twins	ART twins versus ART singletons aOR（95% CI）	ART twins with dysplasia	ART twins with dysplasia versus ART singletons aOR（95% CI）	ART twins with conization aOR（95% CI）	ART twins with conization versus ART singletons aOR（95% CI）
Deliveries, n	16923	4829		124		134	
PPROM, %	2.3%	9.2%	4.52 (3.90-5.25)	10.6%	5.36 (2.91-9.80)	10.3%	5.17 (2.85-9.19)
PTB	8.3%	41.7%	8.32 (7.67-9.02)	47.6%	10.67 (7.45-15.28)	58.2%	15.29 (10.75-21.77)
VPTB	1.9%	8.3%	4.93 (4.23-5.75)	13.7%	9.29 (5.48-15.77)	14.2%	9.17 (5.54-15.17)

Risks were calculated separately for（A）total cohort of ART twin delveries（n=4829）,（B）ART twin deliveries with previous cervical dysplasia（n=124）and（C）ART twin deliveries with previous cervical conization（n=134）. Risks are presented as aORs with 95% confidence intervals（95% CI）.
aOR, Adjusted regnession analyses with adjustments for maternal age, parity（nulliparous versus multiparous）, and year of birth.

☞文献

1) 今野 良, 編著. 知っておきたい子宮頸がん診療ハンドブック. 東京: 中外医学社; 2012.
2) Richart RM. Causes and management of cervical intraepithelial neoplasia. Cancer. 1987; 60: 1951–9.
3) Holowaty P, Miller AB, Rohan T. Natural history of dysplasia of the uterine cervix. J Natl Cancer Inst. 1999; 91: 252–8.
4) Melnikow J, Nuovo J, Willan AR, et al. Natural history of cervical squamous intraepithelial lesions: a meta-analysis. Obstet Gynecol. 1998; 92(4 Pt 2): 727–35.
5) WHO Classification of Tumours of Female Reproductive Organs. Fourth Edition. Kurman RJ, Carcangiu ML, Herrington CS, Lyon: WHO–IARC; 2014.
6) Tase T, Okagaki T, Clark BA, et al. Human papillomavirus DNA in adenocarcinoma in situ, microinvasive adenocarcinoma of the uterine cervix, and coexisting cervical squamous intraepithelial neoplasia. Int J Gynecol Pathol. 1989; 8: 8–17.
7) Kyrgiou M, Koliopoulos G, Martin–Hirsch P, et al. Obstetric outcomes after conservative treatment for intraepithelila or early invasive cervica llesions: systemic review and meta-analysis. Lancet. 2006; 367: 489–98.
8) Kyrgiou M, Mitra A, Arbyn M, et al. Fertility and early pregnancy outcomes after treatment for cervical intraepithelial neoplasia: systematic review and meta-analysis. BMJ. 2014; 349: g6192.
9) Spracklen CN, Harland KK, Stegmann BJ, et al. Cervical surgery for cervical intraepithelial neoplasia and prolonged time to conception of a live birth: a case-control study. BJOG. 2013; 120(8): 960–5.
10) Jakobsson M, Gissler M, Tiitiner A, et al. Treatment for cervical intraepithelial neoplasia and subsequent IVF deliveries. Hum Reprod. 2008; 23; 2252.
11) Pinborg A, Ortoft G, Loft A, et al. Cervical conization doubles the risk of preterm and very preterm birth in assisted reproductive technology twin pregnancies. Hum Reprod. 2015; 30: 197–204.
12) Spandorfer SD, Bongiovanni AM, Fasioulotis S, et al. Prevalence of cervical HPV in women undergoing IVF and association with outcome. Fertil Steril. 2006; 86: 765.
13) Bruinsma F, Lumley J, Tan J, et al. Precancerous changes in the cervix and risk of subsequent preterm birth. BJOG. 2007; 114: 70–80.

〈今野 良〉

E 子宮内膜癌と子宮内膜増殖症

子宮内膜癌は最近増加の一途を辿っており，婦人科がんの中で最も多い悪性腫瘍となった．好発年齢は50歳以上であるが，約5%の症例が40歳未満である（2012年日本産科婦人科学会・腫瘍委員会報告）．さらに未婚女性の増加や晩婚化も顕著になってきている．また，子宮内膜増殖症は子宮内膜癌の前癌病変として重要である．このような背景を踏まえて，この稿では子宮内膜癌および子宮内膜増殖症について妊孕性温存治療を中心に概説する．

(1) 子宮内膜癌

子宮内膜から発生する癌腫であり，組織型はほとんどが類内膜腺癌である．類内膜腺癌は増殖期内膜腺上皮に類似する腺癌であり，構造異型と細胞異型によってG1（高分化型），G2（中等度分化型），G3（低分化型）の3つに分類される．

治療の原則は子宮全摘出を含む手術療法である．しかしながら，強い妊孕性温存の希望がある場合には，表7に示す条件のもとに，高用量の酢酸メドロキシプロゲステロン（MPA）療法が許容される．組織学的診断は子宮内膜全面掻爬術により行い，MPAは400～600 mg/日を用い，2か月毎に子宮内膜全面掻爬術による効果判定を実施し，4～6か月継続する．奏効率は42～100%であるが[1]，本邦で行われた前方視的多施設共同研究であるUshijimaら[2]の報告では，筋層浸潤のないIA期，類内膜腺癌（G1）に限った症例での奏効率は87%（CR 55%，PR 32%）と高く，55%で妊娠が成立したという．しかしながら再発率も57%と高く[2]，厳重な管理を要する．

なお，MPA療法が奏効したにも関わらず，未婚などですぐに妊娠することが不可能な場合にはエストロゲン・プロゲスチン療法を継続することにより，再発を抑制することが可能と考えられる．

表7 子宮内膜癌における妊孕性温存治療の条件

1. 類内膜腺癌（G1）であること
2. 子宮体部筋層浸潤のないIA期相当であること
3. 未婚あるいは強い挙児希望のあること
4. 十分なインフォームドコンセントが得られていること
5. 血栓性疾患のないこと（血液凝固線溶系が正常なこと）

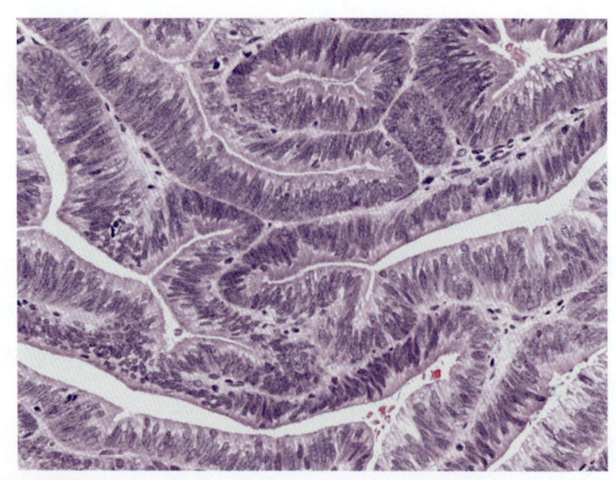

図5 子宮内膜類内膜腺癌(G1)の組織像

核異型を伴い複雑な形状の腺管の増殖を認める．腺管の融合があり，間質は乏しく，内膜間質浸潤が認められる(対物×40)．

(2) 症例提示

34歳，未婚女性の子宮内膜類内膜腺癌

IA期(G1)相当症例で(図5)，妊孕性温存を強く希望したため，MRIにより子宮体部筋層浸潤のないこと(図6)，PET/CTにより子宮外進展や遠隔転移のないことを確認のうえでMPA 400 mg/日の内服を4か月継続した．その結果，癌は消失し(図7)，その後はエストロゲン・プロゲスチン療法を継続している．完治後1年経過するが再発を認めていない．

(3) 子宮内膜増殖症

①(異型のない)子宮内膜増殖症

子宮内膜増殖症の発症年齢のピークは40歳代で，子宮内膜癌より約10歳若年である．発症原因は子宮内膜への持続的長期的なエストロゲン刺激と考えられている．子宮内膜増殖症は異型を伴わない子宮内膜腺の過剰増殖であり，増殖期内膜腺上皮に類似する．構築によって単純型と複雑型に分類され，単純型は腺の拡張があり，豊富な間質が存在する．一方，複雑型では腺管の構築が不規則かつ密集し，腺の極性が乱れ，間質量が乏しくなる．子宮内膜癌への移行率は単純型1%，複雑型3%であるが[3]，80%は自然に消退する[3]．なお，若年者においては不妊症の原因となることがある．

治療としては，不正性器出血や過多月経を引き起こす場合には周期的プロゲス

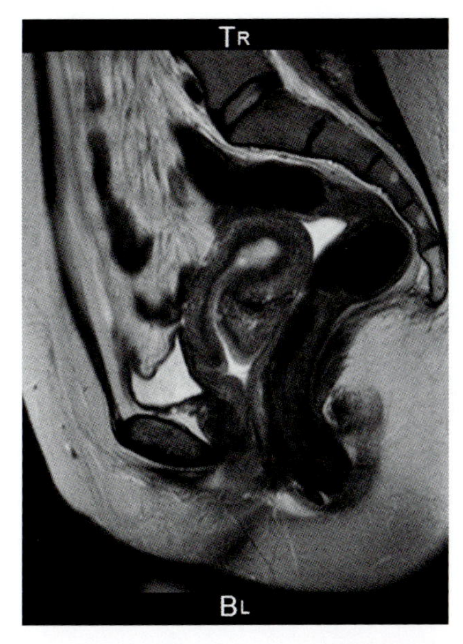

図6
子宮内膜癌の MRI T2 強調矢状断像
顕著な低信号を呈する内膜直下の筋層（junctional zone）には不整がなく，体部筋層浸潤は否定的である．

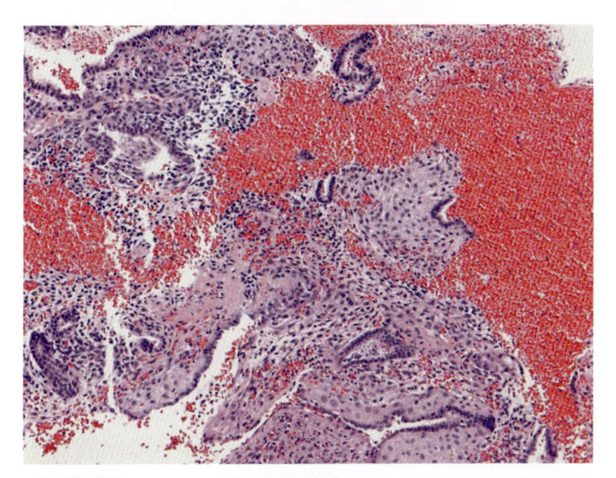

図7 MPA 投与 4 か月後の子宮内膜類内膜腺癌（G1）の組織像
出血を伴う内膜間質には脱落膜様の変化がみられる．内膜線上皮は単層化し，悪性所見はない（対物×20）．

チン療法を行う．MPA 10～20 mg/日を 14 日間投与，14 日間休薬を 1 周期として 3～6 周期を繰り返す[4]．性成熟期女性の場合にはエストロゲン・プロゲスチ

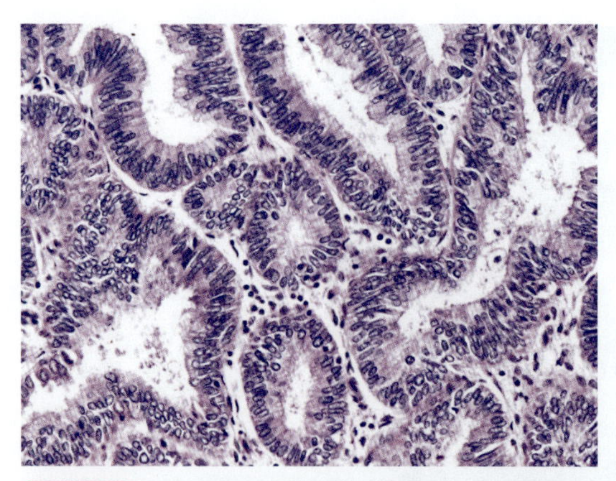

図 8 子宮内膜異型増殖症（複雑型）の組織像
核異型を伴い複雑な形状の腺管の増殖を認めるが，腺管の融合や内膜間質浸潤は認められない（対物×40）.

ン配合薬投与も有効である[4]．さらに挙児希望のある場合には MPA 療法後に排卵誘発を含む不妊治療を行うことが子宮内膜増殖症の予防にもつながる[4]．

② 子宮内膜異型増殖症

子宮内膜異型増殖症は細胞異型を伴う子宮内膜腺の過剰増殖であり，構築によって単純型と複雑型に分類されるが，後者がほとんどであり，また子宮内膜癌の前癌病変として最も重要である．腺細胞の核は腫大し，核小体の明瞭化，極性の乱れ，核の重積などがあり（図 8），腺管の融合や間質浸潤を示す子宮内膜癌との鑑別が極めて重要である．子宮内膜癌への移行率は単純型 8%，複雑型 29% であり，子宮内膜増殖症より著しく高率である[5]．

子宮内膜異型増殖症の診断で子宮摘出を行った場合に，17～50% に癌成分が混在しており[5]，妊孕性温存の希望がない場合には子宮全摘出が原則である．しかしながら，妊孕性温存の希望がある場合には表 7 の条件に準じて高用量の MPA が用いられる．子宮内膜全面掻爬術による組織学的診断が必須であり，その後 MPA 400～600 mg/日を連日投与する．メタアナリシスによる奏効率は 86%（CR 66%）であり，生児は 41% の症例で得られている[5]．Ushijima ら[2]の報告では CR が 82%，上坊ら[1]は 75% と報告し，極めて有効性の高い治療法である．なお，再発率は 14% と報告されており[5]，完治後の管理も重要である．

おわりに

子宮内膜癌および子宮内膜増殖症に対して主として妊孕性温存治療を概説した．MPA 療法は有効性が高いものの再発率も高く，実施にあたっては適応条件を遵守し，厳重な管理が必要である．

☞文献

1） 上坊敏子，今井　愛，新井　努，他．子宮体癌と子宮内膜増殖症に対する妊孕能温存療法．産婦人科の実際．2009；58：351-8.
2） Ushijima K, Yahata H, Yoshikawa H, et al. Multicenter phase Ⅱ study of fertility-sparing treatment with medroxyprogesterone acetate for endometrial carcinoma and atypical hyperplasia in young women. J Clin Oncol. 2007；25：2798-803.
3） Kurman RJ, Kaminski PF, Norris HJ. The behavior of endometrial hyperplasia. A long-term study of "untreated" hyperplasia in 170 patients. Cancer. 1985；56：403-11.
4） Marsden DE, Hacker NF. Optimal management of endometrial hyperplasia. Best Pract Res Clin Obstet Gynaecol. 2001；15：393-405.
5） 日本婦人科腫瘍学会，編．妊孕性温存療法（子宮内膜異型増殖症・類内膜腺癌 G1 相当）．子宮体がん治療ガイドライン 2013 年版．東京：金原出版；2013．p.144-52.

〈野中宏亮　大和田倫孝〉

F 卵巣がん

近年，がん患者の罹患率の増加に加え，がんに対する診断技術の進歩や治療法の開発・改善による治療成績の向上に伴って，がんを克服する患者 "cancer survivor" が増加している[1]．その結果として，cancer survivor のがん治療後の quality of life を最大限に考慮した治療法にも主眼が置かれるようになってきた[2]．最近では，女性の晩婚化に伴う出産年齢の高齢化によって，未婚あるいは未産女性における婦人科悪性腫瘍の罹患数が増加しており，これは予後不良な疾患である悪性卵巣腫瘍においても同様の傾向が示されている．そして，増加の一途をたどる卵巣がん症例の約 10％は生殖可能年齢であることを考慮すると，卵巣がんに対する妊孕性温存治療の重要性が今後さらに高まっていくことが予想される[3]．

本稿では，卵巣がんにおける妊孕性温存治療の適応と抗がん化学療法による卵巣機能および妊孕能への影響について，上皮性卵巣癌と卵巣胚細胞腫瘍のそれぞれに分けて概説する．

(1) 上皮性卵巣癌における妊孕性温存治療

上皮性卵巣癌における妊孕性温存手術の最大の目的は，進行期の決定に加え，病巣を完全に摘除し，かつ妊孕性を温存することである．『卵巣がん治療ガイドライン 2010 年版』[4]によると，妊孕性温存手術を行うための臨床的な患者背景として，① 患者本人が挙児を強く望んでいること，② 患者および家族が疾患を深く理解していること，③ 妊孕性温存手術は標準的な治療法でなく，慎重にその適応を検討する必要があることに関し，十分なインフォームドコンセントが得られていること，④ 厳重かつ長期的フォローアップが可能であること，これら 4 つの臨床的条件を考慮する必要がある．また，臨床病理学的な必要条件としては，「Ia 期で grade 1 または境界悪性腫瘍であること」と明記されている．そして，妊孕性温存手術の基本術式としては，患側付属器摘出術，大網切除術に加え腹腔細胞診を含むステージング手術とされている[4]．

1969 年に Munnell らは，上皮性卵巣癌における妊孕性温存治療の予後に関する解析結果を世界で初めて報告した[5]．上皮性卵巣癌の Ia 期症例を対象として，患側付属器のみを摘除した 46 例および両側付属器の切除に加え子宮全摘出術を施行した 144 例の予後について比較検討した結果，両群間において統計学的な有意差は認められなかった．この臨床研究の結果は，卵巣がんに対する妊孕性温存手術の適応を臨床的に判断するための枢要な第一歩となった．

Japan Clinical Oncology Group (JCOG) の婦人科腫瘍グループが行った「上皮性卵巣癌における妊孕性温存の適応と限界に関する調査研究」の解析結果が，2010 年に Journal of Clinical Oncology 誌に報告された[6]．上皮性卵巣癌の I 期症例（全 211 例：Ia 期 126 例，Ic 期 85 例）に対する妊孕性温存治療後の予後に関する後方視的検討の結果，明細胞腺癌を除いた grade 1 と grade 2 の Ia 期症例における 5 年生存率ならびに無再発生存率はそれぞれ 100%と 98%であった．また，明細胞腺癌症例における 5 年生存率および無再発生存率はいずれも 100%であり，一般に予後不良とされる明細胞腺癌においても Ia 期では極めて良好な予後が示された．これらの解析結果に基づき，以前より妊孕性温存治療は推奨できないとされてきた明細胞腺癌においても，Ia 期症例では温存治療を許容することが可能と考えられる．また，Ic 期症例の 5 年生存率ならびに無再発生

JCOPY 498-06080

存率は，非明細胞腺癌の grade 1 と grade 2 ではそれぞれ 97%と 92%であり，これらの条件を満たす症例においては妊孕性温存治療の適応を拡大できる可能性が示された．その一方で，明細胞腺癌の Ic 期症例における 5 年生存率および無再発生存率はいずれも 67%であったことから，Ic 期の明細胞腺癌における温存治療を推奨することは難しいと考えられる．以上の一連の解析結果から，『卵巣がん治療ガイドライン 2010 年版』に示されていた「Ia 期で grade 1 または境界悪性腫瘍」という臨床病理学的な必要条件に加えて，Ia 期の明細胞腺癌，ならびに Ic 期の grade 1 と grade 2 の非明細胞腺癌症例においては，妊孕性温存治療の適応が拡大される可能性がある．

上皮性卵巣癌に対する温存手術後の抗がん化学療法が内分泌機能に与える影響に関して，温存手術後にプラチナ製剤を含む抗がん剤の投与を行った 121 症例中 6 例（5%）において化学療法誘発性の無月経が生じたことが報告されている[6]．しかし，妊孕性温存治療後に妊娠が成立した症例は 55 例みられ，そのうち全 76 回の妊娠が確認され 66 人の健児が得られている[6]．

これまでに報告された上皮性卵巣癌における妊孕性温存治療後の妊娠・分娩に関する臨床成績を表 7 に示す[7-17]．上皮性卵巣癌に対する温存治療後の妊孕能に関しては，概ね良好な成績を確認することができる．プラチナ製剤による卵巣毒性は中等度リスク群に含まれるが，長期的な排卵障害のリスクは少ないと考えられている[18]．一方，タキサン系薬剤に関する知見は乏しく，今後の詳細な解析が望まれる．

(2) 卵巣胚細胞腫瘍における妊孕性温存治療

卵巣の胚細胞腫瘍は 10 代から 20 代の若年層に好発するため，妊孕性の温存を常に考慮しながらその適応について検証する必要がある[19]．大部分の胚細胞腫瘍は片側性に発生し，化学療法の奏効率が高いことからも，若年者においては妊孕性温存治療が標準的に行われている現状にある[4]．また，本疾患に対して初回手術後にブレオマイシン，エトポシド，シスプラチンによる BEP 療法を施行することでその予後は飛躍的に改善しており，進行症例においても妊孕性温存が可能であることが示されている[20]．Brewer らはディスジャーミノーマ 26 症例（Ⅲ，Ⅳ期の症例を 14 例含む）における BEP 療法の有効性および妊孕能への影響に関する論文を報告した[20]．初回手術後に BEP 療法を施行した全 26 症例のうち再発は 1 例のみであり，進行症例を含めても予後良好であることが示されている[20]．また，妊孕温存手術を施行した 16 症例のうち追跡評価が可能であった 14 症例中

表7 上皮性卵巣癌における妊孕性温存治療後の妊娠・分娩に関する臨床成績

	症例数	挙児希望症例数	妊娠症例数	分娩症例数
Colombo et al. 1994 [7]	56	17	25	—
Zanetta et al. 1997 [8]	56	—	20	17
Jobo et al. 2000 [9]	11	10	6	11
Morice et al. 2001 [10]	25	—	4	—
Schilder et al. 2002 [11]	52	24	17	26
Morice et al. 2005 [12]	23	—	10	—
Borgfeldt et al. 2007 [13]	10	—	7	14
Park et al. 2008 [14]	62	19	—	22
Ghaemmaghami et al. 2010 [15]	10	—	6	7
Cheng et al. 2012 [16]	17	8	5	6

(Menczer J. Isr Med Assoc J. 2013; 15: 116-20[17]より一部改変)

10例(71%)では，BEP療法後の内分泌機能に異常はみられず，13例(93%)においては化学療法後6か月以内に月経が再開している．このうち，妊娠が成立した症例が5例ありいずれも健児を得ている[20]．BEP療法後の卵巣機能の回復は良好であるとする報告が多くみられており，90%以上の症例で内分泌機能は温存される[19,20]．

おわりに

前方視的臨床研究であるJCOG1203試験「上皮性卵巣癌の妊孕性温存治療の対象拡大のための非ランダム化検証的試験」が2014年3月より登録開始となった．主な解析対象は，Ia期の明細胞腺癌および明細胞腺癌を除いたIc期のgrade 1とgrade 2の症例である．この前方視的試験の結果を詳細に検証することで，卵巣がんに対する妊孕性温存治療の適応がさらに明確なものとなるであろう．

妊孕性温存治療後の再発など温存治療に伴うリスクを完全に拭い去ることは不可能であるが，その一方で，適切な治療が行われた場合，個々の患者において妊孕能を温存することによって得られる恩恵は計り知ることができない．実際の臨床の現場においては，これまで示したエビデンスを基軸としながらも，それぞれの患者に対する個別化治療としての側面を重視し，患者それぞれの希望や人生観，社会的な背景などを十分に留意した上で最適な治療方針を組み立てることが肝要である．

☞文献

1) Kovacs P, Matyas S, Ungar L. Preservation of fertility in reproductive-age women with the diagnosis of cancer. Eur J Gynaecol Oncol. 2008; 29: 425-34.
2) Wallace WH, Anderson RA, Irvine DS. Fertility preservation for young patients with cancer: who is at risk and what can be offered? Lancet Oncol. 2005; 6: 209-18.
3) Kajiyama H, Shibata K, Suzuki S, et al. Fertility-sparing surgery in young women with invasive epithelial ovarian cancer. Eur J Surg Oncol. 2010; 36: 404-8.
4) 日本婦人科腫瘍学会，編．卵巣がん治療ガイドライン 2010 年版．東京：金原出版；2010.
5) Munnell EW. Is conservative therapy ever justified in stage Ⅰ(IA) cancer of the ovary? Am J Obstet Gynecol. 1969; 103: 641-53.
6) Satoh T, Hatae M, Watanabe Y, et al. Outcomes of fertility-sparing surgery for stage Ⅰ epithelial ovarian cancer: a proposal for patient selection. J Clin Oncol. 2010; 28: 1727-32.
7) Colombo N, Chiari S, Maggioni A, et al. Controversial issues in the management of early epithelial ovarian cancer: conservative surgery and role of adjuvant therapy. Gynecol Oncol. 1994; 55: S47-51.
8) Zanetta G, Chiari S, Rota S, et al. Conservative surgery for stage Ⅰ ovarian carcinoma in women of childbearing age. Br J Obstet Gynaecol. 1997; 104: 1030-5.
9) Jobo T, Yonaha H, Iwaya H, et al. Conservative surgery for malignant ovarian tumor in women of childbearing age. Int J Clin Oncol. 2000; 5: 41-7.
10) Morice P, Wicart-Poque F, Rey A, et al. Results of conservative treatment in epithelial ovarian carcinoma. Cancer. 2001; 92: 2412-8.
11) Schilder JM, Thompson AM, DePriest PD, et al. Outcome of reproductive age women with stage IA or IC invasive epithelial ovarian cancer treated with fertility-sparing therapy. Gynecol Oncol. 2002; 87: 1-7.
12) Morice P, Leblanc E, Rey A, et al. Conservative treatment in epithelial ovarian cancer: results of a multicentre study of the GCCLCC (Groupe des Chirurgiens de Centre de Lutte Contre le Cancer) and SFOG (Societe Francaise d'Oncologie Gynecologique). Hum Reprod. 2005; 20: 1379-85.
13) Borgfeldt C, Iosif C, Masback A. Fertility-sparing surgery and outcome in fertile women with ovarian borderline tumors and epithelial invasive ovarian cancer. Eur J Obstet Gynecol Reprod Biol. 2007; 134: 110-4.
14) Park JY, Kim DY, Suh DS, et al. Outcomes of fertility-sparing surgery for invasive epithelial ovarian cancer: oncologic safety and reproductive out-

comes. Gynecol Oncol. 2008; 110: 345-53.
15) Ghaemmaghami F, Karimi Zarchi M, Naseri A, et al. Fertility sparing in young women with ovarian tumors. Clin Exp Obstet Gynecol. 2010; 37: 290-4.
16) Cheng X, Cheng B, Wan X, et al. Outcomes of conservative surgery in early epithelial ovarian carcinoma. Eur J Gynaecol Oncol. 2012; 33: 93-5.
17) Menczer J. Conservative fertility-sparing surgical treatment of invasive epithelial ovarian cancer: when is it acceptable? Isr Med Assoc J. 2013; 15: 116-20.
18) Lee SJ, Schover LR, Partridge AH, et al. American Society of Clinical Oncology recommendations on fertility preservation in cancer patients. J Clin Oncol. 2006; 24: 2917-31.
19) Gershenson DM. Management of ovarian germ cell tumors. J Clin Oncol. 2007; 25: 2938-43.
20) Brewer M, Gershenson DM, Herzog CE, et al. Outcome and reproductive function after chemotherapy for ovarian dysgerminoma. J Clin Oncol. 1999; 17: 2670-5.

〈本原剛志　片渕秀隆〉

2 各論

(3) 治療　①一般不妊外来

1 内分泌療法

A-1 月経調整-ホルムストローム療法

(1) ホルムストローム療法（progestin therapy：PT）とは

Holmstrom が 1957 年に報告したのは排卵誘発法としてのプロゲステロン (P_4) 療法であった[1]．月経周期の 21 日を経過しても排卵しない場合に P_4を投与し消退出血を起こして視床下部へのフィードバックを賦活させるのだが排卵の回復は 30％程度に留まった[2]．クロミフェンに代表される経口抗エストロゲン (E) 剤が利用可能な現在，排卵誘発法としての意義は薄く，むしろ本法施行中は妊娠に至る可能性があることを理解しておく必要がある．

(2) ホルムストローム療法の応用

ゲスターゲンテストは本法を応用した診断的治療法で，無月経の患者に対して

ホルムストローム療法(PT)の投与例

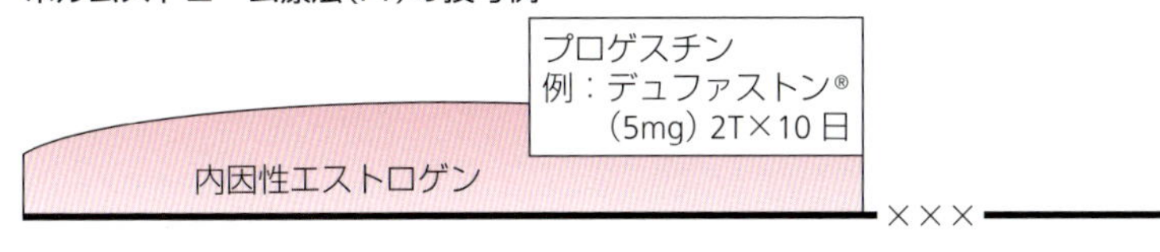

カウフマン療法(EPT)の投与例

プロゲスチン
例：デュファストン®
(5mg) 2T×10 日
エストロゲン
例：エストラーナテープ®(0.72mg) 1 枚 / 隔日 ×25 日
×××

図 1 ホルムストローム療法（PT)，カウフマン療法（EPT）の投与例

カウフマン療法の際に良好な服薬アドヒアランスを得るための工夫として，プロゲスチンの開始日を毎月 1 日に固定する方法（例：毎月 1 日から 10 日までプロゲスチン+エストロゲンを用い，その後休薬して消退出血の 3 日目からエストロゲンを開始する）がある．エストロゲンの投与期間が月によって若干変動する欠点はあるが，投薬スケジュールを単純化することができる．

酢酸メドロキシプロゲステロン (プロベラ®/ヒスロン®) や酢酸クロルマジノン (ルトラール®) などE活性のないC21系のプロゲスチン (P) を5~7日間投与する．投与後に消退出血が起きれば30 pg/mL以上のエストラジオール (E_2) に相当する内因性Eより増殖期内膜が生じていたことが示唆され第一度無月経と診断する．

Eの内分泌があって症状が月経異常に限られる場合，定期的なホルムストローム療法により少なくとも3か月ごとに消退出血を起こす．子宮内膜を十分に剝脱させるためには7~12日間の投与が推奨される．この際も妊娠の可能性を考慮してC21系の合成Pを用いるが，破綻出血が生じている場合はE作用を併せ持つC19系のほうが止血効果が高い．上述した排卵誘発を目的に本法を行う場合もC19系Pでよい[2)]．

すでに内膜の肥厚をきたして破綻出血が頻回にみられる場合，とくに若年女性ではPの10~12日間連続投与を3から6周期繰り返すmedical curettageにより内膜の剝脱を図る．治療によっても出血や内膜の肥厚が改善しない場合には器質的疾患の精査を行う．

☞文献

1) Holmstrom EG. Progesterone treatment of anovulatory bleeding. Am J Obstet Gynecol. 1954; 68: 1321-9.

2) 尾崎公己，倉智敬一．Holmstrom療法とKaufmann療法について．産と婦. 1976; 43: 90-6.

〈大場 隆〉

A-2 月経調整-カウフマン療法

(1) カウフマン療法 (estrogen-progestin therapy: EPT) とは

Carl Kaufmannによる原法[1)]は月経周期の前半にE_2，後半にP_4を投与するもので，周期の前半にE，後半にE+Pを作用させる現在のカウフマン療法となったのは1950年代である[2)]．カウフマン療法もまたリバウンド作用による排卵誘発法として用いられたが，現在では主に排卵抑制とE補充法として用いられる．

(2) カウフマン療法の応用

カウフマン療法は過多月経や月経困難の症状を緩和する．投与期間を延長して月経の間隔を伸ばすことも苦痛の改善につながる．月経周期の延長には E＋P の一相性投与が有利で少なくとも 3 か月は問題なく延長できる．カウフマン療法で E を低用量としすぎると破綻出血が生じることがあり，その場合は E を漸増させるか P の投与を前倒しする．経口結合型エストロゲン（CEE）は広く用いられている E 製剤だが，その主成分はエストロンであり E_2への変換には個人差があるため，良好なコントロールが得られない場合には血中 E_2を測定して投与量を調節するか，CEE を E_2製剤に変更する．

多嚢胞性卵巣症候群（PCOS）に対するカウフマン療法は月経周期を確立させるとともに卵巣由来のアンドロゲンを抑制しインスリン抵抗性を改善する．この場合も C21 系の P を選択するが，将来はジェノゲストやドロスピレノンの応用が期待される．

卵胞刺激ホルモン（FSH）の基礎値が高い挙児希望患者には高用量のカウフマン療法を連続 3 周期ほど行い，FSH 値を十分低下させた後に過排卵刺激を試みる．

カウフマン療法は早発卵巣不全における性器の萎縮や骨塩量の低下を防止する．充分な骨吸収抑制のためには血中 E_2を 60 pg/mL 以上とするのが望ましい．成長ホルモン（GH）投与中のターナー女性に対しては骨端線閉鎖を惹起しない低用量 E 単剤で開始し，徐々に E を増加して GH 投与終了時期に達したらカウフマン療法に移行する．投与量微調整のためには経皮 E_2製剤が推奨される．

☞文献

1） Kaufmann C. Umwandlung der Uterusschleimhaut einer kastrierten Frau aus dem atrophischen Stadium in das der sekretorischen Funktion durch Ovarial- hormone. Zentralbl Gynäkol. 1932；56：2058-61.

2） Boschann HW. Observations on the role of progestational agents in human gynecologic disorders and pregnancy complications. In：New Steriod Compounds with Progesational Activity. vol. 71. 1958. p.727-52.

〈大場　隆〉

B-1 排卵誘発法/卵巣刺激法-シクロフェニル

シクロフェニル cyclofenil（セキソビット®）は非ステロイド性排卵誘発剤のひとつで，クロミフェンと同様にエストロゲン類似構造を持ち，弱いエストロゲン作用と極めて弱い抗エストロゲン作用を併せ持つ．中枢性もしくは卵巣への直接作用により排卵誘発効果をもたらす．化学名は Bis (4-acetoxyphenyl)-cyclohexylidenemethane で，非ステロイド性エストロゲンの研究の過程でクロミフェンに先駆けて 1958 年に開発された (図 2)．1965 年に閉経後女性の尿中ホルモン排泄に及ぼす影響[1]，無排卵患者で排卵誘発効果がある[2]ことが報告され，排卵誘発剤として注目されるようになった．

(1) 薬理作用

マウス，ラットまたは家兎における実験から，次の作用が認められている．① 間脳視床下部もしくは脳下垂体前葉に作用し，Gn-RH およびゴナドトロピン (FSH, LH) の産生と放出，特に LH の放出を促進する[3,4]．② 卵巣のゴナドトロピンに対する反応性を増強し，排卵能，ステロイド産生能を高める[5]．③ スチルベストロールの約 1/1,000 の弱いエストロゲン作用を有し，スチルベストロールとの同時投与では，抗エストロゲン作用も認められる[6,7]．シクロフェニルの排卵誘発機序は，クロミフェンと同様に間脳-下垂体系の中枢に対する作用と卵巣への直接作用と説明される．また，シクロフェニルは黄体に特異的に取り込まれることが報告され，卵巣のゴナドトロピンに対する感受性に及ぼす影響や黄体機能賦活作用が指摘されている．しかし，抗エストロゲン効果がクロミフェンに比べ非常に弱いため，中枢に対する発現様式は不定であり，排卵誘発に対する機序としてゴナドトロピン放出効果の関与は不明といえる．また，卵巣への直接作用の可能性は大きいものの黄体機能賦活作用は十分な追試成績が得られていない．シクロフェニルは視床下部-下垂体系と卵巣に作用し，ホルモン分泌能を亢進させて排卵を促進させるが，中枢作用は弱く，複合的に自然排卵を促す作用を持つといえる．

排卵時期は投与開始日から平均 15 日であるが，その分布は 10～20 日で，ば

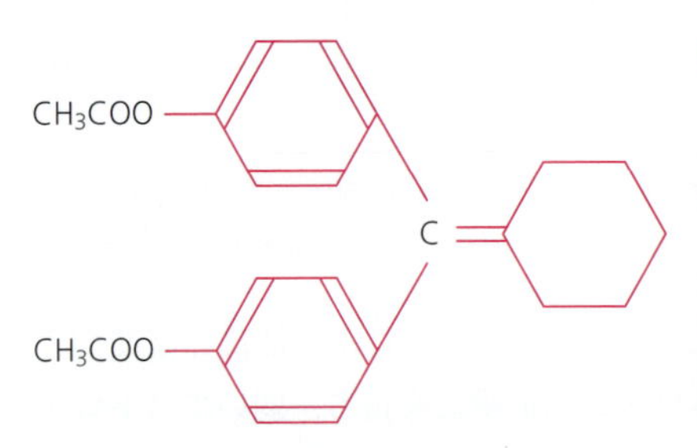

図 2 シクロフェニルの化学構造式
(添付文書より改変)

一般名：シクロフェニル：Cyclofenil [JAN]
化学名：Bis (4-acetoxyphenyl) -cyclohexylidenemethane
分子式：$C_{23}H_{24}O_4$
化学構造式
分子：364.43
融点：137～141℃

らつきが多い．また，基礎体温高温相は平均 11～14 日とされる．排卵率は無排卵ないし稀発月経で 70%，第 1 度無月経で 50～60%で，第 2 度無月経や重度の無排卵症，PCOS 症例には無効である．

(2) シクロフェニルの特徴

シクロフェニルは弱いエストロゲン作用と極めて弱い抗エストロゲン作用を持つことが特徴的であり，クロミフェンとは性質が若干異なる．クロミフェン療法による排卵誘発率は無排卵周期で 75.0%，第 1 度無月経で 56.3%と高いものの[8] 妊娠成功率がその 1/3 から 1/5 程度と低いことが指摘されている．その原因のひとつにクロミフェンによる抗エストロゲン作用が挙げられる．そのため，クロミフェン周期では，エストロゲンの分泌量が増加しても臨床的なエストロゲン効果，すなわち，頸管粘液量の増加や腟スメア指数の上昇が起こらない．また，クロミフェン周期では子宮内膜の菲薄化が認められ，これらが排卵が起こっても受精率が悪く妊娠成立の障害となっている可能性がある．一方，シクロフェニルはクロミフェンに比べて排卵誘発効果は弱く，抗エストロゲン作用が低いため，頸管粘液はクロミフェン周期に比べて，シクロフェニル周期では頸管粘液の減少が起こらず，性交後試験（ヒューナーテスト）も良好である[9,10]．また，クロミフェン周期に比べて子宮内膜の菲薄化が起こらない．したがって，軽度の排卵障害，あるいはクロミフェンによる抗エストロゲン作用が不妊の原因となってしまっているような症例の中には有効例があると考えられる．クロミフェン周期で ART 無効例に対してシクロフェニルを用いたところ，採卵数がクロミフェン周期よりも少ないものの子宮内膜が厚い傾向にあり，有効例がみられたことが報告されている[11]．また，自然排卵周期を有する機能性不妊に対してゴナドトロピン，クロミフェン，シクロフェニルを投与した比較研究で，自然排卵周期よりも排卵誘発周期のほうが妊娠率は有意に高値になるが，排卵誘発法別の検討ではシクロフェニルおよびゴナドトロピンによる誘発の有効性は認めたのに対し，クロミフェンによる排卵誘発周期の妊娠率は自然周期と有意差を認めなかった[12]という報告があり，検討の余地がある．以上より，適応症例を選択し，シクロフェニルとクロミフェンを使い分ける必要がある．

(3) 投薬方法

通常，月経周期 3 日から 5 日目より 400～600 mg/日を開始し，5～10 日間経口投与し，症状に応じてこれを繰り返す．妊婦もしくは妊娠をしている可能性のある女性への投与を避けるため，投与開始時期に注意するとともに治療期間中は基礎体温を記録することが望ましい.

(4) 副作用

クロミフェン周期は自然妊娠に比べて多胎率は上昇するが，シクロフェニル周期では多胎はまれである．また，通常の内服投与では卵巣過剰刺激症候群を起こすこともまれである. 流産率, 胎児奇形率は自然周期との差は認められていない. 類似化合物の動物実験で胎児毒性および催奇形性が認められているため，妊婦または妊娠している可能性のある女性には投与しない．その他の副作用として顔面紅潮，悪心が認められるが，投与中止により改善する.

まとめ

セキソビットはクロミフェンと比べて排卵率は低く，妊娠率も必ずしも高くないため，現在は不妊症の治療薬として選択される頻度は少ない．しかし，hMG-hCG 療法に比べて卵巣過剰刺激症候群や多胎妊娠を引き起こす可能性は低く，クロミフェンに比べても抗エストロゲン作用の副作用がさらに少ないため，症例によっては選択肢のひとつとなりうると考えられる.

☞文献

1) Persson BH. The effect of Bis (p-acetoxyphenil) cyclohexylidene-methane (Compound F 6066)on hormone excretion in postmenoposal woman. Acta Soc Med Ups. 1965; 70: 1-6.
2) Persson BH. Clinical effects of Bis (p-acetoxyphenil) cyclohexylidene-methane (Compound F 6066) on menstrual disorders. Acta Soc Med Ups. 1965; 70: 71-81.
3) Sato T, Ibuki Y, Hirono M, et al. Induction of ovulation with sexovid (Compound F6066) and its mode of action. Fertil Steril. 1969; 20: 965-74.
4) Seki M, Seki K, Takayanagi H, et al. Effects of Clomid and Sexovid on FSH and LH secretion in mature female rats. Endocrinology. 1972; 91: 845-51.
5) 東條伸平，他．Cyclofenil (Sexovid, F6066) の排卵誘発作用に関する基礎的実験．—主として卵巣レベルでの作用を中心として．ホルモンと臨床．1973; 21: 193.
6) Einer-Jensen N. Bis (p-acetoxyphenyl) cyclohexylidenemethane (F6066), a non-steroidal compound with pronounced effects on the reproductive system. Acta Pharmacol Toxicol. 1965; 23: 365-82.
7) Watnick AS, Neri RO. Biological properties of three ovulation inducers, stilboestrol, clomiphene and F 6066. Acta Endocrinol. 1968; 59: 611-21.
8) 植田安雄，他．Clomidの臨床．日産婦誌．1966; 18: 555-64.

9） Thompson LA, Barratt CL, Thornton SJ, et al. The effects of clomiphene citrate and cyclofenil on cervical mucus volume and receptivity over the periovulatory period. Fertil Steril. 1993; 59: 125-9.
10） Acharya U, Irvine DS, Hamilton MP, et al. The effect of three anti-oestrogen drugs on cervical mucus quality and in-vitro sperm-cervical mucus interaction in ovulatory women. Hum Reprod. 1993; 8: 437-41.
11） 安部裕司，他．当科における friendly ART の成績―clomiphene citrate による ART 無効例に対する cyslofenil の有効性―．産婦の世界．2003; 55: 1045-9.
12） 後藤　栄，他．排卵障害のない不妊症患者に対する排卵誘発の有効性．産婦の進歩．2000; 52: 1-5.

〈楠木 泉　北脇 城〉

B-2 排卵誘発法/卵巣刺激法-クエン酸クロミフェン

(1) 作用

クエン酸クロミフェン（クロミッド®）は，もっとも頻用されている経口排卵誘発剤である．その化学構造はトリフェニルエチレンであり，弱いエストロゲン作用と強力なエストロゲン拮抗作用を有する．視床下部のエストロゲン受容体に内因性エストロゲンと競合的に結合し，ネガティブフィードバックを阻害することで視床下部からのゴナドトロピン放出ホルモン(GnRH)の分泌を増加させる．それにより下垂体からのゴナドトロピン（LH・FSH）の分泌を増加させ，卵巣を刺激して卵胞を発育し排卵が誘発される．

(2) 適応

内因性エストロゲンが保たれている第1度無月経や無排卵周期症，多嚢胞性卵巣症候群などである．安価であること，使用方法が簡易なこと，排卵率が高いことなどから，排卵障害を有する不妊症患者に対し第一選択薬として用いられることが多い．不妊症スクリーニング検査で卵管性不妊や重度の男性不妊がないことを確認してから使用することが望ましい．

(3) 使用方法

消退出血または月経周期3～5日目より投与を開始する．50 mg/日を5日間投与するが，効果が不十分な場合は100 mg/日に増量する．それでも卵胞発育が得られなければ，臨床現場では150 mg/日まで増量して投与することもある．一般的にLHサージはクロミフェン内服終了後5～12日目で起こる．クロミフェン周期では黄体化未破裂卵胞症例が多いという報告もあり，必要に応じてhCG

5,000~10,000単位を投与し，排卵を促す．成熟卵胞が4個以上の場合，多胎妊娠予防のためその周期はキャンセル（避妊）を要する．クロミフェン療法における多胎妊娠率は約8%と報告されている．

多嚢胞性卵巣症候群で，高アンドロゲン血症を伴う場合にはステロイド剤を併用し，またインスリン抵抗例ではメトホルミン併用療法を行うことで排卵率/妊娠率が改善する．当院では，HOMA-IR（空腹時血糖×空腹時血中インスリン/405）が2.0を超える症例ではメトホルミンを500~750 mg/日・分2~3の投与を行いながら排卵誘発を施行している．クロミフェンの5日間投与で無効の場合，2段階および3段階投与法で卵胞発育が得られることがある（図3，4）．

クロミフェン療法による排卵率は57~91%，周期あたりの妊娠率は5.4~18.1%，累積妊娠率は55~73%（6~12周期）と報告されている．原因不明不妊に対しての周期あたりの妊娠率は5.6%，累積妊娠率（4周期あたり）は19%であり，無治療群に対し有意に妊娠率が高くなる．またクロミフェン/タイミングと比較して，クロミフェン/人工授精の併用は妊娠率を上昇させる．

クロミフェン療法1周期目の妊娠率が最も高く（5.4%），7周期目以降妊娠率は極端に低下するとされ，6周期施行しても妊娠しない場合にはゴナドトロピン療法や体外受精にステップアップすることが推奨されている．しかし，クロミフェン療法を6周期以上継続した場合にも累積妊娠率は上昇し，12周期施行した際の累積妊娠率は69%であったという報告もあり，漫然とした長期投与は勧められないが，12周期くらいまでの投与は可能であると考えられる．

(4) 副作用

クロミフェン療法の副作用として問題となるのは，抗エストロゲン作用による子宮頸管粘液の分泌低下と子宮内膜の非薄化である．これらの副作用は用量依存性であり，クロミフェンの減量や早期投与法（月経開始当日よりクロミフェンの内服を開始する）により予防することができる．しかし，子宮内膜の厚さと妊娠率に有意な相関はないという報告もあり，内膜の発育不全が低妊娠率の原因となっているかはいまのところ不明である．

第1度無月経，無排卵周期症，多嚢胞性卵巣症候群などの排卵誘発にはクロミフェン療法が第一選択とされる．妊娠率を上げるために上述したさまざまな工夫を用いて投与することが望ましい．クロミフェン療法で卵胞発育が得られない場合，ゴナドトロピン療法による排卵誘発を行う．

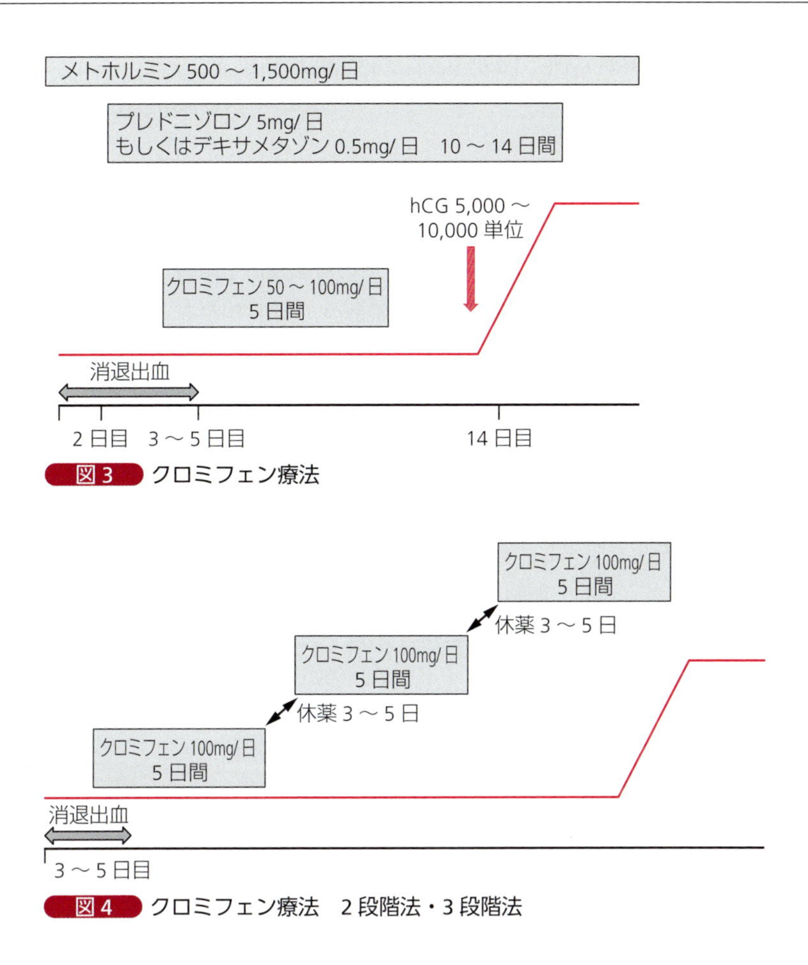

図 3　クロミフェン療法

図 4　クロミフェン療法　2 段階法・3 段階法

☞文献

1）高崎彰久，岡田真紀，水本久美子，他．クロミフェン療法の工夫．産科と婦人科．2012；7：835-40.

2）梶原　健，岡垣竜吾，石原　理．排卵誘発法とその選択．産婦人科治療．2010；101：594-600.

3）百枝幹雄．PCOS に対する排卵誘発法．産婦人科治療．2011；102：598-604.

4）The Practice Committee of the American Society for Reproductive Medicine. Use of clomiphene citrate in infertile women：a committee opinion. Fertil Steril. 2013；100：341-8.

5）Asante A, Codington CC, Schenck L, et al. Thin endometrial stripe dose not affect likelihood of achieving pregnancy in clomiphene citrate/intrauterine insemination cycles. Fertil Steril. 2013; 100: 1610-4.

〈熊澤由紀代 寺田幸弘〉

B-3 排卵誘発法/卵巣刺激法-アロマターゼ阻害剤

アロマターゼ阻害剤(AI)はアロマターゼの酵素反応を阻害して生成物であるエストロゲン(E)生合成を抑制する物質である. AI は中枢および末梢に作用しての排卵誘発作用がある[1].

(1) AI の排卵誘発機序

① 中枢性作用

卵胞期において, 血中 E は視床下部-下垂体系に対して negative feedback (NF)を発揮し, 下垂体の FSH 分泌を抑制している. AI は全身のアロマターゼに作用して E 産生を阻害し, その血中濃度を低下させる. その結果, NF が解除され FSH 分泌が亢進し, 卵胞の発育が促進される. また E の低下によって下垂体のアクチビン分泌を増加させ, これが直接下垂体ゴナドトローフに作用して FSH 産生を増加させる. 非ステロイド性 AI の血中半減期は約 45 時間で, クロミフェン・サイトレート(CC)の 5 日~3 週間と比較してかなり短い. また, AI は CC と異なりエストロゲン・レセプター(ER)を枯渇させないため, 投与中止後に NF が速やかに回復する. 主席卵胞が成熟し E が上昇しても NF が維持され, FSH が抑制されて小卵胞の閉鎖が起こる. これらのことにより単一成熟卵胞の排卵がもたらされる.

② 末梢性作用

AI 投与によって, アロマターゼの基質であるアンドロゲンが卵巣に蓄積する. テストステロンは卵胞の FSH レセプターの発現を刺激し, 卵胞の FSH に対する感受性を高める. さらにアンドロゲンは卵の IGF-I 発現を促進する. AI 投与によって全身の E が低下すると, 子宮内膜の ER を up-regulate して, E に対する感受性が高まる. AI 投与中止後の E 再上昇とともに子宮内膜の増殖が促進される. この点が CC と比較して内膜が薄くならない機序と考えられる.

(2) AI による排卵誘発の実際

レトロゾール(L)は月経周期 3 日目より 5 日間, 1 錠(2.5 mg)を内服する. 最大 1 日 7.5 mg まで使用可能である. PCOS 患者 750 例を 2 群に分けた検討[2]では, 累積生産率, 累積排卵率は各々 CC 群 19.1%(72/376)・L 群 27.5%

JCOPY 498-06080

(103/374)，CC 群 48.3%（688/1,425）・L 群 61.7%（834/1,352）と L 群が高かった．妊娠流産率は CC 群 29.1%・L 群 31.8%，双胎妊娠率は CC 群 7.4%・L 群 3.4%でいずれも有意差はなかった．先天異常の発生率は CC 群 1.5%・L 群 3.9%で有意差は認められず，不妊治療を受けていない健康な女性における発生率 5.8%と同等であった．有害事象の評価ではホットフラッシュは CC 群で高く，疲労およびめまいの発生率は L 群で高かった．

(3) 児の安全性

Biljan ら[3)]は自然妊娠した 36,000 児と比較して，L 群 130 妊娠 150 児で心疾患と精神運動発達障害の頻度が高いことを報告した．しかし翌年，Tulandi ら[4)]の多施設研究報告では先天異常や染色体異常は L 群で 2.4%（14/514）・CC 群で 4.8%（19/397），大奇形は L 群で 1.2%（6/514）・CC 群で 3.0%（12/397），心奇形に関しては CC 群 1.8%（7/397）・L 群 0.2%（1/514）といずれも有意差を認めていない．L 群の心奇形率は一般のデータ 1/400 より若干，低かった．私達の施設でも毎年調査しており，Nakamura ら[5)]の報告では L 群 1113 周期・CC1348 周期を検討した結果，L 群 22.7%・CC 群 16.8%と妊娠率は L 群が有意に高く，先天異常は L 群 153 例中 2 名にトリソミーと多肢症を，CC 周期 84 例中 1 例に先天性心疾患による新生児死亡を認めている．

☞文献

1) 北脇 城．産婦人科領域におけるアロマターゼ阻害剤．京府医大誌．2008；118：3-12.
2) Lergo RS, Brzyski RG, Diamond MP, et al. Letrozole versus clomophene for infertility in the polycystic ovary syndrome. N Engl J Med. 2014；371：119-29.
3) Biljan MM, Hemmings R, Brassard N. The outcome of 150 babies following the treatment with letrozole or letrozole and gonadotropins. Fertil Steril. 2005；84（Suppl 1）：S95.
4) Tulandi T, Martin J, Al-Fadhli R, et al. Congenital malformations among 911 newborns conceived after infertility treatment with letrozole or clomiphene citrate. Fertil Steril. 2006；85：1761-5.
5) Nakamura Y, Nakajo Y, Miyatani S, et al. Pregnancy and neonatal outcome following ovulation induction with the aromatase inhibitor letrozole and clomiphene citrate. Hum Reprod. 2014；29：suppl 1.

〈京野廣一〉

B-4 排卵誘発法/卵巣刺激法-ドパミン作動薬

(1) プロラクチン

プロラクチンは下垂体前葉のプロラクチン産生細胞（ラクトトローフ：lactotroph）から分泌されるタンパクホルモンである．プロラクチンの産生，分泌は視床下部からのプロラクチン放出抑制因子（PIF）と放出促進因子（PRF）により調節されている．生理的条件下では主に抑制的に調節されており，何らかの原因または薬剤によりPIFの主要な物質であるドパミンの分泌が抑制された場合や，PIFとPRFのバランスが破綻した場合，下垂体からのPRF分泌が亢進し，高プロラクチン血症が惹起され，乳汁分泌，月経異常などの多様な臨床症状が発現する[1)]．

女性では乳汁漏出性無排卵（無月経・月経異常）が主症状で，男性では不感症・乏精子症との関係が深い．男性では性欲低下などから性腺機能低下が疑われる場合に，女性では無月経や月経異常，不妊症，乳汁漏出症などの病因を明らかにするために血中プロラクチン値を測定する[1)]．しかし，血清プロラクチン値は変動しやすく，夜間，食後および排卵期周辺などで高くなるため，月経7日以内に，起床後数時間で食事前，午前10～11時ぐらいに採血するのが望ましい[2,3)]．

(2) ドパミン作動薬

高プロラクチン血症の原因に，間脳障害（Chiari-Frommel症候群，Argonz-del Castillo症候群），下垂体腫瘍（プロラクチノーマ，Forbes-Albright症候群），薬物性（向精神薬，降圧薬，胃腸薬，経口避妊薬），原発性甲状腺機能低下症，脊椎神経反射刺激（哺乳，胸部手術，帯状疱疹）などがある．

薬剤性や甲状腺機能低下症の場合，薬剤の中止もしくは原疾患の治療を優先する．間脳機能障害による場合，ドパミン作動薬による薬物療法が主体となる．ドパミンが結合する下垂体プロラクチン産生細胞受容体と結合し，プロラクチンの産生・分泌を抑制する．

下垂体腫瘍の場合も，治療法としてドパミン作動薬か外科療法が選択される．基本的に，高プロラクチン血症の場合はミクロアデノーマ，マクロアデノーマにおいてもドパミン作動薬による治療が第一選択である．プロラクチノーマの場合の薬剤による治療期間は最低1年必要である．しかし，どこまで続けるかについての結論は得られていない．3年の治療後に血清プロラクチン値が正常化し，腫

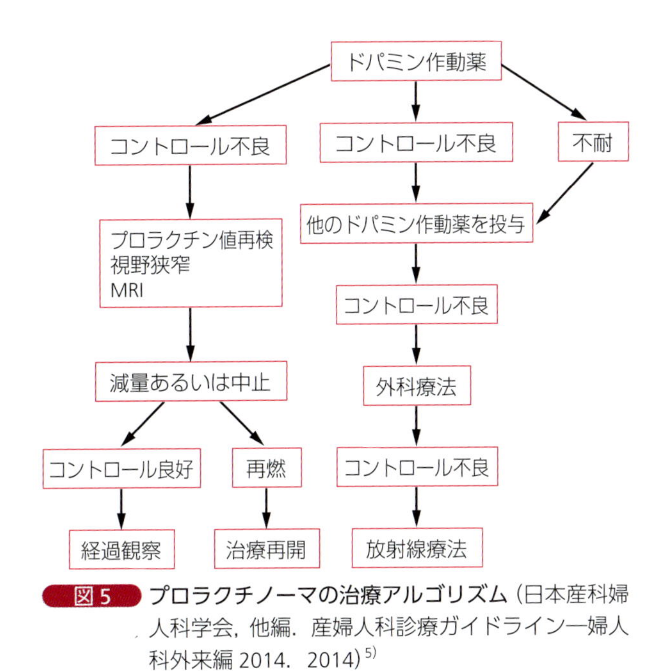

図 5 プロラクチノーマの治療アルゴリズム (日本産科婦人科学会, 他編. 産婦人科診療ガイドライン—婦人科外来編 2014. 2014)[5]

瘍サイズが著明に縮小している場合は減量あるいは中止を検討してよいと考えられている[4] (図 5).

(3) 治療の実際

現在, 麦角アルカロイドのブロモクリプチン, テルグリド, カベルゴリンの 3 種類がある. ブロモクリプチンの服用時には, 嘔気, 嘔吐などの副作用を軽減するため, 食事中ないし食直後に 1 日量 1.5～2.5 mg より開始し PRL 値が正常化する維持量まで漸次増量する. テルグリドはドパミン D_2受容体に親和性が高く, またシナプス後 D_2受容体に対して部分作動薬として作用するので嘔吐などの消化器症状が軽度である. 1 日 0.5 mg から開始し増量する. カベルゴリンは半減期が約 65 時間と長く, 1 週間に 1 回 (0.25～0.5 mg) 投与でよい (表 1). およそ 80%の症例でプロラクチンが正常化し, およそ 70%で排卵が回復するが, 排卵にいたらない場合は排卵誘発剤を併用することが必要である[6,7].

(4) 治療効果

ドパミン作動薬療法時は血中プロラクチン値が正常化し, それが維持されることが重要である. PRL 値が正常化し, 3 か月間は投与を継続し, その後は一旦中

表1 処方例

① テルロン®	2 錠(テルグリド 0.5 mg)	分 2 食後
② カバサール®	1 錠(カベルゴリン 0.25 mg)	週 1 回(同一曜日) 就寝前
③ パーロデル®	1 錠(ブロモクリプチン 2.5 mg)	1 日 1 回 夕食直後

※② 臨床症状を観察しながら,少なくとも 2 週間以上の間隔で 1 回量の 0.25 mg ずつ増量する.1 回量の上限は 1 mg とする.
※③ 効果を見ながら 1 日 5.0〜7.5 mg まで漸増(分 2〜3)

止する.中止後 1 か月後に PRL 値を測定し正常値であれば治療を中止し経過観察とする[1].ドパミン作動薬は妊娠が成立したら休薬する.ただし,妊娠中はマクロプロラクチノーマでは腫瘍の増大が起こりうるので,頭痛,視野障害に注意し,必要があれば妊娠中にはブロモクリプチンを投与する[7].また閉経によりプロラクチンは正常化する場合が多いので治療の継続の可否については再評価が必要である[5].

近年,高用量のドパミン作動薬ではパーキンソン病の治療において心臓弁膜症に関する影響が報告されている.比較的少量投与の高プロラクチン血症についても考慮されるべきかどうかは賛否が分かれているが,心臓弁膜症の症状についても注意する必要がある[5].

☞文献

1) 日本産科婦人科学会.産婦人科の必修知識 2013.2013.
2) 青野敏博.高プロラクチン血症,図説プロラクチン.東京:医歯薬出版;1985. p.33-40.
3) Del Pozo E, Jaton AL. Prolactin P13. Basel: Sandoz; 1983.
4) Casanueva FF, Molitch ME, et al. Guidelines of pituitary Society for Diagnosis and Management of Prolactinomas. Clin Endocrinol. 2006; 65: 265-73.
5) 日本産科婦人科学会,日本産婦人科医会,編.産婦人科診療ガイドライン―婦人科外来編 2014.日本産科婦人科学会事務局;2014.
6) 日本産科婦人科学会.産婦人科の必修知識 2011.2011.
7) 青野敏博,苛原 稔,編.産婦人科ベッドサイドマニュアル第 6 版.東京:医学書院;2012.

〈岡本真実子 楢原久司〉

B-5① 排卵誘発法/卵巣刺激法　ゴナドトロピン製剤-FSH 製剤

一般不妊治療としての排卵誘発は，無排卵患者に対して排卵を誘発する ovulation induction と排卵を有する患者に対し複数の排卵を誘起し，妊娠率の向上を期待する super ovulation または controlled ovarian hyperstimulation（COH）に分けられる．

1960 年代に入りクロミフェン，ゴナドトロピンによる排卵誘発の臨床応用が進み，1980 年代に入り早発 LH サージ防止薬として GnRH agonist が実用化された．1990 年代の中期には GnRH antagonist が使用可能となり，GnRH analog を併用したゴナドトロピンによる排卵誘発が体外受精を中心に排卵誘発法として汎用されるに至っている．また，遺伝子工学の進歩により，最近，遺伝子組み換え型ゴナドトロピン製剤が臨床応用されている．

排卵誘発は良好な排卵率，妊娠率と低侵襲，低コスト，簡便性のほかに多胎妊娠，卵巣過剰刺激などの副作用を防止することが要求される．本稿では，FSH 製剤による排卵誘発に関して概説する．

(1) ゴナドトロピン製剤（FSH 製剤）

1960 年初頭に閉経婦人尿より LH，FSH を含有する hMG（human menopausal gonadotropin）製剤が開発され，排卵誘発剤として臨床応用されるようになった．当初のゴナドトロピンの純度は 5％以下であったが，その後，蛋白精製技術の進歩により LH 含有の少ない FSH（purified urinary FSH：uFSH）が製造された．さらに，選択性の高い抗 FSH モノクロナル抗体により，LH 活性が 0.1 IU 以下の第 3 世代の尿中 FSH（highly purified urinary FSH：FSH-HP）の生成が可能となった．

現在本邦では，FSH：LH 比が 1：1，LH 活性が 0.1 IU 以下などの LH と FSH の生物活性比やシアル酸，hCG 含有量が異なる多くの製剤が市販されている（表 2）．また，近年の遺伝子工学技術の進歩により recombinant FSH（rFSH）が開発され，1992 年に rFSH による体外受精の成功例が報告されて以来，欧米では排卵誘発の主流になっている．本邦では導入が遅れ，2005 年 8 月より体外受精時の排卵誘発に使用が可能となり，2007 年 4 月からは排卵誘発剤として保健収載された．さらに，FSHβ サブユニットの C 末端に hCGβ サブユニットの C 末端を融合することにより半減期を延長させた rFSH-CTP（FSH carboxy-termi-

表2 ゴナドトロピン(FSH)製剤の種類

hMG/FSH	FSH：LH比
HMG注テイゾー75/150単位 あすか製薬・武田薬品工業	1/1
HMG注「フェリング」75/150単位 フェリング・ファーマ	1/1
HMG注「TYK」100単位 大正薬品工業・テバ製薬	1/1
HMG筋注用「F」75/150単位 富士製薬工業	1/0.33
ゴナピユール75/150単位 あすか製薬・武田薬品工業	1/0.0053
フォリルモンP 75/150単位 富士製薬工業	1/0.0053
HMG注「TYK」75/150単位 大正薬品工業・テバ製薬	1/0.005
フォリスティム50/75/150/300/600/900単位 MSD	1/0
ゴナールF 75/150/450/900単位 メルクセローノ	1/0

nal peptide: Corifollitropin alfa)が開発され,2003年に体外受精で成功例が報告された.1週間に1回程度の投与で排卵誘発が可能になる製剤であり有用性が期待される.

(2) FSH療法適応症例

FSH療法はクロミフェン抵抗例,第2度無月経症例が原則適応となる.排卵誘発効果は極めて高いが,それゆえOHSS,多胎妊娠も高率に発症することへの留意が必要である.

具体的な適応症例としては,低ゴナドトロピン,低エストロゲンを示す視床下部性無月経(WHO分類Group I)ではFSH製剤が第一選択薬となる.

視床下部-下垂体-卵巣系の機能不全で多嚢胞性卵巣症候群(polycystic ovary syndrome: PCOS)を含むGroup IIの排卵障害ではクロミフェンが第一選択薬であるが,クロミフェン抵抗性の場合はFSH療法の適応となる.Hypergonadotropic hypogonadismを示すGroup IIIのPrimary ovarian insufficiency(POI)ではエストロゲンやGnRH agonist併用高用量ゴナドトロピン治療の有効性を示す報告も多数認めるが，多くは治療に抵抗性を示す．

(3) 投与時の注意

投与方法は多胎妊娠や OHSS 発症を予防するため，低用量漸増療法（chronic low-dose step up）が基本となる．rFSH/hMG を 1 日 50～75 単位より開始し 1～2 週間後に 10 mm 以上の卵胞発育が認められない場合は 1/2 量ずつ増量する方法で，12 mm 以上の卵胞発育が認められる場合は同量を維持する．150 単位 hMG 連日投与法と比較し投与量，投与日数に差は認められず，一方，単一卵胞発育が 70％程度に認められ OHSS，多胎妊娠が減少すると報告されている．

(4) rFSH と hMG の比較

rFSH と hMG/uFSH/FSH-HP の比較に関しては，これまでに欧米を中心に多数の報告が認められる．Matorras らは人工授精周期のメタアナリシスにおいて，rFSH，FSH-HP を同量投与した場合，周期当たりの妊娠率は rFSH が有意に高く，rFSH 投与量を FSH-HP の半量にした場合でも妊娠率は変わらないことを示し，rFSH の有用性を報告している[1)]．一方，国内の rFSH の臨床試験成績では低用量 rFSH 療法は従来の hMG 150 単位投与と比較し，排卵率，単一卵胞発育率は同等であることが示されている[2)]．一般には排卵率，妊娠率など臨床成績に関しては，rFSH と hMG/uFSH/FSH-HP の間には著明な差はないものと考えられるが，PCOS などの LH 高値例，逆に極端に LH が低値な症例などでは rFSH と hMG を症例ごとに使い分けることも必要である．

このように，rFSH は hMG/uFSH/FSH-HP と比較し排卵誘発効果に大きな差がなく，薬価が高いことが指摘されているが，自己注射が許可されていること，アレルギー反応が少なく，ロット間の差がないなどの利点を有している．

(5) FSH-CTP の有用性

rFSH-CTP の有効性に関しては，IVF-ET を対象とした検討で，120 μg の投与で十分採卵が可能であり，240 μg 投与では rFSH に比し，採卵数の増加が認められるものの，受精率，妊娠率には有意な差は認められなかったと報告されている[3)]．また，最近のレビューでも rFSH との比較において妊娠率に差がなく[4)]，半減期の長い rFSH-CTP の使用により投与回数の減少など，患者のコンプライアンスの上昇が図られ，本邦においても早期に利用可能になることが期待される．

☞文献

1） Matorras R, Osuna C, Exposito A, et al. Recombinant FSH versus highly purified FSH in intrauterine insemination: systematic review and meta-analysis. Fertil Steril. 2011; 95: 1937-42.

2) Taketani Y, Kelly E, Yoshimura Y, et al. Recombinant follicle stimulating hormone (follitoropin alfa) versus purified urinary follicle stimulating hormone in a low-dose step-up regimen to induce ovulation in Japanese women with anti-estrogen-ineffective oligo- or anovulatory infertility: results of a single-blind Phase Ⅲ study. Repord Med Biol. 2010; 9: 99-105.

3) Devroey P, Fauser BC, Platteau P, et al. Induction of multiple follicular development by a single dose of long-acting recombinant follicle-stimulating hormone for controlled ovarian stimulation before in vitro fertilization. J Clin Endocrinol Metab. 2004; 89: 2062-70.

4) Youssef M, van Wely, Aboulfouh I, et al. Is there a place for corifollitropin alfa in IVF/ICCI cycles? A systematic review and meta-analysis. Fertil Steril. 2012; 97: 876-85.

〈千石一雄　宮本敏伸〉

B-5② 排卵誘発法/卵巣刺激法　ゴナドトロピン製剤-LH 製剤

一般不妊外来における排卵誘発法/卵巣刺激法の目的は，健康な卵胞発育を促し，質の良い卵子をできれば1個だけ排卵させることである．本稿ではまず卵胞期，排卵期，黄体期のそれぞれの時期における黄体化ホルモン（luteinizing hormone, 以下LH）が果たす役割を概説する．実際の外来においては各時期におけるLHの役割を念頭におきながらLH製剤（hCG製剤を含む）を使用する．

(1) 卵胞期における LH の役割

月経開始2日前になると卵胞のリクルートが始まるが，この卵胞のリクルートは卵胞刺激ホルモン（follicle stimulation hormone, 以下FSH）の作用によるものでLHは寄与しない．卵胞期にはLH受容体は莢膜細胞にのみ発現し，FSH受容体は顆粒膜細胞にのみ発現している．莢膜細胞ではLH作用によってアンドロゲン産生が促進され，このアンドロゲンは顆粒膜細胞においてFSH作用を受けてエストロゲンとなる．卵巣におけるステロイドホルモン産生はLH依存性であるといえる．莢膜細胞，顆粒膜細胞，FSHそしてLHによるホルモン産生の仕組みはThe two cell two gonadotropin systemとして広く知られている．ゴナドトロピン欠損患者にFSHを単独投与すると卵胞のリクルートメントから初期卵胞の発育は見られるがestradiol（以下E_2）産生は限定的でありその結果卵胞の最終的な成熟は得られない．このことからも卵胞の健康な発育には，LH による莢膜細胞でのアンドロゲン産生が必要であることがわかっている．

(2) 排卵期における LH の役割

排卵が近づくと LH 作用を受けて莢膜細胞でアンドロゲンが活発に産生・供給され，その結果顆粒膜細胞での E_2産生も増し，血中 E_2は排卵 24～36 時間前にピークとなる．このピークが LH サージの開始を促し，LH サージがピークに達するとその 10～12 時間後に排卵が起こる．LH サージは減数分裂の再開，顆粒膜細胞の黄体化と progesterone（以下 P）分泌の促進，そして排卵に必須のプロスタグランディン産生を促す．卵子の十分な成熟を得るためには，14～27 時間以上 LH が一定レベル以上に維持される必要がある．

(3) 黄体期における LH の役割

LH は VEGF（vascular endothelial growth factor）の産生などを通じて黄体における血管新生を促進する．排卵後 8～9 日目には，黄体からの E_2，P の分泌は最大となる．黄体からの E_2，P 分泌は LH によってコントロールされており，黄体の寿命も LH の持続的な分泌に依存する．健全な黄体の形成・維持には，卵胞期における E_2 および FSH による LH 受容体の獲得および黄体期の適切な LH 分泌が不可欠である．

(4) LH 製剤

LH 製剤として現在使用可能な薬剤は，Lutropin alfa（商品名：LUVERIS，メルクセローノ社）だけであるが国内ではまだ販売されるには至っていない．Lutropin alfa は Chinese Hamster Ovary cell line で合成されるヒト recombinant LH であり，他の性腺刺激ホルモンと共通の 92 個のアミノ酸からなる α 鎖と，LH 特異的な 121 個のアミノ酸からなる β 鎖の 2 量体である．LUVERIS は Lutropin alfa を 75 IU 含有した製剤であり，性腺刺激ホルモン欠損あるいは減少患者の排卵誘発治療において recombinant FSH と併用投与することを意図して開発された．低ゴナドトロピン血症患者を対象とした Phase 2 の臨床試験の結果から LUVERIS の至適投与量は 75 IU/day であることが確かめられた．血中 LH 濃度が 1.2 IU/mL 未満の無排卵症の患者を対象とした Phase 3 の臨床試験の結果，150 IU/day の recombinant FSH に加えて 75 IU/day の LUVERIS を併用することでおよそ 70%の排卵成功率が得られている．しかし，排卵に成功した患者のおよそ 40%に OHSS の発症が見られたという点に注意が必要である．

表3 我が国で販売されているhMG製剤(2014年10月現在)

	hMG製剤					
商品名	HMG注射用「フェリング」	HMG注「テイゾー」	HMG筋注用「F」	HMG「TYK」筋注用	フォリルモンP	ゴナピュール
販売	フェリングファーマ	あすか製薬	富士製薬工業	テバ	ファイザー	あすか製薬
FSH/LH比	1:1	1:1	1:0.33	1:0.005 100のみ1:1	1:00053	1:0.0053
剤型(投与経路)	筋注	筋注	筋注	筋注	筋注・皮下	筋注・皮下
規格(含量)IU	75/150	75/150	75/150	75/100/150	75/150	75/150

表4 我が国で販売されているhCG製剤(2014年10月現在)

	hCG製剤					
商品名	HCG「F」	HCGモチダ	ゴナトロピン筋注用	ゴナトロピン筋注用	ゲストロン筋注用	プレグニール筋注用
販売	富士製薬工業	持田製薬	あすか製薬	あすか製薬	テバ製薬	MSD
剤型(投与経路)	筋注	筋注	筋注	筋注	筋注	筋注
規格(含量)IU	3000/5000	3000/5000/10000	1000/3000	5000	5000	5000

(5) hMG製剤

多くのhMG製剤はLH活性を有している.表3に現在我が国で販売されているhMG製剤をリストアップした.FSH活性に対するLH活性の比率は製剤毎に異なる.フォリルモンPやゴナピュールのように,LH活性がほとんどない製剤もある.その一方でFSH活性とLH活性が同等の製剤もある.内因性のLHの分泌能を症例毎に評価した上でこれらのhMG製剤を使い分ける.

(6) hCG製剤

LHとhCGはレセプターを共有することからhCG製剤をLH製剤の代用として使用することができる.現在我が国で使用可能なhCG製剤は表4の通りである.LHの血中半減期はおよそ2時間であるのに対してhCGの半減期はおよそ24時間と長い.半減期の長短は生理活性の差となって現れる.1 IUのhCGが有するLHとしての生理活性は5~7 IUのLHに相当する.したがって,hCG製

JCOPY 498-06080

剤をLH製剤の代用として使用する際にはこの半減期の相違を充分に念頭において投与量を調節する必要がある．hCG製剤を用いてLHサージを代用する場合には，3000 IU～5000 IUのhCG製剤の筋肉内投与を行う．

〈塩谷雅英〉

B-6 インスリン増感剤

(1) 概説

多囊胞性卵巣症候群（PCOS）患者の一部にはインスリン抵抗性（IR）が存在し，排卵障害の原因となる．一方，減量，運動または薬剤によりIRを改善すると，排卵障害も改善する．2型糖尿病の治療薬であるメトホルミンはIRを改善する作用を持ち，卵巣のアンドロゲン産生を軽減し，排卵を回復させる．クロミフェンで排卵しない症例では，クロミフェン-メトホルミン併用療法の効果が期待でき[1)]，多胎防止の観点からも有用である．

(2) 注意

メトホルミンには排卵誘発の適応がなく，不妊治療として用いるなら自費診療となる．

(3) 適応

肥満，耐糖能異常またはIRを有するPCOS患者の不妊治療で，クロミフェンにより排卵が起きない者[1)]．

(4) 禁忌

肝腎機能障害を有する患者

(5) 副作用

食欲不振，悪心，嘔吐，下痢，便秘，腹痛などの消化器症状が4％程度に発症する．重篤な副作用の乳酸アシドーシスは，10万人あたり年間3～4人，肝・腎機能低下症例に発症するとされ，初期症状の悪心，嘔吐などの胃腸症状，倦怠感，筋肉痛，過呼吸等が現れた場合は受診するよう指導しておく．また，同系統の薬剤で重篤な低血糖の報告があるため，対処法を本人と家族に指導しておく．

(6) 投与方法

メトホルミンは750 mgから1,500 mgを連日経口投与する．月経開始後1，2日目から投与を開始し，妊娠が確認されるまで続行する．併用するクロミフェ

表5 クロミフェンの反応性を考慮しないクロミフェン-メトホルミン併用とクロミフェン単独のメタ解析による比較

	RCT数	メタ解析	サブ解析の条件	RCT数	メタ解析
排卵	18	併用が優れる	BMI 30未満	8	併用が優れる
			BMI 30以上	9	併用が優れる
妊娠	11	併用が優れる	BMI 30未満	4	併用が優れる
			BMI 30以上	7	効果なし（併用が優れる境界）
生児出産	7	差はない	BMI 30未満	3	効果なし
			BMI 30以上	4	効果なし（併用が優れる境界）

(Tang T, et al. Cochrane Database of Syst Rev. 2012; 16; 5: CD003053)[2]

表6 クロミフェン反応性を考慮したクロミフェン-メトホルミン併用とクロミフェン単独のメタ解析による比較

	サブ解析の条件	RCT数	メタ解析
排卵 (Tang T, 2012)[2]	クロミフェンに反応する	1	差はない
	クロミフェンで排卵しない	5	併用が優れる
	クロミフェン反応性未確認	12	併用が優れる
妊娠 (Moll E, 2007)[4]	クロミフェンで排卵しない	5	併用が優れる
生児出産 (Moll E, 2007)[4]	クロミフェンで排卵しない	2	併用が優れる

ンは最大量を用いる．

(7) 治療成績

クロミフェン-メトホルミン併用療法をクロミフェン単独療法と比較したメタ解析では，併用が優れる結果が多く，特に，BMI 30未満のサブ解析では，排卵，妊娠で併用療法が優れている（表5）[2]．また，クロミフェンに反応しない症例に限れば，メタ解析で排卵[2,3]，妊娠[4]，生児出産[4]の全てで併用療法が優れている（表6）[2,4]．また，国内の成績を集計すると，クロミフェン抵抗PCOS症例において排卵率58.1％である[5]．

☞文献

1）久保田俊郎，苛原　稔，小辻文和，他．「本邦における多囊胞性卵巣症候群の治療法に関する治療指針作成のための小委員会」報告．日本産科婦人科学会雑誌．2009；61：902–12.
2）Tang T, Lord JM, Norman RJ, et al. Insulin-sensitising drugs（metformin, rosiglitazone, pioglitazone, D-chiro-inositol）for women with polycystic ovary syndrome, oligo amenorrhoea and subfertility. Cochrane Database Syst Rev. 2012；16；5：CD003053.
3）Siebert TI, Kruger TF, Steyn DW, et al. Is the addition of metformin efficacious in the treatment of clomiphene citrate-resistant patients with polycystic ovary syndrome? A structured literature review. Fertil Steril. 2006；86：1432–7.
4）Moll E, van der Veen F, van Wely M. The role of metformin in polycystic ovary syndrome：a systematic review. Hum Reprod Update. 2007；13：527–37.
5）Matsuzaki T, Iwasa T, Matsui F, et al. Insulin resistance and metformin treatment in women with polycystic ovary syndrome. JMOR. 2014；31（1）：17–22.

〈松崎利也〉

C　黄体機能不全の治療法

黄体は，卵胞の発育・成熟，排卵という現象を経て形成され，プロゲステロンとエストロゲンを分泌することにより，子宮内膜を胚が着床するのに適した状態に誘導する役割を担う．黄体機能不全の病態としては，卵胞の成熟・排卵過程に異常があれば黄体からのホルモン分泌に異常をきたすし，黄体形成後でも，中枢からのホルモン分泌のほか，局所調節因子も含めて黄体維持機構になんらかの異常があれば黄体のホルモン分泌は異常となる[1]．黄体機能不全の原因として明らかなものとしては，高プロラクチン血症や遅延排卵症などの卵胞発育不全に伴うものがある．また，不妊治療の中で，hMG-hCG 療法や FSH-hCG 療法などのゴナドトロピン療法時における流産率は高率（20～30%）であるが，その原因のひとつとして黄体機能不全があげられる．黄体機能不全はこのような様々な原因で起こり得るものでその病態は多岐にわたる[1]．

黄体機能不全は不妊症，反復流産，習慣性流産の原因として重要である．頻度は，不妊患者においては 10～30%，反復流産患者においては 25～60%と報告されている．したがって，黄体機能に異常があれば適切な治療が必要である．本稿

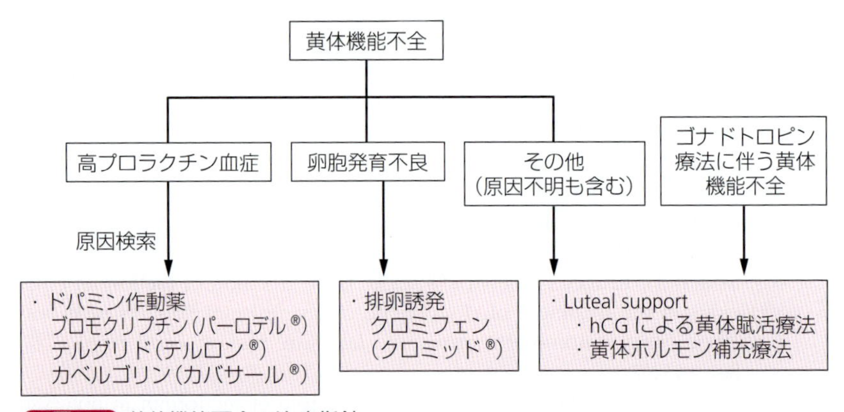

図6 黄体機能不全の治療指針

では，一般不妊外来で行う黄体機能不全に対する治療のなかで，hCG と黄体ホルモンを用いたホルモン療法について解説する．

(1) 治療

治療指針のフローチャートを図 6 に示した．黄体機能不全の診断がつけば，原因を明らかにする．卵胞の発育不良があれば治療はまず排卵誘発剤による卵胞発育促進を行う．遅延排卵症などの卵胞発育不全症例に対しては，卵胞発育を促しその結果形成される黄体の機能の改善を期待する．詳細は他項に譲るが，クロミフェン（クロミッド®）が第一選択となる．また，高プロラクチン血症ならばドパミン作動薬の投与となるので，必ず血液検査を行い高プロラクチン血症の有無を調べる．黄体機能不全の原因が明らかでない場合は，hCG による黄体賦活療法かまたは黄体ホルモンの補充療法が選択される．自然周期で黄体機能不全が認められない場合でも，不妊治療が進みゴナドトロピン製剤を用いるようになった時は黄体機能不全（黄体期間の短縮）を伴いやすいので注意する．黄体機能不全に対する，hCG による黄体賦活療法と黄体ホルモンの補充療法の実際を以下に解説する．

① hCG による黄体賦活療法

hCG によって直接黄体を刺激し黄体機能を賦活させる方法である[2]．一般的には hCG 2000 単位から 5000 単位を排卵確認後から隔日に 3 回筋注投与する．なお，hMG-hCG や FSH-hCG 周期に行う場合は卵巣過剰刺激症候群（OHSS）の発症に注意する．OHSS の発症や進展が懸念される場合は，hCG を減量する

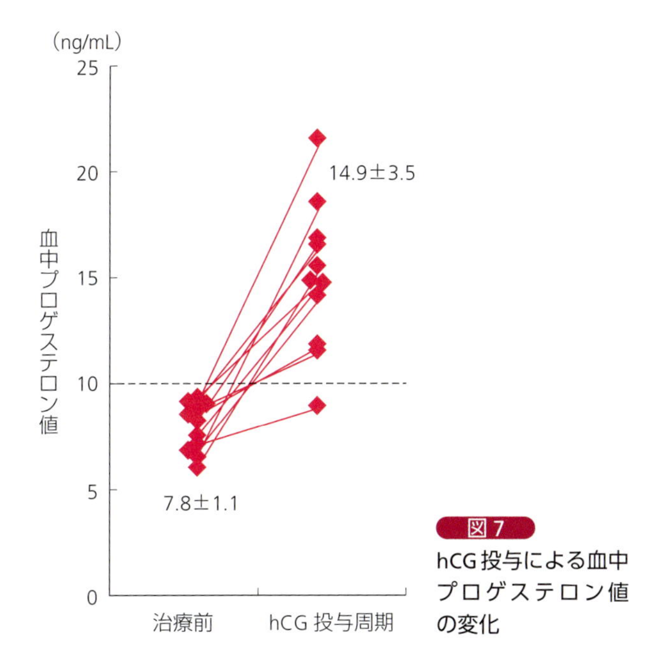

図 7
hCG 投与による血中プロゲステロン値の変化

か，または hCG 投与を中止し，下記のプロゲステロン製剤の投与に変更する．実際に，血中プロゲステロン値が 10 ng/mL 未満の黄体機能不全患者に対し，hCG 2000 単位を排卵確認後から隔日に 3 回投与すると，図 7 に示すように黄体期中期の血中プロゲステロン値は増加し正常値を示すようになる．

② 黄体ホルモン補充療法

プロゲステロン製剤を筋注または経口で補充する方法である[2)]．プロゲステロン（プロゲホルモン®）25～50 mg/日を排卵確認後から連日 10 日から 14 日間筋注するか，もしくはプロゲステロンデポー剤（プロゲデポー®，オオホルミンルテウムデポー®）125 mg を排卵確認後に 1 回筋注する．経口剤では，ダイドロゲステロン（デユファストン®）15 mg/日を排卵確認後から 14 日間服用するのが一般的である．

おわりに

一般的には，卵胞発育不全や高プロラクチン血症などの明らかな原因がみられず，通常の診断基準で黄体機能不全と診断されれば，次の周期に hCG 投与による黄体賦活療法や黄体ホルモン補充療法が行われている．しかしながら，近年の evidence based medicine の観点からすると，従来から行われてきた黄体機能不全の診断法は有効性に乏しいようであり，不妊症におけるスクリーニング検査としての意義は疑問視されている．さらに，自然周期および一般不妊治療周期における黄体賦活療法や黄体ホルモン補充療法などの luteal support の有効性も示されてない．一方，黄体機能不全に対する診断・治療のエビデンスが乏しい中，体外受精-胚移植などの生殖補助医療で用いられる調節卵巣刺激では黄体機能不全が必発であり，luteal support の有効性については数多く報告されている．一般不妊外来においては，自然周期において高プロラクチン血症や卵胞発育不良のために二次的に黄体機能不全を呈している不妊症症例も数多く存在する．各症例における黄体機能不全の病因・病態を考えながら適切な治療を選択することが重要であろう．

☞文献

1) 杉野法広．臨床分子内分泌学 4．プロゲステロンと疾患：黄体機能不全．日本臨牀．2006；64（増刊号 4）：440–6.
2) 杉野法広．黄体賦活療法．In：鈴木秋悦，編，今日の不妊診療．東京：医歯薬出版；2004．p.157–64.

〈杉野法広〉

D 漢方療法

(1) 不妊症に対する漢方の適応

不妊症の原因の解明や治療法は体外受精を代表とする assisted reproductive technology（ART）の開発，進歩によりこの半世紀目覚しいものがある．しかし，原因不明不妊症はいまだに多く，高い年齢層の不妊治療女性が増加し，ART を駆使しても妊娠率が劇的に改善されているとは言いがたいのも現実である．

漢方医学体系はほぼ 2000 年前に一応の確立を得ているが，その特徴はすべて「ヒト」を対象とした膨大な臨床経験によるエビデンスの上に立っていることである．それは歴史の流れで見直しされ，生薬構成は変化を繰り返しながら効果がある処方のみが現代に生き残り，臨床に用いられている．これらは「心身一如」と弁証による「個別臨床」が実践できる複雑系医学の EBM であり，その量は西洋

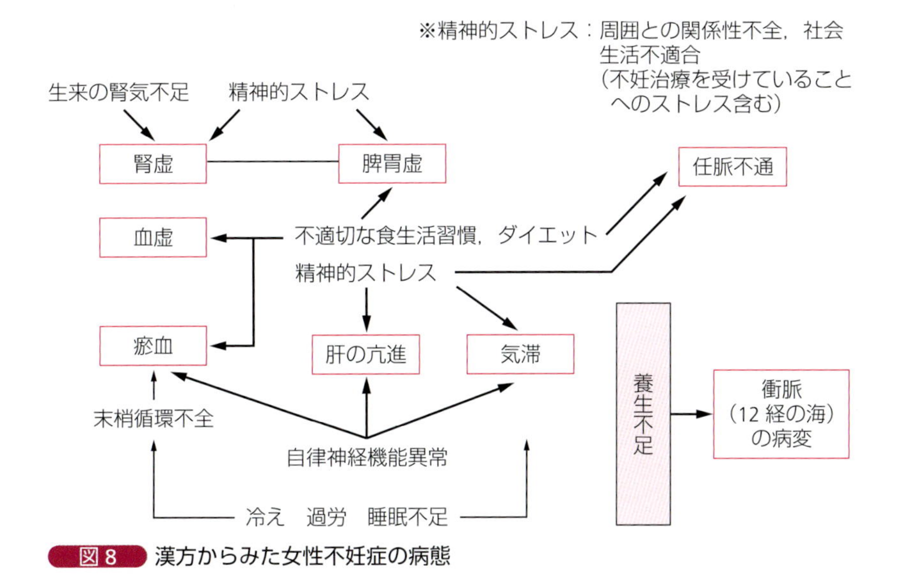

図 8　漢方からみた女性不妊症の病態

医学に比べて天文学的な違いとも言えるほどに膨大である．

性成熟期女性は，短いホルモン分泌のスパンにより，体内ホルモン動態の変動が大きく，気血水漢方病態概念では，その安定性は容易に均衡が崩れ，異常病態が形成されると解釈されている[1]．特に現代の女性は不適切な食生活習慣ややせ気味の体型維持指向傾向もあり，女性不妊症には「脾胃虚」,「瘀血」,「血虚」,「気虚」, あるいは「気滞」が主体と考えられる病態が増加している（図 8）．漢方では「証」を重視し，病期や患者の体質，体力などを考慮に入れて，疾病中心ではなく，病人中心に治療を進める．特に女性不妊症は心身症としての側面があるため心身相関を考慮した診療を行う．漢方医学体系の基本である心身一如は，まさに心身症への臨床的対応そのものであり，その意味では不妊症は漢方医学的アプローチに最適の疾患といえる．

(2) 女性不妊症に処方する漢方薬

体重減少や冷えを伴う排卵障害，精神的ストレスが強いための月経異常，黄体機能不全あるいは多囊胞卵巣（PCO）を含む高 LH 血症を示す女性不妊症などは漢方療法の最も良い対象である[2]．西洋医学による高度先端医療の ART 適応であっても，漢方製剤の併用が妊娠率を大きく改善することもある[3]．中でも温経湯は下垂体ゴナドトロピン分泌パターン調整作用，卵胞発育促進作用に加え四肢

表7 不妊症の治療に対して推奨される漢方薬

方剤		西洋医学からみた不妊症の病態，特徴	漢方医学的所見
温経湯	不妊治療の基本漢方薬のひとつ	低〜正ゴナドトロピン性排卵障害 多嚢胞卵巣を含む高 LH 血症性排卵障害 体重減少性無月経〜月経不順 黄体機能不全	上半身は熱っぽく，下肢が冷える 唇が乾く 月経不順〜無月経
当帰芍薬散	不妊治療の基本漢方薬のひとつ	黄体機能不全 原因不明不妊症	下肢〜四肢の冷え 貧血ぎみ 病気への抵抗力が弱い
桂枝茯苓丸		子宮筋腫合併不妊症	のぼせ，下腹部に漢方的圧痛点
加味逍遙散	不妊治療の基本漢方薬のひとつ	心身症的側面のある原因不明不妊症 ストレスによる不妊症あるいは不妊状態をストレッサーと感じている不妊症 交感神経緊張による全身症状	精神不安，いらいら 急に頭痛，動悸がある 上半身の熱感と下半身の冷え
六君子湯		ストレス性体重減少を契機とした月経不順 ダイエットによる体重減少を契機とした月経不順	食欲がなく，元気がない
桃核承気湯		月経前に心身不調をきたす不妊症 常習便秘を有する不妊症	のぼせ，便秘，精神不安 下腹部に漢方的圧痛点

(後山尚久．はじめての漢方治療．診断と治療社；2013．p.122-31[5]より一部改変)

血流改善作用などを有し，あらゆるタイプの月経周期異常に対する治療効果がある[4]．

推奨される漢方薬をいくつか表7に示す．よく用いる漢方薬は温経湯，当帰芍薬散，および加味逍遙散である．月経周期の異常例には実証は少ないため，桃核承気湯や桂枝茯苓丸を処方する機会は比較的少ない．

臨床論文から実際の漢方治療における妊娠率のエビデンスを紹介する(表8)．温経湯治療対象者には体重減少性無月経例やPCOを有意に多く含む．報告者の臨床研究のスタイルにより妊娠率には幅があり，西洋薬との併用，ARTへの組み込み，心身医学的治療を含めた成績であるが，総合的には良好な妊娠到達率である．

温経湯は金匱要略条文に明記してあるように下半身の冷えのある不妊症への処

表8 女性機能性不妊症の漢方治療における方剤別妊娠率

報告者	当帰芍薬散	温経湯	桂枝茯苓丸	加味逍遙散
安井, 苛原 (2012)	20.0～21.4% (無排卵周期症) 22.2% (第一度無月経)	18% (第一度無月経) 36.4～46.7% (黄体機能不全症) 14.3% (多嚢胞卵巣)	25～34% (無排卵周期症) 20～35% (第一度無月経)	
長池 (1983)	17.9～33.3% (黄体機能不全症)			
後山 (2001, 2008)	36.9～38.5%	30.4～37.7% 53.8% (多嚢胞卵巣)	37.5～40%	30～35.2%
参考 假野 (2008)	妊娠例における 方剤割合 19%		妊娠例における 方剤割合 20%	妊娠例における方剤割合 55%

(後山尚久. はじめての漢方治療. 診断と治療社; 2013. p.122-31)[5]

方は間違いがない．虚証でも実証でも同等にホルモン環境を調整し，下垂体ゴナドトロピン濃度を正常範囲に回復させることが知られているため，あらゆるタイプの排卵障害や月経周期異常に効果がある．加味逍遙散は心身症としてのストレス性心身不調をきたすタイプの不妊症の適応となる．炎症性サイトカインの放出や過剰な交感神経活動を抑制する作用がある．心身相関による自律神経機能障害を健康状態に回復させることが排卵機能や妊孕能の改善につながるものと思われる[5]．女性の保健薬という立場で処方頻度の高い当帰芍薬散を適用する不妊症には寒さに弱い女性が多く，また腹力も弱い．卵胞期のゴナドトロピン分泌促進による排卵の質的向上と黄体ホルモン分泌促進による黄体期日数の延長に関し温経湯とほぼ同等の効果を有する．その際にゴナドトロピン律動性分泌の改善もみられることから，明確な内分泌環境調整作用を有している．

☞文献

1） 後山尚久．不妊症と漢方．In：女性診療科医のための漢方医学マニュアル．改訂第2版．大阪：永井書店；2008．p.80-90．

2） 後山尚久，向坂直哉．月経周期異常の漢方治療：最新のエビデンス．医学のあゆみ．2012；245：543-9．

3） Ushiroyama T, Yokoyama N, Hakukawa M, et al. Clinical efficacy of macro-

phage-activating Chinese herbs (MACH) in improvement of embryo qualities in women with long-term infertility of unknown etiology. Am J Chin Med. 2012; 40: 1-10.
4) Ushiroyama T, Sakisaka N, Tsutsumi H, et al. An effective clinical use of unkeito (Wen-jing-tang) —Consideration of practical Kampo medicine based on objective data and remarks in comparison with a formulation corresponding to a Kampo diagnosis—. J Trad Med. 2012; 29: 108-13.
5) 後山尚久. 不妊症. In: はじめての漢方治療—原典条文と最新エビデンスに基づいた漢方医学実践—. 東京: 診断と治療社; 2013. p.122-31.

〈後山尚久〉

E-1 処置-配偶者間人工授精 (AIH)

ヒトの人工授精 (artificial insemination with husband semen: AIH) の最初の成功は, 1790 年代までさかのぼることができる. このように AIH の歴史は長く, 多くの AIH に関わる手技が開発されてきている. しかし, その成功率は適応や患者背景や排卵誘発法にもよるが, 一般に 5~10% で, 期待するほど高くはない. 一般不妊治療の手技としては, 簡便で経済的であり, 生殖補助医療 (assisted reproductive technology: ART) の前段階の治療として広く用いられている.

(1) AIH の種類

授精 (insemination) する場所により, 子宮頸管内人工授精 (intracervical insemination: ICI), 子宮内人工授精 (intrauterine insemination: IUI), 卵管内人工授精 (卵管内精子灌流) (fallopian tube sperm perfusion: FSP)[1], 腹腔内人工授精 (direct intraperitoneal insemination: DIPI)[2] などがある (図 9). ICI より IUI の方が妊娠率が高い[3]. FSP は, 4 mL に調整した精子浮遊液をバルーンカテーテルを用いて子宮腔内から卵管へと灌流する手技である. 原因不明不妊症において IUI より有効であるとする報告[4]もあるが, Cochrane review[5]の 8 つの RCT (randomized controlled trial) からは, IUI より高い有効性は証明されていない. DIPI は, 腹腔内に直接精子浮遊液を注入する方法であるが, これも IUI より高い有効性は証明されていない[6]. 現在 AIH の方法の主流は IUI である.

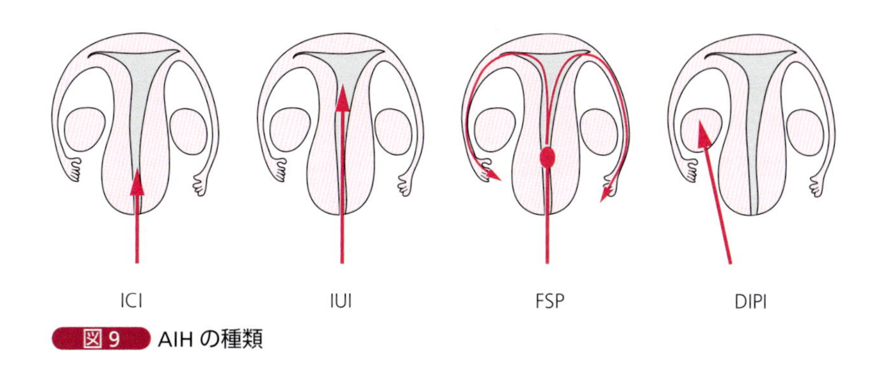

図 9 AIH の種類

(2) 適応と限界

一般に，AIH の適応は，精子・精液の量的・質的異常，機能性不妊，射精障害・性交障害，精子–頸管粘液不適合症例があげられる．

① 精子・精液の量的・質的異常

一般精液検査は必ずしも，精子の受精能を反映しているわけではないが，WHO の基準値[7)]を満たしていない場合，精子の受精能力は低下している傾向があることも事実である．少なくとも 2 回以上の一般精液検査で，基準を満たしていない場合，まず最初に AIH が適応となると考えられる．AIH が有効と考えられる精液所見の範囲については，数多くの報告があるが，統一された基準はない．

原精液の総運動精子数の検討では，AIH が有効なのは，10×10^6個以上[8,9)]とされている．また，5×10^6個以上でも，運動率が 30%以上であれば，AIH が有効としている報告もある[10)]．一般に，原精液の総運動精子数が $1\sim10\times10^6$個の場合には，不妊期間が 2 年以上であるならば，ART の適応となる[11)]ので，AIH が有効と考えられる原精液の総運動精子数は 10×10^6個以上と考えて良い．

総投与運動精子数の検討では，妊娠率に正の相関が認められるという報告は多数存在する．しかし，そのカットオフ値には，0.8×10^6未満[12)]～10×10^6個未満[13)]と大きな幅がある．投与全運動精子数は精子濃度，運動率，精子処理の効果を反映していることになる．一方で，精液パラメーターから，人工授精の有効性を判断できないとする報告[14,15)]も数多く見受けられる．処理後の総運動精子数からみた AIH の限界の検討では，0.5×10^6未満[16)]は，妊娠率は低いとされている．また，computer-assisted sperm analysis（CASA）を用いた検討では，処理後の精子の速度 VCL（curvilinear velocity）が約 100 μ/秒を超えると人工授精の妊娠率が高いという報告[17]もある.

精子形態の検討では，正常形態精子が多い方が（正常形態精子≧4%），人工授精の成績は良好である[18].

② 機能性不妊（原因不明不妊症）

機能性不妊などで，タイミング指導（timed intercourse：TI）を一定期間行っても妊娠に至らない場合，次のステップとしてAIHが選択される．3年間以上の不妊期間を持つ機能性不妊症の患者では，TIのみでは，周期ごとの妊娠率は3%に過ぎないとされている[19]ので，AIH，ARTへとstep upしていくことに問題がないと思われる．機能性不妊の場合，卵巣刺激と組み合わせた場合，AIHの有効性は認められている[20].

機能性不妊の中には，卵管采における卵子のピックアップ障害や，受精障害など含まれることがある．これらの症例では，AIHでは妊娠はできないので，ARTを早めに考慮する必要がある.

③ AIHの施行回数からの検討

人工授精の施行回数からみた限界の検討では，妊娠例は，最初の3~4周期で得られるので，併用する排卵誘発法にもよるが，有効運動精子数を投与できた症例では，多くとも4~6周期をめどにステップアップしている報告が多い[15]．妊娠率は，女性の年齢に依存するので，38歳以降では，さらに早めにARTにステップアップした方が良い.

(3) AIHの方法

① 実施のタイミング

一般に卵子の受精能力は排卵後約1日までで，精子の寿命は約1.4日といわれており，なるべく排卵に近いところでタイミング良くAIHを実施することが重要となる．自然周期では，LHサージの検出より14~28時間で排卵が起こり，刺激周期でhCGを投与した場合，36~40時間後に排卵が起こる．一般に，尿中LHサージ陽性の場合翌日に，hCGを投与した場合，36時間頃にAIHを実施する．実際には，排卵の少し前から，排卵直後までの間にAIHを行うことになる．クエン酸クロミフェン（clomiphene citrate：CC）周期の場合LHサージ検出後のAIHの方が，hCG投与より若干妊娠率は高いようである[21]．尿中LHサージの検出は，月経12日目から行う．正確なLHサージを検出するには3時間ごとの検査が必要であるが，実際的ではない．また，尿中LHサージの検出の30%は偽陰性を呈することがあるのでタイミングを逃してしまうこともある．逆に

hCG 投与では，未熟な卵子を排卵させてしまうこともある．hCG 投与時の優勢卵胞のサイズは 18～22 mm が適当である．少なくとも卵胞径は 16 mm 以上が良い．hCG の代わりに，GnRH agonist を使用する方法は，より生理的であるが，高価であることと，基本的に黄体補充が必要である．精液所見が軽度不良な症例では，AIH の 24 時間後以内に排卵が起こらなかった場合，再度 AIH を行う double AIH は，single AIH より妊娠率が高いとされている[22]．

② 卵巣刺激法

AIH と組み合わせて，CC やゴナドトロピン（Gn）などが卵巣刺激によく用いられている．男性因子の場合，2 つの RCT[23,24]で，OR＝0.78，95%CI＝0.14-4.3 で CC の有効性は認められていないようである．機能性不妊症の場合，過排卵卵巣刺激は CC[24]でも Gn[25]でも明らかに有効であるという garde A の evidence が得られているが，多胎妊娠や卵巣過剰刺激症候群などの副作用が多発する可能性がある．hMG の種類によって妊娠率は変わらない．3 個以上の卵胞が出現したときは，AIH のキャンセルを考慮する．GnRH antagonist を併用して，ART に転換する（rescue IVF）ことも報告されている[26]．

③ 精液採取，精子処理法

禁欲期間は，2，3 日以内の方が妊娠率は高い[27]．また，採取から 30 分以内に処理をして，90 分以内に人工授精をした方が妊娠率が高い．理論的には，運動良好精子をより多く受精の場である卵管膨大部に送ることが重要なので，精子は必ず処理するべきである．精子の処理法については，密度勾配を利用する密度勾配遠心法と，精子自身の運動を利用したスイムアップ法の 2 つが代表的である（表 9）．前者は，精子処理が短時間ですむが，後者に比べて高価である．後者は，処理時間はかかるが，運動性が少ない精子の場合，回収率が悪い．両者を組み合わせることもある．精子 DNA の断片化については密度勾配遠心法の方がスイムアップ法より少ない．どの処理法を選択するかは各施設の状況や，精液所見による．しかし，AIH においては，密度勾配法，スイムアップ法，洗浄遠心法のいずれにおいても妊娠率に有意差はない[27]．

④ AIH の実際

AIH のチューブは，柔らかいものが推奨されていることが多いが，Cochrane の RCT では，有意差は認められていない[28]．また精子浮遊液はゆっくり 15 秒以上かけて注入する．実施後，10 分以上安静にした方が，直ちに動くより妊娠率が高い[29]．AIH 後の抗菌薬の投与に関するエビデンスは，特に報告されていない

表9 密度勾配遠心法とスイムアップ法の長所と短所

	長所	短所
密度勾配遠心法	短時間で処理が可能 良好運動精子が得られる 低濃度精子でも分離可能 回収率が良い 白血球，活性酸素はよく除去される 精子 DNA や細胞膜に障害を与えないこと	高価
スイムアップ法	安価 回収した精子浮遊液に不純物が少ない 回収率より精子機能の推定が可能 簡便	処理時間がかかる 運動精子が少ない場合回収率が悪い 活性酸素を除去できない

が，感染症の発症の報告は少なくない[30)].

おわりに

AIH の利点は，低侵襲性，低コストであることであり，ART の前段階の治療として，一定の評価は得られている．しかし，患者の年齢なども考慮し，ただ漫然と AIH を繰り返すことなく，適切な治療法を選択する必要がある．

☞文献

1) Kahn JA, von Düring V, Sunde A, et al. Fallopian tube sperm perfusion used in a donor insemination programme. Hum Reprod. 1992; 7: 806-12.
2) Cimino C, Guastella G, Comparetto G, et al. Direct intraperitoneal insemination (DIPI) for the treatment of refractory infertility unrelated to female organic pelvic disease. Acta Eur Fertil. 1988; 19: 61-8.
3) Besselink DE, Farquhar C, Kremer JA, et al. Cervical insemination versus intra-uterine insemination of donor sperm for subfertility. Cochrane Database Syst Rev. 2008; (2): CD000317.
4) Cantineau AE, Heineman MJ, Al-Inany H, et al. Intrauterine insemination versus Fallopian tube sperm perfusion in non-tubal subfertility: a systematic review based on a Cochrane review. Hum Reprod. 2004; 19: 2721-9.
5) Cantineau AE, Cohlen BJ, Heineman MJ. Intra-uterine insemination versus fallopian tube sperm perfusion for non-tubal infertility. Cochrane Database Syst Rev. 2009; 15: CD001502.

6) Tiemessen CH, Bots RS, Peeters MF, et al. Direct intraperitoneal insemination compared to intrauterine insemination in superovulated cycles：a randomized cross-over study. Gynecol Obstet Invest. 1997；44：149-52.
7) World Health Organization. WHO Laboratory Manual for the Examination and Processing of Human Semen. 5th ed. Geneva：World Health Organisation Press；2010.
8) van der Westerlaken LA, Naaktgeboren N, Helmerhorst FM. Evaluation of pregnancy rates after intrauterine insemination according to indication, age, and sperm parameters. J Assist Reprod Genet. 1998；15：359-64.
9) Van Voorhis BJ, Barnett M, Sparks AE, et al. Effect of the total motile sperm count on the efficacy and cost-effectiveness of intrauterine insemination and in vitro fertilization. Fertil Steril. 2001；75：661-8.
10) Dickey RP, Pyrzak R, Lu PY, et al. Comparison of the sperm quality necessary for successful intrauterine insemination with World Health Organization threshold values for normal sperm. Fertil Steril. 1999；71：684-9.
11) Macklon NS, Pieters MH, Fauser BC. Indication for IVF treatment：from diagnosis to prognosis. In：Gardner DK, et al, editors. Textbook of Assisted reproductive Techniques. Martin Dunitz；2001. p.393-400.
12) Berg U, Brucker C, Berg FD. Effect of motile sperm count after swim-up on outcome of intrauterine insemination. Fertil Steril. 1997；67：747-50.
13) Miller DC, Hollenbeck BK, Smith GD, et al. Processed total motile sperm count correlates with pregnancy outcome after intrauterine insemination. Urology. 2002；60：497-501.
14) Ombelet W, Cox A, Janssen M, et al. Artificial insemination 2：using the husband's sperm. In：Acosta AA, et al, editors. Human Spermatozoa in Assisted Reproduction 2nd ed. Parthenon Publishing. 1996. p.399-412.
15) 吉村泰典．男性不妊症に対する生殖補助医療技術の応用に対するガイドラインに関する研究．厚生科学研究―生殖補助医療の適応に関する研究―．2002．p.603-14.
16) Wainer R, Albert M, Dorion A, et al. Influence of the number of motile spermatozoa inseminated and of their morphology on the success of intrauterine insemination. Hum Reprod. 2004；19：2060-5.
17) Shibahara H, Obara H, Ayustawati, et al. Prediction of pregnancy by intrauterine insemination using CASA estimates and strict criteria in patients with male factor infertility. Int J Androl. 2004；27：63-8.
18) Van Waart J, Kruger TF, Lombard CJ, et al. Predictive value of normal sperm morphology in intrauterine insemination (IUI)：a structured literature review. Hum Reprod Update. 2001；7：495-500.
19) Hull MG, Glazener CM, Kelly NJ, et al. Population study of causes, treatment, and outcome of infertility. Br Med J (Clin Res Ed). 1985；14；291：1693-7.
20) Duran HE, Morshedi M, Kruger T, et al. Intrauterine insemination：a sys-

tematic review on determinants of success. Hum Reprod Update. 2002; 8: 373-84.
21) Kosmas IP, Tatsioni A, Fatemi HM, et al. Human chorionic gonadotropin administration vs luteinizing monitoring for intrauterine insemination timing, after administration of clomiphene citrate: a meta-analysis. Fertil Steril. 2007; 87: 607-12.
22) Cantineau AE, Heineman MJ, Cohlen BJ. Single versus double intrauterine insemination in stimulated cycles for subfertile couples. http://summaries.cochrane.org/CD003854/, 2010.
23) Martinez AR, Bernardus RE, Voorhorst FJ, et al. Intrauterine insemination does and clomiphene citrate does not improve fecundity in couples with infertility due to male or idiopathic factors: a prospective, randomized, controlled study. Fertil Steril. 1990; 53: 847-53.
24) Arici A, Byrd W, Bradshaw K, et al. I Evaluation of clomiphene citrate and human chorionic gonadotropin treatment: a prospective, randomized, crossover study during intrauterine insemination cycles. Fertil Steril. 1994; 61: 314-8.
25) Balayla J, Granger L, St-Michel P, et al. Rescue in vitro fertilization using a GnRH antagonist in hyper-responders from gonadotropin intrauterine insemination (IUI) cycles. J Assist Reprod Genet. 2013; 30(6): 773-8.
26) Marshburn PB, Alanis M, Matthews ML, et al. A short period of ejaculatory abstinence before intrauterine insemination is associated with higher pregnancy rates. Fertil Steril. 2010; 93: 286-8.
27) Boomsma CM, Heineman MJ, Cohlen BJ, et al. Semen preparation techniques for intrauterine insemination. Cochrane Database Syst Rev. 2007: (4): CD004507.
28) van der Poel N, Farquhar C, Abou-Setta AM, et al. Soft versus firm catheters for intrauterine insemination. Cochrane Database Syst Rev. 2010; (11): CD006225.
29) Saleh A, Tan SL, Biljan MM, et al. A randomized study of the effect of 10 minutes of bed rest after intrauterine insemination. Fertil Steril. 2000; 74: 509-11.
30) Kolb BA, Mercer L, Peters AJ, et al. Ovarian abscess following therapeutic insemination. Infect Dis Obstet Gynecol. 1994; 1: 249-51.

〈笠井 剛〉

E-2 処置-非配偶者間人工授精（AID）

非配偶者間人工授精（artificial insemination with donor's semen, 以下AID）は，法的に婚姻している無精子症の夫と，妊孕性のある妻にたいして，匿名の第三者男性から提供された精子を妻の子宮内に人工授精することにより挙児をはかる方法である．このような夫婦にとっては自分たちの遺伝子を少しでももった子どもを得る唯一の方法であるが，第三者の精子を借りて，遺伝的には親子のつながりのない家族を「創って」いかなければならないため，（夫婦の精子と卵子を用いる）通常の不妊治療とは異なる留意点がある．

(1) 人工授精の適応，および関連する会告・規制

AID の適応は「これ以外の方法では挙児の可能性のない病態，原則として無精子症」とされる．しかし実際は，複数回の顕微授精を行っても挙児の得られない高度乏精子症や，TESE-ICSI によって精子は得られたものの妊娠に至らなかった既往を持つ症例が増加している．

AID については，日本産科婦人科学会の会告[1]（以下，会告）に準拠して治療を行わなければならない．この中で，提供者が匿名であること，AID を行う施設は登録を行わなければならないこと，人工授精の記録を保管しなければならないことなどが規定されている．

なお提供精子による体外受精は現在認められていない．その根拠は，前述した平成 15 年厚生科学審議会による報告書[2]において，「必要な制度の整備が行われるまでは，匿名性を担保できる者から提供された精子による人工授精以外は実施されるべきではない」とあることによる．

(2) AID の実際

① 提供者・提供精子

現在，AID に用いる精子は匿名で提供されている．

提供者は，生殖細胞系列の遺伝子異常が男性では加齢とともに増加すると考えられているため，年齢が低いことが望ましく 30～50 歳以下としている施設が多い．

重篤な疾患遺伝子を有していないことも重要であり，本人の健康状態の確認とともに，親族に遺伝性疾患がないことを入念に問診で確認する．

精液を介して感染する疾患の予防については，病原体に対する抗体検査と，凍結保存による 6 か月の検疫期間を設ける．具体的には梅毒・B 型・C 型肝炎・HIV・クラミジア・サイトメガロ等の感染症を 6 か月ごとにチェックして感染を予防する．

なお，近親婚のリスクをおさえるため，同一提供者から出生する子どもの数は 10 人以下とする．

② 受容者夫婦；婚姻の確認，夫妻の同意確認

現在の民法体系でAIDの親子関係を法的に確定させるためには，夫婦が法的に婚姻し，夫の同意があることを確認することが絶対必要である．したがって同意確認については，治療開始時だけではなく，AIDのたびごとに行うことが望ましい．

③ AIDの実際とその妊娠率・医学的な副作用

凍結融解精液を，排卵日に合わせて妻に子宮内人工授精する．授精あたり妊娠率はおよそ5%，症例あたり妊娠率は20%程度である．

④ 人工授精によって生まれた子どもの身体的予後

Hoyらは AID1552妊娠に対し対照7717自然妊娠のデータを解析し，多胎率，早産率，低出生胎児率，周産期死亡，死産，新生児死亡に差がない上，先天異常率・染色体異常率にも有意差はみられなかったと報告している[3)]．

(3) 告知と出自を知る権利の問題〜我が国と海外の状況

AIDにおける告知とは，配偶子提供で子どもを持った親が，その治療で生まれた，つまり片親と遺伝的なつながりがないことを子どもに伝えることである．一方「出自を知る権利」とは，配偶子提供で生まれた子どもが，提供者の情報，つまり提供者の名前や，遺伝的背景などの情報を知る権利のことである．ここで，提供者に配偶子の提供を依頼するときに，匿名を条件にすれば，後に子どもが生まれてもその条件（契約）に従って子どもは提供者の情報を知ることができなくなる．したがって「匿名の配偶子提供」あるいは「配偶子提供の匿名性」と，「出自を知る権利を認めないこと」は，ほぼ同義語となる．

現在日本ではAIDは匿名で行うとされており，出自を知る権利は認められていない．しかし海外ではこれを認めている国もあり，それらの国では提供者の個人情報を請求できる子どもの最低年齢をおおむね18歳としているところが多い．

AIDで生まれた子どもが成長して偶然AIDで生まれた事実を知ったとき，複数の深刻な問題に，同時に，また突然に立ち向かわなければならなくなる（表10）．このうちのいくつかは，親が学童期前など早い時期から積極的に告知を行うことで解消されるため，原則全例に早期の告知が推奨されるが，表10で示した遺伝情報の欠如については早期の告知でも問題を解決することはできない．

したがって理想的にはあらかじめ提供者に出自を知る権利は認められる，すなわち適当な時期に子どもに提供者の個人情報を教える，という条件で提供を受けるべきである．しかし，準備なくこのような体制に移行することは，様々な危険

表 10 偶然知ってしまった子どもの意見

【親子関係・自己の確立】
1．秘密により生じる家庭内の違和感・緊張感
2．事実を突然知ることによる，親への信頼感消失
3．これまでの自分が覆されるため，アイデンティティの崩壊
4．相談できる人や機関の欠如
【遺伝情報の欠如】
5．自己の遺伝的背景が不明であるため，
1）自分の体質や遺伝病の可能性
2）医学的な処置を受ける際にも大きな不安
3）近親婚の可能性

（黒：積極的告知で回避可能，赤；回避不可能）

を含んでいる．第一に，提供者の情報を子どもに開示した後に起こる，提供者とAIDで生まれた子どもの関係をどう調整するか，第二に，適当な提供者をどのようにして十分な数確保するか，第三に，匿名でない提供に同意してから，実際に個人情報を開示するまでの18年という通常の契約では考えられない時間経過をどう解決するか，という問題がある．さらに我が国には諸外国と異なり，配偶子提供で生まれた子どもが不妊治療を受けた夫婦の子どもであり，提供者はこれらの子どもの親ではないという，法的な親子関係の規定がないことにも注意が必要である．

この点に関して，興味のある読者は拙著を参照されたい[4]．

☞文献

1）日本産科婦人科学会．非配偶者間人工授精に関する見解．2006年5月19日．http://www.jsog.or.jp/about_us/view/html/kaikoku/H18_4_hihaigusha.html

2）厚生科学審議会生殖補助医療部会．「精子・卵子・胚の提供等による生殖補助医療制度の整備に関する報告書」．2003年4月28日．http://www.mhlw.go.jp/shingi/2003/04/s0428-5a.html

3）Hoy J, Venn A, Halliday J, et al. Perinatal and obstetric outcomes of donor insemination using cryopreserved semen in Victoria, Australia. Hum Reprod. 1999；14(7)：1760-4.

4）久慈直昭，他．非配偶者間人工授精．産婦人科の実際（臨時増刊）．2014；63(11)：1718-25.

〈久慈直昭　伊東宏絵　井坂恵一〉

E-3 処置-経頸管的切除術(TCR)

TCR (transcervical resection) は不妊症や不育症の原因となる子宮内腔に突出する子宮筋腫や子宮内膜ポリープなどの病変, 子宮内腔癒着, 子宮中隔などの子宮奇形に対して, 子宮鏡下に子宮内腔を灌流しながら高周波電極を使用して切開, 切除する方法である.

(1) 器具

子宮鏡下手術に用いるのは, 主に泌尿器科領域で使用されているレゼクトスコープ (図 10) と呼ばれる手術用硬性鏡である. レゼクトスコープは持続灌流式になっており, 外套管, スコープ, 内套管と電極操作用のハンドル部からなる. 高周波電極にはループ型 (図 11), ローラー型, 針型など数種類があり, 切開や止血それぞれの目的に応じて選択する. 光源装置, テレビモニター, 画像記憶装置などを設置したシステムカート (図 12) が必要である.

(2) 子宮拡張用媒体(灌流液)

モノポーラ電極を使用する際の灌流液には, 電解質を含まない 3% D-solbitol (ウロマチック S®) を使用する. バイポーラ電極を使用する際は生理食塩水を使用する. 灌流液は, 患者の体から約 75～100 cm 上方から自然落下で使用する. 灌流圧が 70～80 mmHg となるよう十分な視野が得られる高さに調整して, なるべく灌流圧は高めないことが重要である.

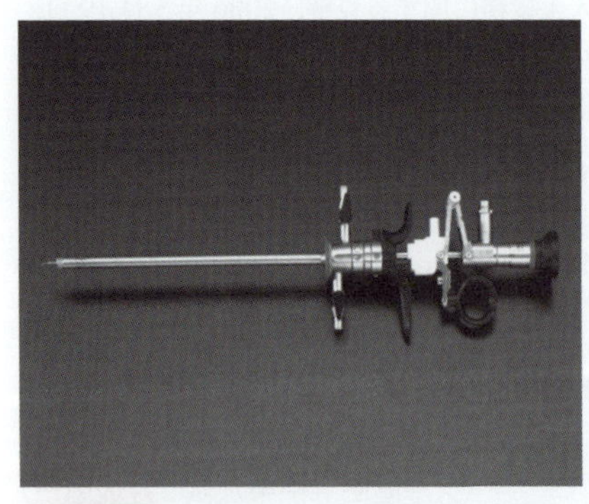

図 10 レゼクトスコープ

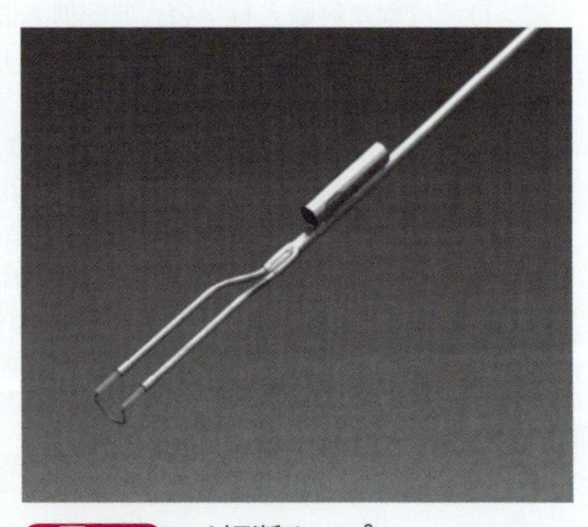

図 11 90° 切断ループ

(3) 術前処置

手術時期は卵胞期初期に行う．術前に GnRH analog を使用すれば時期を選ばない．

① GnRH analog の術前投与

術前に GnRH analog を使用する場合は，GnRH analog を 2～3 か月投与する．過多月経による貧血の改善のみでなく，筋腫の縮小を図る．手術時の操作性の向上が期待でき，出血量の減少に役立つ．

② 術前の準備

レゼクトスコープは直径が 10 mm ほどであるので，手術前日にラミナリア桿を挿入し，あらかじめ頸管の拡張を行っておく．手術当日であれば，4 時間で頸管拡張が可能なラミセル® やラミケン R® を挿入する．

③ 麻酔

全身麻酔下に行う．

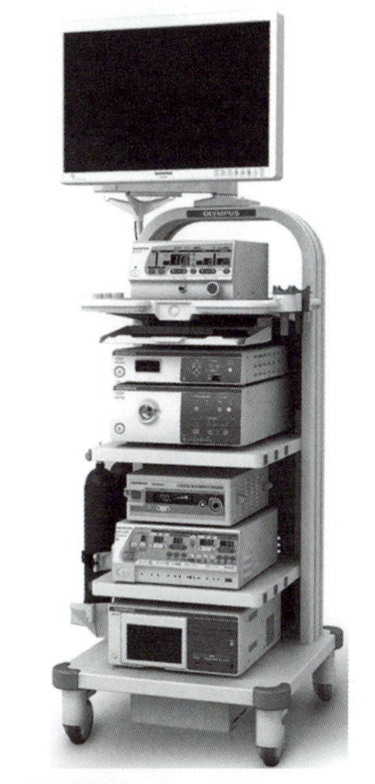

図 12 光源装置，テレビモニター，画像記憶装置などを設置したシステムカート

(4) 手順

a. 砕石位の体位をとる．

b. 子宮穿孔を避けるために超音波断層法でモニター下に手術を行う．また，その際に子宮を描写し病変部位とレゼクトスコープの位置関係，子宮筋層からの深さを確認しやすくするために膀胱内に生理食塩水 200～300 mL を充満する．

c. 腟鏡を挿入し，子宮腟部鉗子で子宮腟部前唇を把持し，子宮を牽引する．

d. レゼクトスコープを子宮頸管に挿入する．この時，常に頸管がモニターの中心に見えるように挿入することにより，周囲の組織を損傷することなく容易に子宮腔内に挿入できる．

e. 手術操作に慣れるまでは，切除電極を常に遠位からスコープに向かって操作することが重要である．

(5) 手術の実際

① 粘膜下子宮筋腫

術前に子宮鏡検査やソノヒステログラフィー，必要なら MRI により筋腫の突

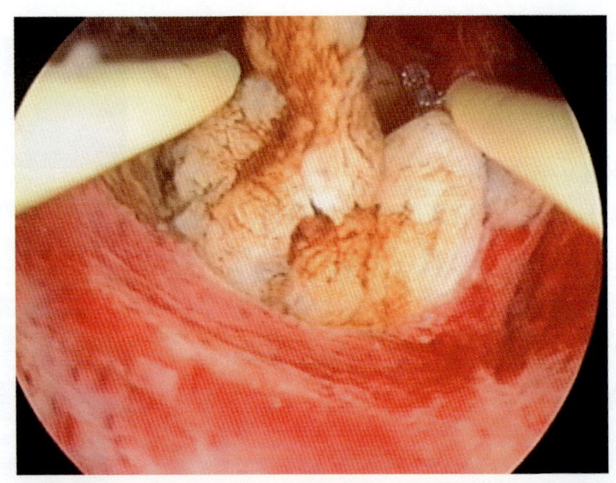

図 13 無茎性で突出率が 50%以上の粘膜下子宮筋腫を 90°ループで切除している

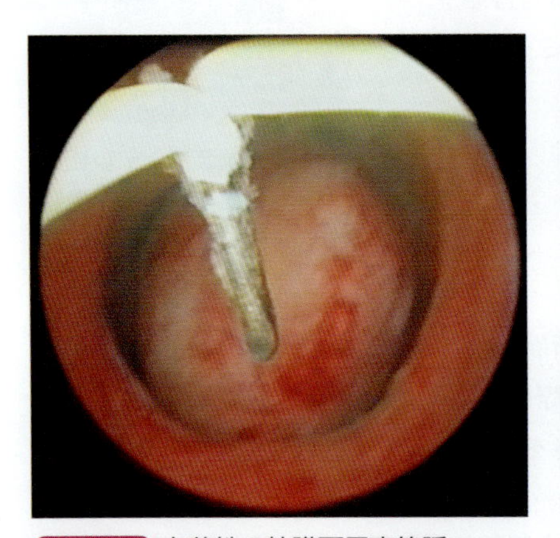

図 14 有茎性の粘膜下子宮筋腫

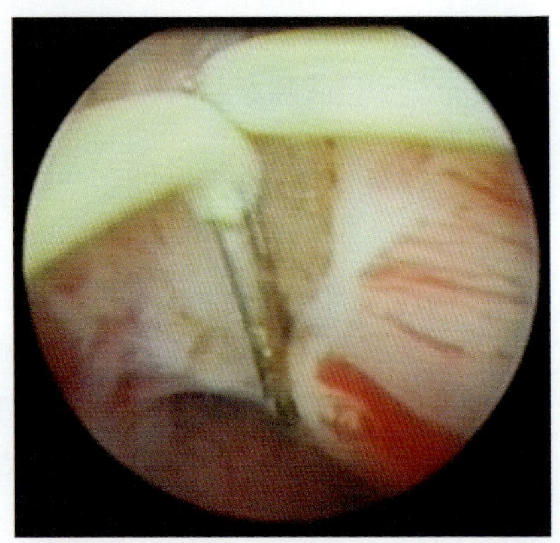

図 15 有茎性の粘膜下子宮筋腫の茎部を切断している

出率と大きさ，筋腫と漿膜間の距離を測定する．対象は筋腫径 3 cm 以下かつ突出率が 50%以上を目安とする．また，筋腫と漿膜間の距離は 5 mm 以上の場合にレゼクトスコープと適応とする．筋腫の突出率が 50%以上の場合は，レゼクトスコープにより体積を縮小し除去する（図 13）．0°または 90°ループで剝離操作を併用しながら行うと完全に切除できる．有茎性の筋腫では 90°ループで筋腫の体積を縮小した後に，筋腫の茎部を切断し胎盤鉗子で回収する（図 14，15）．

② 子宮内膜ポリープ

粘膜下子宮筋腫と同様に90°ループで切除する．ファイバースコープからLin式スネアループを用いて切除する方法もある．

③ 子宮内腔癒着

術前に子宮鏡検査やソノヒステログラフィー，HSGにより内腔癒着の程度，広さを確認する．癒着の程度が軽い場合は，スコープの先端で容易に剝離できる．癒着の程度が強い場合，90°ループで線維性の癒着部分を切除する方法もあるが，子宮穿孔の危険があり，ハサミ鉗子で切断する．ハサミ鉗子で切断すると再癒着の頻度が少ない．

(6) 術後管理

広範囲の切除例では，術後に子宮内腔に癒着が生じることがあるので，レゼクトスコープ後の子宮腔内癒着がないか，術後1か月後に子宮鏡により確認する．軽度の癒着はファイバースコープの先端で鈍的に剝離可能である．

☞文献

1) 日本産科婦人科学会，日本産婦人科医会，編．産婦人科診療ガイドライン—婦人科外来編2014．日本産科婦人科学会事務局；2014．p.75-6.
2) 林　保良．子宮鏡の臨床ABC．東京：メジカルビュー社；2014.

〈西井　修〉

E-4 処置-子宮内容除去術（D＆C）

子宮内容除去術（以下D＆C）は産婦人科領域において適応範囲が広く，頻繁に行われる処置である．それだけに医療事故・医事紛争を起こすことも稀ではない．よって適切な方法と対応を理解した上で施行する必要がある．

(1) 適応

不妊・不育の分野では稽留流産や子宮内膜ポリープが主な適応となる．

(2) 術前準備

手術が必要となった際には問診を十分に行い，アレルギーや喘息の有無，過去に麻酔でトラブルがなかったか等を確認しておく．既往に筋腫核出術や帝王切開術を行っている場合瘢痕部の損傷をきたすことがあるので手術歴の確認も行っておく．また，術前検査として血算・血液型（ABO，Rh）・不規則抗体・感染症

(HBs 抗原, HCV, 梅毒), の検査を行っておく. 必要に応じて肝機能・腎機能・凝固系等の検査を追加する. Rh 陰性で流産処置を行う場合には抗 D グロブリンの投与が必要となる. 術前の状態を把握しておくことは, いかなる手術においても周術期管理を行う上で重要である. 事前の内診・超音波検査も重要であり, 子宮の傾き (前後左右) や付属器周辺の状態 (内外同時妊娠の可能性), 胎嚢の数, 心拍の有無の再確認等を行い事前に状態を把握しておく.

(3) 頸管拡張

兵庫医科大学病院では安全に処置を行うため, 前処置としてラミセル® やダイラパン S® を用いて事前の頸管拡張を行っている. いずれも効果発現まで約 4 時間程で, ラミセル® は頸管の軟化作用があり, ダイラパン S® は拡張することで頸管開大作用があり 4 時間で約 3 倍の太さになる. 抜去後にヘガールの頸管拡張器で開大度の確認および追加拡張を行うが, この操作の際には必ず先端が子宮腔内に向かうようにし, 抵抗が強い場合には無理に押し込んではならない.

(4) 麻酔法

D&Cの目標は子宮損傷させずに子宮内容を除去することにある. そのためには十分な鎮静・鎮痛下に処置を行う必要がある. 施設毎で様々な方法が用いられるが, 麻酔薬の特性を熟知し使用すべきである. thiamylal (イソゾール®) には鎮痛作用はない. また重症気管支喘息患者には禁忌である. ketamine (ケタラール®) には鎮痛効果もあるが, 血圧上昇作用があるため高血圧の患者には使いにくい. 兵庫医科大学病院では diazepam (セルシン®) または midazolam (ドルミカム®) と pentazocine (ペンタジン®) を併用した NLA 変法を主に用いている. いずれの際にも呼吸抑制に十分注意し術前より SpO_2モニターや心電図モニターを装着し監視を行う.

(5) 処置の実際

兵庫医科大学病院では安全と教育的な意味で経腹超音波下での処置を行っている. 挿入した器具の位置や絨毛の位置等が把握しやすく, 穿孔や遺残の可能性が減る. 腟鏡をかける時点で麻酔導入し, 効果発現後に処置を開始する. ラミセル® を抜去後腟内を十分に消毒し, 腟部を単鈎・双鈎・塚原腟部鉗子などで把持し子宮を牽引する. ヘガール頸管拡張器の先端を子宮底部側に向けて子宮口より挿入し頸管拡張を行う. この際に無理な挿入は行わず, 目盛 (7 cm) より深くは挿入しない. 挿入操作全般に言えることだが, 挿入する器械を軽く持ち無理な圧力は加えないようにする. 抵抗がある際に力を加えて無理に挿入すると子宮穿孔を起

表 11 子宮内容除去術を行う際のチェックポイント

・**適応の検討** ・**術前検査** 　血液型の確認 　感染症の確認 ・**事前診察** 　子宮の大きさ・向きの確認 　胎嚢の大きさ・着床部位の確認 ・**インフォームドコンセント** 　染色体検査希望の有無を確認	・**頸管拡張の実施** ・**麻酔方法の選択** 　合併症を確認し，それに合う麻酔を選択 ・**器具挿入は強引にしない** 　器具は軽く持つ ・**内容物の確認** 　絨毛の肉眼的な確認

こす．週数にもよるが，12 号まで開大させれば処置は安全に行える．流産処置の場合はまず大きめの胎盤鉗子で絨毛付着部位を把持しゆっくり剝がすように操作する．この際鉗子を大きく動かさないようにする．ある程度剝離ができれば絨毛部分を把持し牽引する．剝離が十分できていればこの操作で内容の大部分が娩出できる．少量しか娩出できなかった場合には剝離操作から繰り返す．大部分娩出されれば小さめの胎盤鉗子に交換し，内容の除去を行う．この操作の後，流産鉗子に交換し子宮腔内全体を掻爬する．鉗子を通して伝わる感触がツルツルからガリガリ（muscle tone）に変わってくれば，小さい鉗子に変更し卵管角を中心にさらに掻爬を行う．掻爬の際には，あまり強く力を入れ過ぎないようにする．過度の掻爬は Asherman 症候群の原因と成り得るので注意が必要．また，利き手側の側壁に脱落膜が残りやすいので，それを意識して掻爬を行う．胞状奇胎のように子宮が過伸展され軟らかくなっている場合には，子宮穿孔の可能性が高いので吸引嘴管を用いて掻爬を行う方が安全にかつ遺残も少なく行うことができる．流産手術の場合，摘出標本で絨毛組織の確認を行っておく．持続性の出血がないことを確認し，経腟超音波で子宮腔内および骨盤腔内を確認する．また，腟内にガーゼの遺残がないか確認し，腟内を消毒しておく．摘出標本は病理検査に提出し，病理学的な診断を行っておく．また，流産手術の場合には希望によって絨毛染色体検査を行う．術後は約 1 週間程度で外来診察を行い，超音波で異常のないこと，また検査結果の説明を行う．

まとめ

子宮内容除去術を行う際のチェックポイントを表 11 に示す．先述したが，頻繁に行われる処置であるがゆえ，事故に遭遇しうる可能性も高い．早くに手技を習得すべき手術ではあるが，得てして慣れてきたときに事故は起こりやすい．基本に忠実に常に処置を行うよう心がけたい．

☞文献

1) 日本産科婦人科学会，日本産婦人科医会，編．CQ205 妊娠 12 週未満の人工妊娠中絶時の留意事項は？　産婦人科診療ガイドライン―産科編 2014．日本産科婦人科学会事務局；2014．p.125-6.
2) 増山　寿，平松祐司．子宮内容除去術．Obstetric and Gynecologic Surgery now4．東京：メジカルビュー社；2010．p.8-15.
3) 横野敦子．全身麻酔薬とその選択 2 静脈麻酔薬．In：小栗顕二，編．麻酔の研修ハンドブック改訂 3 版．京都：金芳堂；1999．p.76-87.
4) 日本産婦人科医会．流産の処置［流産手術（子宮内容除去術）研修ノート］．1997；No. 57：25-30.

〈武信尚史〉

1 治療の適応と流れ

A 体外受精・胚移植（IVF-ET）

1978 年に英国の Edwards と Steptoe がヒトの不妊治療に初めて体外受精・胚移植（IVF-ET）を応用し，成功した当時，すでにわが国でも IVF-ET に必要な基礎研究による知見や技術は十分に集積されていた．しかしながら倫理的な問題点も鑑み，日本産科婦人科学会は諸外国の情勢を見守りながら非常に慎重な態度で臨むこととした．その上で同学会では，IVF-ET を不妊の治療，およびその他の生殖医療の手段として行われる医療行為と位置づけ，IVF-ET の実施に際しては，わが国における倫理的・法的・社会的基盤に十分配慮し，本法の有効性と安全性を評価した上でこれを施行する，と規定した．

同学会の見解によると IVF-ET の対象は，「これ以外の治療によっては妊娠の可能性がないか極めて低いと判断されるもの，および本法を施行することが，被実施者またはその出生児に有益であると判断される不妊症カップル」と規定している．具体的には表 1 に示すように，卵管性不妊症，男性不妊症，免疫性不妊症，原因不明不妊症が IVF-ET の適応である．

(1) IVF-ET の適応

① 卵管性不妊症

一般に卵管性不妊症の診断には，子宮卵管造影（HSG）を行う．ただし HSG による卵管閉塞の判定には疑陽性の可能性があり，腹腔鏡検査により卵管通過性を再確認する意義が深いことに異論はない[1)]．

卵管性不妊症の治療として，かつては開腹あるいは腹腔鏡下の microsurgery による卵管再建という選択肢もあった．また最近では卵管近位部の閉塞に対し，卵管鏡下の卵管形成術が行われる．以上の方法

表 1 IVF-ET の適応

1）両側の卵管閉塞による卵管性不妊症
2）男性不妊症
3）精子不動化抗体による免疫性不妊症
4）原因不明不妊症

によっても再建あるいは形成が不能な両側の卵管閉塞が，IVF-ET の真の適応である.

ただし実践的には，クライアントに対して手術による負担，術後の再閉塞や卵管妊娠の発生リスクとともに，IVF-ET の長所・短所を十分に説明し，いずれかを選択することになる.

② 男性不妊症

精液検査を再検しても基準値を満たさない場合，生殖医療を専門とする泌尿器科医による診断を仰ぎ，原因診断のもと造精機能の回復を狙う治療を提供することが原則である．その上で，無精子症や受精障害をきたす重度の乏精子症や精子無力症に対しては，卵細胞質内精子注入法（ICSI）を選択せざるをえない．一方，軽度の乏精子症や精子無力症に対しては，造精機能の改善をはかりながら，配偶者間人工授精（AIH）の併用を勧める.

数回の AIH でも妊娠が成立しない場合，IVF-ET の適応とすることを考慮し，hemizona assay (HZA)[2] などの精子機能検査を参考とする方法もある．IVF で受精障害を認めた場合，次回の採卵では ICSI の適応とする．ただしこの step up ではクライアントにとり負担が大きいため，精液所見よっては初回の採卵で split cycle（採取した卵子の約半数を IVF，残りを ICSI とする）[3] とし，移植可能な受精卵を確保する方法もある.

③ 免疫性不妊症

女性側が血中に精子不動化抗体を保有し，定量的精子不動化抗体価である SI_{50} 値が 10 以上の高値を示す場合，AIH を選択しても妊娠率は極めて低い．ところが IVF-ET を適応すると，非常に高率に妊娠が成立する[4]．したがって図 1 に示すように，SI_{50}値を参考として IVF-ET の適応を比較的容易に決定することが可能である．ただし半定量法による精子不動化値（SIV 値）では，このような治療方針の決定には有用ではなく，注意を払う必要がある.

一方，男性側が射出精子上に抗精子抗体を結合することがあり，精子結合抗体とも呼ぶ．診断には従来 Direct-immunobead test（D-IBT）法を用いていたが，最近 IBT は製造中止となり，現在は Direct-immunospheres（D-IS）で診断を行う[5]．なお両者の相関性は既に報告されている[6].

なお D-IS で患者の運動精子の 20％以上にビーズの結合を認めた場合，原法[7] では陽性と判定するが，直ちに不妊症の原因という確証には至らない．次に図 2 に示すように，精子結合抗体の生物活性，すなわち精子通過障害と受精障害の有

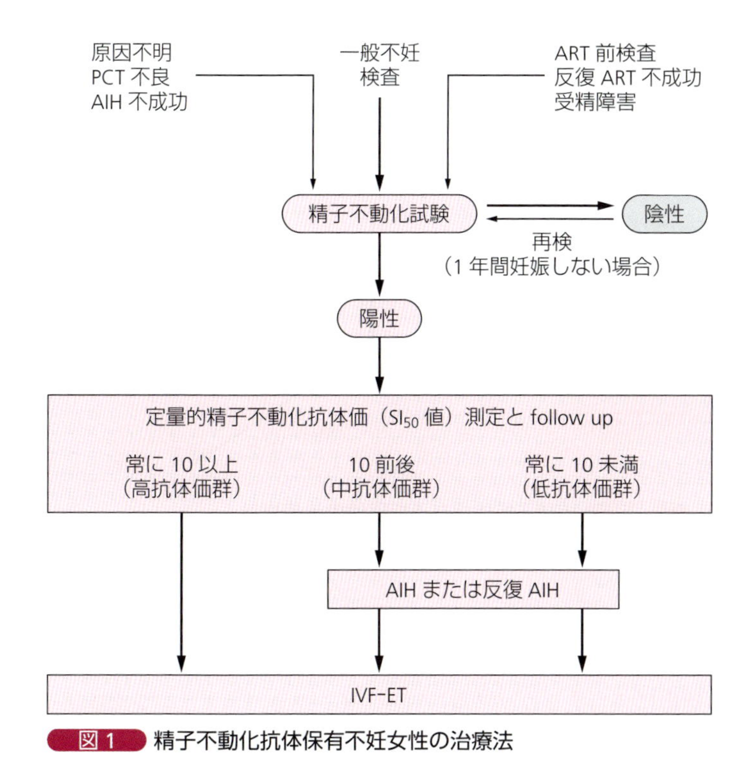

図 1 精子不動化抗体保有不妊女性の治療法

無を確認することが重要である．受精障害の有無は上述の HZA による精子の卵透明帯への結合障害を検査する方法が適している．受精障害を認めた場合は ICSI の適応とする．受精障害がなければ，post-coital test（PCT）の結果により，AIH の適応を判断する．その後は step up として IVF-ET の適応を考慮する[8]．

④ 原因不明不妊症

一般検査（一次検査）で不妊原因を特定できない場合を原因不明不妊症，あるいは機能性不妊症と呼ぶ．この場合，二次検査として子宮鏡や腹腔鏡などの内視鏡検査，あるいは精子の運動能や受精能を調べる精子機能検査を実施することにより，原因を特定できることがある．

原因不明不妊症に対しては，いわゆるタイミング療法から AIH への step up が一般的であるが，AIH を 5～6 周期実施しても妊娠が成立しない場合，IVF-ET の適応を考慮する．

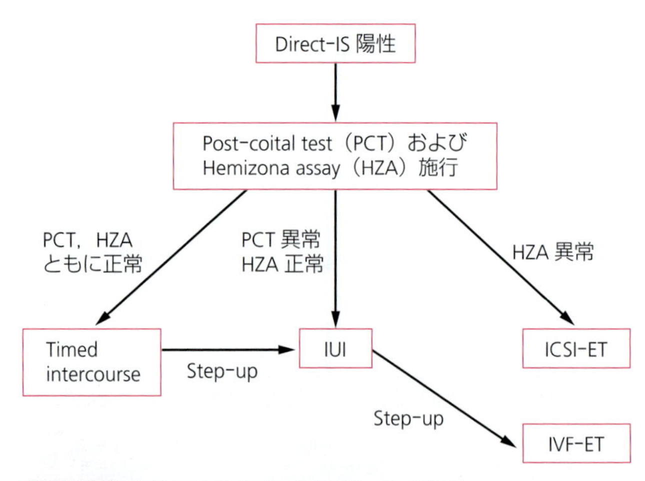

図2 抗精子抗体保有不妊男性の治療指針
(Shibahara H, et al. Reprod Med Biol. 2005；4：133-41[8] より改変)

(2) IVF-ET の流れ

① インフォームド・コンセントと採卵までの流れ

上記の適応に該当するカップルに対し，インフォームド・コンセントを得る．一般には合同説明会を定期的に開催する施設が多い．個別の相談にも対応が必要であり，多忙な医師にかわりコーディネーターをおく施設もある．

次に女性の年齢や AMH 値を参考に，調節卵巣刺激法（COS）の方法を検討する．ゴナドトロピン（Gn）製剤や GnRH antagonist 製剤には自己注射の可能な薬剤があり，選択した患者には自己注射の方法を指導する．

COS のスタート後は，週に 2～3 回のペースで経腟超音波検査による卵胞径の測定を行う．適宜血中ホルモンも測定し，これらの結果から採卵のタイミングを決定する．

② 採卵（oocyte picking-up：OPU）

主席卵胞径が 17～18 mm に到達した段階で Gn 製剤の投与を終了し，hCG 5000 IU を投与する．その 35～37 時間後に静脈麻酔あるいは局所麻酔のもと，経腟超音波ガイド下に採卵を行う．

③ 培養室業務

採卵室に隣接する培養室では，採取した卵胞液から顕微鏡下に卵子を見つけだし，培養液内に移して培養器内で保管する．前培養の後，精子調整法により運動性の良好な夫精子を媒精する．翌日に正常受精を確認した後，胚分割を定期的に観察する．移植に供しない胚は，一般的には胚盤胞の状態で凍結保存する．

④ 胚移植（embryo transfer：ET）

経腹的あるいは経腟的超音波ガイド下に，経頸管的に胚を子宮腔内へ移植する．日本産科婦人科学会では多胎妊娠の発生予防のため，移植胚数を原則的に1個とし，反復不成功あるいは高年齢女性に対してのみ2個移植を許容している．

なお卵巣過剰刺激症候群（OHSS）の発症あるいは重症化を予測する場合，新鮮胚移植による妊娠成立を回避することが必要で，全胚凍結を選択する．

⑤ 黄体期管理

採卵後に移植可能な胚が成長し，胚移植を行う場合には，hCG製剤による黄体賦活，およびプロゲステロン製剤による黄体補充を，採卵当日から妊娠判定まで行う．

(3) 注意

日本産科婦人科学会の取り決めにより，IVF-ETの実施責任者は日本産科婦人科学会認定産婦人科専門医であり，専門医取得後，不妊症診療に2年以上従事し，日本産科婦人科学会の体外受精・胚移植の臨床実施に関する登録施設において1年以上勤務，または1年以上研修を受けたものでなければならない．また実施医師・実施協力者は，本法の技術に十分習熟したものとする．

本法実施前に被実施者に対して本法の内容・問題点・予想される成績について，事前に文書を用いて説明し，了解を得た上で同意を取得し，同意文書を保管する．

被実施者は婚姻しており，挙児を強く希望する夫婦で，心身ともに妊娠・分娩・育児に耐え得る状態にあるものとする．

受精卵は生命倫理の基本にもとづき慎重に取り扱う．本法の実施に際しては遺伝子操作を行わない．

本学会会員が本法を行うに当たっては，所定の書式に従い本学会に登録，報告しなければならない．

(4) 予後

妊娠が成立した場合には正常妊娠ばかりではなく，異所性妊娠，内外同時妊娠との鑑別，あるいは多胎妊娠の診断等を慎重に行う必要がある．

妊娠が不成立の場合，繰り返し何回まで採卵を続けることに妊娠成立の可能性があるのか，明確な基準はない．次のstep up治療法が存在しないことから，心理カウンセラーを交えてクライアントの意向を傾聴し，時に治療断念の決断を迫ることが必要となる.

(5) 予防

① COS に伴うリスク

PCOS や若年女性に対する COS に際しては, OHSS の発症や重症化の予防に十分な注意が必要である. 具体的には,

- hMG 製剤の投与は回避し, FSH 製剤を選択する.
- Antagonist 法による mild ovarian stimulation (MOS) を基本とする.
- 場合によっては新鮮胚移植を行わず, 全胚凍結を選択する.
- 新鮮胚移植を実施できる場合でも, 黄体賦活としての hCG 投与は見合わせる.

などの方法がある.

② 採卵に伴うリスク

麻酔によるリスク, 採卵時の穿刺部位である腟壁や卵巣からの出血, 採卵後に卵胞炎から骨盤腹膜炎 (PID) を発症するリスクなどがある. 出血に対しては術前検査として血小板数や凝固系の検査を行い, 採卵後には経腟超音波により骨盤内の詳細かつ経時的な観察を行う. 子宮内膜症が存在したり, 骨盤内手術既往のある場合は PID 発症のリスクがあり, 予防的に点滴による抗生剤の投与を行う.

③ 移植によるリスク

本邦ではこれまでに多胎妊娠の発生予防策は十分講じてこられ, 先述のように原則として移植胚数は 1 個と定められている. 2 個移植を許容する場合でも, 反復不成功だが妊娠既往がある女性や, 良好胚盤胞の場合には, 2 個移植を回避してもよい. なお産科管理の立場から, 帝王切開術後や子宮筋腫核出術後の女性に対して, 2 個移植は許容されない.

④ 取り違え防止

全ての医療に共通することであるが, 複数のカップルへの対応を短時間で行わねばならない外来・採卵・胚移植の場面, あるいは複数の精液・卵子・受精卵などの検体を取り扱う培養室業務において, 取り違え防止のためにダブルチェックを基本とすることは, 極めて重要である.

☞文献

1) Shibahara H, Fujiwara H, Hirano Y, et al. Usefulness of transvaginal hydrolaparoscopy in investigating infertile women with Chlamydia trachomatis infection. Hum Reprod. 2001; 16: 1690–3.

2) Burkman LJ, Coddington CC, Franken DR, et al. The hemizona assay (HZA): development of a diagnostic test for the binding of human spermatozoa to the human hemizona pellucida to predict fertilization potential. Fertil Steril. 1988; 49: 688–97.
3) Hamberger L, Lundin K, Sjögren A, et al. Indications for intracytoplasmic sperm injection. Hum Reprod. 1998; 13 Suppl 1: 128–33.
4) Kobayashi S, Bessho T, Shigeta M, et al. Correlation between quantitative antibody titers of sperm immobilizing antibodies and pregnancy rates by treatments. Fertil Steril. 1990; 54: 1107–13.
5) 柴原浩章，児島輝仁，鹿嶋見奈，他．免疫性不妊．臨床婦人科産科．2015; 69 (5): 438–47.
6) Bronson R, Cooper G, Rosenfeld D. Ability of antibody-bound human sperm to penetrate zona-free hamster ova in vitro. Fertil Steril. 1981; 36: 778–83.
7) Centola GM, Anclolina E, Deutsch A. Comparison of the immunobead binding test (IBT) and Immunospheres (IS) assay for detecting serum antisperm antibodies. Am J Reprod Immunol. 1997; 37: 300–3.
8) Shibahara H, Shiraishi Y, Suzuki M, et al. Diagnosis and treatment of immunologically infertile males with antisperm antibodies. Reprod Med Biol. 2005; 4: 133–41.

〈柴原浩章〉

B 顕微授精（ICSI）

現在実施されている顕微授精は卵細胞質内精子注入法（intracytoplasmic sperm injection: ICSI）であるので，ここではICSIについて述べる．ICSIはPalermoらにより初めての妊娠例が1992年に発表された方法で，高度な男性因子例に対しても有効である[1]．体外受精（in vitro fertilization: IVF）の受精障害例への，媒精法の代替え法である．

(1) ICSIによる受精

受精のプロセスは，射出された精子が受精能獲得の後，精子頭部で先体反応を尾部でhyperactivationを起こし，透明帯を穿通していく．受精能獲得とは，通常では精子が卵管上皮との接触から離れ，卵管内を移行中に起こる．受精能獲得は体外培養でも誘起される．ヒト精子の多くは透明帯に達して先体反応を起こす．その後，尾部に起こるhyperactivationとの共同作用で透明帯を穿通し，囲卵腔に達して卵細胞膜と結合し受精が開始される．ICSIでは受精能獲得から精

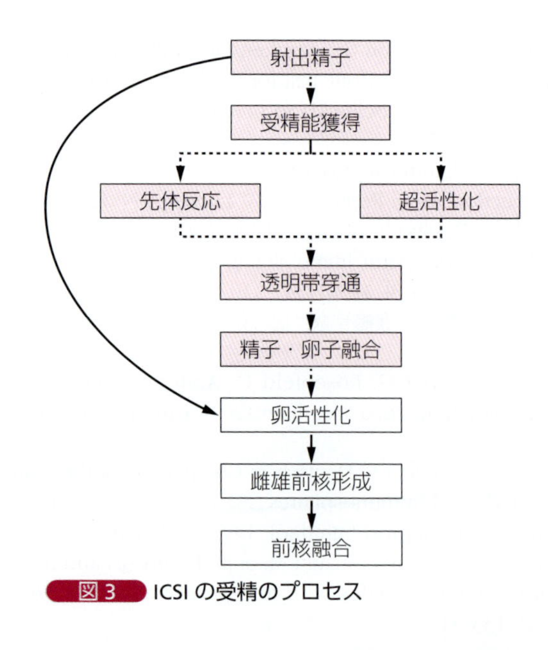

図 3 ICSI の受精のプロセス

子–卵子融合までの全過程がバイパスされる（図 3）．したがって，精子の持つ父方の遺伝情報が健常であれば，精子の運動性は必要がない．また，IVF での受精障害の原因としては，受精できる精子が少ないこと，つまり乏精子症や精子無力症などの男性因子，そして機能的な異常，例えば，精子細胞膜上にあるプロゲステロンレセプターの異常や先体酵素の異常による先体反応の障害，同様にプロゲステロンレセプター異常による hyperactivation の異常，精子–卵子融合にかかわる精子側のリガンド（Izumo など）や卵子側のレセプター（CD9 など）の異常などが考えられているが，それらの原因に対しても ICSI は有効で受精を図ることができる．しかし，卵子活性化以降の受精プロセスの異常では，ICSI といえども，受精がブロックされてしまう．

(2) 適応

ICSI の適応は日本産科婦人科学会の会告で「難治性の受精障害で，これ以外の治療によっては妊娠の見込みがないか極めて少ないと判断される場合」と規定されている．また，本法の実施に当たっては被実施者夫婦に，本法の内容，問題点，予想される成績について，事前に文書を用いて説明し，了解を得た上で同意を取得し，同意文書を保管することも規定されている．

ICSIの具体的な適応を表2に示した.

① IVF で受精障害となった例

IVF ではその 10～15%の治療周期で完全受精障害が発生する. 完全受精障害が発生した次に行う IVF でも 30～40%の確率で再度完全受精障害が起こると報告されている[2]. よって, IVF で受精障害を認めたら, 次回の ART は ICSI を選択する. 前回の IVF が低受精率（受精率が 35%以下）でも ICSI の適応と考えてよい.

表2 ICSI の具体的適応

1）IVF で受精障害となった例
2）IVF で受精障害が予測される例
① 高度男性不妊症例
② 不動精子だけの例
③ MESA, TESE 例
④ 高度奇形精子症

② IVF で受精障害が予測される場合

媒精に必要な運動精子が回収されない場合で, 高度男性不妊例（乏精子症, 精子無力症など）, 不動精子だけの例（生存精子が存在する）, 無精子症で MESA や TESE を実施した場合などがある（表2）.

a. 高度男性不妊症例

IVF では運動性良好精子回収法を行って精子を回収して媒精する. 媒精時の最終運動精子濃度が 0.1×10^6/mL 以下では受精が成立しない可能性があるので, それ以下の状況では ICSI の適応となる. もちろん, 原精液パラメーターが劣悪な場合, ICSI の適応と判断することも多い.

b. 不動精子だけの例

不動精子だけの例は精子生存性の検査を行うことで診断できる. ICSI を行う場合は, hypo-osmotic swelling test を行い生存精子を選択して, ICSI を行う[3]. この方法では, 精子を低浸透圧液に入れると, 生存精子は尾部の膨化を認め, 死滅精子では変化がない. 膨化した精子をピックアップし通常培養液で培養し, 尾部を正常化させて ICSI を行う. エオジン-ニグロシン染色後の精子では, 染色液の影響があるために ICSI に供することができない.

※精子死滅症例

精子死滅症は精子がすべて死滅している状態であるが, この場合は, 精子核 DNA は断片化～退行性変化を起こし, もちろん卵活性化因子も失活しており, ICSI を実施しても無効である. 精子の生存性の検査はエオジン-ニグロシン染色を行うことで評価できる. 死滅精子では精子頭部がピンクに染色され, 生存精子は染色されない.

c. MESA，TESE 例

回収される精子が少ないためにICSIの適応となる．射出精子でのICSIと同等の成績である．非閉塞性無精子症で実施されるTESEで回収される精子は射出精子よりDNAダメージが少ないと報告されている．

d. 高度奇形精子症

精子頭部の奇形を伴う高度な精子奇形症では，受精プロセスでの精子-卵子融合に必要な卵子細胞膜上のリガンドの異常をきたし，受精が障害されることがある．Kruger's strict criteriaが4未満は受精障害のハイリスク因子である．

③ 留意すべき症例

a. Cryptozoospermia（極少精子）の例

射出精子が極少数の例であるが，ICSIを行う当日の採精で精子が得られないことがある．このような場合に備えて，凍結精子を準備しておくことも必要である．凍結精子の準備がない場合には，繰り返し採精（4回までは試みてよい）を依頼する．

b. ICSIする卵子数が少ない場合

卵子数が4個以内では受精率が低下する．男性因子がない例では，採卵された成熟卵子が1個の場合，ICSIを行っても完全受精障害が約20%起こるので，採取卵子が少ないことはICSIの適応とならない[4]．

c. 女性年齢が高い場合のICSIの適応

女性年齢が高い場合，IVFではなく，ICSIを選択しても成績の向上は認められていないので，高い女性年齢はICSIの適応とならない[4]．

d. Rescue ICSI

IVF後の受精障害例に対して，IVF媒精の5～22時間後にICSIを追加する方法である．実施する時間は媒精から短い時間であるほど，成績がよい(別項参照)．

(3) 成績

ICSI後の受精率は80～90%，卵子の変性率は～10%，受精後の胚発生，胚盤胞獲得率はIVFよりも低いと考えられている．妊娠率もIVFよりやや下回る．

(4) インフォームドコンセント

体外受精でのインフォームドコンセントの他に，ICSIのためのインフォームドコンセントが必要である．要点を箇条書きにする．

① 平均受精率は80%であること．

② 妊娠率はIVFと同じレベルであること．

③ 極めてまれ（1～5%）であるが完全受精障害が起こりうること．
④ 生まれる児の形態異常や染色体異常についてはICSIによってそのリスクが増加しないと考えられているが，ICSIはIVFより侵襲的な技術なので，未解明部分が存在する可能性があること．
⑤ 造精機能関連遺伝子異常を持つ男性の精子を用いたICSIでは，生まれた男児に遺伝異常が伝わり，男性因子を発現する可能性があること．

おわりに

現在，本邦ではICSIが約55%の採卵例に実施されている．生殖補助医療には確認されていない未知のリスクが存在する可能性があるので，日本産科婦人科学会の会告を尊守してICSIの適応を考えていく必要があると思われる．

☞文献

1）Palermo G, Joris H, Derde MP, et al. Pregnancies after intracytoplasmic injection of single spermatozoon into an oocyte. Lancet. 1992; 340: 17-8.
2）Yanagida K. Complete fertilization failure in ICSI. Hum Cell. 2004; 17: 187-93.
3）Liu J, Tsai YL, Katz E, et al. High fertilization rate obtained after intracytoplasmic sperm injection with 100% nonmotile spermatozoa selected by using a simple modified hypo-osmotic swelling test. Fertil Steril. 1997; 68: 373-5.
4）柳田　薫．顕微授精（ICSI）．In: 日本生殖医学会，編．生殖医療ガイドブック2014．2014．p.289-95.
5）Beck-Fruchter R, Lavee M, Weiss A, et al. Rescue intracytoplasmic sperm injection: a systematic review. Fertil Steril. 2014; 101: 690-8.

〈柳田 薫　室井美樹〉

C 凍結胚移植

胚移植には，採卵の2～5日後に行う新鮮胚移植と，凍結保存しておいた胚を融解して移植する凍結胚移植がある．胚凍結は生殖補助医療（ART）において有効性・安全性がほぼ確立した技術であり，新鮮胚移植と比べてメリットが多いことから全胚凍結-凍結胚移植を選択する症例が増えている．我が国でもARTによる出生児の約3/4（年間約3万人）は凍結胚によるものである[1]．新鮮胚移植と凍結胚移植の適切な使い分けや凍結胚移植が母児に及ぼす影響などについて，さらなる検討が必要である．

(1) 凍結胚移植の実際

凍結胚を融解して子宮に胚移植する場合，胚のステージと子宮内膜を同期させる必要がある．移植プロトコルには，自然周期とホルモン周期があり，後者では卵胞ホルモン（E）および黄体ホルモン（P）製剤を用いて子宮内膜を調整する．これまでのメタアナリシスでは移植プロトコルによる妊娠率の差異は認められていない[2)]．胚盤胞移植の場合，移植日を妊娠 2 週 5 日として妊娠 4 週 0 日前後に血中 hCG 濃度を測定して妊娠の有無を判定する．なお，日本産科婦人科学会の会告（平成 20 年 4 月）では，多胎防止の観点から移植胚数は原則 1 個となっている．ただし，35 歳以上の女性や 2 回以上続けて妊娠に至らなかった女性には 2 個の移植も許容される．

① 自然周期

自然周期による凍結胚移植の例を図 4 に示す．自然排卵の確認される症例は超音波検査や血液検査などにより排卵日を推定し，それに合わせて凍結胚移植を行う．新鮮胚移植とは異なり，連日の P 製剤の投与は必要ないが，hCG 製剤や P 製剤を 1～2 回投与する場合がある．採卵周期直後の周期から凍結胚移植が可能だが，排卵が通常より遅れる場合もある．妊娠が成立した場合，妊娠維持のための薬剤は不要である．

② ホルモン周期

ホルモン周期による凍結胚移植の例を図 5 に示す．自然周期で排卵を認めない場合や排卵日の推定が困難な場合などでは，月経あるいは消退出血直後から E 製剤（エストラーナ®，ジュリナ® など）を投与し，排卵直前の子宮内膜厚に達した時点から P 製剤（ルティナス® など）を併用する．併用開始前日または当日を排卵日とみなして，自然周期と同じ時期に胚移植を行う．E 製剤の種類，投与量，投与期間は施設により様々であるが，あらかじめ E 製剤の投与期間を決めておけば，E 製剤開始時点で胚移植日を決定できる．ただし，P 製剤開始直前に子宮内膜厚を測定することが望ましく，子宮内膜が薄ければ E 製剤を増量・延長する．大部分は E 製剤のみで排卵が抑制されるが，P 製剤開始直前の血中プロゲステロン（P_4）濃度が≧1.0 ng/mL の場合は凍結胚移植をキャンセルする．P 製剤開始前に血中 P_4 上昇を認めた場合，月経開始 1 週間前または月経開始直後から GnRH analog 製剤を併用して排卵を抑制し，E 製剤を開始する．妊娠が成立した場合，

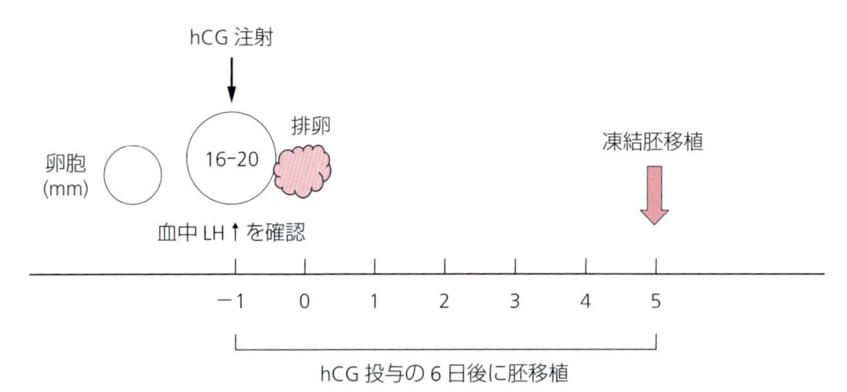

図 4 自然周期による凍結胚移植の例

卵胞径が 16～20 mm に達した時点で血中ホルモン濃度を測定する．LH サージの開始（LH >10 mIU/mL，P<1.0 ng/mL）と判断されたら hCG 製剤 5,000 単位を投与し，hCG 投与翌日を排卵日として，hCG 投与 6 日後（胚盤胞の場合）に凍結胚移植を施行する．hCG 投与を行わなくても凍結胚移植は可能であるが，排卵日が予想より遅れたり，黄体機能不全を認める可能性がある．

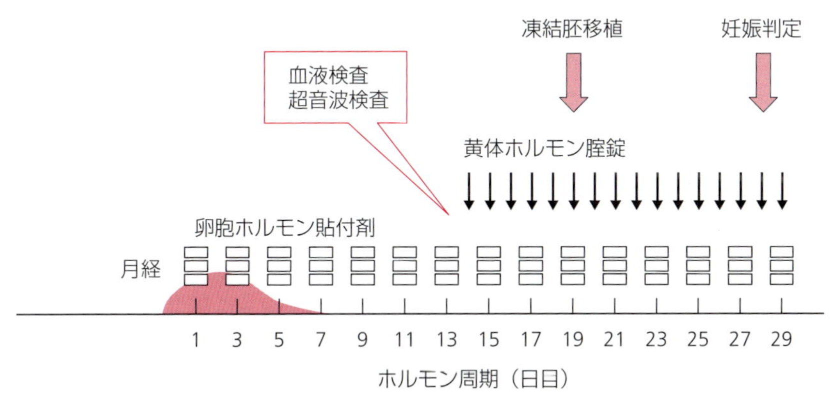

図 5 ホルモン周期による凍結胚移植の例

月経あるいは消退出血 1～2 日目からエストラーナ® テープ 0.72 mg 3 枚の隔日投与を開始し，開始 12 日後前後で子宮内膜厚および血中 P_4 濃度を測定する．子宮内膜厚・血中 P_4 濃度に問題がなければ翌日からルティナス® 腟錠 100 mg 3 錠/日の併用を開始し，併用開始 5 日後（胚盤胞の場合）に凍結胚移植を施行する．

排卵による妊娠黄体が形成されないため，E 製剤は妊娠 7 週末頃まで，P 製剤は妊娠 9 週末頃まで継続する必要がある[3)]．

(2) 保存期間

理論上は凍結保存開始時の発育能を維持したまま半永久的に保存することが可能である．10 年以上保存されたヒト胚から正常な出生児が得られたとの報告があり[4]，約 3 年間までのヒト胚の保存期間と生産率に有意な相関はないと報告されている[5]．わが国では日本産科婦人科学会の見解[6]に従い，被実施者夫婦の婚姻の継続期間であってかつ卵子を採取した女性の生殖年齢を超えないことが求められる．

(3) 適応

① 卵巣過剰刺激症候群の予防

妊娠の成立が OHSS の発症・増悪因子であるため，多嚢胞性卵巣症候群(PCOS) や PCOS 様の高い卵巣予備能を示唆する検査所見〔排卵誘発前の胞状卵胞が両側卵巣で計 14 個以上，抗ミュラー管ホルモン (AMH) が 3.36 ng/mL 以上など〕を認めるハイリスク症例では新鮮胚移植を避けて全胚凍結を施行し，後日の非誘発周期に凍結胚移植を計画する方法が有用である[7]．

② 難治性不妊症例などに対する婦人科手術

高齢女性などの難治性不妊症例に対して，妊孕性改善を目的として子宮筋腫核出術や卵管留水症切除術などを施行する場合，手術後に妊娠できなければ手術がむだとなってしまうことが懸念される．こうしたジレンマに対する一つの選択肢として，手術に先だって ART を施行し，良好胚が凍結保存できた時点で手術に踏み切ることも有用である[8]．また，子宮内膜症などの卵巣良性疾患に対する外科治療が卵巣予備能を低下させる可能性がある．手術の適応やタイミング，術式や術後の治療方針・見通しなどについて慎重に検討することが重要であり，既婚症例では術前の胚凍結も選択肢となりうる．

③ がん・生殖医療

近年，若年悪性腫瘍患者に対する化学療法や放射線療法によって起こる妊孕性喪失は非常に大きな問題であると認識されてきており，悪性腫瘍に対する治療と妊孕性温存を両立するがん・生殖医療が注目されている．既婚女性に対するがん・生殖医療では胚凍結保存が推奨されているが，胚の凍結保存には排卵誘発剤による卵巣刺激がほぼ必須であり，これにより悪性腫瘍治療の遅れが懸念されることが問題である．がん・生殖医療における胚凍結の臨床成績に関する報告は乏しいが，わが国でも積極的な議論や取り組みが求められる[9]．

④ 着床前スクリーニング

近年，染色体マイクロアレイ解析（array-CGH）を用いて全染色体の異数性（数の異常）の有無を調べる着床前スクリーニング（pre-implantation genetic screening: PGS）によって，着床率の上昇と流産率の低下を認めたという複数のランダム化比較試験が報告され[10]，わが国でも2015年から臨床研究が開始される予定である．Day 6 胚盤胞に対して PGS を施行する場合は結果判明を待って新鮮胚移植ができないため，凍結胚移植が必要である．

(4) 新鮮胚移植と凍結胚移植の比較

① 妊娠率

凍結胚は新鮮胚と比較して妊娠率が低いとする報告もあるが，これは良好な方の胚を新鮮胚として胚移植することによる選択バイアスが原因と考えられている．例えば卵巣過剰刺激症候群症例[11]やがん・生殖医療症例[12]では新鮮胚移植を施行しないが，この場合の凍結胚移植による妊娠率は新鮮胚移植とほぼ同等である．さらに，最近のメタアナリシスでは凍結胚による妊娠率は新鮮胚よりも高く，胚と子宮内膜の同調性が前者で高いことに起因すると考えられている[13]．

② 母児の予後

表3に，新鮮胚移植と凍結胚移植を比較したこれまでのエビデンスをまとめた．OHSS が懸念される症例では，妊娠が成立した際に病状の悪化につながるため，新鮮胚移植は行わない．このため，最近では新鮮胚移植を行わず，凍結胚移植を行うことが増加してきている．また，わが国の ART 全国登録データベースを用いた解析では，新鮮分割期胚移植よりも凍結胚盤胞移植の方が有意に異所性妊娠が少なかった[14]．

従来，ART は低出生体重児や出生児の新生児集中治療室（NICU）入院率を増加させると報告されてきた．多胎妊娠が原因の一つと考えられてきたが，単一胚移植などによって多胎率を減少させても，ART による単胎児における周産期合併症は自然妊娠による単胎児よりも多い[15]．一方，凍結胚移植による妊娠では新鮮胚移植による妊娠よりも周産期予後が良好であることが報告されている[16]．わが国の多数例の解析でも，凍結胚による出生児の体重は厚生労働省統計による全出生児の体重より有意に大きく[17]，新鮮胚より凍結胚の方が早産，低出生体重児，SGA（small for gestational age）児が有意に少なかった[18]．この原因として，新鮮胚移植時には排卵誘発によって血中ホルモン濃度が生理的レベルを超えて上昇し，子宮内膜の着床環境や胎盤形成が悪影響を受けることが推定されてい

表3 母児の予後に関する新鮮胚移植と凍結胚移植の比較 (Shapiro BS, et al. Fertil Steril. 2014; 102: 3-9[25]より改変)

1. 凍結胚移植でリスク減少 卵巣過剰刺激症候群 低出生体重児 (<2,500 g) SGA (small for gestational age) 児 早産低出生体重児 早産 (37 週未満) 前置胎盤 常位胎盤早期剝離 分娩前出血 周産期死亡率
2. 凍結胚移植でリスク増加 癒着胎盤 巨大児 (>4,500 g) LGA (large for gestational age) 児 帝王切開
3. 明確なリスクの相違なし 着床不全* 異所性妊娠* 妊娠高血圧症候群 極低出生体重児 (<1,500 g) 早産 (32 週未満) NICU 入院 先天異常児

*凍結胚移植プロトコル, 対象患者, 対象周期による変動あり

る.

(5) 凍結胚移植の問題点

前述のように凍結胚移植では SGA 児が減少するが, その一方 LGA (large for gestational age) 児や巨大児が増加することが報告されている[19]. マウスを用いた研究では, 凍結・融解に用いる培養液や凍結・融解操作が DNA メチル化など epigenetic な変化をもたらすことも報告されており[20], epigenetics がヒト胎児や出生児の成長や発達に関与することも明らかとなってきた[21]. 現時点で明らかな凍結の有害性は報告されていないが, 胚凍結が出生児に及ぼす影響について継続的な検証が不可欠である.

一方, わが国における多数例の解析では, 凍結胚移植によって癒着胎盤や妊娠高血圧症候群が増えることが報告されているため[18], 母体の周産期予後について

もさらなる検証を要する．

また，ガラス化凍結法では液体窒素に胚を直接浸漬する開放型容器が主流だが，液体窒素を介した病原体の感染の理論的可能性が指摘され，近年では閉鎖型容器も使用されている[22)]．これまでのところ感染例の報告はないが[23)]，濾過や紫外線照射による液体窒素の滅菌法も開発されている[24)]．

凍結胚移植にはメリットが多く，新鮮胚移植を行わない全胚凍結を原則とする施設が増加している．しかしながら，全ての症例に対して凍結胚移植が有効であるとのエビデンスはなく，医療コストや患者の心理的負担を含めて検証すべき問題点も少なくないため，これまで同様に症例ごとの個別的アプローチと継続的な臨床データの蓄積が重要と思われる[25)]．

☞文献

1） 齋藤英和，石原　理，久具宏司，他．平成25年度倫理委員会登録・調査小委員会報告（2012年分の体外受精・胚移植等の臨床実施成績および2014年7月における登録施設名）．日本産科婦人科学会雑誌．2014；66：2445-81．
2） Groenewoud ER, Cantineau AE, Kollen BJ, et al. What is the optimal means of preparing the endometrium in frozen-thawed embryo transfer cycles? A systematic review and meta-analysis. Hum Reprod Update. 2013；19：458-70.
3） 胚移植．In：日本生殖医学会，編．生殖医療の必修知識．東京：日本生殖医学会；2014．p.306-10.
4） Wilson C, Check JH, Summers-Chase D, et al. Successful pregnancies from embryos cryopreserved more than ten years：two case reports. Clin Exp Obstet Gynecol. 2006；33：79-80.
5） Riggs R, Mayer J, Dowling-Lacey D, et al. Does storage time influence post-thaw survival and pregnancy outcome? An analysis of 11,768 cryopreserved human embryos. Fertil Steril. 2010；93：109-15.
6） 日本産科婦人科学会．ヒト胚および卵子の凍結保存と移植に関する見解．日本産科婦人科学会雑誌．2014；66：1885.
7） 卵巣過剰刺激症候群の予防・治療．In：日本生殖医学会，編．生殖医療の必修知識．東京：日本生殖医学会；2014．p.358-65.
8） Kuroda K, Takeuchi H, Kitade M, et al. Surgery-assisted reproductive technology hybrid therapy：a reproductive procedure for an infertile woman of late reproductive age with multiple myomas. J Obstet Gynaecol Res. 2009；35：827-31.
9） 高井　泰．胚凍結．In：鈴木　直，竹原祐志，編．がん・生殖医療─妊孕性温存の診療．東京：医歯薬出版；2013．p.156-65.
10） Scott RT, Jr., Franasiak JM, Forman EJ. Comprehensive chromosome screen-

ing with synchronous blastocyst transfer: time for a paradigm shift. Fertil Steril. 2014; 102: 660-1.

11) D'Angelo A, Amso N. Embryo freezing for preventing ovarian hyperstimulation syndrome. Cochrane Database Syst Rev. 2007; CD002806.

12) Lee SJ, Schover LR, Partridge AH, et al. American Society of Clinical Oncology recommendations on fertility preservation in cancer patients. J Clin Oncol. 2006; 24: 2917-31.

13) Roque M, Lattes K, Serra S, et al. Fresh embryo transfer versus frozen embryo transfer in in vitro fertilization cycles: a systematic review and meta-analysis. Fertil Steril. 2013; 99: 156-62.

14) Ishihara O, Kuwahara A, Saitoh H. Frozen-thawed blastocyst transfer reduces ectopic pregnancy risk: an analysis of single embryo transfer cycles in Japan. Fertil Steril. 2011; 95: 1966-9.

15) Pandey S, Shetty A, Hamilton M, et al. Obstetric and perinatal outcomes in singleton pregnancies resulting from IVF/ICSI: a systematic review and meta-analysis. Hum Reprod Update. 2012; 18: 485-503.

16) Maheshwari A, Pandey S, Shetty A, et al. Obstetric and perinatal outcomes in singleton pregnancies resulting from the transfer of frozen thawed versus fresh embryos generated through in vitro fertilization treatment: a systematic review and meta-analysis. Fertil Steril. 2012; 98: 368-77. e1-9.

17) Nakashima A, Araki R, Tani H, et al. Implications of assisted reproductive technologies on term singleton birth weight: an analysis of 25,777 children in the national assisted reproduction registry of Japan. Fertil Steril. 2013; 99: 450-5.

18) Ishihara O, Araki R, Kuwahara A, et al. Impact of frozen-thawed single-blastocyst transfer on maternal and neonatal outcome: an analysis of 277,042 single-embryo transfer cycles from 2008 to 2010 in Japan. Fertil Steril. 2014; 101: 128-33.

19) Pinborg A, Henningsen AA, Loft A, et al. Large baby syndrome in singletons born after frozen embryo transfer(FET): is it due to maternal factors or the cryotechnique? Hum Reprod. 2014; 29: 618-27.

20) Wang YA, Kovacs G, Sullivan EA. Transfer of a selected single blastocyst optimizes the chance of a healthy term baby: a retrospective population based study in Australia 2004-2007. Hum Reprod. 2010; 25: 1996-2005.

21) Nelissen EC, van Montfoort AP, Dumoulin JC, et al. Epigenetics and the placenta. Hum Reprod Update. 2011; 17: 397-417.

22) Hashimoto S, Amo A, Hama S, et al. A closed system supports the developmental competence of human embryos after vitrification: Closed vitrification of human embryos. J Assist Reprod Genet. 2013; 30: 371-6.

23) Cobo A, Bellver J, de los Santos MJ, et al. Viral screening of spent culture media and liquid nitrogen samples of oocytes and embryos from hepatitis B, hepatitis C, and human immunodeficiency virus chronically infected

women undergoing in vitro fertilization cycles. Fertil Steril. 2012；97：74-8.
24) Parmegiani L, Cognigni GE, Bernardi S, et al. Efficiency of aseptic open vitrification and hermetical cryostorage of human oocytes. Reprod Biomed Online. 2011；23：505-12.
25) Shapiro BS, Daneshmand ST, Garner FC, et al. Clinical rationale for cryopreservation of entire embryo cohorts in lieu of fresh transfer. Fertil Steril. 2014；102：3-9.

〈高井 泰〉

2 内分泌療法

A GnRH agonist（Short 法，Long 法）

Gonadotropin releasing hormone（以下 GnRH）は生体内においては視床下部より分泌され，下垂体門脈を経て脳下垂体前葉に存在する性腺刺激ホルモン分泌細胞（gonadotroph）に作用し，ここからの性腺刺激ホルモン（FSH および LH）の産生・分泌を促進する．GnRH はアミノ酸 10 残基より構成される decapeptide であるが，この構成アミノ酸のいくつかを改変することにより異なる作用を持つ分子を作成することができる．これを GnRH analog と称するが，このうち GnRH と同様の作用すなわち性腺刺激ホルモン産生・分泌促進的に作用する物質を GnRH agonist とよぶ（図 1）．

GnRH agonist を継続的に投与した際には時間経過と共に特有の反応がみられる．すなわち，投与開始直後よりしばらくの間は，脳下垂体 gonadotroph 表面に分布する GnRH receptor に GnRH agonist が持続的に作用する結果，FHS・LH の産生・分泌が亢進する．これを flare-up と称する．しばらくこの状態が続いた後，GnRH receptor は gonadotroph 表面から細胞内部に移動していき（internalization），やがて細胞表面から枯渇してしまう．こうなると十分な GnRH agonist が周囲に存在するにもかかわらず，もはやその薬理作用は gonadotroph には伝わらなくなってしまい（desensitization），結果として antagonistic な作用へと変化していく．GnRH agonist のこうした作用を ART の調節卵巣刺激法に応用することが可能であり，代表的な方法として Short 法と Long 法とがある．

(1) 方法ならびに適応

本邦で使用しうる GnRH agonist 製剤の剤型は点鼻薬と注射薬であるが，細かい調整が可能である点から，点鼻薬が使用されることがほとんどである．製剤としては酢酸ブセレリンと酢酸ナファレリンとがある．

Short 法は GnRH agonist 投与に伴う flare-up とその後の down regulation

JCOPY 498-06080

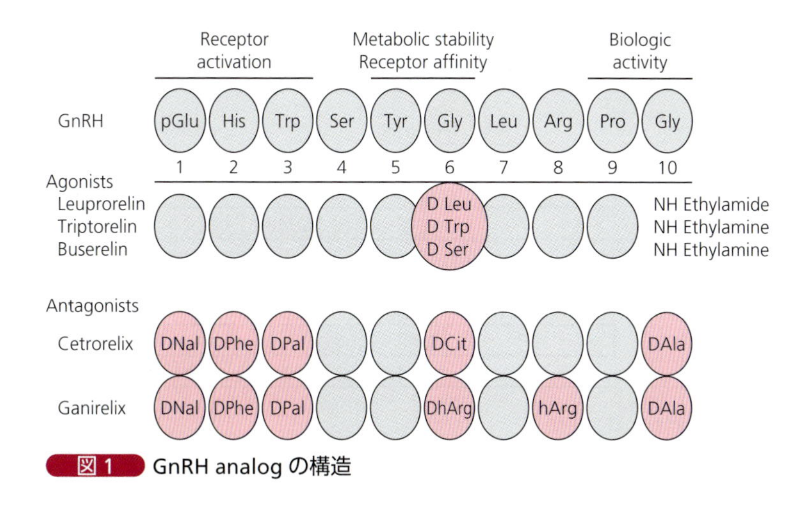

図1 GnRH analog の構造

の両方を利用する方法である．具体的には，調節卵巣刺激を行う月経（または消退出血）の開始と同時にGnRH agonistの投与を開始する．これによりflare-upが起こり内因性FSH・LHの分泌が亢進し，引き続きFSH/hMG製剤の投与を行うことにより強力な卵胞発育作用をもたせることが可能である．この状態を継続していくと途中からdown regulationが起こり，これ以降は外部から投与されるFSH/hMG製剤のみにより卵巣刺激が維持される．またdown regulationが完成するとLHサージが起こらないため，早発排卵の防止が可能となる(図2A)．

一方Long法は調節卵巣刺激を開始する十分前からGnRH agonistの継続投与を行い，down regulationが完成した段階でFSH/hMG製剤の投与を開始する方法である．この際，GnRH agonistを開始するタイミングとしては，卵巣刺激開始の前周期黄体中期から（図2B①）と月経/消退出血開始直後から（図2B②）とがある．前者の場合は直後の月経/消退出血開始と共に卵巣刺激を開始し，後者の場合にはGnRH agonistを10日～2週間使用して十分に中枢抑制がなされた段階から卵巣刺激を開始することとなる．いずれにしても内因性FSH・LHの分泌は抑制されているため，卵巣刺激は外部から投与される薬剤のみに依存する形となる．また同じ理由から，卵胞発育が進んでいってもLHサージが起こらないため早発排卵も防止される．

以上の通り，Short法もLong法も最終的には早発LHサージおよび早発排卵の防止が主な目的となっている．なお，十分な卵胞発育が得られて採卵を決定し

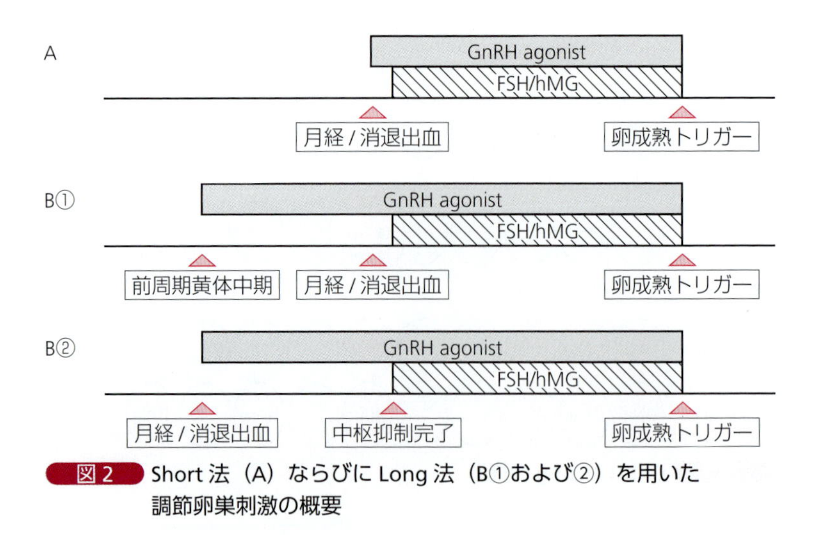

図 2 Short 法（A）ならびに Long 法（B①および②）を用いた調節卵巣刺激の概要

た際には，卵成熟トリガーとして hCG を採卵の 34〜35 時間前に投与する．

(2) 特徴

Short 法は卵巣機能が軽度低下した症例で適用され，GnRH agonist 開始当初の flare-up により少しでも多くの卵胞をリクルートすることを目的とする．Long 法は，GnRH antagonist 製剤が発売される以前に早発 LH サージの抑制を目的とした調節卵巣刺激法として汎用された方法である．卵巣予備能がある程度保たれている症例においては安定した治療効果を発揮する．ただ，全ての行程を行う期間が文字通り長くなることが欠点であるといえる．Short 法・Long 法のいずれも卵成熟トリガーとして hCG を使用するため，多数の卵胞発育がみられた症例では卵巣過剰刺激症候群（OHSS）のリスクが高まるので十分な注意が必要である．

Long 法と Short 法との比較では，調節卵巣刺激周期あたりの採卵数および妊娠率は Long 法が有意に高く，また卵胞の同調性発育は Short 法において劣り，結果として採卵キャンセル率が高くなる．

☞文献

1） Fauser BCJM. Medical Approaches to Ovarian Stimulation for Fertility. In: Straus JF III, et al, editors. Yen & Jaffe's Reproductive Endocrinology.

Philadelphia: Elsevier Saunders; 2014. p.701-33.
2) 生殖補助医療 (5) 調節卵巣刺激法. In: 日本生殖医学会, 編. 生殖医療の必修知識. 東京: 杏林社; 2014. p.273-7.
3) 生殖補助医療. In: 武谷雄二, 他編. プリンシプル産科婦人科学 1 婦人科編. 第3版. 東京: メジカルビュー社; 2014. p.345-67.
4) 藤原敏博. 調節卵巣刺激における同調性卵胞発育. In: 森 崇英, 他編. 卵子学. 京都: 京都大学学術出版社; 2011. p.537-43.
5) 吉田 淳. GnRH アゴニストを用いた卵巣刺激の実際. In: 森 崇英, 他編. 卵子学. 京都: 京都大学学術出版社; 2011. p.550-6.

〈藤原敏博〉

B GnRH antagonist 法

GnRH は視床下部 GnRH ニューロンの神経終末より下垂体門脈内に律動的に分泌され, 下垂体前葉のゴナドトロピン分泌細胞膜上に存在する GnRH 受容体に結合することで生物学的作用を発揮する. GnRH の臨床応用は 1971 年に GnRH が同定されて以来, GnRH analog が主に先行開発されてきた. GnRH agonist は GnRH 受容体の脱感作を介して効率よくゴナドトロピン分泌抑制をもたらし臨床的に広く用いられるようになったが, GnRH agonist には投与初期の flare up, 作用発現の迅速性・調節性に欠けるという難点があった.

GnRH antagonist は GnRH 受容体への競合阻害により機能抑制を起こすが, GnRH agonist とは異なり, 投与直後数時間程度でそのゴナドトロピン分泌抑制作用, 性ステロイドホルモン分泌抑制作用・効果が発現され, 本剤投与中止直後には直ちに GnRH への反応性が回復するため速効性と調節性に優れているのが薬理的に大きな特長である. GnRH の基本構造は 1, 2, 4, 9, 10 位のアミノ酸が特徴的であり, アミノ酸末端側が受容体との結合で重要であり生物活性を示す. GnRH antagonist は, 1~3 位のアミノ酸を置換することにより antagonist としての作用を示し, 6, 10 位のアミノ酸を置換することでタンパク分解酵素抵抗性を高めている. 開発初期段階の GnRH antagonist はヒスタミン遊離作用, 皮膚の浮腫や蕁麻疹様症状といったアナフィラキシー作用の副作用があったため臨床使用が不可能であったが, 代表的な第 3 世代製剤である cetrorelix は有効性と安全性が確認され, 臨床使用されるようになった. 現在日本では, cetrorelix および ganirelix が不妊治療の際の卵巣刺激周期での早期内因性 LH サージの抑

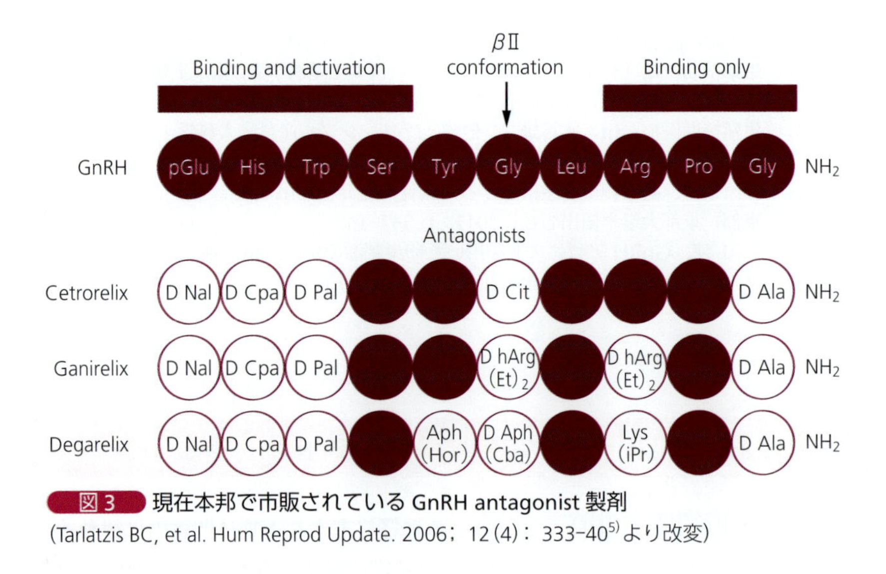

図3 現在本邦で市販されている GnRH antagonist 製剤

(Tarlatzis BC, et al. Hum Reprod Update. 2006; 12(4): 333-40[5]より改変)

制に用いられており，degarelix が前立腺癌の治療に用いられている（図3）．本項では cetrorelix および ganirelix の生殖補助医療における臨床的応用方法について概説する．

生殖医療での使用に関する GnRH antagonist の適応および注意事項～コツ・ピットフォールを含めて～

① Controlled ovarian stimulation (COS) プロトコールにおける GnRH antagonist の使用および GnRH agonist との比較

体外受精・胚移植（IVF-ET）で GnRH agonist を COS に用いることにより，早期内因性 LH サージが抑制され採卵キャンセル率が低下し，体外受精での妊娠率上昇に至った歴史的経緯がある．GnRH agonist を使用する COS プロトコールには，Long 法，Short 法，Ultra Short 法などがあり，Long 法は排卵誘発の中でも優れた方法としていまだ認知されているが，hMG 製剤の必要量がどうしても多くなること，卵巣予備能が良好な症例においては OHSS リスクが上昇すること，下垂体の抑制解除に時間がかかるため黄体機能不全を引き起こすことが従来から問題であった．よって GnRH antagonist の導入は生殖補助医療の COS プロトコールに多大な影響を与えた．最近の報告では，アンタゴニスト使用でも Long 法との成績に大差がないとされていることから GnRH antagonist を第一選択とする施設も多数みられる．GnRH antagonist を導入した後には，35 歳以上の COS の場合，GnRH antagonist を導入後に recombinant LH（日本では未発売）を加えるまたは urinary hMG 製剤へ切り替えるという工夫や，黄体機能維持にエストロゲン補充を追加するなどといったテクニックもあるように，知見の集積が進んでいる．

GnRH antagonist は内因性ゴナドトロピンを活用したい排卵予備能低下症例においては好んで使われる．また卵巣予備能良好症例においては OHSS が重症化しやすいが，GnRH antagonist を使用した方が内在性エストロゲンを低下させる作用があることから OHSS が重症化しにくいといわれている[1)]．このように症例の卵巣予備能を元に COS プロトコールを決めることが近年では一般的である[2)]．最近のメタ解析で poor responder に対する IVF を行った成績の比較では，GnRH antagonist 使用群の方が GnRH agonist 使用群（Long または Short 法）よりゴナドトロピン使用量は少なくなるが，両群間において臨床的妊娠率は有意差がなかったという報告[3)]もあり，症例の卵巣予備能にあわせた COS プロトコールの選択が本来は望ましい．また，従来経験および前周期以前の治療成績などを元にして決定されていた COS プロトコールの選択と，COS 周期の FSH/hMG の開始量を，客観的なノモグラムで設定する試みがあり興味深い[2)]（図 4）．

② 固定日投与法か反復投与法か

GnRH antagonist の使用法は，1）fixed protocol（単回または反復投与），2）flexible protocol（複数回投与）と 2 種類ある（図 5）．月経開始 2～3 日目より hMG あるいは rFSH の投与を開始するのはいずれのプロトコールでも変わりないが，fixed protocol では，hMG 投与 6 日目から hCG 投与日まで GnRH antagonist を 0.25 mg 連日投与する反復投与法と，hMG 投与 7 日目に 3 mg を単回投与する方法とがある．一方，flexible protocol では GnRH antagonist を最大卵胞径が 14～15 mm に達した時点で投与開始する．通常 3～4 日前後の投与で採卵に至ることが多いが，GnRH antagonist 周期の長期の使用は子宮内膜の着床環境に対して悪影響を及ぼすという考えもあり，なるべく使用回数を少なめにしておきたい．筆者の施設も含め，最近では複数回投与法が専ら行われており，ganirelix は複数回投与のみが可能である．

③ 外因性 LH サージを起こす方法

GnRH agonist を用いた COS（Long 法，Short 法）では，下垂体抑制が起きていることから hCG を投与した後採卵を行うが，GnRH antagonist を用いた

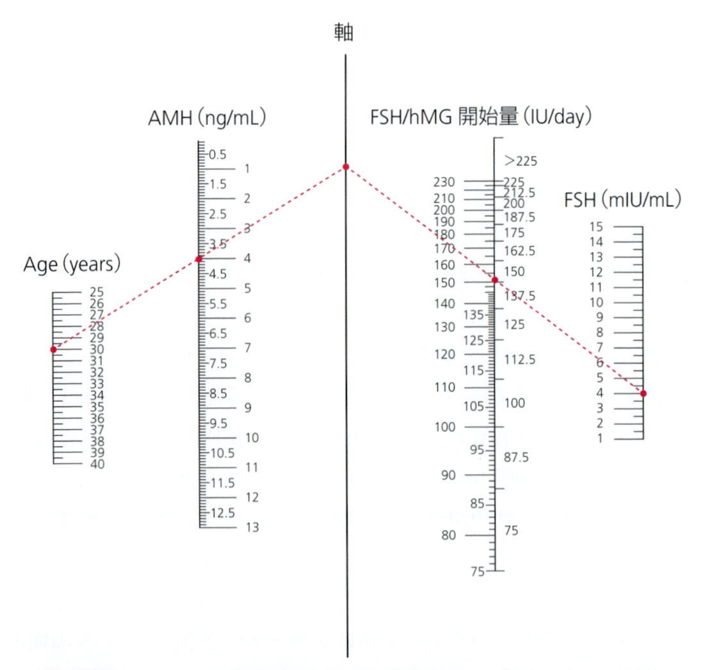

図 4 FSH/hMG 製剤初期投与量決定のノモグラム (AMH 使用のものと antral follicle count 使用のものがある) (La Marca A, et al. Hum Reprod Update. 2014; 20(1): 124-40[2] より改変)

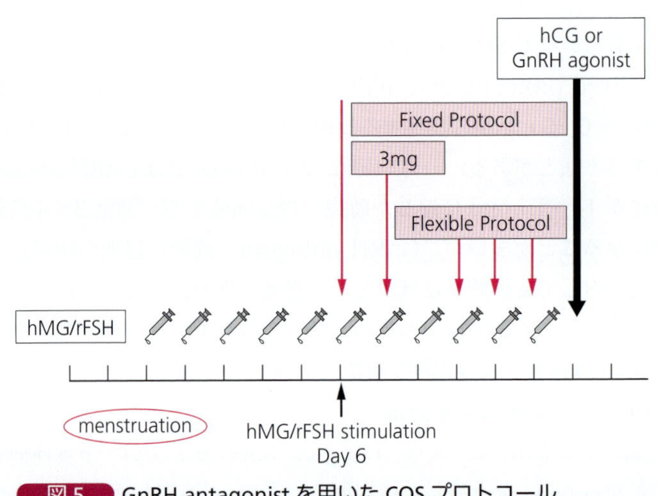

図 5 GnRH antagonist を用いた COS プロトコール

JCOPY 498-06080

COSの場合，LHサージ制御は内因性のGnRHに対する反応性が保たれていることからhCGまたはGnRH analogの単回投与でLHサージ制御が可能である（図5）．GnRH analogはhCGと比して作用時間が短いことからOHSS予防によいことと，自然の周期と同様の内因性FSHのサージが起きるという利点も考えられている．IVF/ICSIサイクルでGnRH analogまたはhCG使用を行った臨床試験・RCTを行った論文のメタ解析によると，GnRH analog群ではOHSS頻度は減少するものの，生児獲得率が低下すると報告されている[4]．よって，特に卵巣機能低下症例においてのGnRHのトリガーとしての使用は充分な注意が必要である．

今後の展望

生殖医療におけるその他のGnRH antagonist応用例として，子宮筋腫，子宮内膜症，避妊などといった報告がこれまでにあったが，皮下・筋肉内投与を要することもあり確立された治療法には至っていない．しかし，近年経口投与可能な非ペプチド性アンタゴニストが開発されて注目を集めている．経口GnRH antagonist製剤elagolixは子宮内膜症に対して用いられた第2相臨床試験の報告が出ており，現在他の製剤も臨床試験が進行しているところである．ゴナドトロピン，エストロゲンは，投与開始後迅速に低下し，製剤投与を中止してからは速やかな回復がみられており，早期の臨床応用が期待されている．ただしelagolixは排卵抑制効果が弱いことと催奇形性がある可能性が指摘されており，生殖可能女性に使用するには問題があることが指摘されている．

☞文献

1）Al-Inany HG, Youssef MA, Aboulghar M, et al. Gonadotrophin-releasing hormone antagonists for assisted reproductive technology. Cochrane Database Syst Rev. 2011；(5)：CD001750.

2）La Marca A, Sunkara SK. Individualization of controlled ovarian stimulation in IVF using ovarian reserve markers：from theory to practice. Hum Reprod Update. 2014；20(1)：124-40.

3）Xiao J, Chang S, Chen S. The effectiveness of gonadotropin-releasing hormone antagonist in poor ovarian responders undergoing in vitro fertilization：a systematic review and meta-analysis. Fertil Steril. 2013；100(6)：1594-601. e1-9.

4）Youssef MA, Van der Veen F, Al-Inany HG, et al. Gonadotropin-releasing

hormone agonist versus HCG for oocyte triggering in antagonist assisted reproductive technology cycles. Cochrane Database Syst Rev. 2011; (1): CD008046.
5) Tarlatzis BC, Fauser BC, Kolibianakis EM, et al. GnRH antagonists in ovarian stimulation for IVF. Hum Reprod Update. 2006; 12(4): 333-40.

〈平池 修〉

C 黄体支持療法

この項では，生殖補助医療（ART）における黄体支持療法について述べる．黄体支持療法（luteal support）とは，黄体期管理において妊娠の成立・維持に必要不可欠な黄体機能をホルモン剤投与により補完することである．

自然周期では，排卵に伴い黄体が顆粒膜細胞や内莢膜細胞の黄体細胞への分化転換により形成され，プロゲステロン（P_4）の分泌が開始されエストラジオール（E_2）の分泌が再開される．黄体機能は複雑な機序により制御されているが，着床期においては下垂体前葉からの LH が重要な働きを担っている．排卵後 4 日目に P_4 と E_2 はピークとなり，約 1 週間はそれを維持するが妊娠が成立しないと徐々に低下する[1]．P_4 は子宮内膜腺上皮細胞の分泌活動を促し，間質細胞の脱落膜化を誘導する．胚着床により胚盤胞から分泌されるヒト絨毛性ゴナドトロピン（hCG）は黄体に作用して黄体はさらに賦活化されて妊娠黄体となる．脱落膜組織には，組織マクロファージなどの免疫細胞が動員され，胎児由来栄養膜細胞の浸潤の制御や，母体の免疫寛容や，母体との物質・ガス交換を担う．P_4 の産生源は，妊娠 7 週頃までに黄体から胎盤へと移行する（luteoplacental shift）．妊娠 7 週までに黄体除去を行った患者では血中 P_4 値が急激に低下し流産することが報告されており[2]，妊娠を維持するためには少なくともこの時期までは黄体機能が維持されていることが必要であると考えられている．

(1) ART における黄体支持療法

ART での黄体支持療法は，近年になり GnRH analog 製剤を用いた調節卵巣刺激の普及とともに重要性が広く認められるようになった．GnRH agonist や GnRH antagonist を使用する際には内因性すなわち下垂体前葉からの黄体形成ホルモン（LH）の分泌が抑制されるので卵巣からの十分な P_4 産生は期待できない．GnRH agonist により下垂体ゴナドトロピン分泌細胞の GnRH 受容体が

down-regulation されると通常 2～3 週間はゴナドトロピン分泌機能は回復しない．一方，GnRH antagonist 使用後には，短期間であるが強力に GnRH 受容体がブロックされて黄体機能が低下する．このため，GnRH agonist や GnRH antagonist の使用周期では黄体支持療法の必要性は高い．その他，GnRH analog 製剤の使用の有無に関わらず ART で黄体支持療法が必要となる理由として，調節卵巣刺激による E_2 の早期からの過剰な上昇によるネガティブフィードバックや，採卵時の卵胞液吸引操作での顆粒膜細胞の剝奪，また凍結融解胚移植のホルモン補充周期ではそもそも黄体が存在し得ないことが挙げられる．黄体機能不全の患者ではやはり黄体支持療法は必要である．

(2) 黄体賦活療法と黄体補充療法

黄体支持療法の方法として hCG 等による黄体賦活療法と P_4 やプロゲスチンを投与する黄体補充療法とがある．プロゲスチンとは黄体ホルモン作用をもつ化学合成された物質の総称であり，プロゲストーゲンともよばれる．黄体補充療法では，P_4 受容体を誘導する E_2 などの卵胞ホルモンの投与が行われる場合もある．hCG とプロゲスチンそれぞれ単独での治療を比較したメタアナリシスでは，妊娠率に有意差は認めていない[3]．わが国では hCG とプロゲスチンを併用している施設が多くみられる．

① 黄体賦活療法

hCG によって黄体を刺激し黄体機能を賦活させる方法である．hCG は黄体を刺激し，E_2，P_4 を上昇させるが，他にも黄体における血管新生を促進すること，黄体細胞のアポトーシスを抑制することなどが報告されている．LH を投与するのが理想であるが，妊婦尿から精製される hCG の方がはるかに血中半減期が長く安定かつ安価であることから，黄体賦活目的で LH は臨床的には使用されていない．

卵子成熟目的で投与した hCG も当然黄体賦活に寄与する．その後，一般的には hCG 1500～3000 単位を採卵当日から隔日に 3～4 回筋注投与する．hCG の投与は卵巣過剰刺激症候群（OHSS）発症のリスクファクターであり[4]，OHSS の発症や進展が懸念される場合は，採卵当日以降の hCG を減量するか，または hCG 投与を中止し下記の P_4 またはプロゲスチン製剤の投与（黄体補充療法）のみに変更することが推奨される．

欧米では LH や hCG のリコンビナント製剤が既に使用されており，わが国でも発売後普及が進むと考えられる．

② 黄体補充療法/黄体ホルモン補充療法

子宮内膜の受容体に作用する黄体由来のホルモンは E_2 と P_4 なので，本来天然型の E_2 や P_4 の製剤を投与するのが黄体補充療法としては理想である．しかし，プロゲステロン注射薬の筋肉注射を除けば歴史的にはコスト面や生体内での安定性において非天然型と比較して天然型ホルモン製剤の優位性は低かったため，プレマリンなどの非天然型卵胞ホルモン製剤や種々のプロゲスチン製剤が経口あるいは筋注で用いられてきた．最近では，新たな天然型ホルモン剤の開発や投与法の工夫が進み，E_2 の経口ならびに経皮投与や，P_4 の経腟投与が定着しつつある．一般に新鮮胚移植周期において黄体補充療法で投与されるのは黄体ホルモン製剤のみであり，以下投与経路別の黄体ホルモン補充について述べる．

a. 経口投与

海外で用いられる製剤としては，微粒子化 P_4 経口剤が一般的であるが，その有効性はあまり実証されていない．P_4 経口投与では，腸管で吸収された後肝臓で代謝され，末梢血中に流入するのはわずか 10％程度であり，筋肉注射と比較しても血中濃度は低くなることが問題点となる．

一方，わが国で使用されている経口薬は，chlormadinone，dydrogesterone，medroxyprogesterone，norethisterone などのプロゲスチン製剤である．これらの薬剤は黄体機能不全に適応があり腸管からの吸収も良く肝臓で分解されにくく，天然型よりも黄体ホルモン受容体との結合能が高いなど利便性が高く，妊娠成立をめざした ART での使用は妥当と考えられる[6]．

b. 筋肉注射

Hydroxyprogesterone のデポー剤やプロゲステロンが使用される．血中への移行は経口に比べて良好であり，維持時間も長い．天然型黄体ホルモン製剤では 1 日 25～50 mg を連日筋注するが，脂溶性ホルモンである P_4 の製剤としての安定化に oil は必須であることから，連日の注射による痛み，局所的な発赤や腫脹と硬結，膿瘍形成を伴う感染はしばしば問題となる副作用である．Hydroxyprogesterone デポー剤は作用時間が長く週に 1～2 回程度の投与でよい．

c. 経腟投与

プロゲステロン腟剤は，多くの施設で ART 周期に使用されている．通常は，90～400 mg のプロゲステロンを含有する腟剤を 1 日 2～3 回使用する．筋注に比し血中濃度は低いが，解剖学的に子宮内膜での濃度を高めることができ[5]，副作用が少なく利便性が高い．また，天然型ホルモンを使用できるので安全性も高

表 1 国内で承認済の黄体ホルモン腟用製剤

販売名	プロゲステロン含有	用法	特徴
ルティナス腟錠	100 mg	1日2回または3回	専用アプリケータを用いて挿入
ウトロゲスタン腟用カプセル	200 mg	1日3回	ゼラチンなどを添加した軟カプセル剤
ルテウム腟用坐剤	400 mg	1日2回	ハードファットのみを基剤とした坐剤
ワンクリノン腟用ゲル	90 mg	1日1回	専用アプリケータを用いて挿入

い．

わが国ではこれまでプロゲステロン腟剤が承認されておらず，各施設で独自に作成するか海外の製品を輸入するしかなかった．国際的には微粒子化P_4製剤200 mgの1日3回投与やP_4のジェル剤90 mg 1日1回投与などが行われているが，これらを含む複数のプロゲステロン腟剤の国内販売が，2014年から順次開始となった（表1）．これらの製剤は，他の投与経路にくらべて少量の天然型ホルモンの投与で十分な効果が期待でき，局所の副作用も発赤やかゆみなど限定的で，代謝産物や溶剤などによる全身の副作用も少ないと想定されるため，わが国でも今後さらに使用が広がると予想される．

(3) 黄体支持療法の実際

新鮮胚移植の場合は採卵日に黄体支持療法を開始するのが一般的である．また，いわゆる卵子のmaturation triggerとして採卵に先立ち使用されるhCGも，黄体賦活に寄与している．

当院では，黄体支持療法を図6のスケジュールを基本形として患者それぞれの背景をもとに個別化して行っている．また，ホルモン製剤の組織移行が患者ごとに異なることを想定し，経腟と筋注というように複数の経路で併用してホルモン剤を投与することを原則としている．卵巣過剰刺激症候群（OHSS）となるリスクが高い周期の黄体支持療法は，hCGの使用は行わず，黄体補充のみで行う．当院で使用する黄体ホルモン腟坐薬は200 mgの院内製剤であり，書面によるインフォームド・コンセントを経て1日2回投与している．これまでに累積5000周期以上に用いてきたが，副作用を訴える患者はほとんどなく，ほぼ100%の周期で問題なく継続実施できている．しかし，「生殖補助医療における黄体補充」を効

a）hCG を使用する黄体支持療法

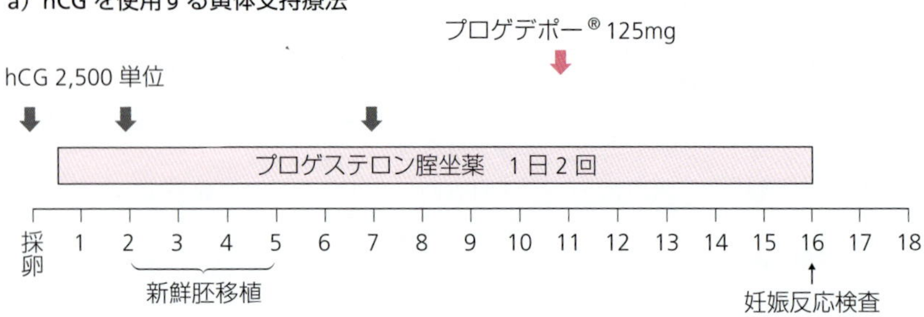

b）hCG を使用しない黄体支持療法（卵巣過剰刺激症候群発症リスクが高い場合）

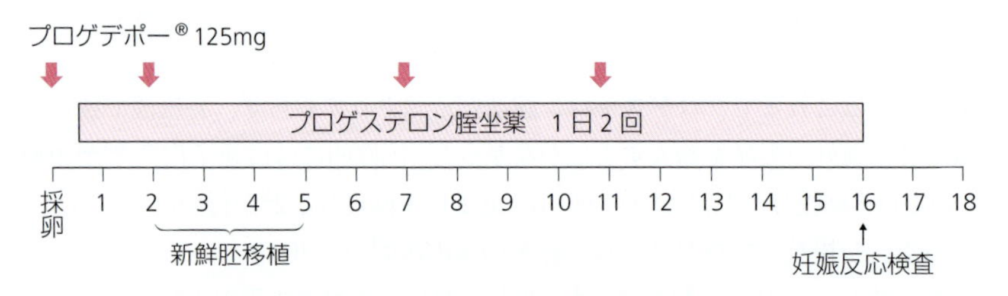

c）ホルモン補充周期融解胚移植後のサポート

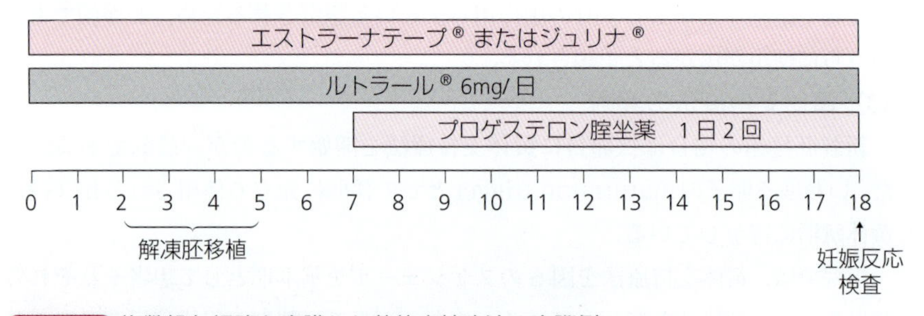

図 6 複数投与経路を意識した黄体支持療法の実際例

注）・新鮮胚移植日の朝はエコー画像への悪影響に配慮して腟坐薬の使用を控える．
・自然周期融解胚移植後の黄体支持療法は a）に準じて行うか行わない．また，各薬剤は剤形，プロゲステロン含有量，投与回数，挿入方法など詳細においては少しずつ異なっており，選択肢は多様である．

能・効果として承認を取得した黄体ホルモン製剤が順次発売されているので，当院のように院内製剤等でこれまで対応してきた国内施設においては，使用経験を重ねてこれらに移行していく段階に入っている．

JCOPY 498-06080

(4) 黄体支持療法の今後

ART における黄体支持療法は重要であるが，エビデンスのある研究は少ない[7]．黄体期から妊娠初期にわたる管理として，黄体支持療法を ART のどのような症例に対してどのような方法で実施すべきかの詳細について，今後のエビデンス蓄積が望まれる．

☞文献

1) Roseff SJ, Bangah ML, Kettel LM, et al. Dynamic changes in circulating inhibin levels during the luteal-follicular transition of the human menstrual cycle. J Clin Endocrinol Metab. 1989; 69: 1033-9.
2) Csapo AI, Pulkkinen MO, Rutter B, et al. The significance of the human corpus luteum in pregnancy maintenance. Am J Obstet Gynecol. 1972; 112: 1061-7.
3) Daya S, Gungy J. Luteal phase support in assisted reproduction cycles. Cochrane Database Syst Rev. 2004; (3): CD004830.
4) van der Linden M, Buckingham K, Farquhar C, et al. Luteal phase support for assisted reproduction cycles. Cochrane Database Syst Rev. 2011; (10): CD009154.
5) Cicinelli E, DeZiegler D, Bulletti C, et al. Direct transport of progesterone from vagina to uterus. Obstet Gynecol. 2000; 95: 403-6.
6) 井田　守，福田愛作．黄体期補充・妊娠初期管理法．臨婦産．2013; 67: 1052-7.
7) Hubayter ZR, Muasher SJ. Luteal supplementation in in vitro fertilization: more questions than answers. Fertil Steril. 2008; 89: 749-58.

〈伴野千尋　安藤寿夫〉

D MOS

MOS（mild ovarian stimulation）は，ART（assisted reproductive technology）において，臨床成績と副作用のリスクバランスの最適化を図り，費用対効果を考慮した身体的・経済的に患者負担を低減した方法である．クロミフェンクエン酸塩錠（clomiphene citrate: CC）をベースとした方法やレトロゾール錠（letrozole）による方法，比較的低量のゴナドトロピン gonadotropin（Gn）および GnRH agonist あるいは GnRH antagonist の効率的な併用法などがある．International Committee Monitoring Assisted Reproductive Technol-

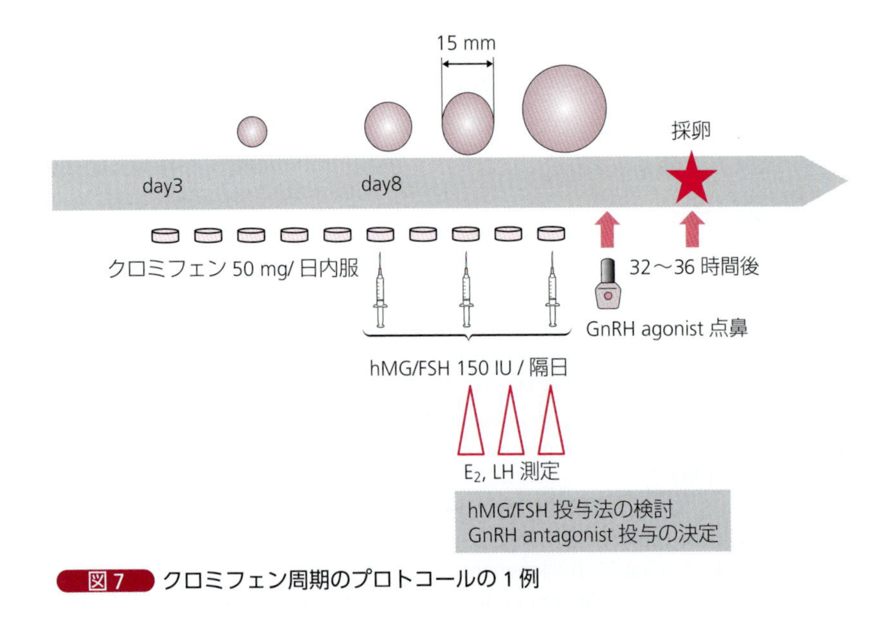

図 7 クロミフェン周期のプロトコールの 1 例

ogies (ICMART) では,「6 個以下に採卵数を抑える意図をもって行う, Gn および/またはその他の薬剤を用いた卵巣刺激法」と定義されている[1].

MOS

MOS は広く採用され, 現在では日本の ART における卵巣刺激の約 37%を占めている[2]. 各医療機関でそれぞれに工夫が凝らされていることが推察されるが, 本稿では代表的な CC 法とレトロゾール錠による方法を提示する.

(1) クロミフェン周期

① クロミフェン周期のプロトコール

クロミフェン周期は, CC をベースとして比較的少量 (900 単位以下) のゴナドトロピン (Gn) を併用し, 最終的な卵子成熟トリガーを GnRH agonist (酢酸ブセレリン) を鼻腔内噴霧により誘発する[3]. 実際のプロトコールを以下に示す (図 7).

a. 月経周期 3 日目 (D3) から CC 50mg の連続投与を開始する. 投与期間は卵胞発育に依存し, LH サージトリガーとしての GnRH agonist 噴霧の前日まで連日服用する.

b. 月経周期 8 日目 (D8) から hMG あるいは FSH 150 IU の隔日投与を開始す

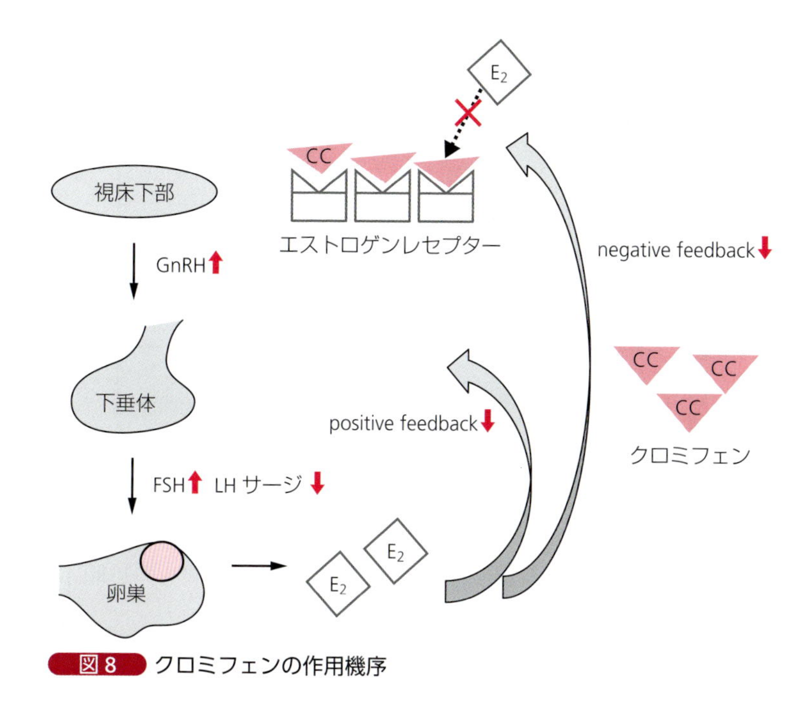

図 8 クロミフェンの作用機序

る．主席卵胞径が 14 mm 以下の場合は，次回の診察予定は 2～4 日後とし，15 mm 以上に至った時点で E_2・LH を測定する．15 mm 以上では E_2 値により翌日または 2 日後を診察予定日とする．

c. 主席卵胞径が 17 mm 以上に至った時点で，E_2 値が 1 卵胞あたり 300 pg/mL 以上を目処に GnRH agonist を鼻腔噴霧し，LH サージを誘発する．GnRH agonist の鼻腔噴霧は，当日に LH 上昇がないことを確認し，1 回（左右の鼻腔に各 1 回）300 μg を採卵時刻前 32～36 時間の間に 2 回投与する．

d. 採卵は，GnRH agonist 鼻腔噴霧後 32～36 時間後に予定する．LH が上昇を開始しているケースでは，24～32 時間後に採卵する．

② クロミフェンの作用機序

CC は，エストロゲン拮抗剤であり，視床下部のエストロゲン受容体に結合し，エストロゲンによる negative feedback を阻害することによって視床下部からの GnRH の分泌を増加させる．それにより下垂体からの FSH および LH の分泌が促進され，卵胞の発育が促進される（図 8）．また，CC を連続投与することに

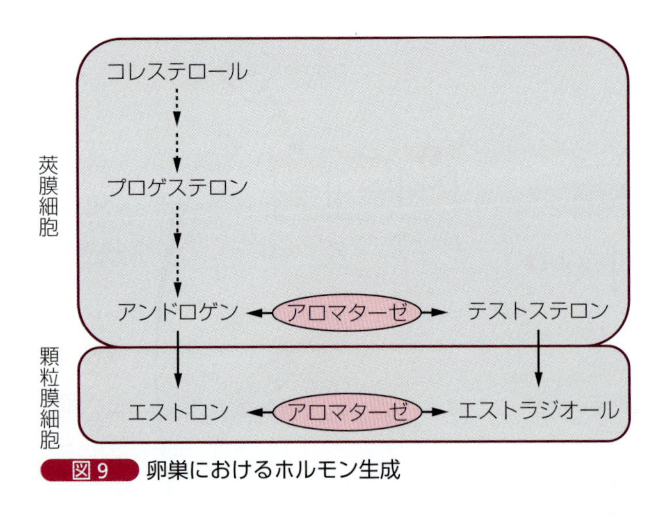

図 9 卵巣におけるホルモン生成

より，エストロゲンの positive feedback で生じる LH サージも抑制傾向となり採卵に向けて排卵誘起のコントロールが期待できる．

③ GnRH agonist によるフレアーアップの作用機序

GnRH agonist は，視床下部の GnRH レセプターに結合し，下垂体から Gn の分泌を促進する．子宮筋腫や子宮内膜症の治療薬として GnRH agonist が作用するのは，GnRH agonist が持続的に GnRH レセプターに結合することにより，下垂体からの Gn 分泌が抑制されて卵巣からのエストロゲン分泌が抑制されるからであるが，ART における GnRH agonist によるフレアーアップでは，GnRH agonist が GnRH レセプターに結合した時に生じる一過性の Gn 分泌促進を利用している．

(2) レトロゾール周期

レトロゾール周期は，閉経後乳癌治療剤であるアロマターゼ阻害剤（aromatase inhibitor）であるレトロゾールを排卵誘発へ使用する方法である．アロマターゼはチトクローム P450 ファミリーに属する酵素で，アンドロゲンからエストロゲンへの合成反応を担う働きがあり，アロマターゼは，乳房の他に，脂肪・脳・筋肉・肝臓などに存在するが，卵巣の顆粒膜細胞にも存在している（図 9）．レトロゾールは，アロマターゼの働きを阻害しエストロゲン産生を抑制するが，中枢性作用として，エストロゲン産生が抑制されることで視床下部-下垂体へのエストロゲン negative feedback が抑制され，FSH 分泌が増加し卵胞の発育が促進される．レトロゾールの半減期は，平均約45時間と短いことから，投与終了後早期にnegative feedback機構は回復する．末梢性作用としては，アンドロゲンからエストロゲンへの転換が阻害されることから卵巣内のアンドロゲン濃度は上昇し，そのアンドロゲンにより卵胞のリクルートが促進される[4]．また，子宮内膜への作用として，血中エストロゲンが低く保たれることでエストロゲン感受性が亢進し，クロミフェンに比較して子宮内膜の菲薄化作用が弱く良好な子宮内膜環境が得られやすい．投与方法は，月経周期3日目よりレトロゾール（フェマーラ®）2.5 mgを5日間とする方法が一般的である．レトロゾールは閉経後乳癌患者に適応を有する薬剤であり，排卵誘発剤としての使用は適応外で，胎児への安全性等さらなる検証が必要であるが，レトロゾール投与で大奇形の発生は観察されず，クロミフェン投与や無投薬群と比較して奇形発生率に有意差がなかったことが報告されている[5]．しかし，卵巣刺激を目的とした投薬において，適応外使用について使用前のインフォームドコンセントが重要である．

まとめ

卵巣刺激方法の選択では，患者背景や卵巣機能評価が重要である．MOSは多数の卵胞発育が期待できない卵巣機能低下症例から，多嚢胞性卵巣症候群に代表されるような卵巣過剰刺激症候群のハイリスク症例まで，幅広い症例に対して選択肢になり得る，身体的・経済的に患者負担の少ない方法である．

☞文献

1) Zegers-Hochschild F, Adamson GD, de Mouzon J, et al. International Committee for Monitoring Assisted Reproductive Technology (ICMART) and the World Health Organization (WHO) revised glossary of ART terminology, 2009. Fertil Steril. 2009; 15: 5-12.
2) ARTデータブック2011年　刺激法別内訳2007〜2011．日本産科婦人科学会; 2011.
3) 寺元章吉．クロミフェン周期．産婦の世界．2004; 56: 66-74.
4) Mitwally MF, Casper RF. Aromatase inhibitors in ovulation induction. Semin Reprod Med. 2004; 22: 61-78.
5) Forman R, Gill S, Moretti M, et al. Fetal safety of letrozole and clomiphene citrate for ovulation induction. J Obstet Gynaecol Can. 2007; 29: 668-71.

〈片桐由起子　福田雄介〉

処置

A 採卵（通常法）

採卵は現在では多くの施設で外来ベースにて簡単な麻酔により行われている．しかし 1978 年 Steptoe & Edward[1)]が世界で初めて体外受精が行った当時の採卵は全身麻酔下の腹腔鏡下採卵で，自然周期採卵により 8 細胞を 1 個移植し，ルイーズブラウンが誕生した．1980 年代前半までは全身麻酔による腹腔鏡下採卵が一般的であり，1983 年我が国で初めて体外受精が成功した東北大の時も同様であった．1985 年頃から経腟超音波が導入され，利点として局所麻酔が可能で，卵胞の超音波像がより鮮明となり，外来で比較的容易に行えるようになった．この経腟超音波の開発と GnRH agonist の開発により外来ベースで採卵が可能となり，世界中に広められ現在の採卵の基本となった．採卵は体外受精の中で最も侵襲性があり，迅速かつ安全に遂行されなくてはならない．それゆえ今回は採卵の基本手技や工夫とコツなど解説する．

(1) 採卵前周期検査

当院では採卵の前周期に来院して頂き基本的術前検査（肝腎機能，血糖，貧血凝固機能検査，感染症）を確認し，ET チューブのチェックや卵巣嚢腫など骨盤内観察をする．また，月経に合わせて低用量のピルを服用する時期の決定と基礎ホルモン値，胞状卵胞数（AF），抗ミュラーホルモン（AMH 値）を参考に誘発法を決定している．

(2) 採卵時の機材

① 超音波

エコーは当院では持田シーメンスメディカル社のソノビスタ C-3000 を使用している．通常の経腟超音波より広角に見える利点がある．

② 採卵針

北里メディカルの 19 G，20 G の single tube を使用している（図 1）．

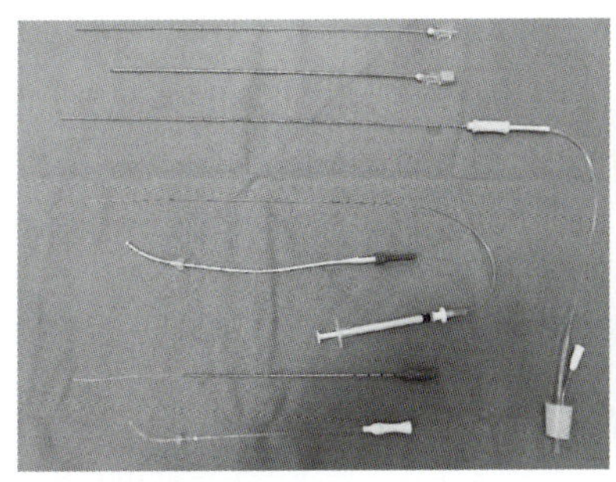
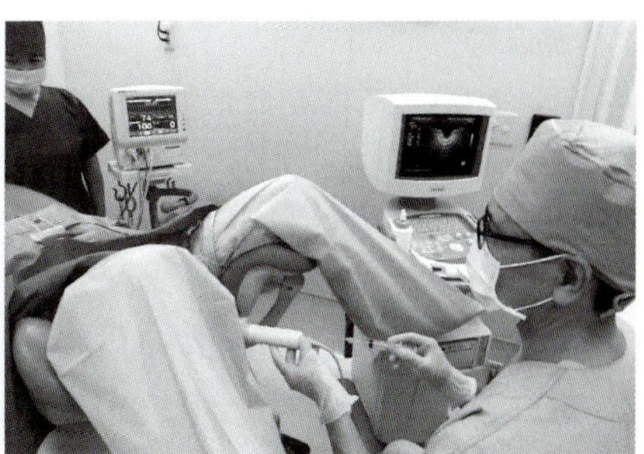

図1 使用している採卵針および ET チューブと仙台 ART クリニックの採卵の様子

③ 吸引ポンプ

当院では IVM の場合のみに使用している〔Cook Aspiration Unit（Cook Japan)〕.

手動：主に 20 G の採卵針に直接 10 mL の注射器を接続し，手動で採卵を実施している．簡便で flush もせず 1 名で採卵が可能であるが，吸引圧が過剰に高くなり顆粒膜細胞がはがれたり，卵の変性が起こらないように低圧で優しく吸引する．

(3) 採卵の時期

妊娠成功の鍵は成熟した良好な卵をいかに獲得できるかにかかり，様々な排卵誘発法によって行われている．そのためには個々の患者にあった誘発法（Long 法，GnRH antagonist 法，低刺激法）を選択してゆく必要がある．採卵は主席卵胞が 18 mm を 2 個か 3 個以上超えた時点でさらにエストラジオール（E_2）が 1 個当たり 200～300 pg/mL となった時点を目安に hCG または GnRH agonist を投与し，34～36 時間後に採卵となる．

(4) 採卵時の麻酔

全身管理のモニターに十分注意しながらそれぞれの施設で使い慣れた方法を選択する．

① 全身麻酔

プロポフォールは即効性と持続時間が短いので欧米では吸入麻酔薬との併用で広く用いられている．ただし鎮痛作用がなく，ペンタゾシン，笑気のガス麻酔などが併用されている．しかし呼吸抑制，循環抑制が強く，咽頭反射抑制もあるので全身管理のモニターにて充分な管理を必要とする．

② 静脈麻酔

一般にNLAとしてジアゼパム＋ペンタゾシンが用いられることが多いが，当院ではペンタゾシン＋プロポフォールを使用している．プロポフォールは卵の質や胚発育に影響しないとの報告があるが，悪心嘔吐の副作用があり制吐剤を必要とすることが多い．

③ 傍頸管ブロック（paracervical block）

子宮頸部の4時と8時方向にキシロカインやカルボカインを5～7 mL 投与する．副作用，除痛，患者の早期帰宅が可能で当院ではこの方法を主に採用している．

(5) 採卵直前準備

採卵室内は手術室と同様な空気清浄度と明るさ，温度，湿度に注意が必要とされる．看護師は早めに来院し，室内の温度調節を行う．培養液は37℃に保ち，浸透圧，pHにも注意を払い保温に努める．血圧計，心電図，酸素飽和度計，経腟プローベとアタッチメントを準備しておく．さらに採卵針に生理食塩水で洗浄後，37℃のHepesの入った培養液で満たし，注射器に1～2 mL 満たしておく．

(6) 採卵の実際と手順

① 患者は採卵30分前に来院し，前投薬，鎮痛剤の坐薬，血管を確保する．

② 採卵は原則として実施者，看護師，卵胞をラボに運ぶ者の3名で施行している．

③ 患者は着替えをし，排尿後採卵室へ入室し，内診台で待機する．

④ 看護師は血圧計心電図，酸素飽和度計を装着する．

⑤ 採卵実施者ははじめに腟内をイソジン® 消毒し，温生食できれいにイソジン® を洗い流す．

⑥ 0.5％カルボカイン® を左右の頸管に注入し，傍頸管ブロックを施行する．経腟超音波にて骨盤内を観察し，卵胞の大きさや個数を把握する．その際血管，腸管，卵巣囊腫，子宮筋腫，などを把握しておく．

⑦ 重要なことは採卵するプローベを卵巣と腟壁が接するようにしっかり保持固定し，モニター上に腸管や血管に十分注意しながら一番手前にある卵から穿刺する．卵胞中央の位置に針先がくるようにし，ゆっくりと完全に卵胞液を吸引する．次にその下の卵胞に進んでゆく．卵胞が多い場合には2～3個の卵を穿刺し，何度も腟壁を刺すことは出血や感染の原因となるので極力避ける．

⑧ 採卵した卵は速やかに顕鏡し，卵確認後速やかに培養器内に保存する．

⑨ 採卵を終了したら超音波にて骨盤内を観察し腹腔内の出血の有無を確認する．出血が多い場合には出血の部位や状況を確認し経時的に対処する．

⑩ 腟内を観察し穿刺部位からの出血がないかを確認し，出血がある場合には圧迫止血する．時に動脈性の出血の場合にはペアンにて出血部を狭鉗するような場合もある．しかし一般には圧迫ガーゼ程度で十分止血可能である．採卵終了後約 1 時間にてバイタルサインを確認し腟内および経腟超音波にて骨盤内を確認し帰宅させる．

(7) 採卵困難例

子宮筋腫，開腹術後，子宮内膜症などの場合採卵が困難なことに遭遇する．経腟的に可能であればできる限り筋腫や内膜症をさけるようにプローベを移動させる．卵胞が明確に見えない場合には経腹的に穿刺することもある．子宮を一部貫通することもあるが子宮内膜を損傷しないように注意する．チョコレート囊胞の子宮内膜症は感染の危険が高いので穿刺することは極力避け，穿刺した場合には卵への毒性の観点から針を十分洗浄してから使用する．さらに当院では子宮内膜症の患者には術後に抗生剤の点滴をし，感染防止に努めている．

(8) 採卵の合併症

採卵の主な合併症は骨盤内膿瘍，出血，臓器損傷などが報告されている[2)]．

① 骨盤内感染症

骨盤内腫瘍の発生頻度は 0.1～0.3%と報告され[3)]，Tureck らは腫瘍の 67%は癒着や付属器炎の既往がある[4)]としている．我々も過去に 2 例経験し，いずれも子宮内膜症であった．

② 出血

ガーゼ圧迫を必要とする患者は 24%と報告し[3)]，タンポンで止血した例は 0.1%であった．

☞文献

1） Steptoe PC, Edwards RG. Birth after reimplantation of a human embryo. Lancet. 1978; 2: 366.
2） Dicker D, Levy T, Ashkenazai J, et al. Sever abdominal complications after trans vaginal ultrasonographically guided retrieval of oocytes for in vitro fertilization and embryo transfer. Fertil Steril. 1993; 59: 1313-5.
3） Ludwig AK, Glawatz M, Griesinger G, et al. Perioperative and post-opera-

tive complications of transvaginal ultrasound-guided oocyte retrieval: prospective study of>1000 oocyte retrievals. Hum Reprod. 2006; 21: 3235-40.

4) Tureck RW, Garcia CR, Blasco L, et al. Perioperative complications arising after transvaginal oocyte retrieval. Obstet Gynecol. 1993; 81: 590-3.

〈吉田仁秋〉

B 採卵(IVM)

はじめにIVM(in vitro maturation: 未熟卵体外成熟)は無刺激または少量のゴナドトロピン刺激で採卵を行い,採取された未熟卵(GV期卵,MⅠ期卵)を体外で成熟卵(MⅡ期卵)へ培養し,授精を行う技術である.通常IVFでは卵胞数増加のためゴナドトロピン調節卵巣刺激法が用いられるが,重篤な合併症である卵巣過剰刺激症候群(OHSS)の可能性があり,特に多嚢胞性卵巣症候群(PCOS)をはじめhigh responderにおいて発症しやすい.IVMはIVF(in vitro fertilization)と比較し低刺激/無刺激で採卵にいたるため,OHSSリスクを完全に回避することができる.また,採卵決定までの時間短縮,連日の卵巣刺激注射による患者の精神的・経済的ストレスの軽減という利点がある.しかし,卵子が小さく特殊な採卵・検卵技術が必要であり,臨床的手技が難しいため,現在もさまざまな工夫や改良が試みられている.

(1) 採卵方法

① FSH/hMGプライミング

PCOS患者では調節卵巣刺激によるOHSS発生を回避するために,無刺激でIVMを実施する施設が多いが,FSH primingにより透明帯の発育・核の成熟率の改善が報告されている[1].しかし,high responderにおいて少量のFSHでも過剰に卵巣発育を起こすことがあり慎重に使用の有無を検討する.

② 至適採卵時期

小卵胞穿刺時の卵胞径サイズが成績に影響するとの報告が多くみられ,主席卵胞出現前,卵胞径7~10 mm程度での採卵決定が多い.少量FSH投与により卵胞径12 mm程度まで体内で成熟させた後採卵すると胚盤胞到達率,臨床的妊娠率等が改善したとする報告や14 mm以上での採卵では妊娠率が低下したとする報告もみられる[2].極端に小さい卵胞は穿刺は難しいが,主席卵胞出現前の採卵が必要である.

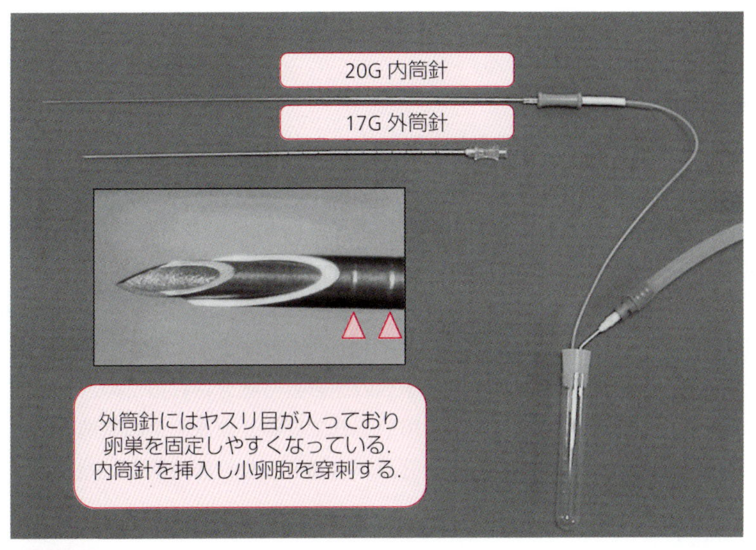

図 2 IVM 専用二重針（IVF Osaka needle）
外筒針を卵巣の実質に刺入し，卵巣を把持・固定する.
通常の穿刺針と比較し，スピッツまでのチューブも短くしている.

③ hCG プライミング

採卵決定時の hCG の投与が臨床成績に与える影響については，採卵 38 時間前の hCG 投与が成熟率を改善したとの報告や，差はみられなかったとする報告もあるが，Son らの meta analysis で hCG priming は卵子成熟（極体放出）を促進し，妊娠率を上昇させると報告されている[3]．投与のタイミングは採卵 38 時間前で成熟率が高いと報告されている.

④ 穿刺方法

調節卵巣刺激を行っていない卵巣の大きさは通常の卵巣と変わりなく，そのため浮動性が強く通常の採卵針を用いての採卵は困難であるため，卵巣の把持固定が可能な IVM 専用の二重穿刺針（IVF OSAKA IVM needle：北里メディカル社製）が広く用いられている．先端に滑脱防止目的のヤスリ目の入った 17 G 外筒針を卵巣髄質に穿刺固定後，20 G 内筒針を挿入し卵胞を穿刺し吸引する．IVM では小卵胞を穿刺するため卵胞中の卵胞液量が少なく，複数の卵胞を穿刺しても卵胞液は穿刺針からチューブ内にありスピッツに達していないことが多く，混入した血液による凝固予防のため頻回にヘパリン加培養液でフラッシュし針の詰まりを予防する．なお，吸引はポンプを用い吸引圧は通常の IVF と同様 150～200 mmHg で設定する．

⑤ 検卵方法

IVM では通常の IVF で得られた卵胞液より血液成分が多く凝血塊を形成しやすく，その中に卵子が取りこまれると回収が困難となるため，吸引した卵胞液はヘパリン加培養液とよく混和する必要がある．IVM で得られる卵丘細胞-卵子複合体(cumulus-oocyte complex：COC)は成熟卵子と比較して形態が異なり，径も小さいため卵子の検卵が困難である．従来の IVF で採用されている Dish 上に卵胞液を引き延ばして検鏡する方法では IVM ではごく少量ずつの卵胞液しか観察できず，検卵に長時間かかり卵子への悪影響も懸念されるため，フィルター法（70 μm FALCON 社製）が広く用いられている．血液や小細胞塊をろ過することによりメッシュに残った COC 確認が容易となり検卵時間を短縮することができる．

⑥ 成熟培養

回収された未熟卵子は卵丘細胞を付着させたまま成熟培養液で 26 時間体外成熟培養を行い体外成熟開始から 26 時間後，卵丘細胞を除去し卵子の成熟度をチェックし，この時点で第一極体を放出し MⅡ期卵であることが確認された卵子に ICSI を実施する．翌日前核が確認された受精卵は通常の IVF 培養液で培養を続け胚移植に供される[3,4]．

まとめ

IVM は優れた点も多いが課題も多く残る．いかにして質の良い胚を得るかが重要であり，FSH/hCG 使用量や時期など最適なプロトコールの開発や，未成熟卵の体外培養で卵細胞質の成熟と核の成熟不一致を改善する培養環境の改良など多方面で試みられている．

IVM は OHSS を引き起こす high responder のために開発された技術ではあるが，近年その利用は拡大しており IVF 反復不成功例（特に low responder）に対し試行し妊娠に至る例も見受けられる．さらにホルモン感受性がん患者の化学療法前採卵・卵子凍結保存において，低用量のゴナドトロピンにて実施でできるという利点からも注目されている．今後，採卵方法の選択肢の一つとして注目されている技術である．

JCOPY 498-06080

☞文献

1） Lindenberg S, et al. New approach in patients with polycystic ovaries, lessons for everyone. Fertil Steril. 2013；99(5)：1170-2.
2） Fandini R, et al. Predictive factors in in-vitri maturation in unstimulated wowen with normal ovaries. Reproductive BioMedicine Online. 2009；18(2)：251-61.
3） Son WY, et al. Laboratory and embryological aspects of hCG-primed in vitro maturation cycles for patients with polycystic ovaries. Hum Reprod Update. 2010；16(6)：675-89.
4） 福田愛作．卵巣刺激を必要としない未成熟卵子を用いた体外受精法の原理と実際．医学のあゆみ．2014；249：117-22.

〈高矢千夏　森本義晴〉

C 胚移植

体外受精・胚移植は，a）排卵誘発，b）採卵，c）胚の分割，d）移植から成り立っている．胚移植は妊娠において患者と接する最終段階である．いかに良好な胚を出血がなくスムーズに移植するかが妊娠成立を左右する．

当院で行っている胚移植について，以下に述べたい．

胚移植法の手順

(1) 子宮内胚移植

胚移植前に，患者に膀胱を充満するように話す．胚移植が難しい症例（子宮筋腫や子宮腺筋症，チョコレート嚢胞がある，またはそれらの術後，もしくは子宮内腔が曲がっているなど）は，膀胱に留置カテーテルを入れ，膀胱を充満する．当院ではストレッチャーに乗り，開脚し，膣内を生食綿球→乾綿球→HTF 培養液→乾綿球にて洗浄後，マルチン鉗子で子宮口を把持する．子宮口膣部の頸管粘液，膣分泌液等を十分ぬぐいとり，移植の邪魔にならないようにする．腹部超音波にて子宮内腔を縦軸方向に描出し，まず練習用のソフト移植チューブを挿入し，スムーズに入るか確認し，問題なければ，胚を本番用チューブに吸引し，チューブを子宮底から約 5～10 mm の位置に置き，ゆっくりと胚を移植する（図 3，4）．練習用チューブが入りにくい時には，子宮ゾンデにて内腔の向きや長さを測定し，ソフトチューブでは挿入が難しいと判断された場合はハードチューブに交換する．ハードチューブ挿入後，先端に胚の入ったソフトチューブを内腔に挿入し

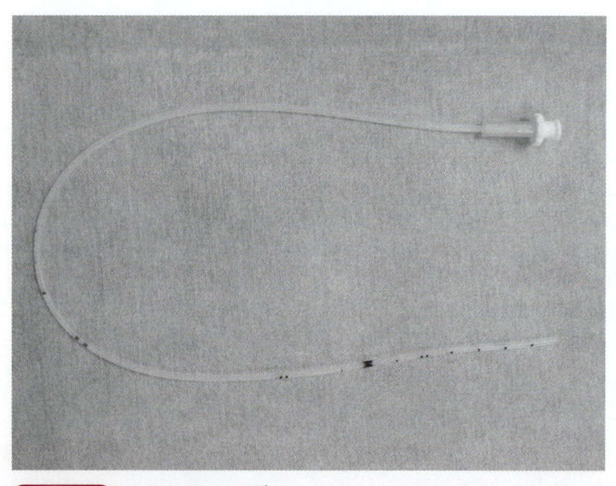

図3 ソフトチューブ
図は，北里胚移植用カテーテル（ET-C6040S-17，長さ 400 mm，外径 2.0 mm）で，北里卵管内移植用カテーテル（ET-5060S，長さ 600 mm，外径 1.65 mm）を使用する

移植する．出血は着床率の低下につながるので，操作は愛護的に行い，気をつける．マルチン鉗子を外し，ガーゼ 1 枚を入れ，終了する．終了後は約 30 分間ベッドレストとする．ガーゼは 3 時間後に自己抜去してもらう[1)]（図 5～7）．

約 80％の方の子宮頸管はまっすぐで移植はスムーズに終わるが，残り約 20％は頸管が曲がり，チューブが入りづらい場合がある．このような場合，硬めのチューブを使用する．ハードチューブでも入らない場合，子宮壁を貫通し経筋層的に針を刺し，子宮腔内に移植する（埋め込み法）．埋め込みの場合，子宮筋を針で貫くため，出血や感染のリスクがあるので，移植後の患者への説明を十分行う必要がある．通常の埋め込みでは子宮筋に針が垂直に入るのに対し，変法では，針が子宮縦軸に斜めに入るため，子宮内腔に入りやすい．ベストな位置に移植するため，経腟超音波を見ながら，チューブ先端の位置を確認する[2)]（図 8）．

(2) 卵管内胚移植

採卵した卵子と精子を腹腔鏡下で卵管内に注入する方法である．

GIFT 法，ZIFT 法，EIFT 法があり，それぞれ以下の通りである．

① GIFT（Gamete intrafallopian transfer）法

採卵した卵を数時間前培養後，顕微授精または媒精し，ただちに卵管に移植す

JCOPY 498-06080

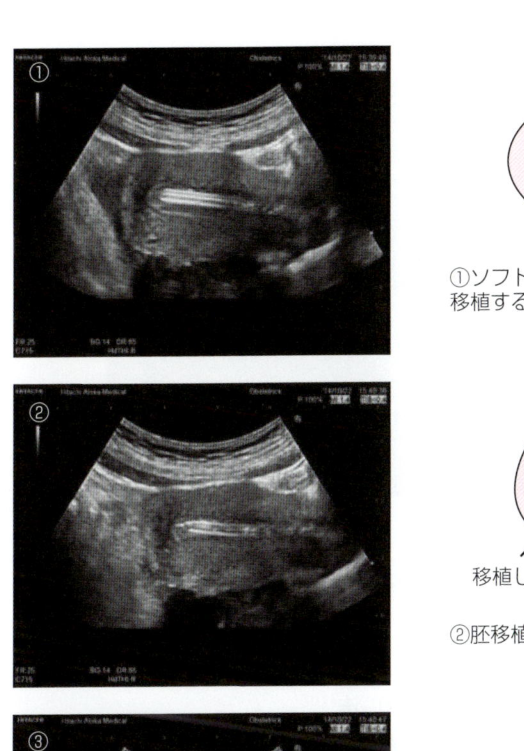

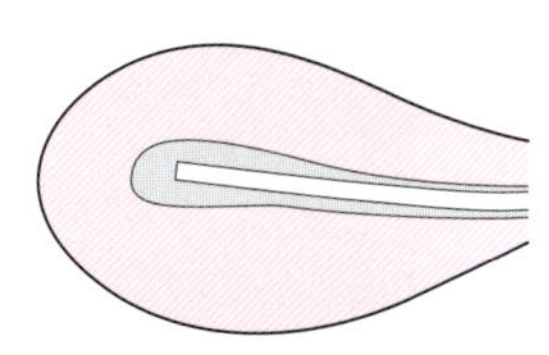

①ソフトチューブを入れて胚を移植する直前

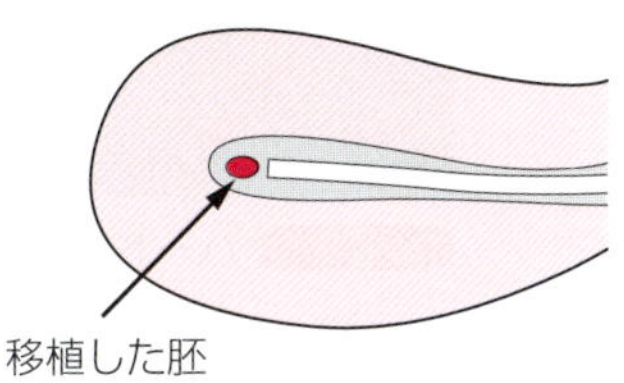

②胚移植直後

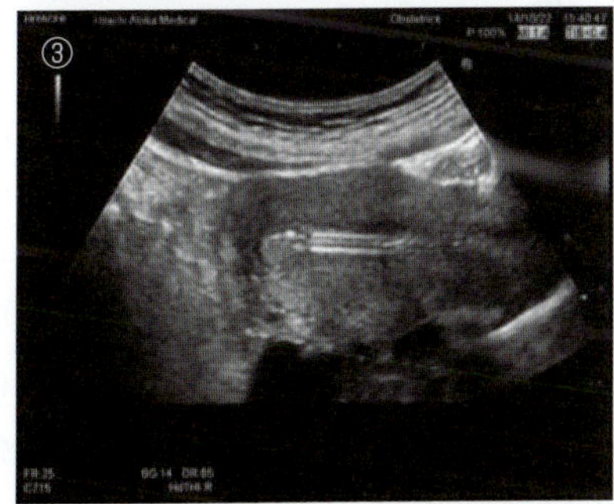

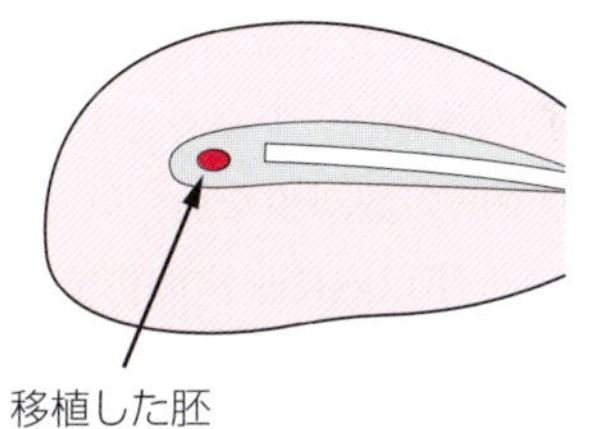

③ソフトチューブを少し抜いたところ

図4 ソフトチューブによる移植時の超音波下画像とその解説図

る．GIFT 法は，受精が確認できないという短所があるが，当院では顕微授精を行うことで受精率を高めている．

② ZIFT（Zygote intrafallopian transfer）法

顕微授精または媒精後 1 日培養して受精を確認し，卵管に移植する．採卵翌日に来院して，移植前に子宮内膜の厚さや受精卵の状態を確認する．

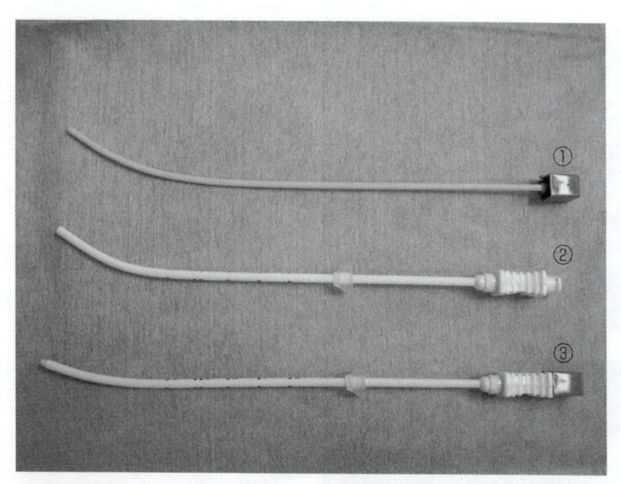

図5 ハードチューブ
① 内筒，② 外筒，③ ①を②に挿入した状態
北里胚移植用カテーテル(ET-ST6017A，長さ 170 mm，内径 2.3 mm)を使用する

③ EIFT (Embryo intrafallopian transfer) 法

顕微授精または媒精後，良好に分割した胚を腹腔鏡下に卵管に移植する．

卵管内移植は，少なくとも片側の卵管の通過性が確認された上で，1) 高齢者，2) 卵や胚の数が少ない，3) 体外受精反復失敗例といった症例に有効である．当院では 1 年以内に子宮卵管造影を行っていない場合は，妊娠の可能性がない限りできるだけ初診時に行い，卵管の通過性を確認している．手術時間は約 15 分と短いが，術後管理のため 1 泊入院としている．臍下と両腸骨棘斜め上方 3 か所に約 0.5～1 cm の切開をする．腹腔鏡後，卵管周囲の癒着が強く移植困難な場合は，経腟的に子宮内移植に変更する．麻酔は，静脈麻酔で行う．即効性で覚醒が早いため，短時間の卵管内移植には適している．プロポフォール，ペンタジン，笑気，ケタラールを使用する．副作用としては腹腔内出血，腸管損傷，術後の腹膜炎がある．手術時間が短く，回復が早くても患者管理のため 1 泊入院とし，随時腹部エコーや腹部単純撮影，血液検査を行い，問題があれば退院を延期し，輸液や抗生剤の点滴を行う．5 日後創部の抜糸，抜鉤を行う．

移植には，新鮮胚移植 (排卵誘発周期) と凍結胚移植がある．新鮮胚移植では，採卵 4，5 日後に，桑実期胚または胚盤胞を移植する．黄体補充として，プロギ

 JCOPY 498-06080

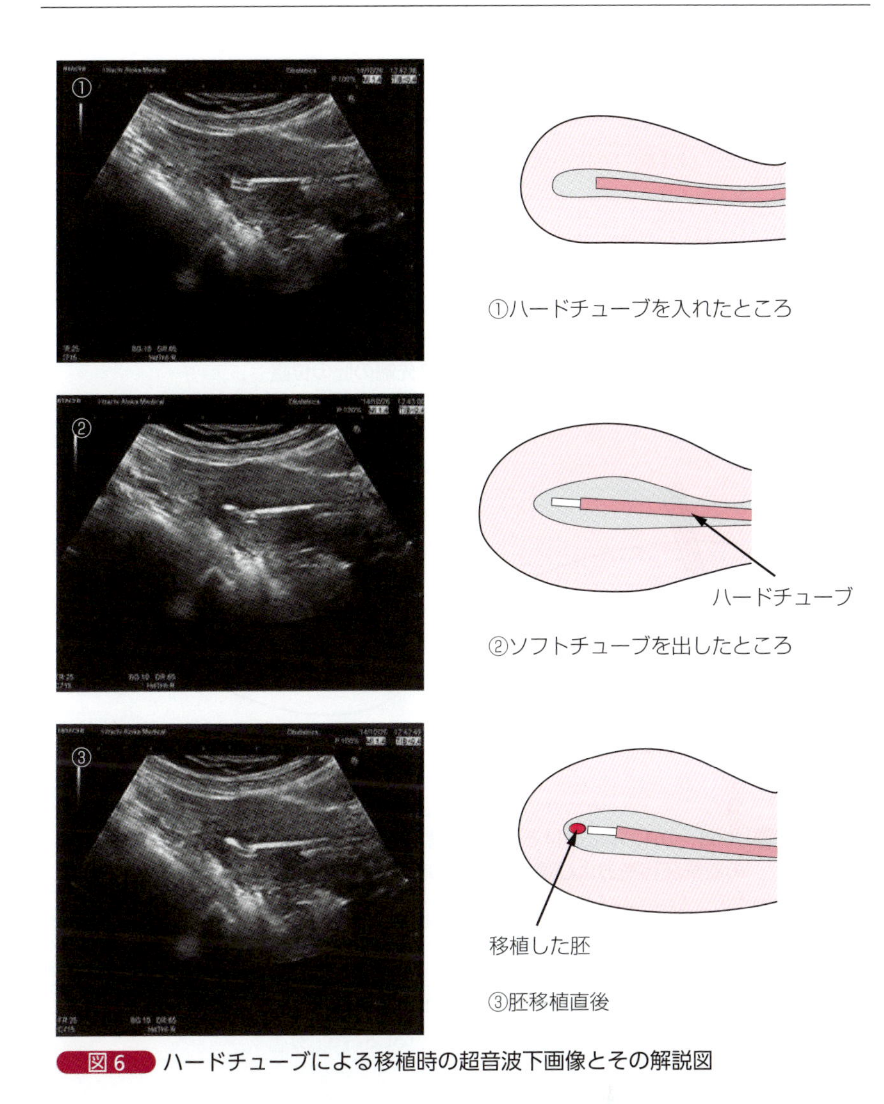

図6 ハードチューブによる移植時の超音波下画像とその解説図

ノーバ（エストロゲン）+ルトラール（黄体ホルモン）を内服する．妊娠判明後はウトロゲスタン（天然型プロゲステロン腟坐薬）に代えている．次に，凍結胚移植では，自然周期とホルモン補充周期がある．月経周期が約28～30日で，排卵が月経14日前後に起こり，基礎体温が二相性になっている場合，自然周期での移植を行う．自然周期では，月経14日前後で来院し，卵胞の大きさ，子宮内膜

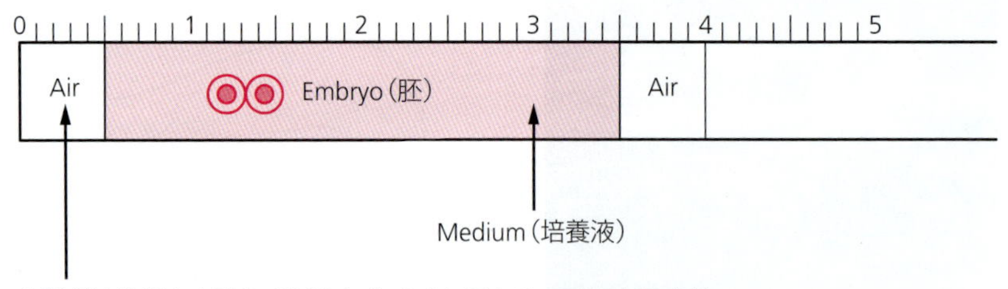

図 7 ET（embryo transfer）時チューブ先端の胚の位置

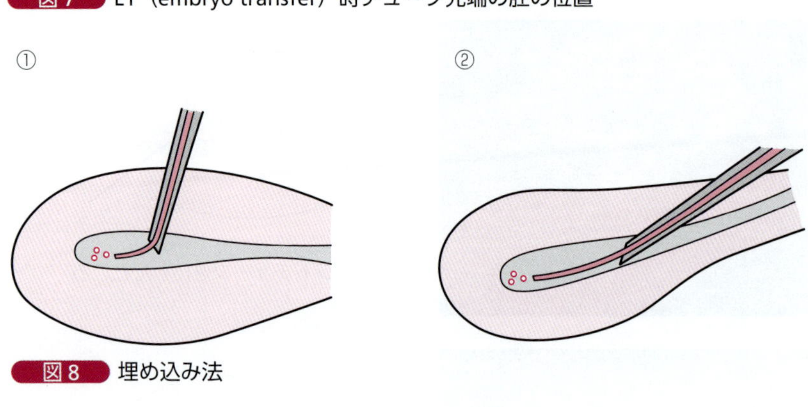

図 8 埋め込み法

表 1 2008〜2012 年における 40 歳未満を対象とした当院での新鮮胚移植および凍結胚移植の臨床成績

	新鮮胚移植	凍結胚移植
対移植妊娠率	17.0% (1566/9193)	43.2% (1513/3503)
流産率	29.8% (467/1566)	24.0% (363/1513)
生産率	12.0% (1099/9193)	32.8% (1150/3503)

の厚さを測定し，尿中 LH を計りながら排卵を見つけ，移植日を決定する．ホルモン補充周期では，エストロゲンを漸次増量し，子宮内膜の厚さが 8 mm 以上になった時点で黄体ホルモンを追加し，移植日を決定する．エストロゲンには，プレマリン，プロギノーバなどの内服薬，エストラーナなどの貼布薬，ディビゲル

表2 2008〜2012年における40歳未満を対象とした当院での凍結胚移植の自然周期およびホルモン補充周期別臨床成績

	自然周期	ホルモン補充周期
対移植妊娠率	45.9% (1114/2427)	37.1% (399/1076)
流産率	21.2% (236/1114)	31.8% (127/399)
生産率	36.2% (878/2427)	25.3% (272/1076)

表3 2008〜2012年における40歳未満を対象とした当院での卵管内移植法の臨床成績

	GIFT	ZIFT	EIFT
対移植妊娠率	15.4% (4/26)	37.9% (22/58)	100% (12/12)
流産率	50.0% (2/4)	31.8% (7/22)	25.0% (3/12)
生産率	7.7% (2/26)	25.9% (15/58)	75.0% (9/12)

などの塗り薬を使用する．黄体ホルモンには，ルトラール，ヒスロンなどの内服薬，ウトロゲスタンなどの腟坐薬を使用する[3,4]（表1〜3）．

④ その他

胚移植の方法として，二段階移植法とSEET法（Stimulation of endometrium embryo transfer）がある．二段階移植法とは，排卵誘発周期に得られた2個以上の胚を採卵2〜3日目に初期胚1個移植し，他の胚を培養し，4〜5日後に桑実期胚または胚盤胞1個を移植する方法である．SEET法は，採卵した胚を体外で4〜5日培養し，得られた桑実期胚または胚盤胞を凍結し，この時の培養液を回収し凍結する．凍結胚移植周期に，桑実期胚または胚盤胞の移植2〜3日前に培養液を融解し子宮内に注入後，桑実期胚または胚盤胞を移植する方法である[5]．どちらも胚由来因子の胚受容能を高める効果を期待したものである．

子宮内膜が十分に厚くならない場合の対策として，子宮内膜の血液増加を目的として，ビタミンE，アスピリン，L-アルギニン，シルデナフィル（バイアグラ）などがある[6]．

むすび

胚移植は，排卵誘発周期（新鮮胚）と凍結周期に行い，凍結周期では自然周期とホルモン補充周期に移植を行う．高齢者や反復妊娠不成功例では，卵管内移植を考慮する．胚移植では，腹部超音波で子宮内膜の厚さや移植する位置を十分検討し，できるだけ出血がなくスムーズに移植することが妊娠成功の秘訣となる．

☞文献

1) Coroleu B, Carreras O, Veiga A, et al. Embryo transfer under ultrasound guidance improves pregnancy rates after in-vitro fertilization. Hum Reprod. 2000; 15: 616-20.
2) Kato O, Takatsuka R, Asch RH. Transvaginal-transmyometrial embryo transfer: the Towako method; experiences of 104 cases. Fertil Steril. 1993; 59: 51-3.
3) Queenan JT Jr, Veeck LL, Seltman HJ, et al. Transfer of cryopreserved-thawed pre-embryos in a natural cycle or a programmed cycle with exogenous hormonal replacement yields similar pregnancy results. Fertil Steril. 1994; 62: 545-50.
4) Testart J. Evidence of uterine inadequacy to egg implantation in stimulated in vitro fertilization cycles. Fertil Steril. 1987; 47: 855-7.
5) Goto S, Kadowaki T, Hashimoto H, et al. Stimulation of endometrium embryo transfer can improve implantation and pregnancy rates for patients undergoing assisted reproductive technology for the first time with a high-grade blastocyst. Fertil Steril. 2009; 92: 1264-8.
6) Takasaki A, Tamura H, Miwa I, et al. Endometrial growth and uterine blood flow: a pilot study for improving endometrial thickness in the patients with a thin endometrium. Fertil Steril. 2010; 93: 1851-8.

〈田中 温　永吉 基〉

4 麻酔

A 採卵における麻酔（monitored anesthesia care ほか）

(1) 概説

採卵の麻酔の特徴は，① 短時間だが強い痛みを伴う手技である，② 日帰りで行われるため早い回復が求められる，③ 卵胞液中に麻酔薬が移行する，があげられる．麻酔法の選択肢としては，NSAIDs，局所浸潤麻酔，傍子宮頸管ブロック，鎮痛薬・鎮静薬静脈内投与，脊髄くも膜下麻酔，全身麻酔がある．そして monitored anesthesia care（MAC）とは，患者のリスクが高いために鎮痛薬・鎮静薬静脈内投与と患者の全身管理を麻酔科医が行う場合を指すことが一般的である．

(2) 注意

① 術前経口摂取制限

全身麻酔を予定していない患者であっても，鎮痛薬・鎮静薬静注では効果が不十分となった場合は，急に全身麻酔を必要とする可能性がある．そのため，全身麻酔に準じた経口摂取制限が望ましい．固形物摂取は 6 時間前まで，水分は 2 時間前までとする．

② 吸引と酸素供給装置

吸引圧と酸素供給圧やボンベ残量を確認する．

③ モニタリング

局所浸潤麻酔など最小限の麻酔薬を用いる場合であっても，痛みにより迷走神経反射をきたしたり，高血圧を呈したりすることがあるため，基本的なモニタリング（心電図，非観血血圧，パルスオキシメータ）を行う．全身麻酔の場合は，末梢静脈路の確保に加えて，カプノグラフを用いて気道の開通性と換気とを評価する．

日帰り手術の安全のための基準を表 1 に，日本麻酔科学会による安全な麻酔のためのモニター指針を表 2 に示す．

表 1 日帰り麻酔の安全のための基準

主旨 医療技術の進歩により，従来入院を必要とした手術や検査が，日帰りで患者に行えるようになった．そのための日帰り麻酔は，術前・術後の管理を外来や在宅で行うことから，入院していれば容易に発見できる異常を見逃したり，処置が遅れる可能性がある．安全に日帰り麻酔を行うためには，より高度な技術と周術期の十分なケアを必要とし，以下のような基準を満たすべきと考える．
1. 日帰り麻酔の選択にあたっては， 1）事前に，麻酔科医による診察，術前検査の評価を行うこと． 2）患者や家族へ日帰り麻酔の主旨とリスクについて十分説明し，了解を得ること． 3）帰宅時の付き添いや自宅で介護できる人がいること． 4）緊急事態が生じたときに速やかに受診できる範囲に居住していること．
2. 看護職員，設備，および体制については， 1）術前の指示，処置，バイタルサインの評価ができること． 2）帰宅可能となるまでの看護と観察ができること． 3）帰宅後の術後経過の確認方法と異常事態への対応が確立していること． 4）入院できるベッドが確保されていること．
3. 麻酔中の患者の安全を維持確保するために，全身麻酔，硬膜外麻酔，脊髄くも膜下麻酔に限らず，術中に鎮痛・鎮静薬を使用する際には，日本麻酔科学会の「安全な麻酔のためのモニター指針」を遵守すること．
4. 帰宅にあたっては，① 意識状態，② 呼吸機能，③ 循環機能，④ 運動能力，⑤ 出血，⑥ 疼痛などについての基準を設け，麻酔科医が診察・評価を行うこと．
付記 日帰り麻酔には，日本麻酔科学会麻酔科専門医が関与することが望ましい．

（日本麻酔科学会，日本臨床麻酔学会，日帰り麻酔研究会．1999 年 11 月）
（日本麻酔科学会，日本臨床麻酔学会．2009 年 2 月改訂）

(3) 適応

麻酔法を選択する基準は，患者の希望を中心として，成熟卵胞数から予想される手技所要時間や，麻酔を担当する医師のマンパワーにも依存するであろう．大部分の施設では，鎮痛薬や鎮静薬を組み合わせて投与する方法が用いられている．静脈麻酔薬や吸入麻酔薬を用いて全身麻酔を行う施設もある．採卵に用いられる様々な麻酔法の比較を表 3 に示す．

(4) 禁忌

使用する薬物に対するアレルギーを患者がもっている場合，その方法が禁忌となる．

局所麻酔薬（特にアミド型）に対する真のアレルギー反応はきわめてまれであり，大部分は歯科治療での局所麻酔薬血管内注入による症状か，添加アドレナリンによる動悸や気分不快といった症状である．注意深い問診によりアレルギーか

JCOPY 498-06080

表2 安全な麻酔のためのモニター指針

［前文］
麻酔中の患者の安全を維持確保するために，日本麻酔科学会は下記の指針が採用されることを勧告する．この指針は全身麻酔，硬膜外麻酔及び脊髄くも膜下麻酔を行うとき適用される．

［麻酔中のモニター指針］
① 現場に麻酔を担当する医師が居て，絶え間なく看視すること．
② 酸素化のチェックについて
　皮膚，粘膜，血液の色などを看視すること．
　パルスオキシメータを装着すること．
③ 換気のチェックについて
　胸郭や呼吸バッグの動き及び呼吸音を看視すること．
　全身麻酔ではカプノメータを装着すること．
　換気量モニターを適宜使用することが望ましい．
④ 循環のチェックについて
　心音，動脈の触診，動脈波形または脈波の何れか一つを監視すること．
　心電図モニターを用いること．
　血圧測定を行うこと．
　原則として5分間隔で測定し，必要ならば頻回に測定すること．観血式血圧測定は必要に応じて行う．
⑤ 体温のチェックについて
　体温測定を行うこと．
⑥ 筋弛緩のチェックについて
　筋弛緩モニターは必要に応じて行う．

［注意］
全身麻酔器使用時は日本麻酔科学会作成の始業点検指針に従って始業点検すること．

（日本麻酔科学会．1993.4　作成，1997.5　第1回改訂，2009.1　第2回改訂）

副反応かが鑑別できる．

全身麻酔が禁忌となる患者は原理的に存在しない．異なる薬物を用いれば全身麻酔は可能であり，麻酔とは蘇生行為と同様だからである．しかし全身麻酔のリスクが高い患者（気管挿管困難が予想される患者，心血管系や呼吸器系の重篤な合併症をもつなど）は存在するので，事前に麻酔科へコンサルトするのが良い．

(5) 方法

① 鎮痛薬・鎮静薬静脈内投与法および monitored anesthesia care

鎮痛薬としてペンタゾシン15～30 mgまたはフェンタニル50～100 μgなど，鎮静薬としてジアゼパム5～10 mgまたはミダゾラム1～2 mgを用いる．ただしフェンタニルなどの麻薬は，日帰り手術では使用を避けるか，慎重に投与する必要がある．麻酔からの回復期や退院後の呼吸抑制が問題となるからである．上記のベンゾジアゼピン系鎮静薬と麻薬の組み合わせは，呼吸抑制の危険性を高め

表3 採卵の麻酔法比較

	NSAIDs	局所浸潤麻酔	鎮痛薬・鎮痛薬静注法 Monitored Anesthesia Care	全身麻酔
使用薬物	ジクロフェナク 25～50 mg 挿肛	1%リドカイン 10～20 mL	ジアゼパム/ミダゾラム ペンタゾシン/ペチジン/ フェンタニル/ケタミン	プロポフォール セボフルラン 亜酸化窒素
禁忌	アレルギー 消化性潰瘍 腎機能障害	アレルギー 心伝導障害	アレルギー	アレルギー 悪性高熱
合併症	気管支攣縮 血圧低下	局所麻酔薬中毒	呼吸抑制・舌根沈下	舌根沈下・呼吸抑制・血圧低下
卵胞液移行	不明	不明	あり	あり
妊娠率	低下なし	低下なし	低下なし	脊麻より妊娠率低いとの報告あり
コメント	鎮痛効果は不十分	血管内誤注入と極量に注意	組み合わせで呼吸抑制増加	気道開通性と呼吸，循環を常に監視

ることに注意が必要であり，パルスオキシメータによるモニタリングは必須である．

また，硫酸アトロピン 0.5 mg 筋注，ジアゼパム 10 mg 静注，ケタミン 0.5～1.0 mg/kg 静注を組み合わせる方法もある．ケタミンは鎮痛効果が高く，気道の開通性を保ちやすく，呼吸や循環を抑制しない．副作用として悪夢や唾液分泌があり，ジアゼパムは悪夢を防ぎ，硫酸アトロピンは唾液分泌を抑制する．ジアゼパムもケタミンも投与量が多くなると患者は刺激に反応しなくなり，全身麻酔状態となる．呼びかけに反応する段階が，鎮静状態と定義される．

② 全身麻酔法

プロポフォール 100～150 mg をボーラス静注し，その後に 30～50 mg ずつ間欠静注する方法が主流である．初回投与後の呼吸停止はほぼ必発であり，下顎挙上とバッグマスク人工換気を要する．自発呼吸が回復したら，下顎挙上を継続して，自発呼吸に合わせて呼吸を適宜補助する．プロポフォールには鎮痛作用がないため，プロポフォール単独では患者の体動が抑制できない場合がある．その際は亜酸化窒素やセボフルランなどの吸入麻酔薬を併用する．

日帰りでの全身麻酔後の退院基準としては，ハーバード大学関連 Brigham and Women's Hospital で用いられている表 4 がある．全身麻酔後は，患者一

表 4 全身麻酔での日帰り手術後の退院基準

・少なくとも 1 時間バイタルサインが安定している
・見当識があり，経口摂取，排尿，着衣，独歩が可能である
・中等度以上の嘔気嘔吐，過剰な痛み，出血がない
・帰宅の指示は麻酔担当者および術者の指示のもとに行い，
　術後の自宅での過ごし方や連絡先を書面をもって確認する
・帰宅中および帰宅後に付き添いがある

人で退院はさせず，異常に際して介助し医療機関に連絡をとれる同伴者が必要である．

(6) 合併症

採卵後の合併症は主として手技自体に起因するものであり，ドイツからの 1166 周期についての報告では，全身麻酔が 94.9%，鎮静法が 5.1%に行われ，麻酔と鎮静による合併症は 1 例もなかった[1)]．当院における全身麻酔採卵 3326 周期での合併症率として，麻酔に起因する予期せぬ入院率は 3 例（0.1%）であった．麻酔中および直後の合併症は，自制できない痛み（3.6%），悪心・嘔吐（1.6%），舌根沈下（1.2%），不整脈（0.9%），喉頭痙攣 0.7%），痙攣（0.3%），アレルギー反応（0.3%），呼吸抑制（0.2%），肺水腫（0.03%）であった（高橋京助ほか．日本麻酔科学会 2016 年発表）．日帰り手術であっても十分な施設・設備・体制と入院病床，合併症対策を備えた上で採卵を行う必要がある．

(7) 妊娠率

大部分の麻酔薬が卵胞液中に移行する．マウスでの *in vitro* 研究では，ある種の静脈麻酔薬が受精卵の分割を抑制するなどの報告がある[2)]．しかし臨床使用される麻酔薬と投与量において，妊娠率への悪影響が確立している麻酔薬はない[3)]．また，2974 例を対象とする 21 研究を比較したコクラン・レビューによれば，全身麻酔や鎮痛・鎮静法，区域麻酔や局所麻酔法との比較においても，妊娠率に関して麻酔法の優劣は見いだせなかった．しかし研究の質が十分ではないことも指摘されている[4)]．

コツ! 鎮静か，麻酔か?

ジアゼパムやミダゾラム，プロポフォールは，投与量により鎮静薬としても全身麻酔薬としても用いられる．これらの薬物を投与する際には，目指している麻酔深度が鎮静なのか，全身麻酔なのかを明確に意識する必要がある．一般に麻酔深度は，第Ⅰ期（痛覚消失期），第Ⅱ期（興奮状態），第Ⅲ期（外科的手術期），第Ⅳ期（昏睡）に分類される．Monitored anesthesia careや鎮痛薬・鎮静薬静注法で目指すのは第Ⅰ期であるが，効果が不十分だとして追加投与を重ね，第Ⅱ期に入ったのに気づかずに手技を継続すると，興奮期の傷み刺激により咳や嘔吐，喉頭痙攣や誤嚥をきたす恐れがある．鎮静法から全身麻酔法に切り替える際には，いったん手技を中止して，麻酔薬を適量追加してから手技を再開するのがよい．

☞文献

1) Ludwig AK, Glawatz M, Griesinger G, et al. Perioperative and post-operative complications of transvaginal ultrasound-guided oocyte retrieval: prospective study of >1000 oocyte retrievals. Hum Reprod. 2006; 21 (12): 3235-40.
2) Terui K. Mini Review: Evidence-based anesthesiology for ART. J Mamm Ova Res. 2005; 22: 20-3.
3) Matsota P, Kaminioti E, Kostopanagiotou G. Anesthesia Related Toxic Effects on In Vitro Fertilization Outcome: Burden of Proof. Biomed Res Int. 2015; 2015: 475362.
4) Kwan I, Bhattacharya S, Knox F, et al. Pain relief for women undergoing oocyte retrieval for assisted reproduction. Cochrane Database Syst Rev. 2013; (1): CD004829.

〈照井克生〉

5 着床能の改善策

A PBMC

妊娠の成立・維持に対する免疫系の役割に関しては，これまで胎児を拒絶することなく子宮内寄生を寛容する機序に注目が集められてきたが，近年免疫細胞がより積極的に妊娠の成立・維持に貢献している可能性が示されつつある．我々は免疫系の細胞，特に末梢血中の免疫細胞がヒト妊娠黄体の分化と機能維持にむしろ積極的に関与していることを見いだし，その後の検討で胚着床現象においても免疫系細胞は胚の存在を認識して機能を変え，子宮内膜の分化や胚の浸潤に対して促進的な役割を果たしていることを明らかにしてきた．本稿ではこれらの知見に基づいて開発した着床不全症例に対する自己のリンパ球を用いた治療法について概説する．

(1) 免疫系を介した胚着床誘導

子宮で産生される leukemia inhibitory factor（LIF）はマウスの胚着床に必須の液性因子として報告されており[1]，現在胚の着床に IL-1 なども含めたサイトカインが関与していると推定されている[2]．そこで免疫細胞が胚着床に対して積極的に貢献するか否かについて，マウス着床実験を行った．その結果，妊娠マウスから得た脾臓細胞が子宮内膜の分化を誘導して胚着床を促進すること，またこれら脾臓細胞の効果は非妊娠マウスに比べ妊娠マウスに強いこと，およびその免疫細胞の機能変化は胚が卵管に存在する段階から生じていることが観察された[3,4]．

次に子宮内膜内に侵入する胚に対する免疫細胞の作用を検討したところ，妊娠女性から採取された末梢血単核球（リンパ球＋単球，PBMC）に胚浸潤促進作用が強いことが示された[5]．またヒト絨毛癌細胞由来の BeWo 細胞株を用いた検討でも妊娠女性由来の PBMC に浸潤促進効果があること，さらにその効果は PBMC から分泌される走化性因子によることが見いだされた[6]．以上より妊娠時に免疫細胞が着床前胚からのシグナルを受け，末梢循環系を介して子宮内に至り胚着床に有利な子宮内膜分化を誘導する可能性，および子宮内膜に接着した後では胚の子宮内膜への侵入を制御して着床を促進している可能性が示された．

(2) 免疫細胞に対する hCG の作用

ではどのような機序で免疫細胞が胚の存在を認識して胚着床に有利な方向へ機能を変化するのであろうか．マウスでは，CD4（+/−)/CD8（−）の分画の T 細胞に着床促進作用が観察された[7]．またヒト子宮内膜上皮細胞とヒト絨毛癌細胞株 BeWo から作成した胞胚様細胞塊を用いた胚接着アッセイ系においても非妊娠女性から得た PBMC はヒト子宮内膜上皮細胞の接着能を促進することが示された[8]．次に胚から分泌されるhCGの免疫系細胞に対する作用について検討すると，非妊娠女性から得た PBMC の培養系に妊娠 5 週前後の血中濃度に匹敵する 1,000 mIU/mL 以上の高い濃度の hCG 添加によって PBMC のマウス胚および BeWo 細胞に対する浸潤促進作用が増強することが観察された[5,6]．そこで recombinant-hCG を用いて検討したところ，1,000 mIU/mL 以上の高い濃度で PBMC からの IL-8 の産生が著明に亢進することが示され，IL-8 を産生する細胞は主として単球であることが確認されたが，その細胞表面に hCG は結合するもののいわゆる LH/hCG 受容体の発現は観察されなかった．さらにこれらの hCG の結合と IL-8 の産生は過剰のマンノースで抑制されることが判明し，PBMC は LH/hCG 受容体を介してではなく，糖鎖受容体を介して hCG に反応し IL-8 の産生を亢進することが示された[9]．近年，高濃度の hCG が糖鎖受容体を介して dendritic cell に作用することや，子宮内膜内の NK 細胞や制御性 T 細胞を誘導することなどが報告されている[10-12]．hCG の免疫系に対する作用は現在ホットな話題であり，今後その機序の解析がさらに進むと予想される．

(3) 免疫細胞を用いた着床不全に対する治療

ヒト体外受精-胚移植法において形態良質胚の移植を繰り返しても妊娠に至らない着床障害症例の存在がクローズアップされてきた．着床障害を原因とする不妊患者の大半は内分泌学的治療に対して不応性であり，治療法の開発には新しい観点からのアプローチが不可欠である．そこで免疫系による胚着床誘導機構を応用して着床不全患者の治療方法を開発することとした．

先に述べたように非妊娠マウスにおいて子宮の内膜分化を促進し胚着床を誘導する T リンパ球分画が存在すること[7]，子宮内膜上皮細胞の胚接着アッセイ系で非妊娠女性から得た本人の PBMC がヒト子宮内膜上皮細胞の接着能を促進すること[8]，また非妊娠女性から得た PBMC に hCG を作用させると胚の浸潤促進作用が増強することが示された[5,6]．そこでこれらの知見を応用して，あらかじめhCGを作用させた自己のPBMCを子宮腔内へ投与して胚着床に適した状態へ子宮内膜を分化させ，その後に胚移植をするという自己PBMCを用いた治療法を考案した．

具体的な治療のプロトコールとしてはまず採卵日に採血し，PBMCを分離後，hCG存在下に2日間培養する．hCGを全身投与後，採卵2日後に再び採血してPBMCを分離後先に培養したPBMCと混ぜてPBS 200 μLに浮遊させ，ETカテーテルを用いて子宮腔内へ注入した後，その3日後にblastocyst移植を行うこととした．実際には過去4回以上採卵し形態良好胚を移植しても不成功であった症例を対象とし，5回目以降の体外受精・胚移植法において形態良好な胚盤胞移植が可能であった患者で自己PBMCの子宮腔内投与を希望され初回施行した症例と希望されなかった症例を比較検討した．その結果，体外受精・胚移植法反復不成功症例に対する自己末梢血免疫細胞の子宮腔内投与法は，40歳未満の形態良好胚移植例には有効であることが示された[13)]．この治療法が有効であった機序としては，① PBMCによって子宮内膜上皮の分化が促進されている可能性，② カテーテル挿入とPBS注入による子宮内膜上皮に対する物理的刺激が関与している可能性，③ PBMCから分泌されたプロテアーゼにより胚接着抑制分子が分解される可能性，④ 注入されたPBMCが子宮内膜上皮間を通って子宮内膜内へ移動する際に，次に起こる胚の接着と子宮内膜内への移動に道をつける可能性，さらに ⑤ PBMCによって子宮内膜内の免疫環境が胚着床に適した免疫系のネットワーク状態に誘導される可能性，などがあげられる．しかしながら40歳以上の症例に対しては症例数が少ないものの有意な効果は示されなかったことより，胚因子の着床不全症例にはこの方法は有効でないと予想される．

また出田らは分離したPBMCをFCS存在下に培養し，それをウシの子宮腔内に投与した後に胚移植を施行したところ，胚の着床率が有意に向上することを報告し，この効果にPBMCから分泌されるサイトカインが関与している可能性を示している[14)]．最近，沖津らが患者より分離したPBMCを洗浄した後にhCGを用いた培養はせずにそのまま子宮内に投与して2～3日後に凍結・解凍胚を用いた胚移植を施行したところ，過去の胚移植において3回以上着床が不成立であった症例に関して有意に妊娠率および着床率が上がることを報告した．しかしながらこの方法では3回未満の着床不成功例に関してはコントロール群と差が認められなかったとしている．またPBMCの分離で好中球のコンタミがあると成績がかえって下がる可能性も指摘している[15].

今後は治療効果を高めるため，どのような因子によって自己の PBMC に効率よく胚着床促進作用が誘導できるのか，またどの細胞成分がこの促進作用を担っているのか，などを検討する必要があろう．

☞文献

1) Stewart CL, Kaspar P, Brunet LJ, et al. Blastocyst implantation depends on maternal expression of leukaemia inhibitory factor. Nature. 1992; 359: 76-9.
2) Simon C, Mercader A, Gimeno MJ, et al. The interleukin-1 system and human implantation. Am J Reprod Immunol. 1997; 37: 64-72.
3) Takabatake K, Fujiwara H, Goto Y, et al. Intravenous administration of splenocytes in early pregnancy changed implantation window in mice. Hum Reprod. 1997; 12: 583-5.
4) Takabatake K, Fujiwara H, Goto Y, et al. Intravenous administration of splenocytes in early pregnancy changed implantation window in mice. Hum Reprod. 1997; 12: 583-5.
5) Nakayama T, Fujiwara H, Maeda M, et al. Human peripheral blood mononuclear cells (PBMC) in early pregnancy promote embryo invasion in vitro: hCG enhances the effects of PBMC. Hum Reprod. 2002; 17: 207-12.
6) Egawa H, Fujiwara H, Hirano T, et al. Peripheral blood mononuclear cells in early pregnancy promote invasion of human choriocarcinoma cell line, BeWo cells. Hum Reprod. 2002; 17: 473-80.
7) Fujita K, Nakayama T, Takabatake K, et al. Administration of thymocytes derived from non-pregnant mice induces an endometrial receptive stage and leukaemia inhibitory factor expression in the uterus. Hum Reprod. 1998; 13: 2888-94.
8) Kosaka K, Fujiwara H, Tatsumi K, et al. Human peripheral blood mononuclear cells enhance cell-to-cell interaction between human endometrial epithelial cells and BeWo-cell spheroids. Hum Reprod. 2003; 18: 19-25.
9) Kosaka K, Fujiwara H, Tatsumi K, et al. Human chorionic gonadotropin (HCG) activates monocytes to produce interleukin-8 via a different pathway from luteinizing hormone/HCG receptor system. J Clin Endocrinol Metab. 2002; 87: 5199-208.
10) Wan H, Versnel MA, Leijten LM, et al. Chorionic gonadotropin induces dendritic cells to express a tolerogenic phenotype. J Leukoc Biol. 2008; 83: 894-901.
11) Kane N, Kelly R, Saunders PT, et al. Proliferation of uterine natural killer cells is induced by human chorionic gonadotropin and mediated via the mannose receptor. Endocrinology. 2009; 150: 2882-8.

12) Schumacher A, Brachwitz N, Sohr S, et al. Human chorionic gonadotropin attracts regulatory T cells into the fetal–maternal interface during early human pregnancy. J Immunol. 2009; 182: 5488–97.
13) Yoshioka S, Fujiwara H, Nakayama T, et al. Intrauterine administration of autologous peripheral blood mononuclear cells promotes implantation rates in patients with repeated failure of IVF–embryo transfer. Hum Reprod. 2006; 21: 3290–4.
14) Ideta A, Sakai S, Nakamura Y, et al. Administration of peripheral blood mononuclear cells into the uterine horn to improve pregnancy rate following bovine embryo transfer. Anim Reprod Sci. 2010; 117: 18–23.
15) Okitsu O, Kiyokawa M, Oda T, et al. Intrauterine administration of autologous peripheral blood mononuclear cells increases clinical pregnancy rates in frozen/thawed embryo transfer cycles of patients with repeated implantation failure. J Reprod Immunol. 2011; 92: 82–7.

〈藤原 浩〉

B SEET

生殖補助医療における反復不成功例のなかに，形態良好胚を移植しているにもかかわらず妊娠にいたらない着床不全症例が存在する．着床不全の原因のうち，器質的要因として，子宮粘膜下筋腫，子宮内膜ポリープ，子宮内膜症，子宮奇形，卵管水腫などが挙げられる．一方，機能的要因として性ステロイドホルモンや胚因子の刺激に対する子宮内膜の反応異常に起因する胚受容能の異常などが考えられている．これらのうち胚由来因子の欠如または減少による子宮内膜の胚受容能の低下に起因する着床率低下を改善する方法として，1999 年に滋賀医科大学にて 2 段階胚移植が考案された[1,2]．2 段階胚移植は着床周辺期の胚と子宮内膜はシグナル交換（クロストーク）をしており，胚は着床に向けて子宮内膜の局所環境を修飾することを示したマウスを用いた基礎研究に基づいている．2 段階胚移植法では day 2 に初期胚を移植し，残りの胚は培養を継続し，引き続き day 5 に胚盤胞を移植する．初期胚にはクロストークにより子宮内膜の胚受容能を高める働きを期待し，継続培養によって選択された胚盤胞がより高い確率で着床することを期待している．以来，特に反復 ART 不成功例に対する移植方法として他施設にても用いられ良好な成績を挙げており，誌上報告もなされている．しかしながら，2 段階胚移植法は少なくとも胚を 2 個移植するため多胎の問題を回避することはできない．近年，多胎予防を目的として単一胚移植が行われているが，単一

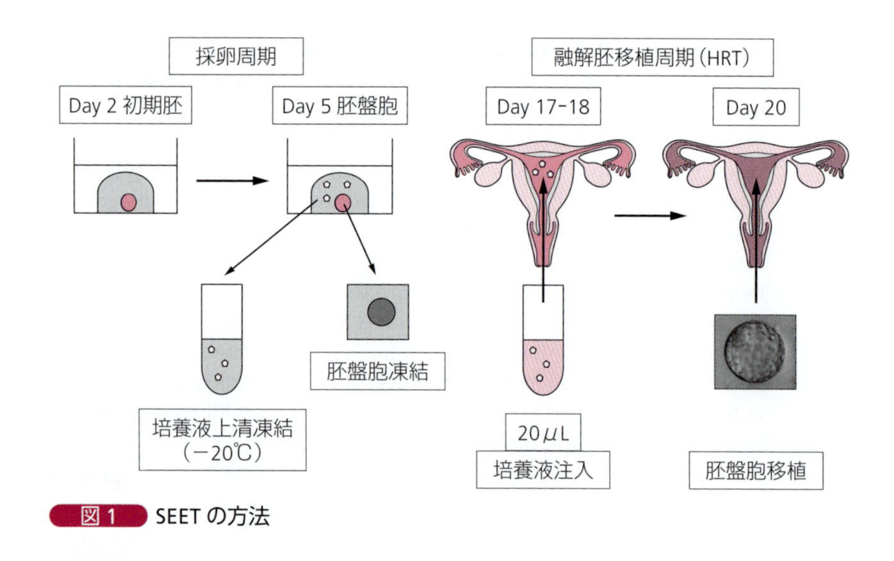

図 1 SEET の方法

胚移植を行う場合は，初期胚移植か胚盤胞移植のいずれかを行うことになる．しかし，これらの移植方法では 2 段階胚移植法のように胚と子宮内膜の相互作用を利用することができない．この問題を克服する新たな移植方法が子宮内膜刺激胚移植法（stimulation of endometrium-embryo transfer：SEET）[3,4]である．

近年，胚培養液上清には子宮内膜胚受容能促進に関与する胚由来因子が存在することが報告されている．そこで，胚培養液上清を子宮腔内に注入することにより子宮内膜が刺激を受け，胚受容に適した環境に修飾されることを目的とし，胚盤胞移植（BT）に先立ち胚培養液上清を子宮腔内に注入する方法が SEET である．SEET では，2 段階胚移植法における 1 段階目に移植する初期胚の代わりに胚培養液上清を子宮に注入することにより，培養液中の胚由来因子により子宮内膜の分化誘導の促進が期待でき，かつ，移植胚数は胚盤胞 1 個に制限することが可能となり，多胎の問題を克服することができる．

(1) 子宮内膜刺激胚移植法（SEET）

SEET は胚培養液上清を子宮腔内に注入し，その 2～3 日後に凍結融解胚盤胞移植を行う胚移植法である[3,4]．ホルモン補充周期での移植を行う．

① SEET の方法（図 1）

採卵周期に胚盤胞を凍結保存する．さらに同周期に患者自身の胚を受精後 2～5 日目まで培養した培養液（初期胚から胚盤胞まで培養した培養液）を−20℃で

表1 SEETとBT（胚盤胞移植）の成績の比較

	SEET (n=23)	BT (control) (n=25)	p-value
No. of clinical pregnancies	20	12	0.006
single pregnancies	17	10	
twin pregnancies	3	2	
Clinical pregnancy rate per transfer (%)[a]	87.0	48.0	0.006
Implantation rate per embryo (%)[b]	71.9 (23/32)	37.8 (14/37)	0.007
Serum beta-hCG (IU/mL) on day 30	248±184	138±163	0.036
Estradiol (pg/mL) on day 23	370±224	350.5±195	0.764
Progesterone (pg/mL) on day 23	6.7±3.6	7.1±2.8	0.682

a Clinical pregnancy was identified by development of a gestational sac.
b Implantation rate was determined by dividing the number of gestational sacs by the number of embryos transferred.

(Goto S, et al. Fertil Steril. 2007; 88(5): 1339-43)[3)]

凍結保存しておく．当院では胚は50 μLのスポットで培養しているので凍結保存できる培養液量は1症例につき約20～30 μLである．

a. 胚移植プロトコール

融解胚移植はホルモン調節周期にて行う．エストロゲン貼付剤を月経周期2日目（day 2）から開始後漸増し，day 15よりプロゲステロン腟坐薬（900 mg/日）を併用して内膜調整を行う．

ホルモン調節した融解胚移植周期のday 17～18に凍結していた培養液を融解し20 μLを移植用カテーテルを用いて子宮腔に注入する．注入部位は胚移植部位とできる限り同じ部位に行うようにしている．培養液注入時には，注入速度をできるだけゆっくりと行い，カテーテル内に培養液が残らないようにするのがコツである．引き続き，day 20に胚盤胞を融解し移植する．Day 20に胚盤胞を1個移植する．

② SEETの成績

a. ART反復不成功症例に対してSEETは胚盤胞移植より妊娠率が高い

ART反復不成功例に対してSEETを施行し，胚盤胞移植（BT）周期と成績を比較した．その結果，SEETはBTと比較して有意に妊娠率および着床率が高かった．さらに，胎児心拍が確認できた周期の妊娠判定日（day 30）の血中hCG値はSEETがBTより有意に高かった（表1）[3)]．

b. 初回ARTでhigh grade胚盤胞を移植する場合，SEETは胚盤胞移植より妊娠率が高い

初回採卵周期に全胚凍結を行い，凍結胚盤胞が得られ，研究に同意した144例を対象としrandomized controlled trialを行った．BT群48例，市販培養液を子宮注入後に胚盤胞を移植するST群48例，SEET群48例の3群に無作為に分け前方視的に検討を行った．移植胚数は1個とした．high gradeな胚盤胞（Gardner分類でG3AA，G4，G5，G6）を移植した症例でのhCG陽性率（着床率）は，BT群64.0%，ST群75.9%，SEET群92.0%となり，SEET群はBT群より有意に高率だった．臨床妊娠率は，BT群56.0%，ST群69.0%，SEET群80.0%となり，SEET群はBT群より有意に高率だった（表2，3）[4]．

(2) 着床能向上に寄与する胚由来因子について

胚培養液中に存在する着床率を向上させる胚由来因子としてリゾフォスファチジン酸（以下LPA）が挙げられる．近年，子宮内に発現するlysophosphatidic acid receptor 3（LPA3）が受精卵の着床に重要な役割を果たしていることが明らかとなってきた．我々は，初期胚から胚盤胞まで培養を行い，胚盤胞まで発生した合計188個の胚を培養した合計2,590 μLを用い，ガスクロマトグラフィー/質量分析法にて分析したところ，LPA-C 16:0，16:1，18:0，18:1，18:2が胚培養液中に検出された（図2）．標準化LPAとの比較より，培養液中の濃度はLPA-C 16:0は7.0 nmol/mL，LPA-C 16:1は0.2 nmol/mL，LPA-C 18:0は1.0 nmol/mL，LPA-C 18:1は2.6 nmol/mL，LPA-C 18:2は2.9 nmol/mLと計算された[5]．

胚培養液には胚由来の様々な因子が存在することが推測されるが，着床に密接な関わりがあるLPAが検出されたことは，LPAがSEETでの妊娠率を向上させる胚由来因子の候補であることを示唆するものと考えられる．

(3) 2段階胚移植について

単一胚移植が主として施行されるようになって以来，2段階胚移植が行われることは少なくなってきたが，現在でも反復ART不成功例に対しては，2段階胚移植は有効な移植方法である．反復ART不成功に対して2個胚移植を選択する場合，我々の報告では，2段階胚移植の方が胚盤胞移植より妊娠率および着床率が高かった（図3）．Loutradisらもdouble embryo transfer（2段階胚移植）は胚盤胞移植より有意に妊娠率が高いことを報告している．

JCOPY 498-06080

表2 SEET，ST，BT における胚のグレード別の妊娠成績

	low-grade blastocysts			high-grade blastocysts			p
	BT (n=23)	ST (n=19)	SEET (n=23)	BT (n=25)	ST (n=29)	SEET (n=25)	
Age of patient（years）	32.3±3.1	32.1±3.3	33.7±3.2	34.0±3.6	33.6±3.9	32.7±4.0	0.58
Period of infertility（months）	61.3±26.2	61.4±30.5	71.7±40.0	68.5±32.8	59.1±30.2	60.5±34.9	0.61
Basal FSH level（mIU/mL）	5.8±1.4	5.7±2.5	6.3±1.7	5.8±1.7	5.9±1.7	6.1±2.0	0.48
No. of oocytes retrieved	14.0±5.6	14.7±4.1	15.7±4.4	14.2±4.9	14.7±6.3	15.2±5.9	0.50
No. of oocytes fertilized	10.5±4.0	10.6±4.1	11.7±3.9	11.6±4.2	10.9±4.3	12.6±5.3	0.38
No. of chemical pregnancies	15	9	14	16	22	23	0.024
Implantation rate per embryo（%）[a]	65.2	47.4	60.9	64.0	75.9	92.0	
No. of clinical pregnancies	12	8	9	14	20	20	0.032
Clinical pregnancy rate per transfer（%）[b]	52.2	42.1	39.1	56.0	69.0	80.0	

[a] Implantation rate was determined by detecting serum beta-hCG

[b] Clinical pregnancy was identified by development of a gestational sac.

（Goto S, et al. Fertil Steril. 2009；92(4)：1264-8）[4)]

表 3 良好胚盤胞と不良胚盤胞別の SEET，ST，BT の着床率と臨床妊娠率の統計学的解析

	unadjusted				adjusted			
	BT	ST	SEET	p for trend	BT	ST	SEET	p for trend
high-grade blastocyst								
Implantation								
Odds ratio (95% CI)	1 (control)	2.58 (0.69-9.62)	6.46 (1.18-35.26)	0.024	1 (control)	5.91 (0.94-37.13)	9.20 (0.90-94.00)	0.030
Clinical pregnancy								
Odds ratio (95% CI)	1 (control)	2.47 (0.72-1.09)	4.32 (8.34-17.11)	0.034	1 (control)	4.46 (0.89-22.41)	5.10 (0.81-32.02)	0.052
low-grade blastocyst								
Implantation								
Odds ratio (95% CI)	1 (control)	0.48 (0.14-1.67)	0.83 (0.25-2.75)	0.765	1 (control)	0.27 (0.06-1.20)	0.64 (0.15-2.68)	0.558
Clinical pregnancy								
Odds ratio (95% CI)	1 (control)	0.67 (0.20-2.27)	0.59 (0.18-1.90)	0.375	1 (control)	0.44 (0.11-1.85)	0.57 (0.14-2.24)	0.406

(Goto S, et al. Fertil Steril. 2009; 92(4): 1264-8)[4)]

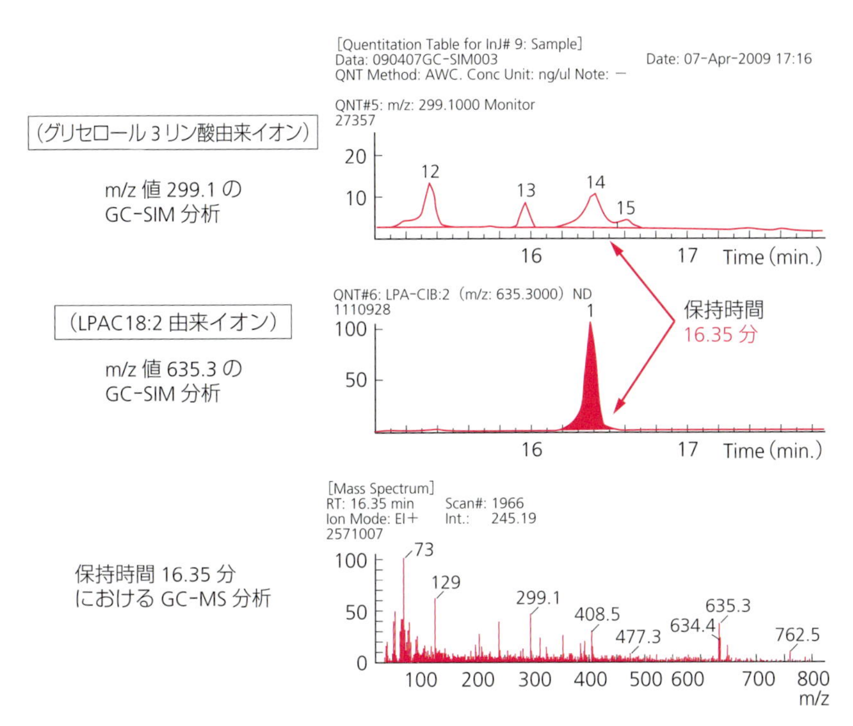

図2 胚培養液中の LPA-C18:2

反復ART不成功で形態良好胚が得られない難治性のART症例で，day 7胚盤胞を移植した症例が当院ではこれまで15例あるが，結果として興味あるデータとなったので紹介したい．

SEETとday 7胚盤胞1個移植をした5症例中妊娠反応陽性数は2例だが，臨床妊娠数は0例であった．一方，2段階胚移植を行い，初期胚1個とday 7胚盤胞を1個移植した10症例のうち，妊娠反応陽性例は5例，臨床妊娠は3例（うちDD双胎は2例）となった．すわなち，2段階胚移植では10個のday 7胚盤胞のうち少なくとも2個は着床したことになる．この結果は，2段階胚移植を施行することによって，胚の着床能が低いと考えられるday 7胚盤胞を用いても，子宮内膜と胚の相互作用により，最終的に着床能が向上したことを示唆する興味深いデータと思われる．

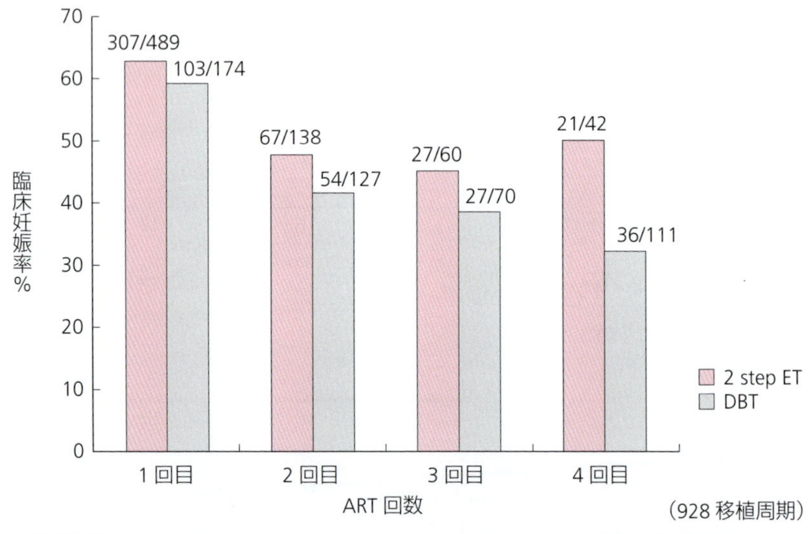

図 3 ART 回数別の二段階胚移植と胚盤胞 2 個移植の臨床妊娠率の比較

考察

胚盤胞移植は継続培養により移植胚の選択が容易になることや，胚発生と子宮内膜が同調することなどにより，高い着床率を得ることができるとされる移植方法である．しかしながら，その妊娠率は50%前後にとどまっている．胚盤胞移植における着床不全の機能的一因として子宮環境の不全による要因が考えられる．

着床に適切な子宮内膜の分化，すなわち implantation window は性ステロイドホルモンの制御のみならず，胚と子宮内膜のクロストークによって導き出されると考えられており，クロストークは初期胚の段階からなされているとも考えられている．ところが，ホルモン調節周期における胚盤胞移植では，性ステロイドによる子宮内膜の分化は行われているものの，胚盤胞が移植されて初めてクロストークが開始するため，子宮内膜の着床準備が遅れ，着床不全が起き妊娠不成立となる，または着床遅延が生じている可能性がある．これに対し，SEET や 2 段階胚移植では，SEET 液の注入時より，または初期胚移植時よりクロストークが開始するため，適時着床が成立しやすくなると考えられる．私どもの研究で，妊娠判定日（day 30）における hCG 値が BT では SEET と比べ有意に低値となっており，BT では SEET より着床時期が遅延傾向にあることを示唆していると考えている．

おわりに

SEETは自身の胚培養液を使用する方法であり，簡便で副作用もない．BTと比較して妊娠率・着床率が高くなるため，臨床的に有用な移植法となる．「簡便で副作用がない」ので，反復不成功例に適応する移植法であるという位置づけではなく，high gradeな胚盤胞を移植するHRT周期予定の症例に対しては，初回の移植より積極的に行うようにしている．一方，2段階胚移植は，多胎のリスクはあるが反復ART不成功例において妊娠率は高くなる移植法である．

☞文献

1) Goto S, Takebayashi K, Shiotani M, et al. Effectiveness of 2-step (consecutive) embryo transfer. Comparison with cleavage-stage transfer. J Reprod Med. 2003; 48: 370-4.
2) Goto S, Shiotani M, Kitagawa M, et al. Effectiveness of two-step (consecutive) embryo transfer in patients who have two embryos on day 2: comparison with cleavage-stage embryo transfer. Fertil Steril. 2005; 83: 721-3.
3) Goto S, Kadowaki T, Hashimoto H, et al. Stimulation of endometrium embryo transfer (SEET): injection of embryo culture supernatant into the uterine cavity before blastocyst transfer can improve implantation and pregnancy rates. Fertil Steril. 2007; 88(5): 1339-43.
4) Goto S, Kadowaki T, Hashimoto H, et al. Stimulation of endometrium embryo transfer can improve implantation and pregnancy rates for patients undergoing assisted reproductive technology for the first time with a high-grade blastocyst. Fertil Steril. 2009; 92(4): 1264-8.
5) Goto S, Shimizu M, Kadowaki T, et al. First report of detection of lysophosphatidic acids (LPAs) and analysis of LPA quantity in a human-embryo conditioned medium. JMOR. 2015; 32(1): 57-66.

〈後藤 栄〉

1 卵巣過剰刺激症候群（OHSS）

自然発生の報告もみられるが，主に不妊治療における排卵誘発剤により過剰に刺激された卵巣が腫大し，腹水・胸水貯留をきたす医原性疾患を卵巣過剰刺激症候群 (ovarian hyperstimulation syndrome：OHSS) と呼んでいる．OHSS は腹部膨満や呼吸困難を引き起こし，重症化すると血栓症，腎不全，呼吸不全などの生命予後に関わる合併症を併発することがある．排卵誘発を行う医師は，その予防法や治療法に精通し，治療前に患者への十分なインフォームド・コンセントを行う必要がある．OHSS の発生頻度は，入院を要する OHSS 症例は 0.8～1.5%，危機的状況に陥った最重症型の OHSS の頻度は 10 万人あたり 0.6～1.2 人[1]と報告されている．本稿では排卵誘発に際し何が必要であり，OHSS をどのように防ぐか，について解説する．

1 病態

rFSH 製剤や hMG 製剤あるいはクロミフェンなどの排卵誘発剤により刺激された多数の卵胞に，hCG による刺激が加わると，卵胞の嚢胞状変化をきたし卵巣が腫大する．それに伴い血管透過性が亢進し，循環血漿が細胞外へ移行するため多量の腹水・胸水の貯留をきたす．循環血液から血漿のみ漏出する結果，血管内脱水・血液濃縮をきたし，高エストロゲン血症の存在による凝固能亢進と重なり，最悪の場合，腎不全や血栓症を併発する．病態に関連する因子については，hCG 刺激により黄体化嚢胞で増加するいくつかの物質が注目されており，レニン-アンジオテンシン系，キニン-カリクレイン系，各種サイトカインや VEGF の活性化が挙げられている（図 1)[2]．

OHSS は発症時期で病因が異なり，LH サージとしての hCG 投与後比較的早期（6 日目前後）に発症する early onset type と，着床後，後期（12 日目前後）に発症する late onset type が存在する．後者は妊娠による持続的 hCG 刺激が関与していると考えられ，より重症化しやすい．

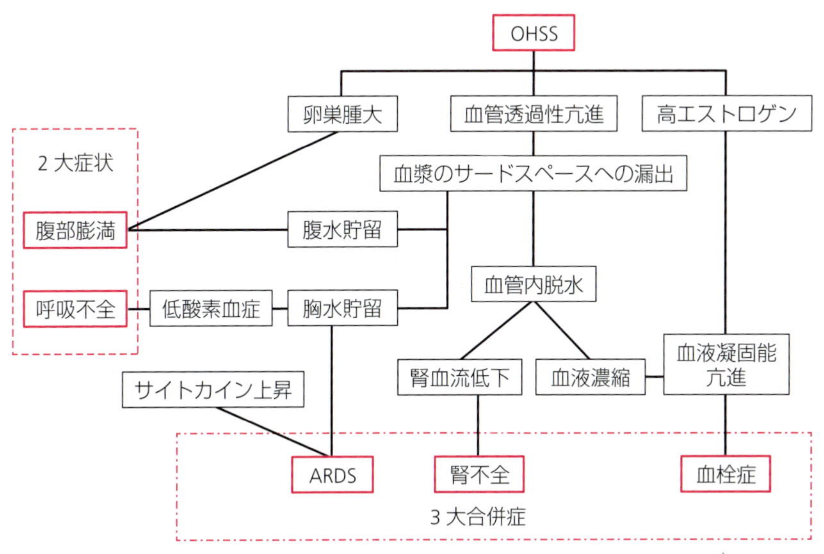

図 1　OHSS の病態と症状（福田　淳．日産婦誌．2009；61：495-500）[2)]

2　診断

OHSS は重症度により管理指針が異なるため，常に重症度判定を念頭に入れる．表 1 に 2009 年に日本産科婦人科学会生殖・内分泌委員会から提唱された OHSS 重症度分類（一部改変し引用）を示す[3)]．上記分類は目安を示しているものであり，注釈にもあるように一つでも該当するものがあれば，より重症例としての取り扱いが奨励されている．臨床の場では，患者の訴えやリスク因子の有無，妊娠の可能性なども考慮し，総合的に判断する必要がある．一般的には重症例や，中等症に分類されるが着床を契機にした late onset type の発症による症状の加重が予想される症例（妊娠の可能性が高い症例）では入院管理を行うが，加えて患者の周辺環境やコンプライアンスなどを十分考慮し，入院管理を躊躇することがないようにする．

3　OHSS の予防策

OHSS は一旦重症化するとその治療は困難を極める．その理由は，卵巣摘出および人工妊娠中絶以外に根本的な治療が存在しないからである．全く健康な不妊症例が対象であることを考えれば，これらの手段は絶対に回避すべき事態であ

表1 OHSSの重症度分類

	軽症	中等症	重症
自覚症状	腹部膨満感	腹部膨満感 嘔気・嘔吐	腹部膨満感 嘔気・嘔吐 腹痛 呼吸困難
小骨盤内の腹水	小骨骨盤内まで	上腹部に及ぶ	腹部全体に及ぶ 胸水を伴う
卵巣腫大 (左右いずれかの最大径)	6 cm 以上	8 cm 以上	12 cm 以上
血液検査所見	すべて正常	増悪傾向	Ht ≧45% WBC≧15000/mm^3 TP <6.0 g/dL または Alb <3.5 g/dL

*一つでも該当する所見があれば，より重症なほうに分類する
(平成20年度生殖・内分泌委員会報告．日産婦誌．2009；61：1138-45[3]より一部改変)

り，対症療法によって粘り強く管理する以外に方法がない．重症化した場合，大量の腹水・胸水の貯留による腹部膨満感の増強や呼吸困難の対処や血液濃縮改善のための循環血漿量の繊細なコントロールが必要であり，それでも極めて困難な場面に直面することもある．OHSSは重症化するとその悪循環から容易には逃れられず，その過程において不幸にして腎不全，血栓症，ARDSなど生命予後に関わる合併症を併発することがある．したがって，OHSSの管理にあたって，最も肝心なことは重症化させない予防策を講ずることである．OHSSの予防は，図2に示すように，各時期においてさまざまな方法が報告されている．

(1) 排卵誘発前

リスク因子を考慮し，排卵誘発に用いる製剤の種類，投与量を決定する．特にPCOS症例では排卵誘発剤の最適投与域が狭く，FSHまたはhMG製剤増量後は必ず卵胞モニターを行う．また，患者に対して各治療段階でのキャンセルの可能性を十分説明しておくことを勧める．

(2) hCG投与前

卵胞モニターにおいて発育卵胞数が極めて多く，hCG投与自体がOHSS重症化の危険がある場合は，その治療周期をキャンセルする．hMG療法またはクロミフェン療法では多胎防止も合わせて考慮する必要があるが，体外受精の治療周期であれば全受精卵凍結の選択肢があり若干許容範囲は広がる．最近の体外受精

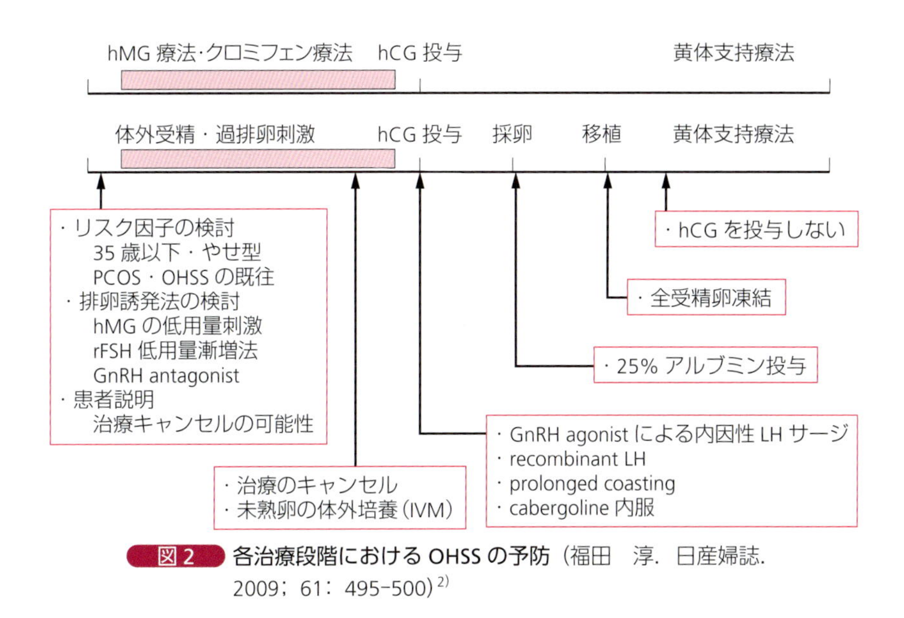

図 2 各治療段階における OHSS の予防（福田　淳．日産婦誌．2009；61：495-500）[2]

治療では，hCG を投与せず，採卵し体外培養する方法（in vitro maturation：IVM）も報告されているが，まだ満足のいく妊娠率は得られていない．

(3) hCG 投与時

従来，LH サージを目的として hCG 製剤が用いられてきたが，LH に比べ，半減期が長いことが問題とされる．そのため，GnRH agonist による内因性 LH 放出を利用する方法や recombinant LH を用いることで OHSS の重症化予防が試みられている．また，卵胞成熟時に血中エストラジオール値が 5,000 pg/mL 以上ある場合，3,000 pg/mL まで低下するまで hCG 投与を待機する prolonged coasting という方法が報告されている．

(4) 採卵・移植時

採卵時に 25%アルブミンを点滴する方法も試みられている．hCG 刺激後に腫大した卵巣から分泌される種々の血管透過性亢進物質をアルブミンで吸着させることを目的としている．しかし，late onset type の予防には効果がないとする意見が多く，むしろアレルギー反応の危険性から懐疑的な意見もある．最近では cabergoline 内服により卵黄腫大を軽減できるとも報告されている．

妊娠が成立した場合，絨毛から分泌される持続的 hCG 刺激が OHSS を重症化させる（late onset type）ため，体外受精の場合，胚移植を行うか，全受精卵凍

表 2 OHSS における血栓症

	妊娠	発症日（hCG 投与後）	Ht 値（%）	WBC（/mm^3）	予後
動脈血栓	（＋）	12～17 日	49.2	23,300	不良
	（－）	7～8 日			
静脈血栓	（＋）	37～40 日	38.3	14,600	良好

（平成 20 年度生殖・内分泌委員会報告. 日産婦誌. 2009; 61: 1138-45）[3)]

結を行うか，判断が必要である．また，多胎の場合は hCG 放出量が増加するため，単一胚移植が推奨される．

(5) 黄体支持療法

黄体支持療法として，現在，hCG やプロゲステロンが用いられているが，少なくとも OHSS の危険性がある症例では hCG の使用を避けることは，ほぼ一致した意見である．

4 OHSS における血栓症

排卵誘発剤使用における血栓症の頻度を海外症例も含めて文献から推測すると 10 万人に 2～50 例とされている[3)]．動脈血栓と静脈血栓は共に発症しているが，それぞれに特徴があり表 2 に示す．特に留意すべきは動脈血栓発症の時期が早い点である．hCG投与によりOHSSの発症が予想されるリスク因子を持つ場合は，患者への指導を行い，hCG 投与後 1 週間以内に卵巣腫大と腹水の有無についてモニターを行う必要がある．血液濃縮を伴う場合は入院管理の上，血液濃縮の改善と抗凝固療法として低用量アスピリン療法またはヘパリン療法を行う．対して，静脈血栓は全例妊娠例であり，血液濃縮が軽度で病態としては平衡期以降に発症している．腹部膨満を認め，長期臥床のような活動性が低い状態が続く場合は弾性ストッキングや間欠的空気圧迫法を行う．

5 OHSS の治療

最後に OHSS の治療について，OHSS が発症した場合，はじめにすべきことはその重症度判定（表 1）である．軽症例あるいは中等症例の大部分は安静のみで軽快するため，入院の必要な重症例の治療方針について述べる．

重症 OHSS 症例は時期的に活動期，平衡期，利尿期と経過して軽快する．この

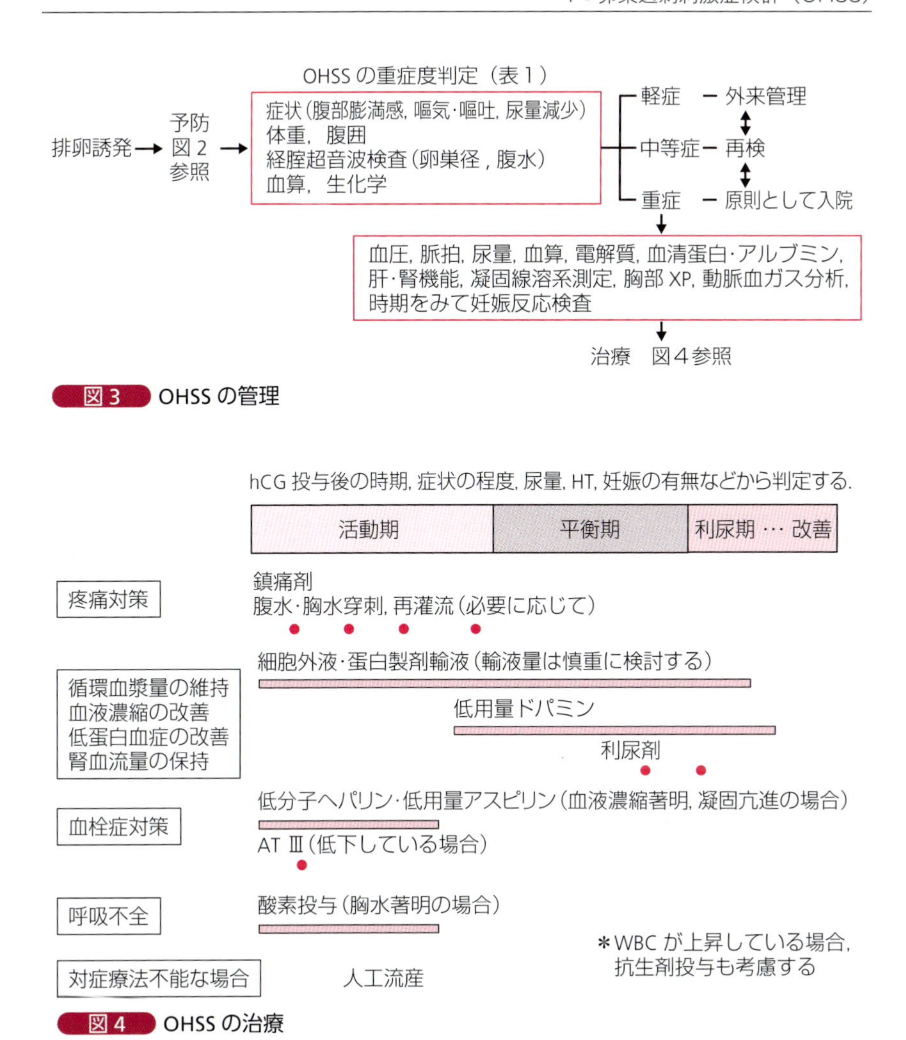

図 3 OHSS の管理

図 4 OHSS の治療

期間は late onset type で長期化する．この全経過を通じて重要なことは，循環血漿量をある程度維持すること，疼痛対策をすること，最重症型である血栓症，腎不全，ARDS を予防することである．

活動期は循環血漿量を保つ，尿量を確保する，血液濃縮を軽減する，低蛋白血症を改善する，などの目的で行う．細胞外液だけの大量の輸液は腹水・胸水を増加させるし，高濃度のアルブミンの輸液は循環血漿量を著しく変動させる．そのため，その投与量，速度の設定は慎重に行う．重要な点はOHSSにおける循環血漿量の変動は著しく速いので，Htの測定などの体液バランスのモニターを頻回に行うことである．

腹部膨満・呼吸不全が高度であれば腹水穿刺・胸水穿刺による腹水・胸水の除去を余儀なくされる．腹水・胸水を除去により相当量の蛋白が失われ，低蛋白血症はさらに悪化し，循環血漿の細胞外漏出を助長し，悪循環を形成する．それに対しては除去した腹水・胸水を濾過した後，再度点滴する方法（再灌流法）が有効である．

平衡期には腎血流量を増加させる目的で低用量ドパミンの持続点滴療法が有効とされる．活動期における低用量ドパミンの使用については慎重な対応が必要である．尿量を保てない場合，腎不全の予防として利尿薬を使用することがある．しかし，活動期におけるフルセミドの使用は血液濃縮を悪化させ，血栓症併発の危険性を高めるため，禁忌ともいえる．利尿薬はOHSSの時期を慎重に見極めて投与されるべきである．前述したように血液濃縮が高度で，凝固因子が活性化されている症例に対し，血栓症を予防する目的で，抗凝固療法が行われる．一般的には低用量アスピリン，低分子ヘパリン，AT Ⅲ製剤の投与などが行われる．

late onset typeの中には，全ての治療に抵抗性を示し，長期化する場合がある．検査成績や症状から妊娠継続が困難であると判断された場合，人工中絶を余儀なくされることがある．医原性の疾患であることを踏まえ，重症OHSSを発症させない予防が最も重要である．

☞文献

1) 卵巣過剰刺激症候群（OHSS）の診断基準ならびに予防法・治療指針の設定に関する小委員会．生殖・内分泌委員会報告．日産婦誌．2002；54：860–8.
2) 福田　淳．卵巣過剰刺激症候群 ovarian hyperstimulation syndrome．日産婦誌．2009；61：495–500.
3) 卵巣過剰刺激症候群の管理方針と防止のための留意事項：平成20年度生殖・内分泌委員会報告．日産婦誌．2009；61：1138–45.

〈熊谷 仁〉

採卵による合併症：骨盤腹膜炎（PID），卵巣出血

体外受精において採卵は，開始当初は全身麻酔のもと腹腔鏡下に行われ，患者にとっては大きな負担となっていた．しかし1980年代には経腟プローブが開発され，経腟超音波ガイド下での採卵術が可能となった．同方法で採卵は比較的簡便で安全に施行できることから現在では標準的な卵回収法となっている．経腟超音波の開発により外来での採卵が可能となったことは，その後の生殖補助医療（ART）の世界的な普及に大きく寄与した．一方，ARTの副作用は一般的には多胎と卵巣過剰刺激症候群が挙げられるが，それ以外にも採卵に伴う合併症も報告されている．本稿では採卵時の合併症に関し，特に骨盤腹膜炎（PID）と卵巣出血に関して解説を行う．

1 採卵時の合併症の種類

採卵時の合併症としては，腹腔内出血，腟壁出血，膀胱出血，尿管損傷，腸管損傷，骨盤腹膜炎（PID）および膿瘍形成，さらには麻酔薬や抗菌薬に対するアナフィラキシーショック等が挙げられる．これらの採卵時に起こりうる合併症に関して，採卵前にインフォームド・コンセントを書面にて行い，患者から同意をとる必要がある．

2 骨盤腹膜炎（PID）

採卵後の卵巣膿瘍は0.2～0.3%の頻度で発生すると報告されている[1,2]．採卵時の感染のハイリスク症例としては卵管閉塞など過去にPIDがあったと考えられる症例や子宮内膜症合併症例が挙げられるので，特にこれらの症例の取り扱いには注意を要すると考えられ，これらの症例の採卵を行う場合は抗菌剤の予防的な投与が望ましい．骨盤内膿瘍を形成してしまった場合には，保存的な治療は無効な場合が多く，その30～40%が外科的な治療が必要であったと報告されている[3]．

3 採卵前の腟洗浄

採卵前の腟洗浄に関しては，1%ポビドンヨード液（イソジン® 液）で腟洗浄を行った場合，受精率には差を認めなかったが，妊娠率が生理食塩水を用いて洗浄した場合に比較して有意に低下したことが報告されている（17.2% vs 30.3%）[4]．しかし子宮内膜症症例ではポビドンヨード液で腟内を洗浄した後に2000 mL の生理食塩水にて洗浄した場合と，生理食塩水のみで洗浄した場合で妊娠率を比較しても差を認めなかったと報告されている[5]．筆者らの施設では腟に腟鏡をかけ，十分量（1000 mL）の 37℃に温めた生理食塩水とガーゼ（綿球）を用いて腟内，続いて外陰部を十分に洗浄している．術者は洗浄後パウダーフリー滅菌手袋をはめ，採卵準備→採卵を行っている．

4 卵巣出血（腹腔内出血）

採卵後に開腹手術など外科的な処置を必要とした卵巣出血の頻度は 0.2～0.06%と報告されている[6-8]．3241 例の採卵を後方視的に解析した報告[8]では，痩せた多囊胞性卵巣症候群（PCOS）で卵巣出血のリスクが高く，他のグループに比較して出血リスク（手術を必要とした）は 50 倍（95%信頼区間 11-250）であり，これらの症例の場合には採卵時に特に注意を要するべきであると述べている．また同報告では，手術を必要とした 7 症例全てで，その徴候や症状は採卵術終了後間もなく現れ，広範囲の腹痛，悪心，嘔吐，重度の脱力感などの症状は採卵終了から 1 時間以上持続していた．しかし，直ちに血行動態の変動がみられたのは 1 例のみであった．また 7 症例中 6 症例で，超音波検査で骨盤内に中等量～多量の液体貯留を認め，血液検査にて 3.2～9 g/dL の Hb の低下，52～156×$10^3/\mu$L の血小板の低下が観察された．上記のような症状が持続する場合には，腹腔内出血を疑いバイタルチェック，血算，超音波検査などを行う．上述した痩せた PCOS 症例に対しては，IVM が OHSS の予防のみならず，出血のリスクを回避する可能性もある．

穿刺終了後は注意深く腹腔内を経腟超音波で観察し，卵巣や腹腔内に出血がないか確認をする．ただし，採卵後の合併症を伴わない症例でも採卵時の出血量は 232±130 mL と報告[9]されており，そのため超音波検査で骨盤内に液体貯留や凝血の存在を疑わせる所見が認められることは，活動性の出血を示唆する特異的な所見ではないことを理解しておくべきである．そのため採卵終了後は少なくとも１時間以上安静とし，院内で注意深く観察する必要があると考えられる．

卵巣の穿刺時の注意点としては，卵巣への穿刺回数をなるべく減らすため１回の穿刺で複数の卵胞を連続的に吸引し，短時間に採卵を終える．卵巣までの距離を短くし，観察を行いやすくするために，経腟プローブは腟壁に強く押し付けた方が良い．また穿刺時には，特に（外）腸骨動静脈の横断面と卵胞を間違えて穿刺しないように注意する必要があり，必要に応じてカラードップラーを使用することで穿刺のリスクを下げることができる．後腹膜腔への大量出血も報告[10]されているので，このことも注意を要する．

採卵時の最も多い合併症としては腟壁出血が挙げられるが，腟壁からの出血はある程度の頻度で起こるが，多くの場合は圧迫止血のみで対応は可能である．

おわりに

採卵時の合併症は非常に稀で，通常は軽微な場合が多く保存的な治療のみの対応が可能である．しかし，腹腔鏡手術などの外科的な対応が必要な症例も少なからず存在し，生命の危機に瀕するような症例も報告されている．採卵時には，上記のような合併症がある確率で発生することを念頭に置き，採卵終了後も，慎重な観察が必要である．

☞文献

1）Dicker D, Ashkenazi J, Feldberg D, et al. Severe abdominal complications after transvaginal ultrasonographically guided retrieval of oocytes for in vitro fertilization and embryo transfer. Fertil Steril. 1993；59：1313–5.

2）Bennett SJ, Waterstone JJ, Cheng WC, et al. Complications of transvaginal ultrasound-directed follicle aspiration：a review of 2670 consecutive procedures. J Assist Reprod Genet. 1993；10：72–7.

3）Mirhashemi R, Schoell WM, Estape R, et al. Trends in the management of pelvic abscesses. J Am Coll Surg. 1999；188：567–72.

4）van Os HC, Roozenburg BJ, Janssen-Caspers HA, et al. Vaginal disinfection with povidon iodine and the outcome of in-vitro fertilization. Hum Reprod. 1992；7：349–50.

5）Tsai YC, Lin MY, Chen SH, et al. Vaginal disinfection with povidone iodine immediately before oocyte retrieval is effective in preventing pelvic abscess formation without compromising the outcome of IVF-ET. J Assist Reprod Genet. 2005；22：173–5.

6）Kart C, Guven S, Aran T, et al. Life-threatening intraabdominal bleeding after oocyte retrieval successfully managed with angiographic emboliza-

tion. Fertil Steril. 2011; 96: e99–102.
7) Tureck RW, García CR, Blasco L, et al. Perioperative complications arising after transvaginal oocyte retrieval. Obstet Gynecol. 1993; 81: 590–3.
8) Liberty G, Hyman JH, Eldar-Geva T, et al. Ovarian hemorrhage after transvaginal ultrasonographically guided oocyte aspiration: a potentially catastrophic and not so rare complication among lean patients with polycystic ovary syndrome. Fertil Steril. 2010; 93: 874–9.
9) Dessole S, Rubattu G, Ambrosini G, et al. Blood loss following noncomplicated transvaginal oocyte retrieval for in vitro fertilization. Fertil Steril. 2001; 76: 205–6.
10) Azem F, Wolf Y, Botchan A, et al. Massive retroperitoneal bleeding: a complication of transvaginal ultrasonography-guided oocyte retrieval for in vitro fertilization-embryo transfer. Fertil Steril. 2000; 74: 405–6.

〈梶原 健 石原 理〉

3 子宮鏡による合併症

子宮鏡検査あるいは子宮鏡下手術時の合併症は，疼痛，腹部膨満感，出血などの軽微なものから，感染や子宮穿孔，低ナトリウム血症，さらに進むと重篤な肺水腫や脳浮腫などに至る場合がある．特に，子宮穿孔時に通電中の電極が子宮外の臓器を損傷すると，膀胱損傷や腸管損傷などの危険があり，子宮筋腫や子宮中隔の切除の際は，子宮穿孔に十分注意する必要がある．

1 子宮鏡下手術の合併症

子宮鏡下手術時の合併症は，日本産科婦人科内視鏡学会による調査では，2012年に6994例の子宮鏡下手術例が行われ，術中偶発症のうち子宮穿孔は28例（0.4%）であり，このうち開腹下に補修は9例，腹腔鏡下に補修は12例であった．2013年は8144例の子宮鏡下手術例のうち子宮穿孔は30例（0.36%）であり，開腹下に補修は8例，腹腔鏡下に補修は19例であった．水中毒は2012年が20例，2013年が2例であった．術後合併症は出血が2012年7例，2013年2例，感染が2012年0，2013年5例，子宮腔内癒着が2012年1例，2013年2例，腹膜炎が2012年0，2013年4例であった（表1，2）．

合併症と術中管理

① 子宮穿孔

最も注意すべき術中合併症である．十分な子宮拡張溶媒を灌流させているにもかかわらず子宮内腔が拡張されない場合や，予想される以上に子宮鏡が深く挿入される場合に穿孔を疑う．出血量が少量であり，骨盤内臓器の損傷がない場合は自然治癒を待つが，それ以外の場合は外科的に修復を行う．疑わしい場合には，腹腔鏡を施行し確認するのもよい．高齢者では，子宮頸管が狭小化し子宮も萎縮していることが多く，子宮鏡を無理に挿入すると子宮穿孔を起こすことがある．また，過度な子宮前屈や後屈，子宮中隔などの子宮奇形や子宮腔内癒着切除時，無茎性，特に筋層内進展のある粘膜下子宮筋腫に起こりやすい．これを避けるために超音波断層法で常にレゼクトスコープと切除電極の位置を確認しながら操作を行う．手術操作に慣れるまでは，切除電極を常に遠位からスコープに向かって

表1 術式別症例数と主な術中合併症，術後合併症（2012年）

術式	施行総数	術中合併症		術後合併症			
		子宮穿孔	水中毒	出血	感染	癒着	腹膜炎
子宮筋腫摘出術	3,077	24	20	7	0	1	0
内膜ポリープ切除術	3,453	3	0	0	0	0	0
子宮腔癒着剝離術	60	1	0	0	0	0	0
子宮形成術	37	0	0	0	0	0	0
子宮内膜破壊術	94	0	0	0	0	0	1
その他	273	0	0	0	0	0	0
計	6,994	28	2	7	0	1	2

（日本内視鏡外科学会．日鏡外会誌．2014；19：592-603より一部改変）

表2 術式別症例数と主な術中合併症，術後合併症（2013年）

術式	施行総数	術中合併症		術後合併症			
		子宮穿孔	水中毒	出血	感染	癒着	腹膜炎
子宮筋腫摘出術	3,153	17	2	1	0	2	1
内膜ポリープ切除術	4,197	7	0	0	0	0	2
子宮腔癒着剝離術	85	2	0	0	0	0	0
子宮形成術	54	0	0	0	0	0	0
子宮内膜破壊術	269	0	0	0	5	0	1
その他	386	4	0	1	0	0	0
計	8,144	30	2	2	5	2	4

（日本内視鏡外科学会．日鏡外会誌，2014；19：592-603より一部改変）

操作することが重要である．

② 出血

子宮内膜もしくは筋層の損傷により起こる．子宮鏡下に電気凝固を行い止血するか，少量であれば自然に止血する．小児用Foleyカテーテルを子宮内で膨らませて止血する方法もある．灌流液に血液が混入するため術中出血量の管理が難しく，手術時間は1時間以内にする．

③ 水中毒，低ナトリウム血症

灌流液による過剰の水分負荷が原因であるので，手術中の灌流量と排液量を監視することと長時間の手術を避ける．米国婦人科内視鏡学会のガイドラインでは，灌流液のインとアウトの差は生理食塩水では2500 mL以内，電解質を含ま

JCOPY 498-06080

ない 3% D-solbitol（ウロマチック S®）では 1000 mL を超えないようになっている．

④ 急性骨盤内感染

子宮鏡操作に伴い経卵管的に骨盤内に病原菌を散布するために起こる．十分な清潔操作と予防的抗生物質の投与により予防できる．

⑤ 子宮腔癒着

子宮腔内癒着を防止するために，IUD を挿入する．術後 1 か月後に子宮腔癒着の有無を子宮鏡により確認する．軽度の癒着は子宮鏡の先端で鈍的に剝離する．

⑥ 頸管裂傷

粗暴な頸管拡張操作により起こる．出血が少量であれば特別な処置は必要としない．

2 子宮鏡検査の合併症

Jansen らの報告によると，子宮鏡検査時の合併症は 0.13%（14/11085）であり，子宮鏡下手術 0.95%に比べて有意に低いが，その全てが子宮穿孔であった．このうち 10 例は子宮頸管開大時に発生している．海外では，子宮鏡検査に硬性鏡を使用することが多く，多くの施設で細径のファイバースコープを使用している我が国とは若干事情が異なる．

合併症と術中管理

① 子宮穿孔

未妊婦で子宮頸管が狭い場合，あるいは子宮頸管拡張を行う場合に，子宮鏡を無理に挿入すると子宮穿孔を起こすことがある．特に頸管拡張を行う場合は，拡張器を不用意に深く挿入しないことが重要である．

② 感染

子宮や付属器に感染がある場合は，炎症が広がる危険があるので禁忌である．予防的抗生物質の投与を行う．

③ 疼痛

細径のファイバースコープを使用する場合は，無麻酔で頸管拡張は不要であるが，灌流液による子宮腔内が拡張されると，子宮筋の収縮による月経痛様の痛みを訴える場合がある．

④ 腹部膨満感

灌流液が子宮腔から腹腔内に流入すると腹部膨満感などを訴える場合がある

が，まもなく吸収されるので，多くは一時的なものである．腹腔内に流入する灌流液をなるべく少なくするように，検査は短時間で行う．

☞文献

1）Jansen FW, Vredevoogd CB, Van Ulzen K, et al. Complications of hysteroscopy：a prospective, multicenter study. Obstet Gynecol. 2000；96：266–70.
2）日本内視鏡外科学会．内視鏡外科手術に関するアンケート調査–第12回集計結果報告．日鏡外会誌．2014；19：592–603.
3）日本産科婦人科学会，日本産婦人科医会，編．産婦人科診療ガイドライン–婦人科外来編 2014．日本産科婦人科学会事務局；2014．p.75–6.
4）林　保良．子宮鏡の臨床 ABC．東京：メジカルビュー社；2014.
5）AAGL Practice Report：Practice Guidelines for the Management of Hysteroscopic Distending Media：(Replaces Hysteroscopic Fluid Monitoring Guidelines. J Am Assoc Gynecol Laparosc. 2000；7：167–8). J Minim invasive Gynecol. 2013；20：137–48.

〈西井　修〉

卵管鏡による合併症

卵管鏡を安全に卵管末梢部まで挿入し，観察と同時に卵管通過障害の治療も行うことのできる卵管鏡下卵管形成術（FT）システムを用いて行われる操作について，そのトラブルと対応法を理解しておくことは有用である．

FT 法の治療として最大の意義は，卵管内腔癒着を剝離することによって，卵管の通過性を回復することにある．この方法の利点は，低侵襲であり，外来診療でも軽度の麻酔で実施可能である点である．

本システムによる治療法は，わが国で確立されたが，現行のスペックに至るまでには安全な治療のため卵管閉鎖を解除するに耐えられる強力な機器を目標として 4 世代の機器開発が行われてきた．開発の都度，機器はより一層治療機器としての有効性を高めるように追究されてきた．その一方で，治療手技の工夫や改善も安定した治療成績を得るうえでは重要な点である．

現行機器は FT カテーテルの外径 1.25 mm，全長 10 cm の加圧式カテーテルとなり，その中に挿入する卵管鏡システムは，新卵管鏡では 0.6 mm 径のプラスティックファイバースコープとそれに接続する CCD ビデオカメラ，テレビモニター，光源装置，灌流ポンプから構成されている．機器の構造と治療に関する基本原理は，卵管形成の際には内筒を押し込むことでバルーン部分が内方から前方へ出て行き，卵管内を押し広げながら前進することによる．

1 トラブルと回避の基本

治療の中で発生したトラブルは，① バルーンの不具合，② バルーンの破損，③ スコープの破損，④ 子宮口卵管が発見できない，⑤ カテーテルがタナキュラムに固定できない，⑥ 頸管挿入時にカテーテルが挿入しづらく折れて破損，⑦ 卵管穿孔，⑧ バルーンが戻らない，などである．

これらのトラブルは，操作上のミスによって生じることも少なくない．そのためトラブルを回避するために最も重要な点は，システム機器の構造をよく理解することと，基本技術を十分に習得したうえで，治療に臨むことである．また，技術の習得にあたっては指導者と共に 20 例以上の実地体験が必要と考えられる．

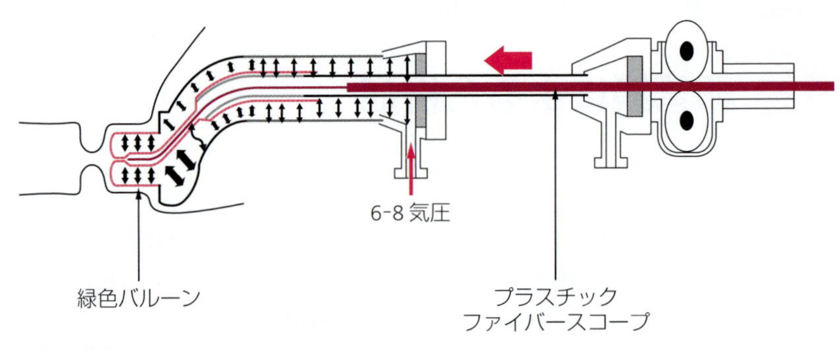

図1 新 FT カテーテル構造

さらにトラブルが発生した際の対応についても，修学の際に多くは体験できるものである．

基本技術として，① イレブンルール（スコープ先端の位置がカテーテル先端にある際にはカテーテル外のスコープ目盛りと内筒の目盛りの和が 11 である），② バンチングの認知と解除操作（バルーンが抵抗でつぶれ，前進できなくなった際の対応），③ カテーテルの子宮卵管口への設置と確認，④ ブラインドエバージョン操作（子宮卵管口が閉鎖して観察できない際のバルーン前進試行操作），⑤ レトログレードイメージング操作（前進操作の終了後にスコープとバルーンを引き戻しながら観察する操作，などがトラブルシューティングのうえでは最も重要となる[1,2]．この基本技術を十分に体得することがトラブルを防ぐことにつながる．

2 バルーンの破損とバンチング

バルーン素材の変更・強化によって，閉鎖・狭窄部位におけるバンチング発生頻度は減少した．しかし，卵管の強いカーブや強い内腔癒着での前進操作ではバンチングが生じることが少なくない．

バンチング発生の確認は，① 前進抵抗の増大，② イレブンルールからの逸脱，③ 灌流液の滴下減少，などで行うが，技術的に熟練が要求される[3]．バンチングの発生の際に解除操作を怠るとバルーンを破損し，スコープを劣化させることにつながる．前述したように，特にバンチングに関して経験例数の少ない術者は，治療成績の向上や機器破損回避のために指導者の下での技術習得が望ましい．

また，基本操作のなかで特に初心者に時に見られることであるが，組立のテストの際に，内筒を外筒から外側への方向へ引ききった状態で操作しないとカテー

 JCOPY 498-06080

テル内でバルーンがたわみ，スコープを前進させる際にたわんでできた皺を穿孔してしまうトラブルも存在する．外筒に付帯した内筒の止めネジを用いて固定することによって，そのトラブルを回避できる．

3 スコープの破損とトラブル

スコープ素材を変更し，ライトファイバー・イメージファイバー共にプラスティックファイバーを採用したことにより，旧型の素材であるグラスファイバーの破損した際に破損断片がバルーンを損傷させるトラブルは消失した．

その一方で，プラスティックファイバーの理学的特性から使用によって曲折の癖が生じ，治療による使用後にスコープの曲がりを加熱によって修復する使用後の操作が必要となった．

カテーテル後端の角に操作の際にスコープが当たって折れてしまうトラブルに対して，円形保護盤が取り付けられており，スコープがカテーテル後端の角で鋭角的に折れるリスクは減少したが，操作時にはスコープに留意し，強い力が加わらないかを常に意識して操作することが必要である．

プラスティックファイバーで構成された卵管鏡の使用によって，安全性が高くなったスコープではあるが，あくまでも消耗品であり，使用によって劣化する．表面のコーティング素材，スコープ内のファイバーの部分的破損が次第に進んで全損になるまでには，通常 6～13 回程度の使用と考えられる．対象や使用法によって異なるため，施設によって耐久使用頻度は大きく異なっているのが実情である．

バンチングの際に無理な力で前進させる操作によって劣化は著しく進むため，注意を要する．治療中に全損が生じた際はバルーンと共にスコープの目盛りを頼りにバルーンよりもスコープが出た状態で引き戻し，新たなスコープに交換することが重要である．

4 卵管穿孔

FT 機器の構造上の特徴として，伸長性バルーンカテーテルが卵管内腔面を挫滅することなく押し広げて卵管閉鎖を開口できることは優れた点である．前進時に卵管穿孔を生じるリスクはあり，特に間質に侵入する例は存在する．特にカーブの強い部位や留水症があり，卵管組織が菲薄化しているような例では生じやすい．しかし，万が一，治療時に卵管穿孔を生じても放置するのみで修復し，それ以外の副作用を認めないため，安全性の面からも極めて担保された治療法である[2,3]．また，穿孔を生じた際は，機会を変えて再度治療をチャレンジすることが可能である．一方，操作上の注意点として，前進時にスコープがバルーンよりも前に出てしまうことが原因となって穿孔を生じることがある．このことに対しては術者が最も留意しなければならない．かつては，主として，イレブンルールを頼りにスコープの位置確認を行っていたが，現行機器では，バルーン素材の緑色に着色されており，スコープ先端の位置がバルーンの内方にあるのか，外方にあるのかを視覚的に識別しやすく変更されたことから，術者は安全に操作をすることができるようになった．

経験歴の浅い術者でも安全かつ安定した治療が行える機器になりつつあるが，なお，操作手順は繁雑であるため技術の習得が重要であることはいうまでもない．

結語

卵管鏡はこれまで困難とされた卵管内腔の病態を観察し，治療できる有効かつ安全的な治療機として，臨床のなかで意義を高めている．技術面での開発とさらなる普及が望まれる．

☞文献

1) 末岡　浩，小林俊文，浅田弘法，他．新構造の卵管鏡システムを用いた卵管形成法の操作技術と適応についての考察．日本不妊学会雑誌．1995；40：98-103.
2) 末岡　浩．卵管鏡下卵管形成の操作ルールとトラブルシューティング．In：吉村泰典，編．生殖医療のコツと落とし穴．東京：中山書店；2004．p.116-8.
3) 末岡　浩．卵管鏡．In：日本産婦人科内鏡学会，編．産婦人科内視鏡下手術スキルアップ．改訂第 2 版．東京：メジカルビュー社；2010．p.158-66.

〈末岡 浩〉

5 腹腔鏡（経腹法）による合併症

不妊症の症例に対して行う腹腔鏡に限って生じる合併症はないが[1]，出血，他臓器損傷，感染，皮下気腫，血栓症（深部静脈血栓症，肺動脈血栓塞栓症），高炭酸ガス血症など通常の腹腔鏡の手技によって起こりうる合併症と同じ注意が必要である．しかし，不妊症の症例に対して行う腹腔鏡手術は，妊孕性の温存，改善という機能回復を目的としているために愛護的な手術操作が重要であり，特に以下の点に注意する必要がある．

1 出血

第1トロッカーを挿入する際の大動脈，総腸骨動脈の損傷，大網損傷による出血，癒着剝離時の出血，卵巣チョコレート囊胞摘出時の出血などが起こりうる．

第1トロッカーを closed 法，direct 法で挿入する場合には血管損傷への注意が必要である．まずは，第1トロッカーを挿入する直前に，経腹的に大動脈の拍動を感じることによって大動脈の分岐部を確認することで，大動脈，総腸骨動脈の損傷のリスクは減らすことが可能となる(図1)．また，第1トロッカーを open 法で挿入すると，直視下に挿入することができるため血管損傷を回避することができる．

手術の既往がある場合には大網が腹壁に癒着している場合があり，特に第1トロッカー挿入時には注意を払う必要がある．手術前に経腹超音波で腹膜と腹腔内臓器の動きを確認することで癒着の有無はある程度予測可能である．

子宮内膜症による癒着の場合，広汎に強固な癒着を形成していることが多く，剝離を進めていく過程で出血するために剝離，止血，洗浄を頻回に繰り返しながら癒着を剝離していく必要がある．

卵巣チョコレート囊胞を摘出する際に出血しやすい場所は，卵巣固有靱帯付着部，卵管膨大部付着部，卵巣門である．卵巣チョコレート囊胞壁と正常卵巣組織との間にバソプレシンを局注することで止血凝固回数を有意に減少することができるという報告もある[2]．丁寧に剝離を進めていくこと，出血した場合はピンポイントで止血をすることで出血量を減らすことが可能となる．

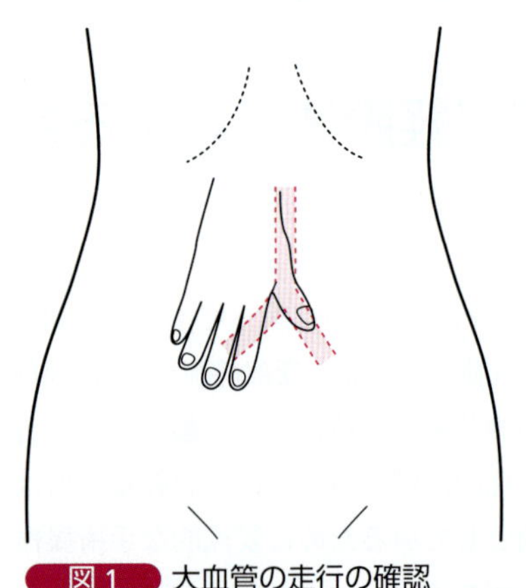

図1 大血管の走行の確認
第1トロッカー挿入前に大動脈の分岐部を確認する.

2 臓器損傷

(1) 腸管

特に子宮内膜症の手術で子宮付属器と腸管との癒着が強固である場合やダグラス窩深部子宮内膜症の手術の場合に,癒着剝離をしていく過程で腸管損傷を起こしやすい.腸管漿膜のみ損傷を起こした場合でも漿膜の修復は行ったほうがよい.また,最後に肛門よりバルーンを挿入し,リークテストを施行することも有用である.

(2) 卵管

手術中に卵管を不用意に把持すると損傷させたり,閉塞させたりしてしまうことがあり,医原性不妊や異所性妊娠の増加をもたらす可能性があるために,卵管はなるべく愛護的に扱う.

3 卵巣機能低下

(1) 卵巣チョコレート嚢胞摘出術

卵巣チョコレート嚢胞摘出術後に卵巣機能低下,卵巣機能不全を起こすことがある.卵巣の予備能を示す抗ミュラー管ホルモン(AMH)の低下や,体外受精における採卵数の低下,FSH製剤の投与量の増加を必要とするといった報告や,両側の卵巣チョコレート嚢胞摘出術後には,AMHが片側のみの嚢胞摘出術より

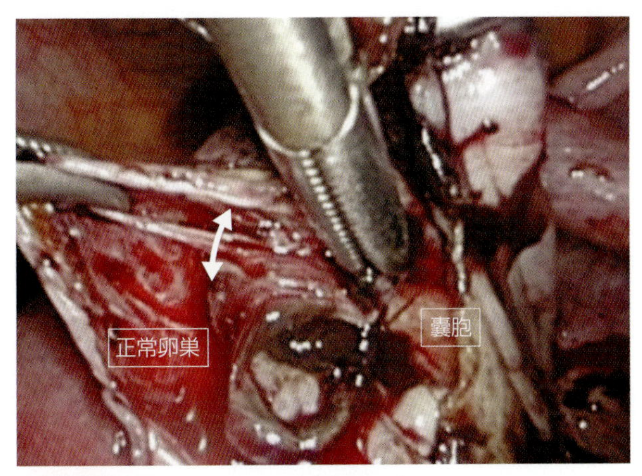

図 2　卵巣チョコレート囊胞摘出術
索状物は正常卵巣側に残すように切離する．

も低下したり，卵巣機能不全を発症したりすることがあるといった報告もある[3-5]．AMH の低下は，特に 5 cm 以下の卵巣チョコレート囊胞を摘出した場合に多い[5]．その理由としては，卵巣チョコレート囊胞摘出の際に，正常卵巣組織が同時に剝奪されること，止血目的でパワーソースを用いて焼灼を行うと卵巣が損傷を受け卵巣機能の低下を引き起こすことが挙げられる．

囊胞を勢いよく剝離してしまうと索状物が囊胞壁側に付いてくることが多いが，それをできるだけ丁寧に囊胞壁より切断し正常卵巣側に残していくことで，卵巣機能の低下を防ぐことができる[6]（図 2）．囊胞摘出後に止血をする場合もパワーソースを用いて焼灼を行わずに，縫合して止血をする方がよいとの報告もある[7]．パワーソースを用いる時は，目的とする組織を緊張させてできるだけ短時間でピンポイントに実施すること，焼灼後すぐに焼灼部位に放水することにより周囲組織を冷却することが重要である．できるだけパワーソースを使う回数を減らすために，酸化セルロースやコラーゲン製剤などの局所止血剤を使用する方法もある．また，卵巣チョコレート囊胞壁と正常卵巣組織との間にバソプレシンを局注する方法で止血凝固回数を有意に減少することにより，卵巣予備能を温存することができる[2]．術前に，ジエノゲストや GnRH analog を投与すると剝奪される卵胞が低下し卵巣機能がより温存されうるという報告もある[8]．4～5 cm 以下の卵巣チョコレート囊胞の場合は，摘出術ではなくレーザー蒸散術を選択して

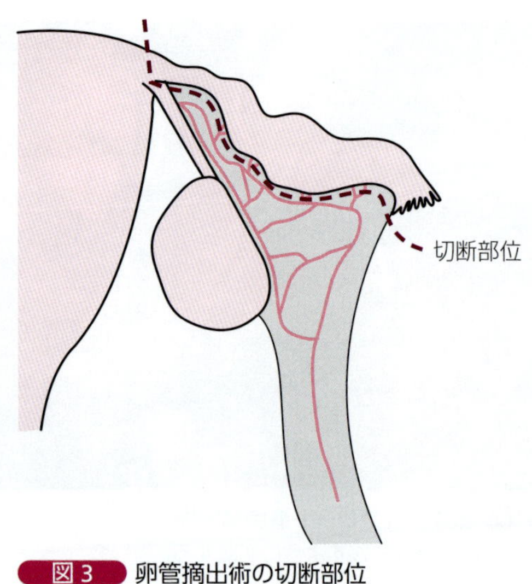

図 3 卵管摘出術の切断部位
子宮，卵管間膜の直下で切断する.

いる施設もある.

(2) 卵管摘出術

卵管摘出により卵巣への血流供給が低下することで卵巣機能低下を起こす可能性がある[9]. よって，卵管摘出術を行う際には，卵管間膜の血管を切除しないようにできるだけ卵管側で切除していく必要がある（図 3).

また，卵管摘出術後の遺残した卵管に生じた異所性妊娠では，破裂のリスクも高く大出血をもたらし致死率が高いと報告されていることから[10]，子宮卵管付着部では子宮側で切断し不用意に卵管を残さないように留意する（図 3).

4 癒着

腹腔鏡手術は開腹術と比べて術後癒着は減少するという報告は多いが，婦人科の腹腔鏡手術での術後癒着の頻度は 60～90%とされており術後癒着は少なくはない[11]. 術後癒着を引き起こすと医原性不妊症となる可能性があるために，術後癒着を引き起こさないように丁寧な操作や癒着防止処置などを行っていく必要がある. 術後癒着を防止するために，酸化セルロース膜やヒアルロン酸膜などを用いて癒着防止処置を行った方が癒着の発生を軽減できることが報告されており[12]，癒着防止処置は有用であると考えられる.

☞文献

1）日本産科婦人科内視鏡学会，編．産婦人科内視鏡手術ガイドライン 2013 年版．2 版．東京：金原出版；2013．p.34.
2）Saeki A, Matsumoto T, Ikuma K, et al. The vasopressin injection technique for laparoscopci excision of ovarian endometrioma：a technique to reduce the use of coagulation. J Minim Invasive Gynecol. 2010；17：176-9.
3）Bongioanni F, Revelli A, Gennarelli G, et al. Ovarian endometriomas and IVF：a retrospective case-control study. Reprod Biol Endocrinol. 2011；9：81.
4）Somigliana E, Berlanda N, Benaglia L, et al. Surgical excision of endometriomas and ovarian reserve：a systematic review on serum antimullerian hormone level modifications. Fertil Steril. 2012；98：1531-8.
5）Celik HG, Dogan E, Okyay E, et al. Effect of laparoscopic endometriomas on ovarian reserve：serial changes in the serum antimullerian hormone levels. Fertil Steril. 2012；97：1472-8.
6）Canis M, Kondo W, Botchorishvili R, et al. Surgical arrows should be identified on the cyst wall. Fertil Steril. 2013；99：e7.
7）Coric M, Barisic D, Pavicic D, et al. Electrocoagulation versus suture after laparoscopic stripping of ovarian endometriomas assessed by antral follicle count：preliminary results of randomized clinical trial. Arch Gynecol Obstet. 2011；283：373-8.
8）土屋雄彦，前村俊満，北村　衛，他．当院における腹腔鏡下卵巣チョコレート嚢胞摘出術における術前投与薬剤の検討．日本産科婦人科学会雑誌．2014；66：836.
9）Bahareh S, Christopher D. Recurrent ectopic pregnancy in the tubal remnant after salpingectomy. Case Rep Obstet Gynecol. 2013；2013：753269.
10）Gelbaya TA, Nardo LG, Fitzgerald CT, et al. Ovarian response to gonadotropins after laparoscopic salpingectomy or the division of fallopian tubes for hydrosalpinges. Fertil Steril. 2006；85：1464-8.
11）Nappi C, Di Spiezio Sardo A, Greco E, et al. Prevention of adhesions in gynaecological endoscopy. Hum Reprod Update. 2007；13：379-94.
12）Ahmad G, Duffy JM, Farquhar C, et al. Barrier agents for adhesion prevention after gynaecological surgery. Cochrane Database Syst Rev. 2008；16：CD000475.

〈平田貴美子　村上 節〉

6 腹腔鏡（経腟法）による合併症

経腹的腹腔鏡は不妊症領域を中心に重要な役割を果たしてきた．卵管通過性，卵管周囲癒着を含む腹腔内癒着の有無の正確な診断および不妊原因の一つである子宮内膜症の確定診断に腹腔鏡は不可欠である．現在においても不妊症の診断および治療方針決定に腹腔鏡が重要であることに変わりはなく，さらに経腹的腹腔鏡関連機器の開発により腹腔鏡下手術が急速に普及し，その有用性は広く認められている．

しかしながら開腹手術と比較し腹腔鏡手術の合併症の頻度は高く，出血，他臓器損傷，ガス塞栓などの合併症が0.8％程度発生していると報告されている[1]．その中でも第1トロッカー挿入時に発生する合併症が特に多く，腸管損傷や大血管損傷等が発生しうる．

一方，THLは腹腔内への穿刺アプローチが経腹的腹腔鏡とは異なるため，解剖学的に経腹的腹腔鏡で認められる大血管損傷は少ない．しかし，経腟的穿刺のため腸管損傷，特に直腸穿刺はTHL特有の合併症として注意が必要である．ただし，そのほとんどは腹腔外の直腸損傷であり，穿刺径も小さいため保存的経過観察で問題ないことが多い．

Gordtsらは18か国，39人の婦人科内視鏡医からTHL症例を集積した[2]．その結果3667例中24例（0.65％）に腸管損傷が発生し，THL手技を50例以上経験することにより腸管損傷発生率は1.35％から0.25％に低下した．損傷部位は腹膜外直腸21例および直腸-S状結腸3例であり，全例THL施行中に診断可能であった．さらに22例（92％）は抗生剤による保存的治療で軽快したと報告している．

我々の経験では診断的THL168例およびPCOSに対する手術的THL 9例，計177例中2例（1.1％）に腸管損傷が発生し，2例とも保存的治療により軽快した[3]．我々の経験に加え，上記Gordtsらの報告およびその他9編の論文をレビューしたところ，4232例中26例（0.61％）に腸管損傷が発生，1例（0.02％）に後屈子宮への穿刺が発生した．

Maらは穿刺合併症の頻度を低減する工夫を報告している[4]．まず子宮鏡を先

JCOPY 498-06080

行し，経腹超音波ガイド下にダグラス窩の液体貯留を確認する．ダグラス窩に貯留がなければTHLを施行せず，貯留があれば経腹超音波ガイド下に後腟円蓋部から穿刺を行う．この工夫により腸管損傷などの穿刺合併症が1例も発生しなかった．

腸管損傷を回避するためには，内診・経腟超音波検査などで適応患者の選択を正しく行うことが重要である．そして，後腟円蓋部腟壁穿刺を数回施行しても穿刺困難の場合，癒着などの存在により腸管損傷のリスクが高いと判断し，潔く検査を中止する勇気が必要と考えている．また，Maらが報告した工夫を参考にしても良いであろう．

THLのマイナートラブルとしては腟壁出血や感染がある．診断的THLでは出血することは稀であるが，手術的THLでは外径が太いため発生しやすい．圧迫止血が困難であれば吸収糸を用いて縫合止血をする．止血困難な大出血や持続出血，あるいは術後血腫に進展した例はないものの注意が必要である．また，感染に対しては術前の腟内細菌やクラミジアの検出，処置直前の腟内消毒，術後の予防的抗生剤投与で対応している．

☞文献

1) 伊熊健一郎，松本　貴．腹腔鏡手術　合併症対策．日産婦会誌．2008；60：1121–32.
2) Gordts S, Watrelot A, Campo R, et al. Risk and outcome of bowel injury during transvaginal pelvic endoscopy. Fertil Steril. 2001；76：1238–41.
3) Shibahara H, Shimada K, Kikuchi K, et al. Major complication and outcome of diagnostic and operative transvaginal hydrolaparoscopy. J Obstet Gynaecol Res. 2007；33：705–9.
4) Ma C, Wang Y, Li TC, et al. Trans-abdominal ultrasound guided transvaginal hydrolaparoscopy is associated with reduced complication rate. Eur J Obstet Gynecol Reprod Biol. 2012；160：166–9.

〈鈴木達也〉

1 妊娠判定法

妊娠判定の方法は，基礎体温表によるものと，妊娠検査薬などによるhCGの検出によるものがある．

不妊治療を行っている場合，基礎体温を記載していることが多いためこれを参考にした上で，妊娠検査薬による判定に移行することが多い．黄体期に黄体補充などの治療を行っていなければ高温相は12～16日間持続する．それ以上の持続が認められれば妊娠の可能性が高いため妊娠検査薬による判定を行う．

当院では排卵予測日より14日間＋2～3日を妊娠判定日とすることが多い．

妊娠反応の種類

妊娠反応は（1）生物学的妊娠反応と（2）免疫学的妊娠反応に大別される．

（1）は現在では臨床に用いられることはないが，代表的なものに

① Zondek-Aschheim 反応
② Friedman 反応
③ Mainini 反応

がある．詳細は成書に譲るが妊婦の血液や尿をヒト以外の動物に注射しその動物の排卵や排精を調べる方法である．

（2）は抗原抗体反応を利用して尿中のhCGを測定する方法である．

① 赤血球凝集阻止反応（hemagglutination inhibition reaction：HAIR）
② ラテックス凝集阻止反応（latex agglutination inhibition reaction：LAIR）
③ 赤血球凝集反応（hemagglutination reaction）
④ ラテックス凝集反応（latex agglutination reaction：LAR）
⑤ 免疫クロマトグラフ法（immuno-chromatographic assay：ICA）
⑥ 酵素免疫測定法（enzyme immunoassay：EIA）

などがあり，現在最も利用されている妊娠検査薬の方法は⑤ICAである．

あるキットの測定原理を紹介する．検体尿を試験紙に注入すると，赤紫色のコロイド標識抗hTSH抗体（このキットの場合）と結合した後，さらに移動して個相化された抗hCG抗体に捕捉され，コロイド標識抗hTSH抗体-hCG-抗hCG抗体の複合物を形成する．これにより判定ラインが発色する．

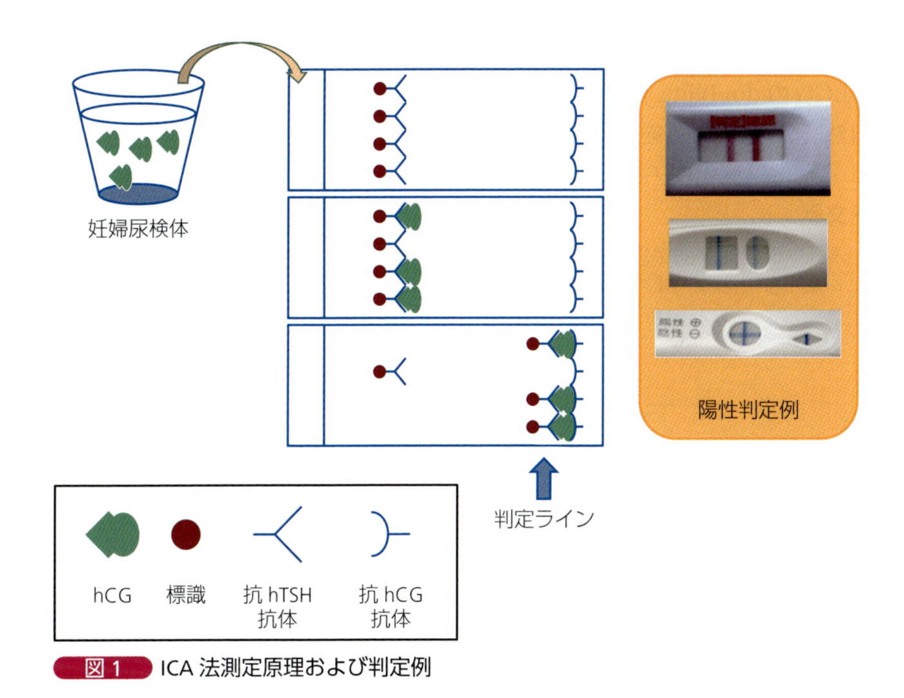

図1 ICA 法測定原理および判定例

キットによって表現方法は様々（2本ラインが出るもの，（+）と表示されるもの等）なので使用にあたっては当該キットの表現方法を確認する必要がある．

また，一般に医療用で用いられているキットの検出感度は 25 IU/L と設定されているものが多い（現在市販されているものの検出感度は 50 IU/L と設定されている）が，2段階判定が可能なものもある．

尿中の hCG 濃度が 1,000 IU/L 以上の場合は，判定ラインが対照ラインと同等以上の濃さの着色を示す．これにより hCG 定量ができない場合でもある程度の hCG 値の推定ができ，異所性妊娠発見の補助となり得る．

また，市販のキットで実際には 50 IU/L 以下でも尿中に hCG が含まれていれば試薬は反応し，薄い判定ラインが現れることがある．特に妊娠初期の場合，各社商品によっては判定ラインの呈色度合が異なり，判定結果が異なることがある．精度向上によって妊娠の早期診断が可能になった反面，化学的流産（chemical abortion）と診断される症例も増えているので，判定の時期は慎重に考慮すべきである．

EIA 法は測定感度が 0.2 IU/L と極めて高感度であり，絨毛生疾患の経過観察や血清妊娠診断に利用される．

hCG の doubling time は約 31 時間であるので，これを利用して正常妊娠と自然流産や異所性妊娠との鑑別が行われている．

☞文献

1) 日本生殖医学会, 編. 生殖医療ガイドブック2010. 東京: 金原出版; 2010. p.26.
2) 高山雅臣, 編. 新女性医学大系5 産婦人科検査診断法. 東京: 中山書店; 2001. p.361-2.

〈原田佳世子〉

2 不妊治療後妊娠・分娩の特徴

日本産科婦人科学会によれば，2010 年の生殖補助医療（ART）後の出生児数は 28,945 人であり，この数値は約 36 人に 1 人が ART で出生していることになる．これは小学校の 1 教室に 1 人は ART で出生した児がいることになる．それだけ ART が一般的な妊娠手段となっていると言える．

しかし，不妊治療のゴールは妊娠ではない．その後に必ず控えている分娩・育児を経験し，ゴールと考えなければならない．妊娠は一つの通過点に過ぎない．

しかし，近年の専門性に特化した診療体制により，不妊治療から妊娠分娩管理，新生児管理まで可能な施設は限られている．そのため，妊娠転機に関して詳細に知ることが少ないまま，治療を続けている場合もある．よって，正しい情報伝達がなされることはもちろん，治療前の評価も重要と言える．

不妊治療，特に ART による治療後の妊娠は周産期リスクが高いと言われている．昨今の晩婚化による母体年齢の上昇や，多胎妊娠率の高さ，卵巣刺激による影響，卵の成熟環境など様々な原因が考えられている．また，長い治療の末ようやくできた「貴重児」であるという心理的要因も周産期管理に影響すると思われる．

1 早産

2003 年の日本産婦人科学会の生殖内分泌委員会の報告によると，生殖補助医療後妊娠における 37 週未満の早産率は 28.2%で，自然妊娠の約 5%に比較し有意に高い．

これは ART 後に多胎妊娠の率が高いことに起因すると考えられる．2005 年の日産婦の報告では IVF での多胎妊娠率は 16.0%であった．このため日本生殖医学会は 2007 年に「多胎妊娠防止のための移植胚数ガイドライン」を出し，移植胚の制限により多胎妊娠率の減少を図った．これにより，2010 年の報告では ART 後の多胎妊娠率は 5.3%と減少を認めている（表 1）．しかし，早産率の著明な低下にまでは至っていない．

これは多胎妊娠という要因以外が除去されていないためとも考えられる．

表1 本邦のARTによる治療成績

	2005			2007		2010		2012	
	新鮮胚		凍結胚	新鮮胚	凍結胚	新鮮胚	凍結胚	新鮮胚	凍結胚
	ICSI含まず	ICSI							
移植当たり妊娠率	30.3	25.9	32.7	24.4	32.1	21.9	33.7	20.8	33.7
単一胚移植での妊娠率	—	—	—	21.1	32.6	22.0	35.1	20.9	35.1
妊娠当たり流産率	21.9	23.8	24.1	23.8	25.1	25.1	25.6	26.1	25.8
多胎率	16.0	15.1	12.2	12.8	10.2	5.3	4.6	3.9	4.0
生産率	19.2	15.9	19.9	14.8	19.3	14.6	22.4	14.0	22.9

2 妊娠合併症

様々なmeta analysisからART後妊娠ではSGA，妊娠高血圧症候群，妊娠糖尿病，前置胎盤などのリスクが高いとされ，それらが早産に関与している可能性が高い．

妊娠高血圧症候群に関して言えば，ART後妊娠では（OR＝1.78，95% CI: 1.05，3.06）で有意に高く，ARTに伴う何らかの操作が関係していると考えられる．

Anthonyらの報告では，ARTにおける排卵誘発を行った際に，hCG投与時の血中E_2値によってSGAやpreeclampsiaの発生頻度が高いと報告している．E_2は絨毛外栄養膜の形態的および機能的分化ならびに，子宮胎盤血流の調節に重要な役割を果たすことが知られており，卵発育時のE_2レベルが胎盤形成の際に異常な血管新生を促す可能性を指摘している．

今後のさらなるデータ集積にもよるが，この情報を得ておくことで，周産期ハイリスク群の抽出が可能となり，慎重な管理の指標となり得る．また技術の発達により発生リスクの低下が期待できるかもしれない．

3 帝王切開率

ART後の単胎妊娠では，報告により率は異なるが，帝王切開による分娩が，ARTによらないものと比較し多いとされる．報告によっては50%が帝王切開によるとするものもある．理由は様々であるが，前述のように妊娠合併症の頻度が多く，そのために帝王切開分娩をせざるを得ないといった報告が多い．

しかし，患者側にも医療者側にも「貴重児」であるという意識を考慮した判断を行っているケースも少なくはないと考えられる．

今後の問題

現時点では日本では法的に認められていない技術ではあるが，卵子提供や代理出産といった治療法が実際には行われている．そういった方法での妊娠・出産がどのような影響を及ぼすか，詳細に検討したデータはまだない．

非常にデリケートな問題であり，今後継続して慎重に議論していくべき問題と考えられる．

4 Strategy と tactics

現場で働く産科医は，個別に症例に対応するため tactics：戦術が必要である．しかしこれには個々の技量や精神力が大きなウェイトを占める．安全な妊娠・出産を目指すためには，strategy：戦略も必要である．

先述したリスク因子の抽出という点も一つの戦略ではあるが，根本的な改革も必要となってくる．ART を受ける患者の年齢が高ければ，自動的に妊娠出産する年齢も高くなる．

少子化の原因の一つとして晩婚化・晩産化が挙げられる．この問題に関しては産婦人科医だけではどうすることもできない．

挙児希望で産婦人科を受診した時には，既に晩婚であり，その際によく言われるのが「すぐできると思っていた」の一言である．この一言に現代社会に生きる国民の妊娠・出産に対する意識が表れている．

女性の社会進出が少子化問題の一端であるような意見も聞かれるが，決してそうではない．社会の変化に，法整備や社会福祉制度，国民の意識の変化が追いついていないだけだと考えられる．産休前女性・育児女性の時短勤務体制等はうまく機能すれば，男性に対しての負担軽減となりうるものである．「マタニティハラスメント」等という言葉ができてしまうこと自体が大きな間違いである．

少子化対策ひいては安全な妊娠・出産のためには，医療界だけでなく社会の構造（福祉の充実，産前産後休暇の整備など），国民の意識の変革など，多角的な整備改革が必要と考えられる．女性がより若年で妊娠・出産するように国民を啓発し，社会制度の改革を促進していくことが重要である．

産婦人科医に課せられた使命として，高年齢化していく妊娠・分娩の安全の確保が求められている．

ART を担う産婦人科医には，単に妊娠成立のみを診療の目標とするのでなく，順調な妊娠経過および安全な分娩までを視野に入れた患者対応が求められる．

☞文献

1） 日本産科婦人科学会．倫理委員会 登録・調査小委員会報告．
2） Chen XK, Wen SW, Bottomley J, et al. In vitro fertilization is associated with an increased risk for preeclampsia. Hypertens Pregnancy. 2009；28：1–12.
3） Anthony N. Imudia MD, Awoniyi O, et al. Peak serum estradiol level during controlled ovarian hyperstimulation is associated with increased risk of small for gestational age and preeclampsia in singleton pregnancies after in vitro fertilization. Fertil Steril. 2012；97(6)：1374–9.

〈武信尚史〉

3 非配偶者間 ART による妊娠・分娩

生殖補助医療（ART）が普及して，国内でも ART 妊娠による出生児が多数誕生している．しかし，難治性不妊症や早発閉経など，配偶者間 ART では妊娠に至らない例があり，国内外で非配偶者間 ART を選択するカップルも増えてきている．非配偶者間 ART は，海外では 20 年以上前から行われているが，その妊娠分娩はハイリスクであるとの報告がある[1)]．また，非配偶者間 ART を選択する妊婦は高齢のことが多く，これも妊娠分娩がハイリスクとなる要因である可能性がある．本稿では特に，近年臨床の現場で少しずつ見られるようになった「卵子提供」による ART の妊娠・分娩について概説する．

1 卵子提供の現状

第三者からの卵子提供による非配偶者間 ART は，2007 年度には米国とヨーロッパであわせて 30,000 周期以上実施された[2)]．卵子提供を希望するカップルは年々増加しているが，ドナーは不足している．わが国では，1983 年の日本産科婦人科学会会告「体外受精は婚姻関係にある夫婦のみに認められる」が，現在でも学会の公式見解とされ，卵子提供は事実上認められていない．しかし，海外へ渡航して卵子提供体外受精を受けるカップルは増加している．卵子提供による出産は 2009 年には 14 件（全出産割合の 0.015%）であったものが，2012 年には 36 件（全出産割合の 0.051%）と，3 年で 3 倍以上となっている．妊婦の平均年齢は 45.2±6.5 歳，分娩週数は 35±2.4 週（双胎を含む）と，高年齢妊娠かつ早産傾向が認められる[1)]．当院で分娩した卵子提供妊娠も，そのほとんどが 46 歳以上の高年妊娠であった．

2 卵子提供妊娠・分娩の問題点

卵子提供による非配偶者間 ART の妊娠分娩は，ハイリスクである．以下にその理由を示す．

(1) 海外で ART が行われるケースが多いこと[1-3)]

まず，卵子提供妊娠は前述のように国内では事実上認められていないため，海外で行われるケースが多い．海外での卵子提供妊娠の場合，帰国して日本の施設で妊娠・分娩管理が行われる例が多い．この場合，ART 妊娠であることや，そのことに伴う色々な情報が明らかにされないケースが認められる．卵子提供であったこと自体が明らかにされない事態もある．

国内の ART では，胚移植は原則 1 個が望ましいとされ，多胎を作らないように努力されている．一方，海外での ART では複数胚を戻す事例もあり，そのために，「高年齢妊娠＋多胎妊娠」のダブルリスクを抱えた妊婦を管理せねばならぬ例もある．

(2) 高年齢妊婦が多い[1-3]

前述のように，日本での卵子提供妊娠は平均 45.2 歳と高年齢である．一般的に，高年齢妊娠では，子宮筋腫・子宮内膜症などの婦人科的合併症，高血圧・糖尿病などの内科合併症の頻度が高まる．また，子宮筋の収縮力低下や軟産道強靭化に伴う難産，遷延分娩などの産科合併症が増加すると予想される．そのため，ハイリスク妊娠・分娩の頻度が高まる．

また，前置胎盤や癒着胎盤などの胎盤異常が増えると想定されている．子宮内膜の厚さは年齢とともに薄くなるため，比較的正常内膜が保たれている下方に着床することや，動脈硬化などによって脱落膜の血管構築が不十分になり，代償性に胎盤が下方に発育すること，子宮手術の既往を持つ症例が多くなることなどがその原因として想定されている[4]．絶対的産科適応を欠いた場合でも，産婦や医師の意向で帝王切開術が選択されるケースも多いが，その際に，高年齢妊婦の場合には（平均値としては）術中出血量が多くなる．

(3) 胎児胎盤が自己由来の抗原を持たない[1-3]

卵子提供妊娠では，母体とは遺伝的につながりのない胎児を子宮内に留めるため，通常の妊娠とは異なる免疫反応が起こると考えられている．自己由来の抗原を持たない胎児胎盤と母体の免疫応答により，絨毛細胞の脱落膜への侵入が障害される．らせん動脈血管内皮細胞のリモデリングが不完全となり，胎盤形成異常が起こる．不十分なリモデリングのために血管が十分に拡張しない．そのため，母体血液が絨毛間腔に十分量だけ流れ込まないので，胎盤の低酸素化が起こり，妊娠高血圧症候群（PIH）の発症頻度が高まる．Wiggins らは，自己由来の卵子による体外受精 50 例と，卵子提供による体外受精 50 例の PIH 発症率を比較した．PIH 発症率は卵子提供妊娠の群で 26%，自己卵子妊娠群で 8%と，卵子提供妊娠群で有意に高率であった．初産婦と経産婦についても比較したところ，初産婦の方が有意に高率であった[5]．国内のデータでは，中林らの日本人 15 例の卵子提供妊娠の検討がある．単胎，双胎ともに卵子提供群で PIH 発症率が有意に高く，特に妊娠高血圧腎症の発症率が高いという結果であった[3]．

おわりに

第三者からの卵子提供による非配偶者間 ART の妊娠・分娩は，① 情報が十分に得られない，② 多胎妊娠になりやすい，③ 高年齢妊娠のため種々の合併症管理をあわせて行う必要がある，④ PIH の発症リスクが高い，などのハイリスク要素を持つ．今後，このような妊娠に対応する機会が増えると予想される．第三者からの卵子提供による非配偶者間 ART の妊娠・分娩はハイリスクであることを十分に認識し，十分な情報確保とリスク管理を心がけ，重症管理ができる総合周産期センターなどでの重点的な妊娠分娩管理が望ましい．

☞文献

1） 相馬多佳子，太田圭一，山内愛紗，他．癒着胎盤により大量出血をきたした閉経後卵子提供による双胎妊娠の 1 例．周産期医学．2014；44：709-12.
2） OD-NET 卵子提供登録支援団体．卵子提供による非配偶者間体外受精の現状と OD-NET 設立の目的．OD-NET ホームページ（http://od-net.jp/guideline.html）．2012.
3） 中林　靖，中島　彰，島　友子，他．卵子提供妊娠における妊娠高血圧症候群．産婦実際．2014；63：577-81.
4） 大瀬寛子，長谷川潤一，仲村将光，他．高齢妊娠において母体・胎児の予後を悪化させる因子についての検討．日周産期・新生児会誌．2012；48：60-4.
5） Wiggins DA, Main E. Outcomes of pregnancies achieved by donor egg in vitro fertilization－a comparison with standard in vitro fertilization pregnancies. Am J Obstet Gynecol. 2005；192：2002-6.

〈桑田知之〉

4 NIPT

1 NIPTとは

NIPTは無侵襲的出生前遺伝学的検査（Non Invasive Prenatal Genetic Testing）の略であり，母体血漿中に存在する胎児由来のcell-free DNA(cfDNA)を用いた胎児の遺伝学的検査である．母体血20 mLを用いる出生前検査であるため，胎児に対して無侵襲的検査で流産リスクがない．NIPTは非確定的検査という位置づけである一方，羊水検査は確定検査であり侵襲的である．現在，海外では胎児の染色体異数性（トリソミーやモノソミーなど数的異常）のリスクが高い妊婦に対して行われ，日本では21トリソミー，18トリソミー，13トリソミー罹患の可能性を調べる出生前検査として位置づけられている．検査は妊娠10週から22週まで可能だが，実際には結果が「陽性」となった場合に羊水検査による確定診断とその後の対応が可能である時期になされている．NIPT実施前には遺伝カウンセリングが不可欠であり，現在日本では日本医学会が認可した施設において臨床研究として行われている．

2 原理

血漿中には，さまざまな組織における細胞崩壊に伴って核内のDNAが放出され，cfDNAと呼ばれるDNA断片が存在している．妊婦血中のcfDNAの一部は胎児由来であり，破砕された絨毛組織に由来すると考えられている．そして母体血漿中の胎児由来cfDNA量はcfDNA全量の約3～13%程度とされている．

NIPTの原理となっているmassively parallel sequencing（MPS法）では，母体血漿中のcfDNAを回収し，網羅的に次世代シークエンサーによって塩基配列を解読し，ヒトゲノム情報をもとにして各々のcfDNAが何番染色体に由来しているかを同定する．NIPTにおいては，母体由来と胎児由来を区別せずに各染色体由来のcfDNAをカウントする．例えば胎児が21トリソミー（ダウン症候群）の場合，胎児由来の21番染色体のcfDNAの量は正常群に比べ1.5倍に増加する．そのため，通常全cfDNA中の21番染色体のcfDNA量は1.3%である

表 1 NIPT の対象となる妊婦（日本産科婦人科学会 2013 年）

母体血を用いた新しい出生前遺伝学的検査を希望する妊婦のうち，次の 1～5 のいずれかに該当する者.

1. 胎児超音波検査で，胎児が染色体数的異常を有する可能性が示唆された者.
2. 母体血清マーカー検査で，胎児が染色体数的異常を有する可能性が示唆された者.
3. 染色体数的異常を有する児を妊娠した既往のある者.
4. 高齢妊娠の者.
5. 両親のいずれかが均衡型ロバートソン転座を有していて，胎児が 13 トリソミーまたは 21 トリソミーとなる可能性が示唆される者.

が，胎児が 21 トリソミーの場合は 1.4%に増加する．18 番染色体，13 番染色体についても同様の解析を行っている．NIPT では，このように cfDNA 量の差を解析し，胎児染色体の数的異常を統計学的に予測している．

3 対象者

NIPT は，胎児が 21 トリソミー，18 トリソミー，13 トリソミーの 3 つの染色体疾患のいずれかを有する可能性が高いか否かを調べるものである．そのため，NIPT を希望する妊婦のうち胎児がそれらに罹患する可能性が高い妊婦を対象とし行われる．表 1 に対象となる妊婦を示す．

ただし，胎児に明らかな形態異常が認められるなど染色体数的異常の可能性が非常に高い場合や他の染色体異常が疑われる場合では，羊水検査や絨毛検査を検討すべきであり，適応とはならない．

4 検査の精度

21 トリソミーに関する NIPT の感度は 99.1%（210/212），特異度は 99.9%（1687/1688）と非常に高いものである[1)]が，その陽性的中率と陰性的中率は検査を受ける集団の罹患率に影響を受ける．表 2 に示すように，陽性的中率は罹患率が低いと低下する．21 トリソミーの罹患率が 1/50 である集団（羊水検査を受ける集団と同じと考える）において陽性的中率は 95.3%である．そして，罹患率 1/250 である集団（35 歳の高年妊娠の集団と同じと考える）では陽性的中率は 79.9%にまで下がる．一方，陰性的中率は罹患率が上がるとわずかに低下するだけで，罹患率が 1/10 と高い集団においても陰性的中率は 99.9%となる．

表 2 NIPT による 21 トリソミーの陽性的中率と陰性的中率
～被験者集団の罹患率による相違～

罹患率	陽性的中率	陰性的中率
1/10	99.1%	99.9%
1/50	95.3% (86.9%*)	99.98% (99.92%**)
1/250	79.9% (56.4%*)	99.996% (99.986%**)
1/1000	49.8%	99.9999%

感度: 99.1% (95%CI 96.6-99.9%)
特異度: 99.9% (95%CI 99.7-99.9%)
*感度 96.6%の時　**特異度 99.7%の時
罹患率 1/50 : 羊水検査を受ける集団
罹患率 1/250: 35 歳の高年妊娠の集団

すなわち NIPT は，感度および陰性的中率の高い検査であるが，陽性的中率が低いため，検査結果が「陽性」と出た場合に確定検査が必要となる非確定的検査である．

5 結果の解釈

検査の結果は，「陰性」，「陽性」または「判定保留」と示される．

例えば，先に述べたように 21 トリソミー「陰性」では，陰性的中率は 99.9% 以上と高い．しかし 35 歳の妊婦が「21 トリソミーが陽性」という判定結果が出た場合，陽性的中率は約 80～84% である．つまり，陽性と判定されても約 20% は 21 トリソミーではないことになるため，羊水検査での確定検査が必要となる．

一方，「判定保留」は母体血漿中の胎児の cfDNA の割合が低い場合に示される．海外では検査を受けた妊婦全体の 1% の頻度で認めるといわれているが，日本においては頻度はより低いとされる．「判定保留」の場合，再検査または羊水検査の選択が必要となる．

6 特徴と問題点

NIPT は，妊婦から血液を採取するだけで検査ができるという簡便さのため，医療者側は容易に検査の実施を考慮でき，妊婦も検査を受けることを希望しやすい状況となりえる．しかし，ほとんどの先天性疾患がわかるといった誤解も少なくない．

そのため検査前，結果報告時には適切な遺伝カウンセリングを実施することが

表3 Indications for Considering the Use of Cell Free Fetal DNA (ACOG Committee Opinion)

- Maternal age 35 years or older at delivery
- Fetal ultrasonographic findings indicating an increased risk of aneuploidy
- History of a prior pregnancy with a trisomy
- Positive test result for aneuploidy, including first trimester, sequential, or integrated screen, or a quadruple screen
- Parental balanced robertsonian translocation with increased risk of fetal trisomy risk of fetal trisomy 13 or trisomy 21

不可欠で，検査を受けるかどうかは妊婦が自分自身の意思で決定できるよう支援することが大切である．検査前の遺伝カウンセリングでは，検査の内容，調べようとしている疾患とその自然史，検査の適応と限界についての情報提供を行い，他の出生前遺伝学的検査法，NIPT の検査結果の解釈，検査陽性時には確定検査が必要であることなどに触れる．検査報告時の遺伝カウンセリングでは，検査結果の意味について説明する．検査結果が陽性の場合には，あくまでもスクリーニング検査であり，確定検査である羊水検査の必要性について理解を求める．判定保留の場合には，その原因などについて触れ，再検査または羊水検査などに切り替えるなどの選択肢について触れることになる．

7 わが国における現状と今後の展開

2011 年から NIPT を開始しているアメリカにおいては，ACOG (The American Congress of Obstetricians and Gynecologists) が NIPT に対して Committee Opinion を出している[2]．すなわち対象者（表 3），非確定的な検査であり陽性時は確定検査が必要である，遺伝カウンセリングが必要であるなど日本とほとんど同様の内容である．

一方わが国では，平成 25 年 3 月 9 日に日本産科婦人科学会倫理委員会，母体血を用いた出生前遺伝学的検査に関する検討委員会より，「母体血を用いた新しい出生前遺伝学的検査に関する指針」[3]が発表された．指針の中で，NIPT は遺伝カウンセリングを必要とする妊婦に対して臨床遺伝学の知識を備えた専門家が遺伝カウンセリングを適切に行う体制が整うまでは，日本において広く一般産婦人科臨床に導入すべきではなく，また遺伝カウンセリングを適切に行う体制が整ったとしても，対象は客観的な理由を有する妊婦に限るべきとされている．不特定多数の妊婦を対象としたマススクリーニングとして行うことは厳に慎むべきと述べられている．そのためNIPTは十分な遺伝カウンセリングの提供が可能な限られた施設において，限定的に行われるにとどめるべきであるとされ，認定施設は限られている．

2013年4月より臨床研究として開始され，2015年5月22日現在，臨床研究施設として52施設[4)]で実施されている．

現在，日本においては染色体数的異常（21トリソミー，18トリソミー，13トリソミー）に対しNIPTが行われている．今後は双胎妊娠，性染色体異常（X，XXX，XYY，XXY），16トリソミー，22トリソミー，microdeletion〔22q (DiGeorge症候群)，15q（Prader-Willi/Angelman症候群)，11q（Jacobsen症候群)，8q (Langer-Giedion症候群)，5p (Cri-du-chat症候群)，4p (Wolf-Hirschhorn症候群)，1p36 deletion症候群〕などへ検査対象が広がる可能性があり，遺伝カウンセリングの重要性はますます高まってくることが予想される．

☞文献

1) Palomaki GE, Deciu C, Kloza EM, et al. DNA sequencing of maternal plasma reliably identifies trisomy 18 and trisomy 13 as well as Down syndrome. Genet Med. 2012; 14: 296-305.
2) American College of Obstetricians and Gynecologists Committee Opinion No. 545: Noninvasive prenatal testing for fetal aneuploidy. Obstet Gynecol. 2012; 120: 1532-4.
3) 日本産科婦人科学会倫理委員会，母体血を用いた出生前遺伝学的検査に関する検討委員会「母体血を用いた新しい出生前遺伝学的検査に関する指針」 www.jsog.or.jp/news/pdf/guidelineForNIPT_20130309.pdf
4) 日本医学会臨床部会運営委員会「遺伝子・健康・社会」検討委員会-母体血を用いた新しい出生前遺伝学的検査:「臨床研究施設」について. http://jams.med.or.jp/rinshobukai_ghs/facilities.html

〈平久進也　蝦名康彦　山田秀人〉

5 インプリンティング異常

1 ゲノムインプリンティング（遺伝子刷り込み）とは

ヒトを含むすべての哺乳類では同じ遺伝情報，同じゲノム（DNA 塩基配列）であっても，細胞レベルや個体レベルの形質の表現型が異なることは珍しくない．このDNA 塩基配列の変化を伴わない細胞分裂後も継承される遺伝子発現，あるいは表現型の変化を起こす機構をエピジェネティックスと呼ぶ．このエピジェネティックスの異常の一つはゲノムインプリンティング（遺伝子刷り込み）によって惹起される．

哺乳類の個体は単為的に発生することはなく，必ず父親と母親両方に由来するゲノムを持って生まれる．胎芽や胎児の発達には母系性の遺伝子が重要であるとされ，胚体外組織の発達には父系性の遺伝子が重要であるとされている[1]．大部分の遺伝子は父親由来アレル（対立遺伝子）と母親由来アレルがともに働いているが，一部の遺伝子では片親由来の遺伝子のみが発現しており，もう片方の親由来の遺伝子は発現が抑制されている．そのしくみは精子や卵子の形成過程で一部の特有の遺伝子において「しるし」が刷り込まれ，そのしるしに従って子での遺伝子発現が生じる．これがゲノムインプリンティング(遺伝子刷り込み)である．

ゲノムインプリンティングの主な機構は，生殖細胞形成過程にアレル特異的メチル化領域（DMR）がメチル化されることであるとされている[2]．哺乳類ではDNA の塩基のうちシトシン（C）のみが5位の炭素にメチル化による修飾を受ける（図1）．このCのメチル化は，DNA 上で5' 側からシトシン・グアニンの順に並ぶCpG 配列のC に起こり，CpG アイランド内のメチル化の有無により発現するアレルが決定される．一般的にはメチル化されたアレルの遺伝子発現は抑制され働かない．DNA として機能する遺伝子のうちメチル化されていない一方のアレルのみ発現し，タンパク質へと読み取られていく．

その他にもヒストンのアセチル化，メチル化，ユビキチン化などのゲノムインプリンティングがある．

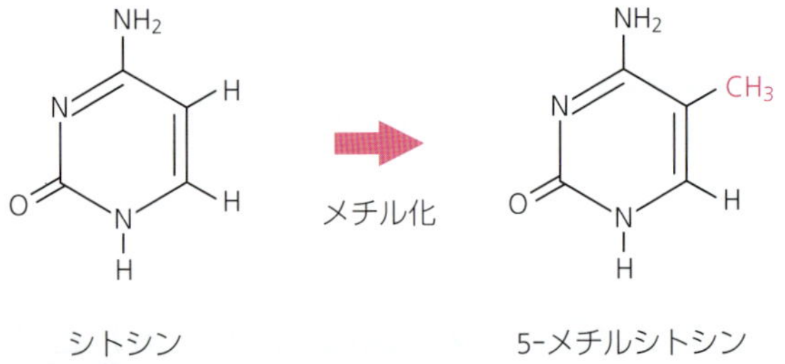

図1 シトシンのメチル化修飾
5位の炭素にのみメチル基が修飾することで，メチル化修飾が起こる.

2 代表的なインプリンティング異常症

主なインプリンティング異常症として，アンジェルマン症候群（Angelman syndrome：AS)，シルバーラッセル症候群(Silver-Russell syndrome：SRS)，プラダー-ウィリー症候群（Prader-Willi syndrome：PWS)，ベックウィズ-ウィーデマン症候群（Beckwith-Wiedemann syndrome：BWS)，新生児一過性糖尿病(transient neonatal diabetes mellitus：TNDM)などが挙げられる.

AS はてんかん発作，重度の発育遅延，集中力の欠如，言語障害などが見られる．主な分子機構は母親由来 15 番染色体遺伝子の機能異常で，その原因として 15 番染色体の母親由来遺伝子の欠失と母親由来遺伝子の変異および父親由来遺伝子のインプリンティング異常とされている[3,4].

SRS は妊娠期間中もしくは出産後に重篤な発育遅延を認め，身体的特徴として額が広い三角形の顔面，身体の左右非対称，第五指の短指症などが見られる．主な分子機構は，11 番染色体のメチル化異常や 7 番染色体の母系性片親性ダイソミー（7UPDmat）によるとされている[5].

PWS は新生児期の筋緊張低下，幼児期以降の発育遅延，特異的な顔貌，肥満，性腺低形成，異常行動などが見られる．主な分子機構は，15 番染色体の父親由来遺伝子の欠失や 15 番染色体の母親由来 UPD，および母親由来のインプリンティング異常とされている[6].

BWS は身体的特徴として，臍帯脱出，巨舌，新生児期の巨躯を認める．主な分子機構は，父親由来の 11p15 の過剰発現または母親由来遺伝子の欠失とされている[7].

JCOPY 498-06080

TNDMは子宮内での胎児の重篤な発育遅延，新生児期から18か月齢までに見られる高血圧症，脱水症状，ケトアシドーシス欠乏を認める．主な分子機構は6q24領域における父親または母親由来のインプリント遺伝子の異常であるとされている[8)]．

3 インプリント異常とARTとの関連

近年のARTの技術の発展に伴い，ARTと前述のインプリンティング異常症との関連が示唆されるようになっている．これらのインプリンティング異常症の患者のうちBWSとSRS患者において，体外受精（in vitro fertilization：IVF）や顕微授精（intracytoplasmic sperm injection：ICSI）によって生まれた子どもの割合が高いという報告もある．この原因として排卵誘発やIVF/ICSIの過程で卵子や精子，胚にかかる外的要因が挙げられている[9,10)]．

2009年にわが国で実施された全国の小児科と産婦人科を対象に無作為に抽出した施設に郵送でアンケート調査とインプリンティング異常症患者の遺伝子解析を行い，生殖補助医療（assisted reproductive technology：ART）とインプリンティング異常症との関連についての報告がある．アンケートで示された家族歴は，AS：0.8%，SRS：1.4%，PWS：1.5%，BWS：1.5%，TNDM：25%であった．すなわちTNDMは遺伝の関与が示され，その他のインプリンティング異常症においては多くの患者で孤発例であることが示され，受精以降のメチル化安定性維持機構の障害の可能性を指摘している[11)]．

しかしながら我々の調査では，精子でメチル化領域をもつインプリンティング遺伝子（ZBDF2，H19，GTL2，PEG1，LIT1，ZAC，PEG3，SNRPN）を精子濃度別に比較すると，重篤な乏精子症患者の精子はメチル化異常を高頻度に認められており（図2）[12,13)]，ARTを受ける患者の特異性も考慮しなくてはならない．また夫婦の年齢による背景も考慮されるべきであるが，多くのARTとインプリント異常の関連を指摘した論文では年齢は明記されていないものが多い．

また，PEG1，LIT1，ZACなどの卵子型インプリンティングの遺伝子は，胞状卵胞の段階でほぼメチル化を獲得していることも我々の調査により明らかとなった（図3）[14)]．すなわち，体外受精における採卵時には，卵子はすでにメチル化を獲得している状態であり，これらの遺伝子部位に関しては体外受精における外的要因による影響は低いと考えられる．

しかし哺乳類初期胚の最初の分化は，将来胎児となる内部細胞塊（inner cell

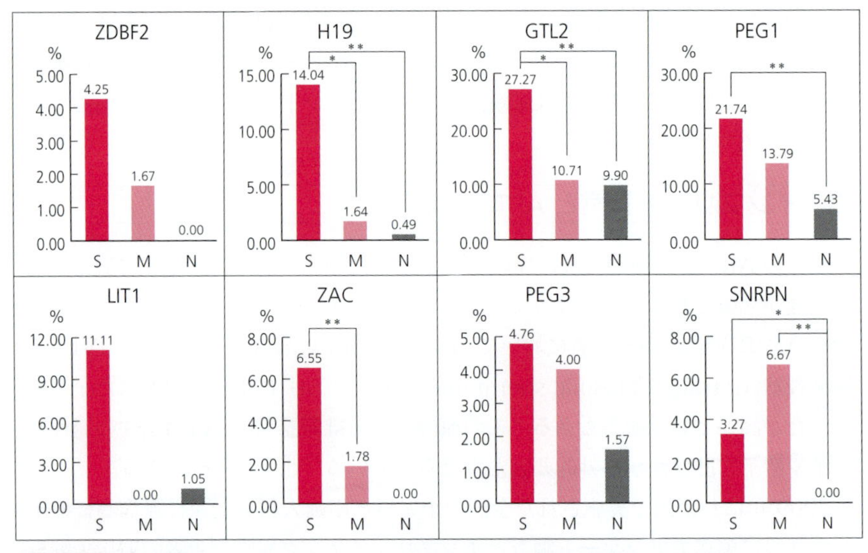

図2 精子濃度とインプリンティング遺伝子のメチル化異常との関連性

*P<0.05, **P<0.01
縦軸は DNA メチル化異常の割合，S は Severe＝severe oligozoospermia（<5×10^6/mL），
M は Moderate＝moderate oligozoospermia（5-20×10^6/mL），
N は Normal＝normozoospermia（>20×10^6/mL）をそれぞれ示す

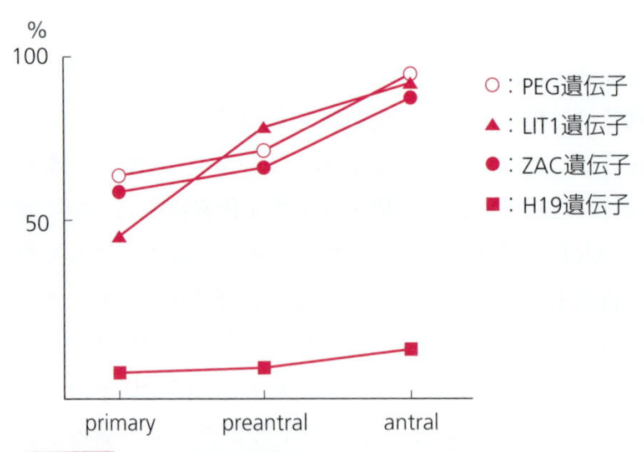

図3 ヒト卵子の経時的なメチル化獲得

縦軸はメチル化の割合，横軸は卵子の発育
primary は primary follicle（一次卵胞），preantral は preantral follicle（二次卵胞），antral は antral follicle（胞状卵胞）をそれぞれ示す

JCOPY 498-06080

mass: ICM）と胎盤となる栄養外胚葉（trophectoderm: TE）への分化である．胚にとって，この重要な時期は受精後3日目から5日目である．組織や発生段階に依存したインプリンティングも存在するため，ARTとインプリンティング異常症の関係はさらに注意深く調査する必要がある．

まとめ

今回述べたように，ARTとエピジェネティクスやインプリンティング異常症との関連性については，さまざまな報告がなされているが決定的なエビデンスがないのが現状である．

したがって，今後患者背景を明らかにしながら，排卵誘発やIVF/ICSI時の卵子や精子，胚のインプリンティング遺伝子についてさらなる解析が必要であると考えられる．また，ARTで生まれた児の長期的な追跡調査やインプリンティング異常症の症例のさらなる解析も必要であり，将来的にARTの安全性を確実に評価しなければならない．

☞文献

1） 大鐘　潤，塩田邦郎．胎盤栄養膜細胞ゲノムDNAの組織特異的メチル化．In：鈴木秋悦，他編．Modern Reproductive Medicine 3 生殖ジェネティックス―ART向上のための遺伝子工学―．東京：メジカルビュー社；1999．p.34-42.
2） Bowdin S, Allen C, Kirby G, et al. A survey of assisted reproductive technology births and imprinting disorders. Hum Reprod. 2007；22：3237-40.
3） 久保田健夫，福嶋義光．隣接遺伝子症候群．In：武谷雄二，他編．新女性医学体系 28 遺伝の基礎と臨床．東京：中山書店；2000．p.184.
4） Williams CA, Angelman H, Clayton-Smith J, et al. Angelman syndrome；consensus for diagnostic criteria. Am J Med Genet. 1995；56：237-8.
5） Abu-Amero S, Monk D, Frost J, et al. The genetic aetiology of Silver－Russell syndrome. J Med Genet. 2008；45(4)：193-9.
6） 久保田健夫，福嶋義光．隣接遺伝子症候群．In：武谷雄二，他編．新女性医学体系 28 遺伝の基礎と臨床．東京：中山書店；2000．p.182-3.
7） 久保田健夫，福嶋義光．隣接遺伝子症候群．In：武谷雄二，他編．新女性医学体系 28 遺伝の基礎と臨床．東京：中山書店；2000．p.185.
8） Temple IK, Mackay DJG, Docherty LE. Diabetes Mellitus, 6q24-Related Transient Neonatal. In：Pagon RA, et al, editors. GeneReviews. Seattle：University of Washington；2005. p.1993-2014.
9） Hiura H, Okae H, Miyauchi N, et al. Characterization of DNA methylation errors in patients with imprinting disorders conceived by assisted reproduction technologies. Hum Reprod. 2012；27：2541-8.

10) Guido Cocchi, Concetta Marsico, Anita Cosentino, et al. Silver–Russell syndrome due to paternal H19/IGF2 hypomethylation in a twin girl born after in vitro fertilization. Am J Med Genet. 2013; 161A (10): 2652–5.
11) 有馬隆博. 生殖補助医療由来出生児の成育に関する研究. 上原記念生命科学財団研究報告集. 2012. p.26.
12) Hisato K, Sato A, Otsu E, et al. Aberrant DNA methylation of imprinted loci in sperm from oligospermic patients. Hum Mol Genet. 2007; 16: 2542–51.
13) Sato A, Hiura H, Okae H, et al. Assessing loss of imprinting methylation in sperm from subfertile men using novel methylation polymerase chain reaction Luminex analysis. Fertil Steril. 2011; 95: 129–34.
14) 佐藤晶子, 大津英子, 有馬隆博, 他. ゲノムインプリンティングと生殖補助医療(ART). Journal of Mammalian Ova Research. 2008; 2; 119–20.

〈宇津宮隆史　下川侑樹乃〉

6 流産・早産

生殖補助医療（ART）後の妊娠・分娩では，流産，早産が増加することが知られている[1)]．本稿では流早産について概説する．

1 定義

産科婦人科用語集（日本産科婦人科学会編）などでは以下のように定義されている．

- **流産**：妊娠 22 週未満の妊娠中絶
- **早期流産**：妊娠 12 週未満の流産
- **後期流産**：妊娠 12 週以降 22 週未満の流産
- **稽留流産**：妊娠 22 週未満に胎芽あるいは胎児が子宮内で死亡後，症状がなく子宮内に停滞している状態
- **進行流産**：下腹部痛が増強し，かつ出血も多く，すでに流産が進行している状態
- **完全流産**：子宮内容が自然かつ完全に排出された状態
- **不全流産**：流産の際に子宮内容が完全に排出されず，一部が子宮内に残存している状態
- **切迫流産**：妊娠 22 週未満において，子宮内容が排出されていない状態で，性器出血，下腹痛，頸管長短縮などの臨床症状を呈する場合
- **早産**：妊娠 22 週以降から 37 週未満の分娩
- **切迫早産**：妊娠 22 週以降 37 週未満に下腹痛，性器出血，破水などの症状に加えて，子宮収縮と子宮頸管熟化が認められる場合

※**生化学的妊娠**：妊娠反応が陽性となった後，子宮内に胎嚢が確認される前に流産となることで，流産回数には含めない[2)]．

2 頻度

自然妊娠での流産の頻度は 15～20%とされ，妊娠 12 週未満の早い時期での流産が多く，流産全体の約 90%を占める．女性の加齢とともに増加し，40 歳代の

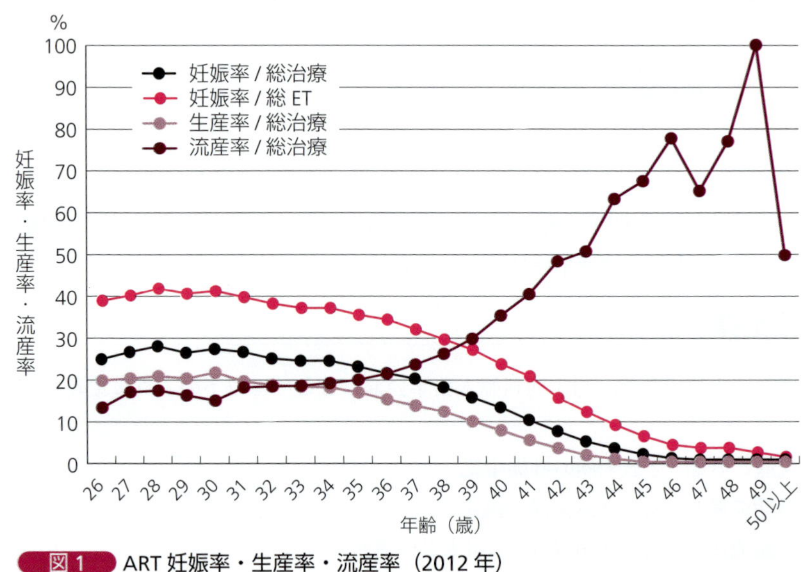

図 1 ART 妊娠率・生産率・流産率（2012 年）

（日本産科婦人科学会．2012）

流産は 50％という報告もあるが，これは加齢とともに胎児染色体異常が増加するためと考えられている[2)]．

ART での流産率は増加することが知られており，新鮮胚・凍結胚ともに流産率は 25％とされる[3)]が，自然妊娠同様加齢とともに増加する（図 1）．

ART では早産率も増加することが知られている．これは多胎妊娠の影響が大きいと考えられるが，2008 年の単一胚移植を原則とした日本産科婦人科学会会告以降，国内の ART による多胎妊娠は減少傾向にある．しかし，単胎妊娠においても ART 妊娠では早産リスクが 2 倍になるとも言われている．その原因は不明だが，帝王切開など早期での医療介入が行われやすい社会的な理由も考えられている[4)]．

3 原因

流産の原因はきわめて多岐にわたるが，受精卵の致死的な染色体異常が主な原因であることが示されている．

早産の原因としては不明なことも多いが，多胎，早産の既往，円錐切除既往，細菌性腟症などの感染症や子宮頸管無力症などがリスク因子として考えられる．

4 診断

- **流産**：数日から 1 週間程度の間隔をあけて複数回診察し診断することが重要で，正常妊娠を稽留流産と誤診することは避けなければならない．
- **切迫早産**：頻回の子宮収縮，子宮頸管短縮や内子宮口の開大を認める場合は切迫早産と診断される．また，子宮頸管粘液中の好中球エラスターゼや腟分泌液中癌胎児性フィブロネクチンが早産予知マーカーとして使用される．

5 鑑別診断

- **流産**：異所性妊娠，子宮内外同時妊娠，胞状奇胎などを念頭におく．子宮内容の病理検査を行うことが重要で，絨毛細胞，胎芽，胎児を確認し，異所性妊娠や胞状奇胎などを除外診断する．
- **早産**：常位胎盤早期剝離の初期症状と切迫早産の症状は類似するため，胎児心拍異常を認める場合は鑑別する．

6 治療

(1) 切迫流産の場合

安静および薬物療法を行う．妊娠 12 週未満ではダクチル®．妊娠 12 週以上 16 週未満ではズファジラン®．妊娠 16 週以降ではウテメリン® を使用する．出血や絨毛膜下血腫がある場合は健康保険の適応はないが，アドナ®，トランサミン® をインフォームド・コンセントの上で追加することもある．芎帰膠艾湯も出血や絨毛膜下血腫に対して有効であることが多い．

(2) 進行した流産の場合

待機的管理，あるいは子宮内容除去術を行う．待機的管理で子宮内容の自然排出を期待する場合，胞状奇胎や異所性妊娠の可能性に注意しつつ，2 週間程度で自然排出がなければ子宮内容除去術を必要とすることもある．

(3) 切迫早産の場合

安静および薬物療法を行う．子宮収縮を伴う場合は子宮収縮抑制薬である塩酸リトドリンや硫酸マグネシウムが使用される．妊娠 34 週未満で 1 週以内の早産が予想される場合はベタメタゾン 12 mg を 24 時間ごと計 2 回筋肉注射する．子宮頸管炎や絨毛膜羊膜炎が疑われる場合は抗菌薬を投与する．また治療抵抗性の切迫早産症例は高次施設と早期から連携すべきである．

☞文献

1) 藤森敬也，菅沼亮太，鈴木　聡．ART 妊娠の周産期医療への問題点．臨床婦人科産科．2011；65(6)：758-62.
2) 齋藤　滋，竹下利行，中塚幹也，他．反復・習慣流産（いわゆる「不育症」）の相談対応マニュアル．2012.
3) 武谷雄二，上妻志郎，藤井知行，他監修．プリンシプル産科婦人科学 1．第 3 版．東京：メジカルビュー社；2014．p.362-7.
4) 菊池久美子．流産・早産と先天異常．In：柴原浩章，編．不妊・不育外来実践ハンドブック．東京：中外医学社；2009．p.195-6.

〈鍋田基生〉

7 異所性妊娠

異所性妊娠は，胚もしくは絨毛組織が子宮体部内腔以外に着床した状態である．その98%は卵管で，卵管膨大部が約80%を占める．異所性妊娠の頻度は全妊娠の1%程度と推定されているが，生殖補助医療（assisted reproductive technology：ART）による妊娠では頻度が2.5～5倍になる．超音波検査機器の性能が向上し，血中hCGを迅速測定できる体制が普及したことにより診断精度が高まったが，それでも対応に苦慮することがある．本稿では主に卵管妊娠への対応を中心に述べる．

1 異所性妊娠のリスク因子

卵管妊娠のリスク因子を表1に示した[1)]．卵管の器質的・機能的障害による卵や胚の移送障害が背景にあり，卵管性不妊，クラミジア感染，喫煙は明らかなリスク因子である．ARTによるリスクは患者の背景や治療法などによって異なり，新鮮胚移植では凍結融解胚移植と比較して有意に高率（RR 7.3，95% CI 1.7-31.0）である[2)]．一方，胚盤胞移植では低率との報告もあるが，day -3胚移植と

表1 異所性妊娠のリスク因子（Murray H, et al. CMAJ. 2005；173：905-12[1)]より改変）

リスク	リスク因子	OR
高	卵管形成手術の既往	9.3-47
	異所性妊娠の既往	6.0-11.5
	卵管不妊手術の既往	3.0-139
	卵管病変	3.5-25
	IUD挿入中	1.1-28
中等	不妊	1.1-28
	頸管炎の既往	2.8-3.7
	PIDの既往	2.1-3.0
	複数のパートナー	1.4-4.8
	喫煙	2.3-3.9
低	腹部手術既往	0.93-3.8
	早い初交年齢（<18歳）	1.1-2.5

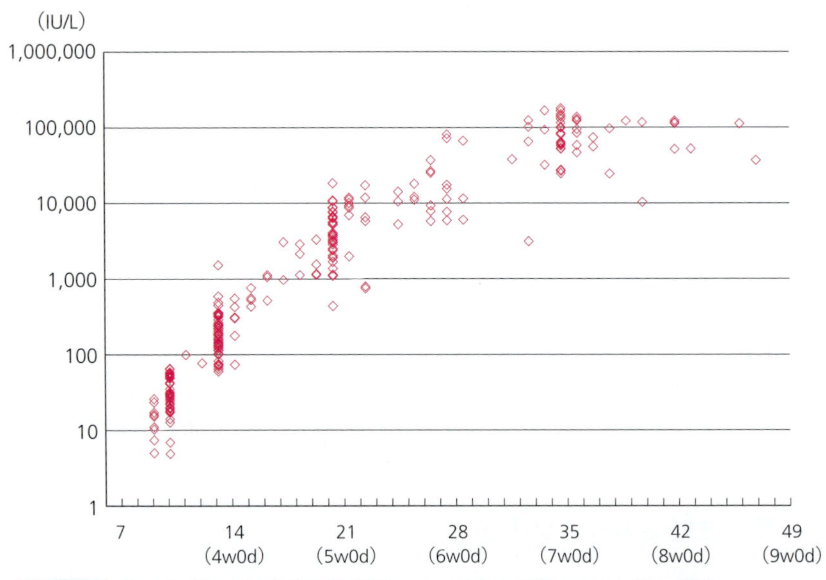

図1 単一胚移植後の単胎正期産例における妊娠初期の hCG 値の推移

day -5 胚移植との比較では差が認められていない[3)].

自然妊娠では稀な頸管妊娠と異所正所同時妊娠は，ART で発生頻度が高い．また，帝王切開瘢痕部妊娠は帝王切開既往女性における異所性妊娠の 6%を占め，帝王切開率の上昇に伴い増加が懸念されている．

2 異所性妊娠の診断

妊娠の責任月経と妊娠週数を推定し，経腟超音波検査所見と血中 hCG 値などから診断する．正常妊娠では，排卵 11～12 日後から血中 hCG が検出され，4 週 0 日で 100 IU/L 前後になる．4 週後半から経腟超音波検査で胎嚢（gestational sac：GS）が見え始め，5 週前半には hCG 値が 1,000 IU/L 以上になり GS がほぼ 100%検出される．血中 hCG の倍加時間は妊娠 4～5 週では約 2 日，6～7 週では約 3 日であり，hCG 値の推移をみるには妊娠週数による標準曲線（図 1）が有用である．

妊娠 5 週以降で，hCG 値が 1,000 IU/L を超えても子宮腔内に GS を確認できなければ異所性妊娠を疑う．hCG 値が低ければ緊急性はないので，初期の正所性妊娠を誤診しないよう数日～1 週間後に再評価する．子宮腔外に GS 様構造が認

JCOPY 498-06080

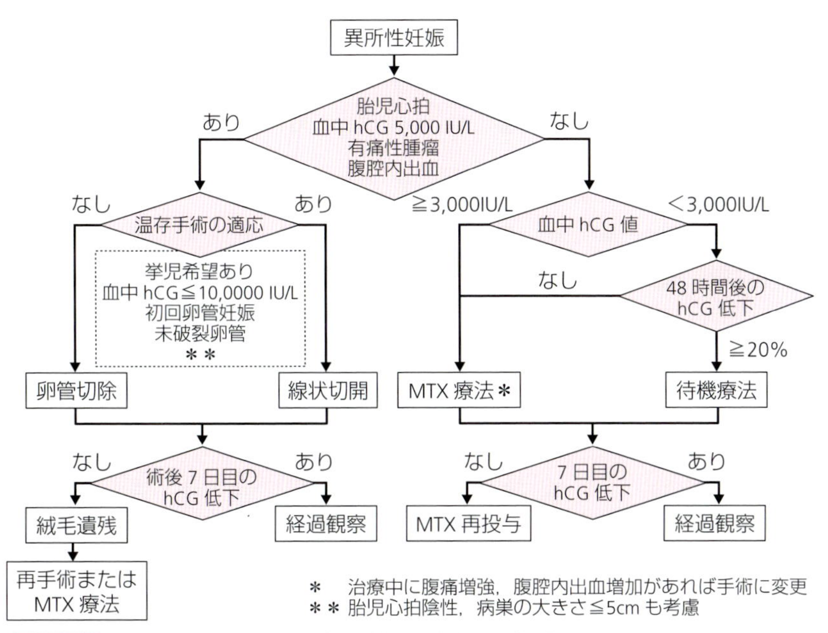

図 2 異所性妊娠（卵管妊娠）に対する治療の選択肢

められればほぼ確実で，GS 内に卵黄嚢や胎芽心拍が認められれば確定する．ただし，胎児心拍陽性例は 10%未満である．

異所性妊娠か判然としない場合は，正常妊娠の可能性がない，あるいは妊娠の継続を希望しない状態であれば，子宮内容除去術を行い絨毛組織の有無を確認する．部位不明の異所性妊娠で自然消退を期待できない場合は，診断的腹腔鏡を行うこともある．腹腔内出血の有無は経腟超音波検査で明らかであり，ダグラス窩穿刺は通常必要ない．

3 卵管妊娠の治療

根治療法は卵管切除術であるが，患者の状態や背景に応じて待機療法，卵管温存手術，メトトレキサート（MTX）療法などの選択肢がある（図 2）．どの治療法でも成功すれば，卵管開通率，将来の妊孕性，異所性妊娠反復率に大きな差はない．ただし，待機療法と MTX 療法では，治療が長期化したり緊急手術を要したりすることがある．また，根治手術以外は存続異所性妊娠（persistent ectopic pregnancy：PEP）と反復異所性妊娠のリスクがある．

(1) 待機療法

血中 hCG 値が経時的に増加しなければ，自然消退を期待できる．待機療法は血中 hCG 値が低いほど成功率が高く，200 IU/mL 未満であれば 95%以上，1,000 IU/mL 未満では約 90%，2,000 IU/mL 以上では 20～25%である．胎児心拍陽性例は適応外である．

(2) 手術療法

通常は腹腔鏡下手術が行われ，一定の条件を満たせば卵管温存手術も選択できる．ただし，非妊娠側の卵管が健常であれば，病側卵管を切除しても妊孕性は低下しないと報告されている．温存手術の適応条件は，挙児希望あり，病巣<5 cm，血中 hCG 値≦10,000 IU/L，初回卵管妊娠，胎児心拍なし，未破裂卵管である（産婦人科内視鏡手術ガイドライン 2013 年版）．ただし，胎児心拍陽性，あるいは病巣の大きさが 5 cm 以上であっても，温存可能な場合もある．線状切開に際しては，バソプレシンを卵管間膜に局注すると，凝固止血による卵管の熱損傷を軽減できる．また，切開創を縫合しても妊娠予後は向上しないため縫合は不要である．適応を選べば温存手術の成功率は 95%以上で，術後の卵管開存率は 80%以上である．PEP は 5～10%，反復異所性妊娠は 13～20%である．

(3) MTX 療法

MTX 療法の適応基準は，全身状態良好，未破裂，血中 hCG 値が 5,000 IU/L 未満，腫瘤経 4 cm 未満である（産婦人科診療ガイドライン産科編 2014）．腎機能障害がないこと，治療後のフォローが可能であることも必須条件である．胎児心拍陽性例では不成功に終わる可能性が高い（OR 9.1，95% CI 3.8-22.0）[4]．単回全身投与法が一般的で，MTX 50 mg/m^2または 1 mg/kg を筋注する．投与 7 日後に血中 hCG 値が 25%以上低下していなければ，同量の MTX を再度筋注する．投与 4 日後の hCG 値は治療効果の予測に有効ではない[5]．血中 hCG の陰性化を確認できるまで 1～2 週間ごとにフォローする．MTX は速やかに腎臓から排泄され，卵巣機能や次回妊娠への影響もない．成功率や治療後の妊孕性は温存手術とほぼ同等だが，PEP の発生率がやや高い．また，葉酸拮抗薬のため副作用があり，とくに口内炎は頻度が高く QOL が低下する．

胎児心拍や卵黄囊により GS が明らかで，諸事情により手術を回避したい場合は，MTX 局所投与法も選択できる．局所投与法は副作用が少ないが，成功率は 64～95%と幅がある．経腟超音波ガイド下に胎囊 GS を穿刺し，羊水を吸引した後，MTX 50 mg を生理食塩水 1～2 mL に溶解して注入する．

MTX 療法は PEP，卵管以外の異所性妊娠，着床部位不明の異所性妊娠などに対しても行われているが，すべて保険適用外である．

☞文献

1） Murray H, Baakdah H, Bardell T, et al. Diagnosis and treatment of ectopic pregnancy. CMAJ. 2005；173：905–12.
2） Shapiro BS, Daneshmand ST, De Leon L, et al. Frozen-thawed embryo transfer is associated with a significantly reduced incidence of ectopic pregnancy. Fertil Steril. 2012；98：1490–4.
3） Smith LP, Oskowitz SP, Dodge LE, et al. Risk of ectopic pregnancy following day-5 embryo transfer compared with day-3 transfer. Reprod Biomed Online. 2013；27：407–13.
4） Barnhart KT, Gosman G, Ashby R, et al. The medical management of ectopic pregnancy：a meta-analysis comparing "single dose" and "multidose" regimens. Obstet Gynecol. 2003；101：778–84.
5） Gabbur N, Sherer DM, Hellmann M, et al. Do serum beta-human chorionic gonadotropin levels on day 4 following methotrexate treatment of patients with ectopic pregnancy predict successful single-dose therapy? Am J Perinatol. 2006；23：193–6.

〈藤井俊策　小□隆明〉

8 多胎妊娠

1 多胎妊娠に伴う周産期リスク

不妊治療，特に生殖補助医療（ART）の進歩に伴い，医原性の多胎妊娠が増加してきた．本邦における多胎出産率は，ゴナドトロピン製剤が排卵誘発剤として臨床応用された1960年代から徐々に上昇し，保険適応された1970年代になると急激に上昇した．その後体外受精・胚移植（IVF-ET）が導入された1980年代になると多胎出産率はさらに上昇した[1]（図1）．多胎妊娠は，単胎妊娠と比較してリスクが高いと一般的に言われている．周産期死亡率を比較すると，品胎妊娠は単胎妊娠と比較して約12倍，双胎妊娠の約6倍高く[2]，出生した児にとっ

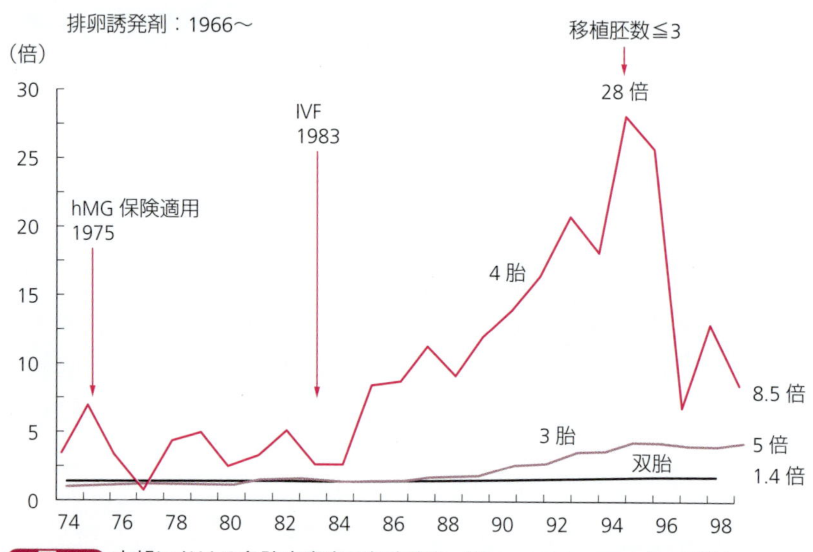

図1 本邦における多胎出産率の年次変化（値1；1951～1968年の平均）
（今泉洋子．In：矢内原巧，編．平成10年度厚生科学研究「わが国における生殖補助医療の実態とその在り方に関する研究」報告書．厚生省；1999．p.74-89）[1]

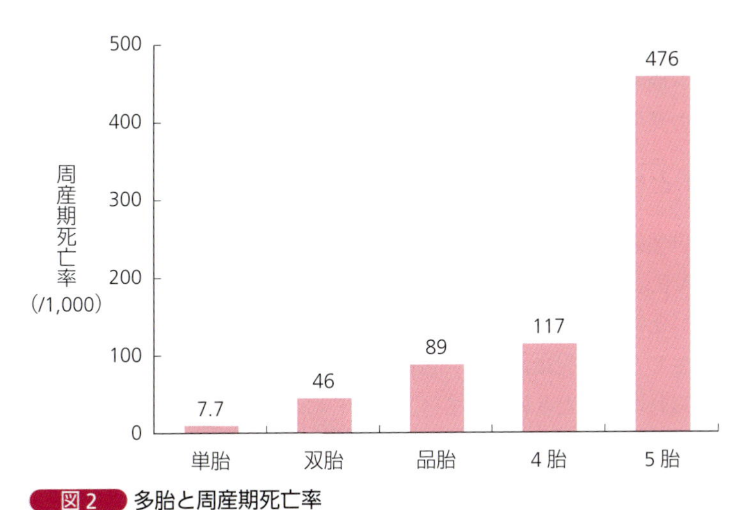

図 2 多胎と周産期死亡率
(齊藤英和. 臨産婦. 2008; 62: 242-5)[2]

て重要な予後因子となる（図 2），また，32 週以前の早産，1500 g 未満の低出生体重児，生後 7 日未満の早期新生児死亡率は，単胎→双胎→品胎になるに従い増加する[3]．現在のところ多胎妊娠は不妊治療による妊娠，特に ART 妊娠における児の周産期予後を悪化させる最もインパクトの強い要因と考えられる．本邦における ART による多胎妊娠は 1990 年代には 10％後半であった．しかし，2000 年代後半から徐々に多胎率は低下しており，さらには 2008 年 4 月に日本産科婦人科学会より移植胚数は原則 1 個とする会告が出され，ついに 2012 年には IVF では 3.9％，ICSI では 4.1％，凍結融解胚移植では 4.0％まで低下している[4]．Kjellberg ら[5]は，ART 施行時，2 胚移植（DET）に比較して単胚移植（SET）では入院が必要となる早産，低出生体重児，新生児合併症の比率が有意に低いと報告している．

2 一般不妊治療における多胎妊娠

ART 施行時の移植胚数の制限の動きから，ART による多胎は明らかに減少傾向にあるが，今後は一般不妊治療における多胎妊娠がクローズアップされる可能性がある．ゴナドトロピン療法の多胎妊娠の発生率は 20％前後と高率であり，3 胎以上の多胎の比率も高い[6]．一方，日本産科婦人科学会生殖・内分泌委員会の調査によると，一般不妊治療による多胎が発生した治療内容は FSH/hMG 周期

29.9%，クロミフェン周期 38.5%，クロミフェン+FSH/hMG 周期 28.1%とクロミフェン周期が占める割合が最も多く[7]，すなわちクロミフェン周期における多胎妊娠の発生にも注意を要する必要があると考えられる．

3 ARTと多胎妊娠児

一般に自然妊娠では，多胎妊娠に奇形の発生頻度が高いとされる．Bonduelleら[8]は，IVF，ICSIにより出生した児においても単胎に比して多胎で大奇形の発症率が高いと報告している．一方，2002年にSchieveら[9]は，米国で妊娠37週以降に出生した双胎児において，自然妊娠とART妊娠に低出生体重児の発症率の差は見られなかったと報告している．IVFによる出生児の脳性麻痺（CP）の発生率は自然に妊娠して出生した児に比較して1.6～3.7倍高いと報告[10]されているが，これは多胎妊娠，低体重児，未熟性児の比率が高いためであった．CPの発生の危険性は単胎に比較して多胎では4倍高いと言われているが，自然妊娠とIVF妊娠の双胎の間にはCPの発生リスクには差はなかったと報告されている．すなわち現在のところ周産期新生児予後に関しては，ART以外の多胎児に比較してARTによる多胎児であることが大きな危険因子とはいえない[11]とされている．ただし，ARTによる単胎妊娠と自然の単胎妊娠を比較すると早産率，低出生体重，新生児死亡率，NICU入院いずれも，ART単胎妊娠で高い．したがって，多胎妊娠をなくせばART妊娠の全てのリスクがなくなるものではない．しかし，ART妊娠と自然妊娠に，母体年齢など背景因子の差が存在することはいうまでもない．

身体的発達，神経学的発達，小児期の慢性疾患の罹患率などに関する長期的なフォローアップを行った報告では，自然妊娠とIVFによる双胎で差がないとするものがほとんどである．しかし，いずれも単胎を調査したものと比較してサンプル数が少なく，そのためエビデンスとして十分なものではなく，今後の大規模な調査報告とその解析が待たれる．

また，胚盤胞移植およびassisted hatchingが一卵性双胎の頻度を上昇させるとする報告や，ARTにより二卵性一絨毛膜性双胎の発生が増加するという報告[12]がされており，これまでの不妊治療では起こりえなかった新たな問題がARTにより浮上してきている．

おわりに

不妊治療の現場において，特に患者サイドでは妊娠することを切に望み，多胎妊娠をむしろ歓迎するのを耳にすることが意外に多い．患者カップルに不妊治療の前から多胎妊娠に対するリスク等の説明を十分行い，患者カップルにそのリスクを十分認識させる必要がある．法律学者によると，「多胎妊娠のリスクが高いことが明らかである以上，漫然と多数の胚を移植してその結果多胎となった場合には，医療水準に達していない治療を行ったという過失を問われる可能性がある」[13]．すなわち不妊治療を行う医療者は不妊治療を行う前に多胎妊娠のリスクに関する情報を与えその上で治療を行うことは責務であり，場合によっては法的責任が課せられる可能性までもあると考えられる．

不妊治療の最終ゴールは妊娠することではなく，健児を得，それを育て上げることであることは広く周知されている．今後は多胎妊娠に伴う母児へのリスクは無論のこと，社会的，医療経済的影響等を十分考慮した上で治療法を選択することが，不妊治療へ携わる全ての医療従事者へ課せられた義務であると考えられる．

☞文献

1） 今泉洋子．多胎妊娠の疫学．In：矢内原巧，編．平成10年度厚生科学研究「わが国における生殖補助医療の実態とその在り方に関する研究」報告書．厚生省；1999．p.74-89.
2） 齊藤英和．本邦における多胎妊娠の推移．臨産婦．2008；62：242-5.
3） The ESHRE Capri Workshop Group：Multiple gestation pregnancy. Hum Reprod. 2000；15：1856-64.
4） 日本産科婦人科学会．平成25年度倫理委員会　登録・調査小委員会報告（2012年分の体外受精・胚移植等の臨床実施成績および2014年7月における登録施設名）．日産婦誌．2012；66：2445-81.
5） Kjellberg AT, Carsson P, Bergh C. Randomized single versus double embryo transfer：obstetrics and paediatric outcome and a cost-effectiveness analysis. Hum Reprod. 2006；21：210-6.
6） 苛原　稔，松崎利也，岩佐　武，他．不妊治療による多胎妊娠の発生と胎児減数手術の現実．産婦の実際．2007；56：1987-92.
7） 生殖・内分泌委員会報告．一般不妊治療による多胎の発生状況：施設の性格と多胎発生率の検討．日産婦誌．2013；65：1365-73.
8） Bonduelle M, Liebaers I, Deketelaere V, et al. Neonatal data on a cohort of 2889 infants born after ICSI（1991-1999）and of 2995 infants born after IVF（1983-1999）. Hum Reprod. 2002；17：671-94.
9） Schieve LA, Meikle SF, Ferre C, et al. Low and very low birth weight in infants conceived with use of assisted reproductive technology. N Engl J

Med. 2002; 346: 731-7.
10) Basatemur E, Sutcliffe A. Follow-up children born after ART. Placenta. 2008; 29: S135-40.
11) Helmerhorst FM, Perquin DA, Donker D, et al. Perinatal outcome of singletons and twins after assisted conception: a systematic review of controlled studies. BMJ. 2004; 328: 261.
12) Souter VL, Kapur RP, Nyholt DR, et al. A report of dizygous monochorionic twins. N Engl J Med. 2003; 349: 154-8.
13) 石原 理, 梶原 健, 岡垣竜吾, 他. ARTにおける移植胚数のガイドライン. 産婦の実際. 2007; 56: 1979-85.

〈梶原 健 石原 理〉

9 大学病院のNICUの立場から

不妊治療で出生した児はNICUの入院率が高く，また多胎も多いことからNICUの病床運営に大きな影響を与える[1)]．栃木県の自治医科大学周産期センターは県に2つある総合周産期センターの一つで，NICUにはこの県で出生するハイリスク児のほぼ半分が入院し，入院数は年間約400名である．自治医大NICUには不妊治療で出生した児が数多く入院しており，Yadaらはその実態を報告している[2)]．ここでは，その報告を中心に，不妊治療で出生した児の大学病院NICU医療に及ぼす影響とそれらの児の問題点を解説する．

1 NICU入院に占める不妊治療の割合と多胎の状況

Yadaらは，2007年までの過去11年間にNICUに入院した児3913名を妊

表1 自治医大NICUに1997～2007年に入院した新生児の妊娠方法別臨床像
(Yada Y, et al. Jichi Med Univ J. 2012；35：7-11[2)]より改変)

臨床所見	妊娠方法			P値[1]
	自然	non ART	ART	
合計，n（%）	3139（80.2）	387（9.9）	387（9.9）	
単胎，n（%）	2710（86.3）	144（37.2）	93（24.0）	<0.001
双胎，n（%）	412（13.7）	229（59.2）	282（72.9）	<0.001
三胎，n（%）	17（0.5）	14（3.6）	12（3.1）	<0.001
男児，n（%）	1731（55.1）	199（51.4）	201（51.9）	0.22
在胎週数，中央値（wk）	35.1	34.0	34.7	<0.001
出生体重，平均(SD)(g)	2273.5（785.5）	1891.4（667.0）	2021（581.3）	<0.001
帝王切開，n（%）	1779（56.7）	321（82.9）	349（90.2）	<0.001
母体合併症[2]，n（%）	591（18.8）	38（9.8）	38（9.8）	<0.001

[1]One-facture analysis of variance（ANOVA）
[2]高血圧，先天性心疾患，自己免疫疾患，気管支喘息，精神疾患，糖尿病を含む

表2 全入院に占める不妊治療群の年次別入院数(自治医大 NICU)(Yada Y, et al. Jichi Med Univ J. 2012; 35: 7-11[2)]より改変)

	妊娠方法	
	non ART	ART
1997-1999, n (%)	89 (10.2)	40 (4.6)
2000-2003, n (%)	138 (8.9)	196 (12.5)
2004-2007, n (%)	160 (10.8)	151 (10.1)
P 値[1]	0.19	<0.001

[1]Chi-square test

表3 年次別単胎・多胎の入院数(自治医大 NICU)
(Yada Y, et al. Jichi Med Univ J. 2012; 35: 7-11[2)]より改変)

		1997-1999, n (%)	2000-2003, n (%)	2004-2007, n (%)	P 値[1]
自然	単胎	637 (86.1)	1035 (84.5)	1038 (88.4)	0.02
	多胎	103 (13.9)	190 (15.5)	136 (11.6)	NA
non ART	単胎	29 (32.6)	56 (40.6)	59 (36.9)	0.47
	多胎	60 (67.4)	82 (59.4)	101 (63.1)	NA
ART	単胎	7 (17.5)	36 (18.4)	50 (33.1)	0.004
	多胎	33 (82.5)	160 (81.6)	101 (66.9)	NA

NA, not analyzed
[1]Chi-square test

娠方法別に自然妊娠,排卵誘発剤や人工授精(non ART),体外受精(ART)の3群に分け解析している.その臨床像を表1に示す[2)].non ART群とART群がそれぞれ387名で9.9%ずつを占めていた.双胎の割合は自然妊娠群で13.7%,non ART群で59.2%,ART群で72.9%と不妊治療群で非常に高く,三胎も自然妊娠群が0.5%であったのに対し,non ART群3.6%,ART群3.1%と有意に高率だった.さらに表2[2)]のように,この11年間を3期に分けた年次別入院数の変化によると,non ART群の割合は変化はないが,ART群は経年的に増加し,2000年以降,non ART群とART群の合計がNICU入院の20%以上を占めていた.また表3[2)]のように,単胎と多胎の割合は,non ART群では変化はなかったが,ART群では経年的に単胎が増加し2004~2007年に33.1%となっていた.これらは一つの大学病院NICUのみの結果だが,総入院数に占めるnon

ART 群と ART 群はそれぞれ約 10%と高率で，双胎の割合も非常に高いことがあらためて示されたことになる．

ART 群の単胎の増加には胚細胞移植数の制限などが影響していると考えられる．丸山らは 2000 年までの結果だが，総合周産期センター NICU 入院の 40%が不妊治療児で占められていることを報告しており[1]，単純計算では不妊治療で出生した児は自然妊娠の 10～20 倍の NICU 入院の危険率をもつことになり，不妊治療は NICU がないと成立しない医療であるといえる．

2 不妊治療で出生した児の臨床像

Yada らの報告[2]では表 1 のように，在胎週数は non ART 群が最も短く，自然妊娠群が最も長く，また出生体重も non ART 群が最も小さく，自然妊娠群が最も大きかった．帝王切開率は ART 群，non ART 群がそれぞれ 90.2%，82.9%と非常に高率だった．また単胎症例において FGR の発症頻度が non ART 群で高率だったが，この原因は不明とされている．

不妊治療から出生した児は，多胎妊娠がその一因と考えられるが，おおむねどの報告でも早産，低出生体重の傾向がある[3,4]．また，Yada らの報告では帝王切開率が非常に高かったが，おおむね不妊治療児は帝王切開の率が高い[4]．帝王切開による出生児は種々の新生児合併症を伴うことが多いため，この点からも，不妊治療児の NICU 入院率のリスクが増していると推測される．

3 先天異常

Yada らの報告では，3 群間で先天異常に有意差はなかった[2]．ART により出生した児の先天異常の発症率は自然妊娠と差がないとする報告がある一方[5,6]，近年は奇形発生の危険率が 1.4 倍程度高いとする報告もある[7,8]．最も新しい population-based の大規模 study では，母体年齢など種々の周産期要因を調整すると，先天異常の発生について IVF は自然妊娠と比べて有意差はないが，ICSI では有意に高率であったとされている[4]．

いずれにしろ，不妊治療自体のリスクに限らず，不妊治療は高齢母体の割合が多いことから，不妊治療で出生した児の先天異常児の割合は高くなっていて，そのことは現在 NICU 医療に大きな影響を与えていると思われる．

4 短期予後

Yadaらの報告[2)]では，3群の死亡転帰の割合に有意差はなかった．膜性別の双胎の検討でも，non ART群で死亡退院率がやや高かったが，統計学的には有意な差ではなかったとしている．

ARTでは一卵性双胎の頻度が自然妊娠（0.45%）と比べ，3.2と非常に増加しているとされている[9)]．MD双胎は早産，低体重以外に，双胎間輸血症候群による児の異常や脳性麻痺発症の危険性も高く，不妊治療後のMD双胎の増加について，今後特に注意が必要と思われる．

☞文献

1) 丸山英樹，茨　聡，浅野　仁，他．不妊治療による妊娠が周産期医療・NICUに及ぼす影響．周産期学シンポジウム20巻．2002．p.79-89.
2) Yada Y, Takahashi N, Uehara R, et al. Trends and clinical features of neonates conceived via infertility treatment: 11-year study in the perinatal center at Jichi Medical University Hospital. Jichi Med Univ J. 2012; 35: 7-11.
3) 石井のぞみ，佐藤紀子，安藤朗子，他．不妊治療により出生した児の予後調査　第1報・全症例の検討．日本周産期・新生児医学会誌．2009; 45: 1384-90.
4) Davies MJ, Moore VM, Willson KJ, et al. Reproductive technologies and the risk of birth defects. N Engl J Med. 2012; 366: 1803-13.
5) Stromberg B, Dahlquist G, Ericson A, et al. Neurological sequelae in children born after in-vitro fertilization: a population-based study. Lancet. 2002; 359: 461-5.
6) Bonduelle M, Liebaers I, Deketelaere V, et al. Neonatal data on a cohort of 2889 infants born after ICSI (1991-1999) and of 2996 infants born after IVF (1983-1999). Hum Reprod. 2002; 75: 731-6.
7) Hansen M, Bower C, Milne E, et al. Assisted reproductive technologies and the risk of birth defects-a systematic review. Hum Reprod. 2005; 20 328-38.
8) Zhu JL, Basso O, Obel C, et al. Infertility, infertility treatment, and congenital malformations: Danish national birth cohort. BMJ. 2006; 333: 679-83.
9) Cernadas JMC, Marini G, Pardo A, et al. Cesarean delivery at term in low risk pregnancies: effects on neonatal morbidity. Arch Argent Pediatr. 2010; 108: 17-23.

〈高橋尚人〉

10 総合病院のNICUの立場から

不妊治療では妊娠率はもとより，出生児の予後に関する情報も可能な限り正確に提供できることが望ましい．現在は不妊治療により出生した児の全例登録と予後調査の必要性が広く認識されてきたが，不妊治療による妊娠成立後は別の施設で妊婦検診や分娩を行うことも多く，実情把握も容易ではない．今回は，当院における極低出生体重児〔VLBW（very low birth weight）児〕の妊娠成立方法別出生数と児の予後を検討し，単一施設の実情として意見を述べる．

1 当院の特徴

当院は大阪府で18か所指定されている地域周産期母子医療センターの1つで，年間総分娩数は1,500件前後で，生殖補助医療（ART）を自施設では実施しておらず，小児外科は併設していない．

2 方法

2006年から2010年の5年間に院内出生したVLBW児を対象とし，以下2つの検討を行った．

① 実態把握として妊娠成立方法別のVLBW児症例数と単胎・多胎率の年次推移を確認した．

② VLBW児を不妊治療群と自然妊娠群の2群に分類し，臨床像，予後の比較検討を行った．

診療録および当科のデータベースを用いた後方視的検討で，統計学的手法はMann-Whitney U検定，χ^2検定，Fisherの直接確率計算法を用い，$P<0.05$を有意差ありとした．

3 結果

5年間のVLBW児症例数は不妊治療群が45例，自然妊娠群が240例で，不妊治療は排卵誘発26例(57.8%)，体外受精・胚移植(IVF-ET)13例(28.9%)，人工授精（AIH）4例（8.9%），細胞質内精子注入法（ICSI）2例（4.4%）で，

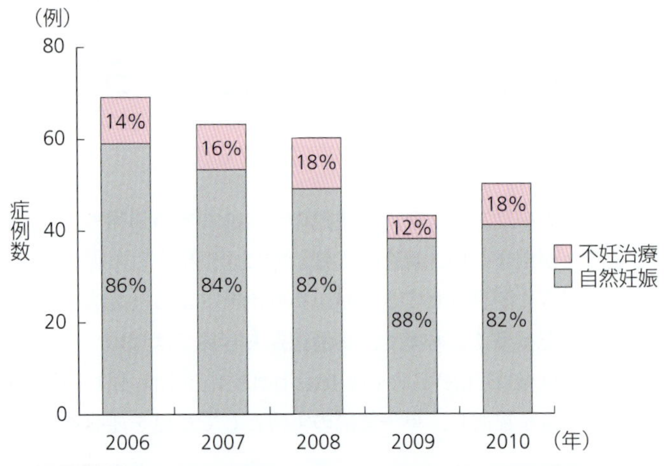

図1 不妊治療の有無による VLBW 児症例数の年次推移

グラフ内の数値は各年における不妊治療と自然妊娠の比率

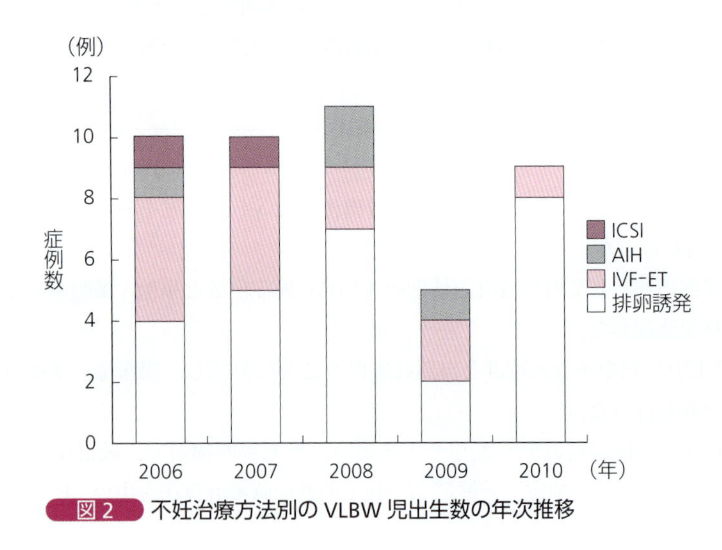

図2 不妊治療方法別の VLBW 児出生数の年次推移

凍結胚移植症例はなかった．妊娠成立方法別 VLBW 児症例数の年次推移を図 1，2 に，不妊治療によって出生した VLBW 児における単胎・多胎率の年次推移を図 3 に示す．不妊治療によって出生した VLBW 児の症例数や多胎率の年次推移に一定の傾向は認めなかった．

JCOPY 498-06080

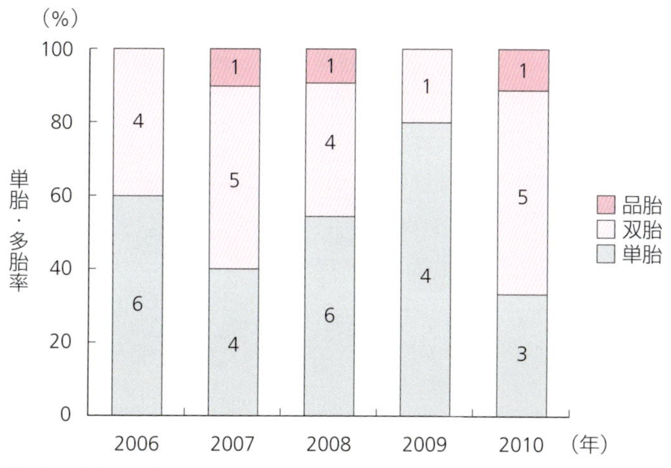

図3 不妊治療により出生したVLBW児の単胎・多胎率の年次推移
グラフ内の数値は症例数

不妊治療の有無による VLBW 児の臨床像，予後の比較を表 1，2 に示す．多胎率が不妊治療群で高率だったが，これ以外の臨床像は両群間で差がなく，予後については 3 歳時点での新版 K 式発達検査による発達指数も含め，両群間で差はなかった．

4 考察

不妊治療群で多胎が高率であったが，他の臨床背景，予後に両群間の差はなかった．2008 年 4 月に単一胚移植を原則とした日本産科婦人科学会の見解が発表されたが，図 3 に示す通り当院の VLBW 児に限れば，多胎率の減少傾向を認めなかった．一般的に多胎は児の予後不良因子とされているが，今回の検討では不妊治療の有無による予後に差がなかった．多胎の全例が二絨毛膜二羊膜双胎あるいは三絨毛膜三羊膜品胎で，双胎間輸血症候群の原因となる共有胎盤を有した症例がなかったことが要因となった可能性はある．しかし，ART では透明帯操作[1)]や培養期間の延長[2)]が内部細胞塊の分離を惹起する等の機序で一卵性双胎の発生頻度が自然妊娠の約 2 倍になることや，一絨毛膜双胎の発生率が高まることが指摘されている[3)]．当院でも今回の検討期間ではなかったが，ART による妊娠成立で一絨毛膜二羊膜双胎や二絨毛膜三羊膜品胎となる症例を経験している．したがって，ART であっても妊娠初期の膜性診断は確実にしておく必要がある．

表 1 VLBW 児の臨床背景比較

	不妊治療群 (n=45)	自然妊娠群 (n=240)	P 値
在胎週数 (週)	28.6±3.4	28.2±3.0	0.440
出生体重 (g)	1028±356	997±326	0.555
男児, n (%)	17 (38)	117 (49)	0.176
奇形, 染色体異常等, n (%)	3 (7)	12 (5)	0.646
ELBW 児, n (%)	20 (44)	116 (48)	0.632
体格			0.210
AGA, n (%)	28 (61)	144 (60)	
SGA, n (%)	17 (37)	72 (30)	
LGA, n (%)	1 (2)	23 (10)	
多胎			<0.001*
単胎, n (%)	24 (52)	201 (84)	
双胎, n (%)	19 (41)	35 (15)	
品胎, n (%)	3 (7)	3 (1)	
転帰			0.188
軽快退院, n (%)	43 (94)	198 (83)	
転院, n (%)	2 (4)	28 (12)	
死亡, n (%)	1 (2)	13 (5)	

平均値±標準偏差で表記
ELBW: extremely low birth weight　AGA: appropriate for gestational age
SGA: small for gestational age　LGA: large for gestational age
*P<0.05

表 2 VLBW 児の軽快退院症例における予後比較

	不妊治療群 (n=42)	自然妊娠群 (n=199)	P 値
HOT, n (%)	1 (2)	6 (3)	0.824
凝固療法を要した ROP, n (%)	5 (12)	22 (11)	0.874
#重度 IVH もしくは PVL, n (%)	8 (19)	28 (14)	0.411
3 歳時の新版 K 式発達検査の発達指数			
姿勢・運動	81.7±20.6	81.5±19.7	0.968
認知・適応	86.0±13.2	84.7±16.5	0.698
言語・社会	87.9±12.6	85.7±18.2	0.565
全領域	86.4±10.7	84.5±16.3	0.561

HOT: home oxygen therapy　ROP: retinopathy of prematurity
IVH: intraventricular hemorrhage　PVL: periventricular leukomalacia
重度 IVH は Papile 分類 Grade Ⅲ以上
#不妊治療群, 自然妊娠群それぞれ, 重度 IVH のみは 1 例, 3 例, PVL のみは 5 例, 23 例, 重度 IVH かつ PVL は 2 例, 2 例
発達指数は平均値±標準偏差で表記

JCOPY 498-06080

VLBW児の予後については，本検討と追跡期間が異なるが，不妊治療の有無による差がないことを示した報告があり[4]，これに矛盾しない結果であった．

不妊治療を受けた両親は，児の予後に対して不安を抱えている方が多い．2008年のノルウェーのpopulation-based studyではART技術そのものと周産期異常発生率には関係がないとされている[5]．子育てにおいて，両親の安心感は重要な要素であり，不妊治療の有無によって児の予後に差がなかったという今回の結果は，不妊治療に関連した両親の不安を軽減するための一つの情報として存在価値があると考える．

☞文献

1） Hershlag A, Paine T, Cooper GW, et al. Monozygotic twinning associated with mechanical assisted hatching. Fertil Steril. 1999；71(1)：144-6.
2） Kawachiya S, Bodri D, Shimada N, et al. Blastocyst culture is associated with an elevated incidence of monozygotic twinning after single embryo transfer. Fertil Steril. 2011；95(6)：2140-2.
3） Skiadas CC, Missmer SA, Benson CB, et al. Risk factors associated with pregnancies containing a monochorionic pair following assisted reproductive technologies. Hum Reprod. 2008；23(6)：1366-71.
4） 石井のぞみ，佐藤紀子，安藤朗子，他．不妊治療により出生した児の予後調査　第2報・極低出生体重児の検討．日周産期・新生児会誌．2009；45(4)：1391-7.
5） Romundstad LB, Romundstad PR, Sunde A, et al. Effects of technology or maternal factors on perinatal outcome after assisted fertilisation：a population-based cohort study. Lancet. 2008；372(9640)：737-43.

〈高寺明弘　吉井勝彦〉

11 出生児の長期予後

体外受精（in vitro fertilization：IVF）児は我が国の出生の 27 人に 1 人を占めるようになり，その出生と発育についての調査は IVF の安全性の確認のために非常に重要な課題となっている．

今後，日本では少子高齢化がさらに加速することが予想されており，IVF 児の予後が明確に判明していなければ安心して治療に専念することも叶わない．

IVF 治療における出生児へのリスク因子としては，主に排卵誘発剤と体外培養環境が考えられる．体外培養環境として培養液，光とガスが挙げられる．培養液によってリスクが上がるとの指摘[1)]もあり，今後の検討が必要かもしれない．卵の受精および受精卵の発育する場所である女性の卵管と子宮内腔は到達する紫外線が少ないのに対して，培養器内は紫外線等の光量を落としているものの卵子や受精卵には高ストレス状態であると考えられる．また卵子と受精卵を培養する際のガスは混合ガス（O_2 5%，N_2 6%，CO_2 89%）が一般的に用いられているが子宮内腔や卵管内のガス条件とは完全に一致してはいないと思われ，卵子や受精卵へのストレスは低くないと思われる．

最近の治療の主流である胚盤胞移植では一卵性多胎の可能性上昇が指摘されており，血液キメラの確率が上がる可能性も懸念されている．

また ART は配偶子を操作するため，エピジェネティックの異常（インプリンティング異常）を起こす可能性が示唆されている．

1 従来の報告・統計

(1) 通常の体外受精による出生児予後

① 周産期

IVF による妊娠の最大の問題点は，多胎妊娠による早産・低出生体重児の増加であった．2012 年国内での多胎妊娠率は 3.9～4.0%，2012 年の低出生体重児率は 13～16%，早産率は 8～9%と報告されている[2)]．2008 年の移植胚数原則 1 個とした学会のガイドラインにより，それぞれの率が減少してきている．

JCOPY 498-06080

② 身体発育・精神運動発達

体重・身長・精神運動発達などの身体発育については，多胎や子宮内胎児発育不全で出生した児の一部に catch-up の遅れが認められるほかには，IVF 児には特別の所見は報告されていない[3]．精神運動発達については，専門医による発達検査と行動学的心理学的調査でも IVF 児の発達に特に問題は認められないと報告されている．さらに 18 か月時の体外受精児では発達は一般産科群に比べ有意に高得点であり，ART は発育・発達に影響を与えなかったと報告されている[4]．

(2) 凍結胚による出生児の予後

マウスでは，凍結胚による産仔の哺乳期の発達や成長後の嗅覚・視覚反射において自然妊娠との差が認められるとの報告[5]があるが，ヒト出生体重は凍結胚由来児・新鮮胚由来児・一般産科群の順に大きく，生後 18 か月でこの差は消失したと最近報告されている[4]．

ヒト出生児の追跡調査において，現在までに特に問題点は指摘されていない[6]．

(3) ICSI による出生児の予後

ICSI（intracytoplasmic sperm injection）児では，卵への顕微操作や重症男性不妊の患者では，染色体異常や遺伝子の不妊因子により異常が増える可能性も指摘されている．現在までの報告では，ICSI 児の発育異常・先天奇形の増加・発達遅延は認められないとするものが多い[7]が，先天奇形の増加（約 8%）や精神発達の軽度の遅れを指摘した報告[8]もあり，今後も引き続き調査が必要である．

(4) 胚盤胞移植による出生児の予後

胚盤胞移植による出生児では，一卵性双胎率が 1.9% と自然妊娠での 0.4% を上回る[2]．また一卵性双胎児における血液キメラの発生率が増加するとの報告[9]もあり，児へのリスク上昇の可能性も考えられた．出生体重は，最近の報告では約 90 g 増加するとされている[4]．

2 荻窪病院および虹クリニックでの調査結果

(1) 周産期

虹クリニックで 2009 年 1 月から 2013 年 12 月までに施行した体外受精により，325 人の児が出生しており，治療の内訳は通常の IVF が 51 人，ICSI が 125 人，凍結胚が 147 人である．全体で多胎率は 2.3% であり，早産率は 2.8% であった．

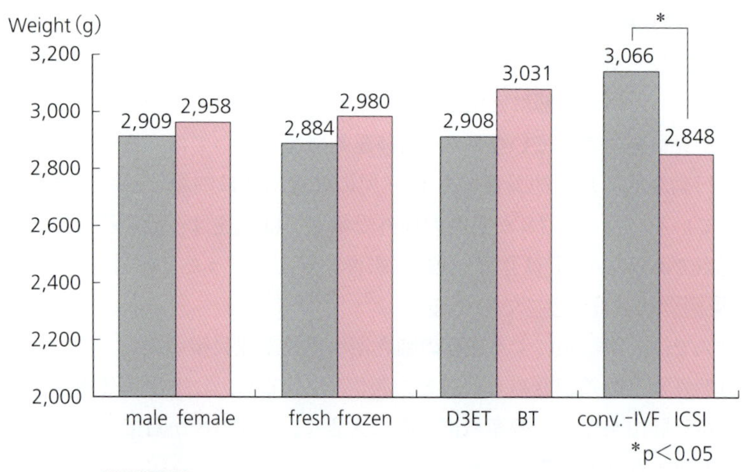

図1 出生時体重
男児/女児，新鮮胚移植/融解胚移植，D3ET/胚盤胞移植（BT），conv.-IVF/ICSI ごとの対比

(2) 発育調査

以前の荻窪病院での調査では，津守式乳幼児精神発達検査法を用いたアンケート調査と面接調査を行っていたが，2000年10月から遠城寺式乳幼児分析的発達検査法によるアンケート調査のみ行うスタイルにし，2014年9月からは標準化されたKIDS（Kinder infant development scale）による発達調査を行うこととした．

2005年1月から2010年12月までに荻窪病院産婦人科および虹クリニックにおいて体外受精で妊娠した夫婦120組を対象として実施した発育調査とアンケート調査（遠城寺式）の結果と2009年1月から2013年12月までに虹クリニックにおいて体外受精で妊娠した夫婦176組を対象として実施したアンケート調査（KIDS）の結果を示す．

① 身体発育

図1，2は，性別，新鮮胚移植/融解胚移植，D3ET/胚盤胞移植（BT），conventional IVF（以後conv.-IVFと呼ぶ）/ICSIに分類し，それぞれの出生体重および身長を調べた．融解胚移植では，出生時体重が増加する傾向が認められた．ICSI児の出生体重はconv.-IVF児に比べて有意に小さかった．身長に関して差は認められなかった．

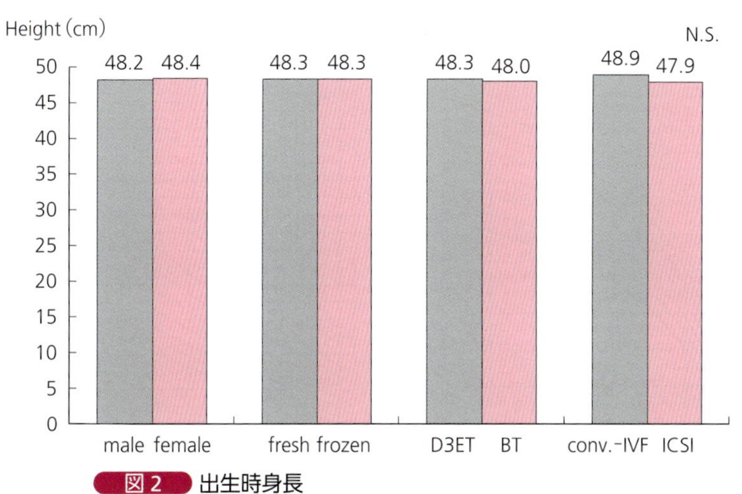

図 2 出生時身長
男児/女児，新鮮胚移植/融解胚移植，D3ET/胚盤胞移植（BT），conv.-IVF/ICSI ごとの対比

図 3 は，体外受精児（単胎，正期産男児）の体重を 2010 年（平成 22 年）日本人乳幼児身体発育曲線の上にプロットしたものである．乳児期には，成長曲線からはずれる時期も認められたが，2 歳以降には概ね 10-90 パーセンタイル曲線に一致した問題のない発育を示した．

図 4 は，乳幼児（男児）の体重を通常の体外受精（conv.-IVF）と顕微授精（ICSI）に分けてプロットしたものである．ICSI 児では乳児期に成長曲線から外れる時期も認められたが，2 歳以降には問題のない発育を示した．

② 精神運動発達

2004 年に荻窪病院で行った遠城寺式乳幼児分析的発達検査法によるアンケート調査結果を図 5 に示す．生後 2 年 9 か月から 3 年 11 か月では，体外受精児の通過率の差は標準対照と比較して特に認められず，逆に有意に高い通過率を社会性と言語の項目で示した．これらは恵まれた家庭環境のなかで大事に育てられていることと関連があると推測された．

次に KIDS を用いて測定した発達指数（DQ）（発達指数＝発達年齢/生活年齢×100）を年齢別に示したものである（図 6，7，8）．0 歳 1 か月～0 歳 11 か月児の DQ は 118.5±27.8，1 歳 0 か月～2 歳 11 か月児は 107.9±15.0，3 歳 0 か月～6 歳 11 か月児は 123.7±15.3 と問題のない結果であった．

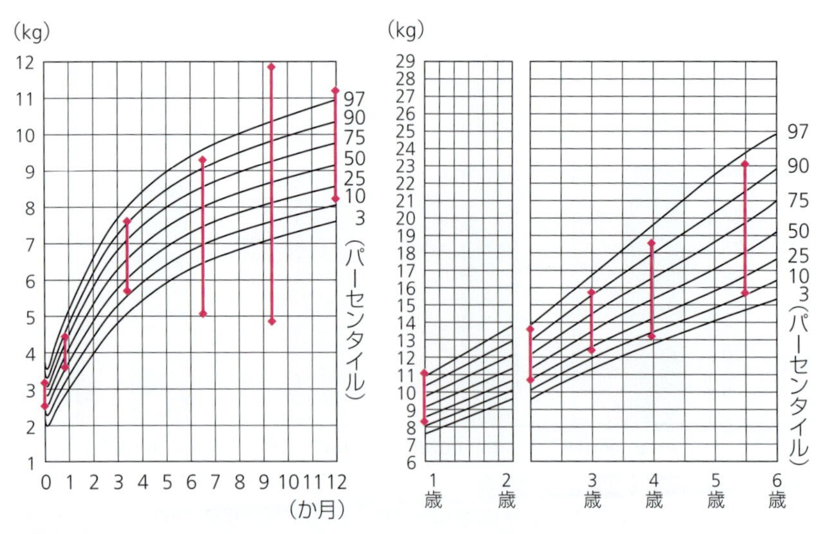

図 3 体外受精児（単胎，正期産男児）の身体発育

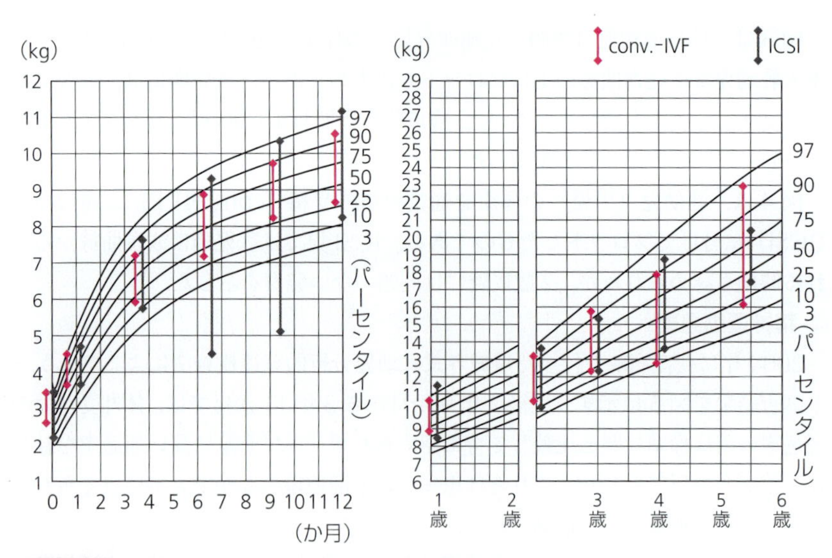

図 4 平成 22 年 乳幼児（男児）身体発育曲線（体重）との対比

Conv.-IVF vs ICSI

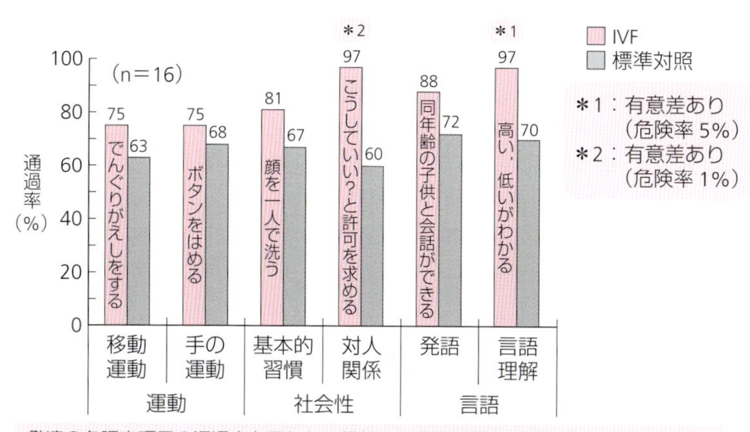

発達の各調査項目の通過率を示した．横軸には各調査項目の所属する領域を示した

図 5 生後 2 年 9 か月〜3 年 11 か月の体外受精児の発達
（鈴木秋悦．進化していく体外受精 Progress．改定4版．メジカルビュー社；2005．p.320-5 より許可を得て転載）

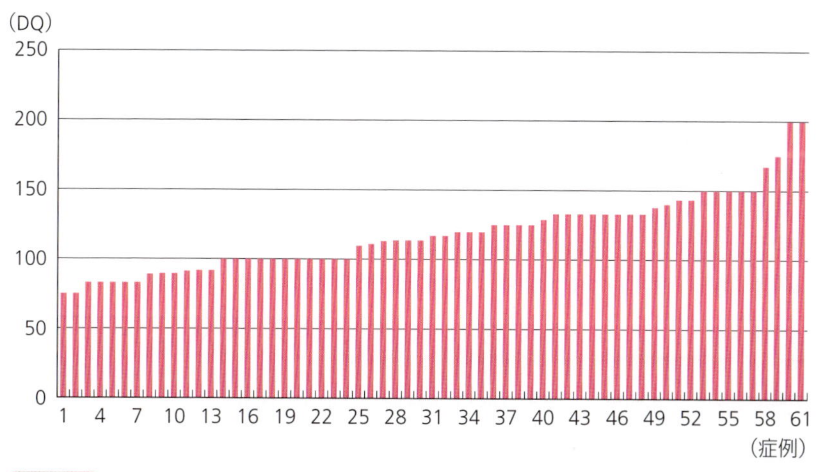

図 6 0 歳 1 か月〜0 歳 11 か月児の総合発達指数（DQ）

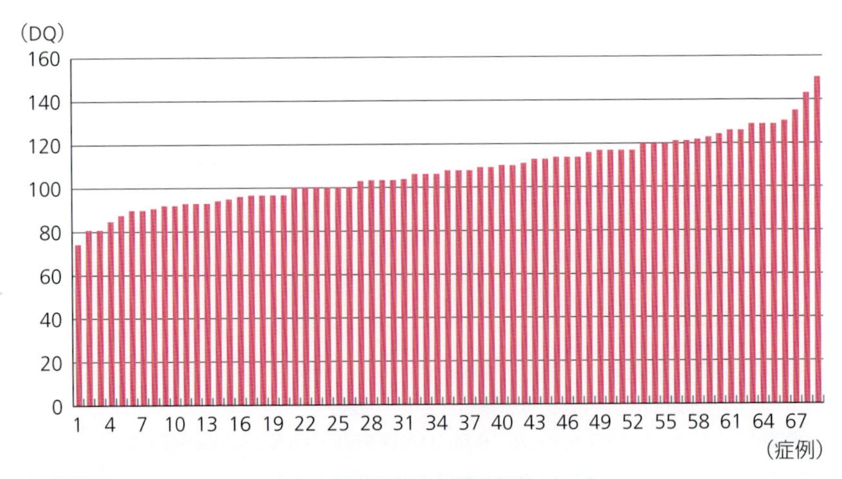

図 7 1 歳 0 か月～2 歳 11 か月児の総合発達指数（DQ）

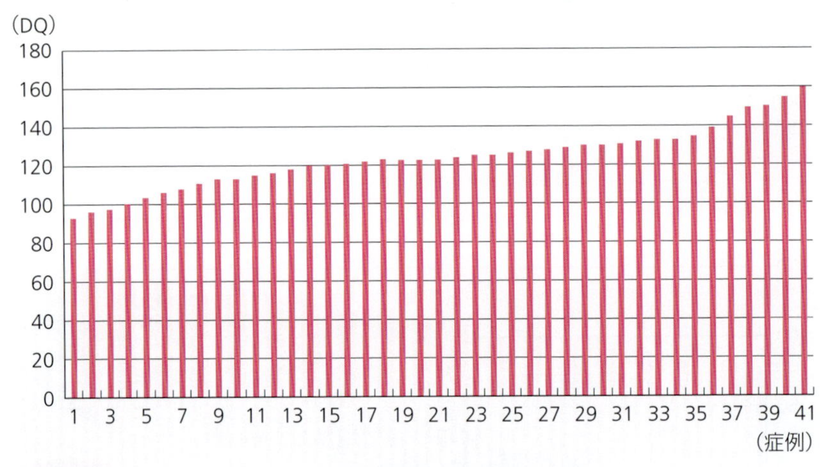

図 8 3 歳 0 か月～6 歳 11 か月児の総合発達指数（DQ）

(3) 結論

① 身体発育

日本人標準曲線に一致した発育を示し，早産・多胎児も 2 歳頃までには概ね catch-up して順調な発育を示した．

JCOPY 498-06080

② 精神運動発達

特に遅れは認められず，発達指数の測定値は高得点であった．ARTが発育，発達を抑制する影響は考えにくかった．

☞文献

1) 牧野恒久．化学物質の子どもへの健康影響に関するエピジェネティクス評価法の開発に関する研究：平成22年度総括・分担研究報告書：厚生労働科学研究費補助金化学物質リスク研究事業．2011.
2) 斎藤英和．平成25年度倫理委員会　登録・調査小委員会報告．2012年分の体外受精・胚移植等の臨床実施成績および2014年7月における登録施設名．日産婦誌．2014；9：2445-81.
3) Olivennes F, Kerbrat V, Rufat P, et al. Follow-up of a cohort of 422 children aged 6 to 13 years conceived by in vitro fertilization. Fertil Steril. 1997；67：284-9.
4) 吉村泰典．厚生労働科学研究費補助金（子ども家庭総合研究事業）「生殖補助医療により生まれた児の長期予後の検証と生殖補助医療技術の標準化に関する研究」平成22年～24年度総括研究報告書．2013. p.298-326.
5) Dulioust E, Toyama K, Busnel MC, et al. Long-term effects of embryo freezing in mice. Proc Natl Acad Sci U S A. 1995；92(2)：589-93.
6) Wennerholm UB, Albertsson-Wikland K, Bergh C, et al. Postnatal growth and health in children after cryopreservation as embryos. Lancet. 1998；351(9109)：1085-90.
7) Wennerholm UB, Bergh C, Hamberger L, et al. Obstetric outcome of pregnancies following ICSI, classified according to sperm origin and quality. Hum Reprod. 2000；15(5)：1189-90.
8) Bowen JR, Gibson FL, Leslie GI, et al. Medical and developmental outcome at 1 year for children conceived by intracytoplasmic sperm injection. Lancet. 1998；23：351(9115).
9) Souter VL, Kapur RP, Nyholt DR, et al. A report of dizygous monochorionic twins. N Engl J Med. 2003；349(2)：154-8.

〈北村誠司〉

1 胚培養士の業務と役割

体外受精・顕微授精を代表とする生殖補助医療の中で，卵子や精子・胚を扱う技術者であるいわゆる胚培養士はなくてはならない存在へと定着しつつある．その需要と共に胚培養士の人数も年々増加し現在約 2,000～2,500 人と推定されている．

胚培養士の業務は，卵子を採取し受精卵として患者に移植するまでの間の培養業務を行うほかに，培養液やインキュベーターなど機器の管理，患者の培養データの整理や管理，取り違い防止などの安全管理，そして施設によって研究や学会発表，コーディネーター業務など，その業務は多岐にわたり生殖補助医療の一端を担っている．

1 培養業務の流れ

(1) 培養液準備

培養培地はインキュベーター内での平衡化が必要になり，一般的には使用する前日に準備を行っている．培養液は卵子や胚を培養する培養培地の他に，精子を洗浄する際に用いる培養液や，顕微授精などの操作時に使用する Hepes 緩衝系の培養液など操作培地の準備も必要になる．各培養液には血清アルブミンなどの蛋白を添加する．調整した培養液はプラスチックディッシュなどに分注し，温度や浸透圧，pH の変化を防ぐためにミネラルオイルなどで覆う．

(2) 採卵

患者の卵胞より吸引された卵胞液から実体顕微鏡下で慎重に卵子を探す．ヒアルロン酸を豊潤に含んで透明に抜けて観察される卵丘細胞をパスツールピペットで吸引・回収し，卵丘細胞内の卵子を確認する作業となる．採取された卵丘細胞-卵子は，培養液で血液成分などを洗浄し，インキュベーター内で前培養する．

(3) 精子処理

生存精子を回収する方法として密度勾配法が広く普及している．この方法は，Percoll 液またはその代替液に精液を重層し，遠心分離を行い上澄を除去し沈渣を回収，さらに沈渣を培養液にて遠心洗浄し生存精子を回収する．施設によってはより運動性が良好な精子を回収するためにSwim-up法を行う．試験管内で遠心洗浄後または密度勾配法により回収された精子懸濁液の上に培養液を重層し培養液の上澄部に上がってきた運動良好精子を回収する．

(4) 媒精・顕微授精（ICSI）

数時間の前培養後に回収された運動良好精子を精子濃度が5～10万精子/mLになるように媒精が行われる．ICSIでは，ヒアルロニダーゼ処理により事前に卵丘細胞の除去を行う．マイクロマニピュレーター下で正常形態の運動精子を選別し，インジェクションピペットで精子尾部をディッシュ底面に圧挫し精子不動化処理を行う．ホールディングピペットで固定された卵子にインジェクションピペットを刺し入れ，透明帯そして卵細胞質膜を破り，精子を卵細胞質内に注入する．

(5) 胚培養

媒精または顕微授精後16～20時間後に卵細胞質内の前核や極体を観察し正常受精や異常受精，未受精の判断を行う．正常受精と判断された受精卵は培養培地にて胚移植までの間，胚培養・観察を行う．

(6) 胚移植

現在の胚移植は大きく分けて採卵後2，3日後の2～8細胞の初期胚移植，もしくは5，6日目前後の胚盤胞期での移植である．多くの施設では初期胚移植ではVeeckの分類，胚盤胞移植ではGardnerの分類などを行い移植胚の選択がなされる．移植前に透明帯の一部を切除し，アシステッド・ハッチング法を施行する場合がある．胚培養士は選択された移植胚を専用のカテーテル内へ慎重に吸引後，医師に渡し患者の子宮内へ胚移植が行われる．

(7) 受精卵凍結保存-融解胚移植

現在受精卵の凍結保存法としてCryotop法などの超急速ガラス化法が広く普及している．まず受精卵を低濃度の凍結保護物質に浸漬させ平衡化を行い，次に高濃度の最終ガラス化液で処理し，Cryotopなどの支持体に極微量のガラス化液と共に液体窒素中に投入する．

融解は37℃のSucrose溶液中で急速加温し，段階的にSucrose濃度を低下させ凍結保護物質の希釈，洗浄を行う．融解した受精卵は，数時間の回復培養後に胚移植へ供する．

2 胚培養士の教育

現在，胚培養士の出身分野として臨床検査技師等の医療技術系学科と，生物学・動物系学科の卒業生が大半を占めている．しかし，この出身分野の違いにより教育課程は大きく異なっており，その持っている知識・技術も異なる．このように胚培養士という同一の仕事にも関わらず，その教育課程が大きく違うのは医療職ではとても稀な職業と言える．

胚培養士は医療現場で働く者として最低限の医学的知識も必要であり，また生殖細胞を専門で扱う仕事として生殖学の知識も必要である．しかし卒業時にその両方の教育を受けている者はあまりいなく，病院・クリニックなどで就職してから足りない知識・技術を身に付けているのが現状である．そのため在籍している施設によって胚培養士の持っている知識や技術の度合いがさまざまであり，治療成績自体にも影響が出ている可能性があり，胚培養士教育は重要である．

3 安全管理

生殖補助医療分野において最も気をつけなければいけないのは，精子や卵子，胚の取り違えを起こさないことである．取り違いなどミスは決して許されない．安全確保の観点からダブルチェックを行う体制を構築することは当然であるが，ヒューマンエラーが起こりにくいシステムを構築しそれを運用するためのマニュアル作りが必要である．また，安全に培養を行うために培養液の品質管理やインキュベーターなどの機器管理，地震などの震災に備え緊急時対応を構築する必要がある．

4 他職種との連携

診療をより円滑に進めるために，胚培養士は他職種との連携が重要である．医師に対し媒精法や移植胚選択の打ち合わせ，培養結果の報告，看護職や心理職に対しては患者ケアに必要な培養状況などの情報提供，また知識や情報をスタッフ間で共有できるよう，ケースカンファレンスへの参加やスタッフ向け勉強会の開催も胚培養士に求められる．他の職種ではフォローが難しいと思われる仕事を行うことも結果的に患者への貢献に繋がるため，積極的に取り組む姿勢が求められ，他職種から医療職として信頼されることが必要である．

5 胚培養士の役割

胚培養士は，体外受精や顕微授精などの際に採取された大切な卵子や精子を預かり，受精や発育の手助けをし，無事子宮に移植するまで受精卵の世話をするのが主な仕事である．そして一人でも多くの不妊に悩まれている人が妊娠・出産できるように，常に最新の治療法の研修を行い，技術を習得し熟練しなければならないのはもちろんのこと，同時にその安全性を常に考えなければならない．

また，胚培養士は生殖細胞を扱う専門家としてルーチン業務のみならず，技術向上のために研究や学会発表などを積極的に行い生殖補助医療のさらなる発展に貢献するのも役割であろう．

〈青野展也〉

培養室の構造・設備と点検

日本産科婦人科学会の生殖補助医療実施医療機関の登録と報告に関する見解が平成22年4月に改訂された[1]．ARTを実施しようとする全ての医療施設は，日本産科婦人科学会に対して登録することが義務づけられている．ARTの過程で行われる下記の各手技は登録施設においてのみ実施することができる．

① 採卵および採卵に必要な麻酔

② 媒精

③ 卵細胞質内精子注入，および類似の顕微授精手技

④ 卵子および受精卵の培養

⑤ 卵子および受精卵・胚の凍結と，凍結物の保管

⑥ 凍結されている卵子および受精卵・胚の解凍

⑦ 胚移植

本稿では，日本産科婦人科学会の生殖補助医療実施医療機関の登録に係る施設基準[1]および厚生労働省における「不妊に悩む方への特定治療支援事業」における登録施設の設備の指定要件（雇児母発0206第3号・平成26年2月6日)[2]を紹介する．

●実施登録施設が具備すべき施設・設備基準（日本産科婦人科学会)[1]

1）必ず有すべき施設・設備

① 採卵室・胚移植室（酸素吸入器，吸引器，生体監視モニター，救急蘇生セットを備えていること）．

② 培養室・凍結保存設備（施錠できること）．

*採卵室，培養室，移植室を分娩室と兼ねてはいけない

2）その他の有することが望ましい施設・設備

① 採精室

② カウンセリングルーム

③ 検査室

日本産科婦人科学会の指針では，「現在におけるART実施施設が満たすべき義

JCOPY 498-06080

務，施設・設備・要員の基準，および登録および安全管理に関する留意点について，最小必要要件を示すものである」と言及されている．一方で，厚生労働省における「不妊に悩む方への特定治療支援事業」における登録施設の設備の指定要件は，日本産科婦人科学会の指針に比較すると，具体的な要件に言及されている．

●実施医療機関の具備すべき施設・設備基準（厚生労働省「不妊に悩む方への特定治療支援事業の実施医療機関における設備・人員等の指定要件に関する指針」）[2)]

1）必ず有すべき施設

実施医療機関は，次の施設・設備を有するものとする．

（a）採卵室・胚移植室

- 採卵室の設計は，原則として手術室仕様（注1）であること．
- 清浄度は原則として手術室レベル（注2）であること．
- 酸素吸入器，吸引器，生体監視モニター，救急蘇生セットを備えていること．

（注1）医療法施行規則（昭和23年厚生省令第50号）
第20条第3項手術室は，なるべく準備室を附設しじんあいの入らないようにし，その内壁全部を不浸透質のもので覆い，適当な暖房および照明の設備を有し，清潔な手洗いの設備を附設して有しなければならない．

（注2）「手術室レベルの清浄度」の参考

清浄度クラス	名称	該当室	室内圧	微生物濃度（CFU/m^3）
I	高度清潔区域	バイオクリーン手術室など	陽圧	10以下
II	清潔区域	手術室	陽圧	200以下
III	準清潔区域	ICU NICU 分娩室	陽圧	200～500
IV	一般清潔区域	一般病棟 診察室 材料部など	等圧	（500以下）
V	汚染管理区 拡散防止区域	細菌検査室など トイレなど	陰圧 陰圧	

(b) 培養室

- 清浄度は原則として手術室レベルであること.
- 培養室においては，手術着，帽子，マスクを着用することとし，入室時は手洗いを行うこと.
- 職員不在時には施錠すること.

(c) 凍結保存設備

- 設備を設置した室は，職員不在時には施錠すること.

(d) 診察室・処置室

- 不妊の患者以外の患者と併用であってもさしつかえないこと.

2) その他の望ましい施設

実施医療機関は，次の施設を有することが望ましい.

(e) 採精室

(f) カウンセリングルーム

(g) 検査室（特に，精液検査，精子浮遊液の調整等，不妊治療に関する検査を行う設備を設置した室）

これらに対して，厚生科学審議会生殖補助医療部会により平成13年7月より，精子・卵子・胚の提供等による生殖補助医療制度の具体化について，検討を開始し，まとめられた「精子・卵子・胚の提供等による生殖補助医療制度の整備に関する報告書」(平成15年5月21日)[3]は日常点検を含めた具体的な言及があり，実際の培養室の設備および点検について参考になる．この中の（a）体外受精培養室・培養前室（IVFラボ)，(b）採卵・移植室，(c）基礎研究室について抜粋して以下に紹介する.

(a) 体外受精培養室・培養前室（IVFラボ）

IVFラボは安全な労働環境と生殖補助医療研究室の手技のクオリティを保証するため，適切な環境を確保しなければならない.

(1) 衛生環境について

培養環境は高温，多湿であり，培養液は栄養価が高く，細菌や真菌類が増殖しやすいため，無菌的操作が行える環境が必要である

- 手術室並みの清浄度と無塵状態を保たなければならない
- 培養室内では無菌衣，帽子，マスクを用意しておき，入室時には必ず着用する
- 培養室・培養前室ともに不使用時には，紫外線を点灯し殺菌すること

JCOPY 498-06080

- 定期的に手術室のクリーン度検定用の寒天培地シャーレを用いて，落下細菌試験を行い，空気の清潔度を確認することが望ましい
- 少なくとも 1 週間に 1 回は定期的に清掃を行うべきである
- 清掃の際，洗剤は用いず，水で湿らせた布で床面を含めたすべての部分のふき掃除をする

(2) 空気について

- 施設を作る前に，ラボ内と外の揮発性有機化学物質の濃度を測定しておくべきである
- IVF ラボ全体の空気を浄化するため，活性炭フィルターなどを使用することも考慮する
- 外部からの雑菌の進入を防ぐため，除菌フィルターを設置し空気を流入させ内部を陽圧に保つ
- 通常，毎時 7～15 回の空気換気をしつつ陽圧（少なくとも 0.10～0.20 インチ水圧）とする方法がよい
- ラボ内の空気は密閉された供給源と環流管のもと，100％ラボ外の空気を化学的および物理的フィルターに通したものを用いるのが理想である

(3) 構造について

- 採卵件数にもよるが，2 名の配偶子・胚の取扱いに携わる技術者が平均 1 日 1～2 症例の IVF を処理するならば，少なくとも 15～18 m^2程度のスペースを確保するのが望ましい
- ラボは，採卵する場所のできるだけ近くに設置する．採卵された卵は手術室と壁で隔てた位置にあるクリーンベンチ内の実体顕微鏡下で詳細かつ迅速に検鏡できるように設計することが望ましい
- 器具類は全て培養室の壁面に沿って配置し，中央部分はフリースペースとするのが望ましい
- 配管や機器の設置の際は，メインテナンスや修理作業をラボの外側で行えるような設計にして，極力業務の支障にならないように配慮すること
- あらかじめ，避難経路が確保された設計にすること

(4) 出入り口について

- ラボの出入り口を採卵室（手術室を利用する場合は手術室）と共有せず，できれば採卵室とは別にラボに出入り口をつくる
- 培養室前室にはエアカーテンを設置し二重扉とするのが望ましい

- ドアは施錠できるようにすること

(5) 照明について

- ラボの室内は自然光（太陽光）を避け，室内照明だけとすることが望ましい
- 胚への影響をコントロールするため，自然光，蛍光灯，顕微鏡からの紫外線を遮断すること
- 顕微鏡には紫外線カットフィルターを取り付ける
- ハンドリングチェンバーや顕微授精装置のフードに紫外線カットフィルムを貼る
- 室内光量は，顕微授精の針の取り付けや卵，胚の移動に支障がない程度に少し下げるべきである

(6) 温度・湿度について

- 室内の温度，湿度は，作業員が最も能率よく仕事ができる条件に設定すること

一般に卵，胚培養温度は37℃が用いられ，培養器から出し入れするディッシュも同様の環境が望ましいとの考えから，ラボの室温を30℃あるいはそれ以上に保つべきとする考えもあるが，これは作業能率の低下をもたらす危険があり，逆効果と考えられる．ただし，必要に応じてラボ内の温度は30～35℃に，湿度は40％以下に調節可能であることが望ましいこと

(7) 振動，音響について

- 顕微授精を行う際には，除振台を設置する等の配慮が必要である（施設が交通量の多い道路に隣接しているような場合には最初から強固な架台を用意しておく必要がある）
- 音響は（作業工事現場のようなものを別とすれば）なんら問題ない

(8) クリーンベンチについて

- 配偶子や胚の操作，培養液の調整などはすべてクリーンベンチ内で行うこと
- 不使用時には70％アルコール消毒，UV照射を必ず行うこと
- チャンバー内に設置するものは必要最少限とし，実体顕微鏡，ウォームプレート，ヒートブロック以外はなるべく恒常的におかないようにすること

(9) インキュベーターについて〔CO_2（N_2-O_2-CO_2）インキュベーター〕

- 使用者はあらかじめ使用説明書をよく読み，調節や補正の方法に習熟しておく必要がある（使用前に内側の棚を全て取り外し，その内部の構造をよく確認しておく）

- 必ず2台以上設置すること
- インキュベーター内は雑菌が繁殖しやすい環境にあり，定期的に清掃，消毒が必要であること
- 温度，湿度，酸素濃度などを一定の時間を決めて毎日点検する
  チェックリストはインキュベーターの扉に貼っておいて記入しやすくしておくことが望ましい
- 年に1~2回は業者による徹底点検を行うようにするのが望ましいこと
- 胚発育の環境の面から扉の開閉は最小限にすべきであること
- インキュベーターの数に対する生殖補助医療の症例数は，原則として最小限に抑えられるべきであり，1台のインキュベーターに対して4症例以下になることが望ましいこと

(10) 倒立位相差顕微鏡・顕微授精用装置について

顕微授精を行うため，倒立位相差顕微鏡とマニピュレーターの設置が必要である．テレビモニターシステムを付属すれば，モニターを見ながら操作することができるため，なお良い．

(11) 液体窒素容器について

- 火事や停電の時には液体窒素の場所をすぐに移動させなければならないため，あらかじめ建物の出口の近くに液体窒素用の保存スペースを確保しておくべき
- あらかじめ液体窒素の運搬が比較的簡単にできるように運搬ルートを設定して火事などに備える

(12) その他について

- 実体顕微鏡，生物顕微鏡，凍結用プログラムフリーザーを配置すること
- 壁面からの揮発性物質をなくすため，床はビニール，壁はタイル，または非揮発性塗料で塗装すること
- 壁や天井は極力配管による貫通を少なくすること

(b) 採卵・移植室

- 採卵室は手術室に準じた設備とすること
- 超音波装置，低圧吸引ポンプ，内視鏡診断設備などを設置すること
- 麻酔器，救急時の蘇生器，バイタルサイン確認のための酸素分圧モニター，心電図モニターなどを常備しておくこと
- 培養室の近傍に設置し卵や胚の受け渡しがスムースに行えるようにすること

(c) 基礎研究室

- 生殖補助医療は発展途上の医療であり，未知領域の研究，実験には公的病院，大学研究施設，農学，畜産学など多くの研究者の協力が今後とも必要になってくるものであり，施設では，技術研修医や新人の技術訓練，あるいは研究施設として，臨床で用いるラボとは別に基礎実験用の研究室設備を持ち，生殖補助医療における先端施設としての役割を果たすことが望ましいこと
- 基礎研究室内は，無菌，無塵で安定した室温を保つことが重要で，研究室の設置は，直射日光，高温多湿，ほこりなどの立ちやすい場所，および振動や衝撃のある場所は避けるべきであること
- 設置が望ましい主な研究室内設備は以下のとおりであること

　クリーンベンチ
　CO_2（O_2）培養器
　双眼実体顕微鏡
　倒立位相差顕微鏡
　生物顕微鏡
　顕微授精用装置一式
　顕微授精用マイクロピペット作製装置
　胚凍結保存用装置一式
　FISH 用蛍光顕微鏡装置

☞文献

1) 生殖補助実施医療機関の登録と報告に関する見解（日本産科婦人科学会）
http://fa.kyorin.co.jp/jsog/readPDF.php?file=66/8/066081867.pdf
2) 不妊に悩む方への特定治療支援事業の実施について（厚生労働省雇用均等・児童家庭局母子保健課長・雇児母発 0206 第 3 号・平成 26 年 2 月 6 日）
3) 厚生科学審議会生殖補助医療部会「精子・卵子・胚の提供等による生殖補助医療制度の整備に関する報告書」（平成 15 年 5 月 21 日）
http://www.mhlw.go.jp/shingi/2003/04/s0428-5.html

〈中村仁美〉

3 培養液の種類と管理法

生殖補助医療（assisted reproductive technologies：ART）では様々なステージの配偶子や着床前胚を体外で取り扱うため，複数の培養液が必要となる．そのなかでも，受精から胚盤胞までの発生をサポートする胚培養液の性能は，ART の成績に大きな影響を及ぼすため，これまでに様々な種類の培養液が開発されてきた．

本稿では，これまでに開発された主な胚培養液の種類と特徴を，歴史的背景も含めて概説する．また，胚培養以外に ART で使用される培養液の特徴や，培養液を管理するうえでの要点を記す．最後に，培養液の今後について考察したい．

1 ART 用培養液の種類と特徴

(1) 胚培養液

ART 黎明期において，ヒト胚は主に体細胞用に開発された複雑な組成の培養液（Ham's F-10 など）で培養されていた．しかし，培養液中の微量元素や核酸前駆体，高濃度配合されているグルコースは発生に悪影響を及ぼす場合があった．さらに培養液に添加されていた血清は，組成が不明確でロット間で性能差が生じる原因となっていた．

現在使用されているヒト胚培養液は，体細胞用培養液とは組成が大きく異なっており，余分な成分は含まず，グルコース濃度は是正され，初期胚の発生に必要な有機酸（ピルビン酸，乳酸）が配合されている．また，血清ではなく，血清から精製した human serum albumin（HSA）や代替血清（HSA と α-，β-グロブリンタンパク質の混合剤）を添加して使用する（表 1）．

① HTF 培養液

1985 年に Quinn らが開発した培養液であり，ヒト卵管液に含まれる無機塩類とグルコースの濃度を参考にしたため，human tubal fluid（HTF）と名づけられた[1]．アミノ酸やキレート剤を含まない非常に単純な組成であり（表 1），胚盤胞までの発生は十分にサポートできない．そのため本培養液は，分割期までの胚培養に用いられている．また，配偶子回収や洗浄，体外受精時にも利用されてい

表1 ヒト胚培養液組成の変遷

年代		1978～	1985～	1995～		2002～
培養液の名称		Ham's F-10	HTF	シーケンシャルメディア		シングルメディウム
対象		分割期胚	分割期胚	分割期胚	胚盤胞期胚	分割期胚～胚盤胞期胚
生体成分	無機塩類	○	○	○	○	○
	糖質	○	○	○	○	○
	有機酸	△(ピルビン酸のみ)	○	○	○	○
	必須アミノ酸*	○	-	△**	○	○
	非必須アミノ酸*	○	-	○	○	○
	ビタミン	○	-	-	△**	-
	微量元素	○	-	-	-	-
	核酸前駆体	○	-	-	-	-
非生体成分	キレート剤	-	-	○	-	○
	抗生物質	○	○	○	○	○
	pH 指示薬	○	○	○	○	○
添加剤	血清	○	-	-	-	-
	血清アルブミン	-	○	○	○	○

* 必須・非必須アミノ酸の分類は体細胞のアミノ酸要求性に従う[3].
** G1 培養液・G2 培養液には配合されていなかったが[2], 最近のシーケンシャルメディアには配合されている場合がある.

る.

② シーケンシャルメディア

1995 年, Gardner らは雌性生殖器内の環境変化や胚の代謝能の変化に合わせて分割期と胚盤胞期で組成を変更する培養液, G1 (分割期胚用) および G2 (胚盤胞期胚用) を開発した[2]. この培養液の誕生により, 胚盤胞への発生率が向上し, 胚盤胞移植が盛んに行われるようになった.

現在では, 世界中の培養液メーカーが G1/G2 培養液と同様の特徴を有する培養液を取り扱っており, それらを総称してシーケンシャルメディアという. 以下に主な特徴を記す.

• 糖質・有機酸濃度

分割期胚は卵管内で発生し，その後子宮に移行し胚盤胞へと発生する．Gardner らが卵管液と子宮液の分析を行ったところ，卵管液には子宮液と比較して高濃度のピルビン酸と乳酸，低濃度のグルコースが含まれていることが明らかになった[2]．そこでシーケンシャルメディアでは，生体内における糖質・有機酸の濃度変化を反映し，胚の発生段階に応じてその濃度を変更する．

• キレート剤

体外における胚発生停止現象（in vitro developmental block）を抑制する目的で，分割期胚培養液には重金属のキレート剤である ethylenediaminetetraacetic acid（EDTA）を配合する．一方，高濃度の EDTA は胚盤胞期胚の発生を阻害するとのデータに基づき[2]，胚盤胞期胚培養液にはEDTAを配合しない．

• アミノ酸の種類

必須アミノ酸は分割期胚の発生に悪影響を及ぼすとのデータに基づき[2]，分割期胚培養液には非必須アミノ酸とグルタミンのみを配合する（ただし，最近では必須アミノ酸を低濃度配合する場合がある）．一方，胚盤胞期胚培養液には非必須アミノ酸に加えて必須アミノ酸を配合する（表 1）．なお，必須・非必須アミノ酸の分類は，体細胞のアミノ酸要求性[3]に従う．

③ シングルメディウム

2002 年に Biggers らは，胚は自分自身で必要な成分を選択して利用するため，胚の要求性に合わせて培養途中で組成を変更する必要はないという概念に基づき，Global® 培養液を開発した[4]．Global® 培養液の培養成績はシーケンシャルメディアと同じく良好であり，取り扱いが容易であったため広く普及した．現在では，Global® 培養液のように，分割期から胚盤胞期まで組成を変更しない培養液のことを総称してシングルメディウムという．

Global® 培養液は，それまでにマウス胚で有効性が認められていた potassium simplex optimized medium（KSOMaa）培養液をヒト胚に応用した培養液であり，アミノ酸以外の培養液成分の濃度を統計学的な手法で最適化している．アミノ酸は，体細胞用培養液の添加剤として汎用されている minimum essential medium（MEM）必須・非必須アミノ酸を，それぞれ通常の半分の濃度で配合している[4]．

Global® 培養液は，胚が産生する老廃物や培養液成分の分解産物を除去するために，48 時間毎の培養液交換を推奨しているが，最近では受精から胚盤胞まで培

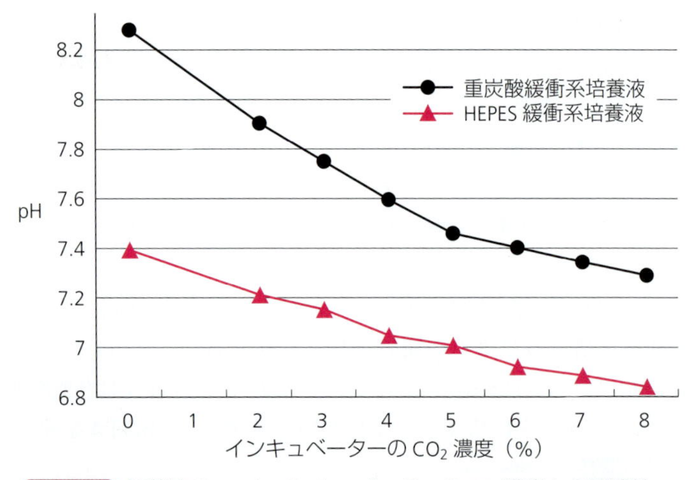

図1 培養液の pH とインキュベーターの CO_2濃度との関連性

養液交換を必要としないタイプのシングルメディウムも普及しつつある.

(2) 配偶子処理用培養液

これまでに解説してきた胚培養液の pH 制御には，生体液と同様，重炭酸緩衝系が用いられており，その pH は気相の CO_2と培養液中の HCO_3^-/CO_2との平衡関係により制御される．気相の CO_2濃度が上昇すると培養液に溶け込む CO_2の量が増え，以下に示す反応式が右側にシフトし，培養液の pH が低下（H^+濃度が上昇）する（$CO_2+H_2O \rightarrow H_2CO_3 \rightarrow H^+ + HCO_3^-$）．逆に，気相の CO_2濃度が低下すると培養液の pH は上昇する．胚培養液に含まれている HCO_3^-濃度は通常 25 mmol/L 程度であり，5～7%の CO_2濃度に設定したインキュベーター内で生理的な pH（7.2～7.5）になる.

一方，採卵や精子洗浄，顕微授精など配偶子の処理を行う場合，CO_2インキュベーター外で長時間の操作が必要な場合がある．大気中の CO_2濃度は約 0.04%であるため，重炭酸緩衝系培養液を用いると，培養液中の CO_2が気相へ放出され，pH が非生理的な領域まで上昇してしまう（図 1）．そこで配偶子処理用の培養液には，重炭酸緩衝系だけではなく HEPES 緩衝系培養液が準備されている.

HEPES は，1966 年に Good らが開発した両性イオン構造をもつ pH 緩衝剤のひとつであり，大気中で生理的な pH になるように調整されている（図 1）．その pKa は 7.3（37℃）であり，生理的な pH 付近の緩衝能が最も強い.

(3) 体外受精用培養液

HTF，もしくはシーケンシャルメディアやシングルメディウムに類似した組成の培養液が用いられるが，精子の運動性維持に有効なグルコースが，胚培養液よりも高濃度配合されている場合が多い．また，精子細胞膜成分の受け手となり，膜の流動性を増加させ受精を促すHSAが，胚培養液よりも高濃度添加される場合がある．

(4) 卵子体外成熟用培養液

採卵時のホルモン投与による患者負担の軽減を目的に，未成熟な状態のgerminal vesicle（GV）卵子を体外に取り出し，成熟培養を行う場合がある．

本目的には，体細胞培養に用いられている複雑な組成の培養液（TCM199，Ham's F-10など）が利用されている．HTFのような単純な組成の培養液では，卵子成熟を十分にサポートできない．また，添加剤としてHSAだけでは不十分であり，ゴナドトロピンや患者血清もしくは卵胞液などを加える必要がある．

2 培養液の管理法

(1) 保存時

① 保存条件

培養液成分は，光や熱によって分解・変性が促進されるため，遮光・冷蔵保存を厳守する．とくにビタミンは分解しやすいため，保存時には注意が必要である．

② 保存容器

購入した重炭酸緩衝系培養液を小分けして長期保存する場合，polyethylene terephthalate G copolymer（PETG）のようなガス透過性の低い材質の容器を用いる．研究用として汎用されているpolypropylene（PP）やpolystyrene（PS），polycarbonate（PC）製の容器はCO_2ガスの透過性が高いため，重炭酸緩衝系培養液を数か月間保存すると，pHが大幅に上昇し，培養液成分変性などのリスクが上昇する．

③ 開封後の再利用

一旦開封した培養液は，コンタミネーションのリスクが増加する．また，重炭酸緩衝系培養液の場合，開封によってCO_2の容器外への放出が促進される．その結果，培養液のpHが上昇し培養液成分変性の原因となるため，繰り返し使用は控える．

(2) 使用時

① HSA, 代替血清

HSA や代替血清は, 通常, Cohn が開発した低温エタノール分画法により精製されており, 数%の不純物を含む場合がある. また血清由来のため, 不純物の種類や濃度は十分に制御されておらず, ART 用培養液の構成成分のなかで最もロット間による性能差が大きい成分といえる. よって, HSA や代替血清のメーカーやロットを変更する際は, 使用前にロットチェックを行うことが望ましい.

② ろ過滅菌

ろ過滅菌用フィルターには胚に悪影響を及ぼす物質が含まれていることが報告されており[5)], 著者も同様の経験をしている. 使用前に十分量の培養液でフィルターを共洗いすることで, フィルター内の不純物を除去することが重要である.

③ pH 変動

ART に用いられる HEPES 緩衝系培養液の多くは, 重炭酸緩衝系培養液に含まれる 25 mmol/L の重炭酸イオンのうち, 20 mmol/L 程度を HEPES と置き換えたものである. この培養液を 5~7%の CO_2インキュベーターに入れると, 培養液中の重炭酸イオンが不足しているため, pH が非生理的な領域まで低下してしまうので注意が必要である (図 1).

おわりに

ART 黎明期と比較して胚盤胞到達率は大きく向上し, 培養液の進化は一定レベルに達した感がある. しかし, 現在使用されている胚培養液は, アミノ酸濃度が胚の要求性に合わせて最適化されておらず, ビタミン添加の意義や適正濃度も明確ではない. また, ヒト胚培養液へ成長因子やサイトカインを添加する試みは始まったばかりであり, 今後, 添加する種類や濃度, 組み合わせを詳細に検討していく必要がある. ただし, 培養液成分の種類や組み合わせは無限にあり, 検討に利用できる胚の数にも制限があるため, 茫漠と検討していても最適な培養液には至らないだろう. まずは, 正常胚と異常胚を明確に見極めることのできる定量性の高い評価法の構築が必要であり, そのうえで, これまで有効であった生体内環境を模倣するアプローチと, 統計学的な手法を用いるアプローチの精度を高め, どのような組成が胚にとって最適であるか評価していくことが有効だと考えられる.

ART が目覚ましい拡がりをみせ, 世界で年間 100 万周期もの治療が実施されている昨今，たとえわずかな性能の向上であってもその恩恵は計り知れないものになることは容易に想像できる．今後も，最適な培養液の開発を目指し，検討を推し進めていくことが重要であろう．

☞文献

1) Quinn P, Kerin JF, Warnes GM. Improved pregnancy rate in human in vitro fertilization with the use of a medium based on the composition of human tubal fluid. Fertil Steril. 1985; 44: 493-8.
2) Gardner DK, Lane M. Embryo culture systems. In: Trounson AO, et al, editors. Handbook of In Vitro Fertilization. 2nd ed. Florida: CRC Press; 1999. p.205-64.
3) Eagle H. Amino acid metabolism in mammalian cell cultures. Science. 1959; 130: 432-7.
4) Summers MC, Biggers JD. Chemically defined media and the culture of mammalian preimplantation embryos: historical perspective and current issues. Hum Reprod Update. 2003; 9: 557-82.
5) Harrison K, Sherrin D, Hawthorne T, et al. Embryotoxicity of micropore filters used in liquid sterilization. J In Vitro Fert Embryo Transf. 1990; 7: 347-50.

〈八尾竜馬　朝山雄太〉

4 滅菌法

安全かつ安心できる生殖補助医療を提供する上で，思いがけない微生物の混入（contamination）を防ぐために，可能な限り無菌操作を心がけなければならない．このため卵子や精子の培養に使用する培養液やディッシュなどの消耗品，さらにはインキュベーターやクリーンベンチ内は無菌，あるいは限りなくそれに近い状態を保つ必要がある．以前と比較すると，現在は市販されている滅菌済みのディスポーザブル製品を使用する場面が多くなっているが，本稿では生殖医療の現場で用いられている滅菌法について紹介する（表1）．

(1) 高圧蒸気滅菌

高圧蒸気滅菌器（オートクレーブ）を用いて，滅菌対象物の種類や材質に応じた温度および圧力の飽和水蒸気中で加熱することによって微生物を殺滅する方法であり（表2），乾熱滅菌法と比較して，多くの材質に使用可能である．高圧蒸気滅菌ではオートクレーブ内に空気が残存する場合や飽和水蒸気が浸透できない部分では，完全な滅菌の効果は期待できない．

表1 滅菌法と対象

	ガラス製	プラスチック製	金属製	紙・布	ゴム製	培養液
高圧蒸気滅菌	△	△	△	○	○	△
乾熱滅菌	○		○			
ろ過滅菌						○
ガス滅菌		○		○	○	

表2 高圧蒸気滅菌法の滅菌条件（日本薬局方）

温度（℃）	滅菌時間（分）
115～118	30
121～124	15
126～129	10

表3 乾熱滅菌法の滅菌条件（日本薬局方）

温度（℃）	滅菌時間（分）
160～170	120
170～180	60
180～190	30

(2) 乾熱滅菌

乾熱滅菌器を用いて，滅菌対象物を乾燥空気中で加熱することによって微生物を殺滅する方法である（表3）．ガラス製や金属製など熱に耐えられる材質で使用可能であるが，高圧蒸気滅菌法と比較すると滅菌効果は劣る．また，ART成績に悪影響を与えるエンドトキシンは250℃，2時間の乾熱滅菌で失活することができる．

(3) ろ過滅菌

ろ過装置（フィルター）を通過させて，細菌を除去する方法である．加熱により変性する成分を含む培養液など溶液の滅菌に使用される．通常，ろ過滅菌に使用されるフィルターの孔径は0.22 μmか0.45 μmであるが，ARTで使用する培養液を滅菌する際は，0.22 μmのフィルターを使用することが望ましい．またウイルスやマイコプラズマはフィルターを通過するため，ろ過滅菌する溶液はこれらに汚染されていないことが前提である．

(4) ガス滅菌

プラスチック製品やゴム製品など，熱により変性するものの滅菌に使用され，ウイルスや細菌など全ての微生物に対して有効である．ガス滅菌にはエチレンオキサイドが広く使用されるが，人体に対して有害であることから，取扱いやガスの除去には十分注意する必要がある．

(5) 紫外線

紫外線を照射により細菌を殺滅する方法である，250～260 nmの波長で最も殺菌効果が高くなる．紫外線による殺菌のメカニズムはまだ十分に解明されていないが，細菌のDNAに紫外線が吸収され，そこで化学変化を起こす結果，死滅するのが一般的な説である．採卵室やクリーンベンチ内の殺菌灯として用いる場合がある．人体に直接照射すると目や皮膚を傷めてしまうため，使用する際は十分注意する．

☞文献

1) 日本卵子学会. 生命の誕生に向けて 生殖補助医療（ART） 胚培養の理論と実際. 東京：近代出版；2005.
2) 青野敏弘. ART スタッフマニュアル 体外受精から顕微授精まで. 東京：医学書院；1998.
3) 第十六改正日本薬局方. 厚生労働相；2011.

〈児島輝仁〉

5 培養室の安全管理

培養室には精密な設備・備品が装備され，厳密にコントロールされた環境下で，配偶子・胚の処理ならびに培養が行われる．日本産科婦人科学会会告「生殖補助医療実施医療機関の登録と報告に関する見解」に示された指針[1)]に準拠した施錠が必要である．また，クライアントから保存を依頼されている配偶子・胚を貯蔵した液体窒素タンクの保管場所にも，施錠が必要なことは言うまでもない．セキュリティーのレベルは施設において異なるので一概には言えないが，我々の施設では，登録した関係者のみが立ち入ることができる磁気カードシステムを採用している．生殖医療を実施する場所には，超音波採卵・胚移植を行う産科処置室と培養室とが隣接して配置され，それぞれ個別に出入り口が設けられている．図1A は，培養室側の出入り口である．奥の培養室と手前の前室それぞれに施錠が可能な 2 重の扉が設けられ，前室では，マスク・帽子の着用と手洗い，粘着マット上で履物の交換を行う．

培養室と産科処置室の間は施錠できるドアで仕切られている（図 1B：白矢印で示す）．培養室側にロック式の鍵があり，採卵と胚移植時に開錠する．培養室出

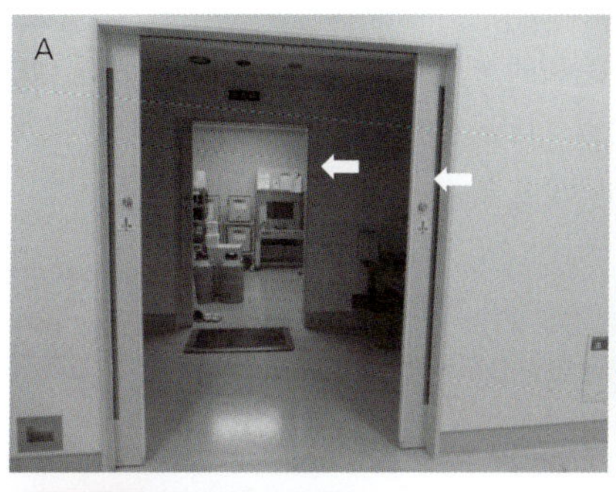

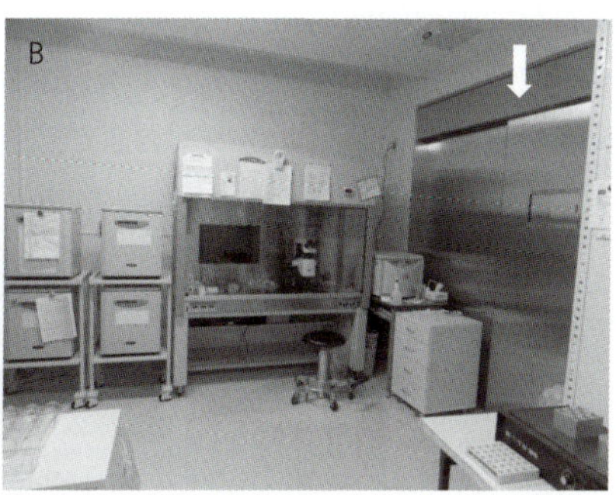

図 1 本院生殖医療センター培養室

A：培養室側の出入り口の写真．廊下と前室をへだてる扉と，前室と培養室をへだてる扉を白矢印で示す．

B：培養室内の様子．採卵および胚移植を行う産科処置室と培養室をへだてる扉を白矢印で示す．

入り口から入退出するのは原則として胚培養士のみである．産科処置室のセキュリティーは病棟の管理下にある．また培養室の管理は，胚培養に関する経験と知識を有する安全管理者が行っている．胚培養士が培養室を離れる時は必ず施錠する．鍵の所有者は責任をもってこれを保管する．1日の業務がすべて終了した後，最終施錠者は名前と施錠した日時を記録する．安全管理者は，鍵の所有者の正確な把握と毎日の施錠記録を確認する．

培養室の清掃は通常，無菌操作や微生物学的クリーンの維持に習熟した胚培養士が日常の業務として実施するが，必要に応じて手術室と同様，専門の業者による清掃を依頼する．産科処置室および培養室の空調は，ヘパフィルターを通して行い，手術室に準じた清潔レベル，クラス10,000を維持している．産科処置室の清潔維持は患者の感染の防止が主たる目的であるが，培養室は胚の処置環境の維持が目的となる．よって，浮遊細菌検査だけでは十分とは言えない．一方清潔度を過剰に意識するために作業効率が低下する環境も好ましくない．清潔度と作業効率のバランスの良い培養室の設計を図ることが重要である．また，採卵・胚移植時には，紫外線による細胞の障害[2)]を防止するため，自然光は遮断し蛍光燈は用いず，白熱灯またはLEDを用いる．胚操作実施中の培養室も同様である．

配偶子や胚の保管に必要な液体窒素の補充は，決められた間隔で（2週間に一度程度）行うが，業者による供給の際には，必ず胚培養士が立ち会う．急激な液体窒素の減少が起こった時，即座に対応するため，予備の液体窒素を常備する．また，液体窒素の扱いには注意が必要である．手指の凍傷防止用手袋や，飛散防護の安全眼鏡の使用が望ましい．

その他，突然の停電に対しては自家発電装置を，地震対策としては耐震・免震装置を装備する．二酸化炭素および窒素ガスは他の医療ガスと同様，建物内に専用の場所を設け，そこから配管して集中管理する．

☞文献

1） 日本産科婦人科学会会告「生殖補助医療実施医療機関の登録と報告に関する見解」（平成22年1月）．
2） Takenaka M, Horiuchi T, Yanagimachi R. Effects of light on development of mammalian zygotes. Proc Natl Acad Sci U S A. 2007; 104: 14289–93.

〈長谷川昭子〉

6 培養室のリスクマネージメント

日常業務におけるリスク管理で重要なことは，① 胚培養士の技術水準を保つことと，② 胚の取り違えや紛失などのインシデントを防止する策を講じることである．

① に関しては，トレーニングプログラムを作成し，胚培養士自身が技術の習得とスキルアップを行うことと，それを熟練者が指導し評価することである．胚培養士はすでに大学のカリキュラムの中でテクニックを身につけている者から，まったく未経験者まで，レベルに差があるので，それぞれに応じたトレーニングが必要となる．管理者が胚培養士の力量を把握し，教育・訓練を実施するシステムが必要である．生殖生物学の基礎知識や倫理問題を含んだ勉強会の実施も必要である．日本卵子学会が認定する管理胚培養士が，将来この業務に当たることが期待されている．

② に関しては，精子・卵子の取り違え，移植時の患者と胚の取り違え，凍結胚の患者間の取り違え，医療処置の取り違えなど様々なレベルで発生しうる．絶対にあってはならないことと認識し，完全防止のため，最大の努力を払わなければならない．医療処置の取り違え防止の措置として，医師・胚培養士・担当看護師による最終チェックを，採卵，移植などの処置の直前に紙面上で行うことが望ましい．また，培養室における取り違え防止のためには，以下の項目に留意する．

1) 作業動線のシンプルな機器・設備の配置
2) 操作手数の少ないマニュアルの策定
3) 日常的な整理整頓．機器の保守点検
4) 現場での胚培養士によるダブルチェックとその記録
5) 配偶子・胚凍結の記録と管理
6) 胚培養士の過労にならない労務管理

5) の凍結保存は，できればランダムに発行したコード番号を用いた，コンピュータによる管理が望ましい．精子・卵子または受精卵の凍結容器（クライオチューブ・クライオトップなど）にコード番号を貼付して液体窒素に保管する．

同様のコードを患者カルテと体外受精データシートにも貼付する．融解の時には，保存した液体窒素タンクの場所を，発行したコードにより一括して検索できるシステムを採用することにより作業効率が向上する．コード番号をバーコードリーダーで読み取ることにより，保管場所の検索が容易になり，人為的なミスをなくすことができる．さらに，データの保存と抽出が一括して行えることや，治療成績との連結など解析が容易となる．

処理中の胚についても，リアルタイムで情報の確認と共有が行えるソフトの導入が可能である．さらに，凍結保存のみならず各患者の不妊治療全体を管理できるシステムもあるが，管理項目が多くなると，個人情報の漏えいやシステムの故障の時の対応などリスクが高くなるので，運用には注意が必要である．

一方，起こってしまったインシデントについては，チーム医療の中で全員が情報を共有し，解決に臨まなければならない．そのためには関係者の連絡システムの構築や危機管理態勢の整備が必要である．「報告・連絡・相談」の容易な職場環境の整備が重要である．どのような場合にも情報の共有が重要であり，週に 1 回は医師，看護師，胚培養士を含むスタッフ全員によるカンファレンスを開き，情報交換・予定の確認を行うことが望ましい．

また，すべての業務において，ダブルチェックを原則とし，これを記録する．個人の資質にかかわらず，一定の水準の業務が遂行できるように標準作業手順書を策定して，これに準拠することが基本である．標準作業手順書は繰り返し確認し，修正して完成度を上げる．また，チェックポイントを決めて作業の確認を記録に残す．胚培養士の作成する手書きの作業シートも，コンピュータによって管理できない様々なアナログ情報が含まれるので，これを作成し将来の治療に役立てることが重要である．

〈長谷川昭子〉

7 顕微鏡の種類と操作法

顕微鏡は対象物（サンプル，標本）を対物レンズと接眼レンズで拡大して観察する装置であり，対物レンズで対象物を拡大し，その得られた像を接眼レンズでさらに拡大するという仕組みである．光学顕微鏡はサンプルに光を当てて観察するものであるが，光の代わりに電子線を用いて何十万倍という高倍率でサンプルを観察する電子顕微鏡もある．

ここでは光学顕微鏡について説明する．光学顕微鏡には，実体顕微鏡，生物顕微鏡があり，観察法としてホフマンモジュレーションコントラスト，位相差，微分干渉，蛍光などがあるが，その原理や特徴と適した観察対象物を表1にまとめて示した．

培養室で主として用いる光学顕微鏡には，実体顕微鏡と生物顕微鏡，そして生物顕微鏡にはその構造の型から正立顕微鏡と倒立顕微鏡があり，それぞれ接眼レンズ，対物レンズ，照明装置，光量を調節するコンデンサーおよびステージから構成されている．これらの主な違いは，正立顕微鏡は，組織や細胞がスライドグラス上に固定されたプレパラート標本の観察に利用され，対物レンズがサンプルの上部に位置し，照明装置は下部にあり，光が下から標本に当てられる（透過照明）．一方，倒立顕微鏡は，レンズがサンプルの下に位置し照明装置は上部にあり，光は上からサンプルに当てられる．

実体顕微鏡はサンプルを立体的にそのまま観察する場合に利用され，培養室では卵子の洗浄や培地交換等，対象を観察しながら操作する場合に用い，下から上に光を当て（透過照明），もしくは対象物に上から落射光をあてて観察しながら操作できる．しかし，シャーレの中で培養する卵子や胚などの詳細な観察には実体顕微鏡では倍率が低く不適であり，また培地やシャーレの厚みがあるため正立顕微鏡では焦点深度を合わせることは難しい．そこで，焦点を合わせるためにレンズを下部，光源を上部に位置させた倒立顕微鏡を用いることとなる．倒立顕微鏡は固定標本だけでなく，無染色の透明な生きた細胞や卵子，胚など幅広いサンプルや標本を観察することもできる．なお生きた細胞や卵子などの観察には，微分干渉に比べて分解能は劣るもののプラスチックシャーレが使え，コントラストを

表1 顕微鏡の種類とその特徴

	型	観察様式	原理や特徴	観察対象物
生物顕微鏡	正立顕微鏡	明視野観察	明視野で透過光を利用した観察	固定された無染色もしくは染色された組織標本など
	倒立顕微鏡	ホフマンモジュレーションコントラスト観察	試料のわずかな屈折率の勾配により，スリットからの光が屈折しコントラストがついて，透明な対象物も立体的に観察できる	卵子の極体や前核，胚など（プラスチックシャーレ可）
	正立もしくは倒立顕微鏡	位相差観察	細胞を透過した光とそれ以外の光の位相の差を利用した観察	培養細胞など
		微分干渉観察	プリズムによる試料の屈折率の差（偏光干渉）でコントラストをつけ，透明な対象物の立体的な観察ができる	培養細胞など（プラスチックシャーレ不可）
		蛍光観察	蛍光色素で染色した組織や細胞を特定波長領域の光の照射により蛍光として観察	蛍光色素により染色された組織や細胞など
実体顕微鏡			透過照明，落下照明下で対象を立体的に観察しながら種々の操作ができる	卵子や胚，細胞，組織，器官など

つけて立体感の得られるホフマンモジュレーションコントラスト（レリーフコントラスト）顕微鏡（ホフマン顕微鏡）が汎用されている．また，この倒立顕微鏡にマニプレーターを装備して，顕微授精やバイオプシーなどの卵子や胚の顕微操作を行うことができる．それら顕微操作の詳細については各項を参照されたい．

以下に実体顕微鏡，倒立顕微鏡のホフマンモジュレーションコントラスト（HMC）観察，正立顕微鏡（明視野観察）の操作法の実際を記す．

(1) 実体顕微鏡（OLYMPUS：SZX10）による観察

【卵子の洗浄および培地交換など】

① 電源のスイッチを入れる．

② 接眼レンズをのぞき，左右の視野が合ってひとつの円になるように眼幅を調整

する.
③ 照明切り替えレバーを透過光にする.
④ 光量を最小にする.
⑤ サンプルをセットする.
⑥ 低倍率で対象物にピントを合わせる.
⑦ 左右の接眼レンズの視度補正リングを回して視度調整をして，観察者の左右の視力に調節してピントを合わせる.
⑧ 倍率やサンプルによりコントラストを調整し，適正な明るさにする.
⑨ 必要に応じて対物レンズや接眼レンズを切り替え，または交換して，適切な倍率で観察する.
⑩ 観察終了後は必ず光量を落として消灯してから，電源を切る.

(2) 倒立顕微鏡（OLYMPUS：CK40，Hoffman modulation contrast：HMC）によるホフマンモジュレーションコントラスト（HMC）観察

【卵子の極体や前核，胚などの観察】

① 電源のスイッチを入れる.
② 開口絞りを全開にする（HMC 観察の際には必ず全開にしておく）.
③ スリット絞りの芯出しを行う（顕微鏡に付属している説明に従って行う）.
④ 対物レンズをまず低倍率に合わせる（後に低倍率→高倍率に上げる）.
⑤ 10-40×の HMC スリット開口板を各コンデンサーに挿入する．なお，対物レンズの倍率と同じ MC コードのスリット絞りを光路に入れること.
⑥ プラスチックシャーレに入った卵子や胚を倒立顕微鏡のステージに載せて，コントラストのつく方向を変えながら観察する.
⑦ 対物レンズを希望の倍率に合わせ変更した場合には，適したスリット絞りに変更する.

(3) 正立顕微鏡（OLYMPUS：BX51）による明視野観察

【固定し，無染色もしくは染色した卵子や胚のサンプルや組織標本の観察】

① 電源のスイッチを入れる.
② 光量を調節する.
③ 眼幅を調整する.
④ サンプルをステージへセットし，観察したいサンプルを視野内へ移動する.
⑤ 対物レンズが低倍率（4×もしくは 10×）であることを確認し，粗動ハンドルでステージを一番上まで移動する.

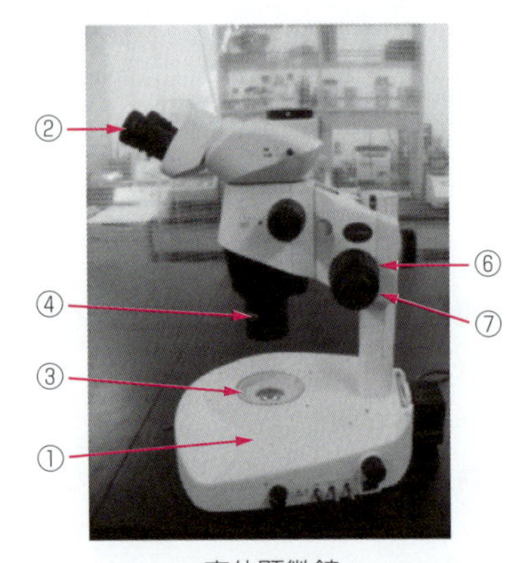

実体顕微鏡
（OLYMPUS: SZX10）

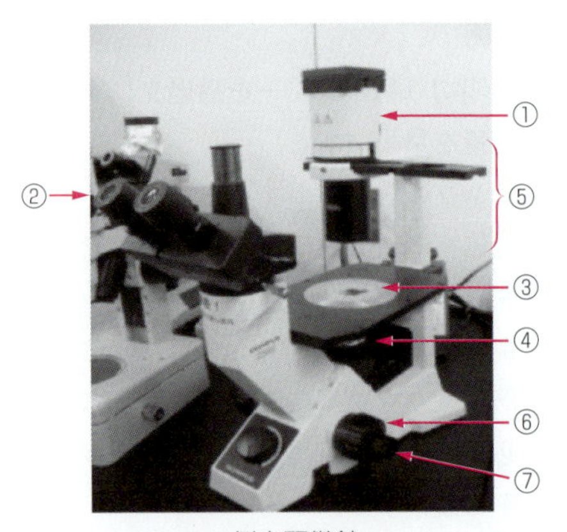

倒立顕微鏡
（ホフマンモジュレーション
コントラスト顕微鏡）
（OLYMPUS: CK40）

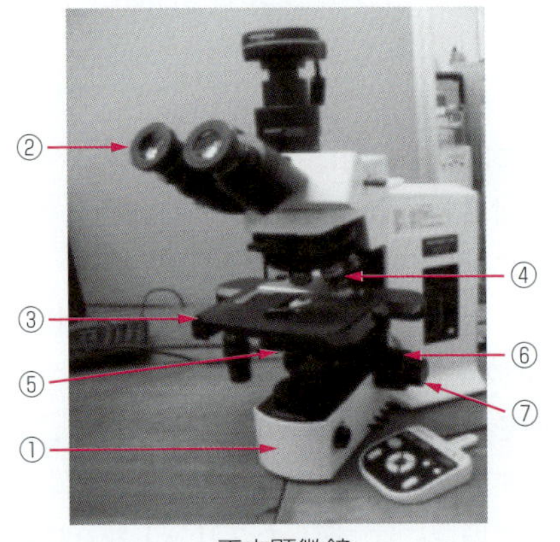

正立顕微鏡
（OLYMPUS: BX51）

図1 各種顕微鏡と部分の名称
① 光源 ② 接眼レンズ ③ ステージ
④ 対物レンズ ⑤ コンデンサー
⑥ 粗動ハンドル ⑦ 微動ハンドル

⑥ 接眼レンズを覗きながら粗動ハンドルを回してステージを下げてサンプルにピントを合わせ，コンデンサーを低い位置にセットし，開口絞りを使って光量を調節する．
⑦ ピントと光量が合ったところで，X および Y 軸ハンドルでサンプルの観察部位を視野の中心に移動する．
⑧ 視度調整を行う．
⑨ 再度ピントを詳細に合わせてから，観察したい倍率の対物レンズに切り換える．

⑩ 対物レンズの倍率を高めた場合には，光量が足りなくなるので，コンデンサーを上げ，さらに絞りを広げて，観察しやすいように光量を調節する．
⑪ 接眼レンズを覗きながら微動ハンドルを回してサンプルにピントを合わせ観察・写真撮影する（なお，あらかじめコンデンサーの芯出しつまみと視野絞りを使って視野を中心に合わせておく）．
⑫ 組織標本のような観察対象が広範囲のサンプルでは，低倍率でXまたはY軸の同じ方向に移動して，観察視野の4分の1が重なるようにしらみつぶしに観察し，写真撮影に適した像が得られた際には対物レンズを高倍率なものに切り替えて，コンデンサーを上述のように調節する．必要に応じて対物レンズや接眼レンズを切り替え，または交換して，適切な倍率で観察する．
⑬ 観察終了後は必ず光量を落として消灯してから，電源を切る．

(4) 顕微鏡写真撮影時のスケールバーについて

顕微鏡写真には，スケールバーの表示が必要である．写真を撮影時には必ず対物ミクロメーターを顕微鏡写真撮影時と同じ倍率で撮っておき，その最少目盛10 μmを写真の中にスケールバーとして入れ，表示する．

〈吉澤 緑　福井えみ子〉

8 ライブセルイメージングによる初期胚の観察

1 胚の質と胚評価法

近年，顕微授精法をはじめとする生殖補助医療技術は目覚しい発展を続けてきたが，依然としてその成功率は高いとは言えず，多くの患者が反復して治療を受けなければならない．体外受精後，胚移植をしても妊娠に至らない場合，多くの胚は卵管・子宮内での発生停止，着床不全，着床後の早期流産を起こしていると考えられる．このような結果に終わる胚は，妊娠に至る胚に比べて，加齢その他の原因により質が低下していると思われる．そこで，生殖医療現場では妊娠・出生率を向上させるために，質のよい胚を選別して移植する試みがなされている．Veeck や Gardner らが提唱した形態的胚評価法[1)]は現在広く浸透し良好な成績をあげているが，定量性や再現性に関しては改善の余地がある．近年では，胚の呼吸や代謝活性の測定[2)]などの非侵襲的な方法も開発されている．

一方，早期流産の主な原因として配偶子や初期胚の染色体異常が考えられることから，着床前胚染色体異数性スクリーニング（preimplantation genetic diagnosis for aneuploidy screening：PGD-AS）などが行われている．しかし，これらの方法は一部の割球を採取するため，胚への侵襲性が問題となる．さらに割球間で染色体構成が異なる場合（染色体モザイシズム），胚全体の情報を反映しているとは言い難い．以上のように，胚の質を見るための様々な試みがなされているが，いまだにその本態はつかみきれていないのが現状である．われわれが開発したライブセルイメージング技術では，細胞へのダメージは最小限に，初期胚で起きる様々な生命現象を長時間にわたって，3 次元的に観察・評価することができる．この技術は直接的な胚の選別に用いるのではなく，胚の質とは何であるか，質の低下の原因は何であるかを探るために非常に有効であると思われる．

2 染色体評価におけるライブセルイメージングの利点

前述のように，一部の割球のみ採取する方法では，胚全体の情報を反映しているとは言い難い．また，これまでに報告されてきた胚の染色体異常などに関する

 JCOPY 498-06080

知見の多くは，ギムザ染色や免疫染色，in situ hybridizationなどの細胞を固定する方法が用いられているため，その胚がその後どのような発生をたどるか正確に知ることができない．さらに，異常の多くは染色体分配という動的な過程で生じていることから，異常を検出するには過程の一部を切り取るのではなく，染色体動態全体を時間軸に沿って観察できることが望ましい．ライブセルイメージングは，胚の発生を止めることなく，生きた状態の胚のすべての割球における染色体動態を観察することができる唯一の手法といえるだろう．

3 ライブセルイメージングの概要

手法の詳細についてはすでに複数の論文に記載したのでそれらを参照されたい[3)]．概要を説明すると，蛍光タンパク質をコードするmRNAを試験管内にてあらかじめ合成し，マイクロインジェクションにより胚に注入する．翻訳後にいずれ分解されるmRNAを用いることで，胚に外来遺伝子が導入されることを防ぐ．または蛍光ラベルされた抗体をマイクロインジェクションしたり，培養液中に蛍光プローブ（ミトコンドリア膜電位を可視化するJC-1など）を添加することによる観察も可能である．その後，イメージング装置上のインキュベータで，胚培養をしながら連続観察を行う．筆者らのこれまでの検討により，水銀ランプ等のワイドフィールド型蛍光顕微鏡やスキャニング式共焦点レーザー顕微鏡に比べて，スピニングディスク式共焦点レーザー顕微鏡が胚に対して極端に光毒性が低いと判断された．これに超高感度EM-CCDカメラを搭載することで，微弱な蛍光シグナルも最小限の励起光によっても検出可能になる．また自動XYステージを設置することで，多点観察を行うこともできる（図1）．上記のシステムを用いて，胚発生に影響を与えず最大限の情報を得るために，レーザー強度や照射回数，照射間隔，Z軸方向の撮影枚数などを厳密に設定した．われわれはこの方法論により，ヒト胚卵割時における染色体分配過程を高解像度で連続観察することに成功した．治療目的で作成され，妊娠・出産という目的が達成された後，廃棄される予定になっていてかつ研究利用に患者の同意が得られた凍結・融解胚に，紡錘体と染色体をそれぞれラベルするEGFP-EB1とHistone H2B-mCherryのmRNAをインジェクションし，その後の卵割を観察した（図2）．

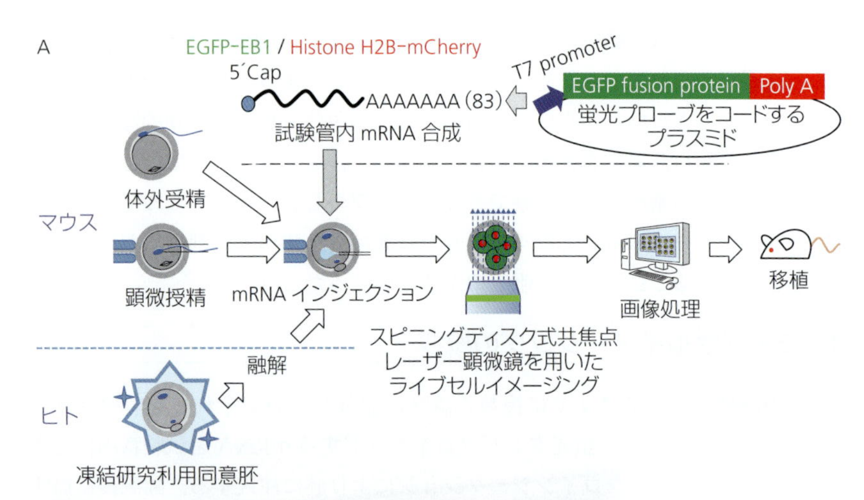

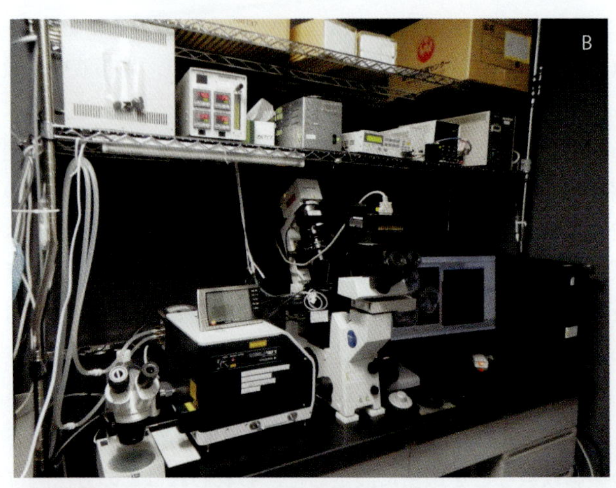

図 1 イメージング装置と手順

A: 実験の手順．マウス胚に mRNA をマイクロインジェクションし，イメージング装置上にて連続撮影を行う．得られた画像データはコンピュータで処理し，解析する．胚に対するダメージが低いため，観察後の胚を移植に用いることも可能である．ヒト胚の場合は凍結研究利用同意胚を融解し，回復した後に観察に用いる．もちろん移植は行わない．

B: ライブセルイメージングシステム．顕微鏡の左側に設置されているのがスピニングディスク式共焦点スキャナユニット．顕微鏡上の自動 XY ステージにインキュベータが搭載されており，温度・二酸化炭素濃度が厳密に管理されている．

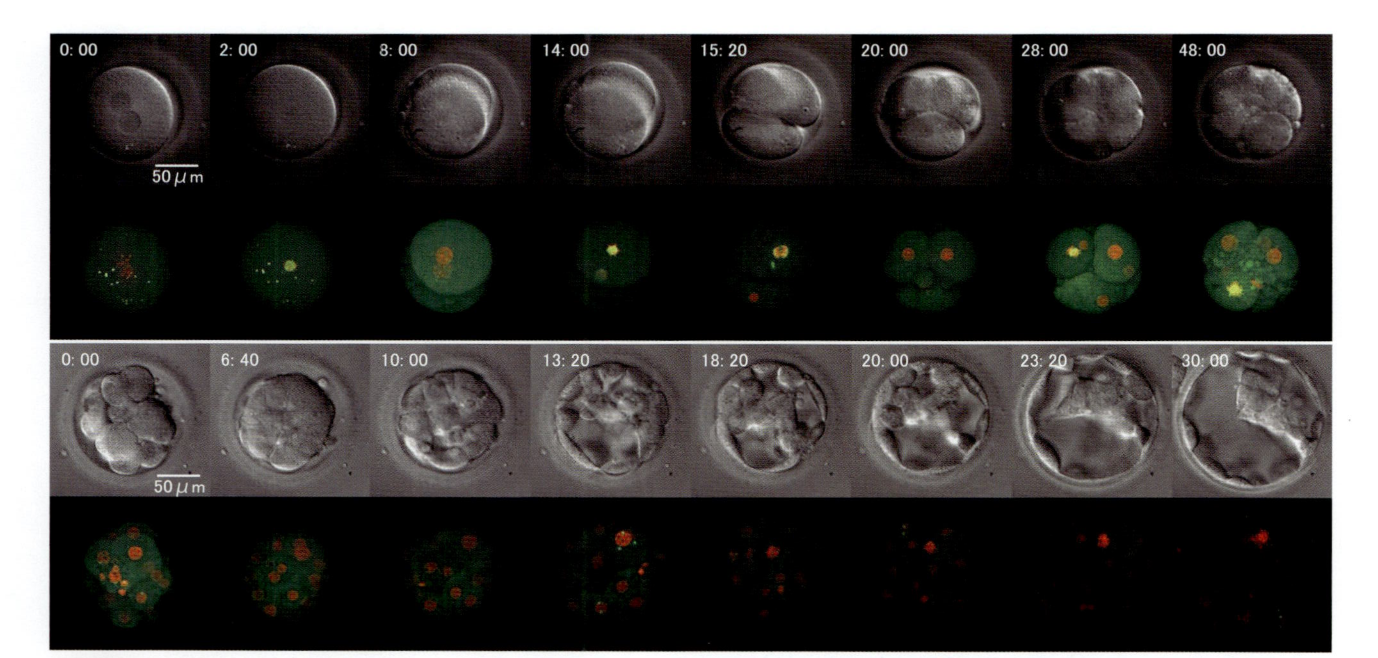

図2 浅田レディースクリニックより提供された凍結研究利用同意胚に，紡錘体を可視化する EGFP-EB1 と染色体を可視化する Histone H2B-mCherry の mRNA をマイクロインジェクションし，ライブセルイメージングを行った．

上パネル：融解直後の前核期から 8 細胞期あたりまで 5 分間隔で 3 日間撮影した．60 倍シリコンレンズ使用．上段：微分干渉像．下段：蛍光像．緑が EGFP-EB1 のシグナル，赤が Histone H2B-mCherry のシグナルを示す．Z 軸は 2 μm 間隔で 56 枚取得した．

下パネル：桑実期から拡張胚盤胞期まで 10 分間隔で 2 日間撮影．60 倍シリコンレンズ使用．上段：微分干渉像．下段：蛍光像．撮影条件は同上．

4 ライブセルイメージングでわかることの例

われわれは初期胚評価法としてライブセルイメージングが有効であることを示すため，実験動物を用いて初期胚の卵割時における染色体動態の観察を行った．マウスの受精卵にmRNAをマイクロインジェクションした後，胚盤胞期までの約70時間ライブセルイメージングを行った．すると一部の胚において，細胞分裂中期に染色体の一部が赤道面に並ばない，終期に姉妹染色体間に取り残される，それらの結果として娘細胞に微小核が形成されるなどの染色体分配異常(abnormal chromosome segregation: ACS)が観察された．ACSを起こした胚も多くが良好な形態の胚盤胞に発生するが，早期にACSを起こした胚は仮親に移植をしてもすべて流産に終わることもわかった[4]．以上の結果から，早期流産の主たる原因が初期卵割時の染色体分配異常にあることが確かめられ，ライブセルイメージングが胚の質を評価するために非常に有効であることが示唆された．

5 ライブセルイメージングを用いた胚評価法のこれから

われわれの開発したライブセルイメージング技術によって，胚発生時の染色体動態を生きたままで長時間に渡り観察することが可能になった．これによって生殖，発生分野の基礎研究に新しい方法論が提供できたと思われる．この方法は胚の評価・選別法として高い精度が期待できるが，実際に生殖医療の現場でヒト胚を選別し子を得るには倫理的・技術的側面から万全とは言い難いため，この方法を胚の選別に用いるのではなく，胚の質を評価し，研究するための方法として利用したいと考えている．現在，ライブセルイメージングによって得られた胚発生時の画像データをコンピュータ処理し，発生速度や核の大きさなどを自動検出して定量化する試みを行っている．また，蛍光プローブの種類を変えることにより，胚からの物質産生やDNAのメチル化状態なども観察することができるので[5]，今後さらにデータが蓄積されれば，胚の質の解明や改善法の研究につながり，ひいては不妊治療等に貢献できるものと考えている．

謝辞

ヒト胚を用いたライブセルイメージングを行うにあたり，浅田レディースクリニックおよび大阪大学微生物病研究所倫理審査委員会の認証を得，日本産科婦人科学会への登録を済ませた．倫理審査にあたって多くの先生方のご協力をいただいた．この場を借りて厚く御礼を申し上げたい．

☞文献

1） Gardner DK, Lane M, Stevens J, et al. Blastocyst score affects implantation and pregnancy outcome：towards a single blastocyst transfer. Fertil Steril. 2000；73：1155-8.
2） 那須　恵，熊迫陽子，後藤香里，他．電気化学的呼吸能計測によるヒト胚のクオリティー評価．産婦人科の実際．2008；57(2)：289-94.
3） Yamagata K, Ueda J. Long-term live-cell imaging of mammalian preimplantation development and derivation process of pluripotent stem cells from the embryos. Dev Growth Differ. 2013；55(4)：378-89.
4） Yamagata K, Suetsugu R, Wakayama T. Assesment of chromosomal integrity using a novel live-cell imaging technique in mouse embryos produced by intracytoplasmic sperm injection. Hum Reprod. 2009；24(10)：2490-9.
5） Ueda J, Yamagata K, et al. Heterochromatin dynamics during the differentation process revealed by the DNA methylation reporter mouse, MethylRO. Stem Cell Report. 2014；2(6) 910-24.

〈堀真由子　福永憲隆　浅田義正　山縣一夫〉

9 精液の採取と評価

我が国では7組の夫婦のうちの1組が不妊に悩んでいると言われており，さまざまな不妊原因の中で男性因子の頻度は50%程度を占めるとの報告がある．精液所見不良による男性因子は自覚症状に乏しく，男性側の要因を正確に判断する目的で精液検査は必須の検査である．

精液検査の方法は各施設の規模や検査目的などにより異なるが，WHOラボラトリーマニュアルに沿って行われるのが一般的である．WHOラボラトリーマニュアルは長年にわたり第4版（1999年）が用いられてきたが，2010年に第5版に改訂されたことにより，現在では多くの施設が第5版に基づいた検査を行っている[1]．以下，WHO第5版および自治医科大学附属病院生殖医学センターで実施している精液検査法について記載する[2,3]．

A 精液採取法

脊椎損傷症例に対して行われる電気刺激射精や，逆行性射精症例に対して行われる膀胱洗浄回収など特殊な精子回収法があるが，検査を目的としての精液採取は非侵襲的で簡便な用手法（マスタベーション法）による採取が一般的である．勃起障害にはレビトラ®やシアリス®などの薬物を併用しての用手法が試みられる．避妊用コンドームは内側に殺精子剤が含まれていることがあるので使用してはならない．膣外射精での採取は精液全量の回収が困難であることや膣分泌物の混入により精子運動性が影響を受けるため，採取方法としては不適切である．

(1) 採取容器

尿道口には嫌気性菌などの常在菌が存在するため，精液の無菌的採取は困難ではあるが，生殖補助医療を目的とした精液採取には生物学的かつ化学的に清浄な滅菌容器を使用すべきである．また，容器自体に細胞毒性があってはならない．

当センターでは，自宅採取用には持参時に保温しやすく液漏れの心配がないセキュリティボトルタイプの小型容器を，院内採取用には採取しやすい広口タイプの容器を使用している．いずれもγ線滅菌済みで個包装されている（図1）．

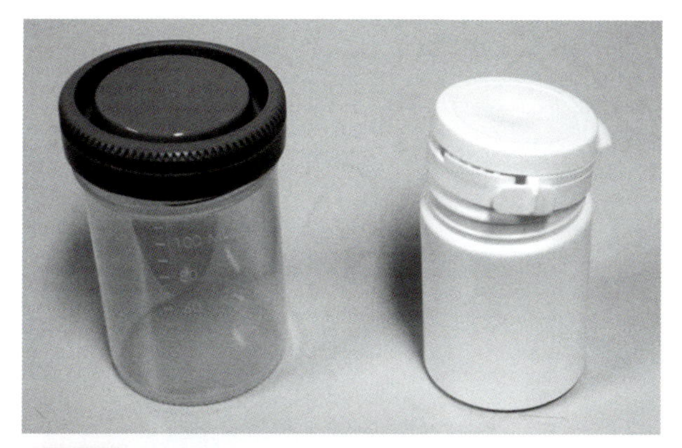

図1 採取容器（左：院内採取用/右：持参用）

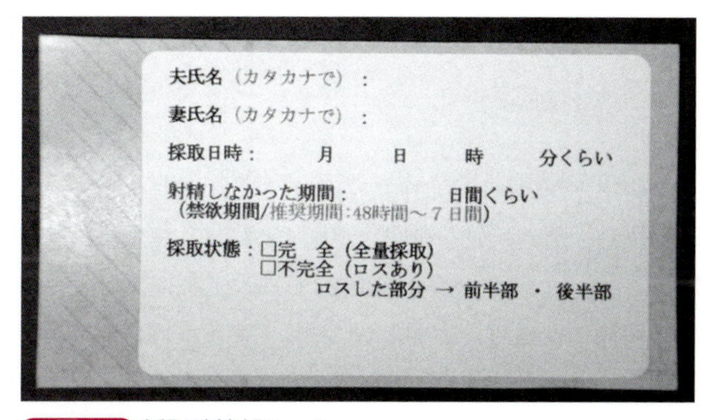

夫氏名（カタカナで）：

妻氏名（カタカナで）：

採取日時：　月　日　時　分くらい

射精しなかった期間：　日間くらい
（禁欲期間/推奨期間：48時間～7日間）

採取状態：□完　全（全量採取）
□不完全（ロスあり）
ロスした部分 → 前半部・後半部

図2 採取時情報シール

(2) 採取時の情報

精液所見を正しく評価するためには，採取時の状況などを正確に把握する必要がある．患者氏名，採取日時，禁欲期間，取りこぼしの有無などが主な項目となる．記入項目を印刷したシールを作成し，採取後の容器に貼り付けてもらうことで採取時情報の記入漏れを防ぐことが可能である（図2）．禁欲期間（射精をしない期間）は精子所見を適切に評価する上で非常に重要なポイントであり，最低2日間から最大でも7日間までの禁欲期間の範囲で検査に供するべきである．一般的に，短すぎる禁欲期間は総精子数が減少し，長すぎる禁欲期間では総精子数は

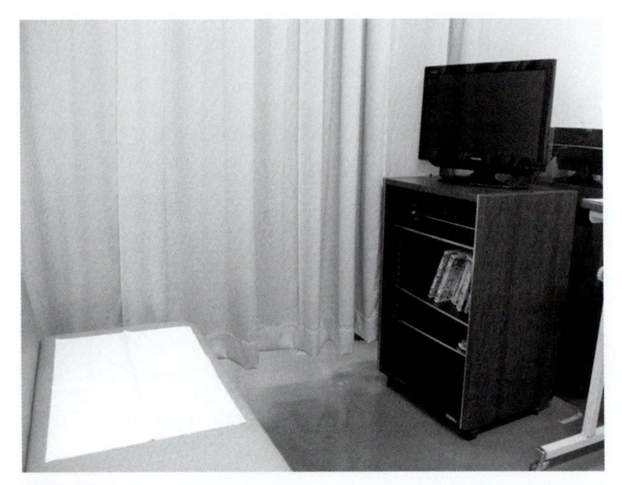

図3 院内採取用個室

増加するが精子運動性は低下する.

(3) 採取場所

精液の採取は自宅または病院施設内で行われる. 射精後の精子からは徐々に運動性が失われるため, 精液所見を適切に評価するには, 採取後の容器は冷やさずに (20～37℃に保温) 1時間以内に検査を行うのが望ましいとされている.

自宅採取後2時間程度経過した所見不良例に対して院内採取後短時間内に検査を行っても精液所見の改善は認められないことが多いため, 当センターでは精液検査および人工授精時の精液採取については自宅採取を原則としている. 遠方, または精液所見が非常に不良な症例, または患者が強く希望する場合にのみ院内での採取を実施している. 院内の採取室設置には, プライバシーに配慮するなど利用者がリラックスして使用できる環境を整える必要がある (図3).

採取室を設置運用する上での主な留意点としては,

- 部屋名は「採取室」ではなく, 使用目的を推測できない「検査室」や「処置室」などと表記する.
- 妻が同室することも考慮して狭すぎない方が良い.
- 内側から施錠できる個室で, 周囲の雑音が邪魔にならないような防音設計であること. また, 使用中は密室となるため, 緊急時の連絡方法として専用インターホンの設置が望ましい.

- 採取には性的興奮が必要なため，成人雑誌やDVD視聴覚機器の設置が必要である．
- 室温設定や調光設定が可能であることが望ましい．
- 30分程度試みても採取に至らない場合は，無理をさせずに自宅採取による検査とする．
- 手指衛生として洗面台の設置および手指消毒液の常備が望ましい．
- 使用の都度に椅子などをアルコールで清拭する．院内感染を予防するためには継ぎ目や窪みなどのない椅子の使用が望ましい．

などが挙げられる．

B 一般精液検査

精液検査は，一般不妊外来での男性因子スクリーニング検査，人工授精時の精液処理前検査，体外受精時の精液処理前検査などで実施される．

(1) 検査に必要な使用器具類（図4）

精液検査を行う作業領域を広く保温するために大型ヒートステージが必要である．精液検体の保温，計算盤の保温，ヒートブロックによる各種処理液の保温などに使用する．精液量計測のためのディスポザブルメスピペット，サンプリング

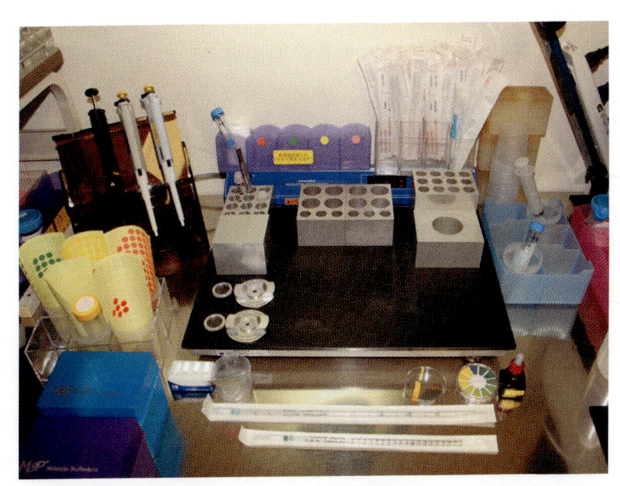

図4 精液検査を行うための器具類

のためのエッペンドルフピペットを準備する．エッペンドルフピペットを介してのコンタミネーションを防止するため，チップはフィルター付きロングチップを使用する．精子形態の塗抹標本作製用にスライドグラスおよび引きガラスを準備する．

保温プレートの作業領域上では，同時に取り扱う精液や処理液は1患者分のみであることを大原則とし，同時に複数分の精液検体を作業領域内に置いてはならない．1患者分全ての作業を終えてから次の患者精液の処理に取りかかる．

(2) 液化と外観

採取直後の精液は半流動性のゲル状であるため，室温から37℃に15～60分ほど静置した後に検査を行う．通常であれば15分程度で液化が起こる．液化の遅延が見られる場合にはピペッティングにより機械的刺激を行うことで液化を起こさせる．ピペットに吸引した精液がドロップ状に独立して滴下する状態になることを液化の判断とする．一部の精液中にはゼリー状物質である類でんぷん小体が含まれるが液化はしない．正常に液化した精液は乳白色で不透明の外観を示す．血液が混入している場合は赤色となり（血精液症），黄疸がある場合や薬剤を服用している場合（サラゾピリン，ビタミン剤など）は黄色を呈する．精子濃度が極端に低い場合の精液は半透明状である．

(3) 精液量

WHO第5版には精液の密度を1 g/mLとして採取容器を含めた重量測定により精液量を計算する方法が記載されているが，この方法ではあらかじめ採取容器の風袋を測定し容器個々を追跡管理する必要がある．同一ロット内でも容器個々の重量のばらつきが大きいことから，ディスポザブルメスピペットを用いて測定する方法が簡便であり，液化や粘稠性も同時に検査可能である．

精液量の最低基準値は1.5 mLであり，少ない場合は原因として射精管の閉塞や先天性両側精管欠損症，部分的な逆行性射精，アンドロゲン欠乏症などが挙げられる．極端に禁欲期間が短い場合や採取時の取りこぼしなども原因となり得るので問診により確認する．精液量が多い場合は，付属生殖器の炎症による活発な滲出を示している．

(4) pH

pH測定には試験紙を用いる方法が一般的であるが，変色域がpH 6.0～10.0をカバーする試験紙の組み合わせが望ましいとされる．精液はアルカリ性の精嚢分泌物と酸性の前立腺分泌物などの混合液であるため，よく混和後に検査に供する．採取後の精液を放置すると精液の緩衝作用低下によりpHが上昇するため，採取後1時間以内に測定することが望ましい．測定はpH試験紙にサンプリングした精液を塗り広げることで行われ，浸透させた領域の色が一定になってから判定する(30秒以内)．下限基準値は7.2である．下回る場合は，慢性の前立腺炎・精嚢炎・精巣上体炎，射精管の閉塞や先天性両側射精管欠損症が疑われる．精液中に精嚢分泌物が含まれない場合はpH 7以下となり閉塞性無精子症が疑われる．炎症が起きている場合はpH 8以上となることもある．

(5) 精子運動率

スライドグラスに均一化した精液を10 μLサンプリングし，気泡が入らないように22×22 mmのカバーグラスで覆う．スライドグラス，カバーグラスも予め温めておくこと．鏡検に用いる光学顕微鏡はステージ保温盤付きの位相差顕微鏡が望ましい．100倍下で観察し，精子が均一に分散していることを確認する．精子の凝集や粘液糸の混入などが認められた場合は標本を作製し直す．次に400倍下で数カ所の視野から200個以上の精子を観察する．WHO第4版では精子運動性を4区分に分類していたが，検査実施者が正確に分類することが困難であることからWHO第5版では3区分に変更されている．頭部と尾部を有する完全な精子をカウントの対象とし，ピンヘッドの運動精子は除外する．

第4版の判定基準

a：速度が速く直進

b：速度が遅い，あるいは直線性が不良

c：頭部あるいは尾部の動きを認めるが前進運動していない

d：非運動

精子運動率はa+bの割合（%）で表す．基本的に1検体につき3回測定を行いその平均値を測定値とする．

第5版の判定基準

- 前進運動精子（PR/progressive）：速度に関わりなく，非常に活発に直進的にあるいは大きな円を描くように動いている精子
- 非前進運動精子(NP/non-progressive)：前進性を欠いた様々な運動性を有する精子．小さく円状に動く，頭部の位置がほとんど変わらない，尾部のみの動きなど
- 不動精子（IM/immotility）：動きが見られない精子

下限基準値は，総運動率（PR+NP）が40%，前進運動率（PR）が32%であ

る．施設間でデータ比較を行う際には，総運動精子での評価であるのか前進運動精子のみでの評価であるかを把握しておく必要がある．運動率が極端に低い検査値に遭遇した時は，採取から検査までに要した時間，採取時に避妊用コンドームを使用しなかったか，使い捨てカイロなどで採取容器を過剰保温しなかったかなどを問診で確認する必要がある．

(6) 精子濃度

改良型 Neubauer または Burker-Turk 血球計算盤を用いて測定する方法が推奨されているが，利便性の面から多くの施設でディスポザブル計算盤や Makler 計算盤が用いられている．Makler 計算盤の利点としては，① 精液を希釈せずに運動性および精子濃度の測定が可能である，② ニュートンリングの作製が容易である，③ サンプリングに毛細管現象を利用しないため粘稠性の高い精液も比較的容易にセットできる．欠点としては，① 計算盤が高価である，② サンプリング量が多い場合，サンプリング後に放置した場合は，実際よりも精子濃度が高くなる，③ 正立型顕微鏡用と倒立型顕微鏡用があり，倒立型顕微鏡用は正立型顕微鏡で使用できない，などがある．

Makler 計算盤を用いた精子濃度測定の手順は以下の通りである．

1) 充分に液化し均一化した精液 5 μL をチャンバー中央にサンプリングし，カバーグラスをかけて 200 倍にて鏡検する．
2) 小区画 10 区画（1 列）内の精子数をカウントし 10^6倍することで 1 mL 中の精子濃度が得られる．精子数が少ない場合は全 100 区画の精子数をカウントし 10^5倍することで 1 mL 中の精子濃度となる（図 5）．

測定上の注意点としては，サンプリング量が多すぎると溢れた精液中の精子が徐々にチャンバー中央部分に移動して高濃度となるためサンプリング量は多すぎないこと，サンプリング後は直ちに計測すること．原精液中に精子を確認できなかった場合は精液全量を培養液等で等量希釈混和し，500 g［約 1700 rpm］15 分間遠心後，沈渣中の精子の有無を検査する．沈渣中に精子が確認できた場合は潜在性低精子症 cryptozoospermia に，確認できなかった場合は無精子症 azoospermia となる．下限基準値は 15×10^6個/mL である．

(7) 頭部形態（図 6）

均一化した精液 5 μL をスライドグラスに載せ，引きガラスを用いて血液像を作製する手順で塗抹標本を作製する．風乾後 Diff-Quik（DQ）染色法で染色する．染色手順は，DQ 固定液に 5 秒～数分間→DQ 染色液 I に 10～20 秒間→DQ

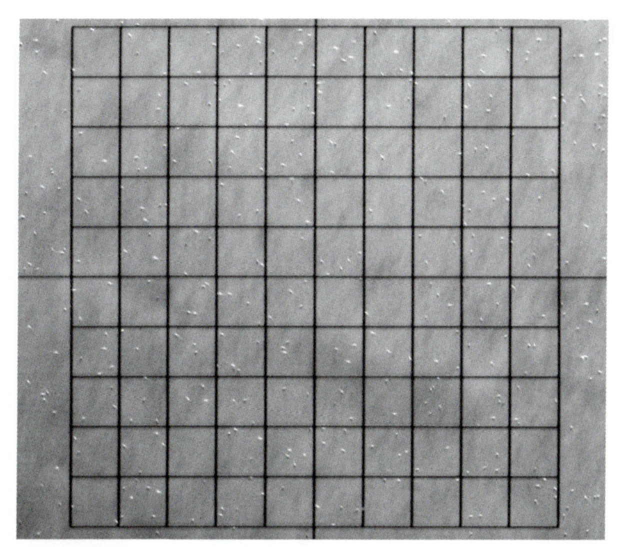

図5 Makler 計算盤の区画

染色液Ⅱに15～30秒間浸した後に，水洗し風乾する．封入は行わない．鏡検は光学顕微鏡100倍油浸下に10倍の接眼レンズを用いて100個の精子を観察し，下記の基準に基づいて正常精子を％表示する．頭部および尾部を有している完全な精子のみを評価の対象とする．

頭部

先体部は淡い青色に染まり，先体部以外は暗い青色に染まる．輪郭は滑らかで卵円形である．先体部分は頭部の40～70％を占める．先体部には大きな空胞や2個以上の小空胞を含まず，これらが頭部の20％以上を占めてはならない．また，先体部分以外の頭部にも空胞があってはならない．

中片部

淡い赤色に染まる．細長く頭部と同程度の長さを持つ．頭部と中片部は直線上にあるべきであり折れ曲がっていてはいけない．中片部に頭部の1/3以上の大きさの細胞質が残留している場合は形態異常と考える．

尾部

青か赤みを帯びて染まる．一定の太さで中片部よりも細い．尾部の後部は輪状になっていることが多く，輪郭が鮮明でないものは尾部が破壊されていることを

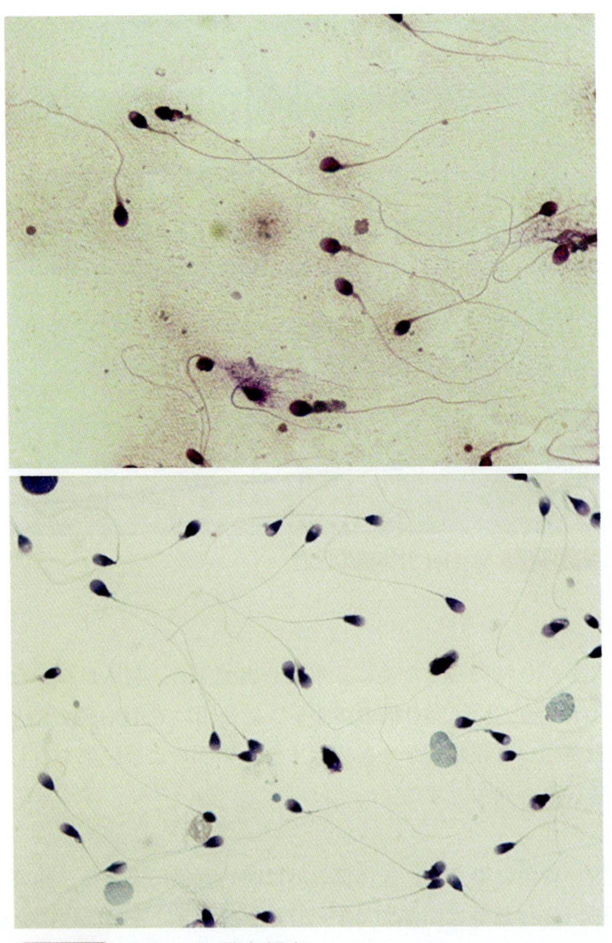

図 6 Diff-Quik 染色標本
(上：原精液，下：スイムアップ浮遊液)

示している．

頭部，中片部，尾部いずれも正常な形態を示す精子を正常精子とする．上記の基準に基づいて検査された場合の下限基準値は 4％である．WHO 第 5 版では精子形態についての評価例が詳細に記載されている（図 7）．

(8) 精子生存率

前進運動精子（PR）の割合が 40％未満の場合に，エオシン Y 染色法を用いて

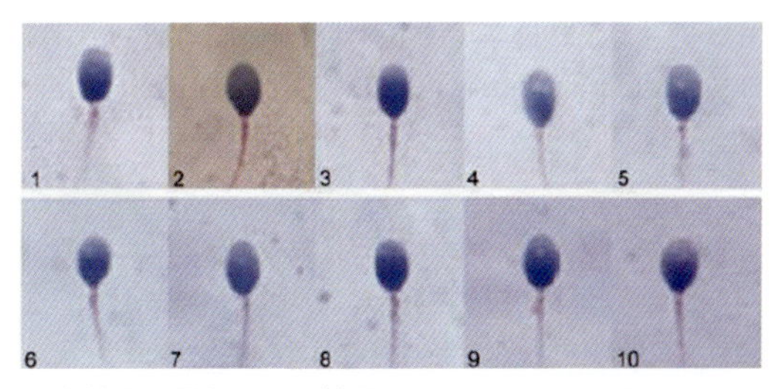

正常精子と評価された精子

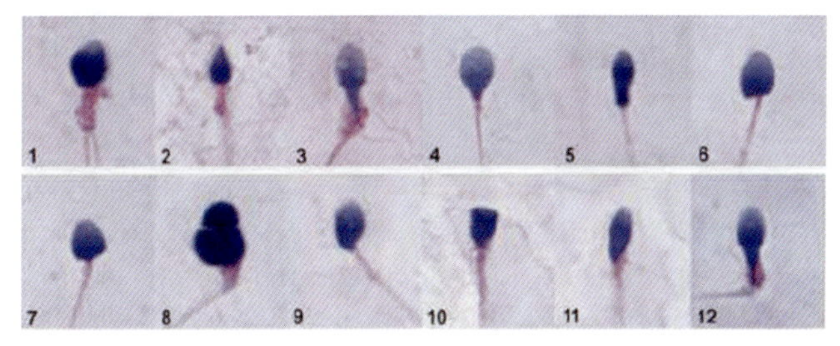

頭部形態が異常と評価された精子

図 7 頭部形態の評価（World Health Organization. WHO laboratory manual for the examination of human semen and sperm-cervical murcusinteraction. 5th ed. Cambride University Press；2010[1]より抜粋）

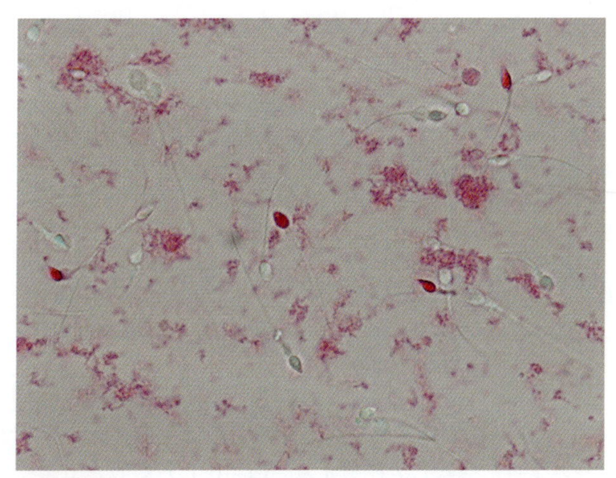

図 8 エオシン Y 染色標本
（無色：生存精子，赤色：死滅精子）

表1 WHO 第5版における精液所見の下限基準値
[*95%CI (confidence interval): 95%信頼区間]

項目(単位)	単位	2.5%		5%		10%
		下限基準値	95%CI*	下限基準値	95%CI*	下限基準値
精液量	mL	1.2	1.0-1.3	1.5	1.4-1.7	2.0
精子濃度	10^6/個	9	8-11	15	12-16	22
総精子数	10^6 個	23	18-29	39	33-46	69
総運動率(PR+NP)	%	34	33-37	40	38-42	45
前進運動率(PR)	%	28	25-29	32	31-34	39
正常形態	%	3	2.0-3.0	4	3.0-4.0	5.5
生存率	%	53	48-56	58	55-63	64

(World Health Organization. WHO laboratory manual for the examination of human semen and sperm-cervical murcusinteraction. 5th ed. Cambride University Press; 2010)[1]

表2 一般男性における精液所見の下限基準値
[*95%CI (confidence interval): 95%信頼区間]

項目(単位)	単位	2.5%		5%		10%
		下限基準値	95%CI*	下限基準値	95%CI*	下限基準値
精液量	mL	0.8	0.7-1.0	1.2	0-1.3	1.6
精子濃度	10^6/個	4	1-6	9	6-11	17
総精子数	10^6 個	11	3-14	20	14-29	45
総運動率(PR+NP)	%	26	14-32	36	32-39	45
前進運動率(PR)	%	20	7-27	31	26-34	39
正常形態	%	3.5	2.0-4.3	4.7	3.8-5.5	7

(Cooper TG, et al. Hum Reprod Update. 2010; 16: 231-45)[4]

非運動精子の生死を鑑別する．エオシンY染色液は生理食塩液にエオシンYを0.5%濃度になるように溶解して作製する．均一化した精液とエオシンY染色液を等量混和し，スライドグラス上に1滴載せてカバーグラスで覆う．30秒ほど

表3 精液性状を示す学術用語

第4版		第5版
aspermia	無精液症	aspermia
asthenozoospermia	精子無力症	asthenozoospermia
	精子無力奇形症	asthenoteratozoospermia
azoospermia	無精子症	azoospermia
	潜在性低精子症	cryptozoospermia
	血精液症	haemospermia
	膿精液症	leukospermia
	精子死滅症	necrozoospermia
normozoospermia	正常精子	noromozoospermia
	乏無力精子症	oligoasthenozoospermia
oligoasthenoteratozoo-spermia	乏無力奇形精子症	oligoasthenoteratozoo-spermia
	乏奇形精子症	oligoteratozoospermia
oligozoospermia	乏精子症	oligozoospermia
teratozoospermia	奇形精子症	teratozoospermia

無精液症: 精液が射出されない
精子無力症: 前進運動精子（PR）率が下限基準値に満たない
精子無力奇形症: 前進運動精子（PR）率と形態正常率の両方が下限基準値に満たない
無精子症: 射出精液中に精子が存在しない（沈渣でも）
潜在性低精子症: 原精液中に精子は認められないが沈渣中に確認できる
血精液症: 射出精液中に赤血球が含まれる
膿精液症: 射出精液中に基準値を超える白血球が含まれる
精子死滅症: 射出精液中の生存精子率が低く不動精子率が高い
正常精子: 精子総数（または精子濃度），前進運動精子（PR）率，形態正常率が下限基準値を超える
乏無力精子症: 精子総数（または精子濃度），前進運動精子（PR）率が下限基準値に満たない
乏奇形精子症: 精子総数（または精子濃度），形態正常率が下限基準値に満たない
乏精子症: 精子総数（または精子濃度）が下限基準値に満たない
奇形精子症: 形態正常率が下限基準値に満たない

静置した後に光学顕微鏡400倍下で鏡検する．生存精子は染色されずに無色であるが，死滅精子は赤色に染色される（図8）．精子中の生存精子の割合を%で表わす．下限基準値は58%である．

(9) 基準値および結果の解釈

WHO第5版に改訂されたことに伴い基準値が変更されている．WHO第5版での基準値は，避妊をやめた後の12か月以内にパートナーが妊娠に至った男性を“妊孕性を有する男性”と定義した上で母集団とし，各項目について後方視的

に解析を行い，正規分布曲線において5%の下方基準限界値を採用したものである（表1）[1]．そのため，検査値が下限基準値以下であっても，必ずしも生殖能力がないというわけではなく，また，95%の基準範囲内にある精液所見に対して生殖能力を保証しているわけでもない．精液所見は個人内変動が大きいため，異常が見られた場合は一度の検査だけで判断せずに再検査を行う必要がある．

参考までに，妊孕性に関係しない一般的男性の精液所見基準値および95%信頼区間を表2に，精液性状を示す学術用語を表3に示す．

WHOは第5版をホームページ上で公開しており，下記アドレスよりpdfファイルとしてフリーで入手可能である．また，日本エンブリオロジスト学会有志による日本語翻訳版も同ページからダウンロードできる．

http://www. who. int/reproductivehealth/publications/infertility/9789241547789/en/

☞文献

1) World Health Organization. WHO laboratory manual for the examination of human semen and sperm-cervical murcusinteraction. 5th ed. New York: Cambride University Press; 2010.
2) 山口千恵子．精液検査の実際．In：柴原浩章，編．エビデンスを目指す不妊・不育外来実践ハンドブック．東京：中外医学社；2009．p.92-9.
3) 柴原浩章．産婦人科外来における精液検査．産婦人科治療増刊 不妊診療のすべて．2011；102：255-62.
4) Cooper TG, Noonan E, von Eckarclstein S, et al. World Health Organization reference values for human semen characteristics. Hum Reprod Update. 2010; 16: 231-45.

〈角田啓道〉

C 精子機能検査

精液検査は男性不妊の診断・治療の基本である．一般精液検査では精液量・pH・精子濃度・精子運動率・精子正常形態率等を測定する．国際的な検査法・判定法を示すWHOの基準値[1]を下回る場合，さらに1～2回の再検査を行い，一度でもすべての項目に合格すれば正常と診断し，再検査でも基準値以下であれば異常と診断する．しかしながら，女性側に不妊原因がなく，かつ精液検査所見が正常であるにも関わらず妊娠に至らない症例は多数存在する．さらに精液検査所見に異常があるにも関わらず自然妊娠に至る症例もしばしば経験する．したがって一般精液検査には限界があり，精子機能を評価する検査法が必要と考えられている．

2010年に刊行されたWHOマニュアル(第5版)[1]に記載されている主な精子機能検査を表4に示す．この項では当科で施行している精子膨化試験，精子自動分析装置およびヘミゾナアッセイを中心に述べる．

表4 主な精子機能検査

	WHOマニュアルの評価
精子膨化試験（HOS test）	標準検査
精子自動分析装置（CASA）	選択的検査
ヘミゾナアッセイ（HZA）	研究的検査
ハムスターテスト（HOP test）	研究的検査
先体反応検査	研究的検査
精子DNA損傷検査	研究的検査

(1) 精子膨化試験（hypo-osmotic swelling test：HOS test）

一連の受精過程に重要な役割を果たす精子細胞膜機能を評価する検査法である．150 mOsmの低浸透圧溶液に曝されることにより生じる精子尾部の膨化(ballooning) を観察し，その形態学的変化から推察される尾部細胞膜の機能から精子受精能を間接的に判定する．その形態からa型～g型まで7種類に分類され，尾部全体が膨化しているg型は細胞膜の機能が正常であることを示している(図9)．当科では得られた精子がすべて不動精子の場合，その中から生存する精子を選別してICSIに供する目的に使用している．

(2) 精子自動分析装置（computer-aided sperm analysis：CASA）

顕微鏡画像をCCDカメラが捕捉し，その情報をコンピューター処理することにより，精子濃度・運動率の他に精子運動に関連するパラメーターを自動的かつ客観的に評価する方法である（図10)．検査時間の短縮や各運動パラメーターが精子受精能の指標となりうるなどの利点がある一方，精子濃度を適切に調整しなければ正確な測定結果が得られないなどの問題点もある．

我々はCASA運動パラメーターがAIHによる妊娠およびIVF受精率の予測に

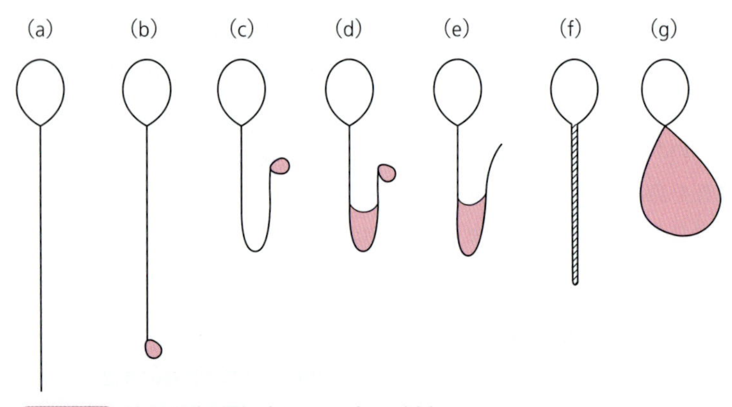

図 9 精子膨化試験（HOS test）の判定

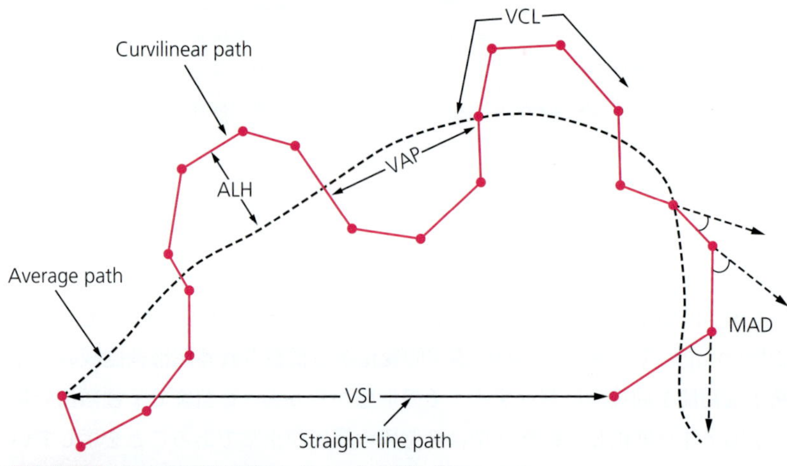

図 10 精子自動分析装置（CASA）運動パラメーター

VAP：平均進路速度．平滑化した経路における平均速度（μm/s）
VSL：直線速度．軌跡の始点から終点までを直線で結んで算定した平均速度（μm/s）
VCL：曲線速度．精子が実際にたどった曲線で算定した平均速度（μm/s）
STR：直進性．平滑化経路の直線から振れる量．STR＝VSL/VAP×100（%）
LIN：直進性．曲線進路の直線から振れる量．LIN＝VSL/VCL×100（%）
ALH：精子頭部の平均振幅（μm）
BCF：精子頭部が 1 秒間に振る回数（Hz）

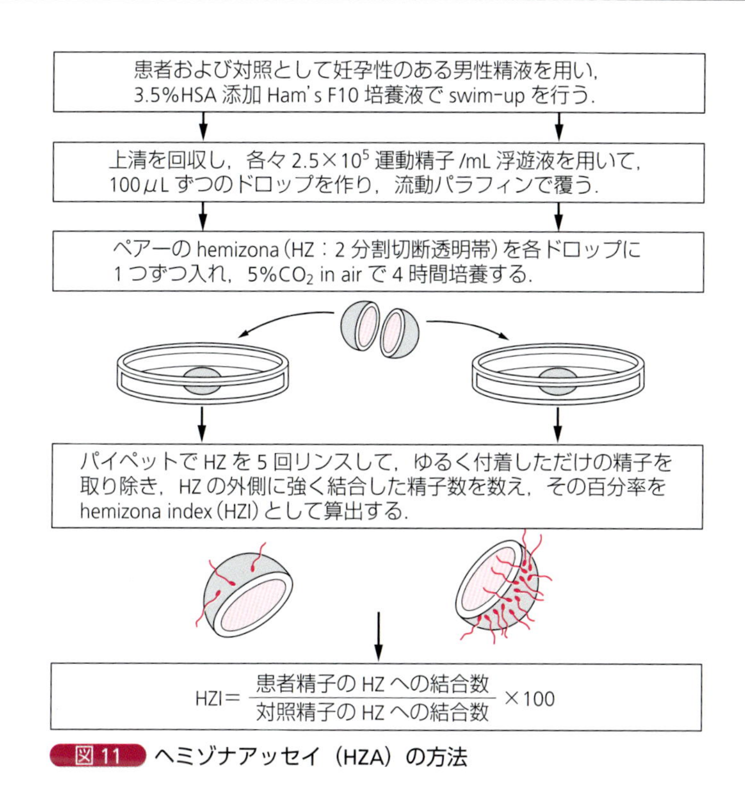

図 11 ヘミゾナアッセイ（HZA）の方法

有用であったと報告した．CASA 運動パラメーターの AIH による妊娠成立予測に対する有効性を検討したところ，① 原精液の正常形態率が 15.5%以上，② 調整後精液の Rapid（rapid sperm movement）が 25.5%以上，③ 調整後精液の VCL（curvilinear velocity）が 102.65 μm/s 以上の 3 変数が AIH による妊娠を予知しうるパラメーターと判明した[2]．また，IVF に供した精液の swim-up 前後に CASA を測定した結果から，swim-up 前後とも精子の Rapid と VCL が受精率良好群（>50%）と不良群（≦50%）の間に有意差を認めた[3]．

(3) ヘミゾナアッセイ（hemizona assay：HZA）

半切したヒト卵透明帯（hemizona）を用意し，精子の hemizona への接着能を対照の精子と比較し，精子受精能を相対的に評価する方法である（図 11）．ヒト卵透明帯を用いるため，実際の受精に近似した現象を観察し評価できるという利点がある．しかし，ヒト卵透明帯の供給，手技の煩雑さ，およびヒト卵透明帯および対照精子が均一ではないなどの問題点も存在する．

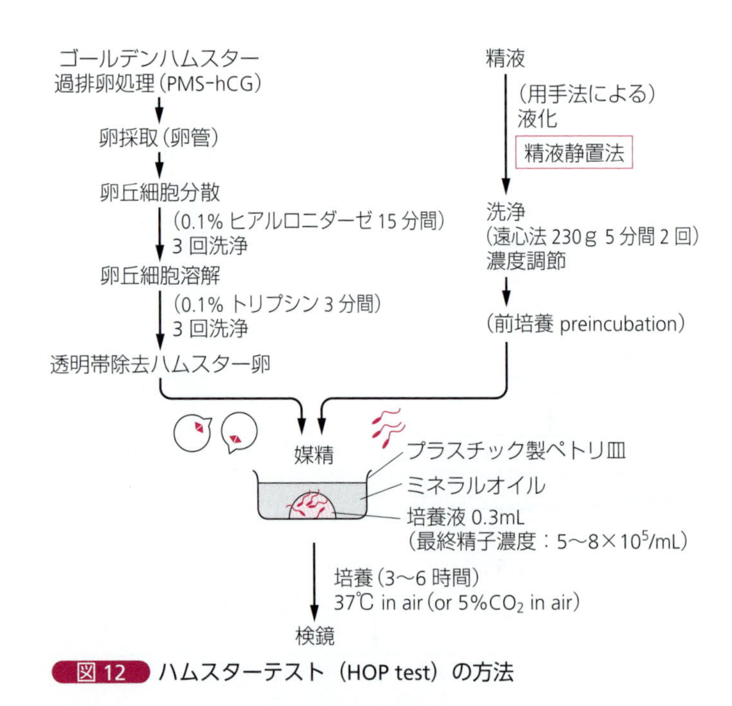

図 12 ハムスターテスト (HOP test) の方法

我々は男性因子あるいは原因不明による適応で IVF を予定した場合に HZA を実施し，採卵当日の媒精法が cIVF (conventional IVF) で良いか ICSI を準備すべきかの参考としてきた．その結果，HZA 陰性 (hemizona index≧36) 症例において 50%以上の受精率が得られた cIVF 周期は 94%，全体の受精率は 88%と高く，精子受精能検査として有用であった[4]．

(4) ハムスターテスト (zona-free hamster oocyte penetration test: HOP test)

透明帯を除去したゴールデンハムスター卵にヒト精子を媒精し，卵細胞質内に侵入し頭部が膨化した精子核を観察して受精能を判定する方法である (図 12)．侵入した精子は受精能獲得および先体反応が完了していたと判断できる．

(5) 先体反応検査

先体反応は，受精能獲得精子が透明帯に接着した後に先体内酵素を放出する現象であり，先体反応が誘起された精子は透明帯を貫通可能となる．したがって先体反応を評価することは精子機能検査として重要である．先体反応検査法としては，アクロビーズテスト，蛍光抗体法，Triple-stain 法などがある．

(6) 精子 DNA 損傷検査

精子 DNA 損傷は酸化ストレスやアポトーシスによって惹起される．精子 DNA 損傷率が高い症例では妊孕性の低下および ART における胚発生異常との関連が報告されている．精子 DNA 損傷検査法は種々あるが，TUNEL 法，コメットアッセイ，精子クロマチン分散試験（sperm chromatin dispersion test：SCD test），精子クロマチン構造解析（sperm chromatin structure assay：SCSA）などの方法が一般的である．

☞文献

1） World Health Organization. WHO laboratory manual for the examination and processing of human semen. 5th ed. New York：Cambridge University Press；2010.
2） Shibahara H, Obara H, Ayustawati, et al. Prediction of pregnancy by intrauterine insemination using CASA estimates and strict criteria in patients with male factor infertility. Int J Androl. 2004；27：63-8.
3） Hirano Y, Shibahara H, Obara H, et al. Relationships between sperm motility characteristics assessed by the computer-aided sperm analysis（CASA）and fertilization rates in vitro. J Assist Reprod Genet. 2001；18：213-8.
4） 鈴木達也，角田啓道，山口千恵子，他．hemizona assay と一般精液所見・CASA 運動パラメーターとの関連．日生殖医会誌．2008；53：224.

〈鈴木達也〉

D 抗精子抗体の検出

不妊症の原因の 1 つとして免疫性不妊症の存在が知られている．免疫性不妊症は他の不妊因子と比較するとその頻度は決して高くはないが，不妊原因に基づく適切な治療を提供するために，不妊カップルにおいて常に検討すべきである．免疫性不妊症の中でも抗精子抗体は，不妊症との関連がよく議論されてきた．そこで本稿では，男性側の抗精子抗体の検出法について述べる．

(1) 抗精子抗体

男性においては，本来精子抗原は血液-精巣関門によって循環系から隔絶されているが，何らかの原因でこの血液-精巣関門に破綻が生じると，自己の精子抗原に対する免疫応答が誘導され，抗精子抗体が産生されるものと考えられている．産生された抗体は射出精子の細胞膜上に結合し，精子が有する運動機能や受精機能に対して抑制的に作用する．その結果，精子無力症や性器管内精子通過障害，受精障害などを生じる．

(2) 男性側抗精子抗体の検出法

男性側の抗精子抗体の検出は従来Immunobead test(IBT)[1)]を行っていたが，現在は同じ原理による抗精子抗体検出法として，Bioscreen社のImmuno-Spheres (IS) で行っている．ここではISの取り扱い説明書による検査手順を紹介する．

① Direct-ISの準備

全ての試薬は室温で取り扱う．HSA（ヒト血清アルブミン）を含まない精子洗浄用の培養液を37℃に温める．

② ビーズの準備

抗IgAビーズの入った容器を，ビーズを泡立てないように優しく混ぜ，遠心用のチューブ内に検査する精液検体あたり10 μLを取り分ける．2～3 mLの精子洗浄用の培養液を加え，1000 gで5～10分間遠心し，上澄を捨てる．これを2回繰り返し，元の溶液量（10 μL）でビーズの沈殿を再懸濁する．以上のstepを，抗IgGビーズ，抗IgMビーズについても同様に行う．このように準備したビーズを4℃で3日間まで保存・使用可能である．

③ 精液の準備

液化した精液検体に2倍量の精子洗浄用の培養液を加えて混和し，600 gで5～10分間遠心して上澄を捨てる．精子沈殿物を精子洗浄用の培養液3 mLで再懸濁し，600 gで5～10分間遠心して上澄を捨てる．精子沈殿物を少量の精子洗浄用の培養液で再懸濁し，精子濃度と運動率を計測する．最終濃度を運動精子1000万/mLになるよう希釈する．

④ Direct-ISの手順

あらかじめ温めたスライドグラス上に精子懸濁液，準備した抗IgAビーズを各々5 μL載せ，ピペットで混和する．カバーガラスを載せ，1～2分後に，顕微鏡下にスライドを観察する．100個の運動精子を数え，精子表面にビーズが結合する運動精子数を決定する．以上のstepを，抗IgGビーズ，抗IgMビーズについても同様に行う．

⑤ 判定法

図13に陽性および陰性例を示す．従来のD-IBTにおいては，IBを1個でも結合する精子が全体の20%以上存在すれば，抗精子抗体陽性と判定する（最新の

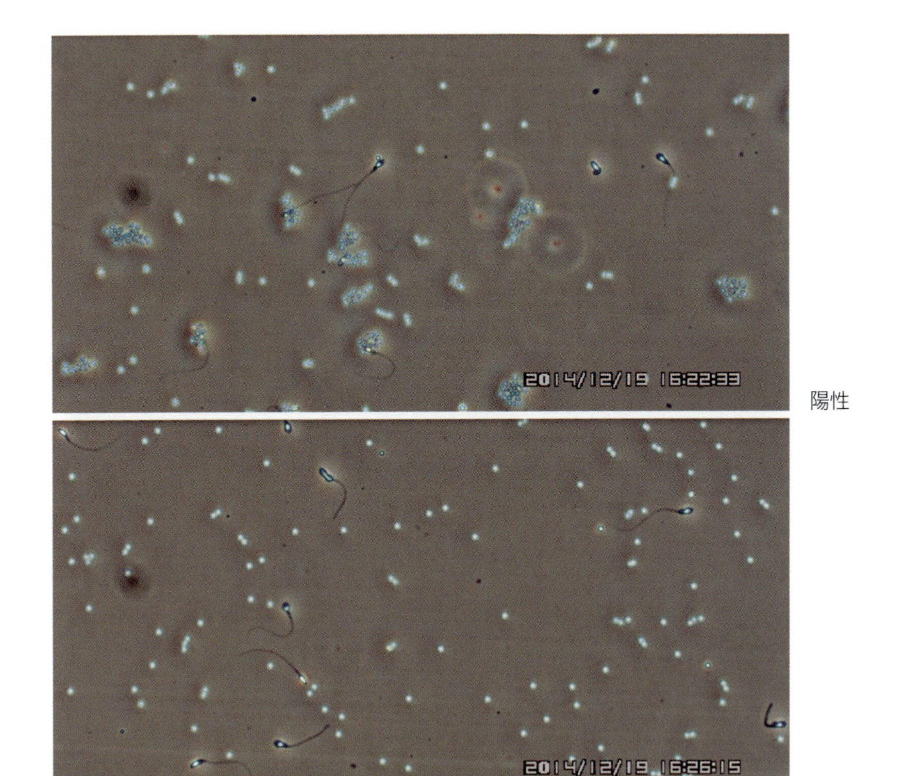

図13 ImmunoSpheres の判定例

WHO マニュアル[2]では，カットオフ値が 50%に修正されたが，変更の根拠に関する記載はない）．Centola らは IS による抗精子抗体の検出結果は IBT による結果と一致していた[3]と報告していることから，IS においても IBT と同様の判定法が使用可能と考えられるが，IS の判定法については今後詳しく分析する必要がある．

⑥ 治療法

抗精子抗体保有男性に対する治療法を図 14 に示す[4]．Direct-IS により抗精子抗体陽性と判定した場合，受精障害や精子通過障害の有無を判定するために HZA または PCT を行い，抗精子抗体が不妊発症の直接の原因となるかを調べる．

抗精子抗体保有男性における HZA 不良症例では，IVF を選択した場合に受精

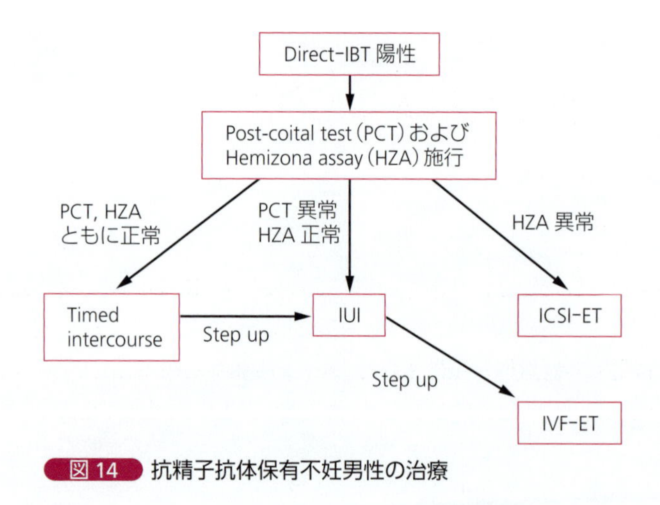

図14 抗精子抗体保有不妊男性の治療

率の低下が予想されるためICSIが必要となる．なおICSIにより良好な受精率と妊娠率を得ることができる．HZA良好症例では，抗精子抗体が受精能力に影響しないと考え，PCTが不良であればAIHを選択する．AIHで妊娠が成立しない場合には，IVF-ETへstep upする．HZA，PCTともに良好な症例に対しては，タイミング指導から開始可能である．

☞文献

1) Bronson R, et al. Ability of antibody-bound human sperm to penetrate zona-free hamster ova in vitro. Fertil Steril. 1981; 36: 778-83.
2) World Health Organization. WHO laboratory manual for the examination and processing of human semen. 5th ed. NewYork; Cambride University Press; 2010.
3) Centola GM, et al. Comparison of the immunobead binding test (IBT) and Immunospheres (IS) assay for detecting serum antisperm antibodies. Am J Reprod Immunol. 1997. 37: 300-3.
4) Shibahara H, et al. Diagnosis and treatment of immunologically infertile males with antisperm antibodies. Reprod Med Biol. 2005. 4: 133-41.

〈児島輝仁〉

10 精子の凍結保存と融解

精子凍結保存の成功は，1949年にPolgeら[1]によってグリセロールの凍結保護効果が発見されたことに端緒をなす．その後，本邦においても精子凍結保存技術が臨床応用され，1958年にIizukaら[2]によって凍結保存精液を用いた非配偶者間人工授精での妊娠例が報告された．現在，生殖補助医療（assisted reproductive technology：ART）の進歩に伴い精子凍結保存の適応は拡大し，精巣内精子の凍結保存例における出生例も報告されている[3]．さらに，近年では男性悪性腫瘍患者らの妊孕性温存としての需要も増加している．

1 精子凍結保存の原理

精液（精子浮遊液）をそのまま冷却すると細胞内外に氷晶が形成され細胞膜および内部構造が物理的に破壊される．そのため，前述したグリセロールなどの透過型凍結保護剤を用いて細胞内を平衡化し細胞内氷晶形成を抑制する必要がある．さらに，細胞膜の保護も重要であり，卵黄の有効性がよく知られている．近年では動物由来製剤を使用することの危険性から，卵黄に代わりアルブミンなどが用いられることも少なくない．

2 精子の凍結方法

精子の凍結方法は，以前は緩慢凍結法が用いられていた．つまり，凍結保護剤と混合した精子浮遊液をプログラムフリーザーを用いて種々の冷却速度で段階的に凍結していく方法である[4]．この方法は，高価な機械と凍結終了までに長時間を必要とするため欠点があった．そのため，現在では安価で処理時間が短く，より簡便な液体窒素蒸気を用いた急速凍結（液体窒素蒸気法）が広く普及している[5]．著者らの施設においても液体窒素蒸気法を採用しており，われわれが行っている実際の手技を記す．

(1) 精子調整処理

運動性不良精子では凍結融解後の生存率が著しく低下することが知られている．そのため，密度勾配遠心法などの精子調整方法を用いてあらかじめ運動性良

精子凍結処理

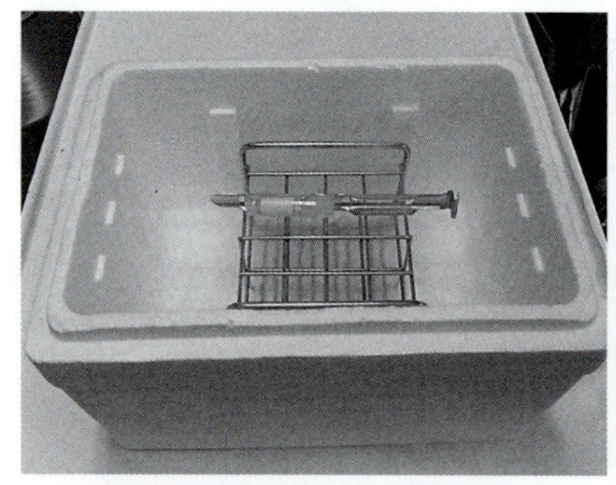

液体窒素の蒸気中で冷却する

凍結保存精子の融解処理

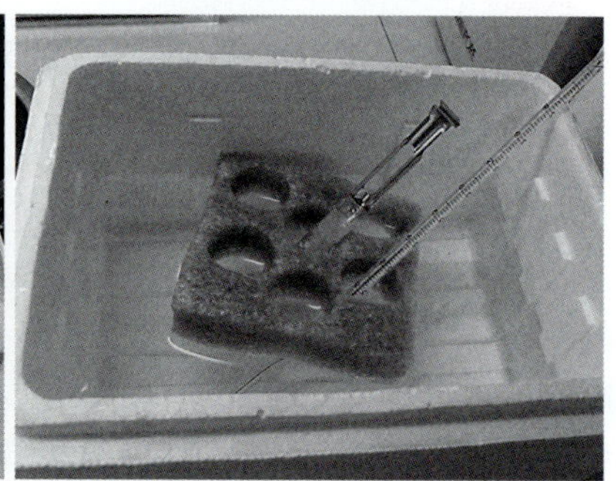

37℃の温湯中で融解する

図1 精子凍結融解処理の実際

好精子を回収し凍結することで融解後により高い生存率を保つことができる[6].

(2) 凍結保護液による平衡処理

回収した精子浮遊液の容量 (0.5 mL) に対して凍結保護剤 (SpermFreeze; FertiPro, Belgium) を 70%容量 (0.35 mL) 添加する (1:0.7). SpermFreeze は, 高張液であるため, いっきに加えると急激な浸透圧変化により精子細胞が損傷を受ける. この浸透圧障害を防ぐために SpermFreeze をスポイト等で 1 滴ずつゆっくりと攪拌しながら加える. 添加後, 全容量を凍結チューブ(セラムチューブ; 住友ベークライト, 日本) に充填し, 室温 (25℃程度) で 10 分間平衡させる.

(3) 凍結処理

図 1 左に示すように発砲スチロール容器に試験管立てを設置し, 試験管立ての天井部分が液体窒素表面から約 3 cm になるように液体窒素を注入する. 次いで, 容器に蓋をして数分間放置することで容器内を液体窒素蒸気で平衡させる. この中の試験管立て天井部に凍結保護液と平衡した精子浮遊液 (凍結チューブ) を横向き (表面積を広くし全体の冷却速度を一定に保つため) に置き 15 分間静置した後, 液体窒素に直接浸漬し液体窒素タンクで保存する.

3 精子の融解および洗浄方法

液体窒素タンクから凍結チューブを取り出し室温で 30 秒間放置, または 30℃程度の微温湯に浸漬する. その後, 37℃の温湯において 5~10 分間振盪しなが

表 1 凍結融解後の精子生存率

	N	凍結前	凍結融解後	P value**
総運動精子数（$\times 10^6$個）*	98	22.4±1.9	16.8±1.5	0.0194
精子運動率（%）*	98	77.6±1.5	51.4±1.7	<0.0001

*Mean±SE
**t 検定

ら融解する（図 1 右）．融解後，15 mL のコニカルチューブ（Falcon, USA）に移し，精子の使用目的に合わせた培養液を 5 mL 加え希釈し，300 g で 5 分間遠心処理を行うことで洗浄する．使用は，遠心後の沈渣を新しい培養液に浮遊させて行う．

4 液体窒素蒸気法の考察

著者らの施設における凍結融解後の精子生存率を凍結融解処理前後の総運動精子数および精子運動率から解析した（表 1）．精子凍結前の平均総運動精子数は 22.4×10^6個，凍結融解処理後の平均総運動精子数は 16.8×10^6個であり，総運動精子数を指標とした凍結融解後の生存率は約 75%である．一方，精子凍結前の平均精子運動率は 77.6%，凍結融解処理後の平均精子運動率は 51.4%であり，精子運動率を指標とした凍結融解後の生存率は約 65%である．このように著者らが用いている精子凍結方法においては融解後に 25～35%程度の生存精子の減少が見られるため，臨床応用する治療方法（AIH，IVF，ICSI）に合わせて精子凍結保存の備蓄本数を決定する必要がある．

おわりに

現在広く普及している液体窒素蒸気法は簡便で，ある程度の精子生存性を保てるため臨床的有用性は高いと考えられる．しかし，融解後の生存性や妊孕性の維持に関しては，まだまだ改善の余地があり，近年では凍結融解過程での活性酸素種[7)]や細菌内毒素[8)]の影響についても明らかになってきており，凍結希釈液への抗酸化剤添加の有効性や細菌内毒素の産生を抑える処理方法も検討されている．さらには凍結保護剤と DNA 損傷に関しても検討されており[9)]，技術改良が日々進められている．凍結前の状態を完全に維持することのできる精子凍結保存技術の確立は，より多くの精子の備蓄を可能とし，将来的には ICSI 適応の高度乏精子症患者においても凍結保存技術を用いて必要数の精子を蓄えることで AIH 実施による生児獲得が可能になるかもしれない．また，研究段階であるが精子凍結乾燥[10)]や精巣組織凍結[11)]についても検討されており，未だ臨床応用の域にまでは達していないが，これら技術のさらなる発展も期待される．

☞文献

1) Polge C, Smith AU, Parkes AS. Revival of spermatozoa after vitrification and dehydration at low temperatures. Nature. 1949; 164: 666.
2) Iizuka R, Sawada Y. Successful artificial insemination with frozen-pooled human semen. Jpn J Fertil Steril. 1958; 3: 241-6.
3) 本庄　考，泊　博幸，内村慶子，他．当院における診診連携を利用した凍結精子使用Microdissection-TESE-ICSIの治療成績．日本受精着床学会雑誌．2010; 27(1): 100-3.
4) Behrman SJ, Sawada Y. Heterologous and homologous inseminations with human semen frozen and stored in a liquid-nitrogen refrigerator. Fertil Steril. 1966; 17: 457-66.
5) Sherman J. Cryopreservation of human semen. In: Keel B, et al, editors. Handbook of the Laboratory Diagnosis and Treatment of Infertility. Boca Raton: CRC Press; 1990. p.229.
6) 小林俊文．不妊治療の現状と展望―特に男性不妊．日本産科婦人科学会雑誌．1992; 44: 987-93.
7) Taylor K, Roberts P, Sanders K, et al. Effect of antioxidant supplementation of cryopreservation medium on post-thaw integrity of human spermatozoa. Reprod Bio Med Online. 2009; 18: 184-9.
8) Fujita Y, Mihara T, Okazaki T, et al. Toll-like receptors (TLR) 2 and 4 on human sperm recognize bacterial endotoxins and mediate apoptosis. Human Reprod. 2011; 26: 2799-806.
9) Slabbert M, du Plessis SS, Huyser C. Large volume cryoprotectant-free vitrification: an alternative to conventional cryopreservation for human spermatozoa. Andrologia. 2015; 47: 594-9.
10) Gianaroli L, Magli MC, Stanghellini I, et al. DNA integrity is maintained after freeze-drying of human spermatozoa. Fertil Steril. 2012; 97: 1067-73.
11) Baert Y, Van Saen D, Haentjens P, et al. What is the best cryopreservation protocol for human testicular tissue banking? Hum Reprod. 2013; 28: 1816-26.

〈泊 博幸　詠田由美〉

11 採卵の準備および検卵

培養室における採卵業務は，卵胞液が培養室に運ばれてくることから始まる．その後，検卵を実施し，卵丘細胞卵子複合体（cumulus-oocyte complex：以下COC）を洗浄後，培養液中にCOCを入れ，インキュベータにて保管することで終わる．

多くの施設では，卵胞から吸引した卵胞液を顕微鏡下で検卵後に，再度検卵(以下再検）を行っており，再検でCOCを1個も見逃さなくなることを約半年～1年かけてのトレーニングで確認できてから，臨床での検卵が実施できるようになる．

臨床での検卵では，体外に出されたCOCはその時点から温度・pH・浸透圧などの変化によるストレスを受ける．また，採卵時間が長くなり，麻酔量が増えることは患者負担の増大につながる．これら2点をクリアするためには迅速な検卵が必要となる．そこで，本稿では，培養室業務としての採卵の準備および検卵・再検について述べる．

1 採卵の準備

(1) 採卵前日

大気中でも使用できるようにpH調整されたHEPES含有培養液は，光曝露による細胞毒性および熱曝露によるpHの変動がある．また，生理的な状態の培養液ではないため，長時間COCを保管することは避けるべきである．そのため，当院では検卵時は生理的な培養液であるHEPES不含培養液であるhandling mediumまたは初期胚用mediumを使用している．

これらの培養液はガス平衡および温度も加温する必要があり，朝の採卵に使用するためには前日に準備する必要がある．当院では，4 welldishの1 wellに培養液を0.9 mL入れoilを被覆し，CO_2 6%，O_2 5%，温度は37℃の無加湿型インキュベータでovernightさせ使用している．

無加湿型インキュベータを使用する上でoilの被覆は必須であり，デメリットは現在の培養系では皆無と思われる．むしろoilを被覆することはメリットであ

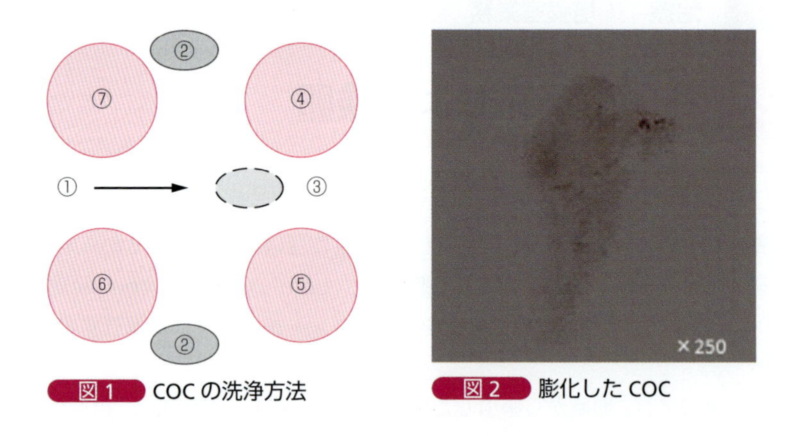

図1 COCの洗浄方法

図2 膨化したCOC

り，体外の操作時に培養液のpHの変動を和らげることができる．

(2) 採卵当日

37℃に加温されたPBS（20％血清含）を上述のovernightさせた4 wellのcenter wellに約5 mL注ぎ入れ，検卵が開始される．

2 採卵・検卵時に使用する4 well内での洗浄方法

検卵時に採取されたCOCには血液塊の付着がある場合があり，卵胞液には血液が混入していることがある．それらを除去せずに培養液中でCOCを保存することは，血液の凝固作用による操作性の悪化および赤血球（ヘモグロビン）への酸素結合により培養液の組成が変化し，低酸素環境を維持できず卵子の質の低下を招く原因となる．

血液の持ち込みを極力減らすための方法は重要なポイントとなるので，我々の検卵時COCの洗浄方法について以下に示す（図1）．

検卵直前に①の培養液でピペットを満たし，②の片側へ排出することでパスツールピペットの共洗いを行う．

卵胞液から回収したCOCはピペットで吸引後①へ排出する．ピペットの中の培養液は②の片側へ全て排出する．②の対側のきれいな培養液でピペットを満たし，①にあるCOCを③の方向へ移動しながら吸引排出を繰り返し（3～5回）洗浄する．洗浄のためにCOCは投網を投げるかのように広げると細胞片や血液等を取り除くことができる．洗浄後，③へピペットの培養液を全て排出し，④の培養液でピペットを満たす．きれいな培養液で洗浄後のCOCへ吹きかけて吸い

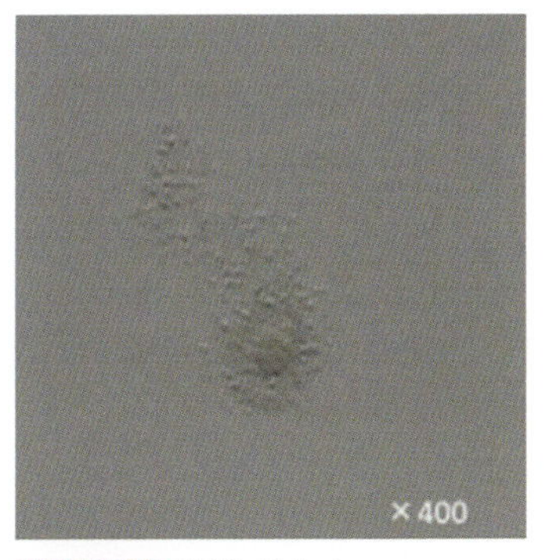

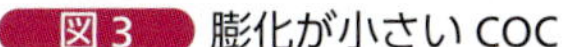
図3 膨化が小さいCOC

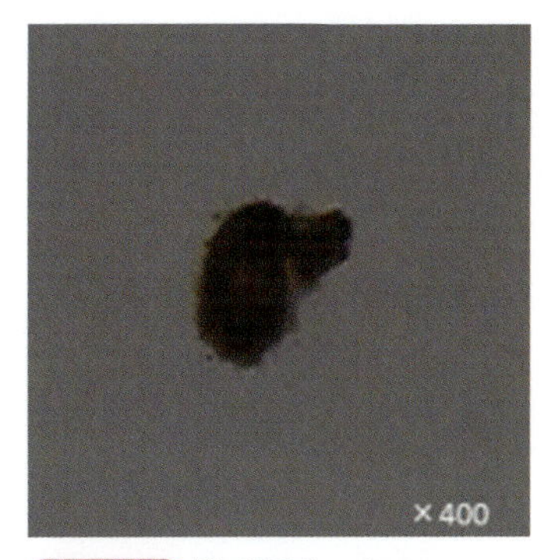

図4 黒く固まったCOC

上げ④へ入れる．

Well内で約3回吸引排出し洗浄する．④液の持ち込みを極力少なくし⑤へ入れ，同様に洗浄する．⑤液の持ち込みを極力少なくし前培養用の⑥と⑦のwellにCOCを入れ培養を開始する．この一連の動作を繰り返し検卵を実施する．我々は識別を容易にするために1 wellあたりCOCは5個までとしている．

3 再検

COCの状態や大きさは症例・卵胞ごとに異なり，卵胞内の細胞や血液も混ざるために一見して判別が難しい場合もあり見逃す可能性が考えられる．そのため，検卵者が一度見た卵胞液を，隣にいる別スタッフが即座に再度確認を実施している．当院においては，検卵実施スタッフ18名の2013年の見逃しの割合は3.2%（736/22790）あり，その多くが一見すると判断に迷うものであった．例えば，通常のCOC（図2）と比較し，明らかに膨化が見られない小さなCOC（図3）や発育不良などで黒く固まっているCOC（図4）などがある．しかし，胚培養士としては上記のようなCOCであっても見逃しは許されない．成熟卵・未熟卵は別として，再検を実施することで1個でも多くの卵子を採取することにより患者満足に繋がる．

まとめ

以上より，採卵を実施するためには事前の準備や状況に応じた培養液の選択が必須である．そして，COCへのストレスと患者負担を考えると検卵は迅速に行う必要があり，患者から採取された卵子を1個も見逃しがないように近づけるためには，再検は必ず実施すべきである．また，卵胞液の検卵方法や一連の流れについての手順は決まっているが，それは最低限実施すべき項目であり，その上で「プロフェッショナル」としての各個人の工夫をスタッフ間で共有し，見逃し率を0%に近づけ，検卵技術をより高いレベルで統一することが必要である．

〈北坂浩也 福永憲隆 浅田義正〉

12 卵子の観察

採卵時の卵子は受精を待つばかりのMⅡ期であることが理想であるが，細胞周期が未だGV期卵子やMⅠ期卵子が多々含まれる．過去の教科書では第一極体放出＝MⅡ期と定義されていたが，この定義はもはや不正確であり，第一極体を有するヒト卵子の中にはanaphaseⅠ，telophaseⅠのみならず，30分から数時間にわたる染色体凝集期間aggregated chromosome phase/AC phase[1]（図1）があることを念頭に置く必要がある（図2）．MⅡ期の紡錘体が形成される前に精子が受精した場合には受精の不成立や染色体分離異常などが起こりかねない．また，ヒト卵子には他の動物種では見られない卵細胞質や透明体の異常形態があり，受精率や妊娠率の低下に繋がるだけでなく，児の健康も慎重に考慮すべきものも出てきた．本稿では卵子の観察のポイントとその際の注意点について述べる．

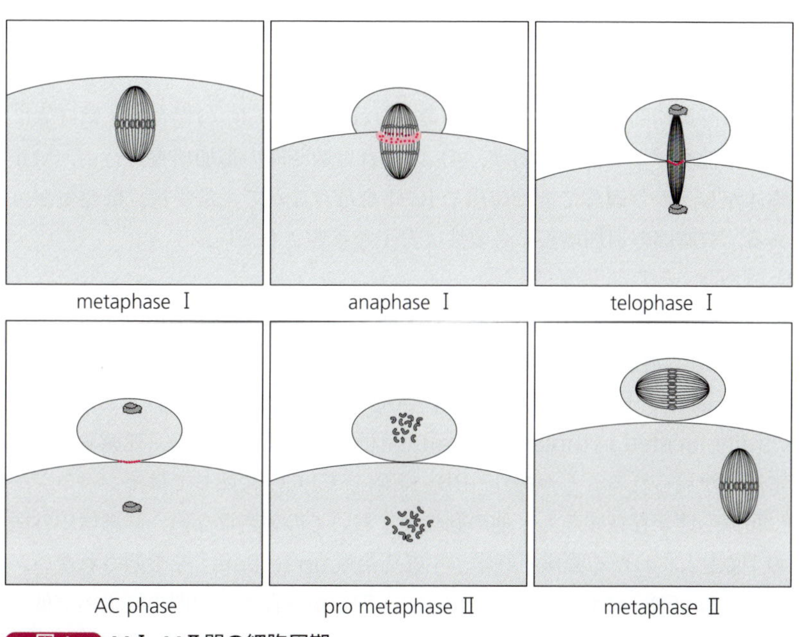

図1 MⅠ-MⅡ間の細胞周期

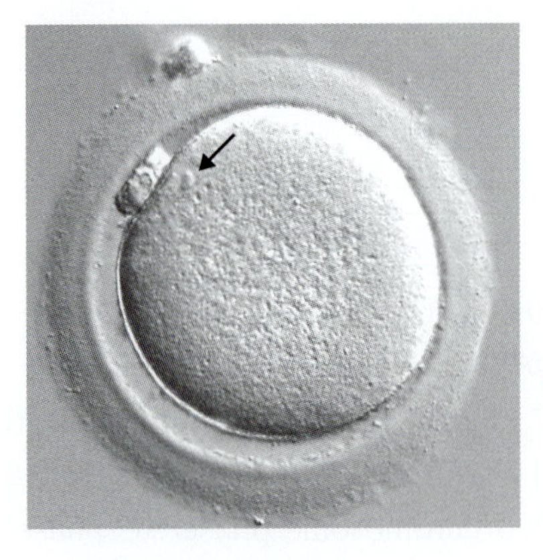

図 2 染色体凝集期間
(aggregated chromosome phase/AC phase)
矢印：染色体凝集塊

1 ICSI における卵子観察

(1) 核成熟の確認

偏光顕微鏡や微分干渉顕微鏡にてMⅡ期紡錘体の有無，形状，位置を観察することができる．紡錘体が観察されない理由として，1) 染色体の不分離が起こり，染色体のほとんどが第一極体中に放出されてしまった場合，2) 紡錘体形成不全，3) 極体放出後の時間経過 (aging) による微小管の変性，4) TⅠ-MⅡの移行期の染色体凝集期間であることなどが考えられる．1)～3) の場合は正常妊娠に繋がる胚の獲得が不可能であるが，4) の場合は数時間の追加培養を行い，MⅡ期紡錘体がしっかり観察できた時点でICSIを行うことで正常受精，胚発生が可能である．数時間の追加培養の必要性は表1を参照されたい．

(2) 卵細胞質の形態学的異常

体外受精を目的として採卵されたヒト卵子の中には，空胞 (fluid-filled vacuole) (図3)，滑面小胞体凝集塊 (smooth endoplasmic reticulum cluster：sERC) (図4)，屈折体 (refractile body/lipofuscin body：RB) (図5)，centrally located cytoplasmic granularity (CLCG) (図6)，死滅変性などの異常形態が見られることがあり，RB，sERC，CLCG に関してはチンパンジー卵子に類似形態が存在するも，他の動物種においての報告はない．詳細は中外医学社の「図説よくわかる臨床不妊学　不妊症治療 up to date」を参照されたい．これらのうち sERC においては，sERC (＋) 卵子が存在する周期の妊娠率が低く，化学的妊娠〔hCG (＋)，GS (－)〕に留まる率が高く，卵1個あたりの E_2 上昇

表1 第一極体放出からMⅡ期紡錘体形成までの時間を示す論文

年	著者	雑誌名	報告内容
2004	Balakier H, et al.	Hum Reprod	良好な受精率を得るためには，極体放出後3時間以上の培養が必要である．
2006	Montag M, et al.	RBM Online	卵巣刺激周期においては極体放出からMⅡ期紡錘体形成まで約2～2.5時間要する．（polscopeを用いたタイムラプス観察）
2007	Hyun CS, et al.	Hum Reprod	非卵巣刺激周期IVMにおいて，極体放出後1時間以内のすべての卵はTelophaseⅠであり，その後さらに1時間後にはすべてがMⅡ期になる．極体放出後1時間以内卵子のICSI受精率が有意に低い．
2007	Otsuki J, et al.	RBM Online	ヒト卵減数分裂時（GVBD-MⅠ，TelophaseⅠ-MⅡに）は1～4時間の染色体凝集期間がある．

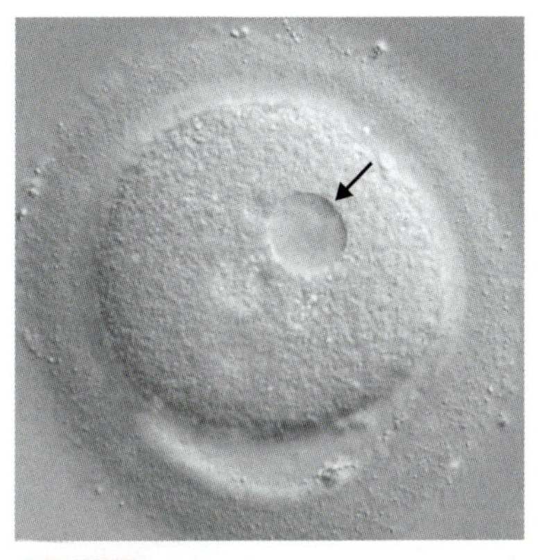

図3 空胞（fluid-filled vacuole）

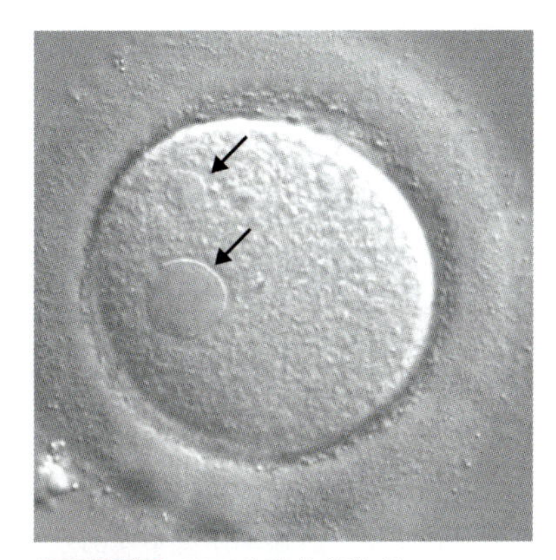

図4 滑面小胞体凝集塊（smooth endoplasmic reticulum cluster：sERC）

および最大卵胞径が大きくなる場合にsERC出現頻度が有意に高いという著者らの報告以来，sERC（＋）卵子由来胚の移植により心奇形や多奇形の児が生まれたとの報告が相次いだが，一方ではsERC（＋）卵子由来胚移植にて健常児が生まれたという報告も出てきた．しかしながら，体外受精児におけるインプリンティング異常率[2)]や精神疾患罹患率[3)]などが高いことからも，sERCを甘受してよ

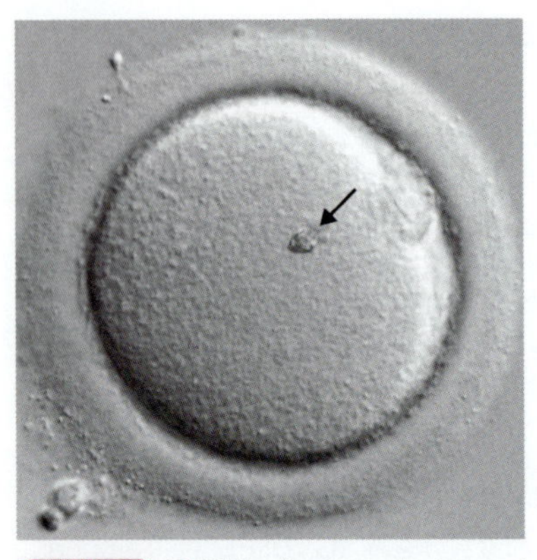

図5 屈折体(refractile body/lipofuscin body: RB)

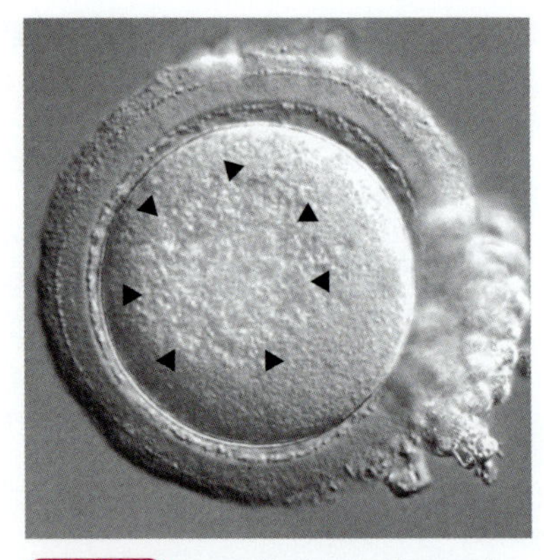

図6 centrally located cytoplasmic granularity: CLCG

いとは言い難く，今後も患者への情報提供と注意深い移植胚選別が望まれる．現時点では sERC の大きさや数との妊娠率，生産率を検討した報告はなく，sERC の発生メカニズムには不明な点が多い．著者らは hCG のタイミングを早めることにより 8 割の患者に sERC の再出現を抑えられたことを報告[4]したが，残りの 2 割の患者に対してはさらなる検討が必要である．

(3) 透明体の異常

卵子のみならず，透明体の厚さや形状も記録しておくと，移植胚選別の際に有用である．また，さまざまな卵子の異常形態の出現原因模索と同様に，卵巣刺激方法の再考の指標になる可能性がある．茶色い透明体を有する卵子由来の胚は受精率，着床率，妊娠率が低下するとの報告がある[5]．

2 IVF における卵子観察

(1) 受精前の観察

良好運動精子の数が十分あり，免疫異常や受精障害を有しない場合は一般的には IVF が行われるが，その場合，顆粒膜細胞で覆われた卵子の MⅡ期紡錘体観察はそのままでは困難であるため，卵の上部を覆う顆粒膜細胞をツベルクリン針などを用いて横に広げ，極体の有無を確認する．卵の上部や下部に極体が放出している場合，顆粒膜細胞との判別が困難な場合があるため 100％確実な方法ではないが，おおむね極体有無の確認が可能であり（図 7），第一極体を放出していな

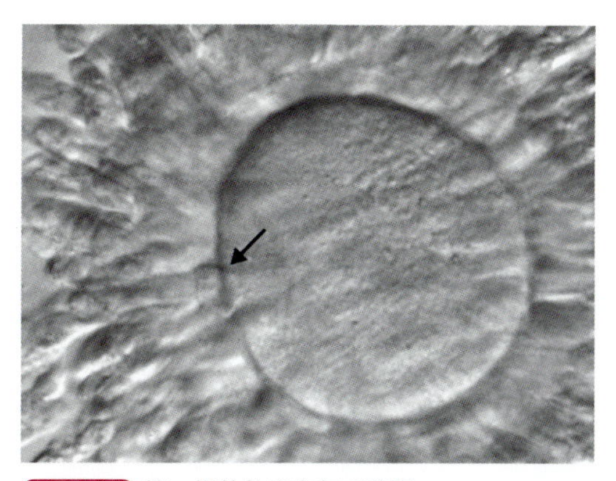

図7 第一極体放出有無の確認

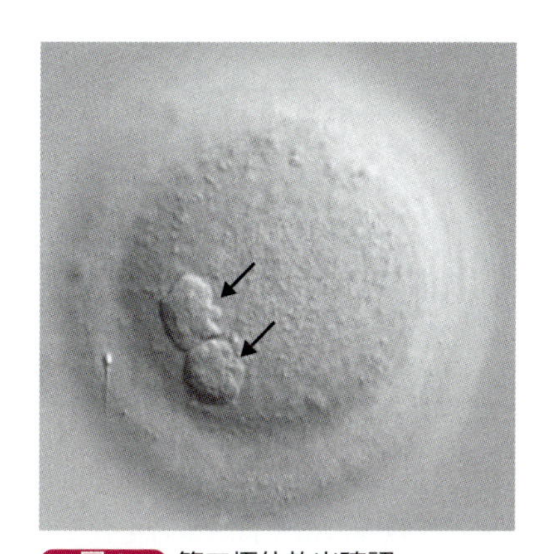

図8 第二極体放出確認

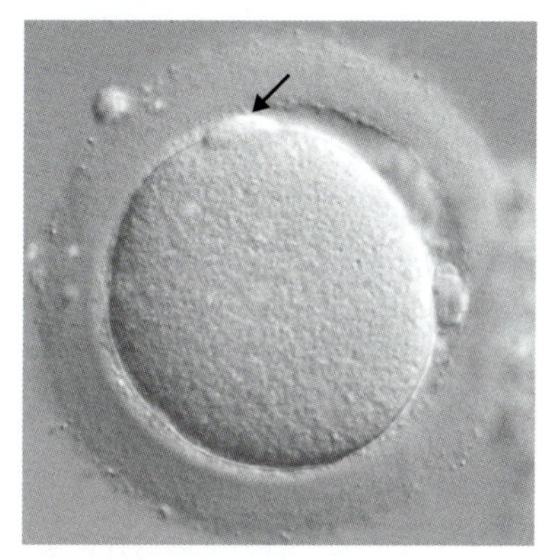

図9 精子受精部の隆起

いＭⅠ期卵子はＭⅡ期まで追加培養してから媒精を行うことが可能であり，誤タイミングでの媒精を避けることにより，受精率を上げることができる．

(2) 受精後の観察

媒精 4～4.5 時間後，ピペッティングにより顆粒膜細胞を取り除き，第二極体放出（図 8）や精子受精部の隆起（図 9）などによる受精確認を行う．同時に ICSI 時の卵子観察と同様に sERC，空胞，RB，CLCG などの異常形態の有無を記録する．ただし，媒精 5 時間を過ぎると，凝集していた滑面小胞体は卵細胞質全体にばらけ始めるため，特に小さい凝集塊の有無はもはやわからなくなることを念

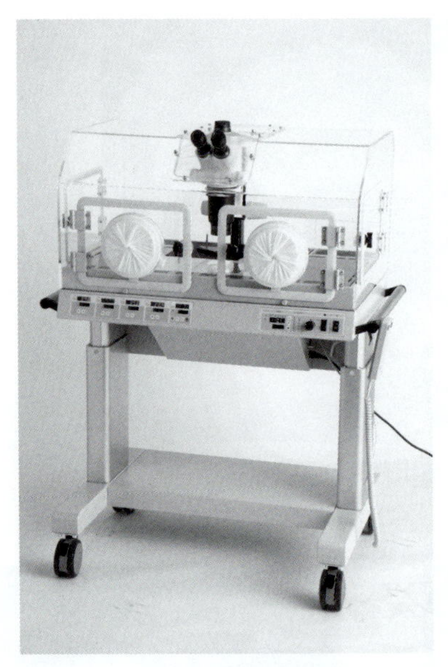

図 10 CO_2チャンバー（スマートステーション，アステック社）

頭に置く必要がある．全く受精の兆候が見られない場合はレスキューICSIが有効な場合もある．

3 理想的な卵子観察のための環境

卵の紡錘体は温度が下がると微小管が脱重合し温度が上がると再重合することが知られている．体外での操作による温度変化が紡錘体の微小管脱重合を促し染色体不分離による染色体の異数性異常を引き起こす原因となりかねないため，体外での配偶子や胚の操作は，できる限りストレスの少ない環境で行うことが望ましい．採卵時の検卵，顆粒膜細胞の裸化操作，胚移植時の胚のローディングなどは温度が管理されたCO_2チャンバー（図10）内にて行い，ICSI時の卵子の詳細観察やアシステッドハッチング，PGD/PGSなどを目的としたバイオプシーの際には倒立顕微鏡に設置されたCO_2チャンバー内での操作が理想的である．

むすび

卵子の観察はストレスを与えないよう，適切な環境にて迅速に，注意深く行う必要がある．また細部に目を向けることによって，受精率，妊娠率の向上につながる他，不妊の原因，妊娠への手がかりを得ることができる可能性がある．この項で述べたことは未だ氷山の一角にすぎず，今後のさらなる解明が期待される．

☞文献

1) Otsuki J, Nagai Y. A phase of chromosome aggregation during meiosis in human oocytes. Reprod Biomed Online. 2007; 15: 191-7.
2) Lazaraviciute G, Kauser M, Bhattacharya S, et al. A systematic review and meta-analysis of DNA methylation levels and imprinting disorders in children conceived by IVF/ICSI compared with children conceived spontaneously. Hum Reprod Update. 2014; 20: 840-52.
3) Jensen A, Hargreave M, Plessen KJ, et al. Increased risk of psychiatric disorders in children born to women with fertility problems: results from a large Danish population-based cohort study. ESHRE abstract. 2014; p.i28.
4) Miwa A, Nagai Y, Otsuki J, et al. Avoiding the occurrence of smooth endoplasmic reticulum clusters in oocytes improves ART outcomes. ESHRE abstract. 2013; p.i184.
5) Shi W, Xu B, Wu LM, et al. Oocytes with a dark zona pellucida demonstrate lower fertilization, implantation and clinical pregnancy rates in IVF/ICSI cycles. PLoS One. 2014; 9: e89409.

〈大月純子　永井 泰　塩谷雅英〉

13 卵子の凍結保存と融解

ウシ胚の緩慢凍結技術の応用により，ヒト胚凍結がIVF治療の基幹技術として1980年代から利用される一方[1]，物理的障害に感受性の高いヒト卵子は凍害による致命的な障害を受けやすく，長年，凍結保存の実用化は不可能とされてきた[2]．しかしながら近年，超急速ガラス化保存法[3]が開発され，解凍後の生存性損耗がほとんどない革命的な卵子凍結法として日本から世界中へ広く普及していった．同法はこれまですでに40か国で10万症例以上に臨床応用され，その良好な成績と低リスクの評価から，同法による卵子保存は臨床上有効で安全な技術として各国で認識され始めている[4]．

1 卵子凍結の目的

(1) 卵子セルフバンク（本人利用）

① 医原性不妊対策（がん患者における治療後の妊孕能温存）

未婚女性における白血病などでは，骨髄移植によりその多くが治療可能となった反面，化学治療のため多量に投与された抗がん剤や放射線治療の副作用によりほぼ全例が不妊となる現実がある．しかしながら，骨髄移植治療前の寛解期に採卵して凍結保存し，治療後，卵子を解凍してIVFすることにより，この医原性不妊を回避することが可能である．近年急増している乳がんや生殖器がんなどにおいても治療後に多くが妊孕能を失うため，これら患者の卵子保存も実施され始めている[5]．

② 社会性不妊対策（高齢不妊に備えた健康な女性の若年時における卵子保存）

女性の妊孕能は一般に35歳頃から減少をはじめ，45歳をもって閉経を待たずに失われることが知られている．しかしながら現代社会においては多くの女性が，晩婚や職業的理由などによりこの生殖年齢内に伴侶と出会い，子を生む機会を逸する場合が少なくない．この性差別を軽減し，女性が自身の価値観において，人生の最適時期に子供を持てるようにする技術として，欧米を中心に卵子セルフバンクが開始されている[5]．

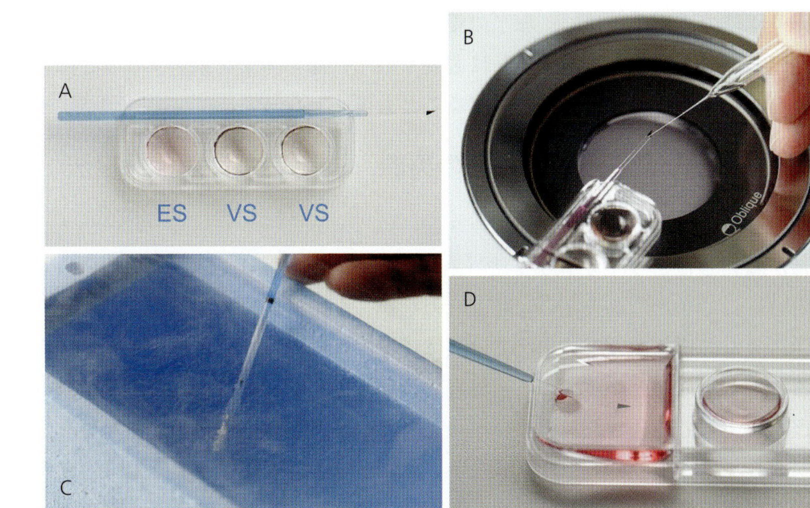

図 1 超急速冷却ガラス化保存法「クライオテック法」
A：ガラス化平衡専用プレート上のクライオテック（ガラス化容器）
ES：equilibration solution（平衡液），VS：vitrification solition（ガラス化液）
B：ガラス化液平衡後，卵子のガラス化容器への簡易ローディング
C：液体窒素投入による卵子の超急速冷却
D：融解専用プレートでのガラス化卵子の超急速加温

③ 夫が不妊治療中である高齢婦人の妊孕性維持や IVF 時の事故的精子不在対策

無精子症患者の一部には精巣内に精子のもととなる精細胞が存在しており，現在，これらを体外で精子に発育させる技術が確立されつつある．しかしながら，その妻である女性は卵子老化によって絶対不妊へと徐々に移行するため，健康な卵子を少しでも若いうちに凍結しておくことによって，この高齢不妊を防止することが可能である．また夫の急用や交通事故など，IVF 時の事故的精子不在の際の採卵卵子救済としても有効である．

(2) 卵子提供プログラムでの卵子バンク

欧米では，早期卵巣不全など，自己卵子による妊娠が困難な場合，第三者からの提供卵子を用いた IVF が日常的に実施されている．卵子が凍結できれば，提供者が都合の良い時期に採卵して保存，あるいは凍結卵子を液体窒素容器を用いた宅配便でどこへでも（国際間も）輸送でき，患者の都合が良い時に使用可能とな

る．卵子凍結の実用化に伴い，卵子の距離的，時間的制約が解除され，利用性が飛躍的に向上した．また毎回，IVF に必要な数だけ凍結卵子を融解することにより，限られた貴重な卵子を有効利用することも可能となった．

2 ヒト卵子の凍結保存と融解の実際（最新のガラス化保存法：クライオテック法）

著者が開発したクライオトップ法（2001 年）が広く卵子凍結の世界標準法として用いられてきた．過去 15 年間 200 万症例にわたる臨床結果から，このオープンシステムの超急速ガラス化法では液体窒素保管中のウイルス感染がなく安全であることも明らかとなっている．最近，これまでのプロトコルとデヴァイスの問題点を解決して完成した最も簡易かつ有効なヒト卵子および胚の超急速ガラス化法，クライオテック法（2012 年）が，融解後の卵子生存性の損耗もほとんどない極めて実用的な手法として再度，欧米から世界中へ広く普及しつつある[4,6]．

●超急速ガラス化保存法は以下の 6 ステップからなる．

1. 前平衡（浸漬により細胞内へ膜透過性凍害保護物質を浸透させる）
2. ガラス化液平衡（細胞外液をガラス化液へ置換し，細胞内を濃縮する）
3. 液体窒素投入による超急速冷却（細胞内外のガラス化）
4. 卵子の極低温保存（液体窒素保存）－130℃以下で安定したガラス化状態を維持
5. 超急速加温法による融解（氷晶形成のない加温速度）
6. 卵子内凍結保護物質の希釈除去（浸透圧緩衝材による細胞の過復水防止）

クライオテック法の手順詳細を厳格に順守して凍結-融解することにより卵子，胚のグレードやステージの違いに関わらず，融解後ほぼ 100％の生存率が得られている．生存率 100％のガラス化法では融解後の卵子の細胞活力が高度に保持されているため，新鮮卵子と同レベルの正常受精率，胚発生率や移植後の妊娠率，挙児率が得られている[6]．

日本で生まれ，生殖医療分野で世界を変えてきた超急速ガラス化保存技術がまたさらに進化し，安全かつ効果的な優れたヒト卵子の臨床凍結保存法として再び世界中の凍結シーンを一新しつつある．卵子凍結は，医原性不妊，社会性不妊で将来の家族計画に絶望を感じる未婚女性へ，命を懸けたがんとの戦いへの勇気やしあわせな将来のファミリーライフへの希望を与えながら，将来のあらゆる不妊リスクに対する予防手段として各国に定着し始めている．

☞文献

1） Trounson A, Mohr L. Human pregnancy following cryopreservation, thawing and transfer of an eight-cell embryo. Nature. 1983; 305: 707-9.
2） Kuwayama M. The human oocyte: vitrification. In: Gardner DK, et al, editors. Textbook of assisted reproductive technologies. CRC Press; in press.
3） Kuwayama M, Vajta G, Leibo SP, et al. Highly efficient vitrification method for cryopreservation of human oocytes. Reprod Biomed Online. 2005; 11: 300-8.
4） Kuwayama M. Vitrification of oocytes: General considerations and the use of the Cryotec method. In: Tucker MJ, et al, editors. Vitrification in Assisted Reproduction. 2nd ed. CRC Press; 2015.
5） Kuwayama M, Gandhi G, Kagalwala S. Oocytes Banking: Current perspectives. In: Allahbadia GN, et al, editors. Vitrification in Assisted Reproduction. Springer; 2015. p.89-96.
6） Gandhi G, Ramesh S, Khatoon A. Vitrification of oocytes; General consideration. In: Allahbadia GN, et al, editors. Vitrification in Assisted Reproduction. Springer; 2015. p.17-30.

〈桑山正成〉

14 ARTにおける精子調製

IVFの臨床応用開始から約30年が経過し，ART児が総出生数の約3%を占めている．射精精液所見の良否は，個々の症例にどの授精法（IUI, IVF, ICSI）を選択するかの重要な判断材料となる．男性不妊の約90%を占める特発性造精機能障害に対する有効な治療法は確立されていない．人為的に卵に精子を穿刺するICSIは1匹でも運動精子がいれば妊娠できるとされ，重度精液所見不良症例に対する唯一の対症療法とされてきた．さらに本法は受精胚を容易に取得できる手技として適応拡大され，ART施行例の70%以上を占める．これまで穿刺手技は詳細に検討されてきたが，穿刺精子は明視野顕微鏡下に運動性とおおまかな頭部形態を指標として選択されているにすぎず，顕微鏡で認知できない分子遺伝学的所見には関心が持たれなかった．これまで研究，臨床はどのように受精率，妊娠率を向上させるかを主眼とし，ART児の健常性，先天異常への関心は低かった．複数のコホート論文は自然妊娠に比してICSI児の先天異常率が有意に高いことを報告し[1]，また厚労科研“ART出生児に関する大規模調査”は，ICSI，胚盤胞培養，胚盤胞凍結保存と人工操作を加えるほど出生時体重が増加することを中間報告した．

1 DSB陰性運動精子の調製と精子品質管理

我々は一貫してヒト精子機能評価法，さらにはそれらを指標とした精子分画法を研究してきた．その過程で，造精機能障害が産生精子量の減少のみならず多様な質的異常をもたらすことを明らかにした．具体例として，精子はその形成過程でDNA修復能を失うため，一部の精子はdouble strand break（DSB）を蓄積している．ART安全性の観点から，その許容限度はほぼ0か所（無切断）である．我々は巨大DNA分離に用いられるパルスフィールドゲル電気泳動を応用し，単一精子の全DNAから数本の長鎖DNA離脱を検出できるSCPFGE法[2,3]を開発し，現在DSB観察に汎用されるcomet assayは検出感度が低く，ARTにおける診断的意義は低いことを示した．さらに分画した運動精子中にもDNA切断の初期段階にあるものが含まれており，その頻度は個体差が大きいことを明らか

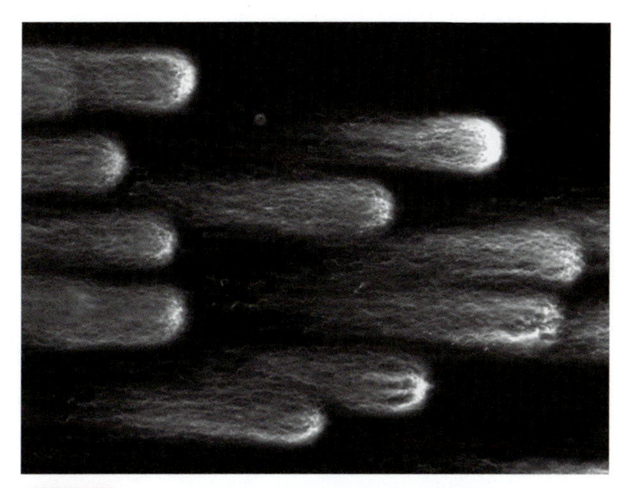

図 1 SCPFGE 法による運動精子分画の泳動像

にした．上述したコホートへの精子原性先天異常の関与を明確に否定できない現状では，DNA 損傷精子の積極的な排除および多面的な機能異常検査が，ART の安全性保証に不可欠である．

DNA 高度断片化精子は，Percoll 密度勾配遠心法，swim up 法による運動精子の分離によりほぼ完全に排除できる．先天異常の観点からはむしろ修復の可能性がある初期段階のものが危険であり，上述したように分画した運動精子中に初期段階のものが残存し，その頻度は個体差が大きいことが問題である．SCPFGE 法による個別検査が必要である．図 1 は分画後の泳動像を示している．また swim up 法は運動精子回収率が極端に低く（一般的に数%程度），運動精子を捨てているようなものである．swim up を用いない運動精子の選択的分離法開発が望まれる．

分画精子の品質管理を目的として，従来の精子濃度と運動率に加えて DNA 断片化，頭部空胞，先体反応誘起能[4]，ミトコンドリア機能，Ca チャネル開口能を検査する．図 2 は希薄染色法[5]よるヒト精子頭部空胞像を示している．先体反応は先体への Ca の流入が引き金となり，受精障害の多くは Ca チャネル開口異常に起因する．in vitro 精子薬物療法による先体反応誘起を行う．

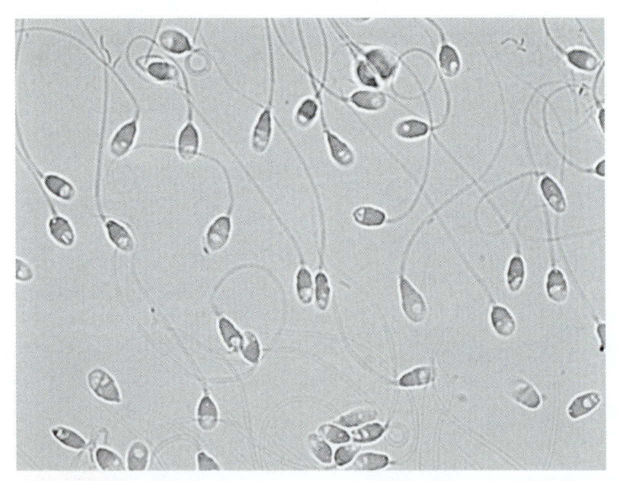

図2 希薄染色法よるヒト精子頭部空胞像

2 高効率な精子凍結保存法の確立

精子凍結保存法は排卵（採卵）と射精の時間的制約を解消し，凍結蓄積による精子の数的確保と長時間を要する多面的な精子機能検査による質的保証が可能となるなど多くの利点を有する．しかし精液所見不良例は融解後の蘇生率が低く，適応対象外とされてきた．卵側に問題がない時，一般則として常に精子の状態が良好な場合は，避妊していないと妊娠する．常に不良な場合は，たとえICSIを施行しても妊娠率は低い．精子側技術が最も介入しやすいのは，射精毎に所見の変動幅が大きい場合である．実際，精液検査時は所見が良好であったので採卵すると，当日の所見が非常に不良な例をしばしば経験する．

DNA断片化陰性運動精子を分離し，効率よく凍結保存する方法の確立は，患者夫婦が準備状況(量の確保と質の把握)を基にどのような授精法が使用可能か，さらに妊娠の可能性等について説明を受け，自らinformed choiceすることを可能にする．ヒト精子凍結保存には卵黄含有保存液が汎用されてきたが，再生医療法，改正薬事法施行に伴い異種動物成分不含保存液開発が必須である．新規に異種動物成分を含まない凍結保存液を創生した．ヒト精子凍結保存における凍結・融解過程の至適温度変化率が異なっており，凍結・融解時に容器の熱伝導率を変化させ，最適値を得る新しい手法を開発した．

3 今後の展望

上述したコホートの結論を待つのではなく，治療の安全性の観点から精子側技術の向上によりできるだけICSIを回避する，そしてICSIをせざるを得ない時は精子品質管理を徹底する．その具体策として，我々はARTにおける現行の治療モデル（卵が採れたから夫に射精を依頼する—卵が先）に代えて，①ARTに供する精子の高精度分画（DNA断片化を有しない運動精子を無菌的に調製），②精密検査による分画精子の品質管理（DNA断片化，頭部空胞，先体反応誘起能，ミトコンドリア機能など），③高効率な精子凍結保存法（排卵と射精の同調が不要となり，凍結蓄積による精子の数的確保と多項目の精密検査を行う時間確保）を組み合わせることにより，あらかじめ精子の数的確保と質の保証ができたから採卵するという新しいモデル（精子が先）を提唱したい．

☞文献

1) Davies MJ, Moore VM, Willson KJ, et al. Reproductive technologies and the risk of birth defects. N Engl J Med. 2012; 366: 1803-13.
2) Kaneko S, Yoshida J, Ishikawa H, et al. Single-cell pulsed-field gel electrophoresis to detect the early stage of DNA fragmentation in human sperm nuclei. PLoS ONE. 2012; 7 (7): e42257. doi: 10.1371/journal.pone.0042257
3) Kaneko S, Yoshida J, Ishikawa H, et al. Single-nuclear DNA instability analyses by means of single-cell pulsed-field gel electrophoresis-technical problems of the Comet Assay and Their Solutions for quantitative measurements. J Mol Biomark Diagn. 2013; S5: 005. doi: 10.4172/2155-9929.S5-005
4) Kuroda Y, Kaneko S, Matsuda Y, et al. Quantitative assessment of human sperm acrosome reaction by using fluorescein isothiocyanate conjugated concanavalin A-comparison between highly purified acrosome reacted sperm and those non-reacted. Arch Androl. 1998; 40: 215-24.
5) Kaneko S, Yoshida J, Takamatsu K. Low density regions of DNA in human sperm appear as vacuoles after translucent staining with reactive blue 2. J Med Diagn Meth. 2013; 2: 145. doi: 10.4172/2168-9784.1000145

〈黒田優佳子　兼子 智〉

15 精液中の HIV の除去

ヒト後天性免疫不全ウイルス（human immunodeficiency virus type 1：HIV-1）は性交ばかりでなく精液のみを介しても水平感染を起こす．このため HIV-1 感染男性と HIV-1 非感染女性の夫婦にとって，妻や生まれてくる子どもへの水平・垂直感染を防ぎながら挙児をはかる方法として，洗浄によりウイルスを希釈除去した精子液を用いて挙児をはかることは，一つの重要な選択肢となる．ウイルス除去は，密度勾配溶剤による洗浄と，swim up 法を組み合わせた方法により行い，除去後に RT-PCR にてウイルスが測定感度以下であることを確認して適宜人工授精・体外受精・顕微授精を行う．

1 HIV-1 と性交・精液を介した感染機序

HIV-1 感染男性と HIV-1 非感染女性のカップルがコンドームを含むウイルス感染防御を行わない場合，性行為 1 回あたりに 0.1～0.2％の HIV-1 感染リスクがあると言われている[1)]．性的接触がなくても，精液との接触だけで感染が成立することは，非配偶者間人工授精に用いられる精液によっても HIV-1 が伝播された事実から明らかである[2)]．

感染男性精液中で，精漿およびリンパ球細胞内ウイルスのいずれもが，パートナーにウイルスを伝播させる危険性があると報告されている[3)]．

一方精祖細胞，および精子において HIV-1 遺伝子および HIV-1 様粒子が PCR 法および電子顕微鏡によって証明され，HIV-1 感染男性精液から体外受精を介して卵に HIV-1 が伝播することが報告されている[4)]．このため，洗浄により精子外の HIV-1 を完全に除去しても，精子内のウイルスによる水平感染の危険性は極めて低いが残ることになる．

2 精液洗浄と生殖医療の報告

(1) IUI

Savasi らは，密度勾配法と swim up と組み合わせて RT-PCR にて HIV-1 陰性を確認した精子を用いて 2400 cycle の IUI を行っているが，水平感染は起

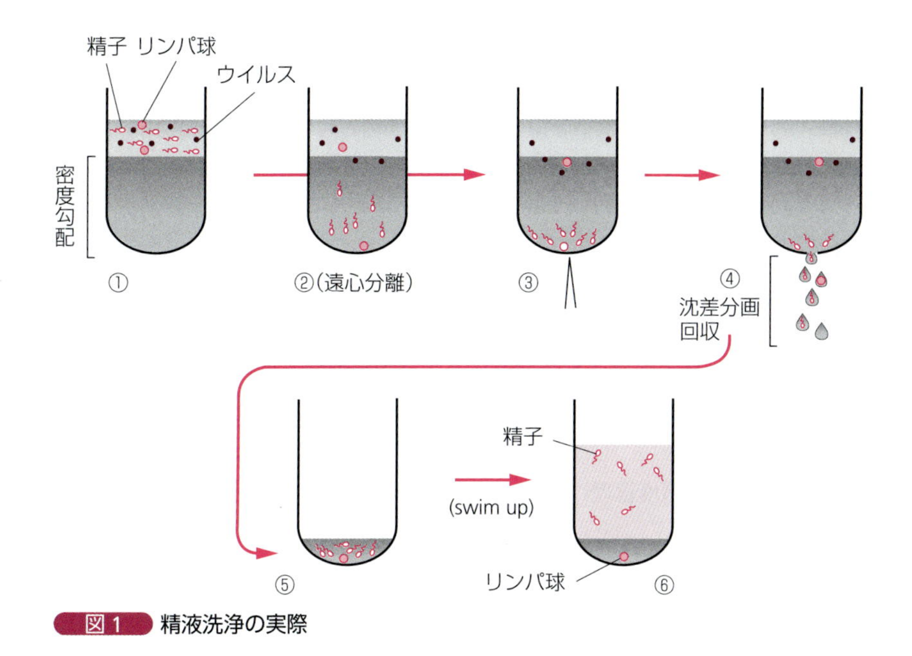

図1 精液洗浄の実際

こっていないと報告している[5]．ICSIと比較すると，ウイルスを含んでいる可能性のある精子・感染リンパ球を多数，体内へ注入する危険性があるIUIであっても感染率が非常に低い理由は，洗浄後の精子浮遊液では感染リンパ球・ウイルスが含まれる頻度が少ないことと，HIV-1遺伝子の変異速度が極めて速いために産生されるウイルスの1/400しか複製や感染を起こすことができないといわれていることが，相乗効果として現れているからではないかと考えられる．

(2) IVF/ICSI

洗浄精子を用いてSauer[6]らは347 cycleのICSIを行ったが，妻・子への感染を起こさなかったと報告している．ICSIの児への影響については，HIV-1陽性男性の洗浄精子を使用しICSIを行った場合，HIV-1陰性男性精子を使用する場合と比較して，胚発生や生殖補助技術の成績に悪影響はなかったと報告されている[7]．

(3) 当院における精液洗浄によるウイルス除去

当院では，0～80% Percollの連続密度勾配による洗浄とswim upを行って精子を回収している（図1）．回収液の半量を用いてenvあるいはgag領域を標的とした nested PCR にて HIV-1 の残存がないことを確認し，陰性であれば残りの半分を ICSI のために凍結保存し，ICSI 治療に用いている．312 cycle の ICSI を行っているが，妻への水平感染はこれまで 1 例も起こしていない．ET あたりの着床率は 34.5%であり，ICSI による明らかな児の異常増加も特に認めていない．現在 81 人の児を獲得しているが，この方法で水平・垂直感染は認められていない．

3 注意点

① 前述のように精子内ウイルスの存在と受精後の増幅可能性が報告されていることから，本治療ではどれだけ厳密にウイルス除去を試みても水平感染の可能性は 0 にはならない．したがって可能な限りのウイルス除去の工夫，ウイルス検出系の厳密な精度管理に加えて，厳密なインフォームド・コンセントが絶対必要である．

② 精液洗浄のみを用いて swim up を行わない初期の報告では，実際に感染が起こった例が報告されているので，精液洗浄を行う場合には必ず swim up 過程を加える．

4 その他

(1) 化学療法による感染予防

生殖医療が HIV-1 夫婦間水平感染予防に有効であることはほぼ実証されているが，これには多大なコストがかかるため，化学療法後に性行為を行うことによって感染の危険性を低減させる方法が模索されている．

化学療法により性交による感染リスクは低減できるという複数の報告があり，Anglemyer らは，化学療法を継続して施行，6 か月以上ウイルス量が 40 copies/mL 以下の性感染症のないカップルは，通常の性行為による HIV-1 水平感染の危険性はほとんどないと報告している[8]．しかし一方で，血液中 HIV-1 が感度以下でも精液内に HIV-1 は検出され，また精液中のウイルス量は HIV-1 感染の臨床病期や CD4 陽性リンパ球数に相関していないという報告もある[9]．

一方女性側への投薬で性行為による夫婦間水平感染の危険性を減少させるため，性交前に抗 HIV 剤の局所投与または経口剤を使用する予防的抗 HIV 剤投与（pre-exposure chemoprophylaxis：PrEP）が，感染を防ぐ新たな方法として紹介されている．ただ感染率は大幅に低下するが[10]，感染例も存在すると報告されている[11]．

HIV-1 に対する化学療法や PrET は，洗浄精液を用いる不妊治療のように体内に入る精液の感染の危険性や，女性体内に入ったウイルスの感染性低下の度合いを検証することができない．したがってこれらの治療は，現在のところ洗浄精液を用いた不妊治療にかわるというより，感染の危険性を承知した上でカップルや，行政が取り得る一つの選択肢であると言えよう．

(2) HIV-1 抗体陽性男性の無精子症に対する生殖補助技術

Bostan らは精子を回収し，ウイルスを除染するためマイクロマニピュレーターを用いて単一精子を洗浄した後，ICSI を施行し，HIV-1 陽性の重度男性不妊において，単一精子洗浄を用いることで ICSI することが可能であると報告している[12]．

☞文献

1) Mastro TD, de Vincenzi I. Probabilities of sexual HIV-1 transmission. AIDS. 1996; 10 Suppl A: S75-82 review.
2) Matz B, Kupfer B, Ko Y, et al. HIV-1 infection by artificial insemination. Lancet. 1998; 351(9104): 728.
3) Gupta P, Collins KB, Ratner D, et al. Memory CD4 (+) T cells are the earliest detectable human immunodeficiency virus type 1(HIV-1)-infected cells in the female genital mucosal tissue during HIV-1 transmission in an organ culture system. J Virol. 2002; 76(19): 9868-76.
4) Baccetti B, Benedetto A, Burrini AG, et al. HIV-particles in spermatozoa of patients with AIDS and their transfer into the oocyte. J Cell Biol. 1994; 127 (4): 903-14.
5) Savasi V, Ferrazzi E, Lanzani C, et al. Safety of sperm washing and ART outcome in 741 HIV-1-serodiscordant couples. Hum Reprod. 2007; 22(3): 772-7.
6) Sauer MV, Wang JG, Douglas NC, et al. Providing fertility care to men seropositive for human immunodeficiency virus: reviewing 10 years of experience and 420 consecutive cycles of in vitro fertilization and intracytoplasmic sperm injection. Fertil Steril. 2009; 91(6): 2455-60.
7) Melo MA, Meseguer M, Bellver J, et al. Human immunodeficiency type-1 virus (HIV-1) infection in serodiscordant couples (SDCs) does not have an impact on embryo quality or intracytoplasmic sperm injection (ICSI) outcome. Fertil Steril. 2008; 89(1): 141-50.
8) Anglemyer A, Rutherford GW, Baggaley RC, et al. Antiretroviral therapy for prevention of HIV transmission in HIV-discordant couples. Cochrane Database Syst Rev. 2011; (8): CD009153.

9) Gupta P, Mellors J, Kingsley L, et al. High viral load in semen of human immunodeficiency virus type 1-infected men at all stages of disease and its reduction by therapy with protease and nonnucleoside reverse transcriptase inhibitors. J Virol. 1997; 71(8): 6271-5.
10) Heneine W, Kashuba A. HIV prevention by oral preexposure prophylaxis. Cold Spring Harb Perspect Med. 2012; 2(3): a007419.
11) Baeten JM, Donnell D, Ndase P, et al. Antiretroviral prophylaxis for HIV prevention in heterosexual men and women. N Engl J Med. 2012; 367(5): 399-410.
12) Bostan A, Vannin AS, Emiliani S, et al. Development and evaluation of single sperm washing for risk reduction in artificial reproductive technology (ART) for extreme oligospermic HIV positive patients. Curr HIV Res. 2008; 6(5): 461-5.

〈久慈直昭　伊東宏絵　井坂恵一〉

16 性の出生前選択─X，Y 精子分離法

これまでに血友病，赤緑色盲，筋ジストロフィ，グルコース6リン酸脱水素酵素欠損など約200種類の伴性遺伝病が報告されている．X，Y精子の分離研究は伴性遺伝病回避の有力な手段となる．性の出生前選択には，① 分離したX，Y精子を用いた授精，② 分割胚の割球を採取して染色体構成を決定する方法がある．初期における研究では，分離した精子を人工授精して性比を評価するしか観察法がなく，研究の進展は困難を極めた．

生化学的な方法によるX，Y精子分離において，分離精度の向上は精子生存性，回収率が低下を招くことが多く，結果として妊孕性が低下する．また分離対象となる精子の均一性も再現性に大きく影響する．セルソーティング，電気泳動法，沈降速度差遠心法等を組み合わせたより高精度なヒトX，Y精子分離法の開発が待たれる．

1 生化学的手段によるX，Y精子の分離

分離の方法には，(1) X，Y精子のDNA含量差に着目した方法，(2) X，Y精子のDNA含量以外の物理化学的性状差を利用する方法がある．

(1) フローサイトメトリー法

ウシではX精子のDNA量はY精子より3.8%多い．生細胞膜透過性ヘキスト33342で染色したX精子の蛍光強度はY精子に比べて若干強く，フローサイトメトリーにより両者を分画する[1]．米国農務省が特許を保有しており，本邦では家畜改良事業団が，平成18年から性選択用-分別精液の商用生産を開始した．商品名は*Sort*[90]と呼ばれ，X精子，Y精子ともに純度90%を保証している．乳用種雄ウシ7頭，肉用種雄ウシ5頭を対象とした人工授精試験により840頭の子ウシが生産され，性的中率は93.2%であった．経済動物であるウシにおいては種雄として使用される精液所見が極めて良好な個体が分離対象となるが，それでも分離特性には個体差があり，精度良く分離できる個体が限られる．この知見は生化学的手段によるX，Y精子の分離において，精子間の物理化学的均一性が非常に重要であることを示唆している．ヒトは精液所見の変動が大きく個々の精子の性

状が不均一であり，フローサイトメトリーによるX，Y精子分離は難易度が高い．一般にDNA2重鎖内に入り込む蛍光染色試薬は有害であり，レーザー照射によるDNA損傷の可能性もあり，ヒトへの臨床応用に不向きである．

(2) X，Y精子の染色体サイズ差以外の物理化学的性状差を利用する方法

ヒトX，Y精子の細胞性状の差として，Kanekoら[2,3]は無担体電気泳動法による研究を行い，洗浄したヒト精子を電気泳動分離するとX精子はY精子に比して電気泳動度が速く，その差はシアリダーゼ処理により消失することを報告している．Mangerら[4]はウシで同様な結果を得ている．さらにIshijimaら[5]はヒト精子細胞表面のζポテンシャルを測定した結果，両者に差が存在することを報告している．細胞表面にはシアル酸含有糖タンパク質が多数存在し，細胞表面に負荷電を与えている．上述した結果は，ヒトX，Y精子間で細胞表面シアル酸含有糖タンパク質の量的または質的差が存在する可能性を示唆している．媒体中における粒子の沈降はストークスの法則に従い，密度差または同一密度の粒子でも粒径差，形状が沈降速度に影響する．KanekoらはPercollを担体とする不連続密度勾配-沈降速度差遠心分離法によるX精子の分離を報告している[6]．本法はヒトX精子の遠心沈降速度がY精子に比して速いことを利用している．X精子のDNA含量がY精子より多いため細胞重量または密度に差が存在すると予想したが，沈降平衡法により精子の浮遊密度を測定すると両者間に分離可能なほどの差は存在しなかった．上述した細胞表面シアル酸は水和性が高く，シアル酸量が多いと細胞表面への水分子吸着量が増して見かけの細胞径が増大し，結果として沈降速度差を生じている可能性が考えられる．また本法の技術的な問題点として，ヒトでは精液所見の個体差が大きく，成熟度，形態等のバラツキ（精子間の物理化学的性状差）も精子の流体力学的性状に影響する．したがって，不連続密度勾配等の分離条件を最適化できても，分離可能な被検個体が限定される．現在の精子分画技術は，本研究を行った当時と比べて大きく進歩しており，より均一なDNA切断陰性-運動精子の選択的調製が可能である．高度に精製された精子分画を用いることにより，X，Y精子分離精度の向上および分離可能な被検個体の範囲を広げることができるかもしれない．ぜひ再研究してみたい．

2 単一精子の染色体の直接観察

(1) 異種精子透明帯除去ハムスター卵侵入法

分裂期像が得られない精子の染色体を分析するためには，卵と受精させる必要

がある．卵内に侵入した精子頭部は膨化して雄性前核を形成する．その後，第 1 卵割中期になって初めて精子由来の染色体観察が可能となる．透明帯除去ゴールデンハムスター卵にヒト精子が侵入することを利用して，ヒト精子染色体を分析する．

(2) Fluorescnent in situ hybridization（FISH）法

DNA hybridization を染色体に応用し，特定の塩基配列を視覚化する．そのプロセスは染色体標本の作製，プローブの標識，hybridization，シグナル検出，染色体の分染からなる．古典的な染色体分析では分裂期の細胞から染色体標本を作製して，解析を行う．FISH は特異的シグナルを静止期でも検出できるため，分裂期像が得られない精子の染色体分析に適している．ヒト X，Y 染色体の検出には，市販の X 染色体アルファサテライトをオレンジ蛍光標識，Y 染色体サテライトⅢを緑色標識した混合 DNA プローブ（Vysis，VYS-32-131050）を用いた観察キットの使用が簡便である．

☞文献

1) Johnson AL, Cran DG, Polge C. Recent advances in sex preselection of cattle: Flow cytometric sorting of X- & Y-chromosome bearing sperm based on DNA to produce progeny. Theriogenology. 1994; 41: 51-6.
2) Kaneko S, Iizuka R, Oshiro S, et al. Separation of human X- and Y-bearing sperm using free flow electrophoresis. Proc Jpn Acad. 1983; 59: 276-9.
3) Kaneko S, Oshio S, Kobayashi T, et al. Human X- and Y-bearing sperm differ in cell surface sialic acid content. Biocem Biophys Res Commun. 1984; 124: 950-5.
4) Manger H, Bostedt H, Schill W-B, et al. Effect of sperm motility on separation of bovine X- and Y-bearing spermatozoa by means of free-flow electrophoresis. Andrologia. 1997; 29: 9-15.
5) Ishijima SA, Okuno M, Mohri H. Zeta potential of human X- and Y-bearing sperm. Int J Androl. 1991; 14: 340-7.
6) Kaneko S, Oshio S, Kobayashi T, et al. Selective isolation of human X- and Y-bearing sperm by differential velocity sedimentation in Percoll density gradients. Biomed Res. 1984; 5: 187-94.

〈兼子 智〉

17 体外受精の媒精

体外受精（in vitro fertilization：IVF）とは，卵子と精子を *in vitro* で受精させる方法である．

ヒトの精子と卵子の受精成立過程において，精子には受精能獲得（capacitation），ハイパーアクチベーション（hyperactivation），ならびに先体反応（acrozomal reaction）が誘起される．精子が卵子透明帯を通過し卵子細胞質膜に接着・融合すると，卵子では第2減数分裂の再開，卵子活性化，第2極体の放出，卵子細胞表層の隆起構造である受精丘（fertilization cone）の出現，さらに，透明帯における多精子受精防御機構などの変化が開始される．また，卵細胞質内に侵入した精子は，精子核であるDNA-プロタミン複合体のプロタミンがヒストンに置換され，その過程で精子頭部の脱凝縮，膨化が起こる．その後，雄性前核が形成される．卵子においても核の脱凝縮を経て雌性前核が出現する[1)]．

体外受精の媒精を行う際には，これらの受精の過程を充分に理解したうえで実際の作業に臨むべきである．本稿では体外受精の媒精について，実際の手順を交えながら解説する．

1 方法

(1) 精液の準備

① 精液の採取

精液は数日の禁欲後，マスターベーションにて滅菌された容器内に採取する．禁欲期間は短すぎても，長過ぎても良くない．当院では原則として2日の禁欲期間を推奨しているが，個々の患者の状態に応じて適切な禁欲期間を指導するべきである．採取直後の精液は，粘稠性を示すので，室温で静置し液化を促す．通常15分以内に液化は完了するが，60分近く要するケースもある．室温で静置しても精液の粘稠性が高く液化が進まない場合には，ピペットや18 Gの注射針で吸引・排出操作を行うことで液化を促進することができる[2)]．

② 精液検査

充分に液化した後に精液検査を行う．精液検査の方法は，顕微鏡下に目視でカウントする方法（目視法）と専用の測定機器を用いて自動で算定するcomputer aided sperm analysis（CASA）に大別できる．目視法では，スライドガラスや血球計算盤およびMakler® counting chamberを用いて測定する方法がある．World Health Organization（WHO）では，スライドガラスや血球計算盤を用いて，精液を希釈し200個以上の精子を最低5視野測定することを推奨している[2]．しかし実際の臨床の現場では，精液を希釈する必要がなく簡便でしかも迅速にカウントできるMakler® counting chamberを用いる方法が頻用されている．

③ 精液調整方法

a．密度勾配遠心法

精液中の不純物や血球成分などを取り除き，できるだけ良好精子だけを選別して回収するために密度勾配遠心法を用いる．polyvinyl pyrollidone（PVP）でコーティングされたコロイド状シリカゲルであるPercoll®や，シランコートされたコロイド状シリカゲルを用いたISolate®（Irvine Scientific）などを用いて密度勾配を作りその上に精液を積層して遠心処理する．密度勾配層を単層とする単層法や不連続の多層とする多層法，そして層の境界を攪拌し連続した層を形成する連続密度勾配法に分けることができる．

b．swim up法

直接swim up法

直接swim up法は液化した精液から運動性の良好な精子を回収する方法である．試験管内で液化された精液の上に培養液を積層するか，培養液の下に液化された精液層を注入し，培養庫内に静置する．10～30分後に培養液内に移動した運動精子を回収する．運動性良好な精子ほど培養液の液面近くに集まるのでなるべくこの層を回収する．

c．密度勾配遠心法＋swim up法

密度勾配遠心法によって回収された精液層からさらに運動性の良好な精子をswim up法で回収する方法である．精子の状態に応じて，直接swim up法，密度勾配遠心法＋swim up法を使い分けることが望ましい．

(2) 卵子–卵丘細胞複合体（oocyte cumulus complex：OCC）の前培養

採卵は一般的にhCG投与後およそ36時間後に行われる．したがって，採卵によって回収された多くの卵子の核は成熟しmetaphaseⅡの状態であるが，なかには卵子核の成熟が遅れている卵子も含まれることがある．これらの卵子の核の

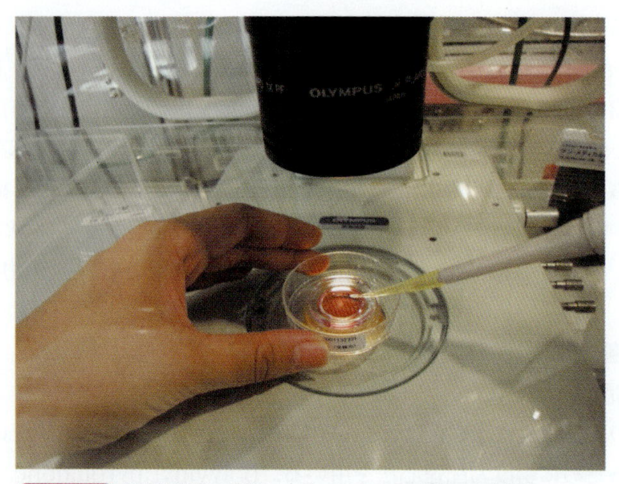

図1 体外受精の媒精(ディッシュを用いる方法)
ピペット(Eppendorf®)を用いて,調整された運動良好精子10万個を実体顕微鏡下で卵子の周りに静置させる様子

成熟を待つため,媒精は採卵後数時間の前培養を行った後に行う.

(3) 体外受精の媒精方法

① ディッシュを用いる方法(図1)

当院で実際に行っている方法をご紹介する.まず,培養ディッシュ(Falcon353037)内で1 mLの媒精用培養液を平衡化する.実体顕微鏡(SZX12 OLYMPUS)下にて,前培養した卵子を培養液内に浸漬し,swim up法にて回収された精液層を,ピペット(Eppendorf®)のチップ内に吸引後,チップ先端をディッシュの底面に軽くあてながら,卵子の周りに静置するように注入する.その際,実体顕微鏡下で,ピペットのチップ先端から精子が排出される様子を確認する.媒精濃度は,同時に媒精するOCCの個数によって5~20万/mLとしている.過去の治療歴から多精子受精が懸念される症例には媒精濃度を下げるか,顕微授精(intracytoplasmic sperm injection: ICSI)を選択する.

② マイクロドロップ媒精法

精液所見が不良でディッシュを用いる媒精方法で受精を期待できない場合,あるいは低受精率が予想される場合にはマイクロドロップ媒精法を行うことがある.50 μLの培養液のドロップを培養ディッシュ(Falcon353002)内に作成し,ミネラルオイルで覆い平衡化させた後に,OCC 1個あたり2000~5000個の運動精子をこのドロップに加える．しかしながら，当院ではこのような症例に対しては顕微授精（ICSI）を選択しており，マイクロドロップ媒精法を行う症例はほとんどない．

(4) 精子と OCC の培養時間の長短

通常媒精後 16～20 時間後に受精判定を行う．この場合，媒精から受精判定まで長時間 OCC は精子と共培養されることになる．長時間の精子曝露を避けるため，媒精後，精子と OCC の共培養時間を 2～3 時間と短くする方法もある[3]．Cochrane Database（2013）によれば，この精子と OCC の培養時間を短くすることで，継続妊娠率の増加および流産率を低下させる可能性があるとされている[4]．

(5) レスキュー ICSI

媒精後，充分な受精率を得ることができない症例がある．これらの症例の低受精率をレスキューする目的で，媒精後比較的短時間の後に卵子からの第 2 極体の放出の有無を確認し，第 2 極体の放出を認めない卵子に対して ICSI を行う方法がレスキュー ICSI である．レスキュー ICSI の詳細は，後述の頁を参照されたい．

(6) 受精判定（雌雄前核の確認）

媒精 16～20 時間後に，実体顕微鏡下にて，パスツールピペットを用いピペッティング操作を行い，OCC 内の卵子をピックアップし平衡化した培養液内に移動後，顕微鏡下に観察し受精を判定する．囲卵腔内に第 2 極体の放出を認め，卵細胞質内に雌雄前核（2 個の前核）を認めた時に正常受精と判定する．前核を 1 個しか認めない場合，本来 2 個ある前核が重なって 1 個に見える場合もあることから，パスツールピペットなどを用い，卵子を回転して別の角度から観察する．

(7) 培養液や使用機器のクオリティコントロール

安定した治療成績を得るためには，培養液や使用機器などのクオリティコントロールも重要である．培養液のクオリティコントロールの例としては，個々の症例毎に使用する培養液の入荷日や使用期限，Lot 番号などを把握すること，培養液の Lot 変更ごとに pH チェックを行うこと，定期的に培養液の比較試験をすることなどが挙げられる．また，精液調整時に必要な遠心機の定期点検ならびに媒精時に使用する機器であるピペット（Eppendorf®）や顕微鏡などの点検も定期的に行い，正確に媒精できる体制を整えることが安定した技術，培養成績に繫がる．

最後に

体外受精の媒精においては，媒精時の手技およびその際に使用する培養液や使用機器などのクオリティコントロールを適切に行ってはじめて，安定した受精率を得ることができる．安定した高い受精率が得られない場合，手技や機器のクオリティコントロールに問題がないか入念にチェックする必要がある．

日本産科婦人科学会の報告によると，我が国では顕微授精の実施件数が体外受精の実施件数を大きく上回っている．その理由として，顕微授精の技術が普及してきていること，また体外受精における不受精を避ける目的で男性因子のない症例にも顕微授精が適応されていることなどが考えられる．顕微授精は精子注入時に卵子細胞膜の穿破，卵子細胞質の穿刺吸引を伴う操作であり卵子への侵襲が体外受精よりも大きくなる可能性がある．男性因子のない症例において，体外受精と顕微授精のどちらの治療成績がより良いかいまだ決着を見ていない[5]以上，体外受精で受精を期待できる症例を選別し，これらの症例には体外受精を実施するべきであると考える．

☞文献

1) 年森清隆，伊藤千鶴．受精の基礎と臨床．In：日本哺乳動物卵子学会．生命の誕生に向けて．2版．東京：近代出版；2011．p.105-16.
2) World Health Organization. WHO Laboratory Manual for the Examination and Processing of Human Semen. 5th edn. Geneva：World Health Organization；2010. p.13-26.
3) Kattera S, Chen C. Short coincubation of gametes in in vitro fertilization improves implantation and pregnancy rates：a prospective, randomized, controlled study. Fertil Steril. 2003；80：1017-21.
4) Huang Z, Li J, Wang L, et al. Brief co-incubation of sperm and oocytes for in vitro fertilization techniques. Cochrane Database Syst Rev. 2013；30：4.
5) van Rumste MM, Evers JL, Farquhar CM. ICSI versus conventional techniques for oocyte insemination during IVF in patients with non-male factor subfertility：a Cochrane review. Hum Reprod. 2004；19：223-7.

〈緒方洋美〉

18 ICSI

卵細胞質内精子注入法（intracytoplasmic sperm injection：ICSI）は以下のステップから成る．卵子前培養，裸化処理，精子浮遊液の作製，ICSI 実施用ディッシュの準備，マイクロマニピュレーターのセッティング，マイクロピペットのセッティング，精子の不動化処理，精子注入，ICSI 卵子の培養である．これらのプロセスはどのプロセスも重要であるが，特に機器のセッティングと精子の不動化処理は妥協が許されない．培養室業務としての各プロセスの実際について解説する．

(1) 卵子前培養

採卵により回収した卵丘細胞-卵子複合体（cumulus-oocyte complex：COC）は，培養液中で採卵後 2 時間前培養する．培養は Center-Well Organ Culture Dish（BD Falcon，USA）などを使用し，中央部に COC を最大 7 個まで培養する．前培養後，ヒアルロニダーゼ溶液（HEPES 緩衝系培養液に溶解，最終濃度を 40 IU/mL に調整）を用いて COC を裸化する．具体的な手順は，まずパスツールピペットを用い，ヒアルロニダーゼ中でのピペッティングにより，ある程度卵丘細胞を剝離させる．次いで，HEPES 緩衝系培養液中でキャピラリーを内径 300 μm，250 μm，200 μm，175 μm，150 μm の順に使用してピペッティングを行い，ICSI に支障がない程度まで卵丘細胞を剝離する．

(2) 精子浮遊液の作製

ICSI に用いる精子浮遊液は密度勾配遠心法（通常は 2 層法による）を行い，次に swim up 法を行って運動性良好精子を回収する．その後，2 時間程度の前培養を行い，ICSI に用いる．

(3) ICSI 実施用ディッシュの準備

ICSI 操作を行うディッシュを作製する（図 1）．ディッシュ〔Falcon 1008（DB Falcon，USA）など〕の蓋にマイクロピペットを用いて ICSI 施行用ドロップ（HEPES 緩衝系培養液），精子浮遊液用ドロップ（精子浮遊液含む 7%PVP 液），精子不動化用ドロップ（7%PVP 液），インジェクションピペット調整用ドロップ（7%PVP 液）を配置し，直ちにミネラルオイルで覆う．ICSI 施行用ド

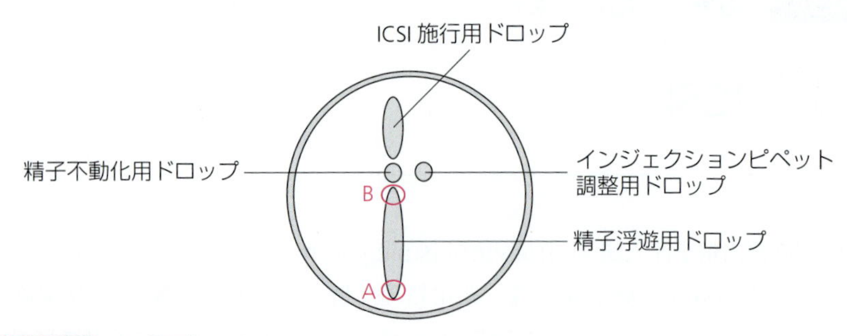

図1 ICSI 用ディッシュ

（A）conventional-ICSI

①

インジェクションピペット

インジェクションピペットに対し垂直方向に精子を配置する.

②

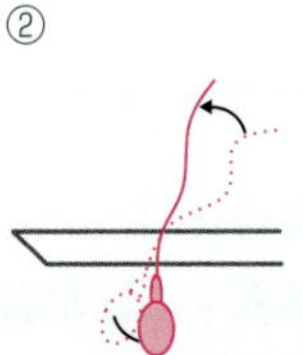

中片部辺りにインジェクションピペットを降ろし，精子を固定する．精子が固定されると，精子がピペットに対して瞬間的に，より垂直になるよう動くので目安とする.

③

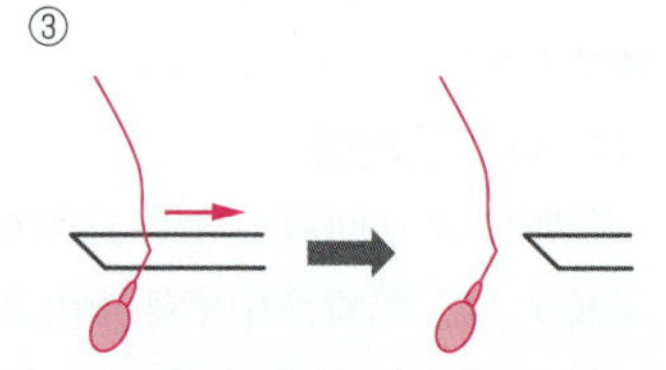

x 軸方向にインジェクションピペットを素早くスライドさせ不動化する.

（B）piezo-ICSI

①

インジェクションピペット

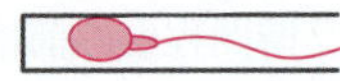

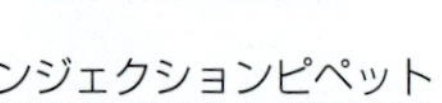

インジェクションピペットで精子を尾部から吸引する.

②

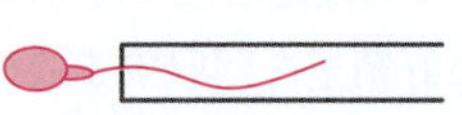

頭部をピペット先端から出す.

③

先端に尾部が常に触れている状態でピエゾパルスをかけることにより不動化する．パルスをかけている間は精子頭部がピペット先端に触れないよう注意する.

図2 精子の不動化

ロップ，精子浮遊液用ドロップ，精子不動化用ドロップの数は，ICSI を施行する卵子の数によって複数作製する．なお TESE 精子を用いる場合や，極めて運動性の乏しい精子を用いる場合には，粘性の高い PVP では運動精子を見逃す可能性があるため，精子浮遊液用ドロップを ICSI 施行用ドロップと同様の培養液で作製する．

(4) マイクロマニピュレーターのセッティング

マニピュレーターのダイアルの可動域を確認し，前後左右上下のピペット操作を無理なく行うことができる位置に設定しておく．

(5) マイクロピペットのセッティング

ホールディングピペットおよびインジェクションピペットを取り付け，顕微鏡下にて両ピペットが一直線上に見えるように，実際に ICSI を行う位置でセッティングする．

ICSI 操作用ディッシュの精子浮遊用ドロップの下端（図 1，A の部分）に精子浮遊液をマイクロピペットを用いて少量注入し，倒立顕微鏡のステージ上にセッティングする．

conventional-ICSI の場合は，インジェクションピペットの先端部から，ディッシュ上の PVP，ミネラルオイルの順になるよう充填する．piezo-ICSI の場合はインジェクションピペットの先端部から，PVP，フロリナートの順になるように充填する．

行ったセッティング下で精子の不動化が容易に行えるか事前チェックを行う．conventional-ICSI の場合は，インジェクションピペットの角度によって不動化しづらくなるため，不動化を容易に行うことができ，かつ卵子への穿刺時のストレスの少ない角度に調節しておく．piezo-ICSI の場合は，透明帯穿刺時と同一のインテンシティで不動化可能か確認しておく．

図 2 に精子不動化の手順を示す．

(6) 精子不動化処理

精子浮遊用ドロップの上端（図 1，B の部分）に泳いできた，運動性が高く，かつ形態的に良好な精子をインジェクションピペットでピックアップし，不動化用ドロップ中で不動化を行う．conventional, piezo 共に精子の運動性が見られなくなり，尾部が折れ曲がるなどすれば不動化されたと判断してよいが，不動化が不十分であると受精しない原因となるため，入念に数回処理を行う．不動化した精子をインジェクションピペットで吸引し，卵子を移した ICSI 施行用ドロッ

①

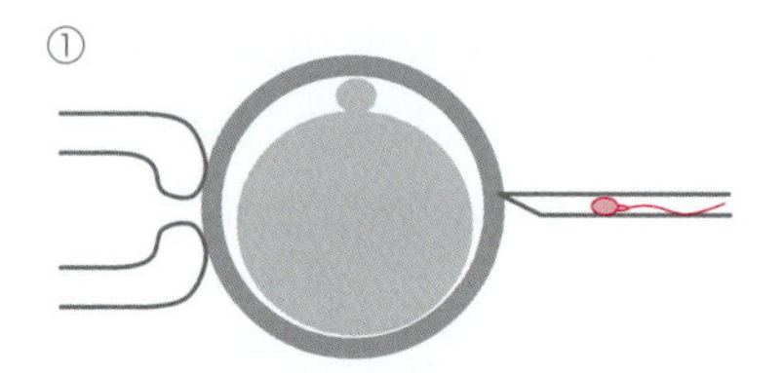

極体を 12 時あるいは 6 時の位置に固定する.

②

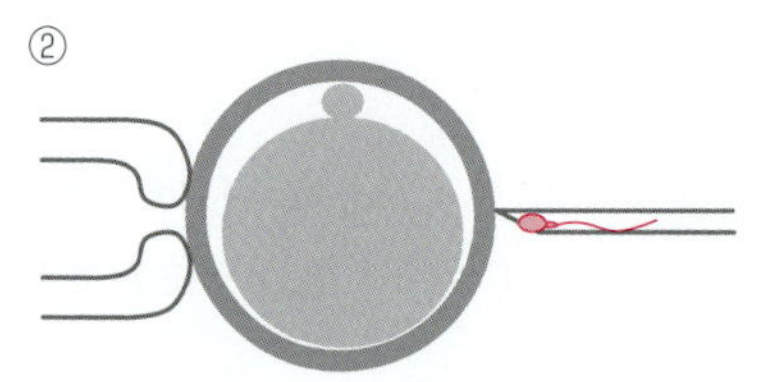

精子をインジェクションピペットの先端に移動させる.

③

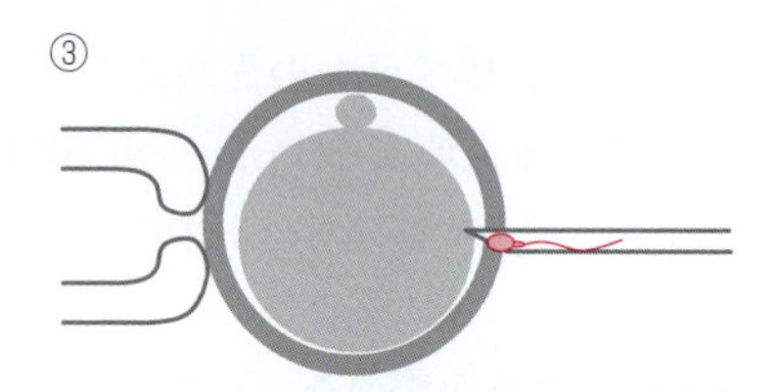

3 時方向から 9 時方向へインジェクションピペットを進め透明帯を貫通させる.

④

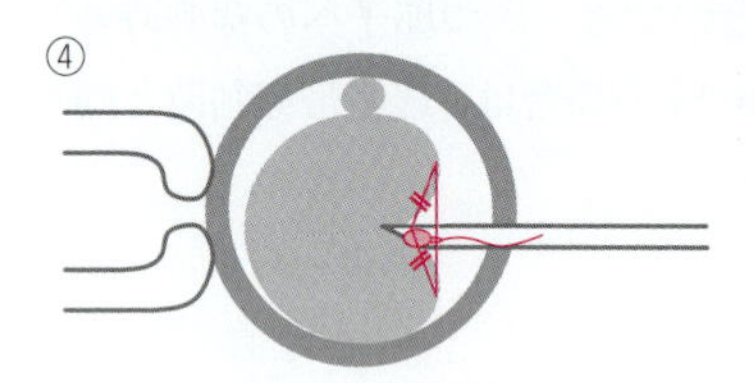

ピペット先端と，卵細胞膜の窪んだ部分で二等辺三角形ができる位置にインジェクションピペットを刺す.

⑤

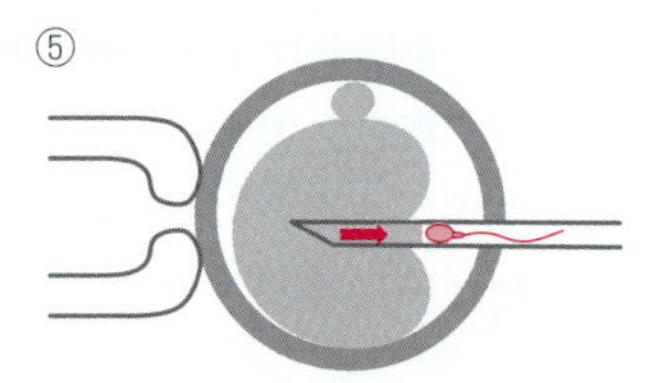

インジェクションピペットを卵細胞の中間辺りまで押し進め，細胞膜が破れない場合，陰圧をかけ吸引する.

⑥

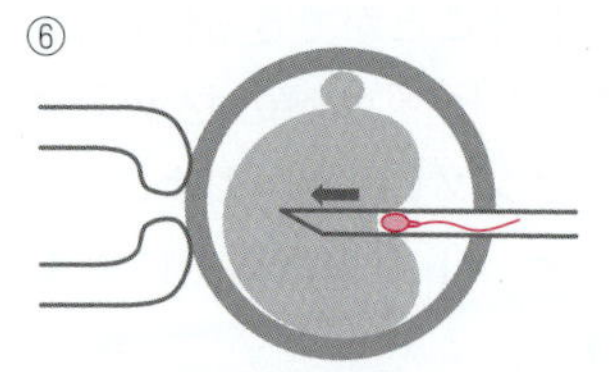

卵細胞膜が破れた瞬間にインジェクションピペット内の圧力をフラットな状態に戻し，卵細胞の，3/4 辺りまでインジェクションピペットを進める.

⑦

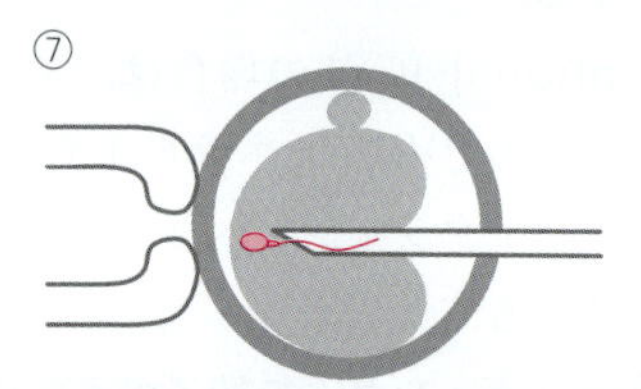

精子を注入する.

⑧

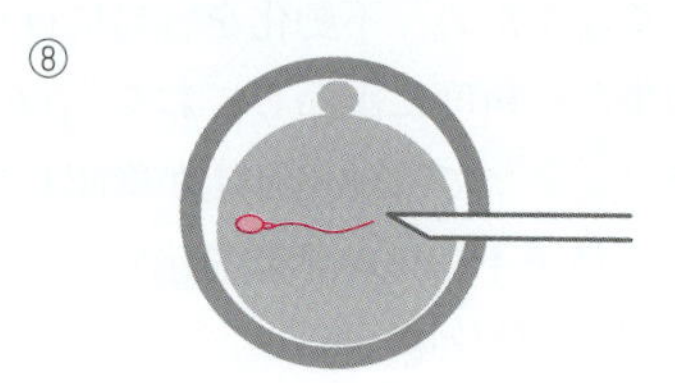

インジェクションピペットを引き抜く.

図 3 conventional-ICSI の手技

①

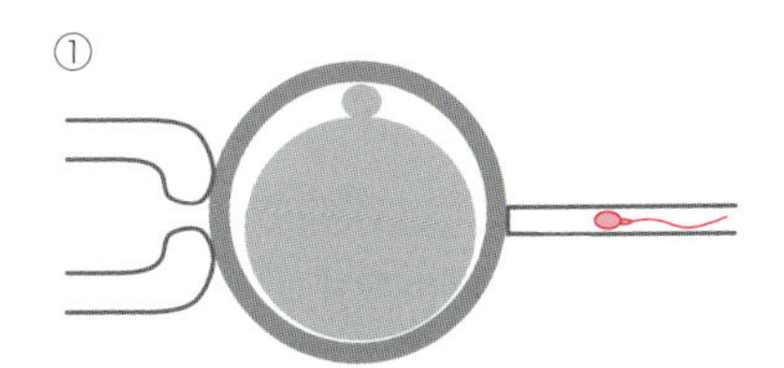

極体を 12 時あるいは 6 時の位置に固定する.

②

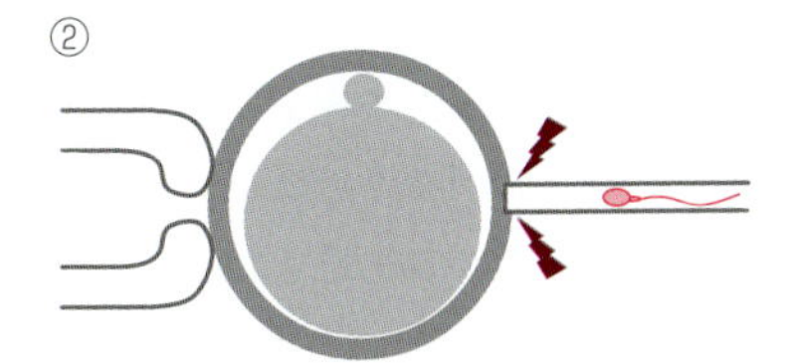

精子をインジェクションピペットの先端に触れない位置で固定し，精子不動化の際と同様のインテンシティのパルスをかけながら透明帯を貫通させる.

③

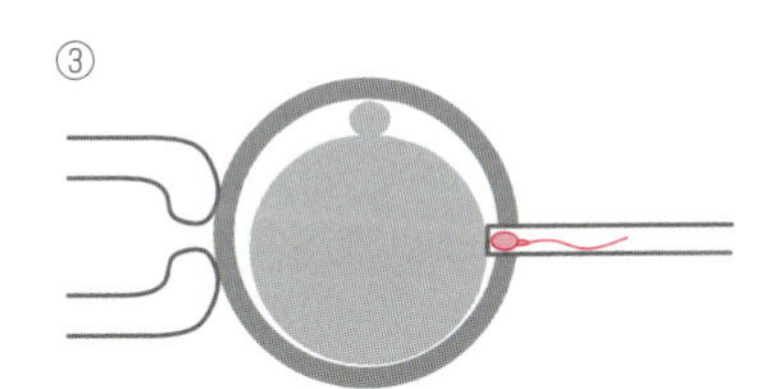

精子をピペット先端まで移動させる.

④

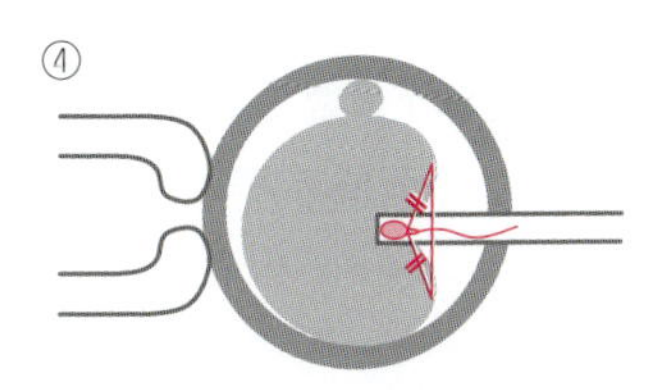

ピペット先端と，卵細胞膜の窪んだ部分で二等辺三角形ができる位置にインジェクションピペットを刺す.

⑤

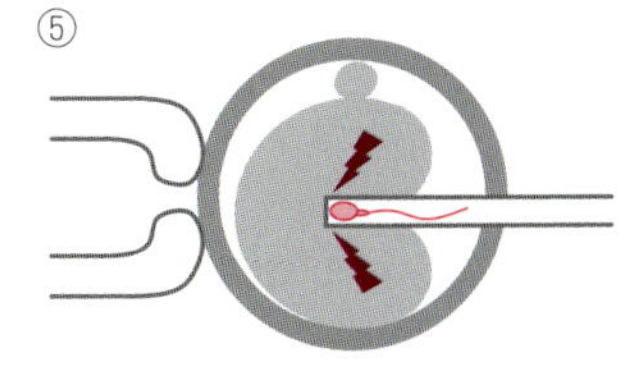

卵細胞中間辺りまでインジェクションピペットを進め，卵細胞穿刺用に設定したインテンシティで卵細胞膜を破る.

⑥

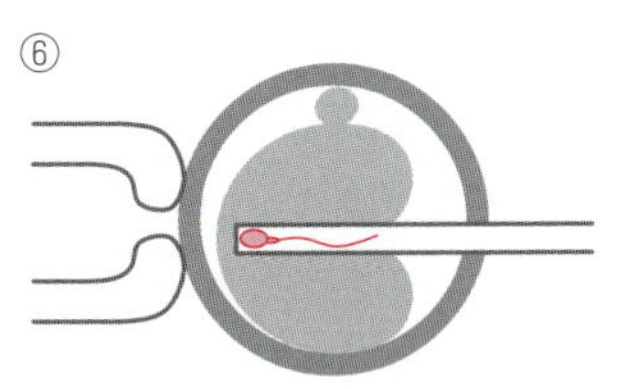

インジェクションピペットを卵細胞3/4辺りまで押し進め, 精子を注入する.

⑦

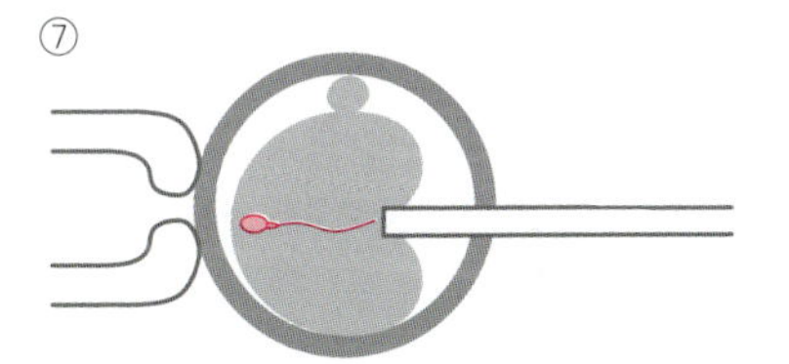

ピペットの侵入により空いた空間を埋めるようなイメージで，わずかに吸引をかけながらインジェクションピペットを引き抜く.

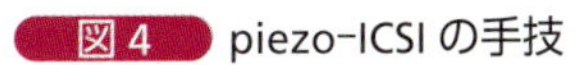

図 4 piezo-ICSI の手技

プへと顕微鏡の視野を移動する.

(7) 卵子のホールディング

ホールディングピペットでミネラルオイルを少量吸引し，次いでICSI施行用ドロップ中の培養液を少量吸引し，卵子が変形しない程度の陰圧をかけ，第一極体が12時あるいは6時の位置になるよう卵子を固定する.

(8) 精子注入

ICSIによる精子注入の手順を図3，4に示す．注意点としては，まず精子注入の際，卵子とインジェクションピペットのピントを同時に合うようにしておくことが重要である．また，conventional-ICSIでは，ピペットを卵細胞質内へ刺入しても，卵細胞膜が破れない時，細胞膜にゆっくりと吸引をかけると，徐々に膜が伸展し穴が開くまでに大きな陰圧をかけることになる．このことは膜が破れた際の細胞質の吸引量が大きくなってしまう結果となるため，吸引はインジェクターのダイアルをある程度一気に回し，3～4回のダイアル操作で細胞膜が破れるように行う．piezo-ICSIの際は，透明体貫通直前，インジェクションピペットが卵細胞に触れないよう，慎重にパルスをかけることに注意したい.

(9) ICSI卵子の培養

精子注入後，洗浄し通常の培養を行う．受精障害をチェックするために，ICSI終了4.5～5.0時間後に第二極体の有無を確認する.

おわりに

ICSIは難しいといわれるが，不確実な機器のセッティングと不動化処理がICSIを難しいものにしている．ICSIを成功させるためには，マイクロマニピュレーターの妥協のないセッティングと，確実な不動化処理が重要である.

〈圓成寺真見　栁田 薫〉

19 IMSI

ICSI が始められた当初は，精子の運動性におもに注目して精子を選別していた．しかし精子は単に受精に関係するだけではなく，精子の質が，胚の質，妊娠，出生児の成長・発達まで影響する．精子のサイズは胚や卵と比べて 20 分の 1 しかないにもかかわらず，ICSI における精子は，卵や胚を通常観察する際に用いる 400 倍率の倒立顕微鏡下で，観察・評価・選別している．精子をより詳細に観察して選別するために，ICSI に用いる倒立顕微鏡の観察倍率を上昇し，解像度を高めることで，より細かく精子の形態（特に精子頭部における空胞の有無）を観察しながら良い精子を選別し，それを顕微授精に用いるのが IMSI（Intracytoplasmic Morphologically selected Sperm Injection）である．

1 IMSI の実際

精子形態の観察は 100 倍油浸対物レンズを使用し，DIC（微分干渉コントラスト法）で観察するため，顕微鏡ホットプレートには穴を開け，IMSI ディッシュにはガラスボトムディッシュを使用する．

精子の評価は図 1 のように，

A）頭部，中辺部，尾部の形態は正常で，空胞もない精子
B）頭部，中辺部，尾部の形態は正常で，頭部に小さい空胞がある精子
C）頭部，中辺部，尾部の形態は正常で，頭部に大きい空胞がある精子
D）頭部，中辺部，尾部の形態は正常で，大きな空胞と小さな空胞がある精子
E）上記以外の精子

に分類する．

IMSI ディッシュ（図 2）の卵子ドロップに卵子を入れ，裏にイマージョンオイルを塗る．顕微鏡ホットプレートの穴の中央に IMSI ディッシュの精子浮遊液ドロップ合わせ，穴の外側，すなわち卵子ドロップの温度低下を防ぐために，ホットプレートの上に卵子ドロップがくるように IMSI ディッシュの位置を合わせて置く．

A または小さい空胞が 1 個の B 精子が見つかったら，インジェクションピペッ

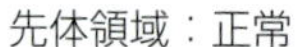

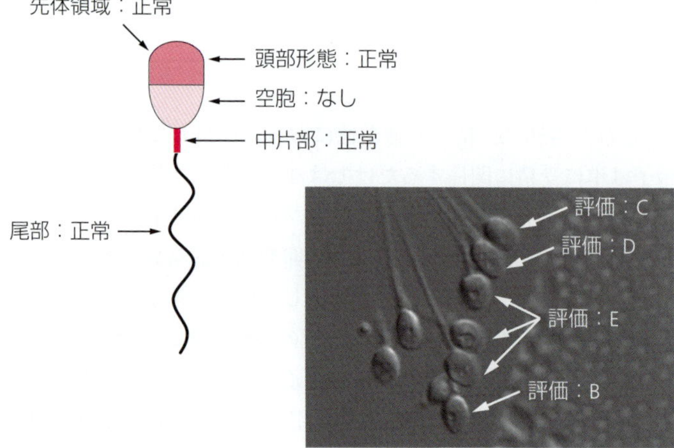

図1 精子形態の評価

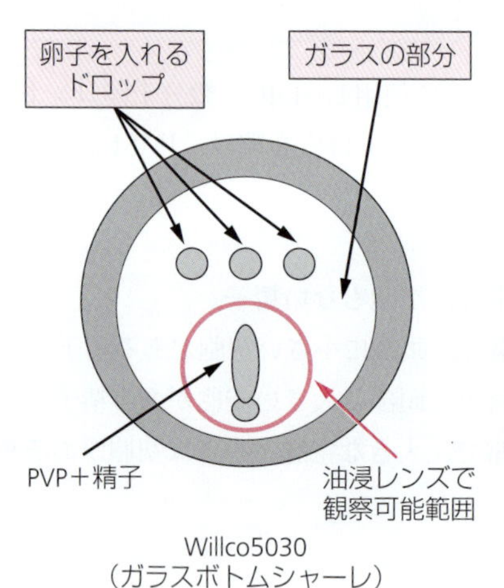

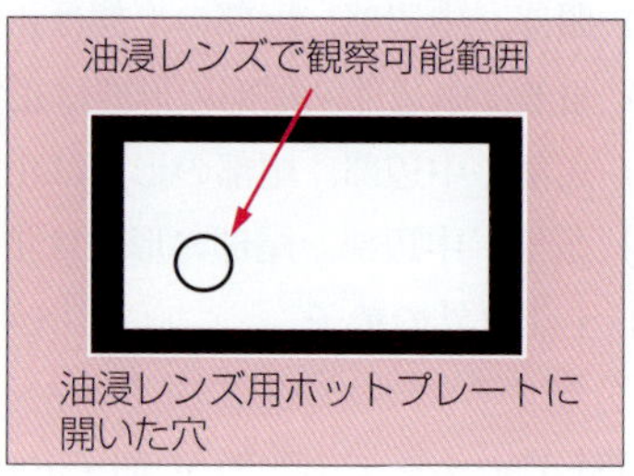

図2 IMSIディッシュ

トで精子を尾部から吸引する．デジタルズーム処理により6000倍から12500倍の倍率になっているパソコンのモニター上で，インジェクションピペット内の精子頭部の形態と空胞をより詳細に観察する（図3）．精子をインジェクションピ

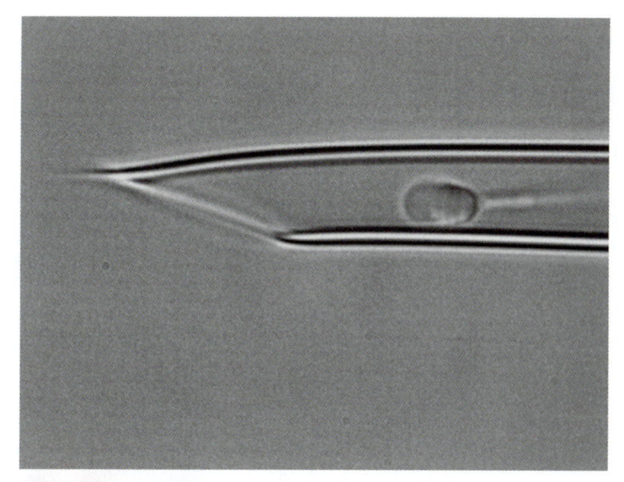

図3 インジェクションピペット内の精子

ペット内に入れて観察することで，精子を不動化しないで運動性のある状態で精子の形態評価を行うことが可能となる．

良好な精子が見つかったら，精子を不動化，インジェクションピペットに再度吸引，顕微授精を行う．

IMSI は顕微鏡の操作のみでなく，パソコン上での操作も必要なため，ICSI とは別のものだと認識のもとに，IMSI の流れをリズミカルに行えるように訓練しなければならない（図 4）．

2 IMSI の成績

Bartoov ら[1)]が最初に高倍率で精子を選別することの有効性を報告した．彼らは motile sperm organelle morphology examination（MSOME）という用語を提唱し，高倍率で精子を選んで顕微授精を行う方法を intracytoplasmic morphologically selected sperm injection（IMSI）と命名した．

Balaban ら[2)]は，すべての不妊症を対象に，前方視的に IMSI 87 周期，ICSI 81 周期の成績を比較した．正常受精率は IMSI 81.60%，ICSI 80.97%，良好胚率は IMSI 66.44%，ICSI 63.95%，着床率は IMSI 28.9%，ICSI 19.5%，妊娠率は IMSI 54.0%，ICSI 44.4%，分娩率は IMSI 43.7%，ICSI 38.3%で，正常受精率，良好胚率，着床率，妊娠率，生産率とも IMSI と ICSI で有意差を認めな

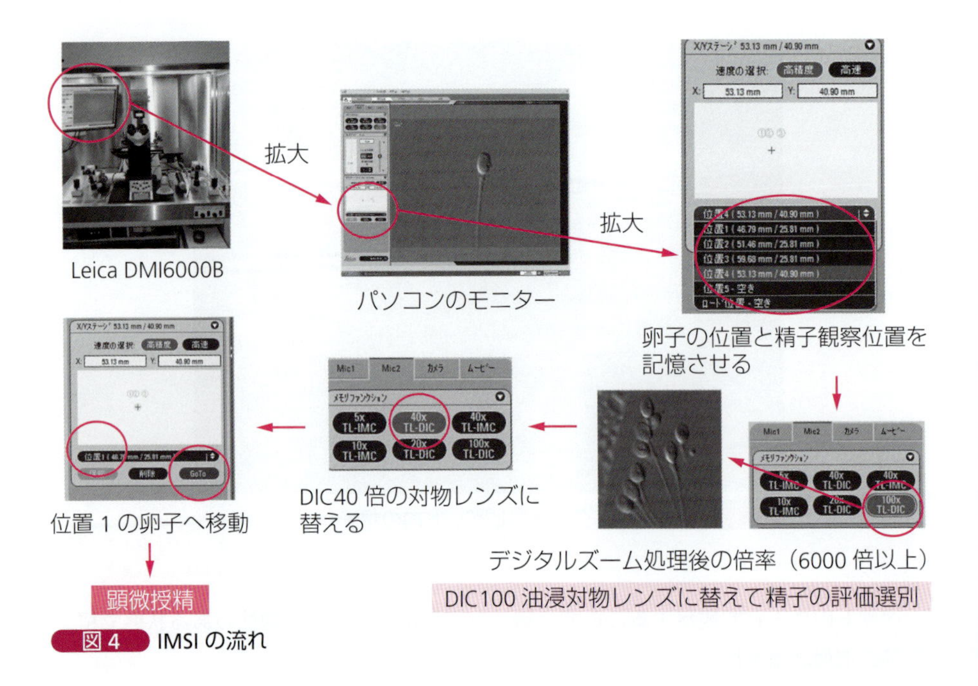

図4 IMSIの流れ

かったと報告している．しかし，重症の男性不妊のカップルに限定すると，着床率はIMSI 29.6%，ICSI 15.2%で，IMSIで有意に高かったと報告している．

Leandriら[3]は，男性因子があるART 1周期目に対して多施設のrandomized controlled trialを実施した．調整後の精子が，100万以下のものを対象とし，IMSI 116周期とICSI 139周期の比較をした．受精率は，IMSI 56%，ICSI 63%で，IMSIが有意に低かった．また，着床率はIMSI 24%，ICSI 23%，臨床妊娠率はIMSI 31%，ICSI 33%，分娩率はIMSI 27%，ICSI 30%で，着床率，臨床妊娠率と分娩率とも，IMSIとICSIで差はなかったと報告している．

またHazoutら[4]は，通常のICSIを2回以上行って妊娠しなかった125組の夫婦にIMSIを行い，前周期のICSIの成績と比較した．受精率，分割率，良好胚率は変わらなかったが，妊娠率，着床率は，IMSIを実施することにより有意に上昇した．TUNNEL法で解析した精子のDNA Fragmentation率から見ても，Sperm DNA Fragmentationが，30%以下の群，30～40%の群，40%以上の群すべての群で，前周期のICSIと比較してIMSIを実施したことにより，着床率，出産率が有意に上昇したと報告している．

 JCOPY 498-06080

Cassuto ら[5]は，顕微授精（micro insemination）から生まれた児の大奇形率はIMSI 1.33%，ICSI 3.80%で，IMSIで有意に大奇形率が低かったと報告している．

おわりに

IMSIが開発されてから，約20年が経過したが，現在までのところIMSIの有効性が確認されているのは，反復ICSI不成功の場合，精子DNAのフラグメンテーションが高い場合のみである．しかし，精子の質が，胚の質に深く関与し，それが子どもにつながることはまぎれもない事実のため，顕微授精を行うときは，精子の運動性のみに注目するのではなく，精子の形態もよく観察して，精子を選別し顕微授精を行わなければならない．不妊治療に従事している者は，精子選別そのものが患者さんの人生に深くかかわっていることを忘れてはならない．

☞文献

1）Bartoov B, Berkovitz A, Eltes F, et al. Pregnancy rates are higher with intracytoplasmic morphologically selected sperm injection than with conventional intracytoplasmic injection. Fertil Steril. 2003；80：1413-9.

2）Balaban B, Yakin K, Alatas C, et al. Clinical outcome of intracytoplasmic injection of spermatozoa morphologically selected under high magnification：a prospective randomized study. Reprod Biomed Online. 2011；22：472-6.

3）Leandri R. D, Gachet A, Pfeffer J, et al. Is intracytoplasmic morphologically selected sperm injection（IMSI）beneficial in the first ART cycle? a multicentric randomized controlled trial. Andrology. 2013；1：692-7.

4）Hazout A, Dumont-Hassan M, Junca AM, et al. High-magnification ICSI overcomes paternal effect resistant to conventional ICSI. Reprod Biomed Online. 2006；12：19-25.

5）Cassuto NG, Hazout A, Bouret D, et al. Low birth defects by deselecting abnormal spermatozoa before ICSI. Reprod Biomed Online. 2014；28：47-53.

〈吉田 淳〉

20 Rescue ICSI

1 Rescue ICSI の理論

Rescue ICSI は IVF の受精障害を回避するための手段で，受精していない卵子に引き続き ICSI を実施する．1993 年に 1 day old ICSI として rescue ICSI が紹介されたが，極めて低い妊娠率であり，1 day old ICSI は臨床的に意義がなく，ICSI の練習手段として用いるべきと結論されている[1]．妊娠率が低い原因は，採卵後から受精判定までの 20～22 時間の培養で，卵子が aging したためと考えられている．

卵子の aging の影響として，基礎研究も含めて，紡錘体の形態異常，染色体の断片化，第二極体の放出障害，多精子受精，透明帯の硬化，Lysosomes の増加，卵細胞質の断片化，単為発生，表層粒の自然放出，microvilli の短縮，細胞膜近傍の actin filament の消失などが報告されている[2]．したがって，卵子の in vitro ageing の影響を受ける前に受精の状態を評価して，必要があれば rescue ICSI を行うのがよい．Ronit Beck-Fruchter らの 38 の論文を解析した systematic review では，IVF の媒精時間から rescue ICSI までの時間が長くなるほど，成績が不良になる[3]．各報告の中で，媒精の 6 時間後に第二極体の有無によって受精を評価し，すべての卵子で第二極体を認めなかった場合に，完全受精障害のリスクが高いとの判断で，rescue ICSI を行う方法が紹介されている[4]．この方法では，通常の ICSI と同等の臨床成績が得られている．受精している卵子にさらに ICSI を加えることが懸念されるが，その時の受精卵で 3 前核を認めた割合は 6.6%で，通常の IVF での多精子受精率が 5～10%と報告されているので，多精子受精のリスクは増加しないと考えられる．この方法の要点は媒精 6 時間後の第二極体の観察であるが，最近の観察では媒精から 2.7±0.8 時間（1.5～4.7 時間）で第二極体が放出されることが判明しているので[5]，rescue ICSI のタイミングとしては，媒精後 5.5～6 時間（early rescue ICSI）が適当と思われる．early rescue ICSI を実施する場合，胚培養士の勤務時間を考慮する必要がある．16 時頃に第二極体の評価を行うことにすると，媒精を 11 時に実施する必要がある．

 JCOPY 498-06080

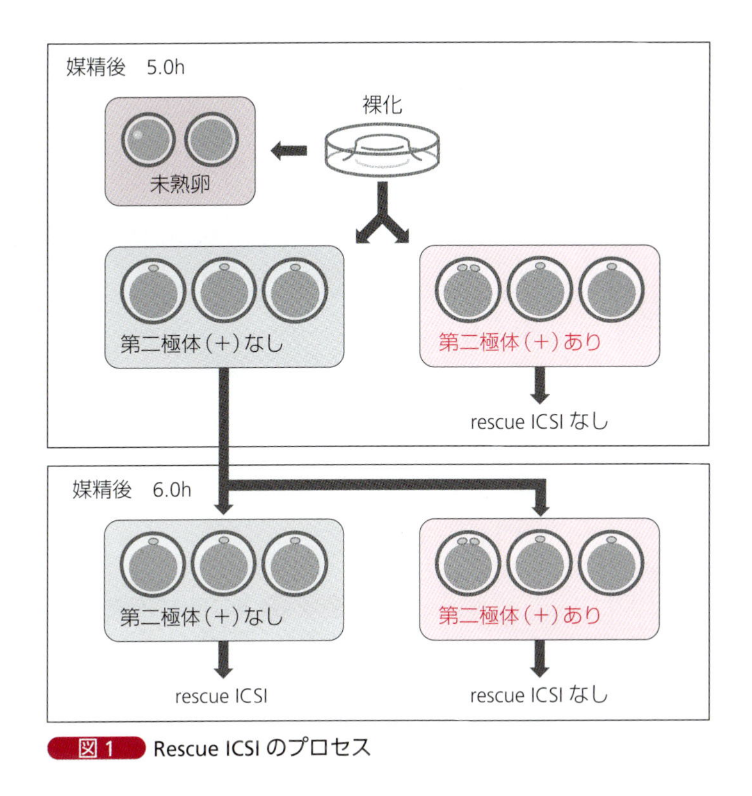

図 1　Rescue ICSI のプロセス

媒精が 12 時以降に行われると，第二極体の評価は 17 時以降となり，rescue ICSI はさらにその後となる．このことが，rescue ICSI を実施する上での大きな障害となっていると考えられる．

2 実際

Conventional-IVF の媒精後から early rescue ICSI 施行までのステップを示す（図 1）．

(1) 媒精後卵の裸化

媒精約 5 時間後に卵の裸化処理を行う．Center-Well Organ Culture Dish (BD Falcon, USA) などを利用し，HEPES 緩衝系培養液中で，直径 300 μm，250 μm，200 μm，175 μm，150 μm のキャピラリーを用いて，核相や極体が確認できる程度まで，ピペッティングにより徐々に卵から卵丘細胞を剥離させて

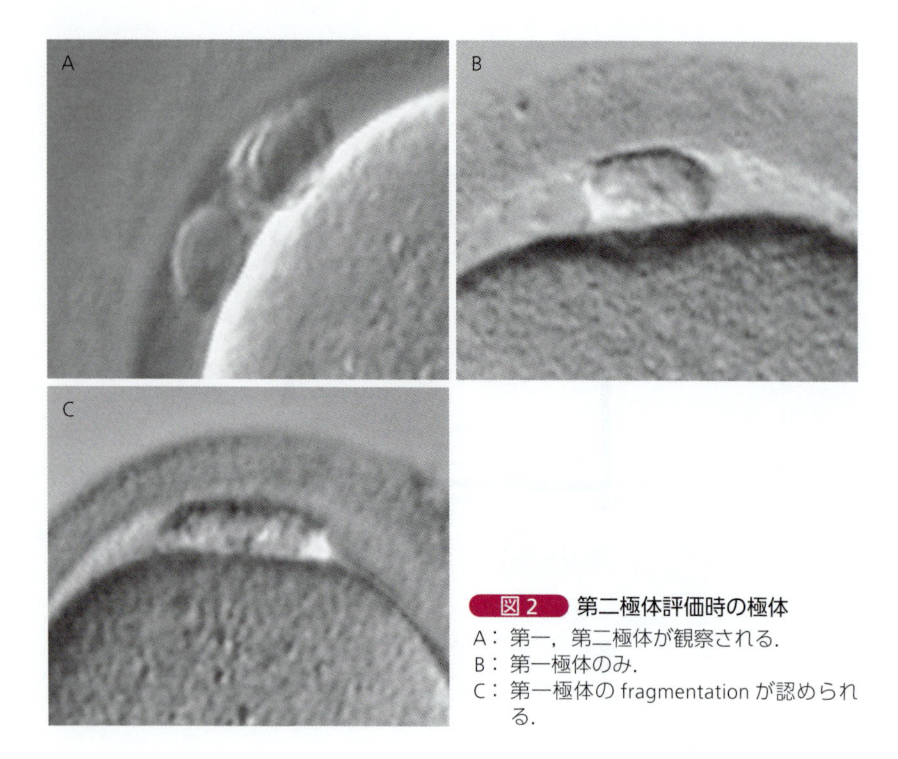

図 2 第二極体評価時の極体
A： 第一，第二極体が観察される.
B： 第一極体のみ.
C： 第一極体の fragmentation が認められる.

いく.

(2) 第二極体の有無の確認

裸化後，ICSI 用倒立顕微鏡下（×300）で未熟卵の選別，第二極体の有無を確認する．この場合，第一極体が fragmentation となっていることがあり，第二極体との鑑別が困難な場合もある．図 2 の C は第一極体の fragmentation と判断される．媒精 6 時間後までに，全ての成熟卵で第二極体が見られない場合には直ちに rescue ICSI を行う．極体の fragmentation により極体の個数が判別できない卵も，rescue ICSI の適応としている．第二極体が放出されている卵がある場合，他に第二極体未放出卵があっても，遅延受精の可能性を考慮し rescue ICSI は行わないものとしている．

(3) Rescue ICSI の施行

Rescue ICSI の手技は，通常の ICSI と同様である(ICSI の項目参照)．rescue ICSI に用いる精子浮遊液は conventional-IVF 時に調整したものの残余を使用し，新たに採精および処理は行っていない．また rescue ICSI 後の第二極体の観察は，業務の関係上困難なために行っていない．

☞文献

1) Winston NJ, Braude PR, Johnson MH. Are failed-fertilized human oocytes useful? Hum Reprod. 1993; 8: 503-7.
2) Tarín JJ. Potential effects of age-associated oxidative stress on mammalian oocytes/embryos. Mol Hum Reprod. 1996; 2: 717-24.
3) Beck-Fruchter R, Lavee M, Weiss A, et al. Rescue intracytoplasmic sperm injection: a systematic review. Fertil Steril. 2014; 101: 690-8.
4) Chen C, Kattera S. Rescue ICSI of oocytes that failed to extrude the second polar body 6 h post-insemination in conventional IVF. Hum Reprod. 2003; 8: 2118-21.
5) Mio Y, Maeda K, Time-lapse cinematography of dynamic changes occurring during in vitro development of human embryos. Am J Obstet Gynecol. 2008; 199: 660. e1-5. doi: 10.1016/j.ajog.2008.07.023. Epub 2008 Sep 27

〈柳田 薫　圓成寺真見〉

21 卵子活性化

1 卵子活性化

正常受精における卵子活性化は，先体反応を完了した精子が第2減数分裂中期の卵子に接着・結合して精子–卵子融合することを引き金として開始する．卵子活性化が起こると減数分裂が再開し，第2極体が放出され雌雄両前核の形成が観察される．こうして一時停止していた卵子の分裂が再開する．このことを卵子活性化といい，臨床においては顕微鏡下に第2極体の放出と卵子内の雌雄前核形成を確認することにより卵子活性化と診断する．

2 人為的卵子活性化の機序

生理的な受精過程において，精子–卵子融合により，精子頭部が卵子内に取り込まれると，精子頭部に存在する卵子を活性化する因子，すなわち精子因子（sperm factor：PLCζが最有力候補とされる）が卵内に取り込まれホスファチジルイノシトール-4,5-二リン酸（PIP_2）からイノシトール三リン酸（IP_3）が産生される．IP_3が粗面小胞体のカルシウムイオンチャンネルに作用してカルシウムイオンが放出され，卵細胞質内カルシウムイオン上昇が起こる．これが刺激となり，ユビキチン/プロテオソーム系の活性化を起こし，cyclin Bの分解を亢進する．Cyclin BはM期促進因子（maturation promoting factor：MPF）の構成蛋白であり，その活性低下を誘導し減数分裂の再開へと繋がる．細胞内カルシウムイオンの上昇は一過性であり，増加したカルシウムイオンは小胞体内に回収される．カルシウムイオンの一過性上昇は律動的に繰り返される（カルシウムオシレーション）．

このような卵子活性化は，本来は通常の受精過程においてみられる現象であるが，化学的刺激や物理的刺激により引き起こされる．人為的卵子活性化（artificial oocyte activation：AOA）は，紫外線刺激，卵細胞質穿刺，浸透圧変化，電気刺激，各種化学物質処理（カルシウムイオノフォア，ストロンチウム，ピューロマイシン，シクロヘキサミド，ロスコビチンなど）により起こることが確認され

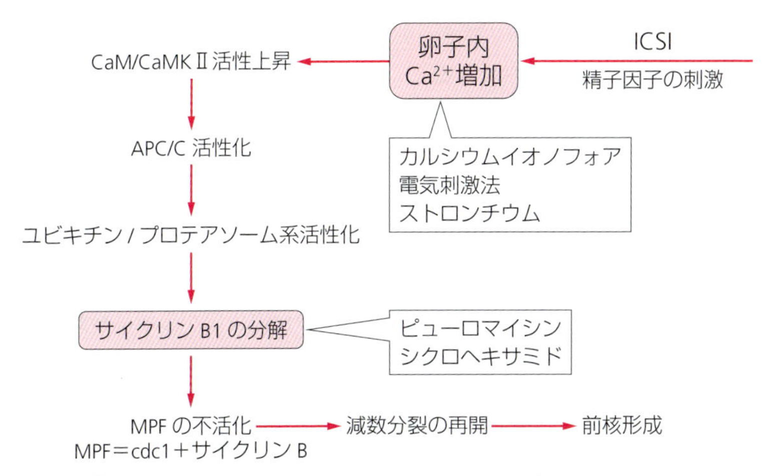

図 1　卵子活性化の機序と人為的卵子活性化の概略

ICSI により精子頭部から精子因子が卵子内に作用すると IP3 が関与する刺激伝達系が賦活される．人為的卵子活性化はカルシウムイオン濃度の上昇あるいはサイクリン B1 の分解を介して作用する．（栁田　薫，他．In：柴原浩章，編．図説よくわかる臨床不妊症学　不妊症治療 up to date．中外医学社；2012．p.215 より改変）

ている．AOA の機序は，卵細胞質内カルシウムイオン濃度の一過性増加，あるいはその後の MPF の不活化を引き起こすサイクリン B1 の分解である（図 1）．

3　人為的卵子活性化の方法

効果が安定的であり，ヒトでの妊娠・分娩の報告のある 2 つの方法について解説する．

(1) カルシウムイオノフォア法

A23187 とイオノマイシンがある．ICSI に A23187 を併用した初めての妊娠分娩例が 1995 年に報告され[1]，臨床応用の報告も多い．

① 作用機序

細胞内のカルシウムチャンネルを介して細胞外カルシウムイオンを細胞内に移動させる．カルシウムイオノフォア処理では単発の一過性カルシウムイオン濃度の上昇が生じる．処理の約 1 分後に細胞内カルシウムイオン濃度が最大となり以後は漸減する．カルシウムオシレーションは生じない．

② 処理方法

最終濃度 10 μM-A23187 となるよう通常の培養液で調整し，ICSI の 30 分後に卵子を約 10 分間処理液中に置き，処理後は通常の培養液で十分に洗浄し培養を行う．処理中は遮光が必要である．

(2) 電気刺激法

ICSI に電気刺激法を併用した初めての妊娠分娩例が 1999 年に報告されている[2)]．

① 作用機序

培養液中に平行に置かれた 2 つの電極板の間に卵子を静置し，電極に直流電流をかけると電界が生じ，それによって細胞膜上の荷電蛋白が急激に移動することにより，細胞膜上に小孔が生じる．設定が適切であれば卵子は死滅せず，小孔は 10～40 分で修復される．その小孔を通じて細胞外カルシウムイオンが卵子内に流入し，一過性の卵細胞内カルシウムイオン濃度上昇が起こる．濃度は 1 分以内で最大値となり 5 分程度かけて元の値に漸減する．カルシウムオシレーションは生じない．

② 処理方法

直流電流は細胞融合装置を用いて印加する．電極入りのチャンバーを Zimmerman solution（0.3 M マンニトール液＋100 μM $CaCl_2$，100 μM $MgCl_2$）または D-PBS で満たし，処理する卵子を電極間に静置する．電極間距離が 1 mm の場合では 150 V の電圧を 100 μ 秒，1 回印加する．この条件は使用する機器によって異なる．処理後は通常培養を行う．電気刺激のタイミングは ICSI 後 30 分後に行われることが多い．

4 人為的卵子活性化の臨床応用

精子因子に異常がある場合が人為的卵活性化法の適応である．ICSI 後の受精障害の 43%は精子側の原因と報告されている[3)]．マウステスト（マウス卵にヒト検体精子を ICSI し，卵子活性化の有無を確認する）により，精子因子障害のある程度の推定が可能であるが，マウス卵はヒト卵と比較し活性化しやすいことが知られており，その判定には注意を要する．

(1) assisted oocyte activation

反復する ICSI 後の完全受精障害に対して AOA を最初から併用する方法である．初回 ICSI での完全受精障害例が次回も完全受精障害となる確率は 13%との報告があり，必ずしも 2 回目から適応ではないが，完全受精障害を回避する目的で一部の ICSI 卵に対してのみ AOA 併用する方法（split 法）もある．

(2) rescue oocyte activation

ICSI の受精判定時に完全受精障害と判断された卵子に対して，AOA を行い受精の補助を行う方法である．卵子の ageing の影響がなく，かつ活性化の起こらない卵細胞質中で精子核が PCC（premature chromatin condensation）をきたす前のタイミングで，受精障害を高い精度で予測・診断し早期に卵子活性化を行うのが重要である[4]．IVF での rescue ICSI と同様に，ICSI 後 6 時間以内に第 2 極体放出の有無により卵子活性化を判断し，完全受精障害が予測される場合に卵子活性化を実施する．

研究段階にある人為的卵活性化の併用を過剰に実施することを避け，ICSI 後の完全受精障害を回避するための良い選択肢であるが，胚培養担当者の負担を増加させることになるため施設の状況にあった方法を選択する必要がある．

現状，人為的卵子活性化による明らかなリスク増加の報告はないが，遺伝的安全性，インプリンティング異常への影響などは未解決であり，十分なインフォームドコンセントを得た後に実施しなければならない．

卵子活性化の併用を繰り返しても良好な成績が得られない症例に対しては，精巣から精巣上体での精子形成・成熟過程での精子核障害の報告[5]も踏まえ，精巣精子を用いた ICSI も考慮される．また精索静脈瘤症例において手術療法後に ICSI 後の受精率が改善したとの報告も散見され，事前に男性因子のスクリーニングも必要である．

☞文献

1） Hoshi K, Yanagida K, Yazawa H, et al. Intracytoplasmic sperm injection using immobilized or motile human spermatozoon. Fertil Steril. 1995；63：1241-5.
2） Yanagida K, Katayose H, Yazawa H, et al. Successful fertilization and pregnancy following ICSI and electrical oocyte activation. Hum Reprod. 1999；14：1307-11.
3） 柳田　薫，片寄治男，矢澤浩之，他．ICSI と卵の活性化．産婦人科の世界．1997；49：361-8.
4） 片寄治男，菅沼亮太，林章太郎，他．受精障害．In：鈴木秋悦．カラーアトラス不妊診療のための卵子学．東京：医歯薬出版；2010．p.77-84.
5） Zhao M, Shirley CR, Hayashi S, et al. Transition nuclear proteins are required for normal chromatin condensation and functional sperm development. Genesis. 2004；38：200-13.

〈菅沼亮太〉

22 正常受精と異常受精

近年，生殖補助医療（ART）の技術は急速に発展し，体外受精（c-IVF）や顕微授精（ICSI）は，もはや必要不可欠な技術となっている．ART における受精確認は極めて重要なイベントであり，通常，前核（PN）と極体（PB）の数的評価により行われる．受精確認のタイミングについては，媒精後，17±1 時間での実施が推奨されている[1]．受精確認の際，正常受精であれば 2 個の PN と 2 個の PB が確認できるが，異常受精の場合には 1 個，もしくは 3 個以上の PN が確認される．このような異常受精卵は，染色体異常（異数性）を有する可能性が高いため，治療からは除外する必要がある．本稿では PN 数を中心に，正常受精（2PN），ならびに，異常受精（1PN，3PN）の形態や発生機序について概説する．

1 2PN

正常受精の場合，精子側のゲノムを有する雄性前核（mPN）と，卵子側のゲノムを有する雌性前核（fPN）が 1 個ずつ形成される（図 1A）．著者らにより独自に構築した high-resolution time-lapse cinematography（hR-TLC）解析の結果から，c-IVF の場合，媒精から平均 1.5 時間で，精子は透明帯を貫通し，2.5 時間で第二極体が放出され，6.6 時間で mPN，やや遅れて 6.8 時間で fPN が形成された後，24.8 時間で両前核は消失し（syngamy），ここで初めて雌雄のゲノムはひとつとなり，真の受精が成立する[2]．また，雌雄前核径の平均は，雄性前核径が 28.0 μm（range：23.7-33.4），雌性前核径は 26.4 μm（range：21.5-32.1）であり，雄性前核径が 2 μm 程度大きいことが確認されている．

2 1PN

卵細胞質内に 1 個の前核しか確認できない受精卵であり，原因としては主に，単為発生，雌雄前核の出現のタイミングのずれ，雌雄前核の融合などが考えられる（図 1B）．雌雄前核の融合に関しては，2PN の場合と同様に 2 倍体のゲノムを有している可能性があり，実際に胚盤胞まで発育する事例も報告されている[3]．

JCOPY 498-06080

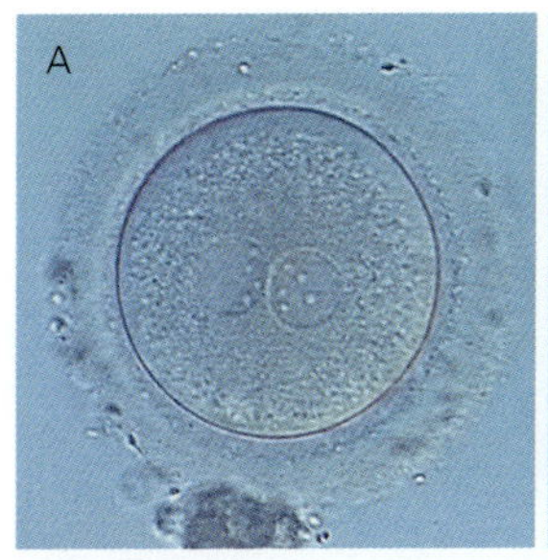

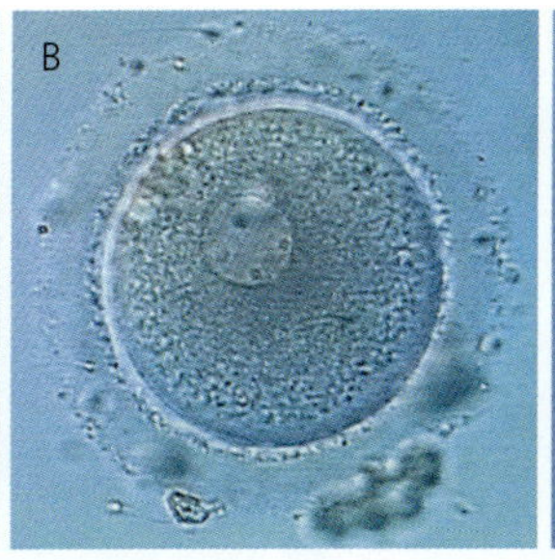

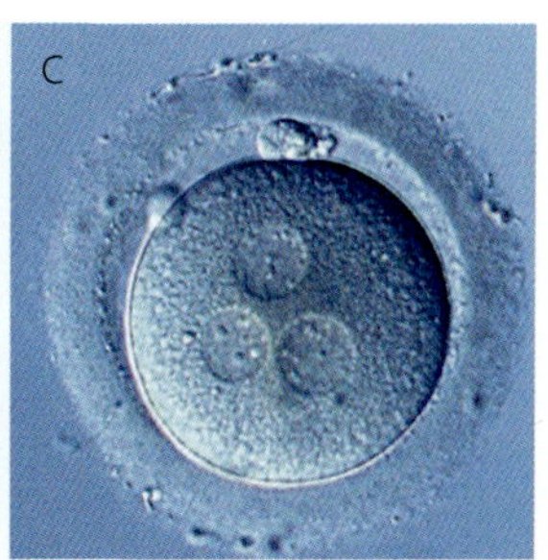

図 1 正常受精卵および異常受精卵の形態例

A：正常受精卵においては雄性前核，雌性前核がそれぞれ 1 個ずつ確認できる（2PN）.
B：卵細胞質中に 1 個の前核しか確認できない単一前核卵（1PN）.
C：卵細胞質中に 3 個の前核が確認できる 3 前核卵（3PN）.

しかしながら，2PN 胚と比べ，染色体異数性の頻度が高いとの報告もあり[4]，臨床への利用は慎重を期すべきである．さらに，第二極体放出後，雌性前核と考えられる核を有した極体様物質が細胞質外へと放出され，雄性前核のみの 1PN が形成される現象も hR-TLC にて確認している．

3 3PN

卵細胞質内に 3 個の前核が認められる受精卵であり，原因としては主に，多精子受精もしくは第二極体放出不全が考えられる（図 1C）．c-IVF で見られる 3PN の多くは多精子受精であると考えられる．c-IVF においては 1 個の卵子に対して多数の精子を媒精に用いるため，複数の精子が卵子に侵入する多精子受精が起こりやすい．ICSI においては，第二極体放出不全の可能性が高いと考えられるが，いずれの場合においても染色体異常を有すると考えられるため，治療からは除外する必要がある．その他の原因として，前核の断片化などが挙げられる．

4 当院における新たな取り組み

受精確認は，定点観察による形態学的な解析のみでは判断が困難であり，PB 放出や PN 形成などの経時的変化を追跡可能な hR-TLC による動的解析のほうが適している．しかしながら，より詳細な解析のため，細胞内で起こっている複雑な現象を，いかに明らかにできるかが重要な鍵となる．

近年，著者らは多岐にわたる異常受精卵の形成機序を明らかにするため，いく

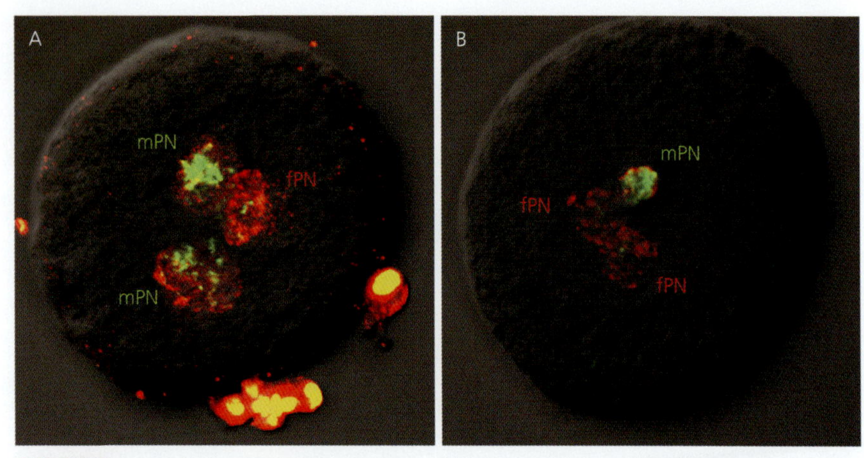

図2 c-IVF 由来 3PN 卵を用いた 5mC（赤）/5hmC（緑）の免疫蛍光染色像

A：3個の前核のうち，5hmC 陽性の前核が2個確認できることから，多精子受精であると考えられる．
B：5hmC 陽性の前核が1個しか確認できず，第二極体放出不全であると考えられる．

つかの研究に取り組んでいる．その1つが，雌雄ゲノムのエピジェネティクスの差異を利用した，雌雄前核の識別である．受精後，初期胚発生過程においては雄性ゲノムの5-メチルシトシン（5mC）が5-ヒドロキシメチルシトシン（5hmC）に変換されることが報告されている[5)]．我々はこの現象を利用し，異常受精卵の雌雄前核を免疫蛍光染色により染め分けて識別し，異常受精卵の形成機序を解析した（図2）．解析の結果，c-IVF における 3PN の大多数（19/20個）は多精子受精によるものであり（図2A），残り1つは第二極体放出不全であった（図2B）．一方，ICSI における 3PN では，解析したすべて（3/3個）が第二極体不全によるものであった．

また，ヒトにおいては中心体が精子により卵細胞質中に持ち込まれる特性を利用し，異常受精卵が保有している中心体数から，卵子に侵入した精子数を判別する試みも行っている（図3）．c-IVF 由来の前核期胚において中心体数を解析した結果，2PN では卵細胞質中に中心体が2個確認できたが（図3A），1PN においては解析した大半（6/8個）で卵細胞質中に中心体が確認され，これらの異常受精卵には精子が侵入したことが考えられた（図3B）．3PN では中心体が4個もしくは5個確認され，多精子受精によるものと考えられた（図3C）．

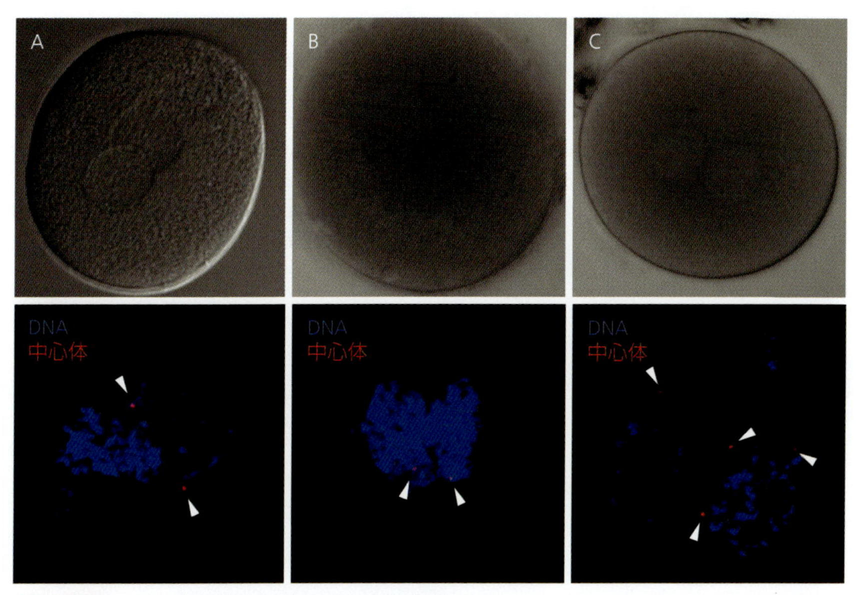

図3 c-IVF 由来前核期卵の中心体数解析

A：2PN では卵細胞質中に中心体が 2 個確認でき，単精子受精により発生したことがわかる．
B：1PN であるが，中心体が確認できたことから精子は侵入したと考えられる．
C：3PN では中心体が 4 個確認できたことから，2 個の精子が侵入したと考えられる．

おわりに

非侵襲的な評価に加え，分子生物学的手法により，細胞内で起こる種々の現象を科学的に解明することで，より詳細にヒト胚の生理学を明らかにすることが可能となる．臨床および基礎研究，双方の知見を得ることが，さらなる生殖補助医療の発展へ繋がると期待している．

☞文献

1） ALPHA Scientists In Reproductive Medicine；ESHRE Special Interest Group Embryology. The Istanbul consensus workshop on embryo assessment: proceedings of an expert meeting. Reprod Biomed Online. 2011；22(6)：632-46.
2） Mio Y. Morphological analysis of human embryonic development using time-lapse cinematography. J Mamm Ova Res. 2006；23：27-35.
3） Otsu E, Sato A, Nagaki M, et al. Developmental potential and chromosomal

constitution of embryos derived from larger single pronuclei of human zygotes used in in vitro fertilization. Fertil Steril. 2004; 81(3): 723-4.

4) Yan J, Li Y, Shi Y, et al. Assessment of sex chromosomes of human embryos arising from monopronucleus zygotes in in vitro fertilization and intracytoplasmic sperm injection cycles of Chinese women. Gynecol Obstet Invest. 2010; 69(1): 20-3.

5) Iqbal K, Jin SG, Pfeifer GP, et al. Reprogramming of the paternal genome upon fertilization involves genome-wide oxidation of 5-methylcytosine. Proc Natl Acad Sci U S A. 2011; 108(9): 3642-7.

〈甲斐義輝 見尾保幸〉

23 胚の発生と評価法

1 ヒト初期胚発生過程の動的評価

著者らは，十数年前に high-resolution time-lapse cinematography（hR-TLC）のための体外培養装置を独自に構築し（図 1），以来，ヒト初期胚発生過程の動的解析を行ってきた．この手法により，従来の静止画像による胚評価では観察が不可能であった胚発生過程の経時的評価を可能とし，ヒト胚発生の謎を解く突破口となった．現在では，TLC 組み込み型培養器が市販され，生殖医療における胚評価において，ヒト胚の動的解析が必要不可欠となっている．本稿では，これまでに著者らが，hR-TLC を用いたヒト初期胚発生過程の動的解析から得た知見を踏まえ，胚発生および胚評価について解説する．

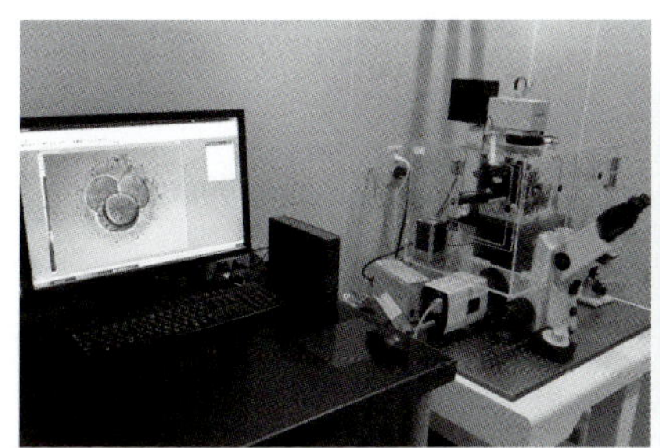

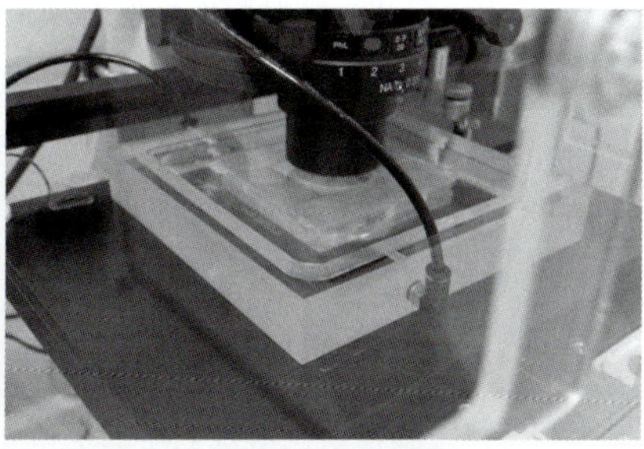

図 1 Time-lapse cinematography（TLC）のための体外培養装置

純アクリル製専用大型チャンバーで覆った倒立顕微鏡（IX-71，Olympus）ステージ上に独自に開発した専用加水型小型チャンバーを装着した．ガラスボトムディッシュにマイクロドロップメディウム（5 μL, Sydney IVF Fertilization Medium, COOK, Australia）を作製し，ミネラルオイルで被覆し，チャンバー内の倒立顕微鏡ステージ上に静置した．メディウム内が常に至適培養環境（温度：37.0±0.2℃，pH：7.37±0.05）に維持できるよう温度およびガス流量を調節した．また，初期胚観察中の室内は照明を最小限とし，倒立顕微鏡全体を遮蔽した．前述の至適培養条件下に顕微鏡ステージ上で初期胚の培養を継続し，顕微鏡に接続した CCD カメラにより定間隔で反復撮影（露光時間：1/20 秒，撮影間隔：2〜10 分，撮影深度：5〜20 μm，撮影枚数：2,000〜8,000）し，専用ソフト（MetaMorph；Universal Imaging Co., USA）を用いて再生解析した．

(1) ヒト卵子の受精過程 (図 2)

著者らの hR-TLC によるヒト卵子と精子の受精過程を捉えた世界初の映像から，その経時的変化を図示した．採卵後の卵子に媒精後約 1 時間経過した時点で，透明帯に侵入した精子尾部を損傷させないよう緩やかに卵丘細胞を機械的に除去し，透明帯に最も深く進入した精子に焦点を当て 10 秒間隔で 40 時間連続観察した．この映像により，受精から第 2 卵割までの過程で認められる受精丘(fertilization cone) の確認，細胞内微小管動態 (精子星状体: sperm aster) を反映した Flare 現象 (cytoplasmic wave)，などの新たな知見が得られた[1,2]．

(2) 分割期における評価 (図 3)

ヒト胚の形態学的評価の上で重要視される所見の一つとして，fragment の有無がある．Fragmentation は細胞の apoptosis との関連があり，著しい fragment は，胚の妊娠率，着床率を明らかに低下させるとの報告がある．著者らの解析により，fragment が卵割時に卵割溝より生じ，胚発生過程において量的変化を呈することを初めて示した．

(3) 胚盤胞期における評価 (図 4)

ヒト胚は，第 3 卵割以降で割球間の接着が強まり，コンパクション (compaction) 現象が観察され，桑実胚へと至った．その後，胞胚腔の形成を経て胚盤胞期へと発生したが，胞胚腔の拡張の途中で胞胚腔は虚脱 (collapse) を反復することが初めて観察された．

2 胚発育評価

従来，移植胚および凍結胚の選定は，主に経時的な形態学的評価により行われてきた．主に用いられてきた形態学的評価法は，分割期胚における指標として Veeck 分類，胚盤胞期胚の指標として Gardner 分類が広く用いられてきた[3,4]．Veeck 分類は割球の均等性および fragmentation にて評価され，Gardner 分類では胞胚腔，内細胞塊，栄養外胚葉の 3 項目の評価の組み合わせで評価される．しかしながら，これらの静止画像による形態学的評価は，必ずしも胚の品質評価ひいては臨床成績に反映されず，各国，施設ごとに独自に評価基準を設けていることが多く，統一された評価基準が設定されないまま今日に至っている．そこで，近年，開発された非侵襲的胚発育連続観察[1,2]や各種 '-omics-' の結果を生かし，各国の専門家により配偶子や胚の品質評価法が再検討され，グローバルスタンダードとしてヒト胚の観察時期と発育状況に応じた新たな胚評価基準が提唱さ

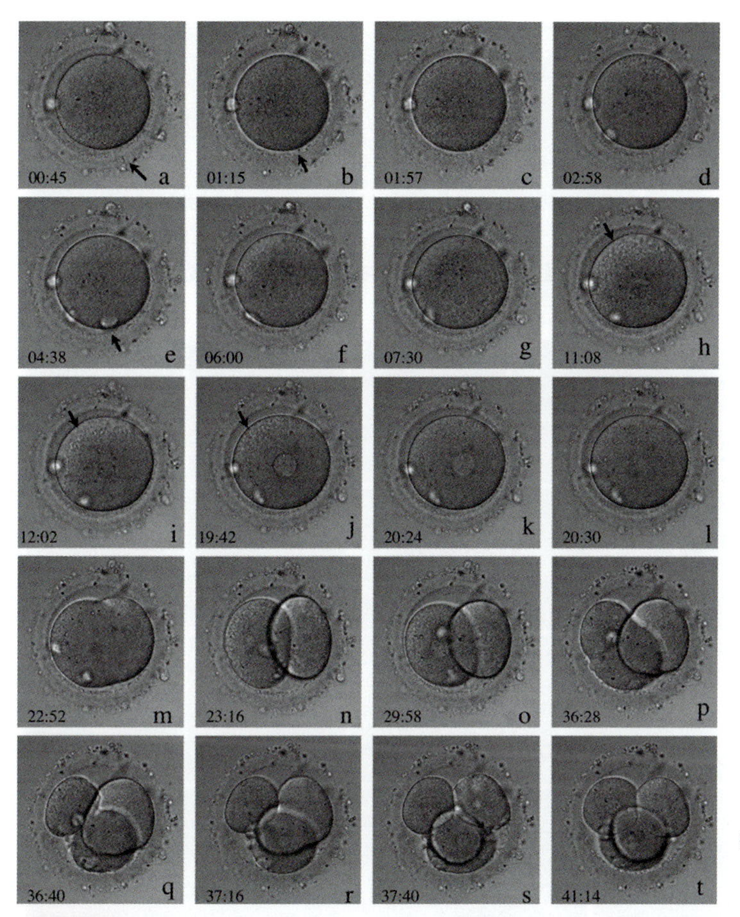

※時間は媒精からの経過時間

図 2　Time-lapse cinematography による受精から第 2 卵割に至る連続画像

卵子下方に見られる精子が透明帯を貫通し，直ちに卵細胞表面に接着した（a，b：矢印）．約 40 分後，精子頭部は消失し（c），第 1 極体付近に第 2 極体の放出が見られた（d）．その直後，この卵子においては精子進入部位（sperm entry point：SEP）に受精丘（fertilization cone：FC）が確認された（e：矢印）．その後，FC 消失後 SEP より細胞内顆粒状物質の拡散（cytoplasmic wave：Flare 現象）が放射状に現れ（f），雄性前核（male pronucleus：mPN）および雌性前核（female pronuclues：fPN）が相前後して形成され，やがて接合した（g）．両前核が拡大明瞭化しながら卵細胞中央へ移動するとともに，卵細胞辺縁部より細胞内小器官が前核周辺へと移動を開始し，卵細胞辺縁透明領域（Halo 現象）が出現した（h–j：矢印）．この間，両前核内には核小体前駆体（nucleolar precursor body：NPB）が認められ，活発に前核内を動き回る様子が観察された．Halo 現象は前核とほぼ同時に消失し（k，l），約 2 時間後に第 1 卵割が開始した（m）．第 1 卵割から，約 13 時間後に第 2 卵割が開始した（n–p）．この際，割球の分割は同期性を持たず，両割球は時間差を持って分割した（q–s）．卵割後，それぞれの割球内に再び核が形成された（t）．

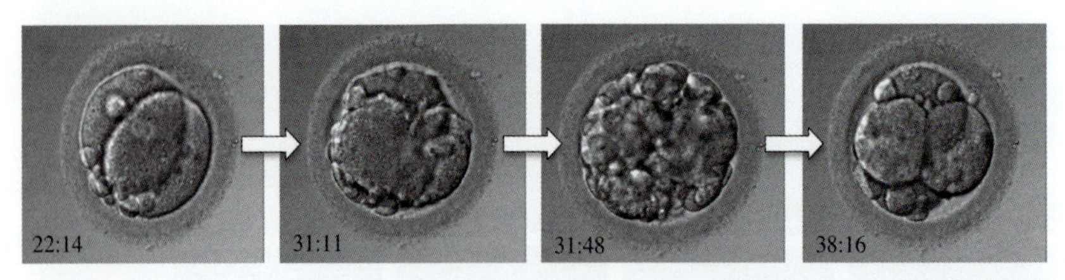

※時間はICSIからの経過時間

図3 Fragment発生過程と卵割後の胚のクオリティの経時的変化

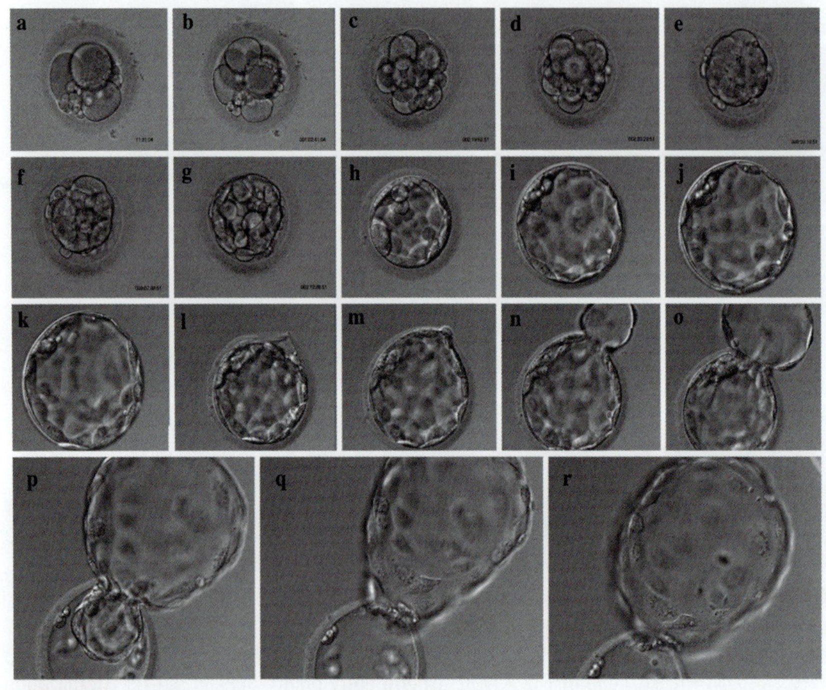

図4 4細胞からhatchまでの連続画像

4細胞期から8細胞期，そして16細胞期へと分割していく（a-d）．その後，compaction現象が観察され，桑実胚へ至り（e），胞胚腔が形成され（f-g），胚盤胞期から拡張期胚盤胞に至った（h-k）．最終的に，胞胚腔の虚脱の際に透明帯に破裂孔が生じ（l，m），胚盤胞が脱出した（n-r）．

れた[5]（表1）．また，近年，TLC組み込み型培養器が開発販売され，少なくとも胚の品質評価において動的解析が必要不可欠となりつつある．

表1 受精卵および初期胚の経時的判定基準

Type of observation	Timing (hour post-insemination)	Expected stage of development
Fertilization check	17±1 h	Pronuclear stage
Syngamy check	23±1 h	Expected 50% to be in syngamy (up to 20% may be at the 2-cell stage)
Early cleavage check	26±1 h post-ICSI 28±1 h post-IVF	2-cell stage
Day 2 embryo assessment	44±1 h	4-cell stage
Day 3 embryo assessment	68±1 h	8-cell stage
Day 4 embryo assessment	92±2 h	Morula
Day 5 embryo assessment	116±2 h	Blastocyst

最後に

本稿では，ヒト胚の動的解析から明らかとなった種々の現象および胚評価法について解説した．現在，ART 治療は，その有効性と安全性を再検証する時代へと移行しており，本稿の内容は，その見地からも極めて重要な課題であり，その中でも，TLC 組み込み型培養法は主要な胚培養法として定着することが予想され，着床可能胚の選択に新たな時代が到来しようとしている．

☞文献
1) Mio Y. Morphological analysis of human embryonic development using time-lapse cinematography. J Mamm Ova Res. 2006; 23: 27-35.
2) Mio Y, Maeda K. Time-lapse cinematography of dynamic changes occurring during in vitro development of human embryos. Am J Obstet Gynecol. 2008; 199: 660. e1-5.
3) Veeck L. Preembryo grading and degree of cytoplasmic fragmentation. In Veek LL, eds. An Atlas of Human Gametes and Conceptuses. New York: Parthenon Publishing Group; 1999. p.46-51.
4) Gardner DK, Schoolcraft WB. In vitro culture of human blastocysts. In: Jansen R, et al, editors. Toward reproductive Certinity; Fertility and Genetics Beyond. Carnforth: Parthenon Publishing; 1999. p.378-88.
5) Alpha Scientists in reproductive Medicine and ESHRE Special Interest Group of Embryology: The Istanbul consensus workshop on embryo assessment: proceedings of an expert meeting. Hum Reprod. 2011; 26: 1270-83.

〈湯本啓太郎　見尾保幸〉

24 アシステッドハッチング(孵化補助法)

初期胚の透明帯は胚の発育に伴って伸展，菲薄される．胚盤胞に達すると透明帯の一部に亀裂が生じて，孵化（ハッチング）が始まる．体外受精などの生殖補助医療により得られた胚では透明帯硬化（zona hardening）といわれる質的変化が起こり，ハッチング障害を引き起こす可能性がある．アシステッドハッチング（assisted hatching：AH）は胚の透明帯を切開する孵化補助といわれる技術である．アシステッドハッチング（AH）について実際の方法や問題点などを解説する．

1 アシステッドハッチング（AH）の方法

(1) 透明帯切開（zona dissection）

マイクロマニピュレーターでAHを行う方法である[1]．固定した胚の囲卵腔に向けてマイクロピペットで透明帯を穿刺貫通させた後，固定用ピペットに擦り合わせるようにして透明帯の一部分を切開する．技術的に若干難しいため効果が不安定で，胚が傷害される可能性がある．胚盤胞に対する透明帯切開の実際を図1に示す．

(2) 透明帯開孔（zona opening）

透明帯を化学的に処理して開孔する方法である[2]．酸性タイロード液（acid Tyrode：pH 2.5）などの強酸性溶液をマイクロピペット（径約10 μm）で胚に吹き付けて透明帯の一部分を溶解する（図2-①）．透明帯は2層構造であり，外側の層（外層）は厚いが溶解しやすく，内側の層（内層）は薄く膜状であるが溶解しにくい．外層が溶解されて内層に到達したら強酸性溶液の吹き付けをやめて，膜表面にマイクロピペットの先端を付着させ吸引して（図2-②），膜を破り開孔する（図2-③）．

(3) 透明帯菲薄（zona thinning）

透明帯開孔と同様の操作をして透明帯を薄くする方法である[3]．透明帯外層のみを溶解して内層を破らず温存する．酸性タイロード液による菲薄の実際を図3に示す．初期胚における透明帯の意義は胚の脱出防止や外部環境からの保護など

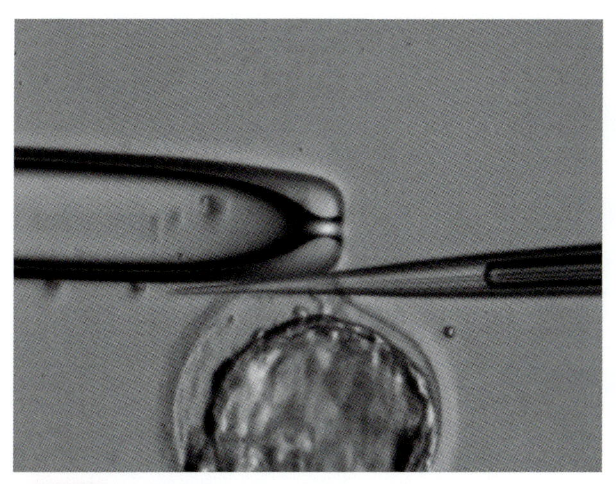

図 1　透明帯切開（zona dissection）
（Cohen J, et al. Hum Reprod. 1990；5：7-13）[1]
sucrose 処理により囲卵腔を拡大する.

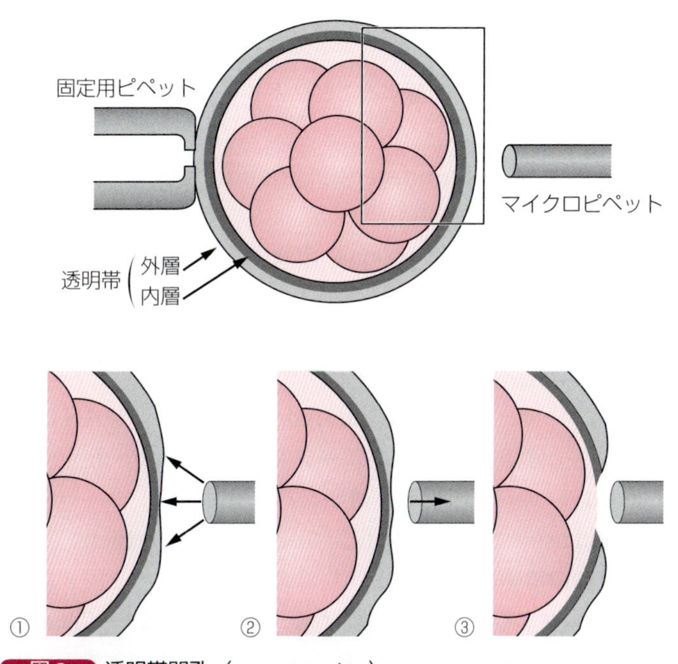

図 2　透明帯開孔（zona opening）
（Cohen J, et al. Hum Reprod. 1992；7：685-91）[2]

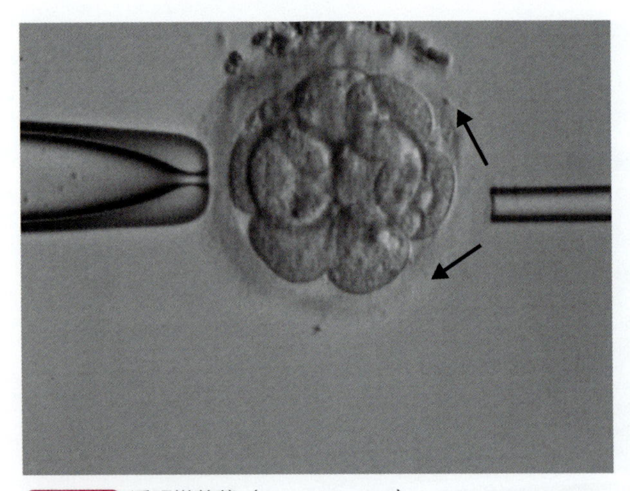

図3 透明帯菲薄 (zona thinning)
(Yano K, et al. J Assist Reprod Genet. 2007; 24: 471-5)[3)]
酸性タイロード液の吹き付けをして透明帯を菲薄する.

であるが，部分的に透明帯を菲薄することによって胚に対するダメージを回避する.

(4) 透明帯全周菲薄 (circumferential zona thinning) と透明帯除去 (zona free)

酸性タイロード溶液あるいはpronase溶液に胚を浸漬して透明帯全体を溶解する．胚に対する薬剤の影響を危惧して行われなくなった.

2 レーザーアシステッドハッチング (laser assisted hatching: LAH)

最近は半導体レーザー (1.48 μm infrared diode laser) がAHに使用されている[4)]．モニターで確認しながら，ステージ下方からculture dish中の受精卵に焦点を定めてレーザーを照射し，透明帯の処理を行う．レーザーシステム (OCTAX NaviLase™: MTG Medical Technology Vertriebs-GmbH, Germany) を倒立顕微鏡 (Olympus IX 70) に設置したところを図4に示す．透明帯にレーザーを照射すると円形に蒸散される．照射時間を2.6〜2.9 msとし，2〜5回繰り返し照射して開孔 (図5-①) あるいは菲薄 (図5-②) する．胚へダメージを与えないように，いずれの操作も胚実質から最も離れた部位に照射する.

JCOPY 498-06080

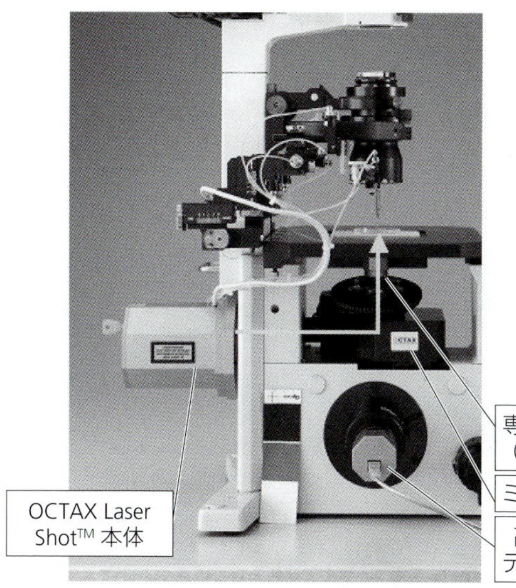

図 4 レーザーシステム：OCTAX NaviLase™（MTG Medical Technology Vertriebs-GmbH，Germany）資料提供：ナカメディカル
レーザーは倒立顕微鏡の裏側の装置から水平方向に発光される．ミラーブロックにより垂直方向に進路変更し，対物レンズを通過して培養ディッシュ内の胚に照射される．

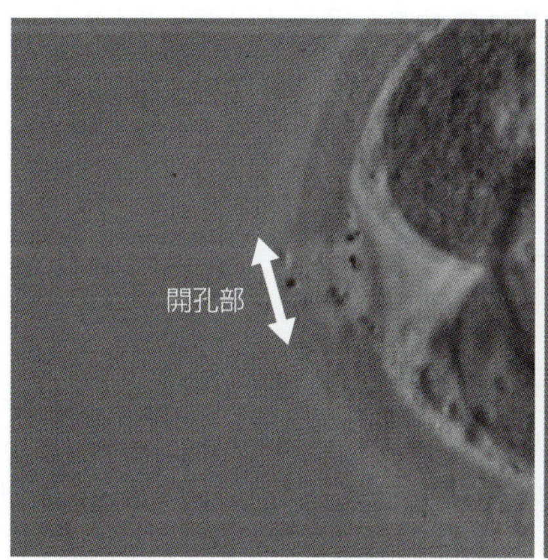

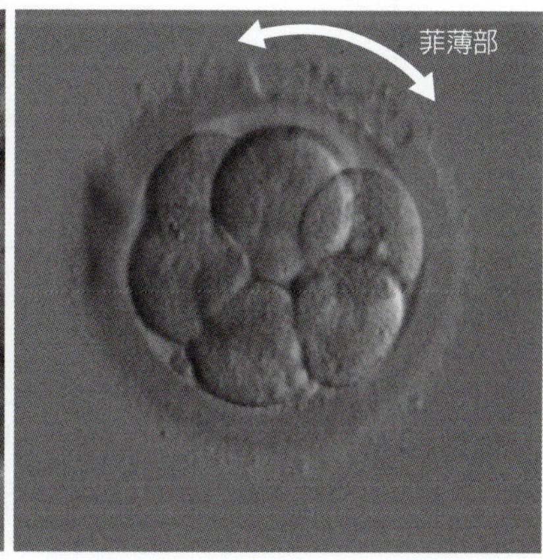

① 透明帯開孔（Opening）：レーザー照射時間 2.6 msec，2〜4 回照射により径 17 μm 程度を開孔．

② 透明帯菲薄（Thinning）：囲卵腔の広い部分をレーザー照射時間 2.9 msec，6〜8 回照射により透明帯周囲 1/6〜1/4 程度を菲薄．

図 5 レーザーアシステッドハッチング（LAH）

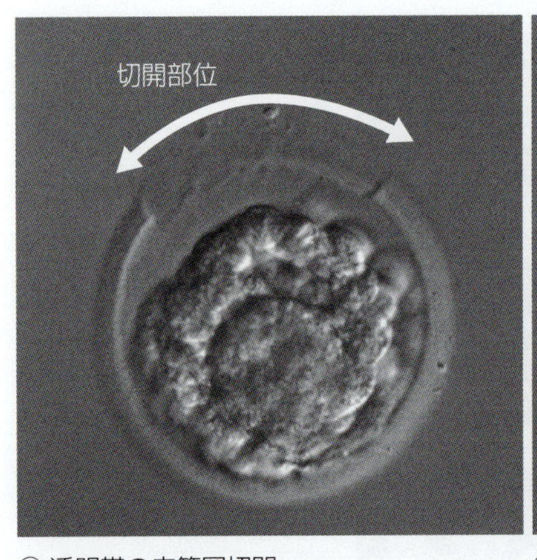

① 透明帯の広範囲切開

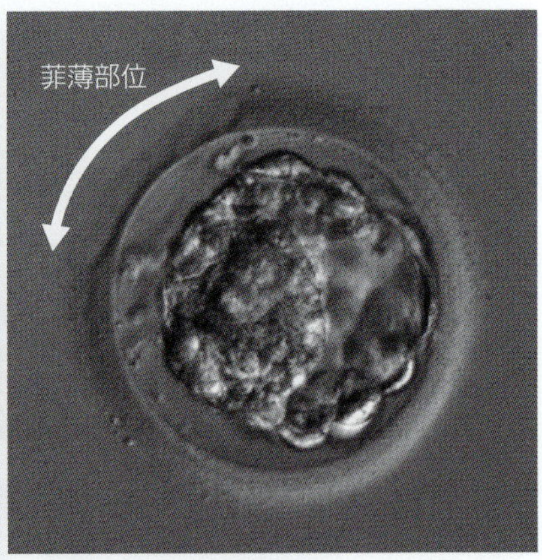

② 透明帯の広範囲菲薄

図6 凍結融解胚盤胞に対するレーザーアシステッドハッチング (LAH)

セッティングや操作の煩雑さがなく，初心者であっても簡単にしかも迅速かつ正確に透明帯の処理を行うことができる．安全対策として生殖細胞に安全度の高いclass 1 レーザー（出力 390mw 以下の低出力）が使用され，照射ポイントにおけるレーザー熱の影響を軽減するように照射時間の短縮や等温線リング機能を備えている．また，切開する部位や範囲をモニター画面上で指示すると自動的にAH を行う機能も登場している．レーザーシステムは図 4 に示した OCTAX NaviLase の他に ZiIos-tk (Zona Infrared Laser Optical System：Hamilton Thorne Research, USA)，Saturn 5 Active(Research Instruments Limited, UK) が使用できる．

3 アシステッドハッチング (AH) の主な適応

(1) 凍結融解胚

凍結融解胚の透明帯は質的変化を起こして硬化するので AH が有用とする報告は多い．最近はガラス化保存（vitrification）による凍結融解胚盤胞に対して行われている[5)]．AH を施行する際には胚の損傷を回避するために融解直後の囲卵腔が拡張している時期にすばやく行うか，sucrose 処理により囲卵腔を拡張させて行う (図 6)．透明帯を広範囲に切開あるいは菲薄した胚盤胞におけるハッチングの動態をタイムラプスシステム (EmbryoScope^{TM}) により観察した (図 7)．透明帯処理の範囲を広くすると AH 効果は高くなる．

① 透明帯切開：胚の拡張はなく透明帯の厚さは変わらず，切開した部分から脱出している．

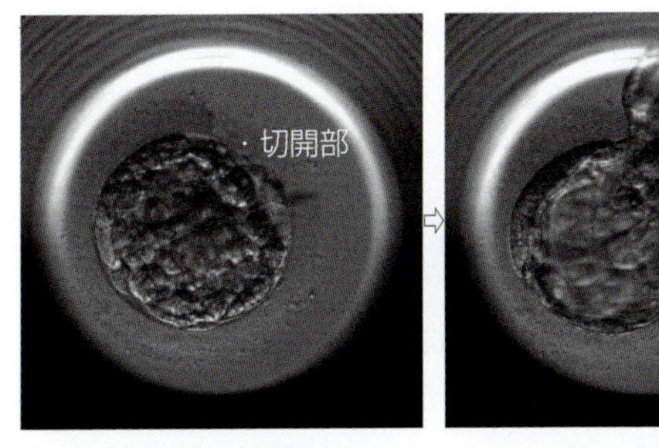

〔広範囲切開〕　〔ハッチング〕

② 透明帯菲薄：胚は拡張し透明帯は薄くなり，菲薄した部分から脱出している．

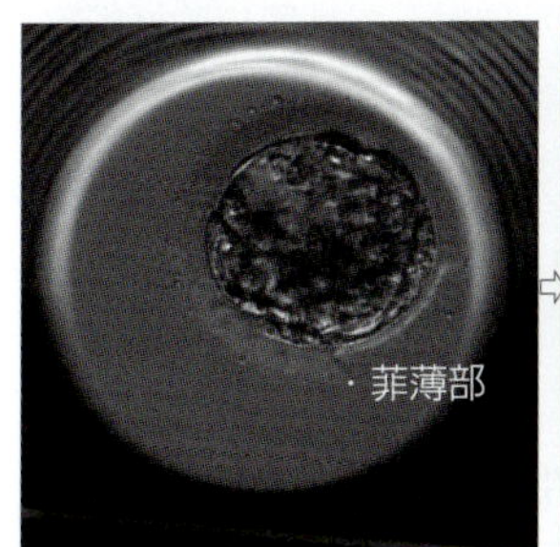

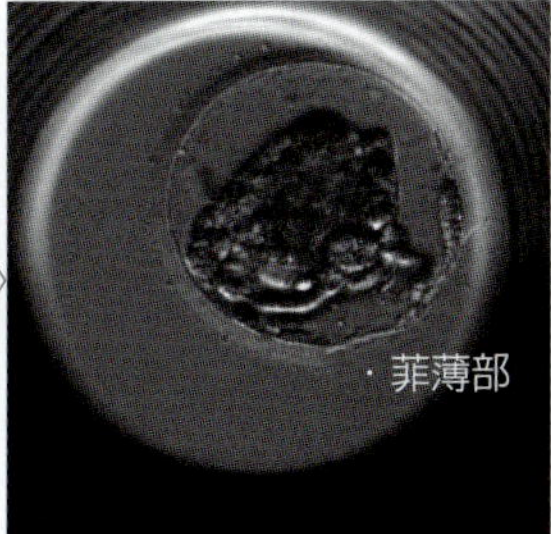

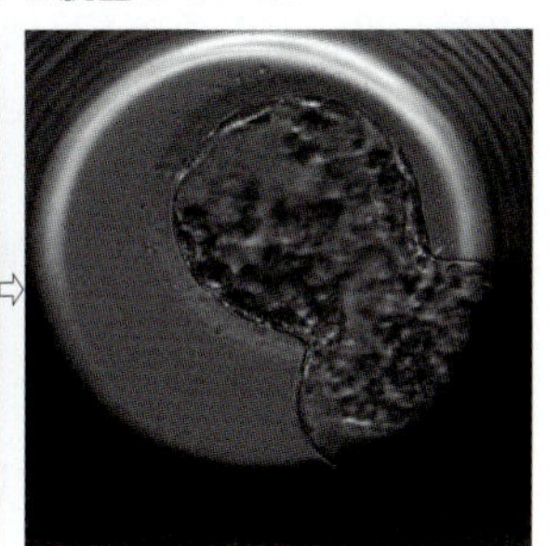

〔広範囲菲薄〕　〔ハッチング直前の収縮〕　〔ハッチング〕

図7 EmbryoScope™によるLAH施行胚盤胞のハッチング連続観察

(2) ART反復不成功

胚移植を反復して行っているにも関わらず着床，妊娠しない症例に対して有効な場合がある．これらの中には胚や透明帯の形態には異常を認めないことがあり，ハッチング障害が考えられる．

(3) 高年齢症例

40歳以上の症例では加齢による透明帯硬化の可能性があり，AHが有用とされていたが，最近は着床率を改善する効果は乏しいとする報告が多い．

4 アシステッドハッチング（AH）と発生異常

一卵性双胎（monozygotic twin：MZ-T）の自然妊娠における発生率は0.3～0.4％と稀であるが，生殖補助医療（ART）における発生率は1.5％程度に上昇する．胚盤胞移植による関与が以前より指摘されていたが，AH もその原因となっている可能性はある[6]．また，最近，自然妊娠では非常に稀な二卵性一絨毛膜双胎（monochorionic dizygotic twins）が知られるようになったが，発生リスクとして AH を含む ART の関与が考えられている．

5 アシステッドハッチング（AH）の有効性

AH のハッチング促進効果はヒト胚の in vitro 実験では実証されているものの，臨床の実際において着床率や妊娠率を改善できるかについては様々に報告されている．ASRM（American Society for Reproductive Medicine）の最新ガイドライン（2014 年）によると AH は ART 反復不成功例や 38～40 歳以上の高年齢症例などの予後不良例（poor prognosis patient）に対しては臨床的妊娠率（clinical pregnancy rate）を若干改善するが，生産率（live-birth rate）までは改善できない[7]．一方，日本産科婦人科学会の生殖補助医療登録システム（2010 年）による大規模調査では AH の有効性は認められていない[8]．

まとめ

AH が考案されて 20 年以上経過したが，現在では生殖補助技術として定着している．マニピュレーターによる透明帯切開から発展して，最近では操作が簡単で安全性も高い半導体レーザーを用いた LAH が普及している．AH を全ての ART 症例にルーチンに行うべきではないと考えるが，凍結融解胚や着床反復不成功などの予後不良例に対しては有用と思われる．一卵性双胎などの発生リスク因子の可能性があり，適応を拡大せず慎重に行うようにしたい．

☞文献

1) Cohen J, Elsner C, Kort H, et al. Impairment of the hatching process following IVF in the human and improvement of implantation by assisted hatching using micromanipulation. Hum Reprod. 1990; 5: 7-13.

2) Cohen J, Alikani M, Trowbridge J, et al. Implantation enhancement by selective assisted hatching using zona drilling of human embryos with poor prognosis. Hum Reprod. 1992; 7: 685-91.

3) Yano K, Yano C, Kubo T, et al. Chemical zona pellucida thinning with acidified Tyrode's solution: comparison between partial and circumferential techniques. J Assist Reprod Genet. 2007; 24: 471-5.

4) Germond M, Rink K, Nocera D, et al. Microdissection of mouse and human

zona pellucida using a 1.48 μm diode laser beam: efficacy and safety of the procedure. Fertil Steril. 1995; 64: 604-11.
5) Wan CY, Song C, Diao LH, et al. Laser-assisted hatching improves clinical outcomes of vitrified-warmed blastocysts developed from low-grade cleavage-stage embryos: a prospective randomized study. Reprod Biomed Online. 2014; 28(5): 582-9.
6) Vitthala S, Gelbaya TA, Brison DR, et al. The risk of monzygotic twins after assisted reproductive technology: a systematic review and meta-analysis. Hum Reprod Update. 2009; 15(1): 45-55.
7) Practice Committee of the American Society for Reproductive Medicine; Practice Committee of the Society for Assisted Reproductive Technology. Role of assisted hatching in invitro fertilization: a guideline. Fertil Steril. 2014; 102(2): 348-51.
8) Nakasuji T, Saito H, Araki R, et al. Validity for assisted hatching on pregnancy rate in assisted reproductive technology: analysis based on results of Japan Assisted Reproductive Technology Registry System 2010. J Obstet Gynaecol Res. 2014; 40(6): 1653-60.

〈矢野浩史〉

25 胚移植の準備

胚移植は体外で培養していた胚を子宮内に戻す体外受精の最後の工程である．この工程は患者と共に，我々胚培養士も期待の膨らむ瞬間である．その瞬間を万全な体制で迎えるためにも，胚移植に関わる準備や操作を理解することは重要である．本稿では，胚移植に関わる重要なポイントを中心に解説する．

1 移植日前日

移植日前日に必要な準備は胚移植の各工程で使用する「培養液」がある．培養液は，受精卵の培養に用いられるヒト胚培養用の培養液を使用すれば，子宮内環境や卵管内環境を再現した培養液であるため問題はない．一方，現在はヒアルロン酸を豊富に含む胚移植用培養液が販売されており，胚が子宮内膜と接着するのを促す効果があると言われているがエビデンスは得られておらず検討は続いている．

培養液は，ET カテーテル内を充填し移植胚を吸引する工程で使用する．その際に一時的に胚を移しカテーテルに吸引するためのET dishにも使用する．これらの培養液は症例毎に分けて前日から37℃，5～6%CO_2，5%O_2のインキュベーター内で平衡化し準備することが望ましい．

培養液の平衡に関しては，加湿型インキュベーターは庫内が湿度飽和状態であるため培養液にオイルを被覆させる必要はないが，無加湿型インキュベーターでは培養液の蒸発を防ぐためにオイルを被覆させて平衡する必要がある．

移植日前日の準備に「培養液」の項目を記載したが，最低4時間の平衡化が可能であれば移植日当日の準備でも問題はない．

当院の培養室は全て無加湿型インキュベーターで運用しているため，1症例につき胚移植用培養液（1.2 mL）を dish（Center-Well Organ Culture Dish）に分注し，オイルを被覆させて平衡している．平衡後の培養液を吸引するためには，シリンジ（汎用針付注射筒 26 G）を2本用いてオイルを吸引しないように培養液内で少量の空気を押し出した後に培養液を吸引する．培養液はET カテーテル充填用に0.4 mL，続けてET dish用に0.6 mL を吸引している．

JCOPY 498-06080

2 移植日

胚移植日に行われる胚培養士の業務には，培養胚から移植候補胚の選定と医師への報告，患者に提供する報告書の作成，胚移植前の患者説明，そして実際の胚移植と多岐にわたるが，その中でメインの業務と思われる「移植胚の選択」，「移植胚の準備」，「Loading」，「胚移植」の 4 点について述べる．

(1) 移植胚の選択

胚移植に備えて培養してきた胚の中から，良好胚を選択することであり，胚の評価やコメントを基に医師と協議した上で決定していく．

(2) 移植胚の準備

「移植胚の選択」で決定された胚を，培養 dish から移植胚を吸引するために ET dish へと移しかえを行う操作である．注意するポイントは，胚の大きさに合わせたピペットを使用することであり，ピペットの内径が胚の直径よりやや太目のものを使用することで，胚に損傷や刺激を与えずに移しかえすることができる．また，脱出胚盤胞などを操作する場合には，ピペット内に胚が接着するのを防ぐことができる．もう一つのポイントは，オイルを ET dish に持ち込まないことである．オイルで被覆された環境で胚を培養している場合，移しかえ時には必ずピペットの先端にオイルが付着する．体外培養で用いられるオイルが ET カテーテルを介して子宮内に残存することを避けるためにも，極力持ち込まない工夫が必要となる．当院では Center-Well Organ Culture Dish を ET dish として使用し，移植胚を移しかえる際には内堀の隅で胚を出し（図 1），培養液の表面に付くオイルを最小限に留めている．胚を ET dish に移しかえ後，ピペットを内堀のふちで拭うようにして引き上げる（図 2, 3）ことで，オイルが ET dish 内に残存しない工夫をしている．

(3) Loading

Loading とは「移植胚の準備」で ET dish に移しかえた胚を ET カテーテルに吸引する工程である．ポイントは，医師がカテーテルを子宮腔内へ挿入する際に作業途中に胚が押し出されない程度の最低限の培養液と空気層にて loading する

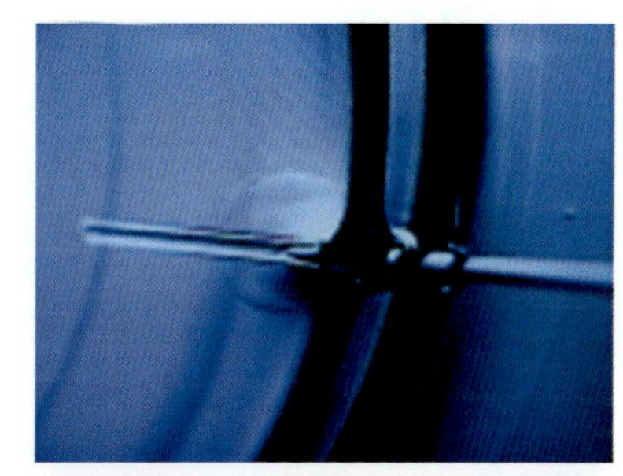

図 1 内堀の隅よりピペットを挿入する操作

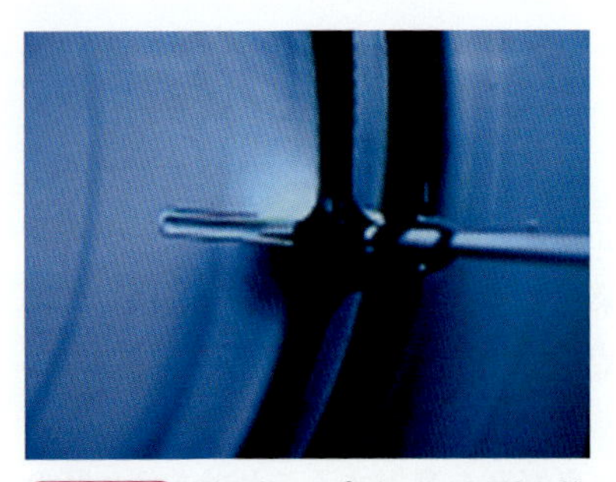
図2 挿入後，ピペットを引き抜く操作

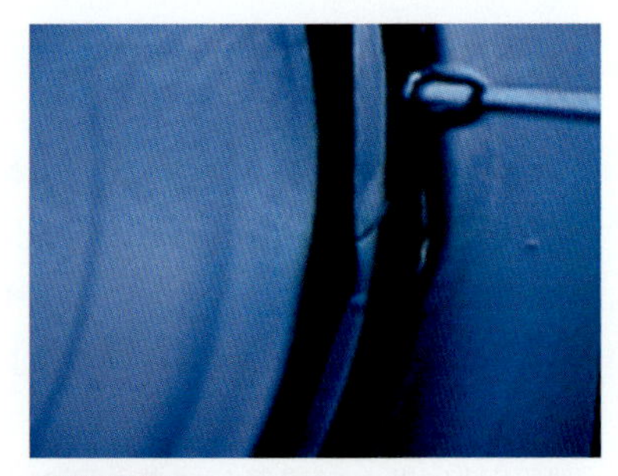
図3 ふちで拭うようにして引き上げる操作

ことである．我々は胚とわずかな培養液に1層の空気のみでLoadingしている．ETカテーテルの違いや施設の方針により，吸引する培養液量や空気量は異なるが，上記のポイントを考慮した上で，短時間で移植胚を吸引する方法を採用すべきである．

(4) 胚移植

胚移植に関する重要なポイントは当然ながら移植胚と患者の一致確認であり，そのために必要な作業は，確定された手順の遵守に基づいたダブルチェックを医師と胚培養士が連携しながら行う共同作業である．ダブルチェックは，移植胚の移しかえ時など一つひとつの行動時に行い，名前やIDなど複数の確認項目を設けて患者の識別を正確に行う必要がある．医師との連携では，子宮頸管の狭窄や屈曲している難移植症例では時間を要する場合があるため，移植胚を準備するタイミングを計りながら進めることで，インキュベーター外操作時間を短縮し，胚への高酸素環境下ストレスを最小限に抑えることができると思われる．

以上が胚移植で必要な準備と実際の作業である．体外受精の最後の工程である胚移植を実施し患者を妊娠に導くためには，最適な胚移植環境を作り出すことが胚培養士に求められている．そのために，我々は常に日々の培養操作を見直し，改善していくことが重要である．

〈吉村友邦　福永憲隆　浅田義正〉

JCOPY 498-06080

26 受精卵の凍結保存と融解

ヒト生殖補助医療（assisted reproductive technology：ART）において，余剰胚の低温保存は重要な治療技術の一つであり，現在では様々な低温保存法が臨床的に用いられている．その最大の理由は体外受精で得られた胚のうち，新鮮胚移植後の余剰胚を低温保存しておくことで，その後の周期に融解後の生存胚を移植し妊娠に向けることができるためである．低温保存胚の利用により，採卵を毎回行う必要がないことから，患者の負担が軽減され，採卵周期当たりの妊娠率を向上させることができる．その上移植胚数を減らすことで，多胎の防止にも役立ち，子宮内環境不良や卵巣過剰刺激症候群（ovarian hyperstimulation syndrome：OHSS）の発症・増悪が考慮されるなどの新鮮胚を移植することが不適当な症例ではすべての胚を保存し，その後の自然周期または子宮内膜調整周期で移植することも可能である．2012 年の日本産婦人科学会倫理委員会報告では，ART において凍結胚による出生児数（27,715 児）は ART の全出生児数（37,953 児）の 73.0%を占めるに至っており，ART 治療の中でも最も重要なアプローチとして位置づけられようになってきた．また，卵子や精子また受精卵（胚）を低温保存する技術は，種々の哺乳動物の遺伝子を保存し（特に絶滅危惧種において），家畜繁殖の効率改善に寄与し，現在も様々な方法が開発・改良され，その有効性および成績の向上は，生物生理学，畜産，医療の発展に大きく関係している．

1 低温保存についての概略

(1) 歴史的経緯

胚凍結の古典的方法として確立された緩慢凍結法は 1972 年に Whittingham ら[1]によって提唱され，比較的低濃度の耐凍剤に細胞を浸すことで脱水と耐凍剤の透過により平衡化し，徐々に温度を低下させる精密な機器を用いて，緩除な冷却を行い最終的に液体窒素（liquid nitrogens：LN_2）内で保存する技術である．この方法では植氷（−7℃で氷晶形成を強制的に施行）により細胞外に氷晶形成を起こす必要がある．ヒト胚においては Trounson ら[2]が 1983 年に妊娠例を報告して以来，方法論の改善がなされ，日本においても次に述べるガラス化法が主流となる前は一般的に用いられていた．一方 1985 年に Rall と Fahy によって提唱[3]されたガラス化法（Vitrification）は，高濃度の耐凍剤に細胞を浸した後，直接 LN_2に入れることで，常温から－196℃へ急激に冷却し，細胞内外ともガラス化するため氷晶形成がまったく起こらない方法である．しかしながら，高濃度の耐凍剤による細胞毒性が問題で，体外受精などで得られるヒト受精卵は緩慢凍結法で保存されているのが以前は主流であった．近年ガラス化法の改良の結果，有効性が認められ臨床的に多く用いられるようになり，その簡便性・有効性の高さから特に日本において多くのクリニックで用いられるようになってきた．

(2) 低温保存の基本

細胞が生存性を損なうことなく長期間保存されるためには，基本的に液体が結晶化することなく固化した状態のガラス化になる温度（－130℃以下）で保存される必要があり，それには一般的に－196℃である LN_2が用いられる．そのために必要なステップは，低温環境下で起こる氷晶形成を防ぐための細胞内透過型耐凍剤または凍結保護剤（cryoprotective agent：CPA）を用い，細胞内の水分分子を結晶化しないサイズにまで濃縮する脱水過程と，温度を回復させる（融解時）際に，濃縮された水分分子を細胞内へ戻す加水過程が必要である．現在，卵子・胚の低温保存手技は様々な方法が用いられ，20 種類以上の哺乳動物の卵や胚を安全に低温保存することができている．重要な点は細胞内氷晶形成をいかに防ぐかと細胞透過型耐凍剤による毒性を少なくするかである[4]．そのため上記のように耐凍剤を加え徐々に温度を低下させる緩慢凍結法と，一気に LN_2に浸すことで急速に冷却し，氷晶形成がまったくなく固化した状態にするガラス化法がある[5]．なお，低温生物学において低温保存を表す単語として，氷晶形成が起こり得る緩慢凍結の場合は「凍結：freezing」とそれを融かす「解凍：thawing」とがあり，ガラス化法では，氷晶形成がないため，「冷却：cooling」（または「vitrifying」）と「融解：warming」が用いられる．臨床上 ART 治療においては，一般的に胚凍結法という単語が汎用されるが，緩慢凍結の場合は細胞外に氷晶形成が起こるため，胚凍結法も適切であるが，ガラス化法を用いる場合は，氷晶形成が起こらないため，胚低温保存法がより適切である．

(3) 低温保存法の実際

現在，卵子や胚の低温保存法には，緩慢凍結法とガラス化法があり，2013 年の段階では欧米においては未だ緩慢凍結法を用いている施設も少なからずある

JCOPY 498-06080

が，日本においてはガラス化液量を少なくし冷却速度を極めて高くしたガラス化法が主流である．耐凍剤やシュークロース溶液が小分けされた凍結融解キットが各メーカーから出されており，実際の手順やプロトコールは，そのキットに詳細が記載されている．基本的なコンセプトは前述のとおりである．

① 緩慢凍結法（slow freezing method）

緩慢凍結法は，卵子や胚をまず 1～2 mol/L の耐凍剤に平衡化するまで曝露させ（通常，3 段階の濃度で 15 分程度），その後徐々に温度を低下させ（−0.5℃～−1.0℃/min），容器内温度が−7℃付近で植氷（強制的な氷晶形成）を行う．その後も徐々に温度を低下させることで氷晶形成が進み（−0.3～−0.5℃/min），温度が下がる過程で細胞内外の氷晶形成がなされていない部分の塩分濃度が上昇することで濃縮が進み，最終的に LN_2内では氷晶形成以外の部分はガラス化される．最初の古典的緩慢凍結法は，−80℃まで低下させた後 LN_2へ投入していたが，その後，融解過程を急速に行う（360℃/min）方が融解後の生存性が高い点と冷却過程を−30℃で中止し液体窒素に投入できることが判明した．この方法は細胞内氷晶形成を防ぐためには，十分な耐凍剤との平衡化と緩除な温度低下が必要で，それをコントロールするためにコンピュータ制御装置と長時間の操作・管理が必要となる．

② ガラス化法（Vitrification）

上記の緩慢凍結法の場合，細胞の種類および発達段階によっては次にあげる 3 つの状況から充分な生存率が得られない場合があり，それを回避する目的でガラス化法が用いられるようになった背景がある．

a）低温障害（chilling injury）を受けやすい卵子や胚（ブタやウシの卵や胚など）
b）耐凍剤の細胞内への透過性が低い卵子や胚（ヒトの卵子や胚盤胞）
c）耐凍剤の化学毒性に対して感受性が高く傷害を受けやすい胚（ハムスターの卵子や胚）

このような傷害を克服する手段として考えられたのが現在用いられているガラス化法で，冷却・融解速度を極めて高くすることで，細胞内が氷晶形成を回避できる濃度の耐凍剤平衡に達しなくても高度な脱水のみで回避するアプローチであり，低温障害やフラクチャーダメージが起こる温度付近を一気に通過し，LN_2の温度まで冷却し，また融解時は 37℃まで一気に加温する方法である．この冷却・融解速度を高める工夫としてガラス化液量をできるだけ少なくし液体窒素に直接接触する方法があり，このために胚を保持するツールにいろいろな工夫がなされてきた．最初は1996年にMartinoらが電子顕微鏡のサンプルを載せるグリッドを用いて行う方法を提唱[6]し，その後，open pulled straw (OPS)[7]，cryo-loop[8,9]，cryotop/cryotip[10]などが開発されてきた．

まとめ

どのような胚の低温保存法が臨床上適しているかをEBM (evidence based medicine) に基づいて考えた場合，胚盤胞培養が一般的になっている現在，余剰胚を胚盤胞まで追加培養し，胚盤胞に達した胚のみをガラス化保存する方法が得られる臨床的効果は高いと考えられ，その理由として次のような点が挙げられる．

1) 余剰胚の胚盤胞発達の有無の情報は，胚の成長の点からみた胚の質的診断になり，とりわけ8分割胚以降の胚発達は精子の質も含めた胚自身の遺伝子発現も関係していると報告されている．
2) 胚盤胞発達という点に加え，達した胚盤胞の内細胞塊 (inner cell mass: ICM) や栄養膜細胞層 (trophectoderm) の細胞数からの評価は，従来の分割胚での形態学的評価と比べて，凍結胚選択基準としてはより有用である．
3) このことは不必要な胚の凍結を減らし，結果的に分割期胚の融解胚移植より有意に高い妊娠率を得ることができる．
4) ガラス化法は短時間で簡単にでき，かつ再現性に富み，高価な機器が必要ではないので，小規模クリニックで可能である．

以上より，ヒト胚の低温保存法は，現在ガラス化法を中心に胚だけではなく未受精卵や卵巣組織の保存にも臨床的に確立され用いられてきており，悪性腫瘍患者の妊孕性温存，卵提供プログラムにおいて卵の有効な配分，社会的側面からの挙児時期の延期などに積極的に行われ，生殖補助医療において大きなインパクトを与えるようになってきている．

☞文献

1) Whittingham DG, Leibo SP, Mazur P. Survival of mouse embryos frozen to −196℃ and −269℃. Science. 1972; 178: 411–4.
2) Trounson A, Mohr N. Human pregnancy following cryopreservation; thawing and transfer of an eight-cell embryo. Nature. 1983; 305; 707–9.
3) Rall WF, Fahy GM. Ice-free cryopreservation of mouse embryos at −196℃ by vitrification. Nature. 1985; 313, 573–5.

4) Kasai M. Advances in the cryopreservation of mammalian oocytes and embryos: development of ultrarapid vitrification. Reprod Med Biol. 2002; 1: 1-9.
5) Mukaida T, Takahashi K, Kasai M, et al. Vitrification of human embryos based on the assessment of suitable conditions for 8-cell mouse embryos. Hum Reprod. 1998; 13: 2874-9.
6) Martino A, Songsasen N, Leibo SP. Development into blastocysts of bovine oocytes cryopreserved by ultra-rapid cooling. Biol Reprod. 1996: 54: 1059-69.
7) Vajta G, Holm P, Kuwayama M, et al. Open Pulled Straw (OPS) vitrification: a new way to reduce cryoinjuries of bovine ova and embryos. Mol Reprod Dev. 1998; 51: 53-8.
8) Lane M, Schoolcraft WB, Gardner DK. Vitrification of mouse and human blastocysts using a novel cryoloop container-less technique. Fertil Steril. 1999; 72: 1073-8.
9) Mukaida T, Wada S, Kasai M, et al. Successful birth after transfer of vitrified human blastocysts with use of a cryoloop containerless technique. Fertil Steril. 2001; 76: 618-20.
10) Kuwayama M, Vajta G, Kato O. Highly efficient vitrification method for cryopreservation of human oocytes. Reprod Biomed Online. 2005; 11: 300-8.

〈向田哲規〉

27 TESE・MESA 検体からの精子確認

射出精液中に精子がみられない無精子症の治療法として，精巣上体あるいは精巣から精子を回収する方法がある．精巣上体から精子を回収する方法には，経皮的精巣上体精子吸引術（percutaneous epididymal sperm aspiration：PESA）や顕微鏡下精巣上体精子吸引術（microscopic epididymal sperm aspiration：MESA）がある．精巣から精子を回収する方法には，精巣内精子採取術（testicular sperm extraction：TESE）や顕微鏡下精巣内精子採取術（microdissection testicular sperm extraction：MD-TESE）が実施されている．

1 適応

基本的には無精子症患者が適応となる．無精子症は，精路の通路障害の有無によって，閉塞性無精子症と非閉塞性無精子症に分類する．精巣上体・精管・射精管の閉塞など精路閉鎖を原因とする閉塞性無精子症の場合には，精路再建による治療が第一選択となるが，精路再建不成功症例や両側精管形成不全のように精路再建が困難な症例は PESA や MESA の適応となる．

一方，精路閉鎖を認めない非閉塞性無精子症の場合には，実子を得る最終手段として TESE や MD-TESE が実施されている．また閉塞性無精子症の一部や他の治療が無効な性機能障害，まれに射精精液中に運動精子が全く存在しない不動精子症や死滅精子症，重度精子奇形症で射出精子による顕微授精（intracytoplasmic sperm injection：ICSI）が困難な場合も個々の症例に応じて，TESE や MD-TESE の適応となる．

2 MESA・TESE 検体からの精子確認方法

(1) MESA

① 検体採取法

全身麻酔，腰椎麻酔，あるいは局所麻酔下に，陰嚢皮膚を切開し，精巣を創外へ脱出させる．精巣上体漿膜を切開後，精巣上体を露出させる．白く拡張した精巣上体管を選択し，内容液を回収する（図 1）．

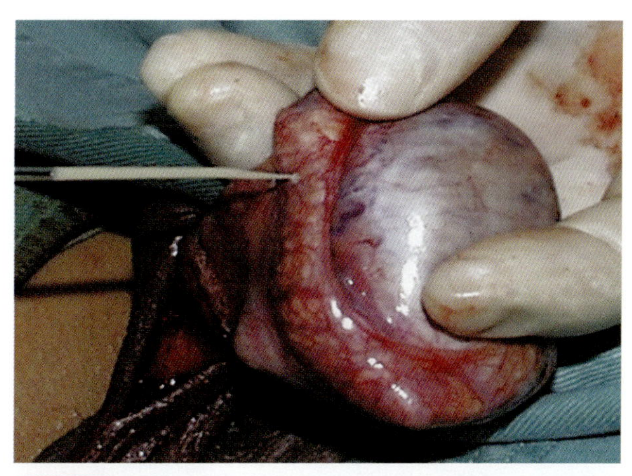

図 1　閉塞性無精子症に対する顕微鏡下精巣上体吸引術（MESA）

② 精子確認法

手術室あるいは培養室で，精巣上体から回収した内容液を顕微鏡下で精子の有無を確認する．形態正常な運動精子が存在した場合には，これを ICSI に用いる．精子を認めない場合には，同様の操作を繰り返し行うが，最終的に精子が MESA で得ることができないと判断した場合には，TESE へ移行する場合もある．

(2) conventional TESE

① 検体採取法

全身麻酔，腰椎麻酔，あるいは局所麻酔下に，陰嚢皮膚を切開し，精巣を創外に脱出させる．精巣白膜を切開して 1 か所から数か所の精細管組織を採取する．

② 精子確認法

手術室あるいは培養室で，採取した精細管組織を培養液中で細切し，顕微鏡下で精子の有無を確認する（図 2）．形態正常な運動精子が存在した場合には，これを ICSI に用いる．精子を認めない場合には，同様の操作を繰り返し行うが，TESE で精子を得ることができないと判断した場合には，MD-TESE に移行する必要がある．

(3) Microdissection TESE（MD-TESE）

① 検体採取法

全身麻酔，腰椎麻酔，あるいは局所麻酔下に，陰嚢皮膚 4～5 cm を切開し，精

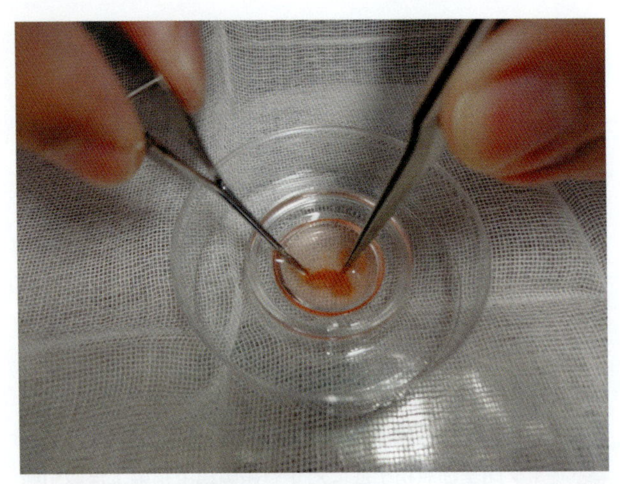

図 2 TESE 検体からの精子確認方法

巣を創外に脱出させる．精巣白膜を切開して精細管が房状に観察できるようにする．手術用顕微鏡下で精細管全体を観察し，精子が存在する可能性の高い白く拡張した精細管を最小量採取する（図 3）．

② 精子確認法

手術室あるいは培養室で，採取した精細管組織を培養液中で細切し，顕微鏡下で精子の有無を確認する (図 4)．精子が見つかれば採取した精細管の周囲の組織を多めにとり，精子の有無を確認する．形態正常な運動精子が存在した場合には，これを ICSI に使用する．精子を認めない場合には，精子が見つかるまで同様の操作を繰り返し行う．MD-TESE の場合，精子が存在する可能性の高い精細管を選択して採取するため，従来の方法よりも精子が見つかる確率が高くなる．

3 MESA・TESE 精子を用いた生殖補助医療

MESA・TESE 検体から採取した精子は，基本的に ICSI に使用する．ICSI に使用する精子は形態正常な運動精子が第一候補となるが，運動精子が全く存在しない場合には，精子膨化試験（hypoosmotic swelling test: HOS）を行い，精子が生存しているか否かを確認した上で，患者の同意があれば，形態正常な不動精子を ICSI に使用する場合もある．

採卵日と MESA・TESE 実施日を合わせられる場合には，新鮮精巣精子で ICSI

JCOPY 498-06080

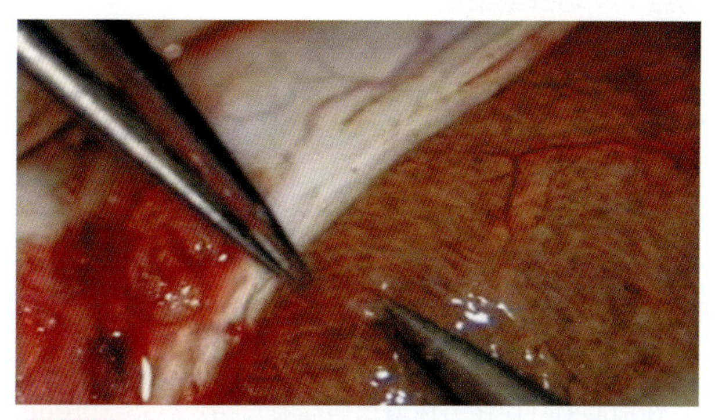

図3 非閉塞性無精子症に対する顕微鏡下精巣内精子採取術（MD-TESE）

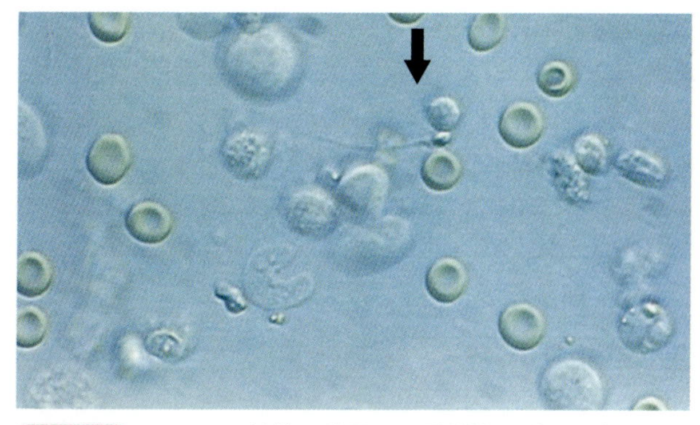

図4 MD-TESE 検体で確認した運動精子（×400）

を実施する方が，操作が簡便かつ凍結保存による精子回収率の減少がないため，より理想的である．しかし，採卵日と MESA・TESE 実施日を合わせることが困難な場合が多く，MESA・TESE を採卵に先行して行い，凍結保存精巣精子で ICSI を実施する場合が多い．

☞文献

1） 岡田 弘．精巣内精子採取術．In：苛原 稔．生殖医療ガイドブック2010．東京：金原出版；2010．p.266-7．

2） Shin DH, Turek PJ. Sperm retrieval techniques. Nat Rev Urol. 2013；12：723-30.

〈鹿嶋見奈〉

28 着床前遺伝子診断（PGD）

着床前遺伝子診断は 1990 年にイギリスの Handyside らが性別診断を行って以来，世界中で行われるようになってきた[1)]．通常 PGD の適応は，1）Single gene detect（単一遺伝子疾患），2）習慣性流産（均衡型相互転座，ロバートソン転座），3）性別診断（伴性劣性遺伝病など），4）PGS（preimplantation genetic screening）が考えられる．我が国においても 2004 年以降，DMD（デュシャンヌ型筋ジストロフィー症）や single gene defect に，さらには習慣性流産の原因となる均衡型相互転座症例に対して承認されるようになった．本稿では均衡型相互転座保因者での PGD の実際について説明する．具体的な胚生検の手技や FISH 法さらに arrayCGH（aCGH）法についても触れ，当院の臨床成績について述べた後，海外の現況や今後の課題についても言及したい．

1 着床前遺伝子診断の実際

(1) 分割期胚の生検

Embryo biopsy に関してはどの細胞の時期に，何個の細胞を生検するかという問題がある．

診断の観点からすれば，複数個の細胞を採取した方がメリットがある．我々はマウスを用いた動物実験で，どの細胞期からいくつの細胞を採取できるか検討してきた[2)]．

4 細胞期でも 8 細胞期でも 1 個の割球を採取してもその後の胚盤胞への発育に影響を及ぼさなかった．さらに biopsy 後の出生率や奇形発生にも影響はなかった．この検討は次世代にわたって調査したが，いずれも影響は見られなかった．動物実験では割球を抜くことがその後の発育などに影響を及ぼさないことが明らかとなったわけであるが，ヒト胚ではどうだろうか．ヒト胚では動物胚に比べて生検する細胞を少なくすること，さらには compaction を起こす前の方が胚に対するダメージが少ないと思われる．そのため 8 細胞期胚が適切とされている[3)]．

我々は，以前から Extrusion 法を中心に biopsy を行っている．我々の考えでは sample とする割球を直接吸引しない方が DNA の損傷が少ないと考えている．

JCOPY 498-06080

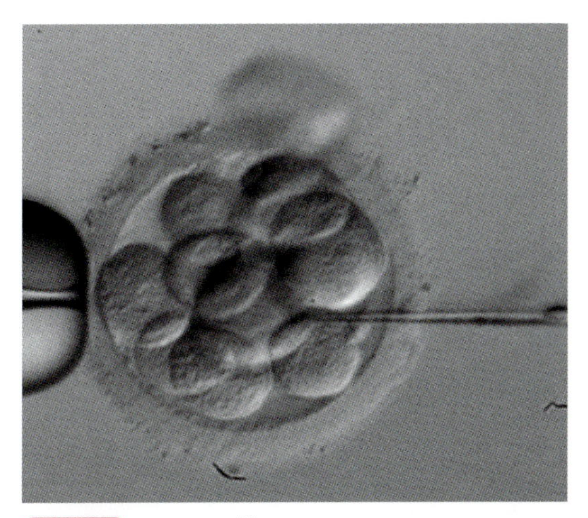

図1 Extrusion 法

そのため，Extrusion 法を中心に行っている．以下に当院で行っている embryo biopsy の詳細について述べる．

Extrusion 法[2)]

この方法はピペットを用いて培養液を胚内部に注入することにより，内圧を高め透明帯の開口部から1割球を押し出す方法である．まず透明帯穿刺用 needle にて穿刺したのち，先端をホールディングピペットにぶつけて開口し，培養液を吸引したのち再度3時方向から透明帯を突き刺し培養液を注入し，12時方向の透明帯裂孔から割球を押し出す方法である（図1）．

(2) 胚盤胞生検（blastocyt biopsy）[4)]

融解後の胚盤胞は3時間の回復培養した後，胞胚腔の拡張を確認した胚を対象とし，割球生検と同様に10%代替血清添加 PBS (-) 中にて吸引法（図2）を行っている．

胚盤胞の内細胞塊を9時方向にホールディングピペットにて保持し，レーザーシステム（ZILOS-tk, Hamilton Thorne 社）のレーザーにて透明帯の3時方向に 30～40 μm の小孔を開け，突出してきた栄養膜細胞層の一部を先端径 30 μm の吸引用ピペットにて吸引し，レーザーを吸引用ピペット入り口付近の細胞に照射して切除することで biopsy を行った．

Biopsy 後の胚は直ちに cryotip を用いた Vitrification 法（Kitazato）にて凍

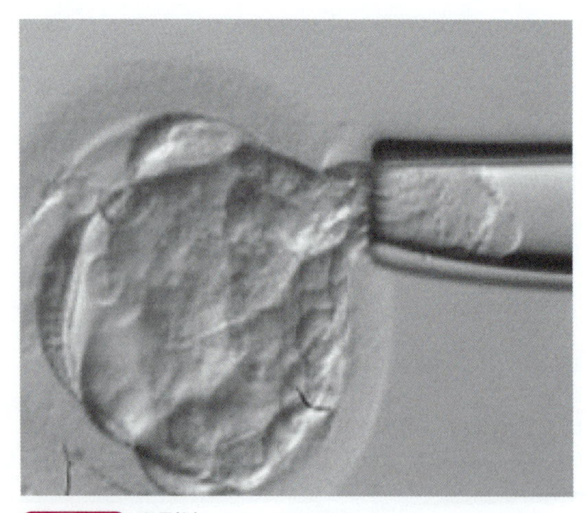

図2 吸引法

結・融解を行い，復活状況を確認した．Biopsy後の胚の生存状況は100%（12/12）であった．Biopsyによる採取細胞数は5.83個であった．Biopsyする細胞数は施行者の技術によるところが大きいが，Kokkaliら[5]は4～5個の細胞を採取しており，本研究での吸引法による採取個数とおおよそ一致した．

我が国では転座の診断には主に8細胞期胚が用いられており，筆者らも診断には8細胞期胚を用いてきた．通常の診断では8細胞期胚から一割球を取り出して診断する方法で十分であると考えられるが，Munnéら[6]はday 3でのbiopsyとblastocyst biopsyを比較した結果，blastocyst biopsyした群で着床率が有意に高かったとしている．Day 3でのbiopsyでは形態学的評価をもとにbiopsyする胚を選択することになり，胚盤胞へ発生した胚のみを対象とするblastocyst biopsyの場合よりも多くの胚を扱うことになるため，より多くの時間と労力を必要とする．

PGDにおいて重要となる問題の一つにモザイク胚による誤診の可能性が挙げられる．胚盤胞の栄養膜細胞では異数性などのモザイクが多いとの見解があるが，Magliら[7]とDerhaagら[8]は胚盤胞において内部細胞塊と栄養膜細胞では異数性などのモザイク状況は変わらないとしており，このことから栄養膜細胞を採取することで胚全体の診断が可能であると考えられる．

Blastocyst biopsyは，より多くの細胞を採取可能であることが最も大きな利

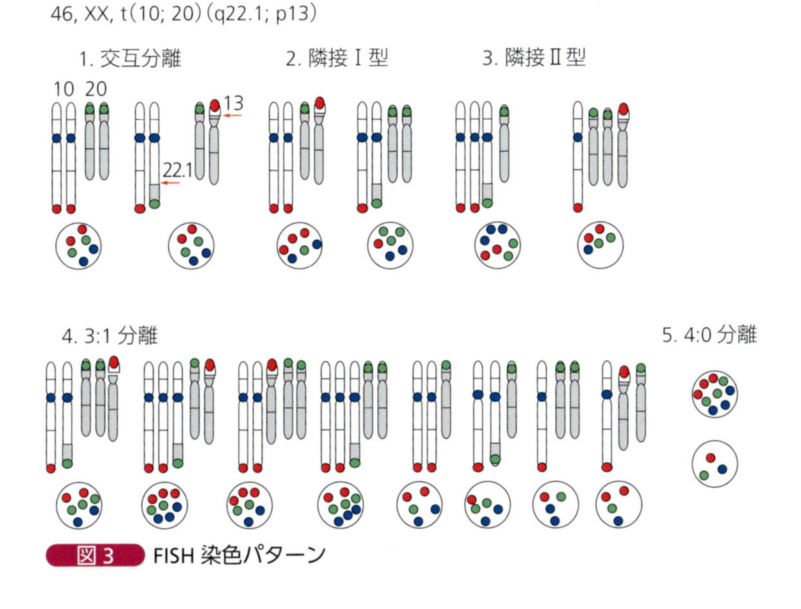

図 3 FISH 染色パターン

点である．ゲノム一次構造の異常を解析する aCGH はある程度の鋳型 DNA 量を必要とすることから 1 割球での解析は難しいが，blastocyst biopsy との併用によって FISH 法だけでは検出できなかった染色体の異常を解析できるようになる可能性がある．今後胚盤胞生検は有用性が高まると考えている．

2 FISH を用いた均衡型相互転座における着床前診断

均衡型相互転座保因者から減数分裂により派生する配偶子（パートナーが正常の場合）の染色体の組み合わせは，その分離様式により交互分離，隣接 I 型，II 型，3：1 分離，4：1 分離に分けられ，16 種類となる．交互分離は正常または保因者となり，児の表現型は正常である．その他の分離様式（不均衡型）は異常となり多くは流産となる．減数分裂により派生する配偶子が受精した場合の染色体の組み合わせに対応した FISH シグナルの組み合わせを考えなければならない．

間期核における診断例

図 3 は 46，XX，t(10;20)(q22.1;p13) の保因者が正常配偶子と受精した場合の分離様式を示したものである．この症例では CEP10 (aqua)，subtelomere specific probe 10q (red)，subteromere specific probe 20p (green) の 3 色

表 1 当院における着床前診断の臨床成績

	biopsy 胚数	診断可能胚数	均衡型胚数	胚移植	移植個数	妊娠	経過
症例 1(36)	22	20	2	(+)	1	(+)	♀39 w+6d C/S 3106 g
症例 2(35)	15	13	2	(+)	1	(+)	IUFD 7 w+5d＊1
	15	13	2	(+)	1	(−)	
症例 3(41)	7	6	3	(+)	2	(−)	
	8	8	1	(+)	1	(−)	
症例 4(40)	3	2	0	(−)			
症例 5(42)	11	10	2	(+)	2	(+)	♂39 w+6d C/S 2710 g
症例 6(35)	19	18	3	(+)	2	(−)	
	余剰胚盤胞を凍結融解胚移植			(+)	1	(+)	♀36 w+0d NVD 2740 g
症例 7(36)	21	19	5	(+)	1	(−)	
症例 8(36)	13	12	5	(+)	2	(+)	♂37 w+5d C/S 3508 g
症例 9(30)	17	13	3	(+)	1	(−)	
	余剰胚盤胞を，凍結融解胚移植			(+)	1	(−)	
				(+)	1	(+)	♀38 w+2d C/S 3114 g
症例 10(36)	20	16	1	(−)			
症例 11(29)	18	11	2	(+)	1	(+)	♂39 w+1d NVD 3115 g
症例 12(40)	15	13	2	(+)	1	(+)	IUFD 8 w+6d＊2

PGD 施行後，胚移植に至った症例：83.3%（10/12），移植者あたりの妊娠率：80.0%（8/10）
出産：70.0%（6/8），流産：25.0%（2/8），妊娠率：53.3%（8/15）
＊1 流産組織染色体検査結果は均衡型相互転座 46,XX,t(3;15)(q13;q26.1) ＊2 未実施

を用いて診断した．それぞれの色が2：2：2に蛍光する場合は交互分離で正常もしくは保因者となる．その他の組み合わせは図に示したようにすべて不均衡型となる．当院における FISH の臨床成績を表 1 に示した．

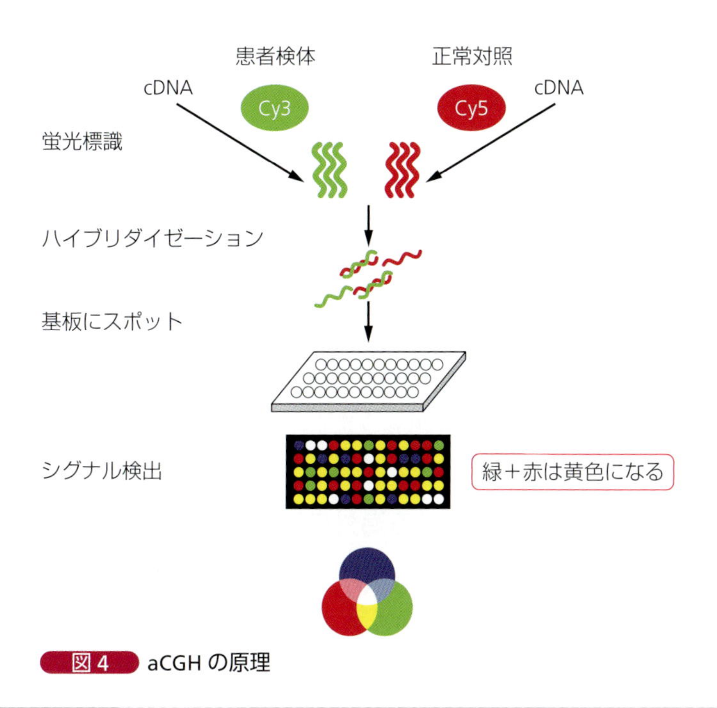

図 4 aCGH の原理

3 aCGH について

2 色の蛍光色素でラベルした検体を競合的にマイクロアレイ上でハイブリさせてコピー数を比較定量する解析技術であり，検査する細胞と対照となる正常な細胞（DNA）を用意し，検体を緑に，正常対照を赤に染色する．その後両者を混ぜ合わせ，DNA マイクロアレイと呼ばれる基板上にスポットし，基板上で各遺伝子・染色体毎に配置固定され，スポット（色）が検出される．

検体と正常対照の染色体量が同じである場合，赤色と緑色が同量となりスポットの色は黄色になる．しかし染色体異常の検体の場合，一部の遺伝子・染色体のみ多くなるため，赤 or 緑に傾き，赤のスポットでは染色体欠損が，緑のスポットでは染色体重複が起こっていると想定される（図 4）．

aCGH は FISH 法に比べ診断精度が高く，外部委託の場合，FISH 法に比べ機械的操作が多く技術者の負担が少ない．個々の患者専用の試薬購入が不要となる．さらに試薬の使用期限を考慮する必要もないと考えられる．

FISH を使用した場合，結果が出ない率（結果が判明しない不明である率）が 11.2%，そして，エラー率（誤り）は 9.1%にも上るが，aCGH では結果が出ない率（結果が判明しない不明である率）が 2.9%，エラー率（誤り）が 1.9%報告されている[9]．FISH を使用した場合，20%の確率で正確な情報が得られない．もし，その 20%が正常で妊娠に値する受精卵であると仮定した場合，最大，正常な受精卵の 20%が破棄される可能性がある．aCGH を使用した場合では，最大，正常な受精卵が 5%の確率で破棄される可能性があるのである．以上のことからも，より精密で有効な aCGH を使用する方が重要である．

我々は患者の同意を得たのち，余剰胚盤胞を生検後，GGA 社に輸送し，aCGH を依頼している．現在までに 40 例輸送した．うち 36 例で診断が可能であり，4 例で診断不能であったが，輸送による紛失等のトラブルは 1 例も見られなかった．現時点において collaboration はうまくいっていると考えている．図 5 に胚盤胞における aCGH の診断例を示す．

4 着床前遺伝子診断における海外の現況と今後の課題

ESHRE PGD consortium による 2012 年までの PGD/PGS のデータの集計を表 2 に示した．海外では PGD よりも PGS が数多行われている．海外での PGS の主な適応は，① AMA（advanced maternal age），② recurrent miscarriage, ③ recurrent IVF failure, ④ oocyte donation, ⑤ no-medical indication, ⑥ SMF（severe male factor）などが考えられる．

海外では PGS が数多く行われており，PGS に関しては賛否両論あるのも事実であるが，近年 PGS が有効であるという論文が多く見られる．その 1 つに，Schoolcraft ら[10]は胚盤胞期で aCGH を用いた新しい PGS の方法を紹介している．それによると，PGS 群では有意に着床率の増加と胎児心拍陽性率を得ることができたと述べており，その有用性を報告している．

また，aCGH による染色体スクリーニングにおいて，Fragouli ら[11]は胚盤胞の生検（栄養膜細胞の分析）は染色体の数的異常を正確に検知する方法として有力であるとし，大部分のモザイクと判定された胚盤胞は正常な細胞を有していなかったとも述べている．このことはモザイク胚は初めから，移植胚として選別すべきでないとも考えられる．

いずれにしても PGS に関しては，今後 aCGH を用いた方法が主流になってくると考えられ，また数多くの細胞を得るために，胚盤胞生検が必要となってくると考えられる．ART 領域において，生児を得るために真に PGS が有効かどうかは今後のさらなる検討が必要であると考えられる．

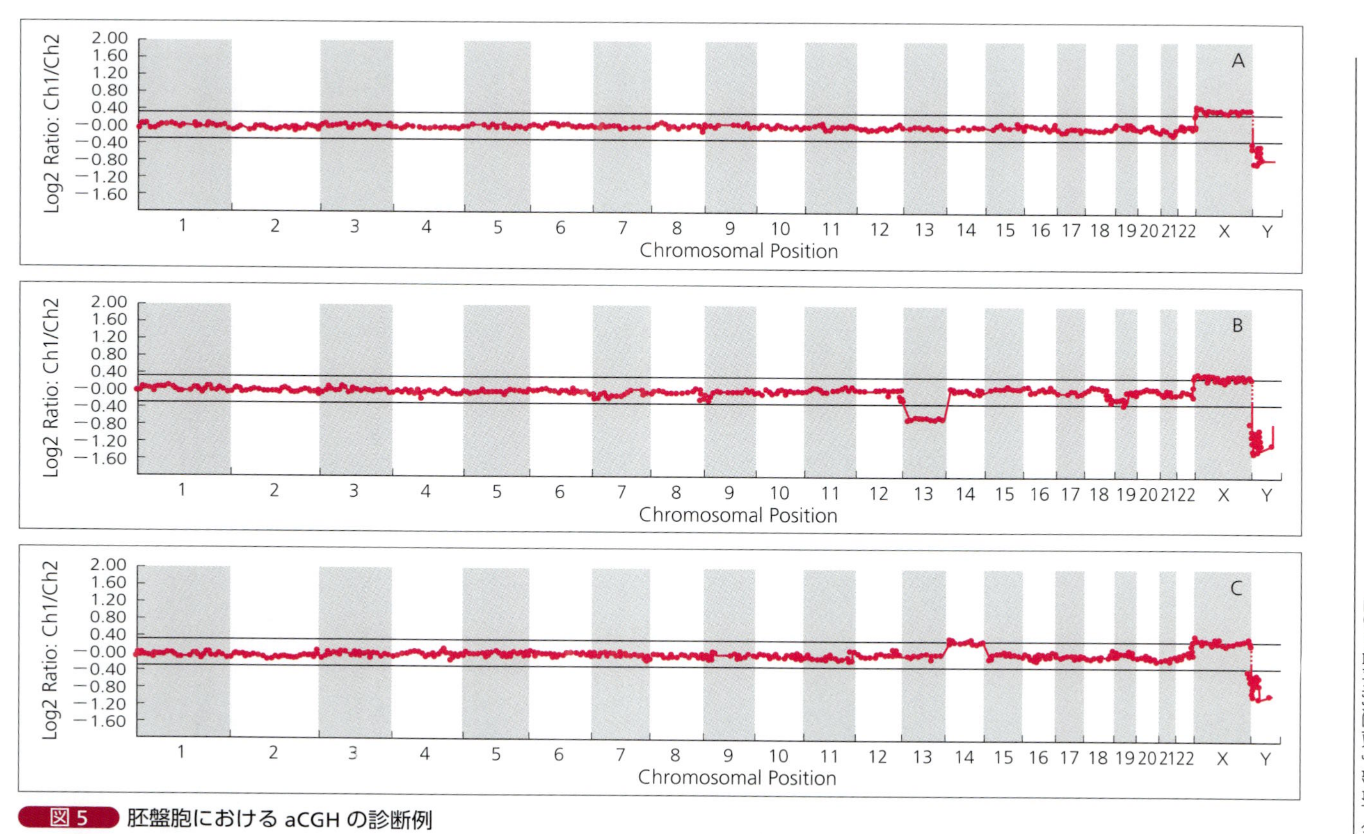

図5 胚盤胞における aCGH の診断例

A： female type, Euploidy
B： Aneuploidy, Monosomy 13
C： Aneuploidy, Trisomy 14

表 2 Overall cycle data collection（海外における着床前遺伝子診断の現状）

適応	PGD	PGS	PGD-SS	Total
採卵周期数	10,153	16,806	671	27,630
不妊患者数	3,766	14,030	104	17,900
女性年齢	33	37	36	35
IVF/ICSI 前のキャンセル数	52	2	0	20
ART 法				
IVF	1,079	1,868	166	3,113
ICSI	8,847	14,502	481	23,830
IVF＋ICSI	52	324	0	376
凍結＋ICSI＋IVF＋不明	139	60	24	223
不明	20	50	0	70
IVF/ICSI 後のキャンセル数	525	462	16	1,003
PGS/PGD 周期数	9,612	16,342	655	26,609
FISH	5,017	16,339	473	21,829
PCR	4,578	3	182	4,763
FISH＋PCR	17	0	0	17
透明帯開口法				
酸性タイロード	3,910	4,688	26	8,624
レーザー	5,182	10,083	202	15,467
化学的	506	1,506	427	2,439
不明	14	65	0	79
適応	PGD	PGS	PGD-SS	Total
生検法				
極体生検	162	2,708	0	2,870
aspiration 法	8,875	12,805	156	21,836
extrusion 法	414	754	499	1,667
flow displacement 法	16	22	0	38
胚盤胞生検	91	2	0	93
極体および割球生検	49	0	0	49
不明	16	52	0	68
臨床成績				
胚移植周期	7,338	12,071	492	19,901
hCG 陽性	2,553	4,085	197	6,835
胎児心拍陽性	2,014	3,210	143	5,367
臨床妊娠率 (% per OR/% per ET)	20/27	19/26	21/29	19/27

(Goosens V, et al. ESHRE PGD consortium date collection. Hum Reprod. 2012; 27(7): 18)

☞文献

1） Handyside AH, Kontogianni EH, Hardy K, et al, Pregnancies from biopsied human preimplantation embryos sexed by Y-specific DNA amplification. Nature. 1990；344(6268)：768-70.
2） Takeuchi K, Kaufmann RA, Sandow BA, et al. Preclinical models for human pre-embryo biopsy and genetic diagnosis. I. Efficiency and normalcy of mouse pre-embryo development after different biopsy technique. Fertil Steril. 1992；57：425-30.
3） Hardy K, Martin KL, Handyside AH, et al. Human preimplantation development in vitro is not adversely affected by biopsy at the 8-cell stage. Hum Reprod. 1990；5(7)：708-14.
4） 瀬戸山遥，穂満ゆかり，竹内一浩，他．Blastocyst Biopsy における Biocut 手技の検討．第 55 回日本卵子学会；2014.
5） Kokkali G, Traeger-Synodinos J, Vrettou C, et al. Blastocyst biopsy versus cleavage stage biopsy and blastocyst transfer for preimplantation genetic diagnosis of beta-thalassaemia：a pilot study. Hum Reprod. 2007；22(5)：1443-9.
6） Munné S, Dailey T, Finkelstein M, et al. Reduction in signal overlap results in increased FISH efficiency：implications for preimplantation genetic diagnosis. J Assist Reprod Genet. 1996：13：149-56.
7） Magli MC, Jones GM, Gras L, et al. Chromosome mosaicism in day 3 aneuploid embryos that develop to morphologically normal blastocysts in vitro. Hum Reprod. 2000；15(8)：1781-6.
8） Derhaag JG, Coonen E, Bras M, et al. Chromosomally abnormal cells are not selected for the extra-embryonic compartment of the human preimplantation embryo at the blastocyst stage. Hum Reprod. 2003；18(12)：2565-74.
9） Gutiérrez-Mateo C, Colls P, Sánchez-García J, et al. Validation of microarray comparative genomic hybridization for comprehensive chromosome analysis of embryos. Fertil Steril. 2011；95(3)：953-8.
10） Schoolcraft WB, Fragouli E, Stevens J, et al. Cloinical application of comprehensive chromosomal screening at thc blastocyst stage. Fertil Steril. 2009；1-7.
11） Fragouli E, Alfarawati S, Daphnis DD, et al. Cytogenetic analysis of human blastocysts with the use of FISH, CGH and aCGH：scientific data and technical evaluation. Hum Reprod. 2011；26(2)：480-90.

〈竹内一浩〉

米国における CCS プログラム

2014 年は,『着床前診断』開始 25 周年という記念すべき年であった.近年において,着床前診断プログラムは大躍進を遂げたが,その立役者となったのは,日本が世界へと発信したその高い生殖細胞凍結技術である.そのガラス化法という高度な凍結技術を学び,胚盤胞の凍結・解凍技術が安定した後の米国において,正確性と実用性が向上した着床前診断プログラムは,2011 年頃を境に極めて急速に一般患者に普及した.とりわけ,CCS(comprehensive chromosome screening=着床前全染色体診断)は,米国において今日,配偶者間・非配偶者間を問わず,すべての IVF 適応の一般患者にとって最先端の有意義な選択肢として既に広く実施されている(2016 年現在,日本国内においては,患者が自由に着床前診断を受けられる設定が未実施である).

現在米国で実施されている着床前診断は,2 つの目的分野に分類できる:

① CCS (comprehensive chromosome screening)=着床前全染色体診断=孤発性の染色体異常(ダウン症など)の着床前診断(23 対の染色体すべてについて同時に診断.PGS とも呼ばれる)

② PGD (preimplantation genetic diagnosis) of a single gene genetic condition=特定の遺伝性疾患(単一遺伝子遺伝病)についての着床前遺伝子診断(*PGD と CCS の同時実施可)

なお,② の PGD は,患者の家系に特定の遺伝病発症等が確認された場合のみ実施可能であり,考えられ得るすべての遺伝病に対して診断を行うものではない.

1 着床前診断の流れ

IVF サイクル開始前に CCS/PGD の個々のケースの設定準備を着床前診断専門ラボラトリーにて終了しておく必要があるため,夫(あるいは精子ドナー)および妻(あるいは卵子ドナー)から採血を行い,あらかじめそれぞれの DNA を準備しておく.また,患者に着床前診断の意義と限界を理解してもらうため,必ず事前に遺伝カウンセリングを受けてもらう.しかし,投薬や治療などにおいては,患者への身体的負担が増えることは一切なく,通常の採卵サイクル実施の後

JCOPY 498-06080

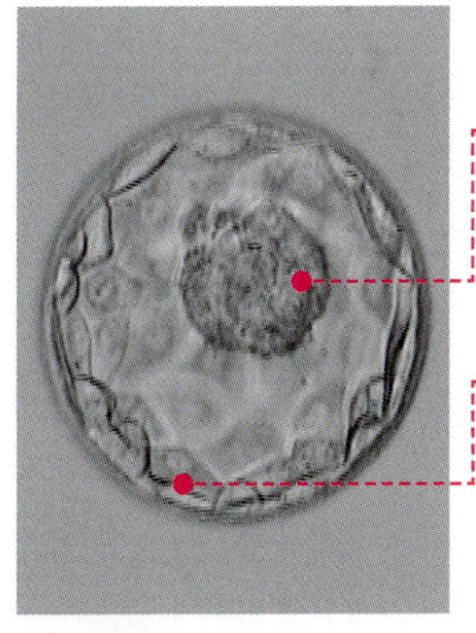

図1　着床前遺伝子診断（PGD）/全染色体診断（CCS）バイオプシー

に別サイクルにて凍結解凍胚移植サイクルを実施するプロセスと何ら変わらない．

検体採取の際，図1の通り，IVF 施設の胚培養士が，胚盤胞の段階に達した受精卵の栄養外胚葉の部分から 5～6 個の細胞を採取する．胎児として成長していくことになる内塊部からの細胞採取は行わない．弊社 IFC が提携しているサンフランシスコの IVF 施設，パシフィック生殖医療センター（院長＝カール・ハーバート医学博士）においては，培養 5 日目および 6 日目のみならず，7 日目までの培養の実施により，胚盤胞をひとつでも多く得られるような試みが行われている．受精卵の検体が専門ラボラトリーに送付されてからおよそ 1～2 週間で，結果が報告されてくる．

結果が出た後，染色体異数性のない（PGD においては特定変異がない）と診断された受精卵それぞれについて，IVF 施設のラボラトリーが，受精卵としての発達状態（グレードや胚盤胞となるまでの培養日数，発達段階＝胚盤胞/拡張胚盤胞/孵化胚盤胞，など）を考慮し，妊娠成立・継続に向けて一番可能性が高いであろう順番にて移植の対象となる受精卵を選別し，患者の同意を得た上で，その後胚移植サイクルの計画を立てることになる．

2　CCS のメリット

CCS においては，受精卵の見かけだけからは決してわからない，受精卵の染色体異数性を診断する．染色体異数性は，受精卵が形成されるときに個々の受精卵において孤発的に起こるものであるが，もし染色体異数性がある場合，そのほと

表1 卵子年齢と染色体異常

卵子年齢	胚盤胞での染色体異常発生率	妊娠中羊水検査時（妊娠中期）における染色体異常
35歳未満	高くともおよそ33%	1%未満
35～39歳	およそ50%	1～2%
40歳以上	67%以上	3%以上

（Pacific Fertility Center 2014）

んどが受精卵について「致死的」な状態，つまり，まったく着床する可能性がない，あるいは着床できても初期流産に終わる，あるいは妊娠継続する僅かなケースにおいても結果的に死産となる，あるいは13番や18番染色体異常のケースなどで出産に至ったとしても児の生命が出生後長くはない，という極めて辛い結果を招く．例外としては，21番染色体のトリソミーが原因であるダウン症のように，児が出生し，障害がありながらも成長してゆける染色体異常もある．

受精卵の染色体異常の発生率というのは，卵子年齢が上になればなるほどその確率が高くなってゆく．『卵子年齢と染色体異常』を示した表1にある通り，年齢によって，得られた受精卵のうち染色体が正常と診断される割合が大きく異なる．35歳未満では，得られた胚盤胞のうちおよそ2/3の染色体が正常であることに対し，それが40歳以上の女性のケースとなると全く逆転し，なんと2/3に染色体異常が見られ，正常なものは1/3しかない，という事実がわかっている．不妊治療を開始する女性は，30代半ばを過ぎてからが多いことを考えると，すでに得られる胚盤胞の半分に染色体異常が見られるであろう段階になってから不妊治療を開始していることになる．

CCSの大きな目的およびメリットは『染色体異常のない受精卵を選別する』ことにより，以下を可能にすることである:

- 着床しない，流産を繰り返す等，患者の心身の負担および治療費の負担を軽減する．
- 正常受精卵のみを移植することにより，妊娠成立・継続・出産への可能性を高める．
- 染色体異常のない受精卵が全くなしといった診断の場合，不妊治療断念の検討に向けての情報となる．
- “eSET”（elective Single Embryo Transfer）の推奨がしやすくなり，多胎妊

娠の回避につながる．

高齢女性の妊娠成功への救済プログラムとして米国で幅広く普及しているのは卵子提供プログラムであるが，卵子提供を受ける決断をする前に，自己卵子による可能性を見極めるためにも CCS 実施を希望する 30 代後半から 40 代の患者が増えている．

前述のパシフィック生殖医療センターにおける 2016 年現在の臨床妊娠率は，染色体異数性のない胚盤胞 1 個につき，安定して 70～75％という驚異的な数値となっている．

3 着床前診断プログラムの限界

胚盤胞まで育つ受精卵が得られなければ着床前診断は実施されないし，当然，正常な受精卵を「選別」することはできない．また，着床前診断にて診断不可能なものは，以下の通りである：

- 遺伝的要素は関係しているが，環境やライフスタイルなどが複雑に関与して発症する病気（糖尿病や癌など）
- 染色体異常が原因ではない先天異常（口唇裂や心臓欠陥など）
- 学習遅延，知能障害，自閉症など染色体異常と無関係に起こる場合の障害

着床前診断実施により，この世に存在するすべての異常を調べることはできないし，何か個人が望む特徴などを特定して俗に言う「デザイナーベビー」を作ることを意図するものでもない．CCS は，あくまでも不妊治療に取り組む女性達への心身の負担を減らし，なおかつ過去に体外受精治療の大きな課題であった，多胎妊娠の回避を大きな目標として掲げ研究を重ねられてきたプログラムである．

CCS を含め，どんなに生殖医療技術が進んでも限界は常に存在する．一番重要なのは，やはり，『自己卵子で産むため』の年齢的限界があることを知らしめる啓蒙運動が産科婦人科・生殖補助医療の現場から継続されることであろうと考える．

〈川田ゆかり〉

卵巣の凍結保存

小児期や若年女性のがんに関しては化学療法，放射線療法，骨髄移植により90％以上の生存率を望めるようになってきている．このことにより悪性腫瘍を克服した患者（cancer survivor），とりわけ思春期および青年期（生殖年齢）にある若年者（adolescent and young adult survivors：AYA）が，急速に増加している．しかしながら放射線治療やアルキル化剤を中心とした化学療法は，その患者の生殖機能の低下を招き，次世代を生産する能力を著しく損なっていることも事実である．また，先進国に認められる晩婚化の傾向は，挙児希望のある悪性腫瘍患者を増加させている要因となっている．これらのことから悪性腫瘍に対する治療を受ける患者に対し，妊孕性を温存する治療方法の確立は急務であると考えられる．このような中，ヒト卵巣凍結保存・融解移植の技術を用い，悪性腫瘍が化学療法により寛解した後に妊娠・出産した報告が，欧州および米国を中心に報告されるようになってきた．本邦でもこの技術への取り組みはなされてきており，急速に広まりつつある状況であると思われる．本稿では，悪性腫瘍にしぼり卵巣凍結保存の適応とその方法について概説する．

1 抗がん剤，放射線における卵巣機能への影響

抗がん剤は，程度の差はあれ卵巣機能に悪影響を与えると考えられる．これは卵巣内に存在している原始卵胞の早期消失が，直接的な原因と考えられる．この原始卵胞消失の程度は，患者の年齢，卵巣予備能，抗がん剤の種類，累積使用量によると考えられる．抗がん剤は，絨毛性疾患を除き多くの場合は多剤を併用するが，これは副作用も増強される．Bokemeyer らは，アルキル化剤がもっとも性腺機能に対する毒性があると報告している．Oktem と Familiari は，アルキル化剤によるヒト卵巣内の卵胞，卵子，線維化への影響を組織学的に検討し，原始卵胞数の著しい減少を認めることを報告している．

一方，放射線療法においても卵巣機能が障害されることが知られている．放射線治療による卵巣機能への影響は，線量，照射範囲，患者年齢によることが知られている．Wallence らは，不可逆性の卵巣機能不全が生じる照射線量は，出生

JCOPY 498-06080

表1 デンマーク生殖医学会の指標

患者	紹介のための指標項目
状態	5年生存率が50%以上期待できる（適応は柔軟に対応） 50%以上不妊症になると予想される（適応は柔軟に対応） 35歳未満であること（適応は柔軟に対応） 卵巣転移の兆候がないこと 化学療法後でも可能 インフォームドコンセント
検査	胸部X線 MRI，CT，超音波検査 AMH，FSH，E_2，血小板数，白血球数，赤血球数 経腟超音波；卵巣の形態と胞状卵胞数

時で20.3 Gy，10年で18.4 Gy，20年で16.5 Gy，30年で14.3 Gyと報告している．また，2 Gyで原始卵胞の半分を消失させるとの報告も認められる．これらのことから放射線治療を開始する前には，あらかじめ卵巣への被曝線量を算出し対応する必要があると考えられる．

2 卵巣凍結の適応

妊孕性温存を考える場合に，その施行の可否，また，施行する際にはどの選択肢を施行するかを考慮する必要がある．患者の生命予後，卵巣機能にどの程度の影響を受けるかの見込み，患者年齢などにより妊孕性温存を行うかどうか判断する．また，妊孕性温存方法の選択，すなわち卵巣凍結保存を実施すべきか他の選択をするかに関しては，原疾患別の卵巣転移の可能性，原疾患に対する治療を行うまでの猶予期間などを考慮する必要がある．がん患者に対する妊孕性温存に関しThe American Society of Clinical Oncology（ASCO）が指針を出している[1)]ほか，デンマーク生殖医学会は，妊孕性温存を考慮すべき対象につき指針を出している[2)]（表1）．また，ドイツ語圏の団体であるFertiProtektは，患者の状況に合わせた治療方法の選択を示している[3)]（図1）．これらは診療において大いに参考となる．

(1) 卵巣機能への影響の評価

悪性腫瘍に対する治療が，どの程度卵巣機能を低下させ不妊症に陥るかどうかを正確に評価することは困難である．その理由の一つが，原疾患がどのような経過をとるかわからず，化学療法の場合でも使用薬剤，使用量を治療前に明らかに

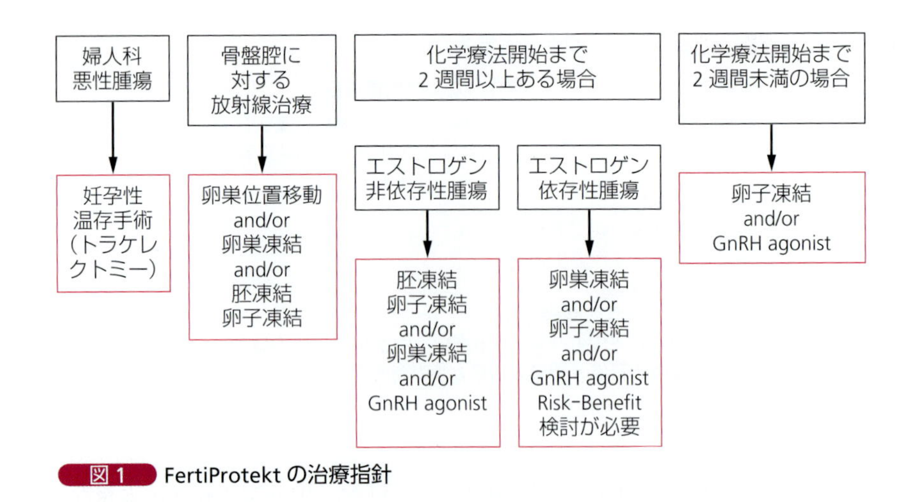

図 1 FertiProtekt の治療指針

することが困難であるためである．もう一つは，卵巣予備能には個人差があり，その個人においてどの程度の原始卵胞が減少するかを正確に予測することができない．このようなことから，現状においては，現疾患別のリスク[4)](表 2)，抗がん剤別の卵巣機能に対するリスク[5)](表 3) および予想使用量 (予想使用回数)，年齢，卵巣予備能を考慮し，おおよその見込みで卵巣機能に悪影響が予想されるかどうかを判断し，妊孕性温存の施行の可否を決めざるをえない．

(2) 患者年齢

一般に卵巣内の原始卵胞数は年齢に相関し，移植後体外受精を施行してもその妊娠率は大きく年齢に相関することから，患者年齢は必ず考慮に入れる必要がある．世界的には卵巣凍結保存に対して上限を 35 歳としているグループが多い．当施設を含め日本国内においては 40 歳までとしている施設が多いようである．また，小児期の卵巣凍結保存は，特別な別の問題として考えられている．卵巣凍結保存は，思春期前に行える唯一の妊孕性温存方法である．現時点において小児期の悪性腫瘍に対する卵巣保護に関する明確なコンセンサスや指針は認めない．しかしながら FSH 非依存性に原子卵胞は発育を開始し，胞状卵胞の初期まで発育することが知られている．思春期前の卵巣でも小胞状卵胞は存在する．これらの卵胞は，排卵することなくその途中で閉鎖卵胞となりその過程で卵母細胞は消失する．Kalich-Philosoph らは，形態的評価を行い，抗がん剤曝露は同時により多数の原子卵胞の発育を開始させ，その後それらを閉鎖卵胞に追い込むことに

表2 がん治療後の不妊症のリスク

低リスク（<20%）
- 白血病
- 脳腫瘍<24 Gy
- ウイリアムズ腫瘍
- 胚細胞腫瘍（放射線治療）

中リスク（20～80%）
- 白血病
- 脳腫瘍>24 Gy
- 非ホジキンリンパ腫
- ホジキンリンパ腫
- ユーイング肉腫（転移なし）
- 骨肉腫
- 肝芽腫
- 神経芽腫

高リスク（>80%）
- 放射線全身照射
- 放射線骨盤照射
- 骨髄移植
- ホジキンリンパ腫（アルキル化剤使用）

表3 化学療法薬の性腺に対するリスク分類

高リスク	中リスク	低リスク
シクロホスファミド イホスファミド クロロメチン ブスルファン ブレオマイシン プロカルバジン クロラムブチル	シスプラチン カルボプラチン ドキソルビシン	ビンクリスチン メトトレキセート ダクチノマイシン ブレオマシン メルカプトプリン ビンブラスチン

より卵子数を減少させることを明らかにしている．思春期前であっても，抗がん剤はより多くの原始卵胞の発育を開始させ閉鎖卵胞に追い込まれる卵胞は多いと考えられる．これらのことからイスラエルのMichaeliらが作成した小児がん患者の卵巣凍結に関する指針では，下限年齢を1歳以上とし，場合によってはそれ以下でも可能としている．

当院では，片側卵巣のみ切除し凍結している．これは一方を体内に残し抗がん剤曝露のストレスを受ける卵巣と，もう一方をこれらのストレスは受けないが，卵巣凍結保存融解移植による一連のストレス，すなわち卵巣組織切除，切片化，凍結，融解，移植のストレスを受ける卵巣のいわば2つの違う条件に卵巣をおくことを意味している．共に卵巣内の卵母細胞にはなんらかの悪影響を受けるが，体内に残した卵巣は，抗がん剤曝露時に原始卵胞は減少し，その後，生体内で刻々と原始卵胞は減少していくこととなる．一方，凍結卵巣は，処置の段階でストレスを受けることとなるが，一旦凍結するとその期間は，半永久的に原始卵胞は維持され減少することがない．体内に残された卵巣が機能している間は，その卵巣による妊娠を期待し機能しなくなった時点で，凍結卵巣を移植するという考え方，すなわち凍結卵巣をバックアップにするという考え方がある．原始卵胞の多さから小児期に抗がん剤の曝露を受けた場合は，理論的にも当初は排卵を認めるものの早発閉経にいたる場合が多いと思われる．そのような場合，バックアップの卵巣を移植することになる．

以上のようなことを考え合わせ筆者も，思春期前でも卵巣毒性の高い抗がん剤を使用する際には，卵巣凍結を考慮してもよいと考えている．

(3) 原疾患の卵巣転移の可能性の評価

卵巣を凍結しそれを自家移植する上で最大の問題となるのが，卵巣内に悪性腫瘍が存在し，それらを再移植することである．切除した卵巣内の悪性腫瘍の存在を明らかにする方法として病理学的な手法を用いられることが多いが，全ての卵巣内を検証しているわけではないので組織診断した標本内に悪性腫瘍が存在しない場合でも，卵巣内に悪性腫瘍が存在しないとは言い切れない．悪性腫瘍特異遺伝子をPCRで検出する方法や免疫不全マウスに卵巣の一部を移植し悪性腫瘍を証明する方法も考案されているが，同一患者の卵巣であっても部位ごとにPCRの結果が異なるとの報告や免疫不全マウスの免疫学的な状態はヒトとは異なっているとの問題が指摘されており，移植予定の卵巣組織内の悪性細胞の存在に関しては評価が困難であると思われる．

Bastingsらは，systematic reviewの中で疾患ごとの卵巣内の悪性腫瘍細胞の混入につき検討している．この中で白血病細胞は，高率に卵巣組織内に存在することから移植を控えるとともに，現時点ではリンパ腫が最も安全性が高いとしている．白血病の患者に関しては，受精卵凍結，未受精卵凍結を中心に治療を考える方がよいと思われる．さらに卵巣凍結を施行する場合であっても，胞状卵胞穿刺による未熟および成熟未受精卵の採取を同時に行い，未熟未受精卵に関しては体外培養（IVM）を実施し，未受精卵凍結保存を実施しておくべきだと考える．

(4) 原疾患に対する治療を行うまでの猶予期間

原疾患診断後，できるだけ早くその治療を行うことが望ましい．体外受精技術を用いた未受精卵凍結を施行する際には，ランダムスタート法を用いても卵胞成熟に時間はかかる．卵巣凍結保存の場合は，手術室の状況にもよるが，相談を受けた直後に施行できる．術後は，患者の回復状況にもよるが，手術後3日目以内に十分化学療法は可能であると考える．このようなことから卵巣凍結保存は，一般に最も速やかに原疾患治療へ移行できる方法であると考えられる.

3 卵巣凍結方法の実際と検討課題

卵巣凍結保存および融解後移植には，前述のように卵巣組織切除，切片化，凍結・融解，移植の段階がある．これらの一つひとつの項目に関しまだ研究の余地が残っていると言ってよいが，各項目に関して一定の知見が得られており，現在はそれらに基づいた方法で行われている.

卵巣組織切除に関しては，一般に腹腔鏡を用いることが多い．これは，手術による患者負担を軽減し，速やかに現疾患の治療へ移行するためである．卵巣組織摘出の際に卵巣にダメージを与えることなく体外に取り出すために，単孔式を用いて行われていることが多い．また，組織採取については片側卵巣の摘出を行うことが多いと考える．片側および両側から卵巣組織を部分的に切除する方法もあるが，部分切除は，止血困難となることも予想され，止血のためのパワーソースの使用により温存した卵巣組織へのダメージが生じると考えられる.

切除したヒト卵巣をそのまま凍結する技術（whole ovary cryopreservation）は，現在研究段階でヒトでの報告は認められず，卵巣皮質のみを細切化し凍結されている．ヒト卵巣においては，原始卵胞は，主に表層 1 mm 以内に存在するため卵巣皮質を 1 cm×1 cm×1 mm 程度の組織に細切することが多い．大きい組織を凍結させる場合には，凍結前に凍結保護剤に長時間曝露させる必要性が生じるが，凍結保護剤の組織毒性が懸念される．また，時間を無理に短縮すると凍結保護剤が卵巣組織内に十分に届かないため，凍結の際に氷晶が形成され組織のダメージが増す．これらのことから卵巣組織を薄切し，できるだけ短時間の室温での凍結保護剤曝露で十分不凍液が細胞内の水と置換される必要があるのである．また，髄質組織を一部含んだ方が移植時には生着に適しているとの報告もあるが，今後の検討課題であると思われる.

凍結の方法として緩慢凍結法とガラス化法がある．現在まで卵巣凍結保存技術により出生した児については，全て緩慢凍結法によるものであるが，組織学的な検証からガラス化法においても良好な凍結結果を得ていることが報告されている．緩慢凍結では，凍結用のプログラムフリーザーが必要であり，凍結手技に時間を要する．今後，ガラス化法が普及することが予想される.

自家移植する際に，どの部位に移植するかも検討課題である．腹腔内に移植する場合が多いと考えられるが，その場合には，卵巣が存在した腹膜周辺，卵管間膜内，生体内に残っている対側の卵巣の皮質を切除後の髄質に植え付けるなどの方法が試されている．また，異所移植については，前腕や腹壁皮下組織などへの移植の報告があるが，物理的な影響によるためか，現在まで妊娠例は報告されていない．

以上のように検討される内容は残っているが，現時点では単孔式腹腔鏡で片側卵巣を切除し，卵巣皮質のみを細切し緩慢凍結法かガラス化法で凍結し，腹腔内の骨盤腹膜に移植するというのが一般的な方法であると言える．

最後に

卵巣凍結保存により悪性腫瘍に苦しむ多くの患者の妊孕性を保持することが可能となりつつある．検討課題は数多く残っているが，本治療を実際に行って患者と話していると患者心理の変化を感じる．それは妊孕性が温存されているという安心感を患者に与えているということと，それに伴う原疾患への治療意欲の高まりである．本治療の研究が進み効率的な卵巣機能温存方法の開発を期待するとともに，現状で行える治療内容を十分理解し患者に施行することは非常に重要であると考える．

☞文献

1) Loren AW, Mangu PB, Beck LN, et al. Fertility preservation for patients with cancer: American Society of Clinical Oncology Clinical Practice Guideline Update. JCO. 2013: 2500-10.
2) Rosendahl M, Schmidt KT, Ernst E, et al. Cryopreservation of ovarian tissue for a decade in Denmark: a view of the technique. Reprod Biomed Online. 2011; 22: 162-71.
3) von Wolff M, Montag M, Dittrich R, et al. Fertility preservation in women—a practical guide to preservation techniques and therapeutic strategies in breast cancer, Hodgkin's lymphoma and borderline ovarian tumours by the fertility preservation network FertiPROTEKT. Arch Gynecol Obstet. 2011; 284: 427-35.
4) Donnez J, Dolmans MM. Fertility preservation in women. Nat Rev Endocrinol. 2013; 9: 735-49.
5) Wallace WH, Anderson RA, Irvine DS. Fertility preservation for young patients with cancer: who is at risk and what can be offered? Lancet Oncol. 2005; 6: 209-18.

〈木村文則〉

II

男性不妊症

男性内分泌

A 視床下部-下垂体-精巣系

男性においても女性と同様に視床下部-下垂体-性腺系にて精巣機能が調節されている．胎生期における性分化，思春期における性成熟とその後精巣からの testosterone 分泌，精子形成の維持に重要な役割を果たしている．

(1) 視床下部

視床下部は解剖学的には間脳にあり，自律機能を調節する総合的中枢である．下垂体からのホルモン分泌を血管，神経を介して調節している．視床下部から分泌され，生殖機能に最も重要なホルモンは gonadotropin-releasing hormone (GnRH) である．Luteinizing hormone (LH)-releasing hormone (LHRH) とも呼ばれる．GnRH は下垂体からの LH，follicle-stimulating hormone (FSH) の分泌を刺激する．

GnRH 分泌は下垂体からの gonadotropin，性腺ホルモンのみならず，様々な物質により調節されている (表 1)．これらはストレス，運動や食事などに関連している．また GnRH 分泌は一定ではなく，季節変動，日内変動，パルス状分泌がある．季節変動としては春に GnRH 分泌が高くなる．日内変動としては早朝にその分泌が高い．さらに 90～120 分ごとに GnRH がパルス状に分泌されている．このパルス状分泌に関する機構は GnRH パルスジェネレーターと呼ばれている．ちなみに女性においては排卵性分泌（サージ状分泌）があり，これを支配する GnRH サージジェネレーターが存在する．

GnRH のパルス状分泌は下垂体における down regulation を回避するためである．すなわち，GnRH が持続的に分泌されると下垂体からの gonadotropin 分泌は抑制される[1)]．GnRH 分泌は胎生期から認められ，出生とともに著明に低下する．前思春期，特に夜間睡眠時のパルス分泌が開始され，それに反応して下垂体からの gonadotropin 分泌が増加し，さらに精巣からの testosterone 分泌が増加し思春期が発来する．

表1 GnRH分泌を調節する物質

物質	GnRH分泌に対する作用
Peptide hormones（LH，FSH）	Negative
Sex steroids（testosterone）	Negative
Opioids（beta-endorphin）	Negative
Cathecholamines（Dopamine）	Positive/negative
Prostaglandins	Positive
Insulin	Positive
Leptins	Positive

(2) 下垂体

下垂体は前葉と後葉からなり，後葉からはoxytocinとvasopressinが分泌されている．前葉からはLH，FSHの他にprolactin，adrenocorticotropic hormone（ACTH），growth hormone（GH），thyroid-stimulating hormone（TSH）が分泌されている．

LH，FSHは精巣機能を調節する糖タンパク質で，α-subunitとβ-subunitの2つのsubunitからなる．α-subunitはLH，FSH，TSHで共通であり，β-subunitが各hormoneの生物学的，免疫学的活性の違いを有している．

前述したとおりGnRHのパルス状分泌によりLH分泌も下垂体からパルス状に分泌されており，24時間で8～16回のパルスで分泌されている．LH分泌量の幅は分泌最高値が最低値の約3倍である．一方FSH分泌のパルスは約1.5時間毎であり，分泌量の幅も平均値の約25%程度とLHに比べてパルスの間隔と分泌量の幅は小さい．この理由として，LHはandrogenとestrogenのfeedbackを受ける，すなわち視床下部-下垂体-精巣系の調節機構が主であるが，FSHは精巣から分泌されるinhibin，activinの影響が大きいため，LHに比べてGnRH刺激から比較的独立していると考えられている[2]．

LH，FSHとも精巣に作用する．LHはLeydig細胞でのsteroidogenesis，特にcholesterolからpregnenolone，testosterone合成に作用する．FSHはSertoli細胞，spermatogoniaに結合し，精子形成の開始，維持を調節する．

Prolactinの男性における意義は十分明らかとされていない．Leydig細胞のLH受容体を増加させ，精巣内testosterone濃度を高めたり，男性副性器の発育と機能におけるandrogenの作用を助けると考えられている[3]．高prolactin血症は視床下部からのGnRH分泌を妨げ，gonadotropin分泌を低下させるため臨床的に問題となる．

(3) 精巣

精巣機能は間質のLeydig細胞でのtestosterone産生と精細管での精子形成である．後者に関しては別項に譲る．Testosteroneは1日約5 g産生され，朝に分泌が多く，徐々に低下する日内変動が認められる．Testosteroneは5α-reductaseにて最も強力なandrogenであるdihydrotestosterone（DHT）に変換される，一方aromataseにてestradiol（E_2）に変換される．

精巣でのtestosteroneはLHにより基本的に調節されている．精巣Leydig細胞にはLH受容体が存在し，LHが結合するとadenylate cyclaseによりcAMPが上昇し，steroidgenic acute regulatory protein（StAR）の発現が増加しtestosteroneの器質であるcholesterolの輸送が促進されたり，P450関連酵素の発現が増加しtestosteroneへの産生が増加する．

下垂体前葉ホルモンであるGHは肝臓からのinsulin-like growth factor (IGF)-1分泌を促進するが，精巣ではGHと関係なくIGF-1が産生されLH, FSHによりその分泌が促進される．GHはLeydig細胞にも直接作用しtestosterone産生が促進される[4)]．

精巣は2つのタンパク，inhibinとactivinを産生している．InhibinはFSH刺激によりSertoli細胞から産生され，下垂体へnegative feedbackに作用する32 kDのタンパク質である．Inhibinはα，βの2種類のsubunitによるヘテロダイマーからなる．β subunitにはβAとβBが存在し，β subunitがβAの場合はinhibin A，β subunitがβBの場合はinhibin Bとなる．精巣においてはinhibin Aはほとんど存在せず，inhibin Bが認められる．血中Inhibin B濃度は精子形成能を反映しており，精子濃度や精巣容積との相関性が報告されている[5)]．

Activinはtransforming growth factor-β（TGF-β）ファミリーに属し，FSH分泌を刺激するが，activin受容体は生殖器以外にも存在することから体内で成長因子として働いているとされている[6)]．

おわりに

視床下部-下垂体-精巣系は「GnRH-LH, FSH-testosterone，精子形成」を中心とした調節機構であるが，inhibin，activin，GH，IGF-1など様々な物質が関与している．これらの理解は視床下部-下垂体-精巣系疾患の診断，治療に必要である．

☞文献

1) Belchetz PE, Plant TM, Nakai Y, et al. Hypophysical responses to continuous and intermittent delivery of hypothalamic gonadotropin-releasing hormone. Science. 1978; 202: 631-3.
2) Turek PJ. Male Reproductive Physiology. In: Wein AJ, et al, editors. Campbell-Walsh UROLOGY 10th ed. Philadelphia: Elsevier; 2012. p.591-615.
3) Wennbo H, Kinblom J, Isaksson OGP, et al. Transgenic mice overexpressing the prolactin gene develop dramatic enlargement in the prostate gland. Endocrinology. 1997; 138: 4410-5.
4) Chandrashekar V, Zaczek D, Bartke A. The consequences of altered somatotropic system on reproduction. Biol Reprod. 2004; 71: 17-27.
5) Pierik FH, Vreeburg JT, Stijnen T, et al. Serum inhibin B as a marker of spermatogenesis. J Clin Endocrinol Metab. 1998; 83: 3110-4.
6) 長谷川喜久．インヒビン/アクチビンと生殖．日本臨牀．2006; 64 (増 4): 277-83.

〈伊藤直樹〉

B 精子形成の調節機構

(1) 精子形成の概略

精子形成（精子発生）は，精巣内にある精細管内のホルモン環境下で生殖細胞（精細胞）がセルトリ細胞に支持・栄養されながら分化して形態的に完成した精子になる過程である．この過程は精子幹細胞の自己複製と増殖，減数分裂そして半数体細胞における形態変化から成り，多種多様の遺伝子が発現して膨大な数の精子が産生される（図 1A）．精子形成はテストステロン（アンドロゲン）とセルトリ細胞から産生される諸種因子の制御によって調節される（図 1B）．精子形成は精細管内で時間空間的に綿密に制御され，毎日数千万個の複雑な構造と機能を持つ精子が産生される．精子が完成するにはヒトでは約 74 日を要する．

(2) 精細管

精子形成を支える構造は精細管内の精上皮である[1]．精上皮はセルトリ細胞と精細胞から成り，精細胞が精子に分化する．精細管の基底部には，基底膜と精細管周筋様細胞が存在し，精細管壁を構成する（図 1B）．ホルモン，栄養物質そし

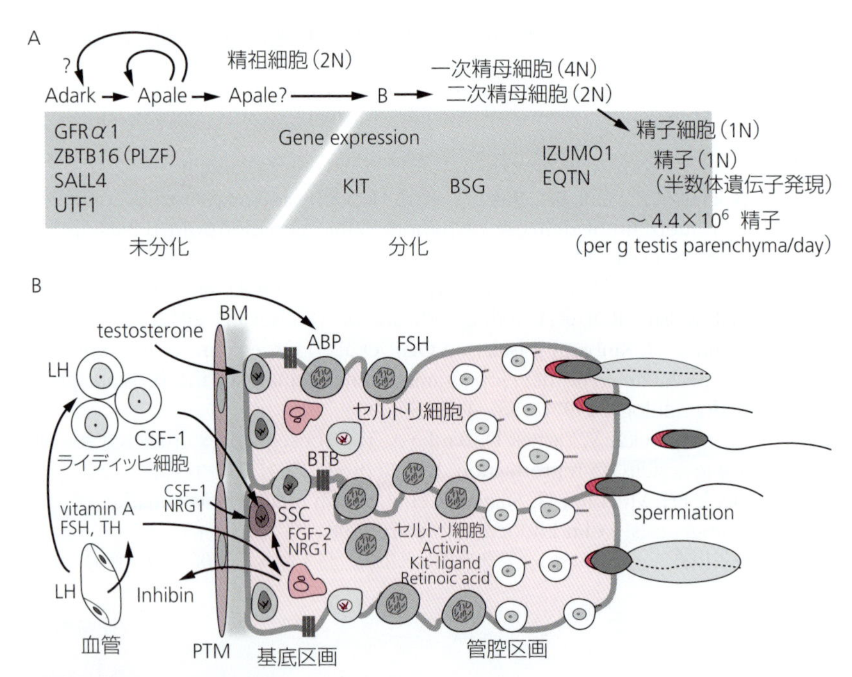

図1 精子形成の調節 A: 精細胞分化と遺伝子発現 B: ホルモンと諸種因子
ABP; アンドロゲン結合タンパク質. BM; 基底膜. BSG; ベイシジン (EMMPRIN, Ok blood group). BTB; 血液精巣関門. CSF-1; コロニー刺激因子 1. EQTN; equatorin. FGF-2; 線維芽細胞増殖因子 2. FSH; 卵胞刺激ホルモン. GFRα1; グリア細胞由来神経栄養因子受容体. KIT; v-Kit Hardy-Zuckerman 4 feline sarcoma viral oncogene homolog. LH; 黄体形成ホルモン. NRG1; ニューレグリン 1. PLZF; promyelocytic leukemia zinc finger ortholog. PTM; 精細管周筋様細胞. SALL4; spalt-like transcription factor 4. SSC; 精子幹細胞. TH; 甲状腺ホルモン. ZBTB16; Zinc finger and BTB domain containing 16. (Plant TM, editors. Knobil and Neill's Physiology of Reproduction. 4th ed. Academic Press; 2014. p.595-635, 637-90[1,2] より改変)

てセルトリ細胞や筋様細胞がパラクリン分泌する低分子物質は，この壁を通過して精細管内外に自由に出入りする．精子抗原は精祖細胞から分化したプレレプトテン期精母細胞から産生され始める．しかし，分子量が大きいため，血液精巣関門（後述）を通過することはできない．精上皮の厚さは，精子形成の分化段階に応じて変化する．ひとつの精子幹細胞に由来する精細胞集団は全て細胞間橋で繋がれ，同調して分化する．

(3) テストステロンによる精子形成の制御

テストステロンはライディッヒ細胞で産生されて分泌される．ライディッヒ細胞は精細管外の間質にあり，血管やリンパ管に囲まれている．黄体形成ホルモン（luteinizing hormone：LH）刺激により，ライディッヒ細胞の LH 受容体数が増え，テストステロン産生能が高まる．アンドロゲンの主要なホルモンであるテストステロンは，セルトリ細胞が産生するアンドロゲン結合タンパク質（ABP，性ホルモン結合グロブリン sex hormone-binding globulin：SHBG ともよばれる）と結合する[2]．卵胞刺激ホルモン（follicle stimulating hormone：FSH）刺激により，セルトリ細胞の FSH 受容体数が増加し，ABP が増産される．ライディッヒ細胞は思春期までは活動しないが，思春期になると LH 刺激によりテストステロンが産生され，精細管内に入り込み ABP と結合する．その結果，精細管内のテストステロンは末梢血（8.75～35 nM）に比較して 25～125 倍（340～2,000 nM）高い．LH，FSH とテストステロンは，精細胞に直接作用しない．甲状腺ホルモンはセルトリ細胞数を制御する．テストステロンが欠損すると，血液精巣関門が障害され，精子形成は完成せず，精細胞はセルトリ細胞に貪食される．

(4) セルトリ細胞による精子形成の制御

セルトリ細胞は精上皮の約 30％を占め，高さ約 250 μm に達する背の高い多機能性の体細胞である．底部は基底膜に接する精祖細胞を支持し，管腔側は分化途中の精細胞を支持する．セルトリ細胞は FSH 刺激で活性化され，ABP，精細胞増殖因子（steel 因子），インヒビン，アクチビン等を含む液を毎日数 mL 産生する．思春期になると，隣接するセルトリ細胞間同士は密着結合（タイト結合）を形成し，血液精巣関門を構築する．血液精巣関門は 1 kDa 以上の物質を通さない．タイト結合下部の基底区画は，精祖細胞を容れるニッチェ niche とよばれる特有の微小環境を形成する．ニッチェは精子幹細胞 spermatogonial stem cells の自己増殖と複製（体細胞分裂）を保証する．血液精巣関門より上部の管腔区画では，精細胞が体循環系から守られて分化する．分化中の精細胞を体循環系から隔絶することにより，精子抗原が体循環系に漏出することはない．精巣や精巣上体管が機械的に傷害されて漏出すると，炎症が起こるだけでなく抗精子抗体ができる．管腔区画のセルトリ細胞-精子細胞間には，特殊結合装置が形成される．この部の特殊結合は細胞間接着分子（afadin と nectin）やイムノグロブリンスーパーファミリータンパク質で形成され，セルトリ細胞-精子細胞間に双方向のシグナルが伝達される．セルトリ細胞は後期伸長期精子細胞の頭部を保持して先体形成に関わり，余剰の細胞質成分が貪食する．特殊結合に関わる遺伝子（タンパク質）が障害されると，精子形成が障害され形態異常精子ができる．

(5) 精細胞の分化

精細胞は始原生殖細胞に由来する．始原生殖細胞は卵黄嚢の後壁で発生して未分化性腺に移動する．その途中で，始原生殖細胞のゲノムはエピジェネティックな変化を受けてリプログラミングされる[3]．精細胞は精子形成中に精子特異的なインプリンティングパターンを獲得する．新生児期の精細胞は，精原細胞（あるいはゴノサイト gonocyte）であり分裂を休止しているが，1 週間程度で再び分裂を開始する．

精祖細胞は思春期に入ると，未分化型から分化型精祖細胞へと分化する．精祖細胞は，ヒトでは未分化型 Adark（マウスでは As, Apr, Aal）から中間型 Apale（マウスでは $A_{1\text{-}4}$→In）へと分化し，B 型を経て精母細胞となる．精子幹細胞は，マウスではAs時期の未分化型の精祖細胞と考えられる[2]．精子形成の初期段階では時期特異的な遺伝子 CXCL12 や GDNF（glial cell line-derived neurotrophic factor）が発現する．A 型から B 型への移行は，精祖細胞側にある受容体型チロシンキナーゼ c-kit とセルトリ細胞側が分泌する増殖因子 Steel 因子が必須である．無精子症因子 AZFa，b，c のうち，AZFa，b が欠損すると無精子症となり，AZFc が欠損すると様々な程度の乏精子症となる．プレレプトテン期に分化した精母細胞は基底膜を離れ，血液精巣関門を通過して管腔区画に移動する．減数分裂の第 1 分裂は 1 次精母細胞で起こり，DNA を複製した後，相同染色体間で遺伝子組換えを行い，半減して 2 個の 2 次精母細胞となる．2 次精母細胞は DNA を複製せず，第 2 分裂を行い半減して計 4 個の精子細胞となる．精母細胞は，相同染色体の遺伝子組換えに必要な TET1 や，まだ機能が不明な遺伝子を含めて多数の遺伝子が発現する[4]．ベイシジン（Bsg，EMMPRIN，CD147）が欠損すると，減数分裂が完了しない（無精子症）．

精子細胞時期における形態変化は，狭義の精子形成 spermiogenesis（あるいは精子完成）とよばれる．精子細胞の核は凝縮し，体細胞型ヒストンから中間型を経てアルギニン豊富な精細胞型プロタミンに変化する．しかし，15～20％のヒストンはそのまま残存し，少量の RNA（micro-RNA を含む）が残存する．残存した RNA は胚発生に影響を与えることが示唆されている[5]．先体形成は，ゴルジ装置由来の小胞が融合して形成される．先体は透明帯との接着分子である zonadhesin や様々の加水分解酵素を含み，先体膜には卵子との膜融合に必要な

JCOPY 498-06080

izumo1 や equatorin が存在する．鞭毛形成は，初期円形細胞で中心体が先体の反対極に移動し，鞭毛遠位部（主部）の主要成分である線維鞘を形成することで開始される．その後，中間部の主要成分である外側粗大線維とヤンセン輪 Jansen's ring が主部から遠位部へと伸張し，最後にミトコンドリア鞘が外側粗大線維を取り囲み，鞭毛が完成する．精子細胞の細胞質では，小胞体やゴルジ装置等の細胞小器官が分化のステージに応じて機能し，精子頭部や尾部要素を形成する．そのために管腔側に最も適した位置に移動する．鞭毛完成に近づくと，細胞質は形を大きく変え，そのほとんどを捨てる．先体形成時期には，細胞質は先体側に大きく膨らみ，伸長期では鞭毛形成が進展するに伴って遠位部側で膨張し，鞭毛はその中央部で伸張する．精子細胞時期に発現する遺伝子は，初期では先体や頭部形成のため，後期では鞭毛形成のためのタンパク質を合成する[4)]．精子細胞の遺伝子発現は，半数体遺伝子発現とよばれるが，次第に終息する．遺伝子欠損等の障害が起こると，様々に形態形成異常の精子が産生される（奇形精子症）．

☞文献

1) Valli H, et al. Spermatogonial Stem Cells and Spermatogenesis. Chapter 15. In: Plant TM, Zeleznik A, editors. Knobil and Neill's Physiology of Reproduction. 4th ed. New York: Academic Press; 2015. p.595–635.
2) Smith LB, Walker WH. Hormone Signaling in the Testis. Chapter 16. In: Plant TM, Zeleznik A, editors. Knobil and Neill's Physiology of Reproduction. 4th ed. New York: Academic Press; 2015. p.637–90.
3) Saitou M, Kagiwada S, Kurimoto K. Epigenetic reprogramming in mouse pre-implantation development and primordial germ cells. Development. 2012; 139: 15–31.
4) Nishimune Y, Tanaka H. Infertility caused by polymorphisms or mutations in spermatogenesis-specific genes. J Androl. 2006; 27: 326–34.
5) Toshimori K, Eddy EM. The Spermatozoon. Chapter 3. In: Plant TM, Zeleznik A, editors. Knobil and Neill's Physiology of Reproduction. 4th ed. New York: Academic Press; 2015. p.99–148.

〈年森清隆　伊藤千鶴〉

2 男性生殖器の発生

未分化性腺は，Y染色体上の精巣決定因子（testis-determining factor：TDF）により，精巣へと分化する．精巣のセルトリ細胞は，ミュラー管抑制物質（Müllerian-inhibiting substance：MIS）を分泌し，生殖管の原基である中腎傍管（ミュラー管）を退化させる．また，胎生期精巣のライディッヒ細胞は，テストステロンを分泌し，生殖管のもう一つの原基である中腎管（ウォルフ管）と外生殖器に作用し，内外生殖器を男性型へと分化させる．本稿では，男性生殖器の発生を，性腺，生殖管，外生殖器の分化に分けて概説する．

1 性腺の分化

遺伝的性は，Y染色体上の精巣決定因子により決定されるため，性染色体構成がXYの場合には，未分化生殖腺は精巣へと分化することになる．胎生7週には，未分化生殖腺の髄質中で輸精索を形成し，その後，精細管および精巣網に分化する．精細管は，精巣表面上皮に由来するセルトリ細胞と原始生殖細胞に由来する精祖細胞で構成されている．精細管は間葉によって隔てられ，ライディッヒ細胞はその間質に存在する．胎生8週までにライディッヒ細胞によるテストステロンの産生が始まり，この男性ホルモンの作用により中腎管と外生殖器の男性への分化が進行する．精細管は開通すると精巣網の細管（精巣網索）と連結し，精巣輸出管に入る．この輸出管は，中腎系の中腎細管由来であり，精巣網索と中腎管の連絡路となり，中腎管は精管に分化する．精細管の管腔形成は胎生5~6か月目に初めて生じる．以下に，精巣の下降についても言及しておく．精巣は生下時までに陰嚢内に下降する．精巣の下降は，腹腔内での下降過程と鼠径管を通過して陰嚢内に至る過程の2段階に分けて理解される．胎生2か月末までは精巣と中腎は後腹壁に付着しているが，中腎の退化によりこの付着帯は尾方で精巣導帯となる．第1段階において，精巣が鼠径輪に向かって下降し始めると，精巣導帯の腹腔外部が形成され，それが鼠径輪から陰嚢内に伸びる．腹膜は正中線の両側で前腹壁鼠径部に向かって突出した腹膜鞘状突起となり，精巣導帯に沿って腹壁の筋や筋膜を伴い，鼠径管を形成する．第2段階において，精巣は胎生6か月で鼠径

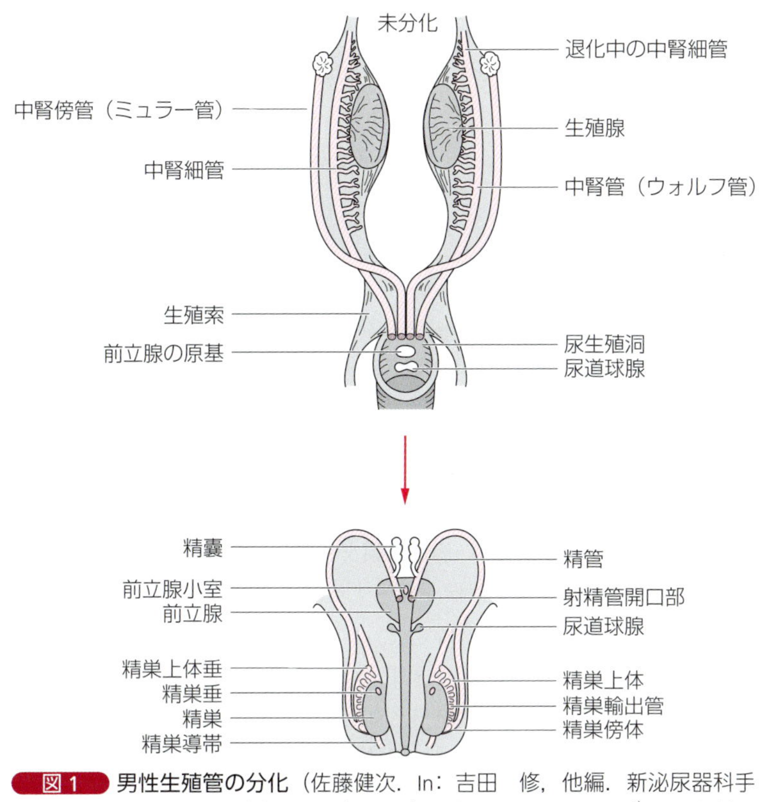

図1 男性生殖管の分化（佐藤健次．In：吉田　修，他編．新泌尿器科手術のための解剖学．メジカルビュー社；2007．p.50-6[1]より改変）

管開口部，7か月で鼠径管，8か月末には陰嚢内に達する．精巣に先行して精巣導帯が下降していくが，この下降には腹圧による押し出し効果，テストステロンの関与や陰部大腿神経を介しての作用が知られている．これらの精巣下降機転が障害される状態を停留精巣と呼ぶ．腹膜鞘状突起は出生時または出生から1年以内に閉鎖されるが，これが閉じないために発生するのが交通性精巣水瘤や鼠径ヘルニアである．

2 生殖管の分化

中腎の退化により，精巣近くの中腎細管（生殖上体細管）は精巣輸出管を形成する（図1）．精巣下端に沿う中腎細管は，輸出管を形成せず痕跡器官となる．こ

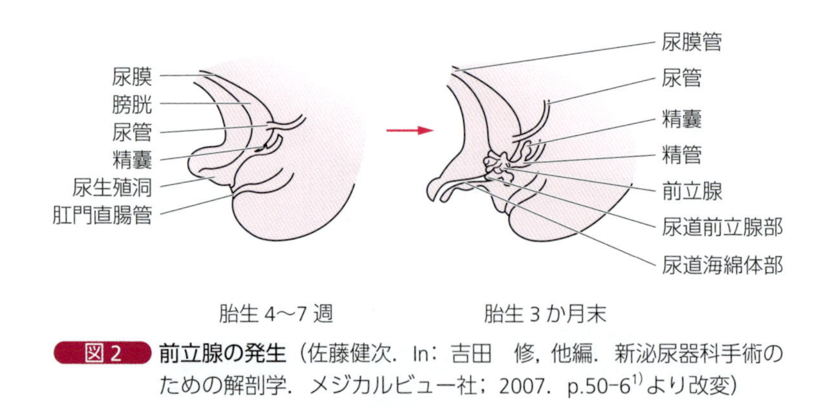

図 2　前立腺の発生（佐藤健次．In：吉田　修，他編．新泌尿器科手術のための解剖学．メジカルビュー社；2007．p.50-6[1]より改変）

れを精巣傍体と呼ぶ．精巣輸出管は中腎管に由来する精巣上体管に開口しており，精巣上体管は近位部で彎曲し，精巣上体に分化する．中腎管の末端は精巣上体垂となる．残りの中腎管は厚い筋性被膜を生じ，精管および射精管に分化し，前立腺付近で側方に向かって精嚢が発生する．中腎傍管は精巣垂を残して退化し，癒合した側は前立腺小室となる．

前立腺の腺上皮は内胚葉細胞に由来する．胎生 3 か月末に尿道前立腺部の上皮細胞が増殖し，多数の内胚葉性の芽状突起（前立腺腺芽）を形成しながら周囲の間葉内に入り込み前立腺を形成する（図 2）．前立腺の分化には，精巣から分泌されるテストステロンを基質として 5α 還元酵素により代謝されて生じる DHT（ジヒドロテストステロン）の作用が必要である．前立腺尿道に存在する精丘は，ミュラー管の遠位端，中腎管，尿生殖洞が合流する場所で形成されるミュラー結節に由来する．

3　外生殖器の分化

胎生 4 週初期では外生殖器は未分化な状態にあり，まだ開口していない総排泄腔膜の頭側端に生殖結節を形成し，総排泄腔膜の両側に総排泄腔ヒダが発生する（図 3）．胎生 6 週に総排泄腔膜は尿生殖膜と肛門膜に，総排泄腔ヒダは尿生殖ヒダと肛門ヒダになる．尿生殖ヒダの両側に生殖隆起が生じ，男性では陰嚢隆起となる．胎生 8 週以降，胎生期精巣から分泌されるテストステロンにより，生殖結節は発達して生殖茎となり，その間葉から発生するのが陰茎海綿体である．尿生殖ヒダは尿道溝の側壁を形成する．尿道溝を覆う上皮は尿道板を形成し，胎生 3

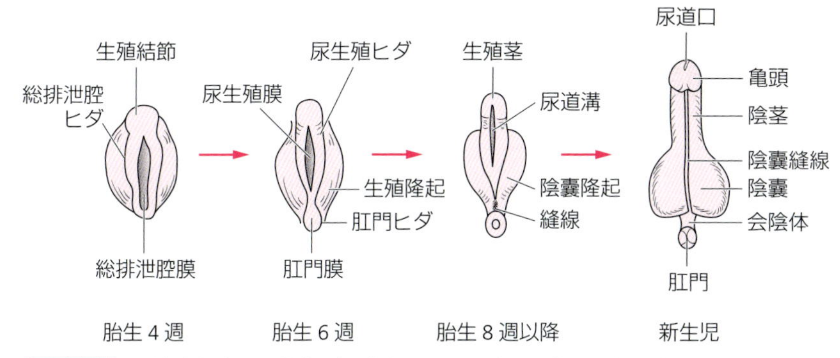

図 3 **男性外生殖器の分化**（佐藤健次．In：吉田　修，他編．新泌尿器科手術のための解剖学．メジカルビュー社；2007．p.50-6[1]より改変）

か月末には尿生殖ヒダの一部である左右の尿道ヒダが尿道板を覆うように癒合し尿道海綿体が形成される．左右の尿生殖ヒダの癒合線が陰嚢縫線となる．胎生 4 か月より陰茎亀頭の先端から外胚葉細胞が内方へ発育し，陰茎亀頭板を形成する．陰茎亀頭板は管状化され，尿道口を形成する．両側の陰嚢隆起は癒合して陰嚢を形成する．

☞文献

1) 佐藤健次．手術に役立つ発生学．In：吉田　修，他編．新泌尿器科手術のための解剖学．東京：メジカルビュー社；2007．p.50-6.
2) 宮本　賀，藪元秀典，生駒文彦．泌尿器科発生学．In：吉田　修，他編．新図説泌尿器科学講座第 1 巻．泌尿器科診断学．東京：メジカルビュー社；1999．p.43-51.
3) 高島三洋，並木幹夫．生殖腺・外陰性器の発生学．In：吉田　修，他編．新図説泌尿器科学講座第 5 巻．小児泌尿器科学．東京：メジカルビュー社；1999．p.34-43.

〈黒川真輔　森田辰男〉

3 問診と身体の診察

1 問診

過去の不妊治療の経過の確認や今後の治療方針決定における夫婦それぞれの考えを確認するためにも夫婦での受診が望ましい．本人が妻に知られたくないこともあるので，状況に応じて個別に対応する．男性不妊症診療において問診でチェックすべき重要な事項は多くあり，それらを聞き漏らさないように問診票を初診時にあらかじめ渡しておき記入してもらうと診察がスムーズに行える．以下にチェックすべき項目について述べる．

(1) 性機能・生殖機能

不妊期間，過去に挙児を得たことがあるかを確認する．近年離婚率は上がっており，前夫・前妻との間に妊娠・出産歴があることもある．また，勃起・射精の問題について，性交渉およびマスターベーションの頻度について確認する．受診カップルの高年齢化もあり射精の頻度が非常に低いことも珍しくない．また，最近では腟内射精障害が問題となることも多く，この確認も必要である．

(2) 既往歴

① 感染歴

尿路生殖器の感染歴について確認する必要がある．

- 前立腺炎：射精管の閉塞や膿精子症をきたす可能性がある．
- 精巣上体炎：精巣上体の閉塞をきたす可能性がある．
- ムンプス感染：思春期以降の感染で約 40％に精巣炎を併発し，精巣萎縮，精子形成を障害する可能性がある[1]．

② 手術歴

精子形成に携わる臓器および精路に手術の影響および原疾患そのものによる影響が与えられることで障害を起こしうる．

- 頭部：脳，下垂体の外傷もしくは腫瘍の手術によりゴナドトロピンの分泌障害をきたすことがある．
- 骨盤内，後腹膜：手術により神経障害による勃起・射精障害をきたしうる（精巣腫瘍に対する後腹膜リンパ節郭清など).

- 膀胱頸部，前立腺：経尿道的手術などによる障害は逆行性射精の原因となる.
- 鼠径部：鼠径ヘルニア修復術は直接的な損傷以外にも間接的に線維化の影響などで精管閉塞の原因となりうる.
- 外陰部：陰嚢水腫根治術，精巣固定術も精管・精巣上体に影響を及ぼしうる.
また，精巣外傷や精索捻転は抗精子抗体の産生を引き起こしうる.

③ 全身性疾患

- 糖尿病，多発性硬化症：逆行性射精や勃起障害の原因となる.
- 発熱性疾患：発熱後は精液所見が一時的に障害されることがある．最大で3か月ほど期間をあけてから精液検査再検の必要がある.
- 末期腎機能障害：精巣萎縮，精子形成障害との関連が示されている.
- 悪性腫瘍：悪性腫瘍は精子形成に様々な影響を与える．特に精巣腫瘍は治療開始前から精子形成に影響を与えると報告されている[2].
- 悪性腫瘍：抗がん化学療法や放射線療法は一時的または永久的に精子形成能を傷害する[3].
- 慢性呼吸器感染症：閉塞性無精子症との合併が問題となるYoung症候群や精子無力症との合併が問題となるimmotile cilia症候群（Kartagener症候群）に見られる.
- 嚢胞性線維症：先天性両側精管欠損の原因となる.

(3) 薬剤歴

① cimetidine（タガメット®）

抗潰瘍薬として多用されるが可逆性の高プロラクチン血症を生じ精液所見に障害をきたすとされている.

② ステロイド

アンドロゲン作用によりネガティブフィードバックによる下垂体機能低下を引き起こし内因性のテストステロンを低下させる.

③ sulfasarazine（サラゾピリン®）

潰瘍性大腸炎や関節リウマチの治療に用いられる．精子形成障害を引き起こすが，潰瘍性大腸炎に関しては精子形成障害の副作用のないメサラジンが現在は主流になっている.

④ 麻薬

日本では経験の機会は少ないと思われるが，マリファナやコカインも男性不妊

表 1 精索静脈瘤のグレード分類

Grade 1	立位腹圧で初めて静脈瘤を触知できる．
Grade 2	立位のみで容易に静脈瘤を触知できる．
Grade 3	立位のみで陰嚢皮膚を通して静脈の拡張を目視できる．

との関連が示唆されている．

(4) 嗜好歴など

① 喫煙

喫煙者の精液所見に悪影響を及ぼし，喫煙量に依存する．能動的な喫煙者ばかりか受動喫煙の機会が多い場合にも同様の影響を受ける[4]．

② 飲酒

適量であれば問題ないが慢性のアルコール過剰摂取はホルモン異常および精液所見低下をきたし不妊の原因となる[5]．

③ 高温環境

サウナや長風呂による精巣温度の上昇は精液所見の悪化の原因となる．

2 身体の診察

(1) 全身所見

身長，体毛の密度，女性化乳房の有無などを確認する．また，下腹部，鼠径部などに手術痕の有無を確認する．

(2) 外陰部

陰茎に硬結や変形がないか，包茎の有無，外尿道口の開口位置異常の有無，発達の程度を観察する．室温が低すぎると陰嚢内容の診察が困難になるため注意する．精巣の体積はオーキドメーターを用いて計測するか，超音波画像などで計測する．初期の精巣腫瘍を触知することもあるため注意深く診察する．精巣上体に硬結を触れたり，腫脹を認める場合には精路の閉塞を疑う．精管はしっかりとした索状物として触れるが，両側とも欠損している場合には嚢胞性線維症を疑う．精管切断術後の場合には精管欠損のおよその範囲を推測する．精索静脈瘤の診察は特に重要である．静脈瘤のグレードは表 1 に示すとおりで，診察は立位で行われる必要がある．通常拡張した静脈は弾力のある屈曲した構造物として触れるが，陰嚢皮膚が肥厚しており観察しにくい場合には後述する超音波検査所見を参考にする．鼠径ヘルニアで陰嚢内に腸管を触れることがあり，精索静脈瘤と鑑別が必要なことがあるため注意が必要である.

(3) 直腸診

ルーチンではないが必要に応じて前立腺・精嚢を触診する. 前立腺の腫大, 圧痛は前立腺の炎症を疑う. 拡張した精嚢を触れる場合には射精管の閉塞を疑う.

☞文献

1) Davis NF, Tueco MA, Manri L, et al. The increasing incidence of mumps orchitis: a comprehensive review. BJU Int. 2010; 105(8): 1060-5.
2) Petersen PM, Skakkebaek NE, Røth M, et al. Semen quality and reproductive hormones before and after orchiectomy in men with testicular cancer. J Urol. 1999; 161(3): 822-6.
3) Meistrich ML. Effects of chemotherapy and radiotherapy on spermatogenesis in humans. Fertil Steril. 2013; 100(5): 1180-6.
4) Optimizing natural fertility: a committee opinion. Fertil Steril. 2013; 100(3): 631-7.
5) Muthusami KR, Chinnaswamy P. Effect of chronic alcoholism on male fertility hormones and semen quality. Fertil Steril. 2005; 84(4): 919-24.

〈飯島将司　並木幹夫〉

4 診断の手順

問診や身体所見，精液所見の結果を基に男性不妊の診断を行っていく．その過程で，適宜内分泌検査や染色体検査，遺伝子検査などを追加していくこととなる．男性不妊の鑑別として図1に示す原因疾患を念頭におきながら診察することが重要である[1]．このなかで，最も多くを占めるものが特発性であるのがこの疾患の特徴と言える．特発性の男性不妊症に関しては，環境ホルモンや活性酸素，未知の遺伝子異常などが関与していると考えられている．

表1に男性不妊症の診療においてルーチンで行うべき検査と，症例に応じて追加すべき検査を示す．診察は臥位と立位で行い，精索静脈瘤の有無や外性器の発達，手術痕の有無，陰毛の生え方などを観察する．外陰部二次性徴の判定には表2に示すTannerの分類が用いられる[2]．陰毛や陰茎の発育が悪い場合には内分泌的異常や性分化異常を疑い精査を進める．精巣容量の測定にはオーキドメーターを用いることが多いが，皮膚の厚さに影響されるため，正確には超音波検査

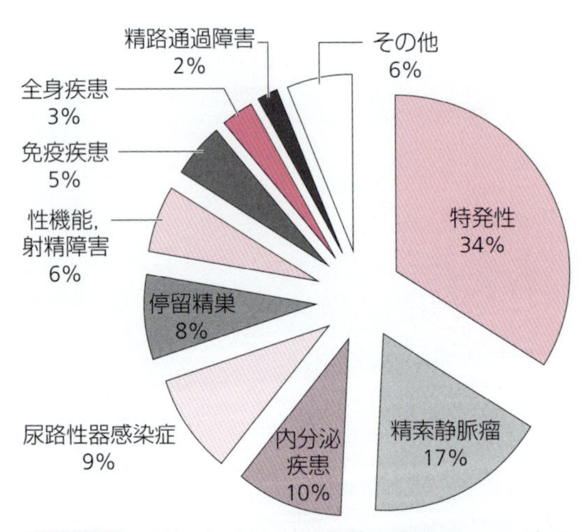

図1 男性不妊症の原因疾患の内訳（n＝10469）
（Jungwirth A, et al. Eur Urol. 2012；62：324-32[1]より抜粋）

表1 男性不妊症の診察時に行うべき検査

ルーチンで行う検査	
外性器視診，触診 精巣容量測定	精液検査（最低2回） 陰嚢，腹部超音波検査
追加で行う検査	
内分泌検査 染色体検査 遺伝子検査 射精後尿検査 精子機能検査	経直腸エコー 精巣生検 精液培養検査 精子電子顕微鏡検査

表2 Tannerの男性外性器発育分類
（Marshall WA, et al. Arch Dis Child. 1970；45：13-23）[2)]

外性器		陰毛	
G1	精巣，陰嚢，陰茎ともに幼児期と同じ状態	PH1	陰毛なし
G2	精巣，陰嚢は大きくなるが陰茎の大きさは変わらない	PH2	陰茎基部に柔らかい毛がまばらに生える
G3	精巣，陰嚢が大きくなると共に陰茎も長くなる	PH3	毛は濃く密になり，ちぢれの程度が増す
G4	陰茎は太く長くなり亀頭も肥大する，陰嚢は色素を増す	PH4	成人型に近くなるが，まばらで大腿部に及ばない
G5	成人型	PH5	濃く密生する，大腿部まで及ぶ

を用いることが推奨される．精液検査は日によって値のばらつきが大きいことが知られており，最低2回は測定することが推奨される[3)]．2回の検査結果が大きく異なる場合はさらに追加して検査を行う．2回の場合は平均値，3回以上の場合は中央値を用いる．精液検査は採取から2時間以内に行うことが推奨されており，特に自宅で採取する場合は注意を要する．精液検査の方法としては，一般的にはマクラーチャンバーを用いることが多い．血球計算盤，自動精液検査装置精液検査を用いる方法もあるが，検査が煩雑であったり，機器が高価であるという理由から，あまり一般的ではない．精液検査の詳しい流れや判定基準は他項を参照されたい（精液検査の標準化）．精液検査の結果を基に，乏精子症，無精子症，奇形精子症，精子無力症などに分けられる．精液検査の基準値と，それに基づいて定義された用語を表3，4に示す[4)]．臨床の場でよく使われる高度乏精子症に関

表3 精液所見の正常値（WHO laboratory manual for the examination of human semen 5th ed. Cambridge university press；2010. p.224-6[4]より改変）

項目	下限基準値
精液量（mL）	1.5
総精子数（百万/射精量）	39
精子濃度（百万/mL）	15
総運動率（非前進運動精子含む，%）	40
前進運動率（%）	32
生存率（%）	58
正常形態率（%）	4
pH	7.2
ペルオキシダーゼ陽性白血球（百万/mL）	<1.0

しては，WHOのマニュアルには定義されていないが，一般的に精子濃度500万/mL以下が用いられることが多い[5-7]．

1 無精子症の診断

無精子症の診断には通常の精液検査に加えて，精液の沈査での検査が必須である．また，ごくわずかに精子形成のある場合は2，3回目の精液検査で精子を認めることもあるため，注意が必要である．

無精子症は大きく分けて，閉塞性無精子症と非閉塞性無精子症に分けられる．この鑑別には精巣容積，FSHが参考となるが，最終的に精巣生検をしなければわからないこともある．診断の大まかな流れを図2に示す．閉塞性無精子症が疑われる場合，閉塞部位を確認するため以前は精管造影も行われていたが，針を精管に穿刺することにより新たな閉塞を起こすリスクがあること，造影剤自体が精路に悪影響を与えること，精巣に近い部位の精巣上体管，精巣輸出管の診断はできないことなどから現在は禁忌とされている．精巣生検は精巣内精子採取術（TESE）とほぼ同じ術式であるため，現在は生検単独で行われることはあまりなく，精子を確認できた場合すぐに凍結保存できる体制を整えて行う場合が多い．

非閉塞性無精子症は無精子症全体の約80%を占め，原因としては視床下部，下垂体ホルモンの異常や染色体，遺伝子異常に伴うものがある．視床下部，下垂体ホルモンの異常の場合は自己注射によるホルモン補充療法により精子が出現する

表4 精液性状に関連する学術用語の定義
(WHO laboratory manual for the examination of human semen 5th ed. Cambridge university press; 2010. p.224-6)[4)]

aspermia	無精液症	射出精液なし（精液なしまたは逆行性射精）
asthenozoosermia	精子無力症	前進運動精子が基準値以下
asthenoteratozoo spermia	無力奇形精子症	前進運動精子と形態正常精子が基準値以下
azoospermia	無精子症	射出精液中に精子を認めない
cryptzoospermia	不定形無精子症	新鮮精液中に精子を認めないが，遠心分離したペレットでは観察される
haemospermia (haematospermia)	血精液症	射出精液中に赤血球が含まれる
leukospermia (leukocytospermia, pyospermia)	白血球精液症（膿精液症）	射出精液中に基準値以上の白血球が含まれる
necrozoospermia	死滅精子症	射出精液中の精子の生存率が低く，不動精子の割合が高い
normozoospermia	正常精液	総精子数（または濃度）*，前進運動率，形態正常精子率が基準値以上
oligoasthenozoospermia	乏無力精子症	総精子数（または濃度）*，前進運動率が基準値以下
ligoasthenoteratozoo-spermia	乏無力奇形精子症	総精子数（または濃度）*，前進運動率，形態正常精子率いずれも基準値以下
oligoteratozoospermia	乏奇形精子症	総精子数（または濃度），形態正常精子率が基準値以下
oligozoospermia	乏精子症	総精子数（または濃度）が基準値以下
teratozoospermia	奇形精子症	形態正常精子率が基準値以下

* 基準値としては，総精子数の方が精子濃度よりも優先して用いられる．

ことも多いため，確実に鑑別する必要がある．内分泌検査の詳細は別項（内分泌検査）を参照されたい．

2 乏精子症，精子無力症，奇形精子症（OAT症候群）の診断

乏精子症，精子無力症，奇形精子症を総称して oligoasthenoteratozoospermia syndrome（OAT症候群）と呼ぶ．その理由として精液所見に異常がある場合，1つの項目だけが低値であることはあまりなく，精子濃度，運動率，正常

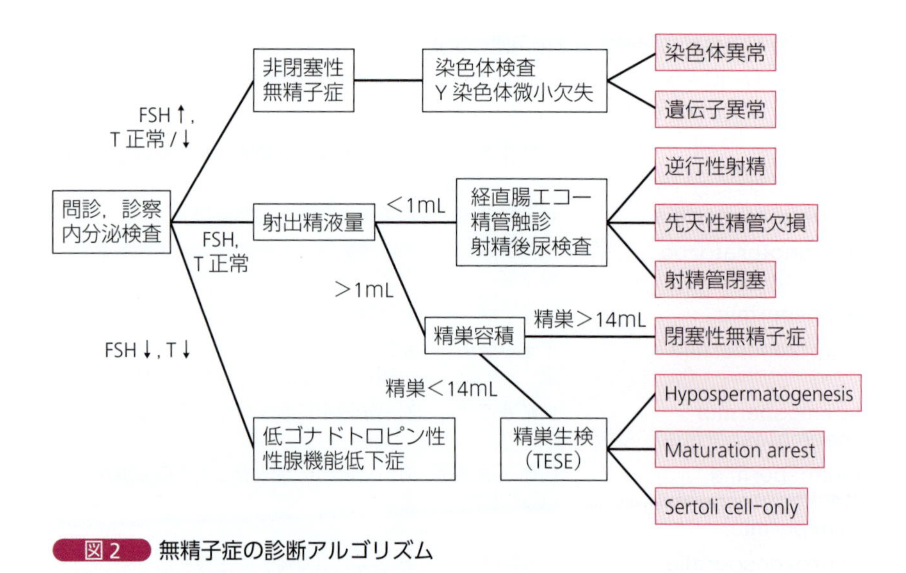

図2 無精子症の診断アルゴリズム

形態率いずれも低値であることが多いことが挙げられる．代表的な原因疾患として精索静脈瘤があるが，多くの患者は特発性造精機能障害に分類され，有効な治療法がないのが現状である．膿精液症を認める場合，前立腺炎に準じて治療が行われ，抗菌剤や漢方薬，植物製剤などを用いることによって，精液所見の改善を認めたという報告がある[8]．また，喫煙やアルコール，薬物なども膿精液症に関係すると報告されており，これらの過度な摂取を避けることが重要である[9]．特殊な疾患として，繊毛不動症候群（immotile cilia syndrome）と呼ばれる疾患がある．これは，精子鞭毛の運動を引き起こすエネルギー源であるダイニン腕の欠損により鞭毛が動かない疾患であり，精子の受精能がないため男性不妊を引き起こすことが知られている．運動精子が全く確認できない時，電子顕微鏡で確定診断される．治療法としては，TESEにより得られた精巣精子を用いた顕微授精（ICSI）が有効であることが報告されている[10,11]．

3 勃起，射精機能障害の診断

勃起，射精障害において最も重要なのが，十分な問診である．勃起，腟内射精障害の原因として，タイミング法が原因となっていることも多く，男性を精神的に追い詰めないようなパートナーの配慮も欠かせない．腟内射精障害に関しては，カウンセリングが治療の主体となるが，実際に腟内射精できるようになるのは難しい場合が多く，また時間もかかるため，精神的なストレスを軽減する意味でも，人工授精を併用しながら行うことも多い．また交通事故やスポーツなどによる脊髄損傷も勃起，射精障害を引き起こす．電気刺激により勃起，射精を促す手段もあるが一般的ではなく，通常はTESEを行い，得られた精子を用いてICSIを行うことが多い．

☞文献

1）Jungwirth A, Giwercman A, Tournaye H, et al. European Association of Urology guidelines on Male Infertility：the 2012 update. Eur Urol. 2012；62：324-32.
2）Marshall WA, Tanner JM. Variations in the pattern of pubertal changes in boys. Arch Dis Child. 1970；45：13-23.
3）Alvarez C, Castilla J, Martinez L, et al. Biological variation of seminal parameters in healthy subjects. Hum Reprod. 2003；18：2082-8.
4）WHO laboratory manual for the examination of human semen 5th ed. Cambridge University Press；2010. p.224-6.
5）Song SH, Shim SH, Bang JK, et al. Genome-wide screening of severe male factor infertile patients using BAC-array comparative genomic hybridization（CGH）. Gene. 2012；506：248-52.
6）Stahl PJ, Masson P, Mielnik A, et al. A decade of experience emphasizes that testing for Y microdeletions is essential in American men with azoospermia and severe oligozoospermia. Fertil Steril. 2010；94：1753-6.
7）Enatsu N, Yamaguchi K, Chiba K, et al. Clinical outcome of microsurgical varicocelectomy in infertile men with severe oligozoospermia. Urology. 2014；83：1071-4.
8）La Vignera S, Vicari E, Condorelli RA, et al. Male accessory gland infection and sperm parameters（review）. Int J Androl. 2011；34：e330-47.
9）Close CE, Roberts PL, Berger RE. Cigarettes, alcohol and marijuana are related to pyospermia in infertile men. J Urol. 1990；144：900-3.
10）Cayan S, Conaghan J, Schriock ED, et al. Birth after intracytoplasmic sperm injection with use of testicular sperm from men with Kartagener/immotile cilia syndrome. Fertil Steril. 2001；76：612-4.
11）McLachlan RI, Ishikawa T, Osianlis T, et al. Normal live birth after testicular sperm extraction and intracytoplasmic sperm injection in variant primary ciliary dyskinesia with completely immotile sperm and structurally abnormal sperm tails. Fertil Steril. 2012；97：313-8.

〈江夏徳寿　藤澤正人〉

1 超音波画像診断

男性不妊症の診療においても低侵襲である超音波検査は，断層法やドプラー法が主として画像診断手技として用いられる．定量検査としては精巣容積の測定が代表的である．例えば，アロカ社製装置ではスキャンした精巣容積が専用の計算式，0.52×縦径×横径×前後径（cm^3），により導かれて自動的に表示される．より正確な測定のためには，陰嚢皮膚の表面が球体であるため十分量のゼリーをつけて精巣の輪郭をしっかりと把握すること，超音波探触子で精巣表面を圧迫しすぎないこと，が重要である．初診時には触診やオーキドメーターで得た容積と超音波検査による容積を診療録に併記しておくとよい．次に精巣や精子輸送路の定性的診断を行う．定量検査は 3.5 MHz の通常のコンベックス探触子でも可能であるが，定性検査の場合は陰嚢内容が皮膚に近いため 7.5～10 MHz の高周波数リニア探触子を使用する（図 1）．超音波検査の臨床への応用例としては，無精子症における閉塞性と非閉塞性の鑑別[1]や，ドプラー法を用いた精巣機能評価の試み[2]などが注目される．

以下，超音波検査法が診断に有用な疾患について概説する．

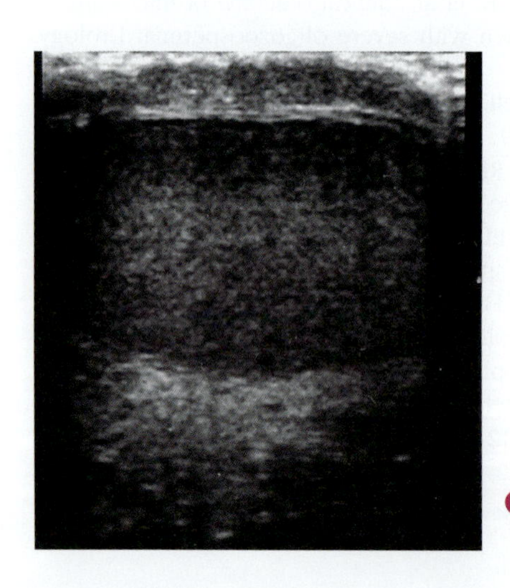

図 1 正常精巣像（高周波数リニアック探触子使用）

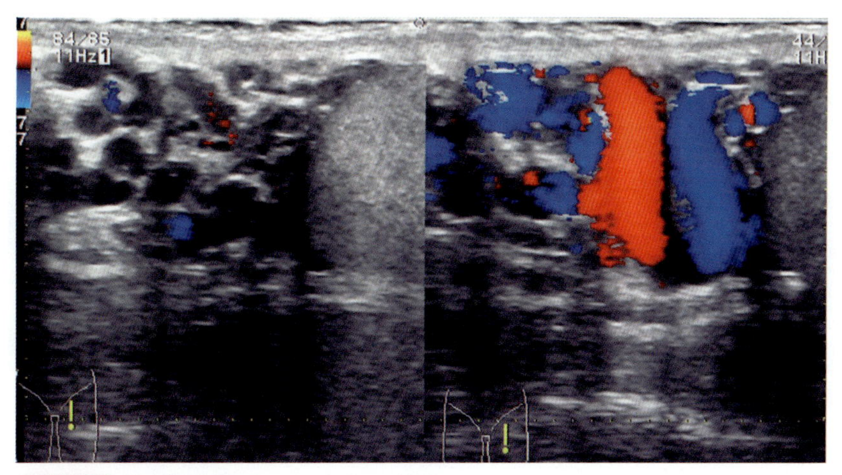

図2 精索静脈瘤のカラードプラー検査
安静時（左）ではなかった逆流シグナルが，バルサルバ法施行後（右）に認められる．

(1) 精索静脈瘤

精液所見を悪化させる代表的疾患である．立位にて精索静脈の拡張状態を安静時とバルサルバ法施行時に視触診するが，その際に超音波検査が有力な補助診断となる．断層法以外にカラードプラーを併用して静脈血液の陰嚢内への逆流シグナルを確認することが重要である(図2)．筆者は精索静脈瘤の術前評価のみならず，術後定期的に逆流シグナルの有無をみて再発のモニタリングをしている．手術適応として精巣容積の左右差も重要なため，同時に精巣容積の測定もしておく(図3)．

(2) 精巣微小石灰化

最近注目されている病態であり，特徴的な超音波検査所見で診断される（図4)．臨床的意義については，特に成人では不妊症や腫瘍発生との関連が推測されているが，いまだ一定の結論が得られていない[3)]．

(3) その他陰嚢内疾患

男性不妊症外来の受診患者の中には，超音波検査により触診では診断不可能な，比較的小径の精巣腫瘍（図5）が発見されることもある．その他に無痛性腫大をきたすものとして精巣水瘤や精液瘤，精巣上体腫瘍などは精索静脈瘤との鑑別が必要である．

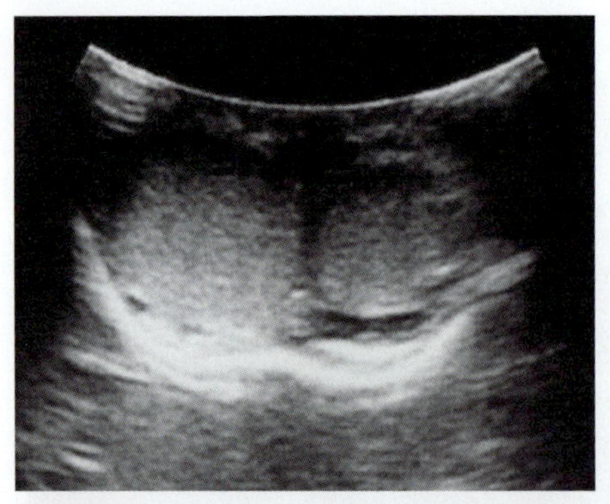

図3 左精索静脈瘤患者に認められた精巣容積の左右差　右>左

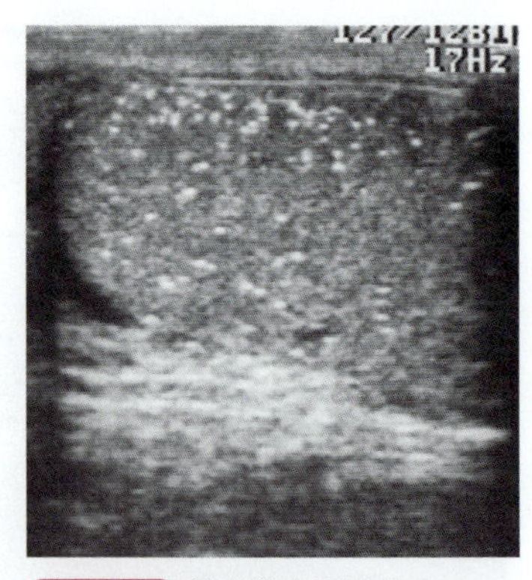

図4 精巣微小石灰化症

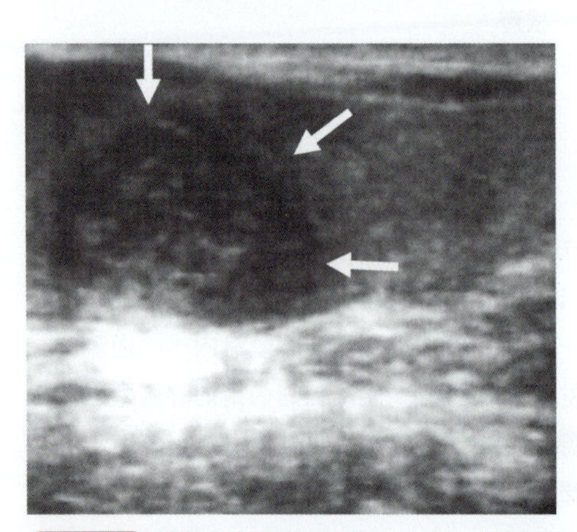

図5 男性不妊患者に認められた精巣癌（セミノーマ）
不妊治療に先んじて高位精巣摘除術を施行した.

(4) 射精管嚢胞

射精液量の低下を伴う無精子症あるいは高度乏精子症の場合に，射精管閉塞や狭窄の原因となる嚢胞を認めることがある (図6). 経膀胱アプローチよりも経直腸探触子を使用した方が詳細な所見が得られる. 治療は経尿道的射精管切開術を行う.

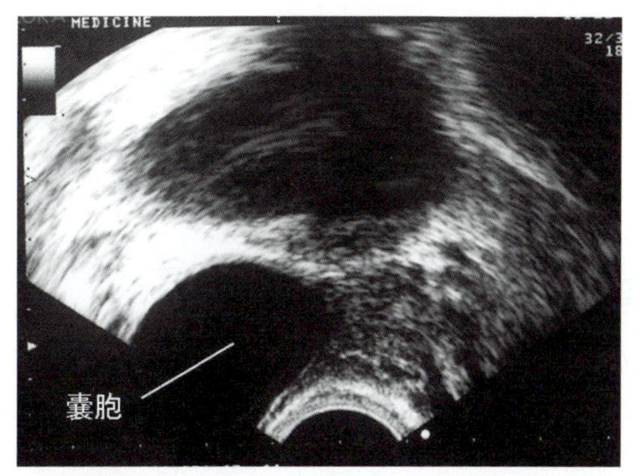

図 6 **射精管囊胞の経直腸超音波検査像**
精管造影では囊胞と左射精管との交通性が認められた.

☞文献
1) Du J, Li FH, Guo YF, et al. Differential diagnosis of azoospermia and etiologic classification of obstructive azoospermia: role of scrotal and transrectal US. Radiology. 2010; 256: 493-503.
2) Hillelsohn JH, Chuang KW, Goldenberg E, et al. Spectral Doppler sonography a noninvasive method for predicting dyspermia. J Ultrasound Med. 2013; 32: 1427-32.
3) 力石辰也, 中野　透, 吉岡まき, 他. 精巣微小石灰化症例の検討. 日本小児泌尿器科雑誌. 2007; 15: 155-60.

〈近藤宣幸〉

精液検査の標準化の実際

1 精液検査の標準化の意義

男性不妊診療の重要性が高まってきた昨今，さらなる啓発活動のために本年NPO法人『男性不妊ドクターズ』が設立された．本NPO法人は一般の方々だけでなく不妊診療を行っている医療者にも情報を提供する活動を行っていく方針である．男性不妊症診療において，現状で客観的に造精機能を評価できるバイオマーカーがないことから，本稿ではその出発点でもある精液検査の標準化の意義について再度論じたい．今後ますます発展する生殖補助医療および男性不妊症診療の現場においてもEBM（evidence based medicine）に基づいた診療が必須であり，治療成績の比較を可能にするためにも精液検査法の標準化が強く求められている．これまで精液検査の手引書としてはWHOマニュアル[1]が広く利用されてきたが，複数の方法が併記されているため検査結果の多様性を生む余地を許していると考えられた．筆者らはWHOマニュアルの枠内で精液検査の精度をさらに高めるための方策として，2003年に「精液検査標準化ガイドライン」を日本泌尿器科学会監修のもと刊行した[2]．しかし，発売後のアンケート調査で産婦人科医あるいは不妊ラボから，検査法に手間がかかり日常診療の中で用いるには実際的でないとの意見も多く見られた[3]．そこで本稿ではガイドラインに沿った検査法を解説した上で，WHOマニュアルでは推奨していないが，アンケート調査で使用頻度が高かったMakler計算盤を用いた検査法の注意点を記載した．

2 精液検査の実際

(1) 精液採取

禁欲期間は2日以上7日以内とし，可能な限り禁欲期間を記載しておく．採取回数は診断のためには2～3回精液検査を行って判定すべきである．2回の結果に大きな相違がある場合はさらに検査を行う．

(2) 精液の液化と精液量測定

精液の液化・均一化は正確な測定のためには特に重要である．5 mLシリンジを用いて泡立たないように精液の吸入・排出を繰り返して機械的に撹拌し，完全に均一化を行う．精液量の測定は計量器による重量法を推奨する．秤量単位 0.1 g まで測定できる計量器を用意し，風袋を差し引き，1.0 g＝1.0 mL（比重 1）として精液量に換算する．

(3) 精子運動率の測定法

均一化後，混和した精液 10 μL をスライドグラスにのせ，気泡が入らないように 22×22 mm カバーグラスで覆う（この時標本の厚さは運動観察に最も適した 20 μm となる）．400 倍で観察し，精子の運動性を以下の 3 つに分類（WHO マニュアルに準拠）する．接眼マイクロメーター（格子状）または格子をつけたモニター上で観察すると精子の分類が容易になる．前進運動精子（PR）：速度に関わりなく，活発に直進的あるいは大きな円を描くように動いている精子，非前進運動精子(NP)：頭部あるいは尾部の動きを認めるが，前進運動していない精子，不動精子（IM）：動かない精子とし，運動率は PR＋NP あるいは PR の割合（%）で示す．正常値の下限は前者で 40%，後者で 32% である．5 か所以上の視野で 200 個以上の精子を分類し，これを 3 回繰り返しその平均値を測定値とする[4]．

(4) 精子濃度の測定法

精子濃度測定には精子を不動化し適切な希釈を行うことが重要である．希釈液としては，ホルマリン希釈液（50 g の重炭酸ナトリウムと 10 mL のホルマリン溶液を 1000 mL の純水に溶かす）が推奨される．運動率測定に使用した標本にて 1 視野に見える精子の数を目安に希釈倍率を決定する（15 精子以下→×5，15～40 精子→×10，40～200 精子→×20，200 精子以上→×50）．希釈後は直ちにボルテックスミキサーで 10 秒間撹拌する．撹拌が不十分だと精漿中の蛋白などが凝集し，精子を巻き込んだ不溶性の塊になってしまうので注意する．測定器具は血球計算盤（改良型 Neubauer または Burker-Turk）を用いる．測定法は中央大区画にある頭部尾部を持つ精子を顕微鏡下で計測する．上下の計算室を計測し，その差が 10% 以内であれば平均を測定値として採用する．差が大きければ，希釈からやり直して再測定する．計算式は，中央大区画にある全中区画の精子総数を n とすると，精子濃度（$\times 10^6$/mL）＝改良型 Neubauer：n×25/25×希釈倍率×10^4，Burker-Turk：n×25/16×希釈倍率×10^4である[4]．

(5) 精子の正常形態率の測定

精子形態の観察には，液化・均一化した精液 10 μL を用いてスライドグラスに塗抹標本を作製し，風乾後，染色に供する．固定法は，使用する染色法に応じて

表1 WHOマニュアルによる精液検査の基準値

精液量	1.5 mL 以上
pH	7.2 以上
精子濃度	15×10^6/mL 以上
総精子数	39×10^6/mL 以上
精子運動率	前進＋非前進運動精子 40%以上 もしくは前進運動精子が 32%以上 （射出後 60 分以内）
精子正常形態率	Kruger's strict criteria で 4%以上※
精子生存率	58%以上
白血球数	1×10^6/mL 未満

※WHO マニュアルの第5版（2010年）は1999年版から基準値が大幅に見直されている．これは「パートナーが1年以内に妊娠した男性を正常精液所見と定義し，その5パーセンタイルを下限値とした」との基準設定に基づいた値である．

行う．染色法は永久標本にはパパニコロウ染色法によるが，簡便法として，血液染色用の Dif-Quik®（国際試薬）も使用される．観察法は油浸100倍の対物レンズを用い，1000倍明視野で染色標本を観察する．頭部形態の分類には Kruger らの strict criteria が推奨される[5)]．200以上の精子を観察，分類し，精子正常形態率として表す．

3 Makler chamber を使用する場合の注意点

時間的制約などの理由により，Makler chamber を使用する施設もいまだに多いと思われるが，その際にはぜひ以下の注意点を参考にして特性を知った上で使用されたい．まず，精子濃度を測定する際はホルマリン希釈液にて精液を2倍に希釈・不動化後に測定することで測定精度が格段に向上する．2つめは，chamber に載せる精液量を正確に5 μL とすることである．chamber の説明書にはディスクに1滴載せると記載されているが，検体量が変わると大きな測定誤差を生む原因となることが知られており，過不足なく検体が広がる液量は5 μL である．最後に，Makler chamber で測定した値は，他の方法で測定した値とは比較できないことである．Makler chamber による精子濃度測定値は，血球計算盤による測定値の120～140%程度とされており，その測定誤差は検体の粘性，精子濃度，精子以外の夾雑物など複数に起因するため，係数を使用した補正は不可能

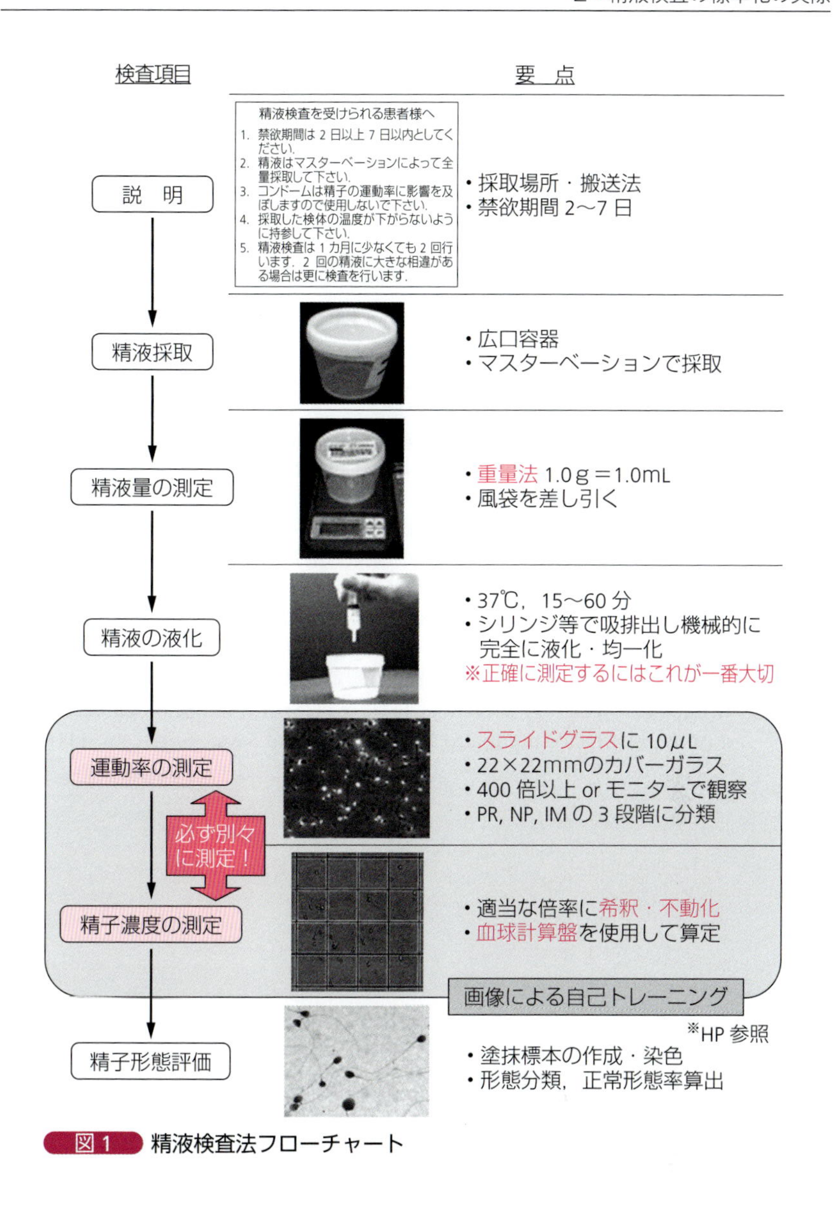

図 1 精液検査法フローチャート

である.

2010 年の WHO マニュアルによる正常値（表 1）と検査手順を追えるフローチャート（図 1）を各々示す.

おわりに

精液検査担当者の精子運動率，精子濃度測定の精度管理のためのトレーニング用画像が，国際医療福祉大学病院リプロダクションセンターならびにNPO法人『男性不妊ドクターズ』のHP (hospital.iuhw.ac.jp/clinic/repro/index.html, 仮NPO法人HP)※で見ることができる．測定値が10%以内になるよう画像トレーニングを積むことにより，検査精度が向上する[3)]．ひいては他施設との比較も可能となり[4)]，EBMに即した医療水準の向上に貢献することを期待している．

☞文献

1) World Health Organization. Laboratory manual for the examination and processing for human semen 5th ed. New York: Cambridge University Press; 2010.
2) 日本泌尿器科学会，監修．精液検査標準化ガイドライン作成ワーキンググループ，編集．精液検査標準化ガイドライン．東京：金原出版；2003.
3) 岩本晃明．精液検査標準化ガイドラインの骨子―精液検査実態調査のアンケートを踏まえて―．産婦人科治療．2004；88：692-700.
4) 吉池美紀，中目真理子，岡部幸子，他．CD-ROMデジタル画像による精液検査のトレーニングと精度管理の試み．日本受精着床学会雑誌．2006；23：62-70.
5) Kruger TF, Menkveld R, Stander FSH, et al. Sperm morphologic features as a prognostic factor in in vitro fertilization. Fertil Steril. 1986; 46: 1118-23.

〈吉池美紀　岩本晃明〉

3 内分泌検査

臨床的に精巣機能障害が疑われるとき，あるいは精液検査で異常がみられるときは内分泌検査を行うべきである．男性不妊外来における内分泌検査の目的は，男性不妊症患者のホルモン環境を明らかにし，内分泌学的疾患の診断や不妊治療の成績予測等にある．不妊原因の約半数を占める男性不妊症の中で，視床下部下垂体障害は原因に対する根本的治療法のある数少ない病態である．

本稿では，男性不妊症における内分泌検査法とその結果から考えられる病態に関し概説する．

1 スクリーニング検査

男性不妊症のスクリーニング内分泌検査としては，LH（黄体刺激ホルモン），FSH（卵胞刺激ホルモン），テストステロン，プロラクチン，エストラジオールを測定する．

ホルモンの日内変動，あるいは律動性分泌の観点からは，朝の採血，あるいは20分間隔3回の採血をプールして測定することが推奨されている．しかし，通常は臨床的内分泌状態の概略把握には1回採血での結果でも十分なことが多い．

ゴナドトロピンが低値の場合と高値の場合で男性不妊の病態が異なる．すなわち，精巣の障害ではLH, FSHは高値を示し，下垂体レベル以上の障害ではLH, FSHは異常低値を示す．

2 内分泌検査結果から考えられる病態

(1) 低ゴナドトロピン性性腺機能低下症

健康成人男性に対する特発性低ゴナドトロピン性性腺機能低下症の頻度は文献的にも1/10,000以下と稀である[1]．視床下部下垂体系が機能障害を起こすと，下垂体からのゴナドトロピン分泌が低下し，精巣のテストステロン分泌能，精子形成能が障害される．以下にその病因について列記する．

① 先天性

a．Kallmann 症候群：嗅覚障害と低ゴナドトロピン性性腺機能低下症を伴う．視床下部の異常が原因である．

b．Prader-Willi 症候群：肥満，筋力，知能低下，低身長，性腺機能低下症を示す．間脳障害による GnRH の欠損による．停留精巣を合併することも多い．

c．Laurence-Moon-Biedl 症候群：間脳障害による性腺機能低下症，色素性網膜炎，指趾過剰症，記憶力低下などを示す．

d．ゴナドトロピン欠損症：視床下部下垂体系の機能障害によりゴナドトロピン放出が低下，類宦官症体型を示す．

e．LH 単独欠損症：類宦官症体型を示すが，精巣は正常大で不十分ながら精子形成を認める．よって生殖可能宦官症候群（fertile eunuch syndrome）ともいわれる．

② 後天性

a．腫瘍：下垂体腺腫，頭蓋咽頭腫，星状細胞腫など．

b．外傷：交通事故による頭蓋底骨折，手術など．

(2) 高ゴナドトロピン性性腺機能障害

精巣原発の精子形成障害は FSH の上昇として反映される．ただし，maturation arrest のように，FSH が正常範囲であっても精子形成障害を認める症例があり注意を要する．本症には一般的にホルモン負荷テストは行われない．

本症の原因には，無精子症例の 15.2％に認められる染色体異常（91.3％は性染色体異常で，うち 82.5％が 47,XXY；クラインフェルター症候群）や[2]，Y 染色体微小欠失，sertoli cell only syndrome，停留精巣，精巣捻転症，精巣外傷，発熱，ムンプス精巣炎，薬剤（潰瘍性大腸炎の治療薬であるサラゾスルファピリジンなど）による造精機能障害，抗がん剤治療，精巣への放射線照射，特発性造精機能障害などがある．

近年の生殖補助医療（assisted reproductive technology：ART）の飛躍的な進歩により，本症においても顕微鏡を用いた microdissection TESE（MD-TESE）（testicular sperm extraction：精巣内精子採取術）により精子を少数でも採取できれば，卵細胞質内精子注入法（intracytoplasmic sperm injection：ICSI）を用いることで挙児が可能となる症例が出てきた．

(3) 高プロラクチン血症

本症の多くは下垂体腫瘍に伴うものである．プロラクチンにより LH，FSH の律動性分泌が障害される可能性，腫瘍による機械的圧迫や組織障害破壊のためゴナドトロピンの産生分泌が障害される可能性などが考えられる．ほかに薬剤（スルピリド，リスペリドンなどの向精神薬）や特発性がある．腫瘍を伴わない軽度の高プロラクチン血症（<50 ng/mL）の男性不妊における病因的意義については不明である．

(4) アンドロゲン不応症

テストステロン値が高いにもかかわらず，LH 値の軽度上昇がみられるときは本症が疑われる．アンドロゲン受容体の欠損または機能異常により起こり，精巣性女性化症ともいわれる．

(5) 先天性副腎皮質過形成

副腎由来のアンドロゲン過剰を呈する本症の男性例では，ゴナドトロピンが抑制され，その結果精巣でのテストステロン産生，ひいては精子形成も抑制されることがある．

3 ホルモン負荷テスト

視床下部-下垂体-精巣系における刺激機構，negative feedback 機構（図 1）を利用することにより，これらの機能的予備能検査し，表現されている機能異常の原因および状態を探索するものである[3)]．ただし成人男性不妊症においてはほとんどの場合，臨床上の診断や治療選択はこれら負荷テストなしでも可能ではある．

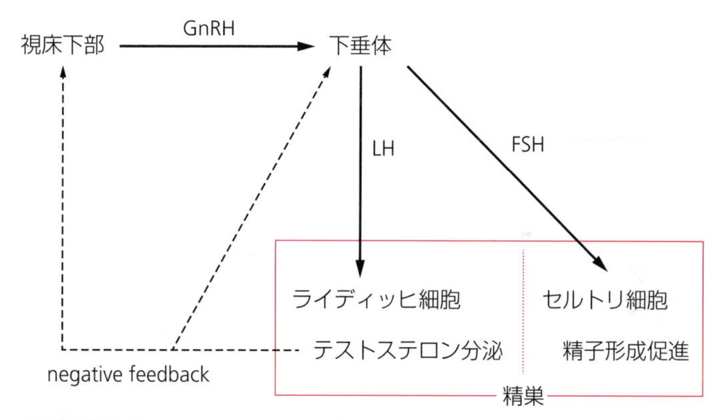

図 1 視床下部-下垂体-精巣系

GnRH：ゴナドトロピン放出ホルモン

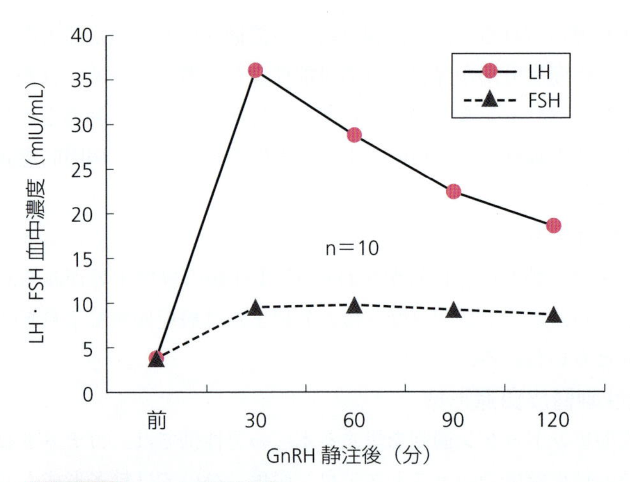

図 2 GnRH 負荷試験

GnRH 100 μg を静脈注射し，LH，FSH を 30 分おきに測定．前値と比較する．図に示すように，正常反応例では，LH は約 10 倍，FSH は約 2 倍上昇する．

a. ゴナドトロピン放出ホルモン（GnRH）負荷試験

この検査により下垂体前葉のゴナドトロピン分泌予備能を知る（図 2）．

b. ヒト絨毛性ゴナドトロピン（hCG）負荷試験

hCG は LH を含有しているので，これを投与し血中テストステロン値の変動から精巣のアンドロゲン分泌能を推測する．hCG 4000 単位を 3 日間連続筋注し，前後の血中テストステロン値を比較する．正常では約 2 倍となる．

☞文献

1) Seminara SB, Hayes FJ, Crowley WF Jr. Gonadotrophin-releasing hormone deficiency in human: pathophysiological and genetic considerations. Endocr Rev. 1998; 19: 521-39.
2) Vincent MC, Daudin M, De MP, et al. Cytogenetic investigations of infertile men with low sperm counts: A 25-year experience. J Andorol. 2002; 23: 18-22.
3) 日浦義仁, 松田公志. 内分泌検査. In: 松田公志, 編, 男性不妊症外来. 東京: メジカルビュー社; 1998. p.38-47.

〈今本 敬 市川智彦〉

JCOPY 498-06080

4 精管・精嚢造影

精巣で造られた精子の通路（精路）は，精巣上体→精管→精管膨大部→射精管より成り，前立腺部で尿道に合流する．さらに射精管には，精嚢が合流する．射出精液には，精子を有する精管液に加えて，精嚢，前立腺，尿道よりの分泌液が含まれている．精管・精嚢造影は，この精路を造影する検査である．

最近では，詳細な既往歴の聴取，精巣・精巣上体・精管のていねいな触診，精液検査，ホルモン検査に加えて，MRI，経直腸的エコーといった非侵襲的検査で，精路異常の診断がほぼ可能となった．治療面では，モダン ART 時代となり，無精子症に対しても TESE が普及し，精管・精嚢造影の機会はほとんどなくなった．しかし，精管・精嚢造影手技は様々な応用が効き，習得しておく価値がある．

(1) 適応症例

精管・精嚢造影の対象は，無精子症や乏精液症（精液量：1.0 mL 未満）である．無精子症に対しては，精管・精嚢造影と精巣生検が同時に施行される．精管・精嚢造影は侵襲度が高く，著者は腰椎麻酔または全身麻酔下に施行している．

(2) 手　順

① 麻酔後，仰臥位とする．
② 陰部の剃毛を行う．
③ 消毒後，陰茎を頭側に固定する．陰嚢部に穴あき四角巾をかける．
④ 導尿した後，膀胱に空気 150 mL を注入しておく（空気により膀胱の位置が明らかとなり，鮮明な造影像が得られる）．
⑤ 右利きの術者ならば，患者の右側に立つのが良い．
⑥ 皮膚の上より精索を触診して，精管を同定する．精管は，精索血管の外側に存在する．精索血管より精管を離して，左手の示指，中指，母指の先端で精管のみを保持する．このとき，裏側から母指を押し上げて，表側よりの示指と中指の間に，精管を固定させることが最重要ポイントである（図 1）．
⑦ 3 本の指で保持した精管の直上の皮膚を，精管の走行に並行に約 8 mm 切開する．周囲組織を含めた精管を，2 本の精管鉗子で掴む．精管鉗子のうちの 1 本を外し，メッツェンバウム尖刀で精管周囲組織を剝離して，精管を purify し

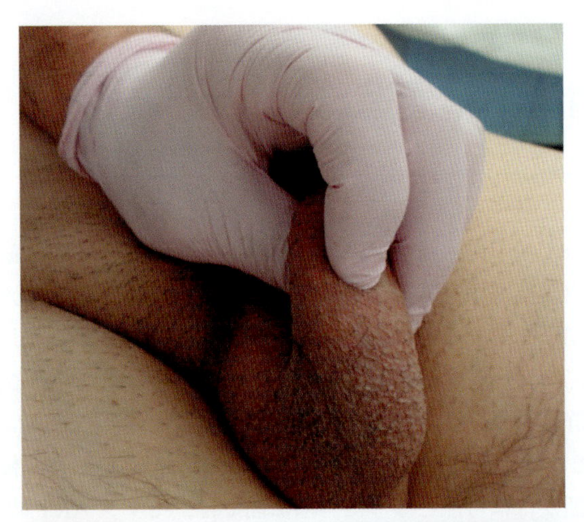

図1 左手の示指，中指，母指で精管を保持する

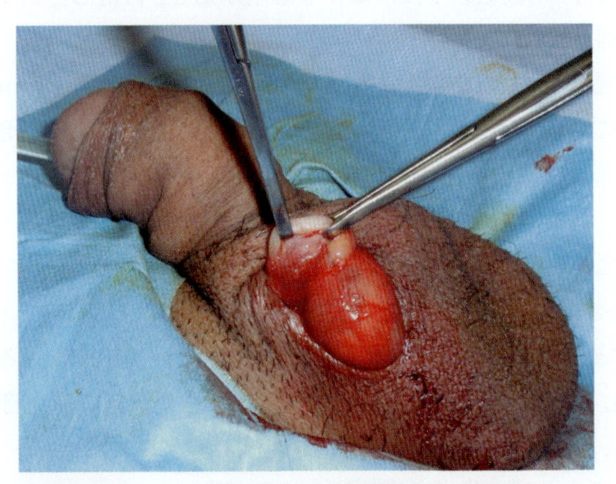

図2 2本の精管鉗子で周囲組織より精管をpurifyする

てゆく．purifyされた精管が2本の精管鉗子に保持されている状況までこの手技を繰り返す（図2）．

⑧ 精巣側の精管にブルドック鉗子をかける．これは，造影時に精巣側精管への造影剤の逆流を防止するためである[1]（図3）．精巣側精管への造影剤の注入は，造影剤の精管外溢流を引き起こし，医原性精路閉塞の危険があり禁忌である．

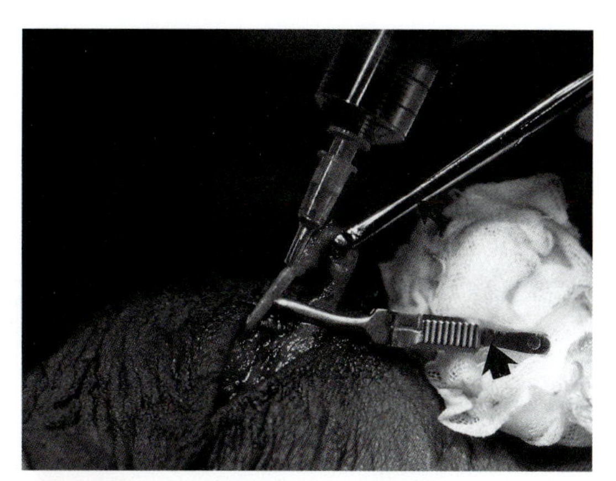

図3 精巣側の精管にブルドック鉗子（黒矢印）をかける

⑨ X線管球を頭側に約10～15度傾けておくと，精路と恥骨が重ならず，鮮明な像が得られる．精管や精嚢が石灰化している例があり，まず単純像を撮影しておく．

⑩ 24～27Gのサーフロー針を膀胱側精管に挿入する．サーフロー針が精管を貫通していないことを確認し，油性造影剤（60%イソビスト™）5mLを30秒ぐらいかけてゆっくり注入し撮影する．精路閉塞がない場合は，造影剤が抵抗なく注入できる．精路閉塞がある場合は，造影剤注入に抵抗を感じる．この場合，造影剤の精管外溢流の危険があり，無理に注入してはならない．油性造影剤はしばらく精路内に残るので，両側の造影の際，左右精管への造影剤注入に多少時間差があっても気にすることはない．

⑪ 造影剤注入後，粘稠な造影剤による精路閉塞を予防するため，生理的食塩水10mLを注入して造影剤をフラッシュアウトする．精管・精嚢造影に60%イオパミロン™などの水溶性造影剤も使用できるが，油性造影剤に比して造影コントラストが落ちる．造影後はサーフロー外筒を抜去し，止血を確認した後，精巣を牽引して精管を元の位置に戻し，4-0吸収糸で肉様膜と皮膚を2層に縫合する．精管穿刺部の縫合は不要である．

(3) 精管・精嚢の正常構造

精管・精嚢の正常構造[2)]を図4に示す．精管は内鼠径輪を通って後腹膜腔に入り，骨盤腔に沿って下り，さらに後内方に向かって降りてゆく．精管は約30～

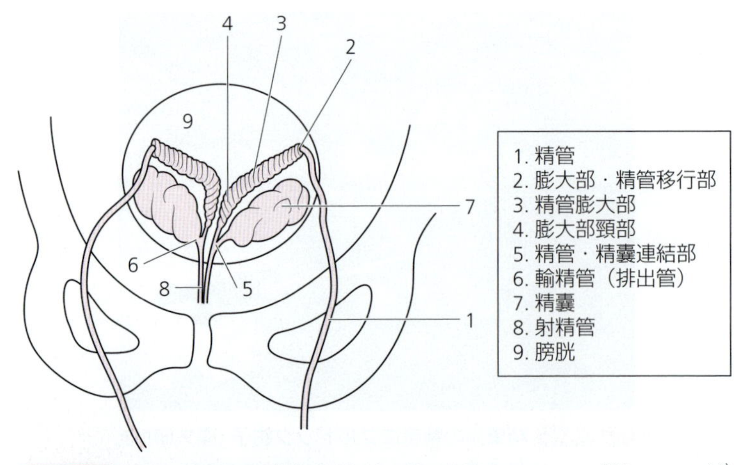

図4 精管・精囊の正常構造（中村　薫．臨泌．1995；49（増）：57-60）[2)]

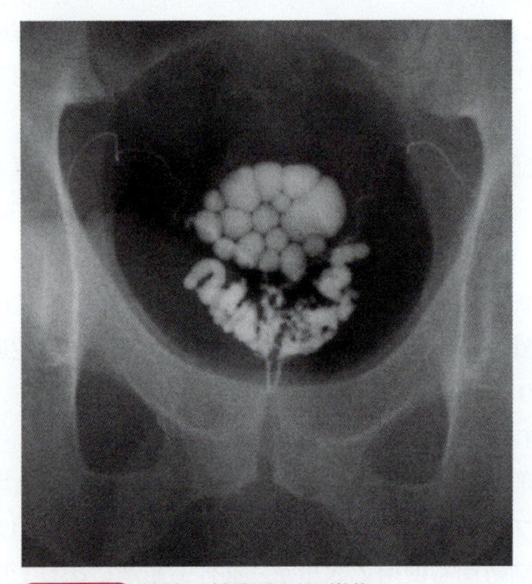

図5 精管・精囊造影正常像

40 cm の長さであり，内腔は径約 1 mm で均一である．精囊の上内方近くではラセン状になって内腔を広げ精管膨大部を形成する．精囊はいわば精管の憩室であり，その形態は個人差が大きい．射精管は長さ約 15 mm，径約 1.5 mm であり，ほぼまっすぐに走行して前立腺部尿道にある精丘に開口する．精管末端部・精囊の形態学的分類に関しては文献[3)]を参照されたい．

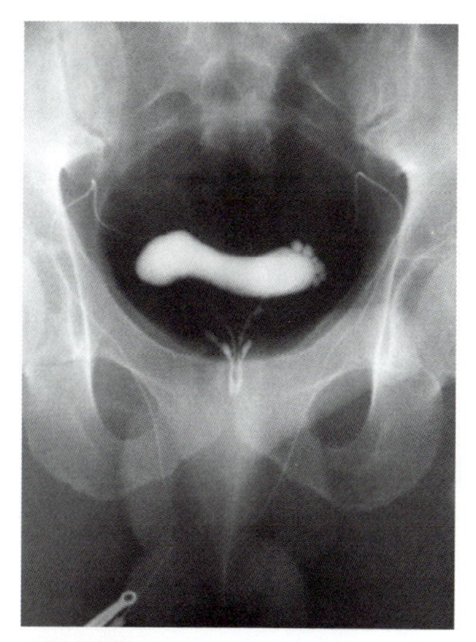

図 6 両側精嚢低形成像

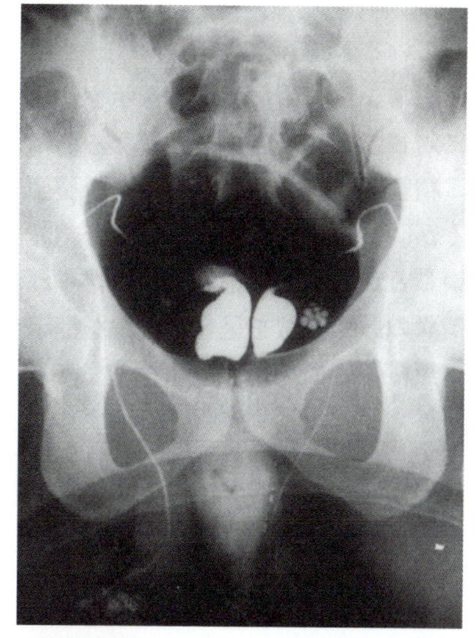

図 7 両側精管末端部嚢状拡張像

(4) 様々な精管・精嚢造影像

① 正常な精管・精嚢造影像（図 5）

両側精管，精嚢が正常に造影され，造影剤が膀胱内に流出している．

② 両側精嚢低形成像（図 6）

精液量：0.6 mL，乏精子症．

両側精管は正常に造影され，膀胱への造影剤の流出は良好．両側精嚢が低形成．

③ 両側精管末端部嚢状拡張像（図 7）

精液量：0.5 mL，乏・無力精子症．

両側精管末端部が嚢状に拡張している．膀胱への造影剤の流出は不充分．

☞文献

1） 大橋正和，石川博通．精管・精嚢造影時におけるブルドック鉗子による中枢側精路への造影剤逆流防止．臨泌．1997；51：522.

2） 中村　薫．精管・精嚢造影の実際．臨泌．1995；49（増）：57–60.

3） 岩崎　晧，広川　信，穂坂正彦，他．精嚢嚢状拡張症およびその分類について．日泌尿会誌．1988；79．1385–92.

〈大橋正和〉

5 精巣生検

精巣生検（testis biopsy）は，かつては男性不妊の原因調査のために精巣における精子形成能の評価目的に行われていたが，現在では精巣精子採取術（TESE: testicular sperm extraction）の時に組織学的検査として行われるのが一般的である．すなわち，精巣生検を単独で行うことはほとんどない．

唯一，精路再建を行う前検査として，閉塞性無精子症が疑われた患者に対して，ごくまれに行われることがある．

(1) 適応

無精子症

(2) 方法

局所麻酔・脊椎麻酔・全身麻酔のいずれでも可能であるが，患者の希望によって選択している．

入院したくない場合は，局所麻酔．

痛みを十分に取りたい場合は，脊椎麻酔ないしは全身麻酔．

(3) 手術方法

① 術者が右利きの場合は，患者の右に位置し，左手で患者右精巣を精巣上体が裏になるように固定する．

② 精巣直上の嚢皮膚に約5 mmの横切開をおき，皮下組織から総漿膜までを電気メスで切開し，白膜を確認した後に，電気メスでこれを切開．

③ 左手で精巣を圧迫しながら，白膜切開創からマイクロ鑷子で，少量の精巣組織を採取する．

④ 採取された精巣組織は，乾燥させないように直ちにブアン液で固定し，パラフィン包埋後薄切しHE染色を行う．

(4) 精子形成能の評価法

直接精細管内の造精機能をみるものである．

精細管内での精子形成の有無や精細胞の分化度から造精機能障害の種類や程度が明らかになる．精細管内には細胞が認められず，硝子化した精細管のみを認めるものを1点，精細管内に精粗細胞から分化する精細胞が全く認められずセルト

JCOPY 498-06080

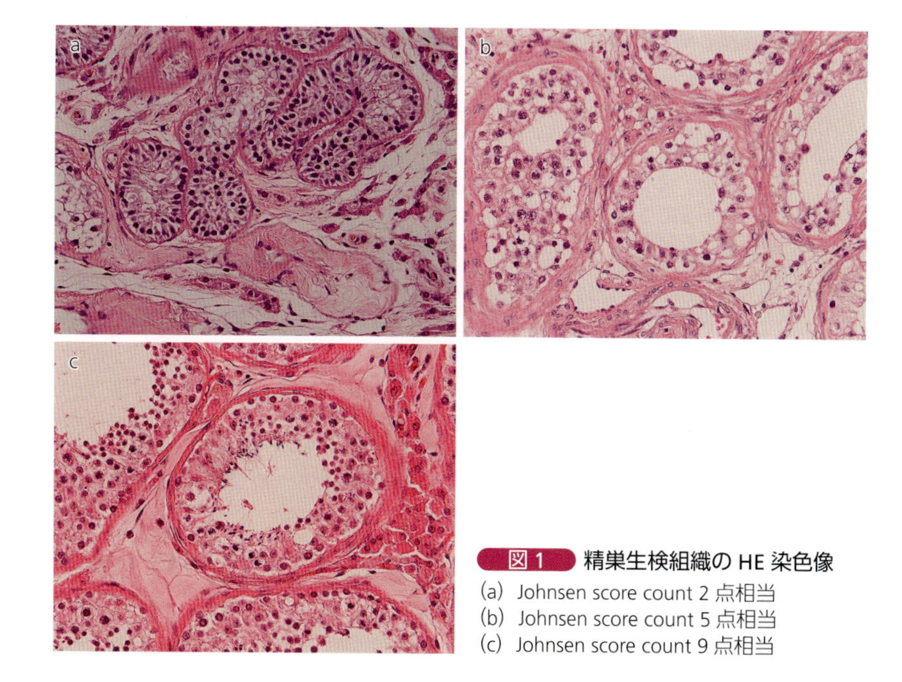

図 1 精巣生検組織の HE 染色像
(a) Johnsen score count 2 点相当
(b) Johnsen score count 5 点相当
(c) Johnsen score count 9 点相当

リ細胞しか存在しないもの（Sertoli cell only tubules：SCO）を 2 点（図 1a）とし，完全に盛んな精子形成を認める場合を 10 点（図 1c）．その中間を 7 段階に分類して評価する（図 1b）．多くの施設で，精子形成能を数値化するために，Johnsen score count が用いられている[1]（表 1）．数か所の精細管の精子形成能の中央値や，最も進んだ分化段階の精子形成能を代表値とする方法がある．精子形成が精粗細胞から完全成熟精子になる途中の段階で分化停止した場合は成熟停止（maturation arrest）と呼ばれている．

(5) 注意

採取した精粗組織を病理組織学的検査のために固定するが，固定液を通常の緩衝ホルマリン液を用いると，精細管基底膜と内腔に存在するセルトリ細胞・精粗細胞などの精子形成細胞が内腔面に脱落し，精子形成能の定量評価ができない．必ず，ブアン固定液を用いる必要がある．ブアン固定液（Bouin solution）はピクリン酸，ホルマリン，酢酸を混合した固定液で，浸透力が強く比較的早く組織を固定することが知られている．

表1 精子形成能の評価（Johnsen score count）

1. 精細管内に細胞成分を認めない
2. 精細管は欠如．Sertoli 細胞のみ
3. 精細胞は精祖細胞のみ
4. 精子，精子細胞を認めず，精母細胞が数個
5. 精子，精子細胞を認めず，精母細胞は多数
6. 精子を認めず，精子細胞が 5～10
7. 精子を認めず，精子細胞が多数
8. 精細管管腔内に精子が 5～10
9. 多数の精子を認めるが，細胞配列に乱れ
10. 精細胞の層が厚く正しい配列，多数の精子を伴う完全な精子形成能

造精機能障害のある男性不妊患者の精巣組織は，精巣内で均一ではないことに注意が必要である．このため，1 か所からの生検結果で，精巣全体の精子形成能を代表することは，危険である．

基本的に，精巣精子採取術の時に，複数箇所から採取した組織の Johnsen score count から評価することが肝心である．

図 1 の（a），（b），（c）の組織が，同一精巣に混在していることがある．

(6) 禁忌

精巣精子採取を前提としない診断的精巣生検

精巣悪性腫瘍が疑われる場合

☞文献

1) Johnsen SG. Testicular biopsy score count—a method for registration of spermatogenesis in human testes: normal values and results in 335 hypogonadal males. Hormones. 1970; 1: 2-25.

〈岡田 弘　鈴木啓介　慎 武〉

JCOPY 498-06080

6 染色体検査

一般に染色体異常は精子形成障害の主要な原因の一つと考えられている．したがって，男性不妊症患者における染色体異常の発生率は，一般男子新生児の発生率0.6％と比較して極めて高い．報告によれば男性不妊症全体で4.7％，乏精子症（2000万/mL以下）で5.0％と高率であるが，無精子症ではさらに発生率は高く，16.3％とされる．特に無精子症では，性染色体異常が14.6％を占める[1]．最も高頻度に認められるのは，X染色体が2つ以上存在するクラインフェルター症候群であり，非閉塞性無精子症患者の10％程度に相当する．常染色体異常では構造異常が多く，常染色体相互転座とロバートソン転座が代表的である．本稿ではこれらの疾患に絞って解説する．なお，Y染色体長腕上に造精機能に関与する遺伝子（azoospermic factor：AZF）の微小欠失については他項（遺伝子検査）を参照されたい．

1 クラインフェルター症候群

クラインフェルター症候群は660男児に1例の割合で認められる男性で高頻度の性染色体異常である．その80％が47,XXYで，残りは48,XXXY，48,XXYY，49,XXXXY，46,XY/47,XXYなどである．確定診断される症例は全体の25％程度で，診断される年齢は30代半ばが多いとされている．これは，生下時には陰茎がやや小さい以外に異常を認めない症例，さらに不妊症以外に目立った症状が少ない症例が多いことを意味する．ただし，X染色体数が増えるにつれ，症状が重篤になり，合併奇形の頻度も増す．最近報告されたクラインフェルター症候群の特徴的な症状を表1に示す[2]．精巣が萎縮し，無精子症を呈することで不妊症となることが最大の特徴とされている．モザイク型では乏精子症を呈することも多い．テストステロンが低下することから体毛が減少することや，女性化乳房を呈することもあるが，一般に性機能は維持され，性行為に問題がないことが多い．近年では，顕微鏡下精巣内精子採取術により挙児を得る可能性が報告され，最近のレビューでは平均57％の確率で精子採取が可能とされている[3]．ただし，クラインフェルター症候群の精巣精子は染色体異常の頻度が高い

表1 クラインフェルター症候群の症状

症状	頻度（%）
不妊	91～99
精巣萎縮（6 mL 未満）	95 以上
ゴナドトロピン上昇	95 以上
無精子症	95 以上
学習障害	75 以上
テストステロン低下	63～85
ヒゲの減少	60～80
恥毛の減少	30～60
女性化乳房	38～75
発達性言語障害	40
高身長	30
肥満	～50
メタボリックシンドローム	46

と想定され，その顕微授精には十分な遺伝カウンセリングが必要となる．

2 染色体構造異常

染色体構造異常を示す場合，乏精子症となることが多いが，正常精液所見を示す場合もあり一定しない．臨床的には，染色体構造異常が精子形成を障害する可能性を説明するとともに，これらの男性が挙児を得る場合に，重篤な合併奇形を伴う染色体異常の危険性があることを，遺伝カウンセリングを含めて十分説明する必要がある．

染色体相互転座は，染色体の一部が 2 つ以上の染色体間で相互に入れ替わった状態であり，男性不妊症の 0.5～1.0％程度とされる．減数分裂では，4 個の染色体がペアリングを生じることから，均衡型，不均衡型が存在し，不均衡型分離から不均衡型精子が形成される（図 1 上）．約半数の精子が染色体不均衡型精子となるが，多くの不均衡型胎児は生存できないことから，出生前，胎児に行った検査における不均衡型染色体の出現率は 12％程度と報告された[4]．ただし，部分トリソミー，モノソミーは，合併奇型の程度が重篤となることから，説明には慎重を要する．

一方，ロバートソン型転座は，染色体（第 13, 14, 15, 21, 22 番）末端の着糸

JCOPY 498-06080

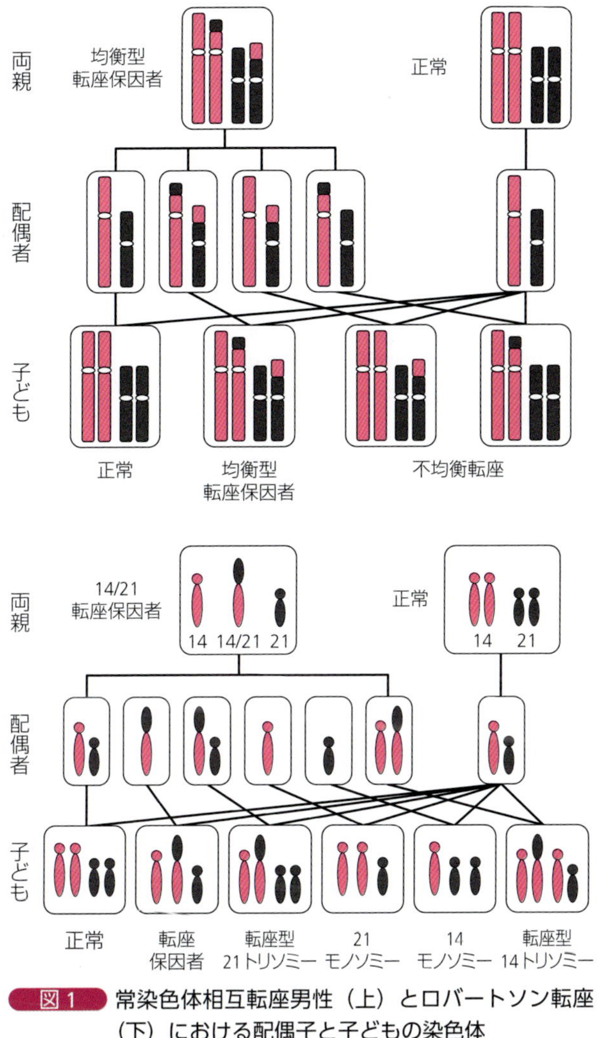

図1 常染色体相互転座男性（上）とロバートソン転座（下）における配偶子と子どもの染色体

点と染色体短腕のセントロメア近傍で切断された断片が融合し，染色体数が45になったものである．男性不妊症の0.8%とされ，45, XY, t(13q;14q) の頻度が高い．減数分裂時の染色体分離様式を図1下に示す．6種類の精子が形成されるが，均衡型は理論33%のみである．ただし，不均衡型精子による多くの染色体異常は胎生期早期の胎児死亡をきたすとされる．21番染色体が関与するロバートソン型転座からトリソミー（ダウン症候群）児が誕生するのは，10％までと推定されている．

☞文献

1） 松田公志．第19章　染色体異常による男性不妊．In：毛利秀雄，他監修．新編精子学．東京：東京大学出版会；2006．p.379-95．
2） Groth KA, Skakkebæk A, Høst C, et al. Clinical review：Klinefelter syndrome—a clinical update. J Clin Endocrinol Metab. 2013；98：20-30.
3） Aksglaede L, Juul A. Testicular function and fertility in men with Klinefelter syndrome：a review. Eur J Endocrinol. 2013；168：R67-76.
4） Boué A, Gallano PA. collaborative study of the segregation of inheritedchromosome structural rearrangements in 1356 prenatal diagnoses. Prenat Diagn. 1984；4：45-67.

〈辻村 晃〉

JCOPY 498-06080

7 遺伝子検査

全不妊症の約 30～50％は男性に起因し，その 10～15％が無精子症である[1]．さらに無精子症の 21～29％は既知の遺伝因子によって説明できる．ヒト全遺伝子は約 23,000 と報告され，約 2,000 が精子形成に何らか関与し，遺伝性男性不妊症は最終的に遺伝子異常によって説明できる．本稿は染色体検査で診断できない遺伝疾患を対象としている．

まず，遺伝子異常の理解を助けるため，精巣を中心に男性不妊症の原因を分類した（表 1）．精巣前性障害はゴナドトロピンの異常を伴うことが多く，視床下部および下垂体で発現する遺伝子異常である．精巣性障害は精巣内で発現しているすべての遺伝子異常によって惹起される障害であり，表 1 では既知の異常疾患を挙げたが，多くは特発性の異常である．この両者の障害は非閉塞性無精子症の原因となる．一方，精巣後性障害として閉塞性無精子症を発症する嚢胞性線維症が有名である[2]．

(1) 方法

染色体検査で異常を検知できない遺伝子異常は DNA 塩基配列を直接決定し，SNP や繰り返し配列のコピー数などの検出する方法や PCR 法による突然変異の検出方法が一般的であるが，ターゲット遺伝子が決定されていない場合は困難を伴う．

(2) 適応

無・高度乏精子症患者に対し，欧米学会は Y 染色体微小欠失を含めた染色体検査を必須としている．日本生殖医学会では生殖補助医療（assisted reproductive technology：ART）を希望する患者に Y 染色体微小欠失の有無を確認することを推奨している．

(3) どの遺伝子を検査するか

無精子症患者に対して，染色体検査を施行し，異常がなければ特発性無精子症と診断する．現在，精巣発現全遺伝子群がデータベース化されている．これらの遺伝子群には生殖系のみならず，さまざまな領域の遺伝子群が報告されている[3]．患者の身体状態から，候補遺伝子を念頭に置き，必要なら検査可能な施設に検査

表1 男性不妊症の原因と遺伝子

障害部位	表現型・疾病		標的遺伝子，ゲノム
精巣前性	視床下部性 HH		
		カルマン症候群（Kallman's syndrome）および嗅覚異常のない HH	KAL1，FGFR1 または KAL-2, FGF8, PROK2, PROKR2，CHD7, KISS1，GPR54，TAC3, TACR3，GnRH，GnRHR
	下垂体性 HH	下垂体不全	PROP1，LHX，SOX2
		FSH，LH の分泌異常	FSH，LH 遺伝子とレセプター
精巣性（非閉塞性無精子症）		常染色体，性染色体異常	異数体，構造異常
		Y 染色体微小欠失	AZFa，b，c 領域遺伝子
		アンドロゲン非感受性症候群	AR，AR の CAG リピート
		特異遺伝子変異	X-linked USP 26, X-linked SOX3, X-linked TAF7L，DAZL, MTHFR
精巣後性（閉塞性無精子症）		嚢胞線維症	CFTR

HH: hypogonadopic hypogonadism（低ゴナドトロピン性性腺機能低下症），各遺伝子名を OMIM にアクセス（http://www.ncbi.nlm.nih.gov/omim）
（日本生殖医学会，編．生殖医療の必修知識．2014[2]より一部改変）

を依頼すべきである．最近，Y 染色体微小欠失が検査業者で測定可能となった[4]．

(4) Y 染色体の構造的特徴と欠失機序とは

Y 染色体長腕遠位側には 8 個の大きな回文相同塩基配列であるパリンドローム（P）構造の繰り返し DNA 配列領域からなっている．ゲノム内の塩基配列の相同・同方向間による再組換えの結果欠失が生じることがある[4]．

(5) AZF と AZFa，AZFb 欠失

無精子症因子（azoospermia factor: AZF）は Y 染色体長腕に存在し，セントロメア近位側から 3 つの領域 a, b, c に分類されている．AZFc 領域にはさらに小さなパリンドローム複合体からなる．このサブ複合体間の相同再組換えによる欠失が生じる．表 2 に AZF 欠失パターンと遺伝子群を示した．Y 染色体のユークロマチン部は 18 Mb なので，各欠失の範囲の広いのがわかる．また，パリンドローム構造から各遺伝子は対になり多コピー性である．AZFa，AZFb,

表 2 AZF 欠失の読み方

	各パリンドローム間の再組換え	欠失範囲	欠失遺伝子群	備考
AZFa	―	400～600 kb	USP9Y，DBY，(DDX3Y)，UTY	パリンドローム構造はない 組織型は SCO
AZFb	P5/proximalP1	6.2 Mb	RBMY（6 コピー），PRY（2 コピー）など 32 遺伝子	組織型は 1 次精母細胞まで分化 RBMY，PRY 以外のすべて遺伝子が欠失した場合乏精子症
AZFb+c	P5/distalP1	7.6 Mb	AZFb 内の遺伝子と BPY（3 コピー），CDY（2 コピー）の 1 つ	無精子症
AZFc	b2/b4	3.5 Mb	PRY(2 コピー)，TTY（8 コピー），BPY（3 コピー），DAZ（4 コピー），GOLGA2LY（2 コピー），CSY-G4LY（2 コピー），CDY（2 コピー）	乏精子症～無精子症
AZFc 部分欠失	gr/gr	1.8 Mb	AZFc 内の DAZ (4 コピー）の 2 つ，CDY（2 コピー）の 1 つが欠失	日本人男性の 33％に欠失あり 日本人では精子数の減少はあるが妊孕性に異常はない
（近位側部分欠失）	b1/b3	1.8 Mb	AZFb 内の RBMY1 (6 コピー）の 2 つ，PRY（2 コピー）の 2 つ AZFc 内の BPY (3 コピー）の 1 つ，DAZ（4 コピー）の 2 つが欠失	AZFb 内の遺伝子も一部欠失
（遠位側部分欠失）	b2/b3	1.8 Mb	AZFc 内の BPY (3 コピー）の 2 つ，DAZ（4 コピー）の 2 つが欠失	

AZF：azoospermia factor，P：パリンドローム，SCO：Sertoli cell only，遺伝子の詳細，OMIM に入力（http://www.ncbi.nlm.nih.gov/omim）

AZFb+c 欠失は精子が形成できないので，TESE（tesiticular sperm extraction）の適応ではない．ただし，AZFb 欠失者でも RBMY（6 コピー）と PRY（2コピー）遺伝子が同時に欠失していない場合は精子形成能がある場合がある[3)]．

(6) AZFc 欠失と部分欠失

AZFc（b2/b4）欠失はサブアンプリコン b2，b4 間の再組換えの結果生じる欠失である．AZFc 部分欠失は同様にサブアンプリコン gr/gr，b1/b3，b2/b3 間の欠失である（表 2）．欧米における AZFc および部分欠失は男性不妊患者の 3～5%と報告され，精液所見は正常から無精子症とさまざまである[4)]．したがって ART の適応はある．

(7) ピットホール（gr/gr 欠失の解釈）

わが国において gr/gr 欠失の解釈に留意する必要がある．本欠失は日本人男性集団の 33%におよび（縄文系），妊孕性には影響しない．これは，日本人の gr/gr 欠失の 99%が DAZ クラスターの近位側（DAZ1/DAZ2）の欠失であるからである[5)]．したがって，この欠失で DAZ 遺伝子の発現は消失しない．日本人サンプルの多くは gr/gr 欠失に遭遇するので，その解釈に注意する必要がある．

☞文献

1) Jarow JP, Sharlip ID, Belker AM, et al. Best practice policies for male infertility. J Urol. 2002; 167: 2138-44.
2) 日本生殖医学会，編．生殖医療の必修知識．2014.
3) Ferlin A, Raicu F, Gatta V, et al. Male infertility: role of genetic background. Reprod Biomed Online. 2007; 14: 734-45.
4) 高　栄哲，飯島将司，並木幹夫．無精子症関連遺伝子と Y 染色体微小欠失検出．Journal of Mammalian Ova Research. 2013; 30(4): 135-44.
5) Sin HS, Koh E, Shigehara K, et al. Features of constitutive gr/gr deletion in a Japanese population. Hum Reprod. 2010; 25: 2396-403.

〈高 栄哲　並木幹夫〉

特発性乏精子症，精子無力症

男性不妊の8割を占めるのが，精子をつくる機能に問題のある造精機能障害であるが，乏精子症とは，この造精機能障害によって，射出された精液中の精子濃度が低い状態で，夫婦生活による自然妊娠が難しいと考えられる．WHO（World Health Organization）が2010年に改訂した精液所見の基準値[1]では，総精子数3900万個未満もしくは精子濃度は1 mLあたり1500万個未満ならば乏精子症と診断される．低ゴナドトロピン性性腺機能低下症や精索静脈瘤など明らかな原因がある場合もあるが，その大半は原因がわからない特発性造精機能障害である．またWHOが2010年に改訂した精液所見の基準値[1]では，前進運動精子32%未満であれば精子無力症と診断される．カルタゲナー症候群や乏精子症と同様，低ゴナドトロピン性性腺機能低下症や精索静脈瘤など明らかな原因がある場合もあるが，その大半は原因がわからない特発性造精機能障害である．特発性乏精子症，精子無力症の治療を開始する前に，まずは患者の理学所見，精巣エコー，内分泌学検査を行い，原因疾患がないことを確認し，原因疾患があればその治療を優先すべきである．またあまりに禁欲期間が長く，そのため運動率が低下している場合もあり，病歴もしっかり聴取すべきである．さらに近年の晩婚化により35歳過ぎに結婚する男性が増加し，加齢による影響で精液所見が悪化している場合もある．特発性造精機能障害と診断した場合，まず各治療のEBM（evidence-based medicine）を説明し，患者夫婦と相談し，今後ART（assisted reproductive technology）を希望するのかどうかを確認する．ARTを受ける場合も，AIH（artificial insemination with husband's semen）は高度乏精子症や精子無力症（精子濃度が1000万/mL未満または精子運動率が30%未満）には妊娠をあまり期待できないことや[2]，IVF（in vitro fertilization），ICSI（intracytoplasmic sperm injection）の適応についても説明する．ごく少数の精子や，全く運動性のない精子の場合は，TESE（testicular sperm extraction）により精巣内精子を採取しICSIを行うほうが妊娠が期待でき[3]，特に射出精子を用いるICSIによる反復不成功例には，TESE-ICSIを検討する必要がある．

あくまで自然妊娠が理想であるが，薬物治療は経験的治療であり明らかな

EBMとは言えない．ただ薬物治療の効果を示す論文も多数あり，患者がARTを希望しないか，ARTと平行し治療を希望する患者には行うべきである．ここでは代表的な薬物治療について解説する．

特発性乏精子症，精子無力症の薬物治療には大きく分けて内分泌療法と非内分泌療法がある（表1）．

1 内分泌療法

内分泌療法は患者の内分泌的変化を伴い，当然ながら副作用もある，内分泌療法を行う際には，精液検査だけでなく理学所見確認，内分泌学検査を定期的に行う必要がある．

(1) ゴナドトロピン療法

hMG製剤もしくはrFSH（リコンビナントFSH製剤）と，LH作用のあるhCG製剤を，1週間に1～2回注射するhMG/rFSH-hCG療法は，低ゴナドトロピン性性腺機能低下症には有効だが，それ以外の特発性乏精子症，精子無力症には有効性が確認されていない．ゴナドトロピン投与によりセルトリ細胞の機能が改善したとする報告もあり[4]，有効な症例も存在するかもしれない．しかしながらゴナドトロピン療法は低ゴナドトロピン性性腺機能低下症以外には保険適応がなく，rFSHは薬価が高く治療費が高額になるという欠点がある．

(2) 抗エストロゲン療法

抗エストロゲン剤のクロミフェン製剤（クロミフェン®，クロミッド®，セロフェン®など）は，negative feedbackをブロックし下垂体のゴナドトロピンの分泌を促進し，血清LH，FSHと精巣のテストステロンを増加させる．有効性については，EAUのガイドライン[5]では有効性のある可能性があり，副作用との兼ね合いで使用するともしている．抗エストロゲン剤は薬価も安く比較的安全であるが，副作用として体重増加，便秘などがあり注意が必要ある．

2 非内分泌療法

非内分泌療法は比較的副作用が少なく使用しやすいが，経験的に使用されている場合が多くEBMに乏しい．効果が確認できなければ，すみやかに他の治療やARTを考慮すべきである．

(1) ビタミンB12（メチコバール®）

精細管内の精細胞のDNA合成を促進し，乏精子症が改善するといわれている．

JCOPY 498-06080

表 1 薬物療法の投与例

内分泌療法	
ゴナドトロピン療法	hMG5000 単位週 1 回皮下注射＋rFSH150 単位週 2 回皮下注射
抗エストロゲン療法	クロミッド（50 mg）1 日 0.5 錠服用
非内分泌療法	
ビタミン B12	メチコバール（500 μg）1 日 3 錠分 3
抗酸化剤 ビタミン E ビタミン C	 ユベラ（150 mg）1 日 3 錠分 3 シナール（1 g）1 日 3 錠分 3
カリクレイン製剤	カリクレイン（10 単位）1 日 6 錠分 3
カルニチン	サプリメントとして L-カルニチン 1 日 2 g
コエンザイム Q10	ノイキノン（10 mg）1 日 4 錠分 2
亜鉛	サプリメントとして 1 日 500 mg
漢方製剤	補中益気湯（2.5 g）1 日 3 包分 3 八味地黄丸（2.5 g）1 日 3 包分 3 牛車腎気丸（2.5 g）1 日 3 包分 3

(2) 亜鉛

亜鉛は精子生産過程において必要不可欠な栄養素で，亜鉛が不足すると精子濃度と精子の運動率が悪化する．亜鉛投与により精子濃度と精子の運動率が改善するといわれている．

(3) 抗酸化剤

ビタミン E（ユベラ®），ビタミン C（シナール®）などの抗酸化剤は，精子の酸化ストレスを低下し，精子運動性，DNA 合成造精能や受精能の改善が報告されている．EAU のガイドライン[5]では，これらの抗酸化剤に対しては造精能改善のエビデンスがあるかもしれないと記されている．

(4) カリクレイン製剤

カリクレインは，肝臓や膵臓にある酵素で，血圧の調整などをし，カリクレインを内服すると，精巣の血流が増加するため精子濃度が増えたり，精子のエネルギー代謝に関与して精子の運動率が改善するといわれているが，詳細なメカニズムは不明である．

(5) カルニチン

サプリメントとして知られる L カルニチンと，その代謝産物であるアセチル L カルニチンを摂取すると，ミトコンドリアを活性させ ATP を産生し，精液所見を改善させることが報告されている[6]．

(6) コエンザイム Q10

ミトコンドリアの内膜に分布するユビキノンで，精子では大部分がミトコンドリアの中心部に存在し，精子のエネルギー代謝を促進すると推定されている．

(7) 漢方製剤

漢方製剤は複数の混合生薬よりなり，副作用も少なく，投与しやすいという利点がある．

① 補中益気湯

低血圧，全体的に疲れやすく食欲がない，精力減退などの症状に用いられる．男性不妊では特に精子の運動性の改善作用があるとされている．

② 八味地黄丸

下半身の脱力感や冷え，全身倦怠感に用いられる．男性不妊では主に，精子濃度と精子運動率を改善するといわれている．

③ 牛車腎気丸

八味地黄丸に牛膝と車前子を加えた漢方薬で，利尿作用があるのでむくみがある場合に有効である．主に精子濃度と精子の運動率を改善するといわれている．

薬物治療は内分泌療法と非内分泌療法とも確実な EBM がなく，効果がない場合は時期を逸せず ART を考慮する．

☞文献

1) WHO laboratory manual for the Examination and processing of human semen 5th ed. Cambridge University Press; 2010.
2) 春木　篤，森本義晴．乏精子無力精子症に対する ART の実際と成績．Modern Physician. 2007; 27 (12): 1626-8.
3) Greco E, Scarselli F, Iacobelli M, et al. Efficient treatment of infertility due to sperm DNA damage by ICSI with testicular spermatozoa. Hum Reprod. 2005; 20: 226-30.
4) Foresta C, Bettella A, Spolaore D, et al. Suppression of the high endogenous levels of plasma FSH in infertile men are associated with improved Sertoli cell function as reflected by elevated levels of plasma inhibin B. Hum Reprod. 2004; 19: 1431-7.
5) Jungwirth A, Diemer T, Dohle GR, et al. Guidelines on Male Infertility. European Association of Urology; 2014.
6) Lenzi A, Lombardo F, Sgrò P, et al. Use of carnitine therapy in selected cases of male factor infertility: a double-blind crossover trial. Fertil Steril. 2003. 79: 292-300.

〈増田 裕〉

2 精索静脈瘤

1 病態

精索静脈瘤とは，精巣静脈への静脈血の逆流によって精索内の蔓状静脈叢が拡張しうっ血が生じた状態である．一般成人男性の15%程度，男性不妊症外来受診患者の40%程度に認められ，男性不妊症の主な原因の1つである．蔓状静脈叢は内精静脈を経て左側は左腎静脈，右側は下大静脈へ流入する．精索静脈瘤の発生は，左内精静脈は長く，左腎静脈に直角に流入する，左腎静脈が腹部大動脈と上腸間膜動脈に挟まれて内圧が上昇し（nutcracker 現象）静脈弁の不全を引き起こす，などの解剖学的理由により大部分が左側に生じる（図1）．精索静脈瘤のうっ血による精巣温度の上昇による酸化ストレスの増強，低酸素環境，腎・副腎からの代謝産物により，造精機能障害が生じると考えられている．

2 症状・診断

自覚症状として陰嚢の腫大や腫瘤触知を訴えることがあるが無症状のことが多い．2～10%に陰嚢痛があるとされる．診断は視診・触診で行い，Grade 分類（表1，図2）が用いられる[1)]．補助的検査として，超音波断層法による蔓状静脈叢の拡張やカラードップラーによる Valsalva 下での逆流を確認する（図3）．

視診・触診だけでは診断できないものを subclinical varicocele と呼ぶ．

3 手術適応

明確な適応や治療効果に関しては未だ結論が出ていないものの，男性不妊症患者に対する精索静脈瘤手術は古くから行われ，その有用性が報告されてきた[2)]．① 手術により多くの症例で精液所見が改善すること，② 手術により妊孕性が改善すること，③ 手術のリスクが少ないこと，から grade 2 以上で不妊が明らかなカップルや，精索静脈瘤によると考えられる疼痛を訴える患者に対して手術が考慮される．最近の meta-analysis から，臨床的に明瞭な静脈瘤に対する手術療法は薬物療法や経過観察より，自然妊娠が 2.63 倍生じやすいと報告されている（図

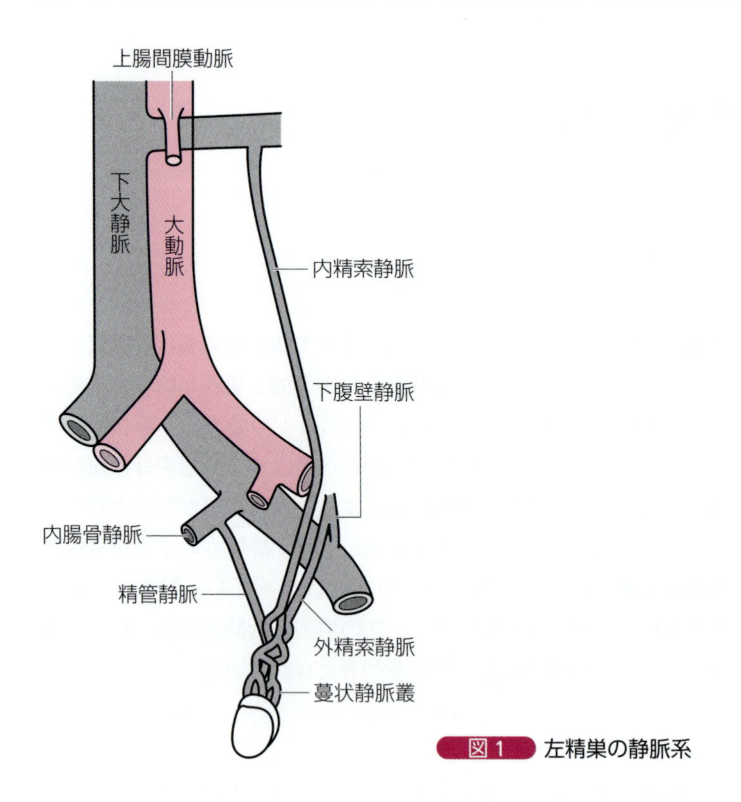

図1 左精巣の静脈系

表1 精索静脈瘤の grade

Grade 1	立位腹圧負荷で初めて触診で診断できる
Grade 2	立位で容易に触診で診断できる
Grade 3	立位で視診で診断できる

4)[3].

4 治療

低位結紮術，高位結紮術，腹腔鏡下手術，経皮的塞栓術が行われるが，低侵襲で再発率・精巣水瘤などの合併症の頻度が少ない顕微鏡下低位結紮術が広く行われ，約60～70%の症例が精液所見の改善を認めるとされる．Grade 3，精巣萎縮がない，精子濃度が5×10^6/mL以上，精子運動率60%以上が術後の予後が良好と考えられている[4]．

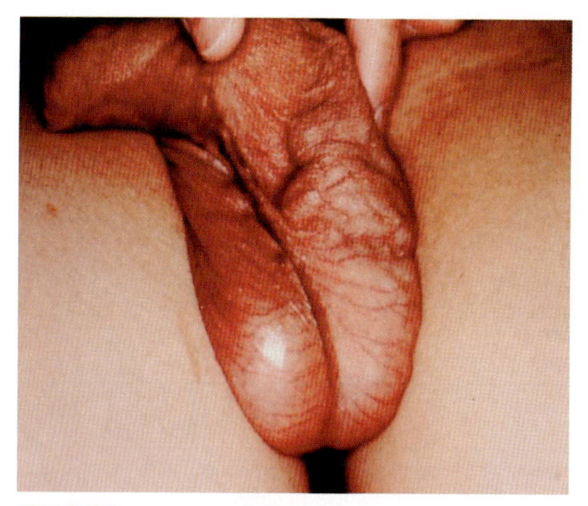

図 2 grade 3 の静脈瘤

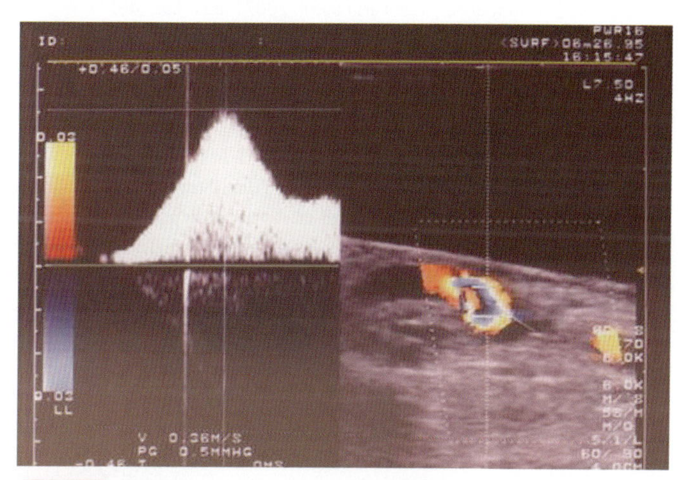

図 3 陰嚢部カラードップラー超音波画像

ART 時代における精索静脈瘤の治療

精索静脈瘤手術は精液所見を改善し，自然妊娠率・酸化ストレス・精子 DNA fragmentation の改善に寄与する[3]．精索静脈瘤の治療には婦人科・泌尿器科が連携し，女性因子・男性因子を含めた包括的かつオーダーメイドな strategy が必要である．

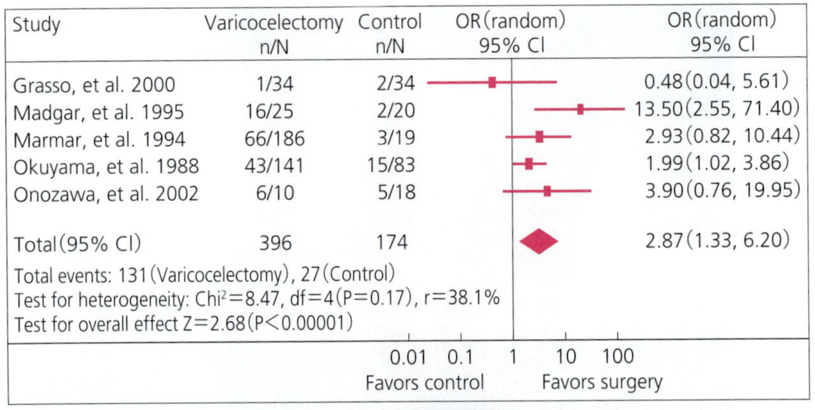

Note: OR=odds ratio; n=number of couples achieving pregnancy with male partners diagnosed with clinical varicoceles; N=total number of cases.

図4 **精液所見に異常を認め，触知可能な静脈瘤に対する手術療法後の自然妊娠オッズ比** (Marmar JL, et al. Fertil Steril. 2007; 88: 639-48)[3)]

☞文献

1) Dubin L, Amelar RD. Varicocele size and results of varicocelectomy in selected subfertile men with varicocele. Fertil Steril. 1970; 21: 606-9.
2) Baazeem A, Belzile E, Ciampi A, et al. Varicocele and male factor infertility treatment: a new meta-analysis and review of the role of varicocele repair. Eur Urol. 2011; 60: 796-808.
3) Marmar JL, Agarwal A, Prabakaran S, et al. Reassessing the value of varicocelectomy as a treatment for male subfertility with a new meta-analysis. Fertil Steril. 2007; 88: 639-48.
4) 六車光英. 精索静脈瘤　手術適応と治療効果. In: 岩本晃明, 他編. 男性不妊症の臨床. 東京: メディカルビュー社; 2007. p.155-9.

〈谷口久哲　松田公志〉

3 閉塞性無精子症

無精子症は非閉塞性無精子症（non-obstructive azoospermia：NOA）と閉塞性無精子症（obstructive azoospermia：OA）に分類される．OA の頻度は無精子症の 10～15％程度であるが，手術（精路再建）によりタイミング法や人工授精での妊娠が可能になることも多いため，無精子症の鑑別診断は重要である．OA であれば妻の年齢や合併症を考慮しつつ精巣内精子採取術（testicular sperm extraction：TESE）または顕微鏡下精巣上体精子吸引術（microsurgical epididymal sperm aspiration：MESA）と顕微授精（intracytoplasmic sperm injection：ICSI）にて治療が成り立つが，精路再建のオプションも必ず提示しなければならない．

1 診断

問診および身体所見が非常に重要である．OA の原因の過半数を占める精管切断術（パイプカット）後や小児期の鼠径ヘルニア手術の既往は問診にて診断可能であるが，鼠径ヘルニア手術については本人が知らないこともあり，鼠径部の切開創の診察をしっかり行う．小児期の手術の医原性の閉塞として他にも膀胱尿管逆流症，停留精巣，尿道下裂の術後があり[1]，これらの聴取も重要である．慢性副鼻腔炎や慢性気管支炎の既往は Young 症候群による精巣上体での閉塞を疑う．陰囊内に精管を触知できない場合は先天性精管欠損症を疑う．明らかな精巣上体炎の既往と精巣上体での硬結を触知すれば精巣上体での閉塞が疑われるが，精巣上体炎の既往が不明な場合，つまり原因不明の OA の場合，軽症の精巣上体炎による両側の閉塞であることも多い．

OA では造精機能は保たれていることが多いため，精巣萎縮は通常認めない（12 mL 以上）．血液検査にて LH，FSH およびテストステロンは正常である．FSH が正常であっても約 10％の症例は maturation arrest による NOA であることは十分にインフォームされる必要がある．精囊液の存在を反映する精液中のフルクトース濃度測定は治療方針の決定において重要ではないため，測定する施設はほとんど見受けられない．経腹的超音波検査にて明らかな精囊の拡張（体部の短軸径で 15 mm 以上）や前立腺内射精管付近に囊胞状の拡張が認められれば射精管閉塞を疑う．射精間閉塞の場合は無精液～乏精液症を呈し，必ずしも無精子症ではないことも多い．精管造影は特殊な症例でない限り行わない．

2 手術適応

妻の年齢が 35 歳未満の場合は積極的に精路再建を勧めるが，TESE-ICSI の希望が強かったり，卵巣予備能が低い，卵管因子の存在などがあれば TESE-ICSI を行う．逆に ART を希望されない症例においては妻の年齢に関係なく施行する．TESE-ICSI しか治療手段がないと説明され，精路再建のオプションが提示されなかったことに対してクレームを訴える症例が散見される．

3 術式

(1) 精路再建

20～30 倍の手術用顕微鏡が必要であり，マイクロサージェリーに慣れた術者が行うべきである．再建後に精管が短縮し，緊張がかかるため，我々は外鼠径部～陰囊上部で皮切を行い，精管の剝離を鼠径管内まで行い，十分に精管の距離を得ている．精管段端の尿道側を涙管ブジーで拡張した後，24 G サーフローを留置し生理食塩水やインジゴカルミンを通水し，尿道側精管閉塞の有無をチェックする．精管および精巣上体管断端から運動精子が認められない場合でも吻合を行うようにしているが，我々の経験では断端から流出する液体の状態が乳白色透明～透明であれば射出精子出現は 70～90％であるが，クリーム～ペースト状であれば 40～50％である．診断的精巣生検を行い，射出精子を認めない場合などに造精機能障害の有無などについて評価し，後日 microdissection TESE を行うべきかどうかの判断材料とする．ICSI も並行して行うか，再建不成功時などのための希望があれば凍結精子の採取を同時に行う．術翌日に尿道カテーテルを抜去し，同日か陰囊の浮腫が強い場合は術後 2 日目に退院としている．

① 精管-精管吻合術（vasovasostomy）（図 1A）

精管結紮術や小児期鼠径ヘルニア術後の症例に対して行われる．全身麻酔下に行い，10-0 および 9-0 ナイロンで 2 層に吻合される．国内多施設共同研究の成績では精子出現率および自然妊娠率はそれぞれ 83%，29%，ヘルニア手術後ではそれぞれ 51%，23%であった[2]．二次性の精巣上体閉塞を合併していることもあり，同時に精巣上体管-精管吻合術を行う症例も存在する．

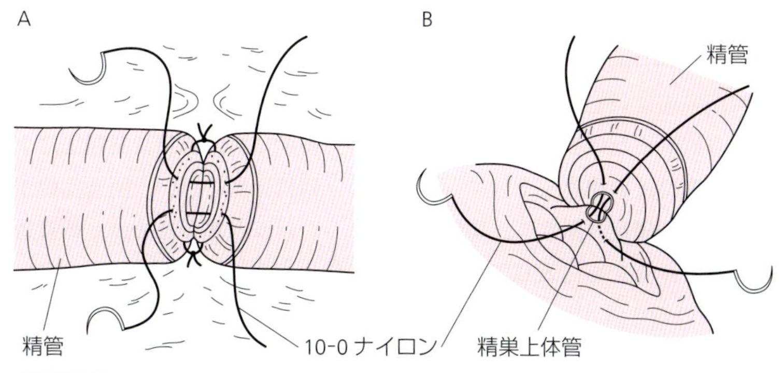

図1 精管-精管吻合術（A）および精巣上体管-精管吻合術（B）

② **精巣上体管-精管吻合術（epididymo-vasostomy）**（図 1B）

精巣上体炎，Young 症候群などによる精巣上体レベルの閉塞に対して，全身麻酔下に施行される．精巣上体管は精管より細く精管-精管吻合術より高度な吻合技術が必要となる．吻合径は 0.3～0.5 mm 程度であり，10-0 または 11-0 ナイロンを用いた精管と精巣上体管の端側吻合を行う．国内多施設共同研究の成績では精子出現率が 53%，自然妊娠率が 30%であった[2]．

(2) 顕微鏡下精巣上体精子吸引術 (microsurgical epididymal sperm aspiration：MESA)

精路閉塞により精巣上体管に充満する精子を回収し凍結し，ICSI を行う．本手術は局所麻酔でも施行可能で精巣上体管の拡張が顕著であれば肉眼でも可能である．精巣上体の鞘膜を切開した際には微少な出血が多いため，可能であれば顕微鏡下にマイクロ用のバイポーラの準備が望ましい．拡張した精巣上体管をガラスピペット（各施設で準備されていることが多い）または 27 G 針で穿刺し，毛細管現象により吸い込まれる状態が理想であるが，注射針を用いた場合はシリンジによる吸引が必要である．MESA により他の細胞混入が少なく，得られる精子数も多いが，ICSI による授精率および妊娠率は精巣内精子を用いた場合と変わらないことや，MESA 後に精路再建の希望があったときに手術が困難になる．MESA 可能であれば精路再建も可能であるため MESA の施行施設も減少してきている．

(3) 経尿道的射精管切開術
(transurethral resection of ejaculatory duct：TURED)

射精管閉塞症に対して，射精管（精阜）を経尿道的に切開（切除）するものであり，全身麻酔または脊椎麻酔下に行われる．術前に経直腸超音断層法により前立腺から精嚢付近の観察を十分に行っておく．精管造影を行い，閉塞部位が射精管であることを確定診断する．切開時に開通した目安とするために，精管造影時にインジゴカルミンを注入しておく．術後の精子出現（精液所見改善）率は50～65%，自然妊娠率は13～30%であると報告されている[3)]．広く切開しすぎると高率に術後精巣上体炎を発症することから，切開範囲や深さについては今後の検討課題である．我々は射精管内腔が完全に見える前の十分にインジゴカルミンの流出が確認できた時点で切開を終了している．

☞文献

1) 白石晃司，松山豪泰．小児期の手術との関連が疑われた閉塞性無精子症の検討．日本小児泌尿器科学会雑誌．2014；23：6-11.
2) 松田公志，岩本晃明，伊藤直樹，他．閉塞性無精子症に対する精路再建術の成績；全国多施設での調査報告．日不妊会誌．2000；45：143-9.
3) McQuaid JW, Tanrikut C. Ejaculatory duct obstruction：Current diagnosis and treatment. Curr Urol Rep. 2013；14, 291-7.

〈白石晃司〉

4 非閉塞性無精子症

「非閉塞性無精子症」で根本的な治療が可能となるのは血清FSH値，LH値，テストステロン値が極めて低い，低ゴナドトロピン性性腺機能低下症（male hypogonadotropic hypogonadism：MHH）の場合のみである．それ以外は精巣精子採取術により，精子を回収し，顕微授精に供することが患者カップルの希望を叶える唯一の方法となる．

1 MHH（男子低ゴナドトロピン性性腺機能低下症）の治療

FSH製剤やhCG製剤を投与することにより（内分泌療法），精子形成が大いに期待できる．この低ゴナドトロピン性性腺機能低下症は先天性の「1次性」と後天性の「2次性」に大別され，2次性の場合は，多くの場合で治療により射出精液中に精子が出現してくることが期待できる．1次性の場合でも約半数以上で精子形成が起こり始める．ただしこの低ゴナドトロピン性性腺機能低下症は頻度が非常に低い．

治療は一般的に先天性に対しては，hCG製剤のみでスタートすることが多く，1500 IUから5000 IUを週に2～3回行う．6か月hCG単独投与を行った後，精液検査などでfollowしながら，必要があればFSH製剤（150 IU，週2～3回）を追加していく．治療前の精巣容量の大きさが造精機能の回復度合いに依存し，もともと精巣容量が非常に小さい場合は精子が射出精液中に出現してこないこともあり，出現したとしても正常値まで達しないこともある．そのような場合は精巣精子採取もしくはART（体外受精，顕微授精）が必要になる可能性もある．

2 精巣精子採取術

高ゴナドトロピン性の非閉塞性無精子症患者において，精子回収が唯一の挙児への方法となる．理想的な精巣精子採取術は精巣の血流低下を防ぎ，顕微授精に供するために十分な数の精子を回収することである．精巣内における精子形成は均一ではなく，非閉塞性無精子症の患者であっても，局所的に精子形成が行われている精細管がある場合があることがわかってきた．

以前は精巣精子吸引法（needle/fine needle aspiration：TESA）が一般的であり，中でも精巣内で数か所行うことがよいとされてきた．この方法の利点は簡便であること，低コストであること，低侵襲であることが挙げられるが，短所として，精巣内の血流は限定的であり，血管損傷があった場合の術後血流低下のリスクが高いこと，精子回収の確率が高くないこと，回収できたとしても精子数が少なくなることが挙げられる．

一方，一つの小切開で多くの組織量を採取する simple TESE（open single biopsy）や多部位を切開して精巣組織を採取する multiple TESE が多くの施設で行われるようになった．TESA に比べると，精子回収率が良いこと，回収できる際の精子数が比較的多いことから提案された．しかしながら，切開部位が増えれば，術後合併症のリスクが増え，非常に注意深く行わないと，血流低下による男性ホルモン低下が容易に起こりうる．

Schlegel らは手術用顕微鏡を用い，精巣内の精細管を観察し，良好な精細管を同定する micro-TESE（顕微鏡下精巣精子採取）を提案した[1]．この方法により，精子回収の確率が上昇し，無駄な血管損傷を防げ，また良好部分だけを採取することで，精巣容量の低下を防ぐことも可能となり，術後合併症を大幅に低下させた．最善の方法と現時点では考えられている．

Micro-TESE の手順は以下のとおりである．

① 陰嚢皮膚正中に約 3 cm の切開を置く．

② 皮下を鈍的に剝離し，総鞘膜を切開する．

③ 精巣を脱転させ，手術用顕微鏡を用いて，白膜に透けている精巣内の血管に注意しながら 270 度横切開を加える（図 1）．

④ 手術用顕微鏡を用いて，15～20 倍程度の拡大で，精巣内の精細管を観察する．精細胞が存在していそうな良好な

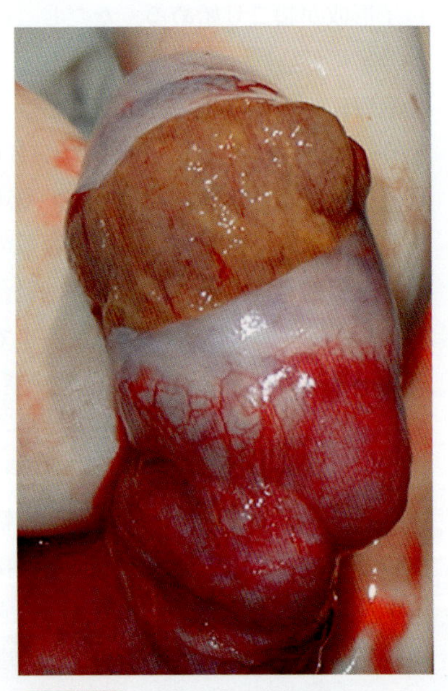

図 1　精巣白膜の横切開

JCOPY 498-06080

表1 Comparison of SRR between conventional and micro-TESE

Year	Author	Case (n)	SRR by conventional TESE (%)	SRR by micro-TESE (%)
1999	Schlegel, et al.	27	45	63
2002	Amer, et al.	100	30	47
2002	Okada, et al.	74	16.7	44.6
2002	Tsujimura, et al.	56	35.1	42.9
2004	Tsujimura, et al.	180	−	44.4
2005	Ramasamy, et al.	460	32	58
2005	Mulhall, et al.	48	50	45
2009	Ramasamy, et al.	792	−	60
2009	Ishikawa, et al.	150	−	42 (32, 44, 48)

TESE: testicular sperm extraction
SRR: sperm retrieval rate

精細管（太く，白濁し，屈曲している）を探し出す．この際，血管の走行に留意し，必要のない出血を避ける．

⑤ リアルタイムで精細管処理を行い，精巣精子の有無を確認する．顕微授精に供するために十分な精巣精子が獲得できれば終了する．もしくは精子回収ができなければ，反対側も同様に行う．

Micro-TESEにおける精子回収率は表1のとおりである．技術を要する方法であり，ラーニングカーブがプラトーに達するためには50～100例程度の経験が必要と考えられる[2)]．当然のことながら術者だけの技術ではなく，並行して行われる胚培養士の精細胞を見分ける能力によって精子回収率は大きく変わってくる．初回のTESEがTESAもしくはopen biopsyで精子回収できなかった場合でも，micro-TESEにより初回と同程度の精子回収率が期待できる，との報告もある．

Micro-TESEが最も有効と考えられるのはクラインフェルター症候群患者に対しての場合である．特にクラインフェルター症候群の患者は低テストステロン値を示すことも多く，術後合併症に特に注意すべきである．また精巣内の精子形成している精細管が非常に不均一であること（図2）も，micro-TESEの有効性に拍車をかけている．術前補助療法として低テストステロン値の場合，アロマターゼ阻害剤など考慮されているが，まだエビデンスレベルではない．

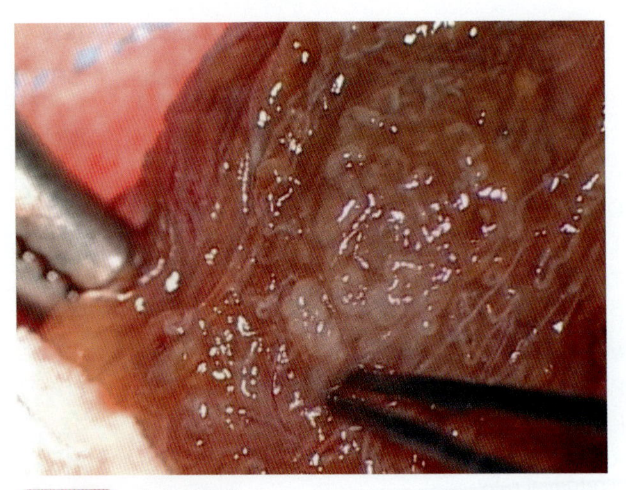

図 2 micro-TESE

Micro-TESEは非閉塞性無精子症の根本的治療ではないため，精子回収できなければ意味が全くない手術である．夫婦にとって精神的，金銭的負担が大きいため，精子回収予測が可能になれば，不必要なmicro-TESEを避けることができる．術前ホルモン値，精巣容量，精巣血流など様々な因子が期待されたが，現時点で有用な予測因子は見当たらない[3)]．random biopsyの組織学的検査が精子回収の予測因子となりえるが，侵襲の点，合併症の点などからmicro-TESE前の精巣生検は現時点では推奨されていない[4)]．

その他，停留精巣術後やクラインフェルター症候群，AZFc微小欠失患者においては高率に精子回収できる報告が散見される[5)]．AZFaもしくはAZFbの欠失においては，精子回収の可能性はないものと考えられている．

最後に，micro-TESEは現時点において非閉塞性無精子症患者における最も安全で有用な方法と考えられるが，合併症である術後男性ホルモン低下に特に注意しなくてはならない．

☞文献

1） Schlegel PN. Testicular sperm extraction：microdissection improves sperm yield with minimal tissue excision. Hum Reprod. 1999；14：131-5.
2） Ishikawa T, Nose R, Yamaguchi K, et al. Learning curves of microdissection

 JCOPY 498-06080

testicular sperm extraction for non-obstructive azoospermia. Fertil Steril. 2010; 94: 1008-11.
3) Herwig R, Tosun K, Schuster A, et al. Tissue perfusion-controlled guided biopsies are essential for the outcome of testicular sperm extraction. Fertil Steril. 2007; 87: 1071-6.
4) Schlegel PN, Su LM. Physiological consequences of testicular sperm extraction. Hum Reprod. 1997; 12: 1688-92.
5) Bromage SJ, Falconer DA, Lieberman BA, et al. Sperm retrieval rates in subgroups of primary azoospermic males. Eur Urol. 2007; 51: 534-9.

〈石川智基〉

5 勃起障害・射精障害

1 勃起障害

EDの定義は,「満足な性行為を行うのに十分な勃起が得られないか,または維持できない状態」とされている[1].第3回コンサルテーション会議では,このような状態が少なくとも「3か月持続すること」を条件としている.ただし,外傷や手術などによるEDの場合に限っては,3か月以前に診断できるとしている.

診察は,個室で十分な時間をかけることが望ましい.病歴では,性的刺激時や早朝勃起時の陰茎硬度と持続時間,性欲,射精,オルガズムについて記載する.また,パートナーとの関係性についても問診する.心理的要因の把握に心理テストも有用である.勃起機能問診票であるSHIM(sexual health inventory for men)などでEDの評価を行う.リスクファクターの把握では,加齢,喫煙,高血圧,糖尿病,高脂血症,肥満,運動不足,うつ症状,下部尿路症状・前立腺肥大,慢性腎臓病,睡眠時無呼吸症候群,神経疾患,不妊症,薬剤,心疾患,前立腺がん治療,中枢神経疾患などをチェックする.身体所見として身長/体重,二次性徴のチェック,血圧・脈拍,神経学的チェック,外陰部(陰茎・精巣)チェックを行う.臨床検査として,検尿,随時血糖値を行い,性腺機能低下が疑われればホルモン(FSH,LH,PRL,testosterone)検査を行う.問診・身体所見・臨床検査などプライマリーケアでEDの原因が診断される率は77.1%であり,残り22.9%が特殊診断検査による.

(1) 治療

治療の第一選択はPDE5阻害薬の投与で,使用に当たっては禁忌項目がないことを確認する.効果が不十分な場合や副作用が気になる場合は再度使用方法の説明や安全性について説明する.PDE5阻害薬が無効な場合や禁忌がある場合は,治療の第二選択としてプロスタグランジンE_1陰茎海綿体注射や陰圧式勃起補助具を試みる.ただし,海綿体自己注射は国内未承認であるため,日本性機能学会専門医の自主研究で行われている.第二選択治療が無効の場合は,陰茎プロステーシス手術が海外ではゴールドスタンダードな治療としてある.しかし国内未承認であり，一部の専門医が海外から個人輸入して行っている.

(2) PDE5 阻害薬処方例

中用量

① バイアグラ 50 mg 錠　1 日 1 回 1 T　性行為 1 時間前頓用
② レビトラ　10 mg 錠　1 日 1 回 1 T　性行為 1 時間前頓用
③ シアリス　10 mg 錠　1 日 1 回 1 T　性行為 1 時間前頓用

低用量

④ バイアグラ 25 mg 錠　1 日 1 回 1 T　性行為 1 時間前頓用
⑤ レビトラ　5 mg 錠　1 日 1 回 1 T　性行為 1 時間前頓用
⑥ シアリス　5 mg 錠　1 日 1 回 1 T　性行為 1 時間前頓用

高用量

⑦ レビトラ　20 mg 錠　1 日 1 回 1 T　性行為 1 時間前頓用
⑧ シアリス　20 mg 錠　1 日 1 回 1 T　性行為 1 時間前頓用

通常，中用量（バイアグラ®50 mg 錠，レビトラ®10 mg 錠，シアリス®10 mg 錠）を初回投与する．しかし，**バイアグラ**では，「高齢者（65 歳以上），肝障害のある患者及び重度の腎障害（Ccr<30 mL/min）のある患者については，本剤の血漿中濃度が増加することが認められているので，25 mg を開始用量とすること．1 日の投与は 1 回とし，投与間隔は 24 時間以上とすること」．海外で承認されている 100 mg は，日本のみ承認されていない．**レビトラ**では，「10 mg の投与で十分な効果が得られず，忍容性が良好と判断された器質性又は混合型勃起不全患者に対しては，20 mg に増量することができる．高齢者（65 歳以上），中等度の肝障害のある患者については，本剤の血漿中濃度が上昇することが認められているので，5 mg を開始用量とし，最高用量は 10 mg とする．1 日の投与は 1 回とし，投与間隔は 24 時間以上とすること」とされている．**シアリス**では，「10 mg の投与で十分な効果が得られず，忍容性が良好と判断された器質性又は混合型勃起不全患者に対しては，20 mg に増量することができる．軽度又は中等度の肝障害のある患者では 10 mg を超えないこと．なお，いずれの場合も 1 日の投与は 1 回とし，投与間隔は 24 時間以上とすること．中等度又は重度の腎障害のある患者では，5 mg から開始し，投与間隔は 24 時間以上とすること．なお，中等度の腎障害のある患者では最高用量は 10 mg を超えないこととし，10 mg を投与する場合には投与間隔を 48 時間以上とすること．重度の腎障害のある患者

では 5 mg を超えないこと」とされている.

(3) PDE5 阻害薬処方禁忌

① 本剤の成分に対し過敏症の既往歴のある患者
② 硝酸剤あるいは一酸化窒素 (NO) 供与剤 (ニトログリセリン, 亜硝酸アミル, 硝酸イソソルビド等) を投与中の患者
③ 心血管系障害を有するなど性行為が不適当と考えられる患者 (不安定狭心症, 他)
④ 重度の肝機能障害のある患者
⑤ 低血圧の患者 (血圧<90/50 mmHg) または治療による管理がなされていない高血圧の患者 (安静時収縮期血圧>170 mmHg または安静時拡張期血圧>100 mmHg)
⑥ 脳梗塞・脳出血や心筋梗塞の既往歴が最近 6 か月以内にある患者
⑦ 網膜色素変性症患者
⑧ 塩酸アミオダロン (経口剤) を投与中の患者 (バイアグラ・レビトラ) またはコントロール不良の不整脈 (シアリス)
⑨ その他, レビトラでは, QT 延長症候群・クラス I A の抗不整脈薬・クラスⅢの抗不整脈薬の併用禁忌, さらに抗 HIV 薬・抗真菌内服薬併用禁忌, 血液透析患者で禁忌である.

(4) 治療成績

男性不妊症に対する PDE5 阻害薬治療

1999 年 3 月から 2000 年 1 月の約 11 か月間に, 10 大学病院で, 挙児希望の ED 患者に対し PDE5 阻害薬治療を行ったのは 144 例で, 評価可能症例は 84 例 (58.3%), 年齢は平均 38.4±7.1 歳で, 妻の年齢は平均 34.6±5.0 歳で, ED による不妊期間は平均 4.1±4.1 年だった. 有効性は, 性交の試み頻度の増加 81.0%, 挿入頻度の改善 70.2%, 腟内射精頻度の改善 63.1% と従来の治療に比べ高い有効性を示し, 妊娠例は 7.1% であり, 治療期間が長くなれば妊娠例が増加すると考えられた. 副作用は一過性で重篤なものはなく, 対象年齢が平均 38.4±7.1 歳と若く PDE5 阻害薬を使用できない患者はいなかった. ED 患者の多くは, 人工授精を含む生殖補助医療を希望せず自然なかたちでの妊娠を望むカップルが多く PDE5 阻害薬が日本の少子化対策に大きく貢献するものと考えられた[2].

JCOPY 498-06080

2 射精障害

射精は尿道から精液の放出を起こす中枢および末梢神経系の協調を必要とする複雑なプロセスで，排出，膀胱頸部の閉鎖，および射精：3つの段階がある．大脳皮質の視覚的または触覚刺激に反応して，胸交感神経に刺激が伝わり前立腺平滑筋，精囊，および精管の収縮をもたらすと後部尿道に精液が排出される．膀胱頸部閉鎖は交感神経支配で排出と同時に起こる．最後に，精液が尿道周囲と骨盤底の筋肉のリズミカルな収縮に応じて，後部尿道から順向性に射精される．射精障害には様々な分類があるが，主に早漏と遅延射精（遅漏），神経因性無射精，そして逆行性射精の3つに分類され，不妊症との関連があるのは後者2つである．

(1) 神経因性無射精 neurogenic anejaculation

通常，脊髄損傷の患者で起こり，射精障害に加えて，多くは，勃起障害と精子形成障害を合併する．精子形成障害の原因には，精巣の温度調節障害，精子のうっ滞，および慢性精路感染症などがある．これらの患者において有効な内服薬はなく，射精不能に対して陰茎振動刺激(penile vibratory stimulation：PVS)，電気射精（electroejaculation：EEJ），または外科的精子採取が必要となる．

(2) 逆行性射精 retrograde ejaculation

逆行性射精は，膀胱頸部の閉鎖障害のため，精液が膀胱に流入するため起こる．診断は，射精感があった後の尿検体の遠心分離にHPFあたり10～15精子の同定による．

逆行性射精の原因は，経尿道的前立腺切除，α遮断薬と抗うつ薬などの薬剤，糖尿病や多発性硬化症などの神経疾患などで，膀胱頸部閉鎖不全となるため発症する．

治療を開始する前に，薬などの可逆的病因を可能であれば除去し，交感神経作動薬で膀胱頸部や精管の交感神経緊張を増加させることも有用である，特にゆっくりと進行する糖尿病性神経障害，または術後後腹膜交感神経損傷による精液排出障害例に有用である．逆行性射精は，膀胱頸部の閉鎖障害のため，精液が膀胱に流入するため起こる．

薬物療法（表1）は適用外使用であるが，逆行性射精を順行性射精に変え，射精量の増加，そして無射精患者における逆行性射精の改善など効果が期待される[3,4]．これらの薬剤は副作用に，頻脈や高血圧があり，特に潜在的な心血管疾患のリスクがある糖尿病患者では，慎重に使用する必要がある．内服治療に反応し

表1 逆行性射精に対する薬物治療薬

Phenylpropanolamine	75 mg	1日2回内服
Ephedrine	25～50 mg	1日4回内服
Pseudoephedrine	60 mg	1日4回または120 mg 1日2回内服
Imipramine	25 mg	1日2回内服
Amoxapine	25 mg	1日2回内服または50mg 1日1回内服

ない逆行性射精患者は，人工授精で使用するための膀胱内精子回収法がある．膀胱内に精子培養液を入れることで，精子の生存率が改善し，効果的かつ経済的な方法になる[5)]．さらに精巣や精巣上体から局所麻酔の手術で精子を回収する方法は，比較的簡単で精子のDNA損傷が少ない良好な精子が回収できる．

☞文献

1） 日本性機能学会ED診療ガイドライン2012年版作成委員会．ED診療ガイドライン（2012年版）．東京：リッチヒルメディカル；2012.
2） 永尾光一．平成11年度厚生科学研究「子ども家庭総合研究事業」わが国における生殖補助医療の実態とその在り方に関する研究，分担研究：男性不妊の実態及び治療等に関する研究（勃起障害）．平成11年度研究報告書．2000；892-4.
3） Brooks ME, Berezin M, Braf Z. Treatment of retrograde ejaculation with imipramine. Urology. 1980；15（4）：353-5.
4） Kamischke A, Nieschlag E. Update on medical treatment of ejaculatory disorders. Int J Androl. 2002；25（6）：333-44.
5） van der Linden PJ, Nan PM, te Velde ER, et al. Retrograde ejaculation：successful treatment with artificial insemination. Obstet Gynecol. 1992；79（1）：126-8.

〈永尾光一〉

不育症

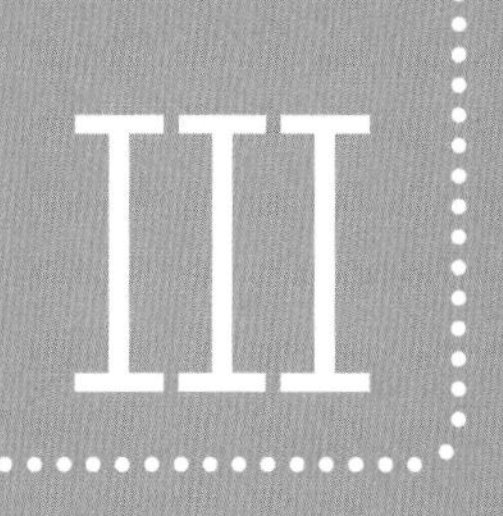

1 不育症診療の現状

不育症は2回以上の流産・死産を繰り返す場合と定義される．なお生化学的妊娠は流産回数には含めない．不育症例の多くは繰り返す流産のため，前回流産に至った際の自身の生活態度を責めたり，どうして流産したのかという疑問がありながら，産婦人科医師から十分な説明を受けていない場合が多く，精神的なストレスの度合が高い．他に，不育症にはリスク因子がある場合と，リスク因子がなく偶発的な流産を繰り返した場合があり，次回の妊娠時での対応が両者で異なるが，上記のことがあまり周知されていない．不育症は決してめずらしい疾患でないため，医療者側も，流産後の説明を十分にすること，流産のリスク因子の検索を行うこと，次回の妊娠時でのリスク因子に準じた適切な治療を提示し実践すること，不安を取るための tender loving care の実践等が求められている．また，流産後に適切な対応を医療者側がとることにより，次回妊娠に対して患者は前向きになれるというメリットがある．本稿では不育症のリスク因子の抽出ならびに，その後の対応につき概説する．

1 不育症のリスク因子の抽出

流産は全妊娠の10～20%に生じるが，繰り返し2回以上の流産を繰り返す不育症例が，日本では2～3万人いると推測されている[1)]．

妊娠初期の流産の60～80%は胎児に偶発的に発生した染色体異常が原因であるが，不育症例では流産のリスクが高まる種々のリスク因子が存在することがある．図1に厚生労働研究（齋藤班）による種々のリスク因子（子宮形態異常，甲状腺機能異常，夫婦の染色体異常，抗リン脂質抗体陽性，第XII因子欠乏症，Protein S欠乏症，Protein C欠乏症）の頻度を示す[1,2)]．なお，65.3%が偶発的流産・リスク因子不明であることに留意すべきである．

これらリスク因子とは別に，母体の高年齢は流産のリスクを高める（表1）[1,2)]．特に40歳以上の流産率は50%を超える．不育症例では，2回以上の流産を繰り返しているため，日本全体の分娩時母体年齢に比べて約5歳高齢となっており，35～40歳が36.5%，40歳以上が14.2%となっている．このことが，さらに流

 JCOPY 498-06080

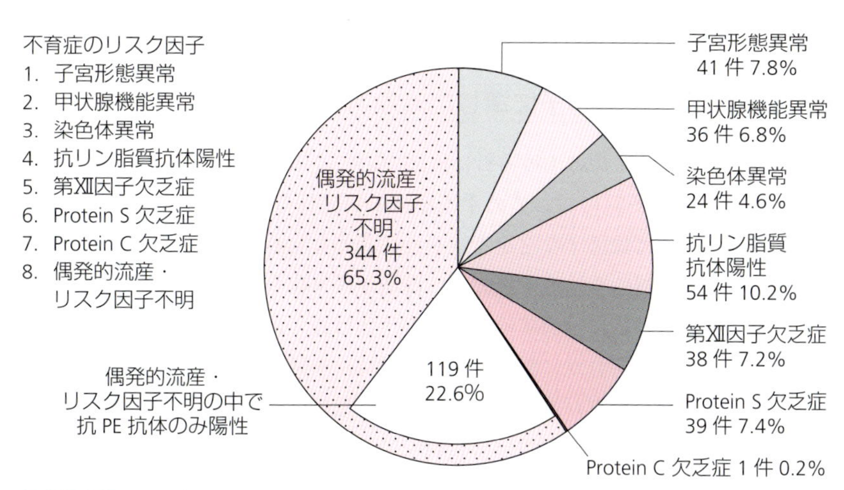

図 1 不育症のリスク別頻度

n＝527（年齢 34.3±4.8 歳，既往流産回数 2.8±1.4 回，重複あり 43 件）
（厚生労働科学研究費補助金「不育症治療に関する再評価と新たなる治療法の開発に関する研究班を基にした不育症管理に関する提言」．2011）[1]

表 1 日本の出産女性と不育症例の年齢分布および年齢別流産率

母体年齢	日本（2008）[1]（n＝1,091,156）	不育症（n＝2,361）	BMJ 誌による流産率[2]
～19 歳	1.4%	0%	13.3%
20～24 歳	11.4%	1.1%	11.1%
25～29 歳	29.1%	14.4%	11.9%
30～34 歳	37.1%	33.8%	15.0%
35～39 歳	18.4%	36.5%	24.6%
40～44 歳	2.5%	13.3%	51.0%
45 歳以上	0.06%	0.9%	93.4%

1）日本（2008）のデータは，出産年齢の分布を表しています．不育症のデータは症例登録時の年齢です．
2）Nybo Andersen AM, et al. BMJ. 2000；320：1708-12のデータより引用
（厚生労働科学研究費補助金「不育症治療に関する再評価と新たなる治療法の開発に関する研究班を基にした不育症管理に関する提言」．2011）[1]

産のリスクとなっている．

2 不育症のリスク因子に準じた治療方針の説明

詳細な各リスク因子毎の治療方針は後述の項に譲り，本項では要点のみとする．

双角子宮や中隔子宮に対しての手術療法の有効性は未だ証明されていないため，個々の症例の背景因子などを考慮した総合的な判断が必要となる．甲状腺機能異常例では，内科的な治療を優先し，機能が正常化してから妊娠を許可し，妊娠後も引き続き内科的に治療する．夫婦染色体検査では，検査前に十分な説明が必要で，もし夫婦いずれかに異常があった場合，夫婦のどちらかを特定せずに，夫婦内でどちらかに異常があることを知らせる選択肢があることを，あらかじめ意思の確認を取っておくことが望ましい[1,2]．不育症への対応を考える上で，夫婦のどちらかを特定することは必ずしも長所につながらない．なお，染色体構造異常を認めても，最終的に68～90％が生児を獲得しているので，この情報を必ず伝えて欲しい[1]．なお，現在のところ，着床前診断を行った方が自然妊娠より生児獲得率が高くなるというエビデンスはない．抗リン脂質抗体症候群では低用量アスピリンとヘパリンカルシウム（5000 IU×2/日）皮下注が基本的な治療法となる．第Ⅻ因子欠乏症やProtein S欠乏症では明らかなエビデンスとはなっていないが低用量アスピリン療法を行うのも一法である．各リスク因子毎の生児獲得率を表2に示すが，おおむね良好な生児獲得率を示している[1]．

3 リスク因子不明例に対する対応

多くの場合，胎児染色体異常を繰り返した流産を繰り返した症例であり，カウンセリング療法の対象となる．これらの症例では，じっくり話を聞いてあげ，リスク因子がなかったので安心して次回妊娠に臨んで欲しいと説明し，投薬の必要もないことを，あわせて説明する．また可能であればパートナーにも来院してもらい，次回妊娠時にできるだけ話を聞いてあげ不安を取るように務めること，夫婦で不育症に対しての共通の認識を持つことを説明することは，tender loving care（精神的支援）にもつながり，次回妊娠時での生児獲得率の増加にも繋がる．

4 治療したにも関わらず流産となった場合

この場合，流産検体の染色体分析（自費検査）や病理検査を行うことが，その後の妊娠を考える上で重要である[1]．胎児に染色体異常を認めた際は，今回の治

表2 不育症リスク因子別頻度と生児獲得率

リスク因子	頻度*	生児獲得率	染色体異常を除いた生児獲得率
子宮形態異常	127/1454 (8.7%)	34/54 (63.0%)	34/47 (72.3%)
甲状腺機能異常	122/1930 (6.3%)	49/78 (62.8%)	49/70 (70.0%)
染色体異常	61/1067 (5.7%)	16/31 (51.6%)	16/25 (64.0%)
抗リン脂質抗体陽性	245/2237 (11.0%) 再検査陽性 121/2237 (5.4%) 再検査陰性 11/2237 (0.5%)	91/129 (70.5%) 再検査陽性 38/47 (80.9%) 再検査陰性 8/8 (100%)	91/118 (77.1%) 再検査陽性 38/44 (86.4%) 再検査陰性 8/8 (100%)
第XII因子欠乏症	160/1988 (8.0%)	52/70 (74.3%)	52/62 (83.9%)
Protein S欠乏症	176/1845 (9.5%)	101/146 (69.2%)	101/131 (75.9%)
原因不明**	344/527 (65.3%)	136/188 (72.3%)	136/174 (78.2%)
PE (−) 原因不明	225/344 (65.4%)	79/108 (72.3%)	79/103 (76.7%)
PE (+) 原因不明	119/344 (34.6%)	57/80 (70.9%)	57/71 (80.3%)

*各検査を施行している症例数毎のリスク頻度を示しているため分母の症例数が各項目で異なる
**原因不明は上記6項目をすべて検査し，いずれも陰性であった症例をもとに頻度を計算した
(厚生労働科学研究費補助金「不育症治療に関する再評価と新たなる治療法の開発に関する研究班を基にした不育症管理に関する提言」．2011)[1]

療方針を継続し，次回の妊娠に臨んでもらう．一方，胎児染色体が正常であった場合は，治療法の再考が必要となる．

おわりに

不育症に関する専門医が少ないため，リスク因子のスクリーニングが不十分で，過剰な投薬などの医療が行われていることが多いが，慎むべきであろう．またカウンセリングなどに対応できる臨床心理士が少ないことも問題である．不育症例の方への相談窓口が徐々に各県に開設されているので，ぜひとも利用して欲しい．また不育症患者の会もできつつあり，ピアカウンセリングの立場からも望ましい．不育症が多くの人に理解してもらい，適切な治療により1人でも多くの生児が得られることを切望する．

☞文献

1） 厚生労働科学研究費補助金（成育疾患克服等次世代育成基盤研究事業）「不育症治療に関する再評価と新たなる治療法の開発に関する研究班を基にした不育症管理に関する提言」．2011.
2） 厚生労働科学研究費補助金（成育疾患克服等次世代育成基盤研究事業）「地域における周産期医療システムの充実と医療資源の適正配置に関する研究」反復・習慣流産（いわゆる「不育症」）の相談対応マニュアル．2012.

〈齋藤 滋〉

2 不育症と問診

1 問診の要点

不育症の定義は「妊娠はするけれど，流死産を繰り返して児が得られない場合」であり，3 回以上連続する習慣流産を含む．10 週未満の早期流産が多数を占める．不育症の原因は抗リン脂質抗体，子宮奇形，夫婦どちらかの染色体均衡型転座であり，原因不明が 70%である（図 1A）[1]．胎児（胎芽）染色体異常によって流産を繰り返す症例が 41%存在することがわかってきたが，臨床現場で胎児染色体核型分析が行われることは少なく，原因不明に含まれる（図 1B）[2]．真の原因不明は 25%に留まる．

流産の頻度は平均 15%，40 代では 40%にも上る．私たちが実施した「岡崎コホート研究」によれば，習慣流産，不育症の頻度は 0.9%，4.2%と欧米とほぼ同等であり，妊娠したことのある女性の 38%が流産を経験していた．

「産婦人科診療ガイドライン産科編 2014」は抗リン脂質抗体，子宮奇形，夫婦染色体検査を推奨レベル A, B としている（表 1）．検査できる施設が限られるという実務上の理由によって胎児染色体は C であるが，エビデンスは多く，Branch らの N Engl J Med の総説では臨床家が行うべきと推奨されている[3]．

スクリーニング検査が推奨されることがあるが，スクリーニング検査は通常「自費診療」となる．習慣流産の適応で保険適用されている検査（表 1）もあり，負担軽減のためにもガイドラインが示す検査を段階的に行うべきである．続発性もしくは 40 歳以上の高齢女性では胎児染色異常が高頻度であり，抗リン脂質抗体症候群，子宮奇形はめったにみられない[2]．胎児染色体異常があれば原因精査を避けることも考慮する．

次回流産の危険因子は女性の年齢，既往流産回数である．結婚年齢，不妊期間の有無，出産歴の有無，流産時の年齢，妊娠週数，生化学妊娠，胎嚢の有無，心拍確認の有無，子宮内胎児発育遅延の有無が重要である．生化学妊娠は流産には含めない．

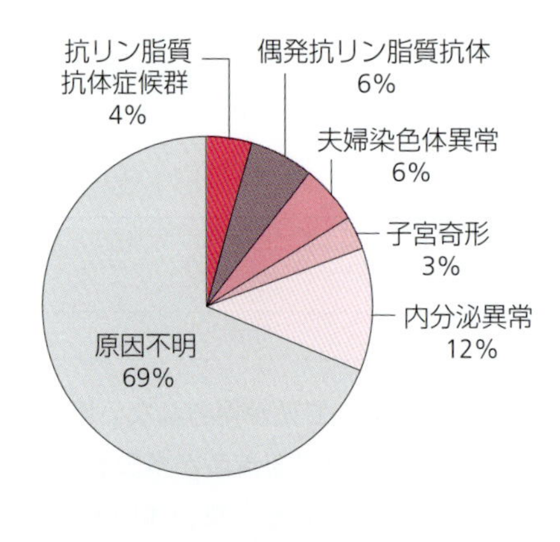

A. 1676 人の異常頻度

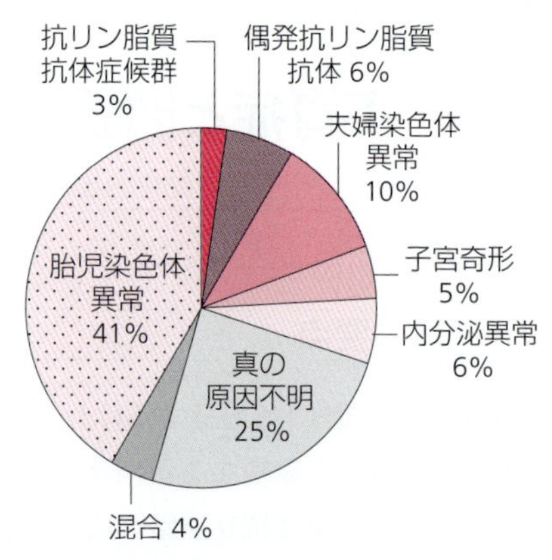

B. 胎児染色体異常を含めた 482 人の異常頻度

図 1 不育症精査を行った 1676 人の異常頻度（A）と胎児染色体検査を加えた 482 人の異常頻度（B）

（A：Sugiura-Ogasawara M, et al. Fertil Steril. 2010；93：1983-8[1)],
B：Sugiura-Ogasawara M, et al. Hum Reprod. 2012；27：2297-303[2)]）

2 抗リン脂質抗体症候群　antiphospholipid syndrome（APS）

全身性エリテマトーデス SLE 患者の約 30～40%が抗リン脂質抗体を保有している．国際抗リン脂質抗体学会（学会）は lupus anticoagulant（LA）と（β2 glycoprotein I 依存性）抗カルジオリピン抗体の測定を診断基準に含めているが，委託可能な LA はリン脂質中和法と希釈ラッセル蛇毒法である．不育症患者の約 10.7%に抗リン脂質抗体を認めるが，測定値の変動，偽陽性のため 12 週間後に持続性を確認してから APS と診断する．APS の頻度は 4.5%である．

抗フォスファチジルエタノールアミン抗体は陽性の場合に無治療でも 70%以上が出産可能であり，LA-aPTT を測定すれば不要である．

抗カルジオリピン抗体 IgG，IgM は診断基準に含まれるが，陽性無治療・治療・陰性群の出産率に差はなく，単独陽性では意義がなさそうである．Harris の方法に忠実に測定した場合より陽性率が高く，偽陽性を多く含むと考えられる．産科的 APS について抗カルジオリピン抗体よりも LA の方が重要という報告が散見される[4)]．

抗リン脂質抗体陰性の反復流産患者において抗核抗体の陽性率は健常妊婦より

表1 原因精査のために必要な検査と対策

	基本的検査の実際	問診の注意	日産婦診療ガイドライン2014推奨レベル	Branch らの N Engl J Med 総説
抗リン脂質抗体	ループスアンチコアグラント（リン脂質中和法＞1.6（290）* ループスアンチコアグラント（希釈ラッセル蛇毒法）＞1.3（290）* 両方とも重要 抗カルジオリピン β2 GPI 複合体抗体＞1.9（223）* いずれかが12週間持続したら診断する	早期流産より子宮内胎児死亡 早発型妊娠高血圧症候群 子宮内胎児発育遅延や羊水過少を伴う 血小板減少症も多く，ITP と診断されていることもある SLE，MCTD に合併する 関節リウマチには合併しない 肺梗塞，深部静脈血栓症，心筋梗塞，脳梗塞の既往歴 正常分娩歴がある場合は考えにくい	A	推奨
夫婦染色体異常	染色体 G 分染法（3127）**	両親，兄弟姉妹に流産が多い場合がある 早期流産が優位．死産の場合，外表奇形の有無 正常分娩歴がある場合，連続しない反復流産も関係する 着床前診断によって流産予防が可能だが，出産率は変らない 臨床遺伝専門医による遺伝カウンセリングが必要	B	推奨
子宮奇形	子宮卵管造影（518） 超音波検査（530）*** 子宮鏡（800）	早期流産，子宮内胎児死亡，早産，骨盤位も関係する 正常分娩歴がある場合は考えにくい 腎・尿路系奇形と合併することがある	A	推奨
胎児染色体	流産絨毛の染色体 G 分染法	前医で絨毛検査が行われたかどうか 正常分娩歴がある場合，連続しない反復流産も関係する 女性の加齢と関係	C	推奨
内分泌異常（糖尿病，甲状腺機能低下）	空腹時血糖（11），TSH（112），FT4（114）	糖尿病の家族歴		推奨しない
血栓性疾患				推奨しない

*（　）習慣流産の病名での保険点数，リン脂質中和法と蛇毒法は同時に検査できない．
**習慣流産の病名では保険適用されない．
***習慣流産，不育症では保険適用されていない．

も高頻度に検出されたが，次回妊娠において流産率は陽性・陰性例において全く差がないことが証明された[5]．

3 夫婦染色体均衡型転座

均衡型相互転座の減数分裂において，均衡型，不均衡型の配偶子が形成されるため，一定の確率で出産可能である．私たちの検討では相互転座を持つ夫婦の31.9%（15/47），染色体正常夫婦の71.7%（849/1184）が診断後初回妊娠で出産に至っており，転座保因者の流産率は有意に高いが，累積的には68.1%が出産可能だった．オランダのコホート研究では，転座保因者と染色体正常習慣流産患者の累積生児獲得率は83%と84%と報告しており，転座保因者の予後は正常群と変わらないと結論づけている．

習慣流産における転座の頻度は男女で2：3である．男性は乏精子症を契機として診断されることがあるため，不妊検査・体外受精についての詳細な問診は重要である．

着床前遺伝子診断（preimplantation genetic diagnosis：PGD）は受精卵の割球もしくは極体を生検して診断し，“非罹患胚”と診断された受精卵を子宮内に胚移植する技術である．体外受精が前提のため，出産率は女性の年齢に依存し，20歳代では20%，40歳では10%未満である．日本産科婦人科の承認を経て臨床研究として実施されている．

現在，転座保因者を対象としたPGDの論文は5つあり，出産率は14～58%だが，対照の設定がない．自然妊娠による診断後初回妊娠出産率は31.9～65%，累積出産率は68～83%である．最近私たちが行ったPGDと非PGDの比較研究では，PGDによって流産率は減少するが，出産率は改善できないことが明らかとなった[6]．自然妊娠の方が初回妊娠での出産率はむしろ高く，着床前診断によって出産できるようになるわけではないことが明らかとなった．

臨床遺伝専門医による遺伝カウンセリングが望ましい．

4 子宮奇形

双角子宮，中隔子宮，単角子宮，重複子宮は反復初期流産，早産，子宮内胎児死亡の原因となる．続発性習慣流産では稀であるが，早産，骨盤位であった場合，疑われる．

経腟超音波検査，子宮卵管造影を組み合わせてスクリーニングする．中隔子宮

JCOPY 498-06080

に対して，MRI により子宮外側の陥凹が認められれば双角子宮と鑑別する．

形成手術が行われてきたが，それらの論文には手術を行わない“対照”の設定がない．一方，手術を行わなくても診断後初回妊娠で 59%，累積的に 78%の患者が出産しており，手術の有用性は明らかではないため，慎重にしたい[1]．

☞文献

1) Sugiura-Ogasawara M, Ozaki Y, Kitaori T, et al. Midline uterine defect size correlated with miscarriage of euploid embryos in recurrent cases. Fertil Steril. 2010; 93: 1983-8.
2) Sugiura-Ogasawara M, Ozaki Y, Katano K, et al. Abnormal embryonic karyotype is the most frequent cause of recurrent miscarriage. Hum Reprod. 2012; 27: 2297-303.
3) Branch DW, Gibson M, Silver RM. Clinical Practice: Recurrent miscarriage. N Engl J Med. 2010; 363: 1740-7.
4) Lockshin MD, Kim M, Laskin CA, et al. Prediction of adverse pregnancy outcome by the presence of lupus anticoagulant, but not anticardiolipin antibody, in patients with antiphospholipid antibodies. Arthritis Rheum. 2012; 64: 2311-8.
5) Ogasawara M, Aoki K, Kajiura S, et al. Are antinuclear antibodies predictive of recurrent miscarriage? Lancet. 1996; 347: 1183-4.
6) Ikuma S, Sato T, Sugiura-Ogasawara M, et al. Preimplantation genetic diagnosis and natural conception: a comparison of live birth rates in patients with recurrent pregnancy loss associated with translocation. PLoS One. 2015; 10(6): e0129958.

〈杉浦真弓〉

1 抗リン脂質抗体症候群

「抗リン脂質抗体症候群」は1986年Hughesらにより“Anticardiolipin syndrome”「抗カルジオリピン抗体症候群」として提唱されたことが嚆矢(こうし)である[1].現在は,原則として2006年Miyakisらにより提示された診断基準が用いられている[2]が,実地臨床においては測定できる抗リン脂質抗体関連検査が診断基準におけるものと若干異なること,本診断基準には合致しない既往異常妊娠歴に注意を払う必要があることなど留意すべき点がある.一方,治療を考える場合には,抗リン脂質抗体による不育症発症の機序を理解することが重要である.本稿においてはこれらの点について解説する.

1 抗リン脂質抗体症候群の診断基準

抗リン脂質抗体症候群は血栓形成傾向に由来する各種病態が包含された症候群である.抗リン脂質抗体が不育症(各種異常妊娠)の原因として重要であることはいくつかの前方視的研究により明らかとなっており[3],産婦人科領域では「不育症」との関連が重視されてきた.表1にMiyakisらにより提示された診断基準を示した.

臨床基準の「既往異常妊娠」として3点示されているが,日常の臨床においてはこれらの異常妊娠だけでなく,初期流産2回反復症例,妊娠34週以降の子宮内胎児発育制限,妊娠高血圧症候群症例などにおいても抗リン脂質抗体の検索は重要である.

検査項目については,診断基準で示された抗カルジオリピン・β2GPI(グリコプロテインI)抗体は欧米では抗β2GPI抗体が測定されているが,わが国でコマーシャルベースで測定されるものは前者である.また,抗フォスファチジルエタノラミン抗体(抗PE抗体)が,保険適応はないものの臨床で応用されることもある.今後測定すべき抗リン脂質抗体関連検査は整理されていくものと考えられるが,現在は概ね表1の診断基準に基づき診断し,また,それ以外の既往異常妊娠例についても各種抗リン脂質抗体を測定し,治療を考慮することが,実際的である.次項においては治療を考慮する上で重要と判断される抗リン脂質抗体に

表1 抗リン脂質抗体症候群の診断基準
(Miyakis S, et al. J Thromb Haemost. 2006; 4: 295-306)[2)]

臨床基準
1．血栓症 1回以上の動脈もしくは静脈血栓症の臨床的エピソード．血栓症は画像診断，ドプラ検査，または病理学的に確認されたもの．
2．妊娠合併症 a）妊娠10週以降で，他に原因のない正常形態胎児の死亡，または b）重症妊娠高血圧症候群，子癇または胎盤機能不全による妊娠34週以前の形態学的異常のない胎児の1回以上の早産，または c）妊娠10週以前の，3回以上続けての他に原因のない流産
検査基準
1．ループスアンチコアグラントが12週以上の間隔を開けて2回以上陽性（国際血栓止血学会のガイドラインに沿った測定法による） 2．抗カルジオリピン抗体（IgG型またはIgM型）が12週以上の間隔を開けて2回以上中等度以上の力価（>40GPL［MPL］，または>99パーセンタイル）で検出される（標準化されたELISA法による） 3．抗カルジオリピンβ2GPI抗体（IgG型またはIgM型）が12週以上の間隔を開けて2回以上検出される（力価>99パーセンタイル，標準化されたELISA法による）

臨床基準を1つ以上，かつ検査基準を1つ以上満たした場合抗リン脂質抗体症状群と診断する．

よる各種異常妊娠の発症機序について解説する．

2 抗リン脂質抗体による各種異常妊娠の発症機序

抗リン脂質抗体による不育症発症の機序として，抗リン脂質抗体による血栓形成促進作用とともに，絨毛組織に対する直接障害の重要性が指摘されている．これらを裏づける基礎的研究（抗リン脂質抗体による血管内皮細胞障害とそれによる血栓形成亢進，抗リン脂質抗体による絨毛組織の障害作用）の報告がなされてきた[4,5)]．これらを基に，図1に抗リン脂質抗体による異常妊娠発症機序に関する仮説を示した．抗リン脂質抗体による絨毛組織の障害は直接的に流・死産に関与するが，着床局所における螺旋動脈の静脈化阻害などにより胎児発育制限，妊娠高血圧症候群の発症などに関与することも推察される．

このように抗リン脂質抗体による不育症の発症には，血栓形成亢進のみならず絨毛組織に対する直接障害が強く関与しており，治療を考慮する際に重要な点である．このような抗リン脂質抗体による各種異常妊娠の発症機序を考慮した治療の実際については，「治療」の項で解説する．

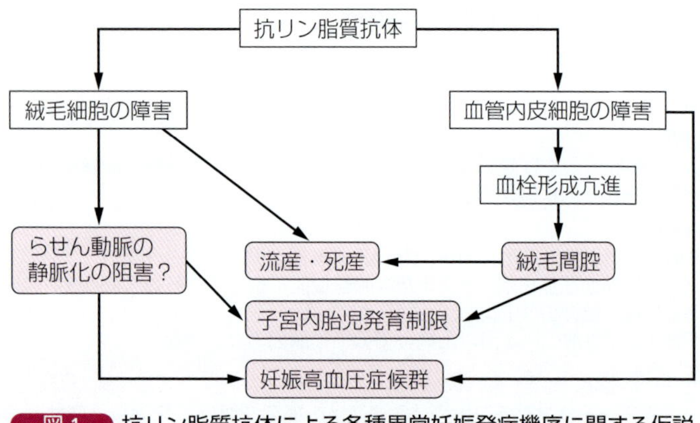

図1 抗リン脂質抗体による各種異常妊娠発症機序に関する仮説

☞文献

1) Hughes GRV, Harris EN, Gharavi AE. The anticardiolipin syndrome. J Rheumatol. 1986; 13: 486-91.
2) Miyakis S, Lockshin MD, Atsumi T, et al. International consensus statement on an update of the classification criteria for definite antiphopholipid syndrome (APS). J Thromb Haemost. 2006; 4: 295-306.
3) Yasuda M, Takakuwa K, Tanaka K, et al. Prospective studies of the association between anticardiolipin antibody and outcome of pregnancy. Obstet Gynecol. 1995; 86: 555-9.
4) Arakawa M, Takakuwa K, Honda K, et al. Suppressive effect of anticardiolipin antibody on the proliferation of human umbilical vein endothelial cells. Fertil Steril. 1999; 71: 1103-7.
5) Hasegawa I, Takakuwa K, Adachi S, et al. Cytotoxic antibody against trophoblast and lymphocytes present in pregnancy with intrauterine fetal growth retardation and its relation to antiphospholipid antibody. J Reprod Immunol. 1990; 17: 127-39.

〈高桑好一　能仲太郎〉

血栓症（第Ⅻ因子欠乏，プロテインS，C欠乏）

不育症において抗リン脂質抗体症候群（anti-phospholipid syndrome：APS）の存在がそのリスクを増加させることは既に広く知られている．APSの重篤な臨床症状での一つである血栓症には，抗血栓作用をもつ血液第Ⅻ因子やプロテインC（PC），プロテインS（PS）などの低下や欠乏が関連している．不育症患者に抗凝固療法として低用量アスピリンやヘパリン療法を行う場合には，APSに対してと同様に血栓性素因が存在する可能性のあるケースにも，エビデンスに基づき正しい検査項目を選択し，適切な基準値で解釈し正確に診断することが重要である．

1　ガイドラインにおける診断法-1（反復・習慣流産患者に関して）

産婦人科診療ガイドライン―産科編―は日本産科婦人科学会と日本産婦人科医会が編集・監修し，2008年に発刊され2014年に改訂第3版として更新されている[1)]．

不育症に関連する項目としてはCQ204（反復・習慣流産患者の診断と取り扱いは？）においてAnswerに第Ⅻ因子欠乏，PCおよびPS欠乏の直接的な記載はない．しかしAnswer 4および5にAPS測定の重要性が推奨度B（実施することなどが強く勧められる）で記載されており，APSの診断基準にはPC，PSの測定は含まれていないものの，その解説の中にPC，PSの記載がある．つまり抗リン脂質抗体の真の対応抗原のひとつとしてPCやPSが報告されており，抗リン脂質抗体の測定系が多岐にわたるということ．偽陽性が多いため再現性の確認のために約12週間後に再検査することが要求されているということである．

さらにAPS診断のその他の検査の記載に，血液凝固（抑制）因子としてPC，PSや第Ⅻ活性に関する記載がある．先天性血液疾患PS欠乏症は反復流産，散発死産に関係するというメタアナライシスはあるが横断研究であること．反復初期流産に関してPS低下は危険因子でなく第Ⅻ因子活性低下は危険因子であるという前方視的研究があること．第Ⅻ活性低下は危険因子であるが遺伝子多型は関与してないこと．そしてこれらは遺伝的関与ではなく抗体の関与が疑われている

表1 血漿プロテインC（PC）の基準値

		基準値	測定法
抗原値	総PC値 G1a-PC値	2.4〜4.0 μg/mL 2.5〜3.8 μg/mL	ELISA ELISA
活性値		67〜130%	合成基質法および凝固時間法

（濱田康彦，他．日本臨牀．2004；62：681-6）[3]

表2 血漿プロテインS（PS）の抗原値と活性値の基準値

		基準値	測定法
抗原値	総PS値 遊離型PS値 C4BP複合型PS値	15〜32 μg/mL 6〜13 μg/mL 9〜19 μg/mL	ELISA ELISA ELISA
活性値		68〜160%	凝固時間法

（濱田康彦，他．日本臨牀．2004；62：681-6）[3]

が，まだ研究が不十分であり検査の必要性は確定していないというものである[2]．

2 ガイドラインにおける診断法-2（子宮内胎児死亡例に関して）

不育症の臨床症状の中には特にAPSに関連して妊娠初期流産のみならず後期流産や子宮内胎児死亡が認められている．CQ804には子宮内胎児死亡例（妊娠22週以降）における原因検索と産婦・家族への対応について記載されている．Answer 2-2（母体側検査）には推奨度C（実施すること等が考慮される）として，8）抗リン脂質抗体（ループスアンチコアグラント［LA］，抗カルジオリピン抗体，抗カルジオリピンβ2GP1抗体や，11）凝固系検査の必要性が記載されている．また解説にはPC，PS異常症（量的に少ない，あるいは質的異常）に関して両者ともに活性値を測定したスクリーニングをするが，ただしPS活性値は妊娠により生理的に低下するので注意を要することが記載されている．PCおよびPSは通常抗原値と活性値が臨床に使用されているが，PCは加齢，性差や日内変動がないのに対し，PSは日内変動がないものの遊離型PS値は女性では男性より低値傾向にある．男性には加齢による変化は認められないが，遊離型PSは女性ホルモンの影響で低下するので女性では閉経前では性周期やホルモン療法の影響を考慮しなくてはならない（表1，2）[3]．

JCOPY 498-06080

3 不育症検査おける意義

厚生労働科学研究費補助金成育疾患克服等次世代育成基盤研究事業として不育症治療に関する再評価と新たなる治療法の開発に関する研究（平成20年度～22年度，研究代表者齋藤 滋）が行われ参加する機会を得た．その報告書において第Ⅻ因子活性，PC活性もしくは抗原とPS活性もしくは抗原は，不育症一次スクリーニングの選択的検査の血栓性素因スクリーニング（凝固因子検査）に位置づけられている．子宮卵管造影法，甲状腺機能検査，夫婦染色体検査，抗リン脂質抗体スクリーニング，第Ⅻ因子，PCおよびPSを全て検査した症例（527例）において，第Ⅻ因子欠乏（カットオフ値50%）は7.2%，PC欠乏（カットオフ値60%）は0.2%でPS欠乏（カットオフ値60%）は7.4%に認められた．

4 遺伝子学的診断の意義

不育症の原因の中で約25%を占めている原因不明の症例の解明のために遺伝子多型の研究が行われている．第Ⅻ因子46C/T遺伝子多型のT alleleは，活性低下と血栓症の危険因子と考えられている．不育症においてT alleleは関与せず第Ⅻ因子活性低下が次回流産の危険因子であることを報告してきた[4]．このたび多数例コホートによって，第Ⅻ因子活性低下とT alleleが不育症の危険因子かどうかを検討した[5]．

LA-aPTT法陽性患者は，陰性患者より第Ⅻ因子活性が有意に低下していた．横断研究においてCT多型は不育症の危険因子であり，CC+TT多型も同様の結果であった．また，患者群と対照群の第Ⅻ因子活性には有意差を認めなかった．無治療患者を対象としたコホート研究では，第Ⅻ因子活性値低下もCT多型も次回流産の危険因子ではなかった（表3）．しかし遺伝子多型ごとに基準値を設定した場合の活性高値群および4分位解析において，中間位である群は次回流産の危険因子であった．

これらより抗凝固第Ⅻ因子抗体がLAに含まれている可能性が示唆された．またCT多型は不育症の危険因子であったが，その後の妊娠帰結に影響を与えず臨床的な意味は大きくはない．第Ⅻ因子活性低下は不育症の危険因子ではないことが明らかとなり，不育症患者検査における第Ⅻ因子活性測定の意義や低下例に対する抗凝固療法の有用性を再考することが必要である．

我が国において先天性PS欠損症は健常人の1～2%，静脈血栓症患者の18～

表 3 不育症患者 101 例における第XII因子遺伝子多型および第XII因子活性と次回無治療での流産率：コホートスタディ

(Asano E, et al. PLoS One. 2014; 9: e114452)[5)]

		Miscarriage rate	Crude analysis		Multivariable Logistic regression		Miscarriage rate excluding abnormal embryonic karyotype	Crude analysis		Multivariable Logistic regression	
			OR[a] (95% CI[b])	P-value	OR (95% CI)	P-value		OR (95% CI)	P-value	OR (95% CI)	P-value
Genotype	CC	30.0% (3/10)	reference		reference		22.2% (2/9)	reference		reference	
	CT	21.2% (11/52)	0.40 (0.08-1.96)	0.26	0.40 (0.07-1.96)	0.26	19.6% (10/51)	0.86 (0.15-4.76)	0.86	0.50 (0.08-3.06)	0.46
	TT	30.8% (12/39)	1.04 (0.23-4.72)	0.96	0.79 (0.17-3.73)	0.77	20.6% (7/34)	0.90 (0.15-5.38)	0.92	0.68 (0.11-4.18)	0.68
FXII activity (10-90th percentile)[c]	Normal	31.3% (22/83)	reference		reference		20.8% (16/77)	reference		reference	
	High	37.5% (3/8)	1.66 (0.37-7.52)	0.51	1.96 (0.41-9.35)	0.40	28.6% (2/7)	1.52 (0.27-8.62)	0.63	1.84 (0.31-10.99)	0.50
	Low	10.0% (1/10)	0.29 (0.04-2.57)	0.28	0.35 (0.04-3.01)	0.34	10.0% (1/10)	0.42 (0.05-3.60)	0.43	0.50 (0.06-4.31)	0.52
Genotype and FXII activity (10-90th percentile)[d]	Normal	25.3% (19/75)	reference		reference		21.1% (15/71)	reference		reference	
	High	66.7% (6/9)	5.88 (1.34-25.64)	0.02	5.65 (1.24-25.64)	0.03	50.0% (3/6)	7.75 (0.68-20.41)	0.28	4.22 (0.73-24.4)	0.11
	Low	5.9% (1/17)	0.18 (0.02-1.48)	0.11	0.20 (0.02-1.62)	0.13	5.9% (1/17)	0.23 (0.03-1.90)	0.17	0.24 (0.03-2.07)	0.24
FXII activity (quartile)	-56	10.3% (3/29)	reference		reference		7.1% (2/28)	reference		reference	
	57-84	31.8% (7/22)	4.05 (0.91-18.18)	0.07	3.60 (0.78-16.40)	0.10	25.0% (5/20)	4.33 (0.75-25.00)	0.10	3.86 (0.64-23.26)	0.14
	85-101	36.0% (9/25)	4.88 (1.15-20.83)	0.03	4.67 (1.06-20.41)	0.04	33.3% (8/24)	6.49 (1.22-34.48)	0.03	6.37 (1.15-34.48)	0.03
	102-	28.0% (7/25)	3.37 (0.77-14.71)	0.11	3.23 (0.71-14.49)	0.13	18.2% (4/22)	2.89 (0.48-17.54)	0.25	2.76 (0.44-17.54)	0.28

a: odds ratio, b: confidence interval, c: Normal 50-127, High 128-, Low -49,
d: CC 101-141, CT 72-120, TT 46-77.

doi: 10.1371/journal.pone.0114452.t004

22%でありPC欠損症は健常人の0.2%，静脈血栓症患者の1～2%に存在する．

PSK196E変異が習慣流産患者の1.7%，子宮内胎児発育遅延あるいは胎児死亡の既往をもつ患者の1.8%に認めたが一般集団と同等であり，またPS，PCとAT-IIIの凝固因子機能に大きな影響を与える遺伝子変異は不育症の3.3%にのみ認められたとの報告がある．

今後，第V因子遺伝子変異（W1920R，FV Nara），PS K196E変異やPS Lys196Glu（PS Tokushima）変異等に関しても，充分な症例数と適切な症例を用いたコホート研究が必要であると考えている．

☞文献

1） 日本産科婦人科学会・日本産婦人科医会，編．産婦人科診療ガイドライン—産科編2014．日本産科婦人科学会事務局；2014．
2） Sugiura-Ogasawara M, Ozaki Y, Suzumori K, et al. Factor XII but not protein C, protein S, antithrombin III, or factor XII is a predictor of recurrent miscarriage. Fertil Steril. 2010；93：1983-8.
3） 濱田康彦，林　辰弥，鈴木宏治．血液凝固・線溶系検査，プロテインC，プロテインS，プロテインZ．日本臨牀．2004；62（増刊号12）：681-6.
4） Iinuma Y, Sugiura-Ogasawara M, Ozaki Y, et al. Coagulation factor XII activity, but not an associated common genetic polymorphism（46C/T), is linked to reccurent miscarriages. Fertil Steril. 2002；77：353-6.
5） Asano E, Ozaki Y, Sigiura-Ogasawara M, et al. Genotyping analysis for the 46 C/T polymorphism of coagulation factor XII and the involvement of factor XII activity in patients with recurrent pregnancy loss. PLoS One. 2014；9（12）：e114452.

〈尾崎康彦　杉浦真弓〉

3 染色体異常

不妊症・不育症・先天異常症という３つの疾患概念は，一見それぞれ独立したもので，お互いの関連性はあまり認識されていないが，原因が染色体異常である場合には，その引き起こす障害の程度によって，これらの病態のどれになるかが決まることになり，染色体異常という１つの原因による，疾患の重症度の違いに過ぎないと考えられる（図 1）．すなわち，受精卵の染色体異常の影響が非常に大きい場合は，正常な卵分割ができず，妊娠と認識されず，不妊症となる．染色体異常の影響がやや軽いと少し妊娠が進行して流産となることが多く，繰り返すと不育症とみなされる．そして，さらに生体に与える障害が軽いと，染色体異常による先天異常児として出生することになる．カップルのいずれかが構造異常，特に均衡型相互転座の保因者の場合は，特定の染色体が関係する不均衡型の染色体異常妊娠を繰り返すことがある．このような場合には，どの染色体が構造異常に関係しているかによって，それが不均衡型となった場合に生体が受ける障害の程度が変わり，結果的に不妊〜不育症〜染色体異常児の反復のいずれかになる．

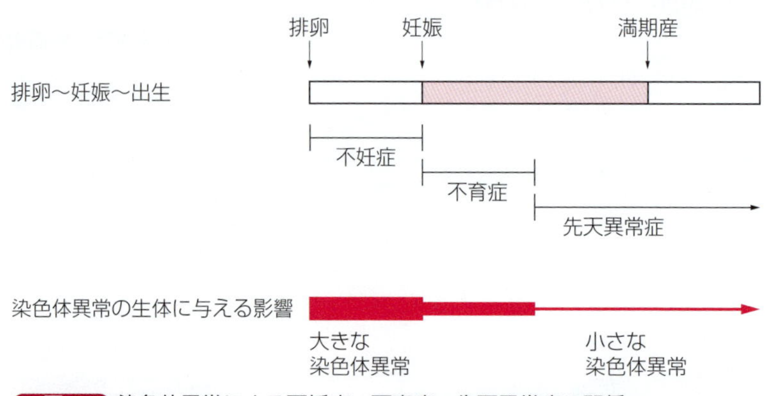

図 1　染色体異常による不妊症・不育症・先天異常症の関係
配偶子の染色体異常はその成体への影響の程度によって，受精障害から先天異常までさまざまな症状を呈する．

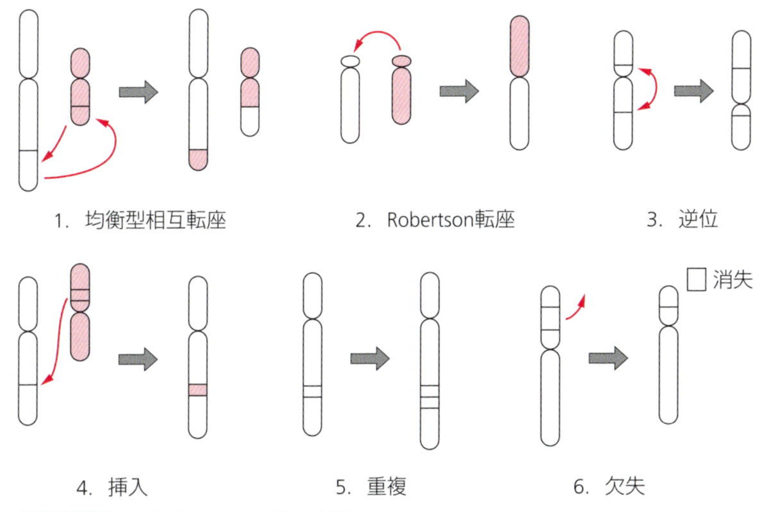

図 2 染色体の構造異常の種類

1. 均衡型相互転座：異なる染色体上の 2 か所以上の部位に切断が起こり，それぞれの切断片を交換して再結合して生じる染色体の構造異常．切断部位に重要な遺伝子がなければ，染色体の過不足は生じないため表現型に影響を与えない．
2. Robertson 転座：末端に動原体を有する染色体（端部着糸型染色体 13，14，15，21，22 番）同士が動原体の近傍で相互転座を起こし，事実上長腕同士が結合して形成された染色体．短腕には遺伝的に活性のある領域がないため，欠失しても表現型に影響せず，短腕同士の結合した染色体は消失する．染色体数は 45 本になる．
3. 逆位：1 つの染色体の 2 か所で切断が起こり，次いで反対側の切断端と結合した状態．切断部位に重要な遺伝子がなければ，染色体の過不足は生じないため表現型に影響を与えない．
4. 挿入：染色体の一部が他の染色体に組み込まれた状態．
5. 重複：染色体の一部分が重複しているもの．
6. 欠失：染色体の一部分が欠落しているもの．

1 染色体の構造異常

表現型正常の不育症カップルに染色体検査を行った場合，みつかる染色体異常の多くは構造異常の，均衡型相互転座，Robertson 転座，逆位などが多い（図 2）．構造異常の保因者が男性の場合には配偶子形成過程が障害されるので，造精機能に大きな影響を与え，重症乏精子症による不妊になる可能性はあるが，形成された精子自体は正常の割合が多い．一方で構造異常の保因者が女性の場合には，配偶子形成過程は障害されにくく，卵子形成にはあまり影響を与えないことから不妊の原因にはなりにくいが，形成された卵子は染色体異常の割合が男性よりも高く，習慣流産や先天異常のリスクが高くなると解釈されている．均衡型相互転座保因者の配偶子形成の可能な分離形式は図3に示したように，交互分離，隣接Ⅰ型分離，隣接Ⅱ型分離，他にも3：1分離などがあるが，交互分離のみが正常の表現型を示す．なお，これらはあくまで理論的な種類であって，実際には3：1分離は稀であり，隣接分離でも受精障害や早期流産となることが多いので，妊娠が成功して継続する例では交互分離が80～90%を占めて，正常の表現型の児が得られる可能性が高い．交互分離以外の核型では上記のように染色体異常のもたらす影響の大きさによって，不妊～流産～先天異常と幅広い表現型を示す．

2 流産と染色体異常

臨床的に妊娠と認められる妊娠第Ⅰ期での自然流産のうち，約半数以上に染色体異常が認められる．これらの染色体異常はほとんどが数的異常で突然変異によるものであり，次回の妊娠に影響するものではないが，2%程度にみられる構造異常はその親が均衡型構造異常の保因者である可能性があり，カップルの染色体検査を実施して確認する必要がある．

2回以上の連続する流産既往のあるカップルではそのいずれかに3~6%程度の均衡型構造異常（相互転座，Robertson転座または逆位）がみつかるとされる[1,2]．反復流産カップルで相互転座と診断された患者の次回自然妊娠における成功率は31.9%であり，正常染色体を持つ夫婦の成功率71.7%と比較して有意に低い成功率であった[3]．よって染色体検査の必要性は高く，これにより原因が特定される意義は大きい．また，その後の妊娠が流産せずに継続している場合には転座の種類によっては，たとえ流産はしなくても先天異常として出生する可能性がある．たとえば13，18，21番の染色体が関係する相互転座の保因者の場合には，これらのトリソミーは流産せずに出生する可能性があるので，羊水検査などの情報を提供することが望ましい．

3 不育症と受精卵の染色体異常

着床前診断の際に，受精卵から割球の染色体を調べた報告では，反復流産カップルでは染色体異常を持つ受精卵の割合が，70.7%と対照群の45.1%に比して有意に高いという報告がある．ただし，受精卵においては染色体異常のモザイク(一部の細胞にのみ染色体異常がみられる状態)が高率に認められることが判明し

JCOPY 498-06080

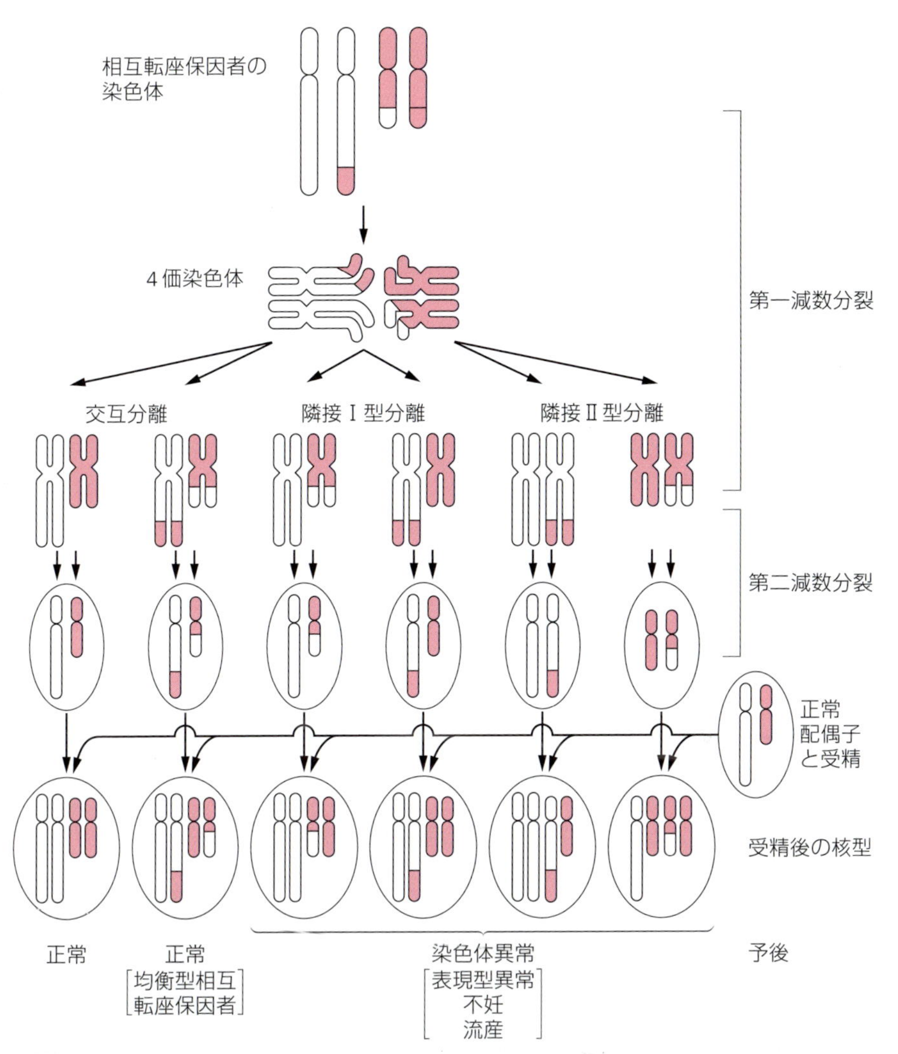

図 3-1 均衡型相互転座保因者の配偶子形成

均衡型相互転座保因者の配偶子形成において，交互分離では表現型正常，隣接分離では表現型異常となる．記載したもの以外にも第一減数分裂で染色体が 3：1 や 4：0 に分離する形式もまれであるが存在する．

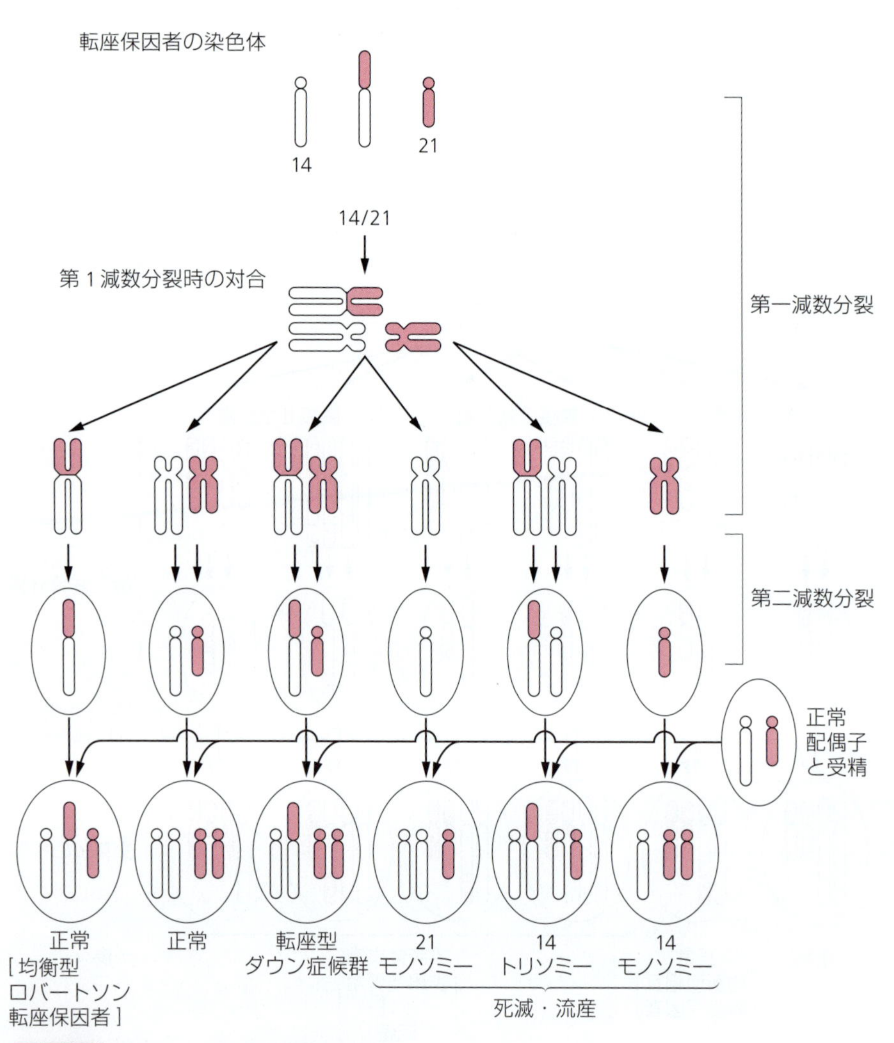

図 3-2 Robertson 転座の配偶子形成

出生に至るのは 13, 18, 21 トリソミーのみである. それ以外のトリソミーやモノソミーは受精が成功しないか流産に終わる.

ており，こうした受精卵が実際にどのように発育していくかは未解明である．また，カップルのいずれかが均衡型構造異常の保因者である場合に，受精卵のどの程度に染色体異常が認められるかについては，関与している染色体と転座の切断部位により大きく異なっていると考えられるが，いずれかが均衡型相互転座保因者のカップルの受精卵では50～70%程度が，Robertson転座保因者でも42～70%程度が染色体の不均衡型構造異常を有していると考えられる．

まとめ

不育症カップルにおける染色体検査は原因を特定できる可能性がある．ただし染色体異常の告知は当人にとっては直接的な治療法のないものであり，カップル同士の心理的な関係に影を落とすことも考えられるので，カップルのいずれが原因であるかを告知する場合には慎重に行う必要がある．しかし男性か女性かいずれが保因者であるかによって，その後の妊娠継続率に影響があったり，またその兄弟姉妹が保因者であったりする可能性もあるので，それら家族への遺伝カウンセリングの必要性の有無が明確になるという利点もある．この問題は複雑で，以前はいずれが保因者かは告知しないという意見もしばしばみられたが，検査結果は本人のものという時代的な意識の変化から，告知を一律に否定することはないと考えるが，告知する場合にはカップルに十分その意向を確認することは言うまでもない．

☞文献

1） Sierra S, Stephenson M. Genetics of recurrent pregnancy loss. Semin Reprod Med. 2006；24：17-24.
2） Meza-Espinoza JP, Anguiano LO, Rivera H. Chromosomal abnormalities in couples with reproductive disorders. Gynecol Obstet Invest. 2008；66：237-40.
3） 杉浦真弓．不育症の診断と治療　クリニカルレクチャーシリーズ．日本産科婦人科学会雑誌．2007；59(9)：N238-41.

〈澤井英明〉

4 内科内分泌異常

不育症において糖尿病および甲状腺機能異常が関与することは知られているが，原因となるかどうかの結論に至っていない．しかしながら，「日本産科婦人科学会生殖・内分泌委員会ヒト生殖のロス（習慣流産等）に対する臨床実態の調査委員会」で検討・提案された一次スクリーニング検査[1)]では，内分泌学的検査として糖尿病検査と甲状腺機能検査が含まれている．

1 糖尿病

空腹時血糖が 100 mg/dL 以上あれば 75gOGTT あるいは HbA1c を測定し，糖尿病と診断されれば妊娠前から積極的に治療を行う必要がある．血糖値および HbA1c 値に関しては，可能な限り正常値に近い値でコントロールされた状態で妊娠するのが望ましいとされている．高血糖状態により惹起される酸化ストレスにより，受精卵・胚芽の増殖分化障害を引き起こし発生異常または奇形の頻度が上昇するため，コントロール不良の糖尿病患者では妊娠初期の流産あるいは中期以降の子宮内胎児死亡・死産のリスクが上昇する．また母体合併症として妊娠高血圧症，早産，帝王切開分娩のリスクが上昇することが知られている．糖尿病自体の合併症である網膜症，腎症，慢性的な高血圧なども悪化する可能性が高い．1 型あるいは 2 型糖尿病の妊婦の観察研究をもとにしたシステマティックレビューでは血糖コントロール不良群と良好群を比較し，先天性奇形の相対リスクは 3.44 倍，流産率は 3.23 倍，周産期死亡率は 3.03 倍になると報告されている[2)]（図 1）．

2 甲状腺機能異常

甲状腺機能異常（亢進症および低下症）は流産を含めた種々の不良な妊娠転機と関連する．本邦の報告では不育症患者の 6.8％に機能異常が認められている．甲状腺ホルモンは絨毛細胞の増殖や胎児の神経系発達など，妊娠の維持や胎児発育で重要な役割を担っており，適切な量の甲状腺ホルモンが初期絨毛および胎盤におけるステロイド合成を調節している．甲状腺機能異常ではこれらの機能が破

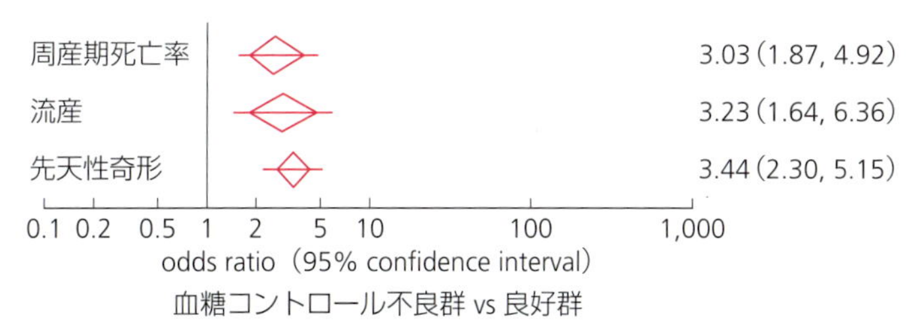

図1 糖尿病合併患者での血糖コントロールと妊娠転機
(Inkster ME, et al. BMC Pregnancy Childbirth. 2006; 6: 30[2] より改変)

綻するために流産をはじめとした様々な妊娠の異常が引き起こされる．甲状腺ホルモン受容体は子宮内膜とトロホブラスト共に発現しており，着床期の胚と子宮内膜のクロストークをつかさどり着床および妊娠初期の発育に関与している可能性が示唆されている．

また甲状腺自己抗体である抗甲状腺ペルオキシダーゼ抗体（TPOAb）と流産の関係を示す報告も多数あり，妊娠初期の甲状腺機能低下や他の自己免疫疾患の関与が病因となっている可能性がある．

甲状腺機能の評価として TSH, Free T4, Free T3 を測定し，甲状腺自己抗体として，TPO-Ab と抗サイログロブン抗体（Tg-Ab）の有無を検索する．妊娠初期では，生理的に甲状腺ホルモン（総 T4），血中サイロキシン結合蛋白（TGB）は上昇し，TSH は減少するため非妊時とは異なる基準を使う必要がある（表 1）．また妊娠中の FT4 の変動はキットにより異なることから，妊娠中の甲状腺機能低下の診断には TSH 値を用いるのが良い[3]．国際的なガイドライン[4]では，妊娠第 1 三半期（妊娠 14 週未満）は TSH 値上限を 2.5 mIU/L，第 2 三半期（妊娠 14～27 週）は 3.0 mIU/L，妊娠第 3 三半期（妊娠 28 週以降）では 3.0 または 3.5 mIU/L を推奨している．亢進症あるいは低下症いずれにせよ妊娠前に診断し，積極的に対応することが望ましい．

(1) 甲状腺機能亢進症

甲状腺機能亢進症は，早産，常位胎盤早期剝離，胎児発育遅延，死産などのリスクを上昇させるが，一般的な甲状腺機能亢進症と反復流産の関連は明らかではない．コントロール不良の甲状腺機能亢進症は不妊症と関連があり，挙児希望患者あるいは妊婦に甲状腺機能亢進症を認めた場合は積極的な治療が必要である．

表 1 妊娠時あるいは甲状腺疾患での甲状腺機能検査値の推移

	単位	非妊娠時 正常値	妊娠時 正常値	非妊時との 比較	甲状腺機能 亢進症
TSH	mIU/L	0.4～4.0	初期：0.1～2.5 中期：0.2～3.0 後期：0.3～3.0	減少（最大の減少は初期）	減少
TBG	mg/mL	11～21	23～25	増加	不変
Total T4	μg/dL	3.9～11.6	10.7～11.5	増加	増加
Free T4	ng/dL	0.8～2.0	時期と測定法により異なる	減少あるいは不変	増加
Total T3	ng/dL	91～208	205～233	増加	正常値～上昇
Free T3	pg/dL	190～710	250～330	不変	増加

(2) 甲状腺機能低下症

顕在性甲状腺機能低下症は流産，早産，胎児発育遅延，児の知能発達遅滞に関連する可能性があるため，妊娠中の治療は必須である．潜在性甲状腺機能低下症は不妊女性での頻度は高く，顕在性と同様のリスクが起こりうるので積極的に対応した方が良い．甲状腺自己免疫と甲状腺機能不全は妊娠に対して負の影響を与えるので，妊娠を計画中または妊娠中の慢性甲状腺炎に対しては甲状腺ホルモンを補充し TSH 値を正常化させておく必要がある．

(3) 甲状腺自己抗体陽性

不育症の一時スクリーニングでは TSH と FT4 が含まれているが，潜在性甲状腺機能低下を認めない場合でも必要に応じて TPO-Ab や Tg-Ab を検索しておく．メタアナリシスの結果では甲状腺自己抗体陽性は陰性と比較して，流産の相対リスク（RR）が 3.73 倍，反復流産の RR が 2.3 倍になり[5)]，甲状腺ホルモン補充により早産リスクは優位に低下（RR 0.31）したものの，流産リスクの低下は有意ではなかった（RR 0.58）．甲状腺自己抗体陽性患者は甲状腺機能が正常であっても，相対的な機能低下を呈する可能性があるので，注意深い観察が必要である．

☞文献

1） 生殖・内分泌委員会．ヒト生殖のロス（習慣流産等）に対する臨床実態の調査小委員会報告．日産婦誌．2004；56：859-61.

2) Inkster ME, Fahey TP, Donnan PT, et al. Poor glycated haemoglobin control and adverse pregnancy outcomes in type 1 and type 2 diabetes mellitus: Systematic review of observational studies. BMC Pregnancy Childbirth. 2006; 6: 30.
3) 荒田尚子, 日高 洋, 鈴木りか, 他. 日本人単体妊娠女性のフリーT4, TSHの基準参考値について. 日本甲状腺学会雑誌. 2011; 2: 131-2.
4) The American Thyroid Association Taskforce on Thyroid Disease During Pregnancy and Postpartum. Guidelines of the American Thyroid Association for the Diagnosis and Management of Thyroid Disease During Pregnancy and Postpartum. Thyroid. 2011; 21 (10): 1081.
5) van den Boogaard E, Vissenberg R, Land JA, et al. Significance of (sub) clinical thyroid dysfunction and thyroid autoimmuneity before conception and in early pregnancy: a systematic review. Hum Reprod Update. 2011; 17 (5): 605.

〈矢野 哲 大石 元〉

5 婦人科内分泌異常

A 黄体機能不全

黄体機能不全（luteal phase defect；LPD，または luteal phase insufficiency）の女性では，血中プロゲステロン濃度の低下により流産を反復させると考えられてきた．しかしLPDと不育症の関係ついては議論があり，血中プロゲステロン濃度が妊娠の予後を予測できないことや，プロゲステロンの補充が初期流産の予防法として果たして妥当であるのかという見解もあり，結論には至っていない．

一方で不育症や習慣流産の原因は多岐にわたり，Christiansenが示す習慣流産の多因子発症モデルによると，可能性のある原因は全て治療の対象になる[1]．

(1) 黄体機能不全の病態

成熟期の女性においては，視床下部-下垂体-卵巣系の調節により，毎周期卵胞発育・黄体形成・黄体退縮が行われ，黄体機能が正常な場合で子宮内膜の受容性が正常な場合には子宮内膜は正常な分泌期変化を示す．すなわち，視床下部からゴナドトロピン放出ホルモン（GnRH）がパルス上に分泌され，下垂体から分泌される卵胞刺激ホルモン（FSH）が顆粒膜細胞を刺激して卵胞を刺激する．次いでLHが促進的に制御されLHサージが起こる．成熟した卵胞内においてLHサージはLHレセプターを発現させ，蛋白分解酵素活性を高め，卵胞壁の崩壊により排卵に至る．排卵はLHサージの36～40時間後，あるいはLHサージ終了から10～12時間後に起こる．排卵後には顆粒膜細胞と莢膜細胞が赤体を経て黄体化し，黄体が形成される．黄体期にはLHが黄体の維持に関与し，プロゲステロン分泌を維持する．

ところが，黄体ホルモンの分泌不全，または黄体ホルモン受容体の機能不全により黄体機能不全が発症し，その結果として子宮内膜の分泌機への変化は不十分となり，不妊症や流産の原因になると考えられている．

JCOPY 498-06080

表1 推定される黄体機能不全の原因

1）神経内分泌学的要因	
LH パルスの頻度の異常	卵胞期の LH/FSH 比の異常
卵胞期 FSH の分泌不全	高プロラクチン血症
不十分な LH サージ	黄体期の LH 分泌不全
2）卵巣要因	
原始卵胞の減少	活性酸素の増加
黄体退行の加速	血流障害
卵胞の発育障害	
3）子宮要因	
子宮内膜のステロイドレセプター（特にプロゲステロン）の不十分な発現	血流障害
子宮内膜炎	サイトカイン・接着因子の異常
4）その他	
生理的要因（分娩後，初経後，閉経前）	甲状腺疾患
慢性的低酸素	肥満や痩せ
薬物性（クロミフェン，hMG など）	運動，ストレス
慢性全身性疾患（腎不全，肝不全など）	生殖補助医療操作によるもの

(2) 黄体機能不全の原因

黄体機能不全の原因は多岐にわたる．McNeely らは黄体機能不全の原因を，神経内分泌学的要因・卵巣要因・子宮要因・その他に分類した[2)]．最近，遠藤らは McNeely らの分類に加え，以下のように黄体機能不全の病態を推定している[3)]．

すなわち神経内分泌的分類要因としては，LH パルスの頻度の異常，卵胞期 FSH 分泌不全，不十分な LH サージ，卵胞期の LH/FSH 比の異常，高プロラクチン血症，黄体期の LH 分泌不全，甲状腺機能異常がある．卵巣要因としては，原子卵胞の減少，黄体退行の加速，卵胞の発育障害，活性酸素の増加，血流障害がある．子宮要因としては，子宮内膜のステロイドレセプター，特にプロゲステロンレセプターの不十分な発現，子宮内膜炎，血流障害，サイトカインや接着因子の異常がある．

その他，生理的要因として分娩後や初経後・閉経前，慢性的低酸素，クロミフェンや hMG 周期などの薬物性，腎疾患や肝不全などの慢性全身性疾患，甲状腺疾患，肥満や痩せ，運動やストレス，生殖補助医療などを指摘している．

(3) 黄体期の不全の診断

黄体機能不全の診断には，従来から基礎体温（basal body temparature:

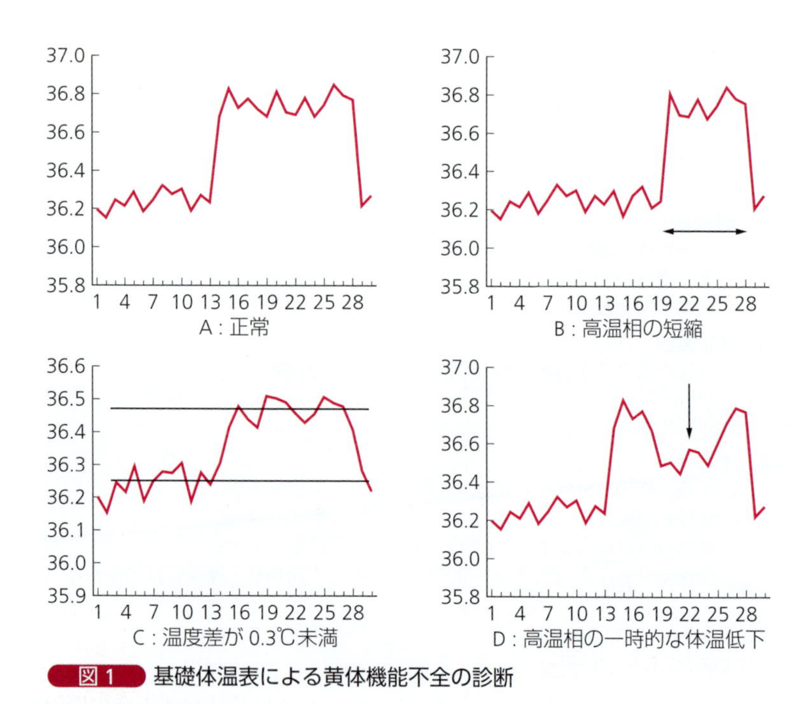

図1 基礎体温表による黄体機能不全の診断

BBT)，黄体期中期の血中プロゲステロン値，および子宮内膜日付診を参考にしてきた．ただし現段階では，子宮内膜日付診の有用性は否定的である．

① 基礎体温表

BBT で高温層が 10 日未満に短縮，(図 1B)，高温相と低温相の温度差が 0.3℃未満（図 1C)，あるいは高温期中期で一時的な体温低下を認める（図 1D)，などの場合には，黄体機能不全の存在を推定することができる．

② 血中プロゲステロン値

黄体期中期である高温相の 7 日±2 日目に血中プロゲステロン値を測定する．LH はパルス状に分泌されるため，同一周期内の高温相で計 3 回程度計測することが望ましいが，保険診療上は実際的ではない．よって，2 周期連続して血中プロゲステロン値が 10 ng/mL 未満を示した場合には，黄体機能不全と診断して，治療が必要である．

なお，同時期に血中エストラジオール値の測定も行い，100 pg/mL 未満であれば黄体機能不全に相当するとされるが，その根拠は明らかではない．

③ 子宮内膜日付診

不妊症患者においては，子宮内膜における機能的，形態的にダイナミックな変化が正しく行われているかを評価する方法として，黄体期に採取した子宮内膜の組織学的所見から分泌期性変化を評価する子宮内膜日付診（endometrial dating）がある．Noyesらの診断基準により，組織学的に黄体期何日目の所見に相当するかの日付と，実際の日付との差が±2日を正常と判定する[4)]．3日以上ずれる場合に，黄体機能不全の存在を推定する．組織学的観察項目としては，腺上皮核分裂像・腺上皮細胞核の偽重層・核下空胞・腺分泌・間質の浮腫・間質の脱落膜様反応・間質細胞核分裂像・多核白血球細胞浸潤の8項目に基づき診断を行う．

黄体機能不全は不妊症および初期流産の重要な原因とされ，子宮内膜日付診は不妊症の一次検査として必須と位置づけられてきた．しかし時代の流れに伴い，LH測定や経腟超音波検査などの排卵推定法が進歩し，最近，MurrayらはNoyesらの診断基準に対する問題点の克服を目指し，子宮内膜の組織学位的所見の再評価を行った[5)]．その結果，組織学的所見に基づく日付診は個体差や評価者による差などのbiasがともに大きく，±2日を正常と判定することに信頼精度は見いだせないと結論した．したがって現段階では子宮内膜日付診を施行することに根拠はないとされている．

☞文献

1) Christiansen OB, Nibo Andersen AM. Bosch E, et al. Evidence-based investigations and treatments of recurrent pregnancy loss. Fertil Steril. 2009; 83: 76-83.
2) McNeely ML, Soules MR. The diagnosis ofluteal phase deficyency: a critical review. Fertil Steril. 1988; 50: 1-15.
3) 遠藤俊明，斎藤　豪．黄体機能不全．In：日本生殖医学会，編．生殖医療ガイドブック 2010．東京：金原出版；2010．p.66-8.
4) Noyes RW. The underdeveloped secretory endometrium. Am J Obst Gyne. 1959; 77: 929.
5) Murray MJ, Meyer WR, Zaino RJ, et al. A critical amalysis of the accuracy. Reproducibility, and clinical utility of histologic endometrial dating in fertility women. Fertil Steril. 2004; 81: 1333-43.

〈和田　龍〉

B 高プロラクチン血症

プロラクチン（以下 PRL）は哺乳類で多くの生理作用を有することが確認されている．PRL はその増減が生命に直接影響を及ぼすものではないが，欠乏した場合の主な症状としては乳汁分泌不全のみであるのに対して，高 PRL 血症では表 2 に示すような症状を示す．中でも乳漏症，月経異常（排卵障害）とそれに伴う不妊が臨床上問題となる．ここでは高 PRL 血症の診断について述べる．

（1）原因

PRL が生理的原因で上昇するものとしては，妊娠，哺乳刺激，運動，ストレス，食事等が挙げられる．性周期では排卵期および黄体中期で高く，日内変動としては夜間に高くなる．病的な原因としては表 3[1)] に示す通りであるが，原因の頻度としてはプロラクチノーマ，機能性，薬剤性，原発性甲状腺機能低下症と続く[2)]．

（2）症状

① 乳汁漏出

程度は様々だが，高 PRL 血症の約 9 割で認める．程度は血中 PRL と相関しない．

② 月経異常（排卵障害）

全無月経患者の約 20％で認める．血中 PRL と月経異常の程度は相関する．

③ 不妊

高 PRL 血症による排卵障害のため起こる．

（3）検査・診断

① 問診

月経異常の有無，妊娠分娩歴，既往疾患，内服中の薬剤，乳汁漏出・乳房緊満感の有無，視野異常といった脳神経症状．

② 血中 PRL 値の測定

前述の通り，月経周期や日内変動もあることから，測定は卵胞期初期で食後 2 時間以降の安静状態で行う．成人女性の平均値は 5 ng/mL 前後で，正常値はスパック-S PRL：15 ng/mL 以下[3)]，アーキテクト PRL：30 ng/mL 以下[4)] であり，これを上回れば高 PRL 血症と診断する．表 2 にある通り，高 PRL 血症の原因は多岐に及ぶため，適切に原因を解明することが重要である．

表2 高プロラクチン血症の臨床症状
(小池浩司，他．高プロラクチン血症—新女性医学大系 13．中山書店；2000．p.135-52)[1)]

女性
1．乳漏症
2．月経異常 無月経 希発月経 無排卵周期症 黄体機能不全
3．不妊
4．多毛症
5．その他（月経前期浮腫，初経遅延）
男性
1．乳漏症
2．性機能障害 性欲減退 勃起不全 無・乏精子症

表3 高プロラクチン血症の原因疾患（小池浩司，他．高プロラクチン血症—新女性医学大系 13．中山書店；2000．p.135-52)[1)]

1．間脳障害 a）機能性 i．Chiari-Frommel 症候群（分娩後） ii．Argonz-del Castillo 症候群（未産婦） b）器質性 i．間脳および近傍の腫瘍（頭蓋咽頭腫） ii．下垂体茎切断	**3．原発性甲状腺機能低下症**
	4．薬剤内服に伴うもの
	5．胸壁疾患 a）胸部手術後 b）帯状疱疹
2．下垂体障害 a）プロラクチン産生腫瘍 b）先端巨大症や Nelson 症候群に伴うもの	**6．異所性産生** a）気管支癌 b）副腎腫
	7．腎不全

③ 甲状腺機能検査

原発性甲状腺機能亢進症では TRH が増加し，それが TSH と PRL の分泌を促進するため，PRL が上昇する．よって，TSH，free T3，free T4 などの測定を行う．

☞文献

1) 小池浩司，井上正樹．高プロラクチン血症─新女性医学大系 13．東京：中山書店；2000．p.135-52.
2) 倉智敬一，青野敏博，小池浩司．高プロラクチン血症例の全国調査第 2 次集計成績（熊原雄一班長）．厚生省特定疾患間脳下垂体機能障害調査研究班昭和 55 年度総括研究事業報告書．厚生省公衆衛生局難病対策課；1981．p.25-39.
3) 青野敏博，熊本悦明，佐々木康人，他．WHO 標準品を用いた血中プロラクチンの Immunoradiometric 測定法（スパック-S プロラクチンキット）の多施設における基礎的および臨床的検討．ホルモンと臨床．1989；37：87-101.
4) Takeshi I, Matsuzaki T, Tanaka N, et al. Comparison and Problems of Measured Values of LH, FSH, and PRL among Measurement Systems. Endcr J. 2006；53：101-9.

〈弓削彰利　楢原久司〉

6 子宮形態異常

子宮形態異常は先天性と後天性に大別され，前者は子宮奇形，後者は子宮筋腫や子宮腔癒着などによる．子宮形態異常は不育症の原因になり得るが，その存在をもって直ちに原因であると断定はせず，まずは網羅的に不育症の病因検索を行う．得られたデータを総合的に分析・判断したうえで，子宮形態異常への対応を考える．このように，不育症診療では，原因と思われる一つあるいは複数の異常の重み付けを通じて，最終的に治療・管理方針を立てる．そのプロセスにおいて，子宮形態異常の有無とその程度を正確に把握することは重要である．本稿では主に子宮奇形の診断について概説する．

1 分類

本邦にはこれまで統一された子宮奇形の分類はなく，米国不妊学会（AFS：現・米国生殖医学会，ASRM）の分類が現在用いられている[1]（図1）．このなかで，不育症と関連があるものは，Ⅱ～Ⅵ型である．

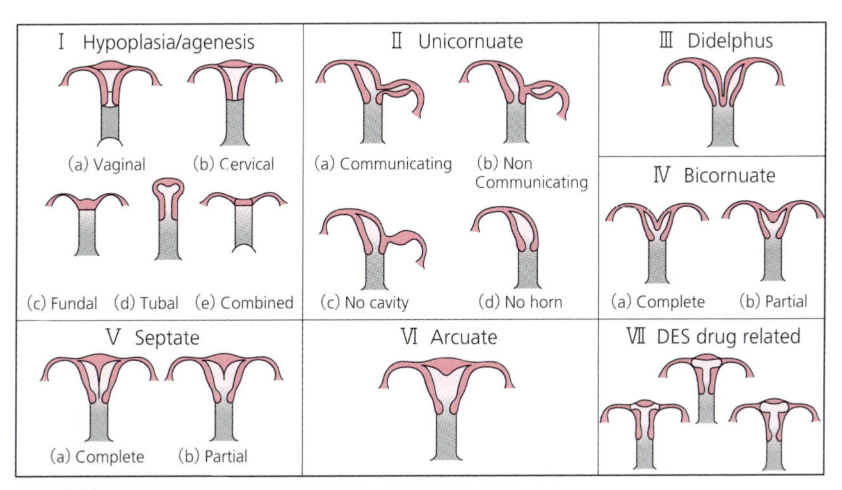

図1 子宮奇形のAFS分類（The American Fertility Society. Fertil Steril. 1988；49：944-55）[1]

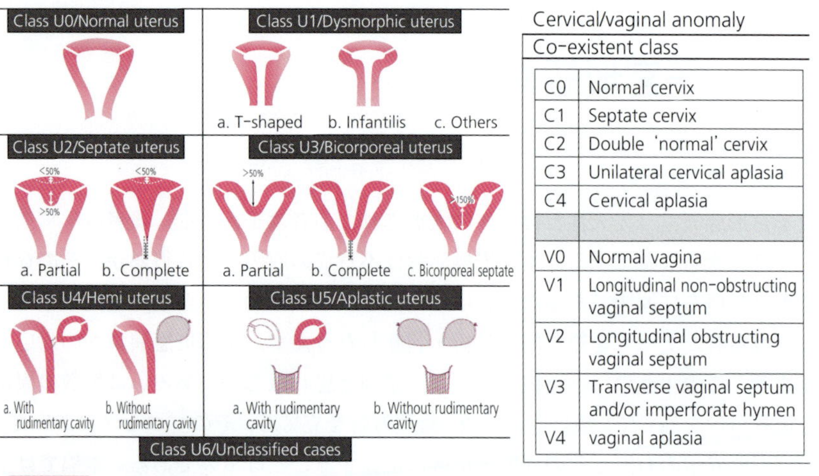

図 2 子宮奇形の ESHRE/ESGE 分類（Grimbizis GF, et al. Hum Reprod. 2013; 28: 2032-44）[2)]

子宮は，胎児発生の過程で，左右の Müller 管が発育し，癒合し，中隔が消退して，卵管・子宮・腟上部が形成される．この形成過程のいずれかに障害が起きた場合に子宮奇形が生じる．その障害段階に応じて，Ⅱ～Ⅵ型の分類がされていると考えると理解しやすい．すなわち，Ⅱ型単角子宮（いずれか一方の Müller 管の発育不全），Ⅲ型重複子宮（両方の Müller 管は発育するも癒合欠如），Ⅳ型双角子宮（両方の Müller 管の癒合不全），Ⅴ型中隔子宮（両方の Müller 管が癒合するも中隔の消退欠如），Ⅵ型弓状子宮（両方の Müller 管が融合するも中隔の消退不全）となる．

AFS 分類の問題点の一つとして，腟や子宮頸管に関する分類がないことが挙げられる．これらを解決するべく，欧州生殖医学会（ESHRE）と欧州婦人科内視鏡学会（ESGE）が，子宮頸部や腟の分類も含めた新しい子宮奇形の分類を合同で提唱している[2)]（図 2）．

2 頻度

先の AFS 分類に該当する全ての先天性子宮奇形の頻度は，不育症患者で約 16%となる．不育症と関連する可能性のある子宮奇形について，その頻度の内訳を表 1 に示した[3)]．なお，本邦では不育症患者の約 8%に子宮形態異常を認め

表1 不育症患者および一般人における先天性子宮奇形の有病率（%）（Jaslow CR. Obstet Gynecol Clin North Am. 2014；41：57-86[3]より改変）

子宮奇形の種類	不育症（%）	一般人（%）
双角子宮（bicornuate）	1.2	0.3～0.4
重複子宮（didelphus）	0.2	0.03～0.3
中隔子宮（septate）	6.1	2.0～2.3
単角子宮（unicornuate）	0.5	0.03～0.1
弓状子宮（arcuate）	4.6	3.9～4.9

る[4]．表1にある通り，一般人に比べると不育症における中隔子宮の頻度が2倍以上高い事実は，中隔子宮が不育症の原因になり得ることを間接的に支持する．

3 診断

診断の要点は，① 子宮奇形の有無の確認，② 正確な奇形分類，の2点である．これらについて正確を期するためには，複数の検査を組み合わせてのスクリーニングおよび精査が望ましい．

(1) 腟鏡診・内診（双合診）

腟，腟中隔，子宮頸部の有無や形状を腟鏡診で確認する．内診により子宮体部の大きさや形状などについても補助的な情報を得る．

(2) 超音波断層検査

後述の子宮卵管造影検査（HSG）や子宮鏡検査に比べて，簡便性・非侵襲性の点で優れているので，上記（1）に引き続いて行う．矢状断だけでなく冠状断の位置を保ちながらプローブを上下にずらしていくと，内膜像の分岐・分離が観察される．重複子宮，双角子宮や中隔子宮がほぼ診断可能である．また，子宮底漿膜面から中隔先端部までの距離を測定することにより，中隔の突出度を把握し手術の際にどの程度まで切除(切離)すれば良いかの目安を立てることも行われる．

子宮内腔をさらに詳細に観察するためには，細いカテーテルを用いて子宮内腔に生理食塩水を注入しながら経腟超音波検査を行う．Sonohysterography（SHG）と呼ばれるこの検査方法は，粘膜下筋腫や子宮内膜ポリープなどの子宮内腔病変の検出や子宮奇形の評価などが可能であり，簡便で有用性も高い．

3次元（three-dimensional［3D］）経腟超音波検査を用いると，内腔だけでなく子宮外側の輪郭も描出できる．子宮奇形の診断に極めて有用であるが，至適断面の描出や機器操作などに若干の修練が必要になる．

(3) 子宮卵管造影検査（HSG）

水溶性・油性造影剤のいずれを使用しても構わないが，バルーン法ではなく，子宮腔輪郭全体の描出が可能な嘴管法が望ましい．ただし，バルーン法でも，腔内を造影剤で充満後にバルーンを縮ませつつ抜去しながら造影剤を注入していけば子宮腔全体を撮像することは可能ではある．HSGは適確に行えば客観的データが得られ有用ではあるが，子宮腔と交通性のない副角に加えて，菲薄な中隔，微小な癒着・粘膜下筋腫・内膜ポリープなどは描出されないことがある．HSGでは子宮体部外側の輪郭は描出できないので，例えば不全中隔子宮と双角子宮の鑑別は困難である．このような短所を念頭において，検査の実施の判断およびデータ解析にあたりたい．

(4) 子宮鏡

中隔の存在・性状に加えて，粘膜下筋腫・内膜ポリープ・子宮腔癒着に関する詳細な情報が得られる．HSGを補完する検査と位置付けられるが，HSGと同様に子宮全体の輪郭についての情報は得られない．

(5) 骨盤MRI検査

子宮全体の輪郭や子宮内膜の状態，また子宮筋腫や（ある程度の大きさの）子宮内膜ポリープの位置，突出度，性状などを知るうえで有用な検査となる．これらは超音波検査でも知ることができるが，施術者に依存かつ情報が限定される超音波検査とは異なり，客観的な内腔および全体の輪郭などの子宮形態を把握できる．特に，不全中隔子宮と双角子宮の鑑別診断には，子宮外側の輪郭の情報が必須となるが，これはHSGや子宮鏡では不可である．

(6) 腹腔鏡

直視下に子宮・卵管・卵巣を含めた骨盤全体の正確で詳細な情報が得られる．その点で確定診断には有用であり必須ともいえるが，侵襲性の点から，少なくとも不育症診療においては，子宮奇形の診断目的だけで行われることはない．

(7) 実際の検査の手順

子宮奇形を念頭においた腟鏡診・内診および経腟超音波検査（あるいはSHG）にて大凡の診断はつく．さらに3D経腟超音波検査により子宮腔および子宮全体の輪郭を描出することができれば，ほぼ確定診断となる[5)]．3D経腟超音波検査装置が利用できないなど確定診断に至らない場合は，骨盤MRIを考慮する．また，

JCOPY 498-06080

子宮奇形以外の内膜ポリープや子宮腔癒着などの子宮腔病変の検出・評価に加えて術式のプラン立てのために，前もって子宮鏡検査を行うのが望ましい．以上の諸検査を行えば通常は確定診断に至るのでHSGは必ずしも必須ではない．しかし，卵管疎通性に異常が疑われる場合や子宮腔についての十分な情報が得られない場合などは，HSGを行いたい．最も正確な診断をするためには，腹腔鏡/開腹による子宮も含めた骨盤内の観察が必須となるが，前述の通り，診断目的のみで行うことは一般的ではない．

☞文献

1) The American Fertility Society. The American Fertility Society classifications of adnexal adhesions, distal tubal occlusion, tubal occlusion secondary to tubal ligation, tubal pregnancies, mullerian anomalies and intrauterine adhesions. Fertil Steril. 1988; 49: 944-55.
2) Grimbizis GF, Gordts S, Di Spiezio Sardo A, et al. The ESHRE/ESGE consensus on the classification of female genital tract congenital anomalies. Hum Reprod. 2013; 28: 2032-44.
3) Jaslow CR. Uterine factors. Obstet Gynecol Clin North Am. 2014; 41: 57-86.
4) 厚生労働省研究班．本邦における不育症のリスク因子とその予後に関する研究．平成20〜22年度厚生労働省科学研究費補助金（成育疾患克服等次世代育成基盤研究事業）総合研究報告書 2010.
5) Ghi T, Casadio P, Kuleva M, et al. Accuracy of three-dimensional ultrasound in diagnosis and classification of congenital uterine anomalies. Fertil Steril. 2009; 92: 808-13.

〈丸山哲夫〉

7 頸管無力症

（子宮）頸管無力症（頸管不全症）は「妊娠 16 週ごろ以後にみられる習慣流早産の原因の 1 つである．外出血とか子宮収縮などの切迫流早産徴候を自覚しないにもかかわらず子宮口が開大し，胎胞が形成されてくる状態である．既往妊娠時に受けた陳旧性頸管裂傷や先天的な頸部組織の異常が原因と考えられる」と産科婦人科用語集：用語解説集では記載されている[1)]．しかしながら，頸管無力症がさまざまに定義され，確定した診断基準もないことから，現状では頸管無力症を正確に診断することは困難である[2)]．

通常は無症候であるが，ときに多量の腟分泌物，下腹部不快感を訴えることがある．

わが国におけるリスク因子として喫煙（RR3.15），排卵誘発剤（RR1.40）や体外受精（RR1.59）により妊娠した場合，あるいは子宮疾患（RR1.99）を合併している場合があげられる[3)]．

(1) 問診

① 妊娠分娩歴：原因不明の妊娠 17～33 週の流早産，前期破水，頸管無力症の既往の有無を聴取する．

② 子宮頸部円錐切除術の既往の有無を聴取する．

(2) 腟鏡診

帯下の量，状態，出血の有無，胎胞の有無を確認する．

(3) 内診

Bishop's score（子宮口開大度，展退度，児頭下降度，頸管の硬度，子宮口の位置）を確認する．

(4) 経腟超音波断層法

内子宮口の開大と頸管長の短縮・funneling の有無などを確認する．一般に正常妊婦では妊娠中期では 37～40 mm 前後，32 週以降では 25～30 mm とされている．30 mm 未満では要注意であり，25 mm 以下であれば入院を考慮する．

(5) 腟分泌物細菌培養検査

細菌性腟症は何らかの原因により乳酸桿菌が減少する一方，ガードネラ

JCOPY 498-06080

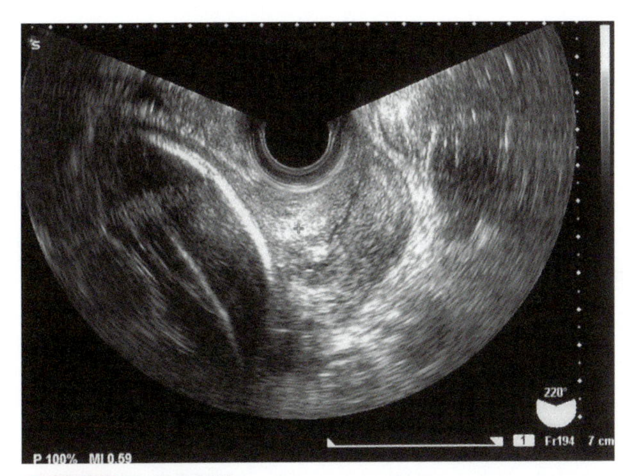

図1 頸管長正常

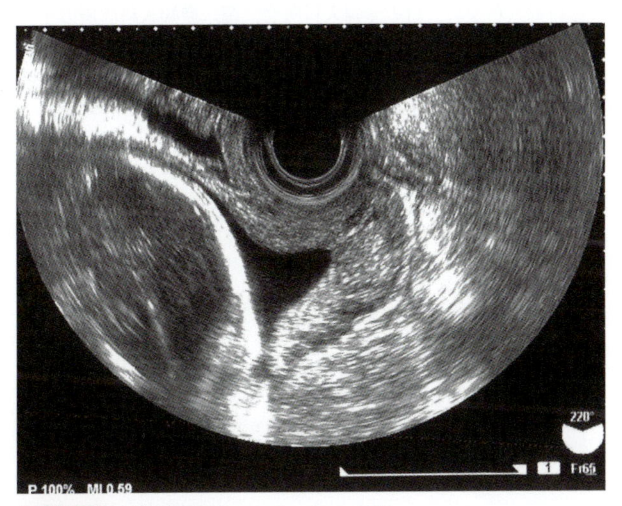

図2 頸管長短縮・funnelingあり

(Gardnerella vaginalis), 嫌気性菌, マイコプラズマ (*Mycoplasma hominis*) 等が増殖することによって腟内正常細菌叢が崩れた状態をさす.

診断は臨床的にはAmselの診断基準によってなされる. これは ① 灰白色均質な帯下, ② 4.5を越える腟内pH, ③ アミンテスト陽性, ④ クルーセルの存在のうちいずれか3つが満たされることにより細菌性腟症と診断される. より簡便で客観的な診断方法としては，グラム染色標本から得られるNugent scoreがあり信頼性も高い[2)].

(6) 早産マーカー

早産マーカーとして子宮頸管粘液中顆粒球エラスターゼ，腟分泌液中ヒト癌性胎児フィブロネクチンが用いられる．これらが陽性であると子宮頸管炎や絨網膜羊膜炎の存在を示す．

(7) 血液検査所見

感染徴候の指標として高度の白血球増多や高CRP血症の存在があれば絨毛膜羊膜炎の存在を疑う．

☞文献

1) 日本産科婦人科学会．産科婦人科用語集・用語解説集（改訂新版）．東京：金原出版；2003.
2) 日本産科婦人科学会，日本産婦人科医会，編．産婦人科診療ガイドライン―産科編2014．日本産科婦人科学会事務局；2014．p.129-33.
3) 塩﨑有宏，齋藤　滋，松田義雄，他．産科合併症の特性に関する研究．日本周産期・新生児医学会雑誌．2009；45(4)：1018-20.

〈田中宏幸〉

JCOPY 498-06080

抗リン脂質抗体症候群

抗リン脂質抗体に対する治療は内科領域では血栓症に対する治療が主体となるが，本稿で扱う治療は「抗リン脂質抗体陽性不育症」に対する治療ということになる．このような症例に対する治療を考える場合，妊娠歴として初期流産反復例と，妊娠中期以降の異常妊娠既往例を分けて考えることが重要である．これらの点を踏まえ，抗リン脂質抗体陽性不育症症例に対する治療について解説する．

1 抗リン脂質抗体陽性不育症症例に対する治療の歴史

「抗リン脂質抗体症候群」が提唱された初期の頃は，副腎皮質ステロイドホルモン（以下ステロイドと略す），低用量アスピリン（以下アスピリンと略す）併用療法が用いられた[1)]．その後ヘパリン，アスピリン併用療法が報告され[2)]，ステロイドの副作用を考慮しヘパリン，アスピリン併用療法が推奨されるようになっている．一方，筆者らは「抗リン脂質抗体症候群」が提唱される以前から不育症の治療に取り組み，抗リン脂質抗体による不育症に対する治療も初期から行ってきた．当初は諸外国からの報告と同様ステロイド，アスピリン併用療法を行いその有効性も報告した[1)]が，ステロイドの副作用を考慮し，また内服療法の利便性も考慮し，ステロイドと類似の作用を持つ漢方合剤である柴苓湯に注目し，その有効性について検討してきた．この背景には「診断」の項で示した，抗リン脂質抗体による各種異常妊娠の発症機序を基にした免疫抑制療法の重要性がある．治療の実際に関しては，既往異常妊娠のクリティカルな時期がいつかということを考慮することが必要である．このことも踏まえ，次項においては，漢方合剤，アスピリン併用療法，ヘパリン，アスピリン療法の実際について解説する．

2 抗リン脂質抗体陽性不育症に対する治療の実際

(1) 漢方合剤，低用量アスピリン療法

表1に柴苓湯を基本とした治療のアウトラインおよび投薬の実際について示した．妊娠初期流産反復例に対しては妊娠前からの治療が重要であり，妊娠許可の3か月前から柴苓湯（処方例：ツムラ柴苓湯 9.0 g/日，分 3，食前服用）を投与

表1 抗リン脂質抗体陽性不育症に対する漢方合剤，低用量アスピリンによる治療のアウトライン

<table>
<tr><th colspan="2" rowspan="2"></th><th colspan="2">クリティカルな時期はいつか</th></tr>
<tr><th>妊娠初期（初期流産反復）</th><th>妊娠中期以降</th></tr>
<tr><td rowspan="2">自己免疫異常の程度は</td><td>弱い*</td><td>妊娠前から柴苓湯服用
妊娠成立後アスピリン併用</td><td>妊娠成立後，柴苓湯，アスピリン併用</td></tr>
<tr><td>強い**</td><td colspan="2">妊娠前から柴苓湯服用，妊娠成立後ステロイド，
アスピリン併用</td></tr>
</table>

*抗カルジオリピン抗体弱陽性，ループスアンチコアグラント（LAC）弱陽性など
**抗 CLβ2GPI 抗体陽性，抗カルジオリピン抗体強陽性，LAC 強陽性など
・注：各薬剤投与の実際
・柴苓湯：妊娠許可の 3 か月前から服用を開始し，抗リン脂質の抗体価を経時的に検査する．妊娠した場合分娩まで継続する．有害事象として肝機能障害に留意する．（定期的な肝機能チェックを施行）
・低用量アスピリン：基礎体温上，高温相 2〜3 日目から服用開始，妊娠した場合継続する．製剤の添付文書では原則として妊娠 28 週で終了することとなっている．症例により同意を得て妊娠 36 週まで継続することも考慮される．
・副腎皮質ステロイドホルモンを使用する場合：妊娠成立後，30〜40 mg/日から開始し，漸減し，5〜10 mg/日で維持する．各種有害事象に留意する．

する．アスピリン（処方例；バファリン 81®，1 錠/日）は基礎体温の高温層 2〜3 日目から服用を開始し，妊娠した場合は継続し，月経が発来した場合は中止とする．抗リン脂質抗体高値例では内服療法の利便性を考慮し副腎皮質ステロイドホルモンの併用も行う．このような治療を 100 例以上の症例に対し施行し 80％以上の妊娠継続率を認めその有効性を確認している．一方，妊娠後期に異常妊娠が認められる症例については表 1 に示したように原則的に妊娠成立後から柴苓湯，アスピリンの投与を行っているが，抗リン脂質抗体強陽性例では，妊娠前から柴苓湯を投与し，妊娠後副腎皮質ステロイドホルモンも併用するという治療を行っている．本療法の有効性をより明確とするため，難治性と考えられる症例に対する治療成績について検討し報告している[3)]．対象は，重症妊娠高血圧症候群を主に，常位胎盤早期剝離，HELLP 症候群など合併症既往を有し，1000 g 未満の超低出生体重児を出産（多くは死産）した抗リン脂質抗体陽性症例 15 例である（表 2）．これらの症例に対し，柴苓湯を中心とした治療を行い，15 例中 13 例（86.7％）で妊娠 10 か月での分娩に至るという成績を得て，対照との比較においてその有効性を確認している[3)]．

JCOPY 498-06080

表 2 治療を行った難治性抗リン脂質抗体陽性症例の一覧および治療後妊娠帰結
（新潟大学産婦人科，Takakuwa K, et al. Am J Reprod Immunol. 2006；56：237-42[3]より作成）

No	年齢	妊娠歴 (G-P)	在胎週数	出生時体重	妊娠高血圧症候群，合併症	ACL 以外の抗リン脂質抗体	治療	治療後妊娠帰結
1	26	0-0	29 W	908 g	H	-	柴苓湯，ASP	36 W, 2480 g
2	25	1-0	31 W	832 g	H，早剝	-	柴苓湯，ASP	30 W, 976 g*
3	33	2-0	31 W	888 g	Ph，早剝	-	柴苓湯，ASP	37 W, 2480
4	28	0-0	23 W	370 g	PH, IUFD, 子癇	-	柴苓湯，ASP	38 W, 2500 g*
5	26	2-0	29 W	708 g	PH，早剝	-	柴苓湯，ASP	37 W, 2514 g
6	24	0-0	30 W	674 g	早剝	-	柴苓湯，ASP	37 W, 2818 g
7	24	1-0	32 W	810 g	IUFD	-	柴苓湯，ASP	36 W, 2018 g
8	33	9-0	27 W	758 g	pH, 新生児死亡	CLβ2GPI	柴苓湯，ASP, PSL	37 W, 3752 g
9	27	0-0	27 W	594 g	IUFD	-	柴苓湯，ASP, PSL	31 W, 1650 g*
10	34	1-0	24 W	350 g	IUFD	CLβ2GPI	柴苓湯，ASP, PSL	37 W, 2476 g
11	27	0-0	24 W	650 g	PH, IUFD			
	30	1-1	24 W	500 g	PH, IUFD	CLβ2GPI	柴苓湯，ASP, PSL	37 W, 2762 g
12	28	0-0	26 W	630 g	IUFD			
	30	2-1	24 W	440 g	IUFD	LAC	柴苓湯，ASP, PSL	37 W, 2748 g
13	25	0-0	21 W	430 g	IUFD, 早剝	-	柴苓湯，ASP, PSL	36 W, 2420 g
14	30	0-0	32 W	748 g	PH, HELLP	-	柴苓湯，ASP	37 W, 2750 g
15	28	0-0	29 W	990 g	PH, 早剝	-	柴苓湯，ASP	36 W, 2484 g

ACL：抗カルジオリピン抗体，CLβ2GPI：抗カルジオリピンβ2GPI 抗体，
LAC：ループスアンチコアグラント
ASP：低用量アスピリン，PSL：副腎皮質ステロイドホルモン
*：症例 2，症例 9 の児は順調に成長．症例 4 は常位胎盤早期剝離で Apgar 点数 1 点だったが，順調に成長．

(2) ヘパリン，低用量アスピリン併用療法

本療法に関し，最近，英国のKeelingらがガイドラインを示している[4)]．彼らは抗リン脂質抗体陽性初期流産反復例に対して，ヘパリン，アスピリン併用療法が有効であることを指摘している．この場合，クリティカルな時期が妊娠初期であることから，以下のような処方が実際的である．アスピリン(バファリン81®，1錠/日）は漢方合剤，アスピリン併用療法の場合と同様，基礎体温の高温層から服用を開始し，妊娠が成立した場合はそのまま服用を継続，月経が発来した場合は一旦中止する．ヘパリン（処方例：ヘパリンカルシウム持田®5000単位，1日2回皮下注）は胎嚢が確認されてから開始し，妊娠中，継続する．

一方，上述のKeelingらは抗リン脂質抗体陽性で妊娠後期に異常妊娠（重症妊娠高血圧症候群，死産など）を経験した症例に対しアスピリンは有効であるもののヘパリンの併用の有効性は認められないことを指摘している．しかしながら，より予後が悪いと判断されるこれらの症例にアスピリン単独の治療では効果について疑義が残る．そこで，このような症例に対しては妊娠初期，胎児心拍が確認されてから，低用量アスピリン，ヘパリンを併用することが実際的であると考えられる．ただし，本治療に関して，妊娠継続は得られるものの，母体の重症妊娠高血圧症候群の発症，胎児発育制限の発症などの割合が高いことは以前から指摘されているところである[5)]．

3 治療のまとめと今後の展望

抗リン脂質抗体陽性不育症に対する治療について解説を行った．筆者らは我が国でしか使用できない漢方合剤を中心とした治療を行い良好な成績を得ている．ただし，血栓形成傾向の考慮される症例に対しては流・死産の予防とは別に血栓形成予防の観点からヘパリンの併用も有用である可能性がある．一方，抗リン脂質抗体の胎児への移行という理論的な問題点を考慮した場合，ヘパリン，アスピリン併用療法に何らかの免疫抑制療法を加えることも重要かもしれない．今後，母児のさらなる予後改善のため，検討が進められることが期待される．

☞文献

1) Hasegawa I, Takakuwa K, Goto S, et al. Effectiveness of predonisolone/aspirin therapy for recurrent aborters with antiphospholipid antibodies. Hum Reprod. 1992; 7: 203-7.
2) Cowchock FS, Reese EA, Balaban D, et al. Repeated fetal loss associated with antiphospholipid antibodies. A collaborative randomized trial comparing prednisone with low-dose heparin treatment. Am J Obstet Gynecol. 1992; 166: 1318-27.
3) Takakuwa K, Ooki I, Nonaka T, et al. Prophylactic therapy for patients with reproductive failure who were positive for anti-phospholipid antibodies. Am J Reprod Immunol. 2006; 56: 237-42.
4) Keeling D, Mackie I, Moore GW, et al. Guideline on the investigation and management of antiphospholipid syndrome. Brit J Haematol, 2012; 157: 47-58.
5) Galli M, Barbui T. Antiphospholipid antibodies and pregnancy. Best Pract Res Clin Haematol. 2003; 16: 211-25.

〈高桑好一　能仲太郎〉

血栓症（第XII因子欠乏，プロテイン S，C 欠乏）

血栓素因をもつ第XII因子やプロテイン C（PC），プロテイン S（PS）低下や欠乏状態を伴う不育症患者に対して，抗リン脂質抗体症候群（APS）準じた低用量アスピリンやヘパリン療法などの抗凝固療法が行われている．真の APS でない症例においては出血傾向，肝機能障害やヘパリン起因性血小板減少症（HIT）などの重篤なリスクがベネフィットを上回る場合がある．また血栓素因をもつ患者に対しては，不育症のみならず妊娠および産褥において静脈血栓塞栓症の対策が必要である．そのためにエビデンスに基づき正しい検査項目で正確に診断し，適切な治療法を選択することが最も重要である．

1 APS の診断基準を満たさない症例に対する治療法の実際

一度抗リン脂質抗体が陽性であっても，約 12 週間後の再検査で陰性の場合は真の APS とは診断されないものの，低用量アスピリン単独療法で成功率が上昇することを報告してきた．

産婦人科診療ガイドライン産科編 2014[1]において，第XII因子欠乏，PC および PS 欠乏に対する不育症治療に関する直接的な記載はない．国際抗リン脂質抗体学会（2006 年）の APS の診断基準を満たさない第XII因子や PC, PS 欠乏の不育症患者には，約 12 週間後の再検査以前に妊娠が成立した症例と同様に，検査値や既往歴（中期流産や死産歴等）を考慮した上で，十分説明し同意を得て APS に準じた治療方針（自費診療）を行っている．

なお，健康保険の適用がなく適用外使用であるものを治療に用いる場合には，名古屋市立大学医学部研究倫理審査委員会の規定に従い，臨床研究として書面での同意書の取得を義務づけている．

2 当科における APS に準じた治療法の実際

当科においては血栓症や中期以降の死産歴をもつ症例と APS（特にループスアンチコアグラント［LA］）と診断された症例を治療対象とし，エビデンスに基づいた APS 準じた低用量アスピリンやヘパリン療法などの抗凝固療法を行ってい

JCOPY 498-06080

表1 不育症に対する介入の Benefit・No Benefit（Regan L. Lancet. 2006 より）

	Level of evidence
介入の benefit	
抗リン脂質抗体症候群に対するアスピリン・ヘパリン療法	Ⅰb
支持的精神療法	Ⅲ
血栓性疾患に対するヘパリン療法	Ⅳ
介入の no benefit	
プロゲステロン補充	Ⅰ
イムノグロブリン/ステロイド	Ⅰa
原因不明に対するアスピリン	Ⅱa
受精卵スクリーニング	Ⅱa

※ⅠがエビデンスレベルⅠが最上位

る（表1）[2]．バイアスピリン® 100 mg 1錠1日およびヘパリンカルシウム® 10,000単位1日（1日2回，12時間毎，自己皮下注射）の標準的な抗凝固療法により，成功率は70～80%である．妊娠早期から治療を開始することが望ましく，当院では妊娠反応が陽性となったら可及的速やかに治療を開始する．自己皮下注射のトレーニングのために2～3日間の入院（自費診療）を要する症例もある．APS合併妊娠では未分画ヘパリンのヘパリンカルシウム®の保険適用が認められているが，カプロシン®は保険適用ではない．未分画ヘパリンのほかに抗凝固薬として，第Xa因子阻害薬であるダナパロイドナトリウムであるオルガラン® 1,250単位1日（1日1回自己皮下注射）がある．自費診療であるが煩雑で肉体的負担を伴う自己注射が1日1回であり，出血傾向や血小板減少，骨粗鬆症などの副作用がヘパリンカルシウムと比較して少ない．低分子量ヘパリンであるダルテパリン（フラグミン®）は24時間点滴による治療となるため，分娩までの長期間の入院管理を必要とする．同じくエノキサパリン（クレキサン®）は術後の血栓予防のための投与のみが認められている．

ステロイド（プレドニゾロン® 20 mg 1日，適宜調整）は抗血栓対策法の位置づけではなく，非妊娠時より全身性エリテマトーデスやシェーグレン症候群などの自己免疫疾患の治療を受けている症例や，抗リン脂質抗体が高値で標準的治療に抵抗性を示した既往のある症例や血小板減少などの病態が進行する症例に行っている．

3 妊娠中の管理のポイント

重症妊娠悪阻による脱水や切迫流早産などで安静（長期臥床）を余儀なくされる場合には，下肢のストレッチ運動や弾性ストッキング着用を指示する．HIT の発症の可能性を念頭に置きヘパリン治療開始約 1 週間後（その後は約 2 週間毎）に血小板数を測定する．また肝機能障害にも注意が必要である．APS の重症例では妊娠中期から HIT に起因しない，病態そのものの重症化による血小板減少を認めることが少なくない．妊娠高血圧症候群の発症にも注意が必要である．

標準的な抗凝固療法ではアスピリンは抗血小板作用が中止後も約 1 週間程度継続することを考慮し，当科では妊娠 35 週 6 日まで投与している．ヘパリンは半減期が短いため陣痛発来時に中止する．予定帝王切開術の場合は前日夜まで投与している．

4 周産期の管理のポイント

産婦人科診療ガイドライン産科編 2014 の CQ004-1（妊娠中の静脈血栓塞栓症［VTE］の予防は？）に不育症の有無に関わらず血栓性素因をもつ患者に関する記載がある．VTE 既往はないが血栓性素因（PC 欠損症［欠乏症］，PS 欠損症［欠乏症］）があるものは，第 2 群（「妊娠中の抗凝固療法」を検討すべき女性）の 3）に該当し，最高推奨度 B（実施すること等が勧められる）の Answer が記載されている．また，PS 活性は妊娠中に低下するため非妊時に評価することと，本邦女性では欧米女性に比し PS 欠損症（欠乏症）が高頻度に認められることが付記されている．

CQ004-2（分娩後の静脈血栓塞栓症［VTE］の予防は？）においては分娩後の VTE 危険因子の第 2 群（分娩後抗凝固療法［通常，3 日間以上］あるいは間欠的空気圧迫法は必要な女性）として，最高推奨度 B の Answer が記載されている．ワルファリン導入時には凝固因子活性の低下に先行して PC や PS などの凝固阻止因子活性が低下し，電撃性紫斑病などの表在性血栓症による皮膚壊死を惹起しやすいため，ワルファリンの使用を避けることが推奨されている．

5 不育症に対する治療の必要性と治療法の選択の重要性

不育症治療に関する再評価と新たなる治療法の開発に関する研究（厚生労働科学研究費補助金成育疾患克服等次世代育成基盤研究事業，平成 20 年度～22 年

表 2 不育症患者における凝固関連因子の発現率とその後の妊娠帰結

Abnormal rates for parameters tested and pregnancy outcomes for 536 cases.

Parameter	Prevalence of each abnormality	424 cases treated without ASA[a]		Significance
		Miscarriage with normal value	Miscarriage with abnormal value	
Protein C	115/451 (25.5%)	64/245 (26.1%)	15/72 (20.8%)	NS
Protein S	82/183 (44.8%)	20/66 (30.3%)	8/49 (16.3%)	NS
Antithrombin Ⅲ	25/468 (5.3%)	83/321 (25.5%)	2/17 (11.8%)	NS
Factor XII	15/94 (16.0%)	11/46 (23.9%)	4/5 (80.0%)	P=0.02[b]
Factor XIII	15/285 (5.3%)	47/186 (25.3%)	2/10 (20.0%)	NS
At least one parameter	190/536 (35.4%)	72/268 (26.9%)	23/117 (19.7%)	NS

[a]Data exclude 112 cases treated with low-dose aspirin（ASA）therapy and also 39 miscarriage cases associated with an abnormal embryonal karyotype

[b]There were no differences in subsequent miscarriage rates between those with abnormal and normal values for PC, PS, ATⅢ, and FXIII. The rate（80%, 4 of 5 patients）with abnormal FXII is significantly higher than that（23.9%, 11 of 46 patients）with normal FXII（P=0.02, odds ratio=12.7）.

NS=Not significant.

（Sugiura-Ogasawara M, et al. Fertil Steril. 2001；75：916-9）[4)]

度，研究代表者齋藤 滋）の報告書において，第XII因子欠乏（カットオフ値 50%）および PC 欠乏（カットオフ値 60%）不育症患者では低用量アスピリン単独またはヘパリン併用療法の有用性は確認されていない．PS 欠乏（カットオフ値 60%）症例では妊娠 10 週以降の流死産の既往がある場合は，低用量アスピリンでは予後不良でヘパリン併用療法で良好な成績が報告されている．一方妊娠 10 週未満の流産既往患者においては，低用量アスピリン単独およびヘパリン併用ともに良好な成績を得た．

一方，胎盤早期剝離，妊娠高血圧症候群，子宮内胎児発育遅延や死産歴のある患者において，PS や PC 欠乏症などの血栓性素因の頻度が高いという報告がある[3)]．妊娠初期流産のみでなく中期以降の不育症病態の克服のために，PS や PC

表3 不育症患者の凝固関連因子の発現とその後の低用量アスピリン療法による妊娠帰結の検討

Abnormal variable	Miscarriages in cases with ASA	Miscarriages in cases without ASA	Significance
Protein C	5/30 (16.7)	15/72 (20.8)	NS[a]
Protein S	5/26 (19.2)	8/49 (16.3)	NS
Antithrombin Ⅲ	1/6 (16.7)	2/17 (11.8)	NS
Factor Ⅻ	1/8 (12.5)	4/5 (80.0)	P=0.03; odds ratio, 28[b]
Factor ⅩⅢ	1/2 (50.0)	2/10 (20.0)	NS
At least one variable	9/50 (18.0)	23/117 (19.7)	NS
Antiphospholipid antibody	11/56 (19.6)	7/13 (53.8)	P=0.01; odds ratio, 4.8

Note: Data are given as n/n (%). NS=not significant.
[a]Data on miscarriages associated with an abnormal embryonal karyotype were excluded.
[b]No differences in miscarriage rate were observed in patients with abnormal levels of protein C, protein S, antithrombin Ⅲ, or Factor ⅩⅢ, but a lower miscarriage rate was seen in patients who had decreased factor Ⅻ levels (P=0.03; odds ratio, 28) who were receiving low-dose aspirin compared with those receiving no medication.
(Sugiura-Ogasawara M, et al. Fertil Steril. 2001; 76: 203-4)[5)]

欠乏症患者に対する抗凝固療法が考慮される.

我々はPC, PS, Antithrombin Ⅲ, 第ⅩⅢ因子低下不育症患者において, 次回妊娠時に無治療で流産率に有意差を認めなかったが, 第Ⅻ因子低下症例では有意に高かったことを報告した (表2)[4)]. さらにPC, PS, Antithrombin Ⅲ, 第ⅩⅢ因子低下不育症患者において認められなかった低用量アスピリンの有用性が, 第Ⅻ因子低下とAPSを伴う不育症患者で認められた (表3)[5)]. その後の検討では第Ⅻ因子活性低下には自己抗体等の後天的なものが介在することが示唆された. PC, PSや第Ⅻ因子はAPSにおいて低下することが報告されており, PSや第Ⅻ因子低下は抗リン脂質抗体やLAを介して不育症病態に関与することが考えられる.

さらに抗リン脂質抗体のみならずkininogenや第Ⅻ因子に対する自己抗体と抗PS抗体との関連も報告されている.

今後, 凝固線溶系関連のプロテアーゼやそのインヒビターとそれらに対する自己抗体に着目した, 充分な症例数と適切な症例を用いたコホート研究が必要であると考えている.

JCOPY 498-06080

☞文献

1）日本産科婦人科学会，日本産婦人科医会，編．産婦人科診療ガイドライン―産科編2014．日本産科婦人科学会事務局；2014．

2）Miyakis S, Lockshin MD, Atsumi T, et al. International consensus statement of update of the classification criteria for definite antiphospholipid syndrome（APS）. J Thromb Haemost. 2006；4（2）：295-306.

3）Kupferminc MJ, Eldor A, Lessing JB, et al. Increased frequency of genetic thrombophilia in women with complications of pregnancy. N Engl J Med. 1999；7；340（1）：9-13.

4）Sugiura-Ogasawara M, Ozaki Y, Suzumori K, et al. Factor XII but not protein C, protein S, antithrombin III, or factor XII is a predictor of recurrent miscarriage. Fertil Steril. 2001；75：916-9.

5）Sugiura-Ogasawara M, Ozaki Y, Suzumori K, et al. Low-dose aspirin is effective for treatment of recurrent miscarriage in patients with decreased coagulation factor XII. Fertil Steril. 2001；76：203-4.

〈尾崎康彦　杉浦真弓〉

染色体異常

不育症カップルのいずれかに染色体の均衡型構造異常が判明した場合に，治療法として考えられるのは，流産リスクの上昇は承知の上で，そのまま自然妊娠を試みて，染色体が交互分離になって妊娠が継続することを期待するか，着床前遺伝子診断（preimplantation genetic diagnosis：PGD）を行って不均衡型の配偶子を除外して体外受精するかのいずれかになる．

1 自然妊娠

不育症のカップルでいずれかが均衡型転座保因者で，自然妊娠を繰り返した場合の予後についてはさまざまな報告がある．一般的な流産率として（転座の保因者でなくても）妊娠の 15～20%は流産するとされている．一方で転座保因者のカップルの場合，次回の妊娠での流産率は個々のケースにより異なると考えられ，一般頻度と大きく変わらないこともあれば，60～70%程度にまで高くなることもある．100%流産すると想定される核型も稀ではあるが存在する．反復流産のカップルで，転座保因者が男性の場合，次回の妊娠で流産する確率は約 60%，転座保因者が女性の場合には，次回の妊娠で流産する確率は約 70%であり，両方あわせると約 68%であるという報告もある[1]．転座保因者のカップルでは，高い確率で次回の妊娠で流産が生じることは間違いないが，あくまで確率の問題であり，流産を繰り返すもののいつか妊娠継続につながる可能性は十分ある．

2 PGD

PGD を行って不均衡型の染色体を持つ胚を除いて，均衡型の染色体を持つ胚のみを移植するという方法である．現時点での認識としてはカップルのいずれかが均衡型構造異常の保因者であり，かつ習慣流産を示す場合には，着床前診断を行うことで，妊娠あたりの流産率は自然周期の 80%程度が 20%程度へと著明に減少する．すなわち着床前診断により自然流産を大幅に減らすことができる．報告によると，着床前診断を行ったときの自然流産率（13～16%）は，転座保因者でないカップルの自然流産率（20%）とほぼ同じになる．しかし，PGD には体

JCOPY 498-06080

表1 染色体構造異常を有するカップルが自然妊娠を試みた場合とPGDを行った場合の生児獲得率と流産率の要約（Franssen MT, et al. Hum Reprod Update. 2011；17（4）：467-75）[5)]

	研究報告数	カップル数	周期	生児獲得率 実数（報告%，中央値）	流産率 実数（報告%，中央値）
自然妊娠					
初回妊娠	4	469	NA	249 （33～60%，55.5%）	164 （21～40%，34%）
全妊娠	2	299	NA	238 （64～83%，73.5%）	131 （21～49%，35%）
PGD	21	126	133	44 （0～100%，31%）	6 （0～50%，0%）

外受精が必要で，その妊娠成功率は一般に20～30%とされている．転座保因者カップルが，一生の間に子どもを出産することができる確率は自然に妊娠する場合（40～80%）と，着床前診断を行った場合（45～70%）とが同じ程度であるとされている[1-4)]．

実際に子どもを出産できるかどうかという点に絞れば，着床前診断をせず数回の流産を経験したあとに子どもを出産するのか，着床前診断をうけて，比較的少ない妊娠回数で子どもを出産するのかの違いといえる．

まとめ

表1にこれまでの報告をまとめた[5)]．生児獲得率と流産率について自然妊娠とPGDといずれが優れているかの結論は出ていない．生児獲得率（最終的に児をもうける可能性）は自然周期と大差ない可能性があっても，生児を得られるまでに何度も流産を繰り返すことはカップルにとって精神的にも身体的にも大きな負担であり，着床前診断の意義は認められる．一方で自然妊娠するカップルに着床前診断のための顕微授精を行うことは，経済的および（流産とはまた異なる）身体的負担をかけることになる．どのような治療方針をたてるかについては，個々のカップルに応じた細かな対応が必要であり，統計データという平均化された全体像のみから，短絡的に決定することのないようにすべきであろう．不育症カップルにおいて，いずれかが染色体の均衡型構造異常の保因者という状態がみつかると，原因が治療のできない染色体異常であるということから，カップルの妊娠に対する希望が失われかねない状況も想定される．しかし，実際は上記のように，

生児を獲得する可能性は決して少なくないので，ここでも充分な遺伝カウンセリングによる対応を必要とする．

着床前診断を行っても自然周期で経過を見た場合でも，40～80％は最終的に健常な児をもうけていると言われるなど，これらの治療成績についてはさまざまな報告と意見がある．いずれが個々のカップルの希望に添うものであるのかを生殖遺伝カウンセリングのなかで方向性を決めていく必要がある．

☞文献

1) Sugiura-Ogasawara M, Ozaki Y, Sato T, et al. Poor prognosis of recurrent abortions with either maternal or paternal reciprocal translocations. Fertil Steril. 2004; 81(2): 367-73.
2) Goddijn M, Joosten JH, Knegt AC, et al. Clinical relevance of diagnosing structural chromosome abnormalities in couples with repeated miscarriage. Hum Reprod. 2004; 19: 1013-7.
3) Goossens V, Harton G, Moutou C, et al. ESHRE PGD Consortium data collection Ⅷ: cycles from January to December 2005 with pregnancy follow-up to October 2006. Hum Reprod. 2008; 23(12): 2629-45.
4) Engels H, Eggermann T, Caliebe A, et al. Genetic counseling in Robertsonian translocations der (13;14): frequencies of reproductive outcome and infertility in 101 pedigrees. Am J Med Genet. 2008; 146A: 2611-6.
5) Franssen MT, Musters AM, van der Veen F, et al. Reproductive outcome after PGD in couples with recurrent miscarriage carrying a structural chromosome abnormality: a systematic review. Hum Reprod Update. 2011; 17(4): 467-75.

〈澤井英明〉

4 内科内分泌異常

1 糖尿病

糖尿病は原疾患の治療が不育症の治療となる．糖尿病と診断されれば妊娠前からインスリン療法を行うのが望ましい．インスリン抵抗性改善薬であるメトホルミンのPCOS患者での流産阻止効果が示されていないことから，インスリン抵抗性と不育症の関連は不明である．ただしインスリン抵抗性が背景としてある患者では妊娠後に妊娠糖尿病を発症するリスクが高いことから，特に肥満傾向のある患者では積極的に栄養指導および運動療法などにより体重管理を行っていく必要がある．いずれにせよ糖尿病を有する患者では妊娠予後が不良であるため（表1）[1]，関連する他科と連携の上で積極的に対応する．

2 甲状腺機能異常（図1）

(1) 甲状腺機能亢進症

甲状腺機能亢進症に対しては妊娠前より抗甲状腺薬〔チアマゾール（MMI），

表1 糖尿病の型による産科的アウトカムの比較（%）
（Gizzo S, et al. The Scientific World Journal. 2013；Article ID 254901）[1]

アウトカム	1型糖尿病	2型糖尿病
流産	13.4	12.4
子癇前症	9.7	5.4
早産	33.6	32
帝王切開率	54.2	50.7
死産率	2.8	1.9
新生児死亡率	2.05	3.36
奇形率	5.3	5.7
巨大児	22.3	21.7
胎児発育遅延	3.28	5.7

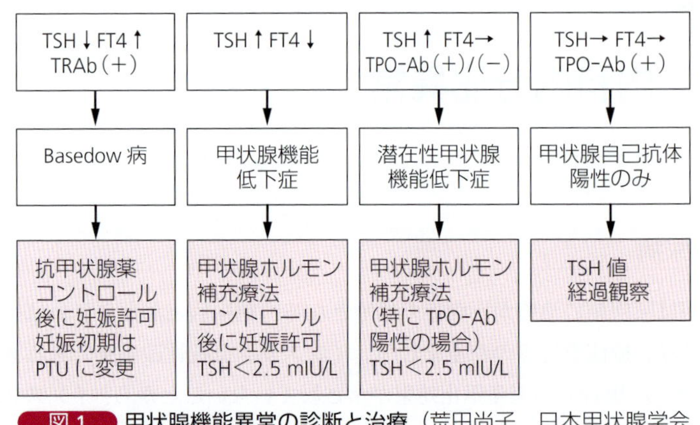

図 1 **甲状腺機能異常の診断と治療**（荒田尚子. 日本甲状腺学会雑誌. 2013; 4 (1): 40[2]より改変）

プロピルチオウラシル（PTU)］を服用させ，euthyroid にコントロールして妊娠許可する．最近は妊娠初期の MMI 奇形症候群と呼ばれる病態（MMI 服用バセドウ病患者の新生児に頭皮欠損，臍帯ヘルニアなどの奇形の報告がある）が報告され，妊娠初期（少なくとも妊娠 4～7 週）は MMI 投与を避けた方が良いとの勧告がある[3]．現在 POEM スタディ（Pregnancy Outcomes of Exposure to Methimazole Study）という前向きコホート研究が進んでいるが 2014 年の段階で，妊娠初期の MMI 継続が MMI 症候群の発生（特に臍関連奇形）と密接な関連があるとの中間報告があり，可能な限り妊娠初期の MMI 継続は回避すべきであるとの勧告が出ている．妊娠はできるだけ計画的に行い，MMI 継続しながら妊娠する場合は基礎体温測定と市販妊娠診断薬などで妊娠の早期確認を指導し，妊娠が判明した時点で MMI を中止し直ちに来院させ，可能な限り MMI を中止した上で PTU や無機ヨウ素などに変更することが望ましい．妊娠中に抗甲状腺薬を開始する場合は妊娠初期では PTU が第一選択となり，妊娠中期以降であれば MMI が第一選択となる．いずれにせよ関連他科との綿密な対応が必要である．

(2) 甲状腺機能低下症

顕在性（overt）甲状腺機能低下症では，妊娠前より甲状腺ホルモン製剤を投与し，TSH 値をコントロールして妊娠を許可する（アメリカ内分泌学会のガイドラインでは TSH＜2.5 mIU/L)[4]．特に妊娠計画中あるいは妊娠初期で甲状腺自己抗体（TPO 抗体）陽性の潜在性（subclinical）甲状腺機能低下症が明らかとなった場合，顕在性と同様にTSHを2.5 mIU/L未満目標に積極的に治療を行う．LT4を非妊時は25 μg/日，妊娠時は50 μg/日から開始するのが一般的である．ただし，甲状腺自己抗体陰性で潜在性甲状腺機能低下を示す場合は，LT4治療により流死産のリスク低下が明らかではないので顕在性低下症に進展しないかモニターしつつ，LT4治療を考慮するにとどめる[2]．特に不妊スクリーニングで行われる油性ヨード含有子宮卵管造影後は少なくとも半年間は高ヨード状態となり顕在性低下症への移行率も高いので，造影後4～6週でのTSH/FT4値の再建が望ましいとする報告もある[5]．妊娠が判明した時点で甲状腺ホルモンの必要量が増大するため，速やかに30～50%増量する．妊娠第20週までは4週ごとにFT4とTSH値を測定し，TSHを第1三半期は2.5 mIU/L以下，第2三半期は3.0 mIU/L以下にコントロールする．

甲状腺機能正常甲状腺自己抗体陽性者への対応としては，特にTPO抗体陽性の場合は不妊，流早産，産後甲状腺炎との関連が明らかであるので，妊娠初期および不妊治療中はTSH＜2.5 mIU/Lを超えないように定期的にTSH値を観察する．妊娠20週までは4週毎の経過観察とする．

妊娠初期に明らかとなった顕在性甲状腺機能低下症の場合はFT4値が正常であってもTSH 10 mIU/L以上の場合は早急に甲状腺ホルモンを補充する必要がある．本邦の報告では妊娠初期に顕在性甲状腺機能低下症を認めた場合でも，その後の治療を行うことにより児の精神発達には影響はないとされている[6]．

いずれにせよ甲状腺自己抗体と甲状腺機能不全が妊娠に与える負の影響を考慮し，TSH値を正常化させる適切な甲状腺補充療法が肝要である．ヨード過剰摂取国である本邦の潜在性甲状腺機能低下症については，ヨード過剰によるTSH高値が関与する可能性があり，本邦独自のガイドラインが必要となるであろう．また不妊スクリーニングである子宮卵管造影にて用いるヨード含有造影剤の影響，エストロゲンを増加させる排卵誘発剤などにより，甲状腺自己抗体陽性患者の甲状腺機能は変動が激しくなる可能性が高く，注意深く経過観察する必要がある．

☞文献

1) Gizzo S, Patrelli TS, Rossanese M, et al. An update of diabetic women obstetrical outcomes linked to preconception and pregnancy glycemic profile: a systematic literature review. The Scientific World Journal. 2013; Article ID 254901.
2) 荒田尚子．橋本病—妊・出産後の管理．日本甲状腺学会雑誌．2013; 4(1): 40.

3) 日本甲状腺学会. 妊娠初期のチアマゾール投与に関する注意喚起について（2011.11.30） http://www.japanthyroid.jp/doctor/information/#ninshin
4) De Groot L, Abalovich M, Alexander EK, et al. Management of thyroid dysfunction during pregnancy and postpartum：an Endocrine Society clinical practice guideline. J Clin Endocrimol Metab. 2012；97(8)：2543.
5) Mekaku K, Kamiyama S, Masamoto H, et al. Thyroid function after hysteronsalpingography using an oi-souble iodined contrast medium. Gynecol Endocrinol. 2008；24(9)：498.
6) Momotani N, Iwama S, Momotani K. Neurodevelopment in children born to hypothyroid mothers restored to normal thyroxine（T4）concentrateon by late pregnancy in Japan：no apparent influence of maternal T4 dificiency. J Clin Endocrinol Metab. 2012；97(4)：1104.

〈矢野 哲 大石 元〉

5 婦人科内分泌異常

A 黄体機能不全

黄体機能不全の治療法を表1に示す．治療の基本は黄体賦活療法と黄体補充療法である．前者は卵巣に形成された黄体を刺激して黄体の分泌を促進する方法で，後者は黄体ホルモン剤を補充する方法である．その他には，卵胞発育を促進するため卵胞刺激法としての排卵誘発剤の投与も有用である．高プロラクチン血症や甲状腺機能低下症を伴う黄体機能不全に対しては，各々の原因治療を行う．漢方療法の有用性を唱える報告もある[1)]．

(1) 黄体賦活療法

黄体賦活療法としては，排卵期から黄体期に hCG 3000～5000 単位を隔日に

表1 黄体機能不全の治療法

1	**黄体賦活療法** hCG 投与による黄体刺激
2	**黄体補充療法** 酢酸クロルマジノン（ルトラール®） ジドロゲステロン（デュファストン®） カプロン酸ヒドロキシプロゲステロン（プロゲデポー®）
3	**卵胞刺激法** シクロフェニル（セキソビット®） クエン酸クロミフェン（クロミッド®） ゴナドトロピン療法
4	**高プロラクチン血症** カベルゴリン（カバサール®） テルグリド（テルロン®） メシル酸ブロモクリプチン（パーロデル®）
5	**甲状腺機能低下症** 甲状腺ホルモン補充療法
6	**漢方療法** 当帰芍薬散，温経湯，桂枝茯苓丸，当帰四逆呉茱萸生姜湯

2～3回投与し，排卵後の黄体からの内因性のプロゲステロン分泌を促進させる．

(2) 黄体補充療法

黄体ホルモンの補充療法としては，高温相の2～3日目から酢酸クロルマジノン（ルトラール®）4 mg/日，またはジドロゲステロン（デュファストン®）15～20 mg/日を10～14日間内服，あるいはカプロン酸ヒドロキシプロゲステロン（プロゲデポー®）50 mg/日を10～14日間連日筋肉注射する．

黄体ホルモン腟坐薬については，現時点では生殖補助医療のために保険外診療で投与されているだけであるが，今後保険診療への適応拡大が期待される．

(3) 卵胞刺激法

排卵誘発剤の投与により卵胞成熟を改善し，その結果黄体機能の改善を期待する場合は，シクロフェニル（セキソビット®）400～600 mgを月経5日目から5日間，あるいはクエン酸クロミフェン（クロミッド®）50～100 mgを月経5日目から5日間投与する．

(4) 高プロラクチン血症

高プロラクチン血症の女性では，黄体からのステロイドホルモン分泌が低下する．したがって高プロラクチン血症を伴う黄体機能不全症の場合には，まずは高プロラクチン血症の原因に基づき治療法を検討する．薬物療法の適応がある場合には，カベルゴリン（カバサール®）0.25～0.75 mg/週を投与する．

(5) 甲状腺機能低下症

甲状腺ホルモンは卵巣の顆粒膜細胞に存在する受容体を介し，卵巣機能に直接影響する．甲状腺機能低下症の場合には，卵胞発育の停止や，黄体形成の減少や消失をきたす．したがって甲状腺機能低下症を伴う黄体機能不全症例には，甲状腺ホルモン補充療法により黄体機能の改善を試みる．

(6) 漢方療法

漢方製剤の中には緩やかな卵巣刺激作用を示し，黄体期のエストロゲンやプロゲステロンの分泌を増加させ，黄体機能を改善する可能性が報告されるものがある．処方される漢方製剤には，当帰芍薬散，温経湯，桂枝茯苓丸，当帰四逆呉茱萸生姜湯がある．

☞文献

1）後山尚久．月経周期異常，とくに黄体機能不全症に対する漢方治療の効果．産婦人科漢方研究のあゆみ．1997；14：14-21.

〈和田 龍〉

JCOPY 498-06080

B 高プロラクチン血症

高プロラクチン血症（以下高 PRL 血症）の診断については先に述べた通りであるが，本稿では治療について述べる．

(1) 治療法

高 PRL 血症は原因によって治療方法が異なる．鑑別診断と治療方針のフローチャートを図 1[1)]に示す．

① 薬剤性

高 PRL 血症を引き起こす薬剤を表 2[2)]に示す．向精神薬や胃腸薬，ホルモン剤や循環器系薬剤と多岐に及ぶが，通常産婦人科で処方しない薬剤も多く含まれているため，他科と連携しながら，原因薬剤の中止や変更を検討する必要がある．

② 原発性甲状腺機能低下症

甲状腺ホルモンの投与により，TRH が正常化し，PRL も正常化する．

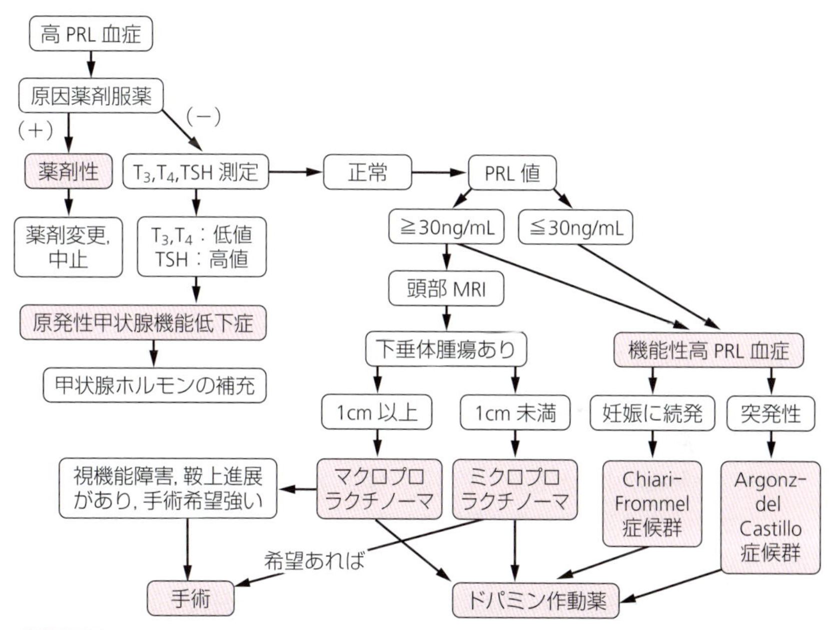

図 1 高 PRL 血症鑑別診断手順と治療方針

表2 高PRL血症を引き起こす薬剤

I．ドパミンの合成を抑制 降圧薬 レセルピン α-メチルドパ	III．H_2受容体拮抗薬 胃腸薬 シメチジン ファモチジン
II．ドパミンの受容体拮抗薬 1．向精神薬 1）フェノチアジン系 a）クロルプロマジン b）チオリタン c）ペルフェナジン 2）ブチロフェロン系 ハロペリドール 3）三環系抗うつ薬 イミプラミン 2．胃腸薬 スルピリド メトクロプラミド	IV．下垂体への直接作用 エストロゲン，経口避妊薬 V．作用機序不明 カルシウム拮抗薬 ベラパミル

③ 下垂体腫瘍（プロラクチノーマ）

1 cm以上のものはマクロプロラクチノーマ，1 cm未満のものはミクロプロラクチノーマと定義されている．血中PRL値が150 ng/mL以上の場合はプロラクチノーマの存在を強く疑う[3]．それ以下の値でも症状によってはMRIも考慮する必要がある．いずれにせよ，治療はドパミン作動薬が第一選択である．

④ 手術療法

視機能障害等，脳神経障害を引き起こす場合には検討が必要となる．経蝶形骨洞下垂体腺腫摘出術（Hardy手術）が行われる．

⑤ 機能性高PRL血症

視床下部からのドパミンの分泌不全によって起こるため，ドパミン作動薬が選択される．これにより，高PRL血症患者の80％以上で血中PRL値が正常化し，排卵を認める．

(2) 薬物療法

ドパミン作動薬が中心となる．ドパミンは強力なPRL放出抑制作用を持つため，本疾患にはドパミン作動薬が選択される．ドパミン作動薬には，国内ではブロモクリプリン，テルグリド，カベルゴリンがある．ドパミン作動薬は，投与後PRLが正常化した後も3か月間は投与を継続し，中止1か月後に正常値であれば経過観察とする[4]．ドパミン作動薬がその副作用により投与できない場合は経口避妊薬を用いる場合もある.

☞文献

1) 吉村泰典. 配偶子・胚提供を含む統合的生殖補助医療技術システム構築に関する研究, 各種不妊原因に応じた最適な不妊治療の選択指針の確立に関する研究, 平成15年度厚生科学研究補助金（子ども家庭総合研究事業）研究報告書. 2004. p.63-106.
2) 苛原　稔. 1A-3 乳汁漏出症. In: 日本生殖医学会, 編. 生殖医療ガイドブック 2010. 東京: 金原出版; 2010. p.59-62.
3) 日本産科婦人科学会, 日本産婦人科医会, 編. CQ307 高プロラクチン血症の診断は？　産婦人科診療ガイドライン—婦人科外来編 2104. 日本産科婦人科学会事務局. 2014. p.125-7.
4) 日本産科婦人科学会. 産婦人科研修の必修知識 2013. 3. 内分泌疾患 2）月経異常を伴う内分泌疾患（2）乳汁漏出性無月経. 2013. p.430-4.

〈弓削彰利　楢原久司〉

6 子宮形態異常

子宮形態異常は不育症の原因になり得るが，その存在をもって直ちに原因であると断定はせず，まずは網羅的に不育症の病因検索を行う．得られたデータを総合的に分析・判断する過程で，子宮形態異常への対応を考える．その対応を決めるにあたって，子宮形態異常の妊娠予後や外科的介入後の生児獲得率に関する情報は重要になる．しかしながら，現時点では無作為化比較試験（randomized controlled trial: RCT）による子宮奇形に対する手術成績の検討はなされていない．同様に，後天性子宮形態異常である子宮筋腫，子宮内膜ポリープ，子宮腔癒着症についても，外科的介入による不育症の妊娠予後の改善に関するエビデンスは必ずしも十分ではない．

1 子宮形態異常の妊娠予後と治療

先天性子宮形態異常である子宮奇形，後天性子宮形態異常である子宮筋腫，子宮腔癒着症，子宮内膜ポリープについて，それぞれその妊娠予後と手術による治療成績について概説する．

(1) 子宮奇形

表1に種々の子宮奇形の妊娠予後に関するリスク比を示す[1)]．表2にはそれぞれの流産率，早産率，生児獲得率を示す[2,3)]．以下順に要約する．

① 弓状子宮

a. 妊娠予後

中期流産のリスクがある．なお，本項では second trimester miscarriage を中期流産と訳した．原文のシステマティックレビューでは中期流産は正確には定義されていないが，概ね14週〜23週としている[1)]．生児獲得率は66%となる．

b. 治療

外科的治療は原則として行わない．しかし，不全中隔子宮の軽症型という観点から，中期流産を反復する場合など症例を選んで，肥厚部分に対して子宮鏡下切除術を行う場合もある．

JCOPY 498-06080

表1 子宮奇形の妊娠予後への影響（Chan YY, et al. Ultrasound Obstet Gynecol. 2011；38：371-82[1]より改変）

子宮奇形	妊孕性	初期流産	中期流産	早産	分娩時胎位異常
A. 弓状子宮	1.03 (0.94-1.12)	1.35 (0.81-2.26)	2.39 (1.33-4.27)**	1.53 (0.70-3.34)	2.53 (1.54-4.18)***
B. 不全中隔子宮	0.80 (0.57-1.11)	2.94 (1.90-4.54)***	1.86 (0.56-6.22)	2.01 (1.16-3.51)*	5.29 (1.89-14.86)**
C. 完全中隔子宮	0.93 (0.75-1.17)	2.37 (1.64-3.43)***	3.74 (1.57-8.91)**	2.30 (1.46-3.62)***	6.15 (3.96-9.53)***
B+C	0.86 (0.77-0.96)*	2.89 (2.02-4.14)***	2.22 (0.74-6.65)	2.14 (1.48-3.11)***	6.24 (4.05-9.62)***
D. 双角子宮	0.86 (0.61-1.21)	3.40 (1.18-9.76)*	2.32 (1.05-5.15)*	2.55 (1.57-4.17)***	5.38 (3.15-9.19)***
E. 重複子宮	0.9 (0.79-1.04)	1.10 (0.21-5.66)	1.39 (0.44-4.41)	3.58 (2.00-6.40)***	3.70 (2.04-6.70)***
F. 単角子宮	0.74 (0.39-1.41)	2.15 (1.03-4.47)*	2.22 (0.53-9.19)	3.47 (1.94-6.22)***	2.74 (1.30-5.77)**
D+E+F	0.87 (0.68-1.11)	2.56 (0.89-7.38)	1.94 (0.92-4.09)	2.97 (2.08-4.23)***	3.87 (2.42-6.18)***

各値はリスク比（95%信頼区間）．*P＜0.05　**P＜0.01　***P＜0.001

表2 子宮奇形における妊娠予後 (Grimbizis GF, et al. Hum Reprod Update. 2001; 7: 161-74[2], Rackow BW, et al. Curr Opin Obstet Gynecol. 2007; 19: 229-37[3] 改変)

子宮奇形	研究数	患者数	妊娠数	流産率 (%)	早産率 (%)	正期産率 (%)	生児獲得率 (%)
弓状子宮	3	102	241	25.7	7.5	62.7	66
中隔子宮	4	198	449	44.3	22.4	33.1	50.1
双角子宮	4	261	627	36	23	40.6	55.2
重複子宮	8	114	152	32.2	28.3	36.2	55.9
単角子宮	11	151	260	36.5	16.2	44.6	54.2

② 中隔子宮

a. 妊娠予後

中隔子宮全体として（完全中隔子宮＋不全中隔子宮），不妊，初期流産，および早産のリスクが高い．流産率は44％で50％の生児獲得率となる．

b. 治療

RCTは行われていないが，子宮奇形のなかでは最も予後が不良であることと，手術の低侵襲性，および予後の改善率も高いことから，子宮鏡下中隔切除術が推奨されている．術中の子宮穿孔，筋層菲薄化による妊娠・分娩中の子宮破裂，術後子宮腔内癒着などに注意を要する．

中隔の切開と切除のいずれが良いかについての結論は出ていないが[4]，最近切開の方が術後癒着は少なく内膜の上皮化も良く妊娠率も高かったが，それ以外の妊娠予後には差がなかったと報告された[5]．現時点では，中隔の形状や厚さなども考慮して術式を選択する．なお，開腹で行うJones & Jones手術などは特殊なケースに限られる．

③ 双角子宮

a. 妊娠予後

初期流産，中期流産，および早産のリスクがあるが，生児獲得率は55％である．

b. 治療

双角子宮は以前に考えられていたよりは比較的予後が良いことと，子宮形成手術は侵襲性が高いことから，双角子宮以外には原因が特定できず妊娠ロスを反復する場合に限って，十分なインフォームド・コンセントに基づき外科的介入を選択するのが望ましい．

双角子宮の子宮形成術はStrassman手術となる．これは，両子宮角を結ぶ線で子宮底部に横切開を入れ，これを縦方向に縫合することで，単一の子宮腔を形成する術式である．なお，双角子宮で底部の陥凹が顕著な場合は，子宮穿孔の可能性が高いので子宮鏡下手術は行わない．

④ 重複子宮

a．妊娠予後

早産のリスクがある．生児獲得率は56%である．

b．治療

双角子宮に対する子宮形成術であるStrassman手術に準じた形成術はあるが，妊娠予後の改善にどの程度寄与するのかは不明であり，現時点では手術は行わないのが一般的である．

⑤ 単角子宮

a．妊娠予後

初期流産と早産のリスクが高い．生児獲得率は54%である．

b．治療

副角の存在により合併症が生じる場合以外は，不育症の治療目的に手術を行うのは一般的ではない．

なお，上記いずれの子宮奇形も分娩時に胎位異常になるリスクが高い[1)]．また，弓状子宮を除くいずれの子宮奇形も早産のリスクがあることから，これらに対して頸管縫縮術を予防的に行うことで妊娠予後が改善したと報告されている[6)]．しかしこれについてもRCTに基づくエビデンスはない．

(2) 粘膜下筋腫

漿膜下筋腫と不育症との関連はないとされる一方，粘膜下筋腫では流産率が上昇することが報告されている[6)]．筋層内筋腫については，不育症との関連を示唆する報告もあるが，診断基準の問題もあり見解の一致は得られていない[6)]．本項では粘膜下筋腫に絞って概説する．

a．妊娠予後

対照の流産率が22%であるのに対して粘膜下筋腫の流産率は47%と報告されている[6)]．また，筋層内筋腫も含めて子宮腔の変形をきたす子宮筋腫がある場合，流産率は42%になると言われている[6)]．

b. 治療

粘膜下筋腫による症状を有し，かつ挙児希望のある患者に対しては，子宮筋腫切除を行うことに異論はないと思われる．しかし，不育症という理由だけで粘膜下筋腫切除を行うことには十分なエビデンスはない[6)]．ただし，上述の通り，粘膜下筋腫の妊娠予後は必ずしも良好でない点，ならびに中期（second trimester）流産を減少させる効果が見られるなど手術のメリットを示唆する報告は複数あるので，他に不育症の原因（リスク）が見当たらない場合などは，積極的に手術は考慮されるべきである[6)]．術者の技量と内腔への突出度にもよるが，5 cm 以下の粘膜下筋腫は子宮鏡下での切除が推奨される[6)]．

(3) 子宮腔癒着症

a. 妊娠予後

不育症に限定はしていない報告ではあるが，子宮腔癒着を有すると約 40%が流産するとされている[6)]．

b. 治療

全てが不育症に限った検討ではないものの，複数の報告を総合すると，子宮腔癒着に癒着剝離術を行った場合の流産率は 10～25%であったのに対して，手術をしない場合は 30～40%であった[6)]．癒着の存在による血流低下や機能性内膜の部分欠落などにより，流産が惹起されると考えられている．不育症においては，癒着の程度にもよるが，他に不育症の原因（リスク）を認めない場合は積極的に手術を考慮する[6)]．その際，術後の再癒着の防止に留意する．

(4) 子宮内膜ポリープ

a. 妊娠予後

RCT により不妊における内膜ポリープ切除の有用性は示されているが，不育症との関連については十分なエビデンスはない[6)]．不育症においても前方視的検討が待たれるところである．ただし，一般的には不育症の原因になり得るとして扱われている[6)]．

b. 治療

内膜ポリープが大きく他に不育症の原因を認めない場合など，内膜ポリープ切除が考慮される[6)]．

2 子宮形態異常を有する不育症例に対する管理・治療方針の考え方

不育症における子宮形態異常のデータは，いずれもが後方視的な解析研究から主に得られており，手術の有用性についても前方視的RCTによる検証は行われていない．子宮奇形と診断したにもかかわらず形成術を施行しなかった場合の妊娠転帰，そして手術といった治療介入がどの程度その妊娠転帰に寄与するのかについて，厳密なエビデンスがないのが現状である．したがって，子宮奇形に遭遇した場合，一律に手術療法を選択するのではなく，年齢や過去の流早産死産歴なども含めて不育症検査データを総合的に判断したうえで，十分な情報提示を患者に行い，通常の手術以上に手術の選択を患者自身に委ねるといった対応が必要であろう．手術をせずに妊娠を試み，その転帰が不良であった場合に子宮形成術を行うという治療手順も念頭に置く．

☞文献

1） Chan YY, Jayaprakasan K, Tan A, et al. Reproductive outcomes in women with congenital uterine anomalies: a systematic review. Ultrasound Obstet Gynecol. 2011; 38: 371-82.
2） Grimbizis GF, Camus M, Tarlatzis BC, et al. Clinical implications of uterine malformations and hysteroscopic treatment results. Hum Reprod Update. 2001; 7: 161-74.
3） Rackow BW, Arici A. Reproductive performance of women with mullerian anomalies. Curr Opin Obstet Gynecol. 2007; 19: 229-37.
4） Paradisi R, Barzanti R, Fabbri R. The techniques and outcomes of hysteroscopic metroplasty. Curr Opin Obstet Gynecol. 2014; 26: 295-301.
5） Liu D, Zhang XY, Zhang ZN, et al. Difference in post-surgical reproductive prognosis between transcervical resection and transcervical incision of the septum. Clin Exp Obstet Gynecol. 2014; 41: 20-3.
6） Jaslow CR. Uterine factors. Obstet Gynecol Clin North Am. 2014; 41: 57-86.

〈丸山哲夫〉

7 頸管無力症

頸管無力症の取り扱い（産婦人科診療ガイドライン―産科編 2014　CQ301）[1]

① 既往妊娠が頸管無力症であったと疑った場合，以下のいずれかを行う．(B)
- 頸管の短縮・開大に注意しながらの経過観察
- 予防的頸管縫縮術

② 今回妊娠の現症から頸管無力症と診断された，または疑われた場合，以下のいずれかを行う．(A)
- 「切迫流早産」に準じた（または，と同様の）注意深い経過観察
- 治療的頸管縫縮術

③ 予防的頸管縫縮術は妊娠 12 週以降のなるべく早期に行う．(B)

④ 感染徴候（発熱，高度の白血球増多や高 CRP 血症）がある場合には，原則として感染の治療を優先する．(C)

⑤ 黄体ホルモン療法は，注意深い経過観察あるいは縫縮術の補助療法として有効性が期待されていると認識する．(C)

⑥ 黄体ホルモン療法を実施する場合にはその利益と危険性についてインフォームドコンセントを得る．(B)

(A, B, C は 3 段階の推奨レベル)

頸管無力症の治療法として，切迫流早産に準じた注意深い経過観察と手術療法がある．手術療法には，予防的（選択的）頸管縫縮術と治療的頸管縫縮術がある．予防的頸管縫縮術は既往妊娠などから頸管無力症が疑われ，頸管長の短縮や子宮口の開大が起こっていない状態で行う縫縮術であり，一方，治療的頸管縫縮術は頸管長の短縮や子宮口の開大，胎胞の膨隆が起こっている頸管無力症に対して行うものをいう．

頸管縫縮術の術式には代表的なものとして，McDonald 法と Shirodkar 法がある．いずれの術式が優れているのか明確になっていない．

予防的頸管縫縮術の最適施行時期については，明確なエビデンスはない[1]．妊娠 12 週以後の早い時期での施行が勧められるが，14～16 週ごろに行うことが多

JCOPY 498-06080

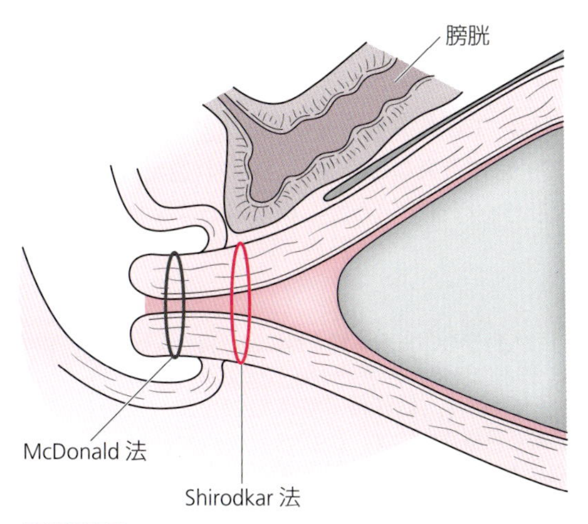

図 1 McDonald 法と Shirodkar 法の違い
(正岡直樹, 他. In: 櫻木範明. OGS NOW 4 産科手術. メジカルビュー社; 2010. p.16-21)[3]

い. 絨毛膜羊膜炎, 破水など感染徴候, 子宮収縮や性器出血を認める場合は適応外とされている.

治療的頸管縫縮術の施行時期に関しても, 施設により, 24～28 週未満とさまざまである.

1 手術療法

(1) McDonald 法

膀胱を剝離せず, 外子宮口に近い部位で, 縫縮を行うため, Shirodkar 法に比べ, 低侵襲で容易である. 縫縮糸のかかりが浅いと滑脱することがあり, 注意が必要である.

(2) Shirodkar 法

内子宮口付近で縫縮を行う. まず, 子宮腟部前壁の切開を行い, 膀胱の剝離を行う. 子宮腟部後壁の切開, 頸部と直腸腟中隔の剝離を行う. 前後の剝離を内子宮口付近まで行った後, テフロンテープなどの縫縮糸を用いて, 1 時から 5 時, 7 時から 11 時に縫縮を行う. 12 時方向で縫縮糸の結紮を行う. 第 1 結紮から約 3 cm あけ第 2 結紮を行う. 最後に子宮腟部前後壁の切開層の縫合を行う[2].

2 保存的療法

入院の場合，連日，生理食塩水による腟洗浄を行い，子宮頸管粘液中顆粒球エラスターゼなどで子宮頸管炎などの炎症が疑われる場合，ウリナスタチン（ミラクリッド®）腟内投与を行う[4,5]（ただし保険適応はなし）．

☞文献

1） 日本産科婦人科学会，日本産婦人科医会，編．産婦人科診療ガイドライン—産科編 2014．日本産科婦人科学会事務局；2014．p.129-33.
2） 桑原慶紀，藤井信吾，落合和徳．産婦人科手術シリーズ I．臨床解剖と基本手技．東京．診断と治療社；1996．p.91-8.
3） 正岡直樹，本田能久．予防的頸管縫縮術．In：櫻木範明．OGS NOW 4 産科手術．東京：メジカルビュー社；2010．p.16-21.
4） Hayashi M, Oya A, Miyake H, et al. Effect of urinary trypsin inhibitor on preterm labor with high granulocyte elastase concentration in cervical Secretions. J Nippon Med Sch. 2010；77(2)：80-5.
5） Matsuda Y, Yunohara N. Effect of urinary trypsin inhibitor in patients at risk for premature labor with a bulging fetal membrane. Fetal Diagn Ther. 2002；17：69-74.

〈田中宏幸〉

JCOPY 498-06080

8 原因不明不育症

1 “原因不明”の考え方

生児獲得率への影響が明確なものを“原因”とする．不育症の原因は抗リン脂質抗体，子宮奇形，夫婦染色体均衡型転座，胎児（胎芽）染色体異常である．原因不明は50～70%と報告されているが，胎児染色体核型分析を行えば胎児異常流産が41%，胎児正常の真の原因不明が25%であることがわかってきた（「不育症と問診」p.678 図1参照）．

血栓性素因，内分泌異常はエビデンスが不十分であり，原因不明と考える．

子宮内胎児死亡ではなく，陣痛発来，頸管無力症による後期流産は不育症に占める割合は低いが，早産と同様に感染が原因と考えられる．感染対策，プロゲステロン投与，頸管縫縮術によって出産率改善の可能性がある．

2 胎児（胎芽）染色体異常流産

私たちは反復流産患者の1309妊娠について既往流産回数別流産率と胎児染色体異常率を検討した[1)]．散発流産群の76.3%に対し，不育症においても51.3%に胎児染色体異常を認めた．既往流産回数が増えるに従って出産率は低下し，染色体異常も減少した（図1）．胎児染色体異常がみられたときの次回妊娠の成功率は胎児染色体正常であったときよりも有意に高率であった（62% vs 38%，オッズ比2.6）．染色体異常は予後良好因子であり，「16トリソミーのお子さんは妊娠7週の寿命をまっとうされました」といった説明もできる．

Comparative genomic hybridization（CGH）法を用いた研究によれば流産の80%に染色体微細欠失を含む胎児染色体異常が確認された．胎児染色体異常をn回繰り返している確率は（0.8)^{n}と推定できる．すなわち平均3回流産歴をもつ習慣流産集団の約51%は胎児染色体異常に起因すると推定され，実際に不育症において41%が胎児染色体数的異常によることがわかった．

そのため，胎児染色体数的異常に対する着床前スクリーニングPGSが欧米では広く行われている．Platteauらの報告によると平均4.5回流産歴のある25人

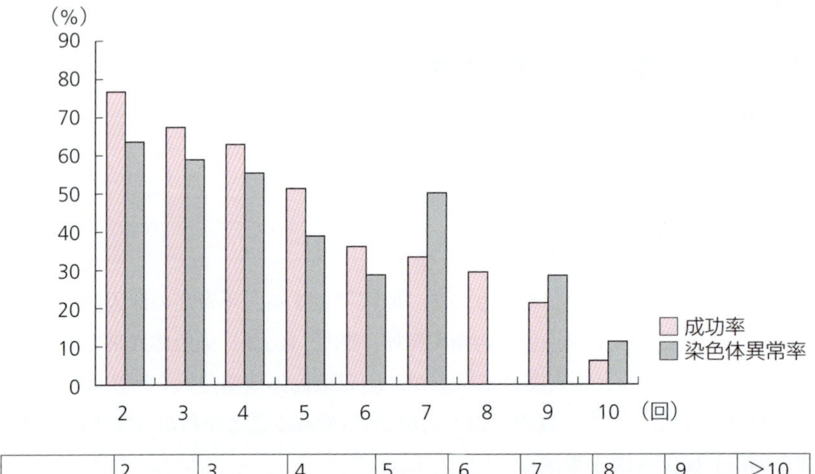

	2	3	4	5	6	7	8	9	＞10
成功率	347/452	311/460	121/192	40/78	14/39	8/24	5/17	3/14	2/33
染色体異常	35/55	46/78	21/38	7/18	4/14	4/8	0/7	2/7	1/9

図 1 既往流産回数別出産成功率と胎児染色体異常の頻度

*染色体均衡型転座の症例も含む.
免疫療法などの治療を実施している.
(Ogasawara M, et al. Fertil Steril. 2000; 73: 300-4)[1]

の原因不明習慣流産患者にPGSを行い，妊娠継続例は36%だった[2]．過去5回流産歴のある患者の51%が次回自然妊娠で出産できており，現時点で自然妊娠の方が出産率が高い状況である（図1）．PGSは理論的には有効のように思われるが，生児獲得に関する有効性は全く示されていない．

3 胎児染色体正常の真の原因不明不育症

原因不明不育症に対する確立された治療法はない．胎児染色体異常も含めた，原因不明の場合既往流産2回80%，3回70%，4回60%，5回50%が薬剤投与なく出産に至る[3]（図2）．累積出産率は85%である．胎児染色体異常はこれより少し良好で，胎児染色体正常だと少し悪いということになる．このことが患者にも産科医にも理解されていないために，エビデンスのない治療が自費診療として実施されるという問題がある．

1980年代から世界中で，習慣流産に対する夫リンパ球を用いた免疫療法が20年以上実施された．当時は誰もが3回流産した人は次回100%流産すると思って

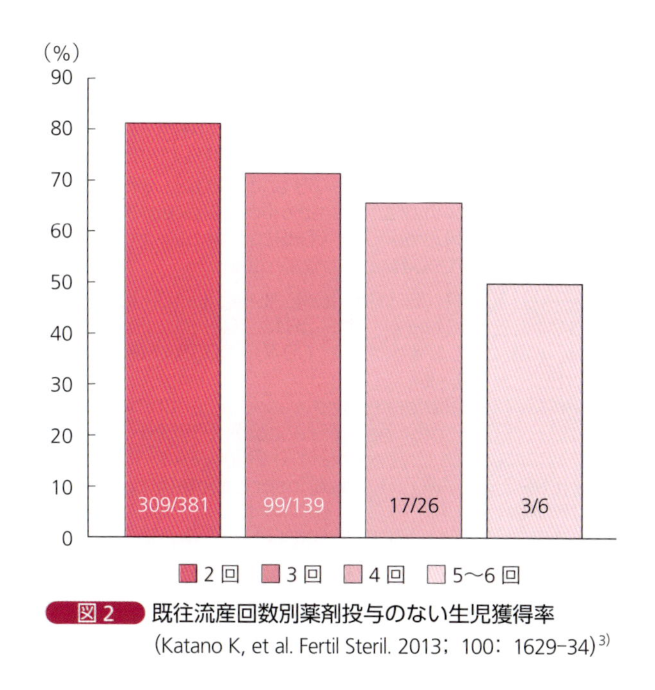

図2 既往流産回数別薬剤投与のない生児獲得率
(Katano K, et al. Fertil Steril. 2013; 100: 1629-34)[3]

いた．1999年に夫リンパ球と生理食塩水の無作為割り付け試験によって，免疫療法の有効性は否定された．私たちは「免疫賦活剤ok-432（ピシバニール）は夫リンパ球と同程度の効果」と報告したが，ok-432は習慣流産に対する効果がないことを意味する．その後，原因不明に対するアスピリン単独，アスピリン・ヘパリン併用療法が行われたが，無作為割り付け試験によって有効性は否定された[4]．

「ヘパリンを用いても用いなくてもあなたの出産率は70％です」という正確な情報が提供されないまま，治療を受けている患者は少なくない．適応外使用であるため，倫理申請，同意書の取得が必要だが，守られていない．

原因不明不育症関連遺伝子が現在100種類以上報告されている（表1）．追試によって関連を否定されたものもある．私たちは，絨毛組織に局在する凝固抑制蛋白Annexin A5遺伝子多型との関与について，横断研究では*ANXA5*の頻度に有意差を認めたが，患者264人の次回妊娠の出産率はrisk alleleの有無によって差がないことを明らかにした[5]．

原因不明不育症はオッズ比の小さい遺伝子多型が多数集積して“流産しやすい

表1 習慣流産との関係が報告されている遺伝子多型

胎児抗原	HLA-G, HLA-E, Class II
凝固系	FV Leiden, FIIG20210A, PAI-1 4G/5G, Annexin A5, FXII, FXIII, JAK2, Protein Z, ZPI, EPCR A1, β-fibrinogen, β3 subunit of integrins αIIb/β3 and αV/β3, α2 subunit of integrin α2β1, Thrombin-activatable fibrinolysis inhibitor (TAFI) GD6, thrombomodulin (THBD), antithrombin (SERPINC1), PROC, TFPI, C4b-binding protein
サイトカイン成長因子など	IL-1β, IL-1R, IL-1Rα, IL-4, IL-6, IL-10, IL-10R1, IL-12, IL-18, IL-21, TNF-α, TNF-αR1, TGF-β1, IFN-γ, Lymphotoxin-α, KIR, CTLA-4, CD14, CD46, CD55, LIF, IGF-2, IGFBPA, VEGF, H19, IDO endocrine gland-derived vascular endothelial growth factor (EG-VEGF), prokineticin receptor (PROKR) 1, and PROKR2, Histidine-rich Glycoprotein (HRG), FAS, FAS-L NLRP2, NLRP7, kinase insert domain-containing receptor (KDR) MMP2, MMP9, CCR5, CX3CR1
ホルモン	ER, PR, AR, PRLR, Chorionic gonadotropin-β5 (CGB5) Hypothalamus-pituitary-ovarian (HPO) axis, Angiopoietin-2 (ANGPT2)
酵素	MTHFR, eNOS, ACE, AT1R, AGT, GCCR, ACVR1, Adenylate kinase 1, HSD3B1
代謝	CYP1A1, CYP1A2, CYP1B1, CYP2D6, CYP17, CYP19, GSTM1, GSTP1, GSTT1, PAPP-A Apolipoprotein E, STAT3, p53codon, Acetylcholinesterase Mannose-binding lectin (MBL), Aryl hydrocarbon receptor nuclear translocator gene (ARNT) GSTO1, Leptin, Leptin R, adeponectin, UCP2, histidine-rich glycoprotein (HRG), tissue inhibitor of metalloproteinases (TIMP) mitochondrial NADH dehydrogenase I (ND1), methionine synthase (MTR), methionine synthase reductase (MTRR), methylenetetrahydrofolate dehydrogenase 1 (MTHFD1), thymidylate synthase (TS), Phosphodiesterase 8B (PDE8B)

体質”を形成していると思われる．臨床的影響の大きい“不育症易罹患性遺伝子”は見つかっていない．原因不明不育症はcommon disease common variantsによる多因子遺伝と加齢，喫煙など後天的要因によって起こる疾患と考えられる．10回以上の難治性習慣流産ではrare valiantsが見つかる可能性がある．

名古屋市
不育症電話相談窓口
のご案内
「不育症」って、ご存じですか?
妊娠はするけれども、流産や死産をくりかえしてしまう場合、「不育症」と呼びます。
流産をくりかえす人の85%が無事に出産までたどりつきます。
一人で悩まないで、お気軽にご相談ください。
名古屋市では、名古屋市立大学病院内に、『名古屋市不育症電話相談窓口』を開設しました。
『豆柴ダイヤル』
シ バ とナ カヨシ
052-851-4874
「不育症」の専門知識を有するカウンセラーが無料電話相談を行っています。
毎週 火曜日 正午から15時
金曜日 8時30分から11時30分
祝日・年末年始(12月29日〜1月3日)除く
「豆柴」は、通常の柴犬より小型なかわいい犬で、犬は安産の象徴です。
キャラクターデザイン
青少年交流プラザ青少年育成サポーター

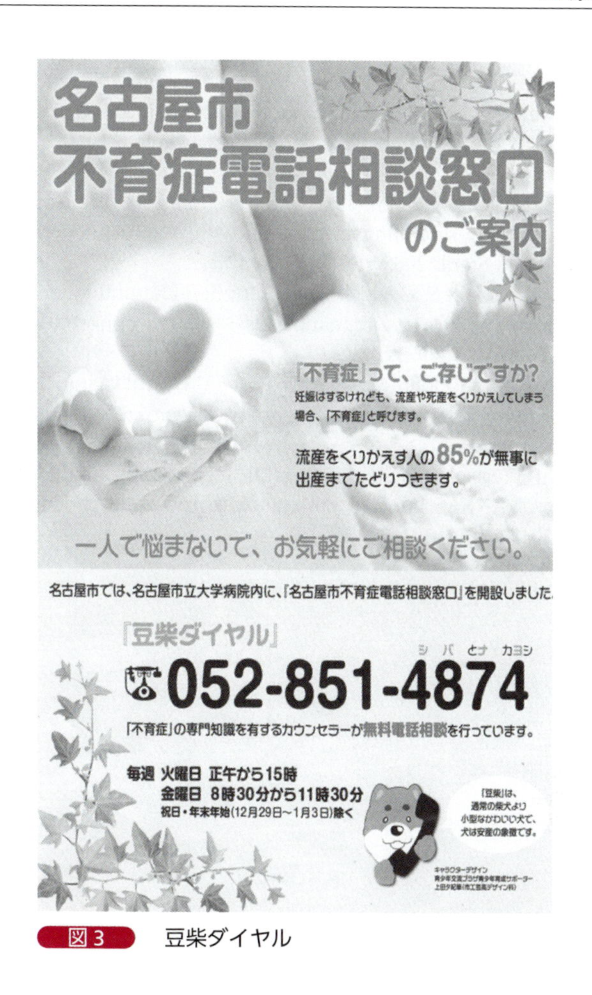

図3　豆柴ダイヤル

4 精神的支援

患者は流産を隠す傾向にあり，不育症の認知度の低さが患者を孤立させる．抑うつ，不安障害の頻度は約15%であり，離婚率も高い．私たちは不育症の認知行動療法を確立した．また，名古屋市の委託事業で心理士による患者相談を実施している（図3）．精神的支援が流産を乗り越える唯一の方法かもしれない．

☞文献

1) Ogasawara M, Aoki K, Okada S, et al. Embryonic karyotype of abortuses in relation to the number of previous miscarriages. Fertil Steril. 2000; 73: 300-4.
2) Platteau P, Staessen C, Michiels A, et al. Preimplantation genetic diagnosis for aneuploidy screening in patients with unexplained recurrent miscarriages. Fertil Steril. 2005; 83: 393-7.
3) Katano K, Suzuki S, Ozaki Y, et al. Peripheral natural killer cell activity as a predictor of recurrent pregnancy loss: a large cohort study. Fertil Steril. 2013; 100(6): 1629-34.
4) Kaandorp SP, Goddijn M, van der Post JAM, et al. Aspirin plus heparin or aspirin alone in women with recurrent miscarriage. N Engl J Med. 2010; 362, 1586-96.
5) Hayashi Y, Sasaki H, Suzuki S, et al. Genotyping analyses for polymorphisms of ANXA5 gene in patients with recurrent pregnancy loss. Fertil Steril. 2013; 100: 1018-24.

〈杉浦真弓〉

索　引

◆き◆

◆く◆

◆け◆

◆こ◆

◆さ◆

◆し◆

◆す◆

◆せ◆

◆そ◆

◆た◆

◆ち・つ◆

◆て◆

◆と◆

◆な◆

◆へ◆

◆ほ◆

◆ま◆

◆み◆

◆む◆

◆め・も◆

◆ゆ・よ◆

◆ら◆

◆り・る◆

◆R◆

◆S◆

◆T・U◆

◆V・W・X・Y・Z◆

◆数字◆

不妊・不育診療指針 ©

発 行 2016年 11月 10日 1版1刷

編著者 柴原浩章

発行者 株式会社 中外医学社
代表取締役 青木 滋

〒162-0805 東京都新宿区矢来町62
電 話 03-3268-2701(代)
振替口座 00190-1-98814番

印刷・製本/三報社印刷(株) 〈MS・HO〉
ISBN 978-4-498-06080-7 Printed in Japan